# 现代外科
# 危重症监护治疗学

（上）

李　凯等◎编著

吉林科学技术出版社

图书在版编目（ＣＩＰ）数据

现代外科危重症监护治疗学/ 李凯等编著. -- 长春：
吉林科学技术出版社，2016.7
ISBN 978-7-5578-1135-8

Ⅰ．①现… Ⅱ．①李… Ⅲ．①外科—急性病—治疗②
外科—险症—治疗Ⅳ．①R605.97

中国版本图书馆CIP数据核字(2016) 第167907号

现代外科危重症监护治疗学
Xiandai waike wei zhongzheng jianhu zhiliaoxue

编　　著　李　凯　韩宏勇　王新桥　黄翠贤　杜英林　赵文武
出 版 人　李　梁
责任编辑　隋云平　端金香
封面设计　长春创意广告图文制作有限责任公司
制　　版　长春创意广告图文制作有限责任公司
开　　本　787mm×1092mm　1/16
字　　数　1200千字
印　　张　51.5
版　　次　2016年9月第1版
印　　次　2017年6月第1版第2次印刷

出　　版　吉林科学技术出版社
发　　行　吉林科学技术出版社
地　　址　长春市人民大街4646号
邮　　编　130021
发行部电话/传真　0431-85635177　85651759　85651628
　　　　　　　　　　85652585　85635176
储运部电话　0431-86059116
编辑部电话　0431-86037565
网　　址　www.jlstp.net
印　　刷　虎彩印艺股份有限公司

书　　号　ISBN 978-7-5578-1135-8
定　　价　195.00元

# 编 委 会

**主　编**

李　凯　　聊城市复退军人医院

韩宏勇　　山西省汾阳医院

王新桥　　山西省汾阳医院

黄翠贤　　河南济源钢铁（集团）有限公司职工医院

杜英林　　邯郸市第四医院

赵文武　　河南省西平县中医院

**副主编**

刘志宏　　第四军医大学唐都医院

侯东亚　　晋城大医院

孔德海　　曲阜市中医院

杨兆平　　威海市立医院

贾奋梅　　山西省汾阳医院

吕　峰　　三峡大学仁和医院

冯定坤　　三峡大学仁和医院

**编　　委**（按姓氏拼音字母排序）

蔡治方　　陈　峰　　杜英林　　冯定坤

韩宏勇　　侯东亚　　黄翠贤　　贾奋梅

景长迁　　孔德海　　李　会　　李　凯

李同磊　　刘志宏　　吕　峰　　吕绍勋

王光新　　王新桥　　杨学义　　杨兆平

赵文武　　朱华年

# 前　言

　　随着我国经济水平的提高,交通工具的逐渐增多,人员流动性也随之加大。同时,由于人口寿命的延长,环境污染问题日益严重等原因,直接或间接的导致了外科重症患者的激增。重症诊疗工作要求医师能在紧急情况下对病人实施及时、准确的救治。危急重症救治水平的提高,对提升抢救成功率和降低死亡率、致残率起着至关重要的作用。为了进一步提高外科医务人员对急危重症的救治水平,我们特组织多名专家和临床一线医师共同编写了这本《现代外科危重症监护治疗学》。

　　本书较为全面系统的从神经、胸心、胃肠、肝胆胰、血液、泌尿、急诊、医学整容等方面阐述了常见急危重症的诊断与处理要点。以急危重症病人的共同病理生理特征、监测指标和手段为切入点,用简洁明了的语言详细论述了常见危急重症的处理原则及护理要点,使读者能在有限的篇幅里掌握基础理论,同时可理论联系实际,较为轻松地掌握各种病症具体的诊疗与护理方法。全书从总体上体现了重症监护的新技术、新理论以及现代医学的发展趋势。各位编者以重症医学理论为基础,结合自己多年的临床工作经验,从临床实际需要出发,对理论和技巧进行阐述。力求为广大读者提供一本系统理论丰富又兼容实用性的临床参考用书。

　　参与本书编写的各位编者在百忙的工作之余,将多年的临床经验进行整合,撰稿,修改,力求将最丰富、全面的经验技巧与各位读者进行分享。但限于编者水平,书中谬误或疏漏之处恐在所难免,欠妥之处还望广大读者及诸位同道不吝斧正,以期再版时修订完善。

# 目 录

# 第一章　神经系统疾病

## 第一节　脑积水

由于各种原因引起脑脊液正常循环发生障碍,导致脑脊液在脑室系统和(或)蛛网膜下腔不断积聚,与此同时脑实质容积相应减少,部分或全部脑室逐渐扩大并伴有/或无颅内压增高者统称为脑积水。

**【临床表现】**

1.婴幼儿

(1)头围增大、前囟门扩大、张力增高、有时后囟门亦扩大。

(2)头皮静脉怒张、毛发稀疏、颅骨变薄、前额多向前突出、眶顶受压向下,眼球下推,以致巩膜外露,头颅大脸部相对变小,眼球下半部沉到下眼睑下方,呈落日征象。

(3)虽有颅内压逐渐增加,但随着颅缝的扩大,颅内压增高的症状可得到代偿,故头痛、呕吐等颅内高压表现仅在脑积水迅速发展者才出现。

(4)精神不振、易激惹、眼球震颤、共济失调、四肢肌张力高或四肢轻瘫等。

(5)在重度脑积水中,视力多减退,甚至失明,眼底可见视神经继发性萎缩。

(6)晚期可见生长停顿、智力下降、椎体束征、痉挛性瘫痪、去脑强直、痴呆等。

(7)少数患儿在脑积水发展到一定时期可自行停止,头颅不再继续增大,颅内压也不高,称为"静止性脑积水"。

2.成年人

(1)以头痛、呕吐为主要临床症状;头痛多以双颞侧为最常见,病人在卧位后或晨起头痛加剧,采取卧位时头痛可有所缓解;头痛可累及颈枕部,甚至可有强迫头位。

(2)共济失调,以躯干性共济失调最为多见,表现为站立不稳,足距宽,步幅大,极少表现为小脑性共济失调。

(3)病情严重者可出现视物不清、外展神经麻痹引起复视等症状,晚期可有视力丧失。

(4)晚期可有记忆力下降、智力减退、计算能力差等。

(5)原发病变的症状,如四脑室囊肿或肿瘤可有强迫头位或头位改变后症状好转等,松果体瘤可有眼球上视困难,瞳孔散大或不等大,可伴有性早熟或性征发育迟缓。

**【诊断】**

根据病史,临床表现及辅助检查可明确诊断,但对病因、性质及部位则应力求查清,以便确定治疗方法。CT 及 MRI 可以明确诊断。

**【治疗】**

脑积水的手术方法概括起来可分为 3 类:

1.病因治疗是指由于颅内肿瘤及先天性畸形等病变引起的脑积水,需要针对病因进行治疗如肿瘤切除等。

2.减少脑脊液分泌的手术如脉络丛切除或电灼术。

3.分流术又可分为颅内分流术和颅外分流术,颅内分流术通过造瘘及利用分流管将侧脑室或第三脑室中的脑脊液引入颅内静脉窦、硬脑膜下腔、脑室、脑池等;颅外分流术是将侧脑室或蛛网膜下腔中的脑脊液分流至腹腔内及其他的空腔脏器中等。脑室-腹腔分流术是目前最常采用的一种分流术。

脑室-腹腔分流术:①适应证:对各种原因引起的梗阻性或交通性脑积水均适用。②禁忌证:全身衰竭及感染者;脑室内、脊髓蛛网膜下腔和腹腔内有炎症及出血者;手术径路的皮肤有炎症者;患有心血管疾病者;患有血液疾病有出血倾向者。

(冯定坤)

# 第二节　颅内及椎管内感染

## 一、脑脓肿

**【病因分类】**

①耳源性;②鼻源性;③血源性;④外伤性;⑤隐源性。

**【病理分期】**

①急性脑炎期;②化脓期;③包膜形成期。

**【临床表现】**

1.颅内感染症状　发热、高热惊厥、乏力、食欲减退、表情淡漠。

2.颅内占位性病变症状　头痛、恶心、呕吐、视乳头水肿。

3.局限性症状　额叶者表现为表情淡漠、昏睡;颞顶叶者出现偏瘫、失语、视野缺损;小脑者出现步态不稳、共济失调、眼球震颤。部分患者出现癫痫症状。

**【诊断】**

1.病史　全身性或局限性感染病史,发热、抽搐、中耳炎、鼻窦炎、先天性心脏病及头部外伤史者,均应考虑颅内感染可能。

2.体格检查　头面部化脓性病灶、先天性瘘口、脑膜刺激征、不同程度意识障碍、婴幼儿前囟隆起等。

3.实验室检查　白细胞增多、血沉增快、腰穿脑脊液检查可见脑脊液压力增高、白细胞数增多、蛋白含量高、糖和氯化物含量减少、涂片或细菌培养有可能找到致病菌。

4.影像学检查　①头颅平片：可见颅缝增宽、囟门扩大、脑回压迹增多等颅高压症状。外伤者可见颅骨骨折、颅内异物存留，颅内积气等。②脑血管造影：可见一圆形或类圆形无血管区。③脑室造影：脑室系统变形移位。④CT 和 MRI：脓肿早期可见不规则边缘模糊的低密度期区，增强后显示一增强环，时间-密度曲线平坦，不随时间的延长而削减变淡；包膜形成期增强扫描可见一薄环，时间-密度曲线早期(5～10min)显示一高峰值，以后逐渐削减下降；陈旧性包膜下降明显。

**【治疗】**

1.非手术治疗　适用于感染早期或多房性小脓肿，年幼或老年体弱者。一般连续不间断使用抗生素 3～4 周。

2.手术治疗

(1)穿刺抽脓引流适用于单房大的脑脓肿。婴幼儿囟门未闭者可经囟门穿刺抽脓。术中用含庆大霉素的生理盐水反复冲洗脓腔，术后脓腔注入抗生素溶液，保留 2h 后引流，每 6h 一次，引流导管可酌情留置，无脓液后拔除引流管。

(2)脓肿切除术适用于反复穿刺抽脓不能治愈者、非重要功能区者、多房性者、脓肿合并异物者可一并切除。较大者可先抽出脓液同时避免脓液外溢。

(3)切开引流术适用于较大的表浅脑脓肿或合并颅骨骨髓炎、硬膜外脓肿或硬膜下脓肿的脑脓肿。

(4)脑室引流适用于脑脓肿破入脑室者，切除脓肿并冲洗脑室，作持续的脑室外引流。

## 二、硬膜外脓肿

硬膜外脓肿是局限于颅骨和硬脑膜之间的化脓性感染。常见致病菌为葡萄球菌、链球菌、革兰阴性杆菌。常继发于颅骨骨髓炎、乳突炎、鼻窦炎或颅骨修补材料感染。

**【临床表现】**

发热、局部头皮发红、肿胀、触痛、头痛等。

**【诊断】**

头颅 X 线平片可见死骨或颅内积气；CT 或 MRI 可以确诊。

**【治疗】**

1.一旦确诊，开始使用抗生素并根据细菌培养和药物敏感试验，选用合适的抗生素。

2.有颅骨骨髓炎者可行颅骨钻孔或病变颅骨切除术，排除积脓。

3.颅骨修补材料感染者应清除人工材料或骨瓣。

4.乳突炎、鼻窦炎等也必须同时或近期治疗。

## 三、硬膜下脓肿

硬膜下脓肿是局限于硬脑膜和脑组织之间的化脓性感染。常继发于中耳或鼻窦的感染、头皮感染、颅骨骨髓炎或感染性硬膜下血肿。

【临床表现】

头痛、恶心、呕吐、颈项强直等颅高压症状。婴幼儿可有囟门隆起、头围增大等,进一步发展,可引起意识障碍。

【诊断】

1.头颅 X 线平片可见中耳炎、鼻窦炎或颅骨骨髓炎。

2.腰穿脑脊液检查可见脑脊液压力增高、白细胞数增多、蛋白含量高、糖和氯化物含量减少、涂片或细菌培养有可能找到致病菌。

3.半球间积脓脑血管造影可见胼周动脉和胼缘动脉分支侧移位。

4.CT 或 MRI 可明确诊断。

【治疗】

1.大量、长期、有效使用抗生素。

2.手术:脓液稀薄时作钻孔引流术并冲洗脓腔,如脓液稠厚或半球间积脓时,应开颅手术治疗。同时脓液做涂片革兰染色检查、细菌培养和药物敏感试验。

## 四、颅骨骨髓炎

颅骨骨髓炎通常由颅骨损伤引起的并发症,包括外伤和手术后的感染以及继发鼻窦的感染,新生儿多由产钳损伤头皮造成的感染或宫腔内监护后感染的并发症。

【临床表现】

局部发红、发热、肿胀、疼痛。

【诊断】

根据临床表现,白细胞计数增高,2 周后颅骨 X 线所见典型的"虫蚀样"改变,可以确诊。

【治疗】

全身抗生素治疗;手术去除死骨,保留完好的骨膜,清除全部感染性肉芽组织。

## 五、椎管内感染

硬脊膜外脓肿,多为身体其他部位的细菌感染由血液循环播散致椎管内,也可由局部疖肿或骨髓炎直接蔓延,或继发于穿刺、手术等医源性感染。

【临床表现】

局部发红、发热、肿胀、疼痛,跛行,晚期有神经根痛,软弱无力,截瘫和大小便失禁。

【诊断】

根据病史和临床表现及辅助检查如 X 线平片、CT、MRI 可以辅助诊断。辅助检查包括：①末梢血白细胞计数增高，血沉增快；②棘突压痛最明显处椎间隙进行硬脊膜外穿刺可抽到脓液，脓液涂片染色和细菌培养，可以明确诊断；③X 线平片可见椎间隙变窄，椎板形状不规则；④CT 或 MRI 可以明确病变的性质、范围。

【治疗】

1.全身抗生素治疗。

2.一经确诊，立即进行椎板切除脓肿引流术，椎板切除范围应超过或平齐脓肿腔范围。脓液送细菌培养和药物敏感试验，以帮助选择抗生素。

（冯定坤）

# 第三节　颅脑肿瘤

## 一、头皮肿瘤

### （一）表皮样囊肿

表皮样囊肿是胚胎发育时遗留于组织中的上皮细胞发展而形成的一种真皮内含有角质的囊肿；也可以由于损伤、手术使上皮细胞植入而形成。其囊壁为上皮样结构，囊壁外层为基底细胞层，囊壁内层为角质层，囊内充满角质物。

【诊断依据】

1.本病好发于头皮、颈部及臀、背部。

2.单发或多发，直径数毫米到数厘米不等，圆形，缓慢增大，质较硬而具囊性感，基底可移动，与皮肤常有粘连。皮肤表面没有似皮脂腺囊肿的开口小孔，无疼痛，如发生于受压部位时可有压迫性疼痛。

3.可继发感染，据记载有恶变的可能。

【治疗】

手术切除。勿残留囊壁，以防复发。

### （二）皮样囊肿

皮样囊肿属先天性病变，由胚胎发育过程中上皮组织部分残留于皮下而形成的。囊肿外包一层结缔组织囊膜，囊壁含有发育不全的皮肤附属器如毛囊、汗腺、皮脂腺、血管等，有时混有软骨、肌肉、神经。囊腔内有皮脂腺样物质、角化物质、胆固醇、毛发、坏死细胞等，可有钙化。

【诊断依据】

1.本病好发于眼眶周围、鼻根和枕部，常见于幼儿及青少年。

2.表现为局限性囊样肿物，形状为圆形或卵圆形，大小不一，一般不超过核桃大，质软，囊肿张力大时,硬度增加如肿瘤样。囊肿周围有结缔组织包膜,表面光滑,境界清楚,略有弹性,一般不与皮肤粘连,但基底部粘连甚紧,不易推动。

3.临床上和表皮样囊肿不易区别。后者常有外伤史,好发部位不同,特别在病理组织上二者截然不同,表皮样囊肿的囊壁没有皮肤附件,其囊腔内仅有角化物质及脂肪物质,不含毛发等。

**【治疗】**

手术切除。切除范围宜广,以防复发。

### (三)脂肪瘤

脂肪瘤是起源于脂肪组织的一种良性肿瘤,全身任何部位的脂肪组织均可发生。脂肪瘤主要由成熟的脂肪组织所构成,瘤周有一层薄的结缔组织包囊,内有被结缔组织束分成叶状成群的正常脂肪细胞。有的脂肪瘤在结构上除大量脂肪组织外,还有较多结缔组织或血管,即形成复杂的脂肪瘤。

**【诊断依据】**

1.脂肪瘤大多数位于皮下,好发于肩、背、臀部及大腿内侧,头部发病也常见。无疼痛,生长缓慢。

2.肿瘤大小不一,大多呈扁圆形或分叶,分界清楚;边界分不清者要提防恶性脂肪瘤的可能。肿瘤质软有弹性(注意与较大的囊肿区别),有的可有假性波动感。肿瘤不与表皮粘连,皮肤表面完全正常,基部较广泛。检查时以手紧压脂肪瘤基部,可见分叶形态。皮肤可出现"桔皮"状。肿瘤发展甚缓慢,大多对机体无严重不良影响,恶性变者甚少。

**【治疗】**

良性脂肪瘤,如无症状可不作处理。如果长得很大、感觉疼痛或影响美观时,可考虑手术切除,手术时需在包膜外完整地切除肿瘤。

### (四)皮脂腺囊肿

皮脂腺囊肿又叫"粉瘤",是由皮脂腺管阻塞,皮脂排泄不出而堆积在一起形成的一种囊肿。此种囊肿为体表最多见的肿块之一,囊壁为上皮细胞构成,无角化现象。

**【诊断依据】**

1.好发于面部、背部和臀部等皮脂腺丰富处,常见于生长发育旺盛的青年人。

2.多为单发,高于皮肤,呈球形,约黄豆至葡萄大小,质地柔软,有囊性感。皮肤颜色可能正常,也可能为淡蓝色,增大过快时,表面皮肤可发亮。有时在皮肤表面有开口,可从此挤出白色豆腐渣样内容物。

3.一般无其他不适,若继发感染时,囊肿表面及周围组织有炎症反应,表现为红肿、疼痛,破溃后流出像豆腐渣样的东西。

**【治疗】**

不是所有的皮脂腺囊肿都进行手术切除,对于较大的或已经继发感染的囊肿要及时处理。若合并感染,应先用抗菌素控制炎症,若已化脓,需切开引流,待炎症消退后再手术。手术需完整摘除囊壁,否则容易复发。平时应该加强身体卫生、勤洗澡,可以在一定程度上避免囊肿的形成或增大。

### （五）神经鞘瘤

神经鞘瘤又称雪旺氏瘤，来源于神经鞘，好发于颅神经以及头面部、舌部的周围神经。神经鞘瘤有完整的包膜，质实，呈圆形或结节状，与其所发生的神经粘连在一起，常压迫邻近组织，但不发生浸润。镜下，肿瘤有二种组织形态，即束状型（Antoni A 型）和网状型（Antoni B 型）。肿瘤为良性，手术效果较好。

【诊断依据】

1.开始表现为生长缓慢的无痛性肿块。如发生瘤内出血或囊性变时可引起局部酸胀痛或剧痛。

2.肿块呈圆形或卵圆形，质地坚韧。肿瘤可沿神经轴侧向左右移动，但不能沿神经长轴活动。

3.因发病神经部位不同而出现相应的神经受激惹症状及体征。如源于感觉神经者可有压痛和放射痛；源于面神经者会出现面肌抽搐；源于迷走神经者可有声音嘶哑；源于交感神经者可出现霍诺（Horner）综合症等。

【治疗】

神经鞘瘤是一种良性肿瘤，非手术治疗无效。其包膜完整，边界清楚，手术治疗效果较好，手术切除时从包膜上剥离即可，不必切除邻近的正常组织。

### （六）神经纤维瘤

神经纤维瘤是临床上常见的皮肤及皮下组织的一种良性肿瘤，发源于神经鞘细胞及间叶组织的神经内外衣的支持结缔组织，无包膜，质实，由神经鞘细胞及纤维母细胞两种主要成分组成。神经干和神经末端的任何部位都可发生。既可单发也可多发。但以多发为最常见，多发者即为神经纤维瘤病。

【诊断依据】

1.神经纤维瘤生长缓慢，多见于青年人。

2.肿瘤发生于全身神经干和神经末梢，分布于皮肤及皮下组织，可突出于体表，也可仅皮下触及。呈圆形、结节状或呈梭形不等。质软硬兼有，多数较软。多发性瘤结节可沿皮下神经分布，呈念珠状，也可呈丛状，如来自感觉神经，可有明显触痛。

3.神经纤维瘤皮肤可出现咖啡斑，大小不一，形如雀斑小点状，或大片状，分布与神经纤维瘤肿块的分布无关。肿瘤数目不多的患者，皮肤色素咖啡斑状沉着是纤维神经瘤的重要诊断依据之一。

【治疗】

手术切除或部分切除。对小而局限性的神经纤维瘤可以一次完全切除；但对巨大且境界不清的肿瘤往往只能作部分切除，以纠正畸形。神经纤维瘤病由于数量甚多，无临床症状的可不急于手术，引起临床症状的予以切除。

### （七）血管瘤

血管瘤是一种先天性脉管畸形，可分为毛细血管瘤，海绵状血管瘤和蔓状血管瘤3类，以前2类为多见。其生长一般较缓慢，多无包膜，故切除不彻底很容易复发。

毛细血管瘤主要由真皮内增生扩张的毛细血管丛组成,有草莓状血管瘤和葡萄酒色斑之分。

**【诊断依据】**

1.多见于婴儿,大多数为女婴,出生后数天即可发现。

2.局限性毛细血管瘤称草莓痣,最为常见。呈现单个鲜红色或暗红色病变,突出皮面,直径数毫米至2～3cm。边界清楚,压之不褪色,1岁内可长至极限,有的在5岁内可自行消退。

3.广泛性毛细血管病称葡萄酒色斑痣。呈大片鲜红或暗紫斑片,不高出皮面,大小不等,压之褪色。成年后一般不扩大或消退。主要影响美观。

**【治疗】**

1.多数血管瘤不需治疗,在血管瘤快速生长阶段可口服皮质内固醇激素。但对无退化表现的草莓痣需考虑及时治疗,不宜等待过久。硬化剂、液氮冷冻或激光治疗效果均佳,也可放射治疗。手术切除仅适于身体非暴露部位的较大的病灶。

2.葡萄酒色斑痣尚无理想治疗方法,放射治疗不敏感,手术广泛切除影响美容。

### (八)海绵状血管瘤

由形状不规则、大小不等、薄壁的扩大血管窦组成,位于真皮深层以及皮下组织内,可浸及肌肉和颅骨。

**【诊断依据】**

1.出生时或出生后不久即可发生,成年人发病率较毛细血管瘤高。

2.表现为形状不规则,界限不清,扪之柔软,可被挤空的隆起团块。皮肤颜色可正常或呈蓝色。

3.有局限性和弥漫性两类,后者可侵及肌肉甚至骨皮质。

4.继发局部血栓形成可产生疼痛,扪之有结节状。

**【治疗】**

手术切除,术后若有残留可辅以放疗和硬化剂局部注射。对较大的肿瘤宜先做血管造影,以了解其范围。

## 二、颅骨肿瘤

### (一)颅骨良性肿瘤

颅骨骨瘤是颅骨最常见的肿瘤,常位于颅盖、副鼻窦、乳突及下颌,颅盖骨以额顶骨多见。发生于20～30岁者居多,男女发病比例无差异,肿瘤多为单发,病理上分为骨松质性骨瘤和骨密质性骨瘤两大类,前者少见,起源于板障,内含较多的纤维组织,质地疏松;后者较常见,多来源于膜化骨的外板,质地致密。

**【诊断依据】**

1.临床表现　瘤体较小者一般无自觉症状,较大者局部轻微胀痛或麻木感,向内生长者可引起颅内高压症状,位于颅底、眼眶或鼻窦处,出现颅神经受累症状、突眼及鼻塞等。体检为颅骨局限肿块,基底宽,表面光滑与头皮无粘连,无压痛。

2.头颅 X 线　一般可见到圆形或椭圆形、局限性高密度影。骨松质型骨瘤内部疏松,密度不均匀,骨小梁可有钙化。骨密质型骨瘤一般生长在颅骨外板上,向外隆起,内部结构致密均匀。发生在额窦和筛窦内骨瘤常呈分叶状。

**【鉴别诊断】**

1.脑膜瘤　脑膜瘤多累及颅骨全层,可见脑膜血管沟增粗及颅内高压表现,切线位可见颅骨放射状针样增生,血管造影可见肿瘤染色,CT 检查可见肿瘤增强明显。

2.颅骨骨纤维异常增殖　颅骨骨纤维异常增殖症病变范围一般较广泛,可累及颅骨全层,身体其他骨骼也有同样改变。

**【治疗】**

1.生长缓慢无症状的小骨瘤,可予观察处理。

2.生长较快、影响美容及有脑受压症状者,手术治疗。对外生型没有累及内板的骨瘤可用骨凿切除,对大的累及颅内的骨瘤需骨瓣切除,同期行修补术。

### (二)颅骨骨化纤维瘤

颅骨骨化性纤维瘤亦称纤维性骨瘤或骨纤维瘤,临床上少见,多起源于颅底,亦可发生于上颌骨及额骨。骨化性纤维瘤由大量的,排列成束的和漩涡状的纤维组织所构成,其中含有一些大小不等、排列不规则的骨小梁,骨小梁周围有少数成骨细胞并含有骨样组织,此瘤多为实质性,与周围骨组织有明显界限。

**【诊断依据】**

1.此病多起源于颅底,可产生相应部位的神经系统症状,常见颅神经受压。

2.X 线平片可见蛋壳样圆形肿瘤影,与周围有明显界限。

**【治疗】**

手术切除。由于肿瘤多位于颅底常难以全切除,只能部分切除减压。对于复发的肿瘤可再次切除。肿瘤对放疗不敏感。

### (三)颅骨软骨瘤

颅骨软骨瘤见于中颅窝底、蝶鞍旁或者岩骨尖端的软骨联合部。生长缓慢。表面为骨膜延续的胶原结缔组织,中层为软骨组织,基层为肿瘤主体,与颅骨相连,内含脂肪组织,血管较少。

**【诊断依据】**

1.此病多见于中颅窝底、蝶鞍旁或者岩骨尖端的软骨联合部和颅骨裂孔部,可出现第Ⅲ、Ⅳ、Ⅴ、Ⅵ颅神经受压症状,如眼球运动障碍,面部感觉减退等。肿瘤大时可出现桥小脑角症状和颅内高压。

2.X 片可见高密度的骨性肿块,边界不规则,周围有骨破坏。

3.CT 检查可见呈分叶状边界清楚的颅骨高密度肿块,增强时肿瘤非钙化部分强化。

4.本病须与脑膜瘤和脊索瘤鉴别,脑膜瘤血管造影可见供血动脉和肿瘤染色,软骨瘤血运不丰富,脊索瘤多位于斜坡和鞍区,钙化呈散在,不定形。

**【治疗】**

手术切除。由于肿瘤位于颅底,基底部较宽,一般只能做部分切除,术中出血不多,但要注意保护颈内动脉和颅神经。一般预后较好,反复再发的预后不良。

### (四)颅骨巨细胞瘤

骨巨细胞瘤又称破骨细胞瘤,来自中胚叶组织的破骨细胞,是一种少见的颅骨良性肿瘤,可恶变,多发生于颅底软骨化骨的蝶骨、颞骨和枕骨,常见于 20～40 岁青壮年。肿瘤无包膜,呈暗红色,质脆而软,肿瘤内血管丰富。显微镜下主要由单核瘤细胞和多核巨细胞组成,若单核细胞核分裂多,巨细胞胞体小而核少,属恶性。

**【诊断依据】**

1.临床表现:病情进展缓慢,早期症状不明显,当肿瘤侵入外板后局部有胀痛感,头部可触及一骨性肿物。发生于鞍区者可出现视力下降、多饮多尿及月经失调等。位于颅底者可引起相应颅神经如视神经、动眼神经、三叉神经、外展神经及面听神经等损害症状。此外还可出现癫痫、颅内压增高及肢体共济失调等症状。

2.X 片可见三种表现,一种是多囊型,边缘锐利,周围有密度增高的线状影,可见多房状骨质破坏,内有残存的粗大骨梁。二是单囊型,区内无骨小梁分隔,病变呈膨胀性生长,内外板分离。三是单纯骨破坏型,只表现为颅骨破坏,无囊肿样表现。

3.CT 扫描呈均匀一致高密度影,无明显强化。脑血管造影表现为局部无血管区,无肿瘤染色。

**【治疗】**

治疗以手术切除为主,尽可能全切。对不能全切的肿瘤术后放射治疗。

### (五)颅骨血管瘤

颅骨血管瘤系错构瘤,是一种掺杂于骨小梁之间的血管组织呈瘤样增生的良性肿瘤,好发于脊柱和颅骨,常见于 40 岁左右的中年人,女性多于男性。从组织学上分为海绵状血管瘤及毛细血管瘤,前者多见于脊柱和颅骨,后者多见于扁骨和长管骨干骺部。

**【诊断依据】**

1.本病常无明显症状,偶有搏动性头痛、头昏或头部沉重感,向外生长者可触及肿块,皮肤可呈青紫色。

2.X 片可见颅骨上有圆形或椭圆形,边缘整齐的低密度影,周围常有骨硬化带。切线位片上可见多数呈放射状排列的骨针。病灶区内有呈蜂窝状或日光样改变。若出现迂曲扩张血管压迹则有可能恶变。

3.脑血管造影部分病例可见肿瘤染色,少数可见脑组织受压,中线结构移位。

**【治疗】**

1.对较小的或无明显症状的患者可不行手术,以观察病情的发展,有些患者可考虑行血管内栓塞治疗。

2.范围较大或涉及颅内、颅外的血管瘤手术要慎重,术前准备要充分,可先结扎已明确的供血动脉,手术以切除整个病变颅骨为主。也可先做血管内栓塞治疗,再考虑手术。

3.对手术不能切除者,为使病灶产生新骨,常采用小剂量的放疗。

### （六）颅骨脊索瘤

脊索瘤起源于胚胎残留脊索组织，生长缓慢，低度恶性，可发生于颅内及骶尾部、脊柱等处。颅骨脊索瘤多发生在斜坡处，占整个脊索瘤总数的 35％～40％，占颅内肿瘤 0.13％～0.67％。见于任何年龄，以中老年多见，男性多于女性。肿瘤发生于斜坡中线部，位于硬脑膜外，可向颅内、外各方向浸润性生长，如鞍上、鞍旁、前颅凹、眶上裂、蝶骨大翼、岩骨、第三脑室、后颅凹、枕骨大孔、桥小脑角等处，但不侵入脑组织，可压迫脑干及导水管产生脑积水。少数可长入蝶窦及鼻咽部。多为单发性，个别有远处转移者。

**【诊断依据】**

1.临床表现 颅骨脊索瘤生长缓慢，病程较长，平均在 3 年以上。头痛为最常见症状，常为全头痛，呈持续性钝痛。其他临床表现可因肿瘤位置和肿瘤发展方向而有所不同。位于鞍区的脊索瘤表现为视神经压迫及下丘脑、垂体轴功能障碍症状；位于鞍旁的主要表现为Ⅲ、Ⅳ、Ⅵ颅神经受压症状；位于斜坡的主要表现为脑干受压症状和Ⅵ、Ⅶ颅神经障碍。

2.X 片 表现为广泛的骨质破坏，肿瘤钙化以及软组织阴影。骨质破坏的部位有：斜坡、蝶鞍、岩骨、眼眶、中颅窝底、颈静脉孔。额窦以及上颌窦，部分可见网状、结节状散在性斑状。

3.CT 扫描 显示低密度区和结节状钙化，只有在肿瘤外缘有增强效果。

**【鉴别诊断】**

根据长期头痛，有多组颅神经损害，颅骨平片显示颅底骨质破坏并有钙化者，诊断基本确定。由于脊索瘤常突入鼻口因腔应与鼻咽癌鉴别；斜坡部肿瘤应与脑膜瘤，侵入小脑桥脑角者应与听神经瘤及鞍部肿瘤应与垂体瘤和颅咽管瘤等相鉴别。

**【治疗】**

1.手术治疗 根据肿瘤不同部位选择适宜的手术入路，尽可能完全地切除肿瘤。

2.放射治疗 因肿瘤位于颅底中线附近，完全切除肿瘤较为困难，故对于不能接受手术的年老体差患者，或术后肿瘤有残留者可采用放射外科治疗。

### （七）颅骨胆脂瘤

胆脂瘤又称为表皮样囊肿或珍珠瘤，起源于异位胚胎残余组织的外胚层组织。颅骨胆脂瘤可发生于颅骨任何部位，但往往好发于中线或近于中线（额、枕）或在颞骨。

**【诊断依据】**

1.临床表现 本病发展缓慢，病程较长。主要表现为头颅局部逐渐增大的软组织肿块。触诊为较硬的囊性肿物，周边似有隆起的骨缘，多数无压痛。近中线者易于向颅内伸延，可累及大静脉窦或伸入脑组织。

2.X 线检查 可见软组织肿胀影，病灶呈圆形或卵圆形分叶状无结构的透亮区，边缘清晰，有明显的硬化带。

3.CT 扫描 主要表现为边界清楚、轮廓规整的低密度灶，CT 值＜10Hu，周边为略高密度的囊肿壁。不强化。

**【治疗】**

对于生长或有压痛的颅骨胆脂瘤需手术切除。囊壁与硬脑膜粘连较紧密时，可将粘连的硬脑膜一并切除，再修补硬脑膜。若囊壁与静脉窦相粘连，应反复电灼残留囊壁，以减少复发机会。颅骨缺损太大时颅骨修补。

### (八)板障内脑膜瘤

板障内脑膜瘤很少见,约占脑膜瘤总数的1%以内。可能发生于胚胎期残留在颅骨内的蛛网膜细胞。板障内脑膜瘤多属于内皮细胞型,也有呈软骨化生型等。瘤组织内血运丰富,组织较脆质软。

**【诊断依据】**

1.多见于青少年,肿瘤生长缓慢,病程较长,一般无头痛及神经系统症状。肿瘤常向外板生长,局部可触及一骨性肿块,无压痛。若发生在眶顶部则可出现眼球突出及眼球活动障碍。

2.X片:可显示板障和外板骨化、增厚,或有放射状骨针形成。晚期可见骨质坏死溶解造成的骨破坏及钙化。

3.CT扫描:可见骨质受压破坏或增生、边界清楚的肿块。强化扫描时肿瘤明显增强。

4.本病累及颅骨基底部时应与颅骨纤维异常增殖症鉴别。骨纤维增殖症累及范围广,在血管造影时无明显的供血及肿瘤染色,可与脑膜瘤鉴别。

**【治疗】**

手术切除为主。对较小的肿瘤可将肿瘤与颅骨一起咬除直至正常骨质。对较大的肿瘤,可以肿瘤为中心,做骨瓣切除。骨瓣缺损可行一期修补成形术。对颅底的肿瘤多数只能行部分切除,术后辅以放疗。

### (九)颅骨恶性肿瘤

颅骨成骨肉瘤是颅骨较常见的一种原发性恶性肿瘤,好发于青少年,肿瘤多发生在颅盖部,少数可在颅底。肿瘤生长速度较快,血运丰富,头皮及板障血管均扩张,故有人称之为"骨性动脉瘤"。恶性度高,预后差。

**【诊断依据】**

1.颅盖部可发现肿块,多有局部疼痛和压痛。头皮多紧张发亮,并与肿瘤粘连。肿瘤及周围皮下可以静脉曲张,有时可摸到搏动或听到血管杂音,皮肤呈青紫色。病人常有贫血,血清碱性磷酸酶增高。

2.X片:可见大小不等边缘不清的骨质破坏,局部有软组织影。溶骨型在其周围颅骨有骨针样反应;成骨型沿颅板可有骨质增生和粗大的骨针。

**【治疗】**

如肿瘤无肺等其他部位转移,颅盖部肿瘤可行手术切除,手术尽可能广泛切除颅骨。为防术中大出血,术前可行血管造影了解血运情况,必要时结扎颈外动脉。肿瘤多放疗不敏感,术后行化疗。

### (十)颅骨软骨肉瘤

颅骨软骨肉瘤罕见,多由软骨瘤恶变而来。瘤细胞以软骨细胞为主,分化较好,有少量黏液组织或间质细胞成分。亦可由间质细胞发展成间质性软骨肉瘤,瘤细胞以间质细胞为主,软骨细胞呈岛状分散各处,分化程度较差。本症与其他长骨骨骺病变同时发生者称Ollier病。伴有软组织及其他脏器血管瘤者称Maffucci征群。

**【诊断依据】**

1.软骨肉瘤多见于颅底部,病程较慢,确诊时肿瘤往往已较大,以局部肿块及疼痛为主要症状。

2.X线头颅摄片可见不规则溶骨性破坏区,边缘不清,有不规则骨片及钙化。

3.CT扫描示多灶性钙化及不规则高密度区,内杂有低密度区,为供血较少的软骨组织。

**【治疗】**

手术治疗是首选方法。对发展较慢颅顶部肿瘤可争取全切除。颅底部者可部份切除,术后辅以放疗,可获短期症状缓解。

### (十一)颅骨骨纤维肉瘤

颅骨纤维肉瘤是起源于颅骨板障和骨膜的纤维母细胞的肿瘤。临床上较少见,可继发于巨细胞瘤和骨纤维异常增殖症。患者大多为青壮年。肿瘤位于颅顶或颅底部,多先破坏颅骨外板,后侵蚀板障、内板及进入颅内,晚期可有远处转移。

**【诊断依据】**

1.患者大多为青壮年。病程进展较快,颅盖部肿瘤早期可出现肿块和疼痛。发生在颅底的可出现相应的颅神经症状和神经系统体征及颅内压增高。位于眼眶部的可有突眼。

2.X线平片见早期颅骨外板变薄,晚期颅骨全层呈大片溶骨性破坏,边缘不规则如鼠啮状,无钙化及新骨形成。

3.CT扫描见颅底骨质破坏及肿瘤影像,增强不明显。

**【治疗】**

治疗以手术切除为主。术后复发的也可再次手术。肿瘤对放疗不敏感,术后以化疗为主。

### (十二)颅骨尤文氏肉瘤

颅骨尤文氏肉瘤多为转移性者。显微镜检查:瘤细胞丰富、形态一致、胞膜清楚、胞核大。有谓与网状细胞肉瘤不易区分,或认为两者为一种病。恶性度高,易复发,5年生存率不足5%。

**【诊断依据】**

1.病人常诉间歇性头痛,夜间较重,头部可扪及肿块,有波动,病人常伴有贫血、白细胞增多及发热等症状。

2.头部可见软组织肿块,质软有压痛。

3.X线片所见早期病灶位于板障,呈小透明区,后肿瘤增大有骨质破坏,边缘不清,外板穿破,肿瘤在皮下有轻度骨膜反应。

**【治疗】**

肿瘤对放疗敏感,治疗以放疗为主,同时辅以化疗,可延长生存时间。

### (十三)颅骨骨髓瘤

骨髓瘤起源于骨髓细胞。患者以40～60岁男性病人为多,常为多发性,除颅骨外,尚可见于全身其他骨骼。颅骨病变多见于颅顶部。

【诊断依据】

1.颅骨病变多见于颅顶部,为扁平或半球形肿块,有压痛。位于颅底部肿瘤可引起多根颅神经麻痹,眼球突出等。

2.疼痛为主要症状,常有剧烈疼痛,开始为间歇性,以后为持续性。除颅骨外常累及椎体、肋骨、胸骨和骨盆等。

3.血液检查多有进行性贫血,血红蛋白低,血小板减少,淋巴细胞比例增高,高球蛋白血症以及血钙升高等。尿液检查常有尿蛋白阳性。

4.X线摄片示顶部有多发性,大小不等(2～10mm)的边缘清楚的圆形透光区。肿瘤早期位于板障内,后可侵犯颅骨全层,周围无硬化及骨膜反应。单发者肿瘤体积较大(直径2～3cm)。

【治疗】

多发性者以放疗及化疗为主,可起缓解疼痛及延长生存期作用,单发者可行手术切除,辅以放疗及化疗。

### (十四)颅骨转移瘤

颅骨转移瘤主要来源于肺癌、乳腺癌、子宫癌、胃肠道癌、肾上腺癌、肝癌和前列腺癌等。多为血行转移,少数可为淋巴转移。颅骨是晚期癌常见转移部位之一,也是晚期癌的临床表现之一,多数病人预后不良。

【诊断依据】

1.有原发癌源的明确诊断又出现颅骨肿瘤者应高度警惕颅骨转移癌的可能。病人多数为病程晚期,全身一般情况较差。

2.头部单发或多发软性肿块,无痛,生长迅速,基底宽,触之较硬。

3.颅骨X线片显示转移癌区为一类圆形骨破坏,边缘整齐,四周无骨增生及骨膜反应。

4.肿块活检确诊,颅骨转移癌的组织形态与原发癌是一致的。

【治疗】

1.多发者不宜手术,单发者可手术治疗,辅以放疗或化疗。

2.同时治疗原发病源,但有时不能查明原发病源的部位。

### (十五)颅骨肿瘤样病变

嗜酸性细胞肉芽肿是一种病因不明、往往发生于外伤后的全身性骨病。好发于儿童和20岁左右的青年,男性较女性多见。除指骨和趾骨外全身各扁平骨均可发病。颅骨为好发部位,病变多为单发,约占70%～85%。病理在镜下可见多种细胞成分,包括淋巴细胞、网状细胞、嗜酸性粒细胞、多核细胞、纤维母细胞、浆细胞等。其发展分4个阶段:①增殖期;②肉芽期;③黄色肿块期;④纤维化期。起病初时常有低热、局部肿胀疼痛。单发者预后较佳。

【诊断依据】

1.常见于青少年,可有外伤史,头部局限性肿块,轻微疼痛,生长缓慢,常位于顶骨、枕骨及颞骨。

2.起病初期可出现低热、乏力、食欲不振等症状。

3.查血象白细胞增多和嗜酸性粒细胞增多,血沉加快。

4.头颅 X 线片显示局部颅骨缺损,呈圆形或椭圆形,边界整齐清楚,无硬化,身体其他部位扁平骨也可能有类似病变。

5.病理活检确诊。

【治疗】

1.手术切除肿块,颅骨缺损范围大者,可同期行颅骨修补术。

2.范围大、多发者,行放射治疗。

## 三、脑室肿瘤

### (一)脉络丛乳头状瘤

脉络丛乳头状瘤多发于儿童,以侧脑室多见,成人常位于幕下第Ⅳ脑室。

【临床主要表现】

1.头痛、恶心、呕吐、头围增大等脑积水所引起的颅内压增高症状。

2.局灶性神经功能障碍。

3.共济失调等小脑症状。

4.癫痫。

5.瘤卒中引起的蛛网膜下腔出血。

【辅助检查】

脉络丛乳头状瘤起源于脉络丛上皮,多见于侧脑室体部和三角区,其次在第Ⅳ脑室。

1.头部 CT　为不规则小分叶菜花状,高密度,均一强化,多有钙化。

2.头部 MRI　表现为长 $T_1$、长 $T_2$ 信号,欠均匀,边界尚清楚。由于产生过多的脑脊液而产生明显的脑积水。

【诊断和鉴别诊断】

根据上述临床表现和 CT、MRI 所见即可考虑诊断脉络丛乳头状瘤。鉴别诊断为脑室内室管膜瘤、脑膜瘤、转移瘤等。

【治疗】

1.手术切除肿瘤是原发脑室内肿瘤的主要治疗方式。

2.对于未能全切除的肿瘤,应积极行再次手术,争取全切除。

3.对于手术未能解除脑脊液循环通路梗阻者,应行脑室腹腔分流术。

### (二)室管膜瘤

室管膜瘤起源于脑室和脊髓中央管周围的室管膜细胞,多位于第Ⅳ脑室,起于第Ⅳ脑室顶或底壁,小儿常见。

【临床主要表现】

1.头痛、恶心、呕吐、头围增大等脑积水所引起的颅内压增高症状。

2.共济失调等小脑症状。

3.癫痫。

**【辅助检查】**

CT 为边界清楚,混杂密度,囊变少见,实性均匀一致,可中度均匀或不均匀增强,瘤周呈轻至中度水肿。有急性瘤卒中时,CT 可明确及时诊断。MRI 为短或等 $T_1$ 信号长 $T_2$ 信号,可均匀或不均匀增强,瘤内由于出血、钙化、血管流空等信号不均匀。

**【诊断和鉴别诊断】**

1.临床表现。

2.肿瘤影像学表现。

3.鉴别诊断为脑室内脉络丛乳头状瘤、脑膜瘤、转移瘤、髓母细胞瘤等。

**【治疗】**

1.手术治疗　手术切除肿瘤的目的在于最大程度的切除肿瘤同时避免神经功能缺失;侵犯第Ⅳ脑室底时,肿瘤全切除时有很大的风险。

2.放射治疗　肿瘤对放射治疗敏感,手术后可预防性行全脑全脊髓放射治疗,以预防脱落的肿瘤细胞形成种植性转移。

3.化疗　适用于年龄小,不能耐受放射治疗者,恶性室管膜瘤及术后复发者,时机选为术后 2~4 周。

### (三)血管网织细胞瘤

血管网织细胞瘤为起源于血管内膜的良性血管性肿瘤。主要位于小脑半球,其次是小脑蚓部和第Ⅳ脑室底以及颈延髓交界处。

**【临床主要表现】**

症状和体征与颅内压增高及小脑功能缺损有关。

1.头痛、恶心、呕吐、等颅内压增高症状。

2.共济失调等小脑症状。

**【辅助检查】**

CT 平扫呈稍高密度影,增强后强化明显,边界清楚,瘤周水肿不明显。主要有 3 种类型:①囊性伴有瘤结节;②囊性没有瘤结节;③实性无囊变。MRI:短 $T_1$ 长 $T_2$ 信号,增强后可见瘤结节,瘤周水肿不明显。有时可见肿瘤供血动脉及引流静脉所形成的蛇形流空信号。

**【诊断和鉴别诊断】**

1.临床表现。

2.肿瘤影像学表现。

3.鉴别诊断为胶质瘤、转移瘤、髓母细胞瘤等。

**【治疗】**

1.手术治疗　采用枕下中线切口入路和枕下旁中线切口入路。切除囊性肿瘤时一定要切除瘤结节。因血供丰富,实性肿瘤应避免分块切除和瘤体穿刺;电凝供血动脉后,将肿瘤自周围组织完整分离下来,必要时行供血动脉栓塞术。

2.放射治疗　存在争议,主要适用于多发深部病变,不能手术者,目的在于缩小和延缓肿瘤的生长。

#### （四）星形细胞瘤

星形细胞瘤为颅内常见病，可发生任何年龄和颅内任何部位。以双侧大脑半球多见。病程与肿瘤的级别有关。

【临床主要表现】

1.头痛、恶心、呕吐等颅内压增高症状。

2.癫痫。

3.共济失调等小脑症状。

4.强迫头位或体位。

5.压迫或侵犯临近脑组织，如压迫基底节、内囊时，可以出现步态不稳、肢体麻木、偏瘫等运动障碍，锥体束征。

【辅助检查】

1.星形细胞瘤影像学表现　囊性变，瘤壁可见结节。肿瘤中心囊变，瘤壁厚薄不均，即瘤内囊；肿瘤呈实性变。通常肿瘤周围有不同程度的水肿。

2.CT 表现　肿瘤呈低或混杂密度，边界尚清，增强后全部、瘤壁部分或瘤结节强化，囊性部分不强化。因囊内蛋白含量高，囊液较脑脊液密度稍高。可见部分瘤内钙化。

3.MRI 表现　$T_1$ 为低信号，$T_2$ 为高信号，对比增强后可强化。在 CT 或 MRI 上，如囊壁有强化，表示肿瘤对囊壁有浸润。

【诊断和鉴别诊断】

1.临床表现。

2.肿瘤影像学表现。

3.鉴别诊断为转移瘤、髓母细胞瘤、颅内感染、寄生虫病等。

【治疗】

1.对伴有明显颅高压的患者，应用甘露醇等脱水剂及激素，以赢得补充营养时间，改善体质。

2.出现昏迷者，如有脑室扩大首选脑室穿刺外引流，以降低颅内压。

3.星形细胞瘤手术为主要治疗手段，如果存在脑室穿刺外引流管者，可逐渐抬高引流管，直至脑脊液外引流量不超过 50ml/24h 为止。如术后无颅内高压表现，术后无脑室继续扩大者可拔除外引流管，否则需行脑室腹腔分流术。

4.术后是否采用放化疗尚有争议。

#### （五）髓母细胞瘤

髓母细胞瘤是中枢神经系统一种高度恶性的原始神经上皮性肿瘤，起源于小脑下蚓部绒球小结叶或上髓帆，呈高度浸润性生长，瘤细胞易脱落，随脑脊液在蛛网膜下腔播散种植，常见部位为脊髓马尾部，椎管其他部位及小脑半球。也可发生颅外转移，包括骨骼系统、腹腔、淋巴结和肺，但较罕见。多发生于儿童。

【临床主要表现】

1.髓母细胞瘤生长迅速，可充满第Ⅳ脑室，常因自发性出血造成急性脑脊液循环梗阻，引起梗阻性脑积水,颅内高压。

2.婴幼儿表现为呕吐、精神淡漠或易激惹,精神运动发育受限。

3.儿童诉头痛,小脑扁桃体下疝者可伴有颈项强直。颅内高压和肿瘤压迫延髓呕吐中枢均可导致呕吐,呈喷射性,与进食无关。头痛、呕吐为早期临床表现,但易被误诊为胃肠道疾病。

4.颅内高压也可引起眼底视盘水肿,视物模糊,视力下降,外展神经受累可引起复视。

5.小脑受侵犯可引起躯干性共济运动失调,步态不稳。

6.脑干受到侵犯,可引起颅神经功能异常,如面瘫、吞咽困难和语言功能障碍等。

**【辅助检查】**

影像学检查:CT 显示肿瘤边界清楚,类圆形,呈略高密度影,部分出现囊变、钙化、出血,瘤周伴有低密度水肿带。第Ⅳ脑室受压变形移位,甚至闭塞消失,幕上不同程度的脑室扩大、脑积水。肿瘤可被均匀强化。如位于小脑半球者,表现不典型,易于与其他肿瘤混淆。应与星形细胞瘤、室管膜瘤、脉络丛乳头状瘤等相鉴别。MRI 表现为长 $T_1$ 长 $T_2$ 信号,肿瘤强化明显。

**【诊断和鉴别诊断】**

1.临床表现。

2.肿瘤影像学表现。

3.鉴别诊断为转移瘤、胶质瘤等。

**【治疗】**

1.采用枕下中线切口入路,如肿瘤侵犯第Ⅳ脑室底,不必勉强切除,切除深度不宜超过第Ⅳ脑室底平面。

2.术中严密止血,严密缝合肌层,以减少脑脊液漏,假性脑膨出和化学性脑膜炎等术后并发症。

3.脑室外引流可达到调控颅内压和引流脑脊液的目的。部分病人需行脑室腹腔分流术。

4.髓母细胞瘤对放射治疗敏感,可达到减轻症状,延长生命的目的。因有种植转移的问题,应行全脑全脊髓照射。

5.化疗的目的在于降低放射治疗剂量,减少放射治疗远期的副作用,提高疗效。

(赵文武)

# 第四节　颅神经疾病

## 一、三叉神经痛

三叉神经痛又名痛性抽搐。原发性三叉神经痛是在三叉神经分布区出现反复发作的阵发性剧痛,多见于老年人,女性发病率略高于男性。病因、病理和发病机理迄今尚不完全明了。

一般认为当三叉神经根受到某种机械的压迫或牵拉时(如肿瘤、异常血管或抬高的岩骨嵴等所致的慢性压迫或牵拉),部分神经纤维发生节段性脱鞘变性。

在这些纤维之间形成"假性突触",一些相邻的上行的触觉冲动或下行的运动冲动便通过"假性突触"而跳入痛觉纤维。一连串这种冲动的"总和"可诱导一阵阵疼痛发作。

疼痛为本病最突出的现象,常具有下列特点:①阵发性犹刀割,烧灼、针刺或电击样,十分痛苦,难以忍受。每阵历时几十秒至1～2min后又骤然停止,在二次发作间完全无痛,一如常人。病初时发作较少,每隔几十分钟或几小时发作一次,间歇可长达数月至数年,以后越发越频,疼痛程度亦随之加重,晚间发作较少但重者日夜不分,每日可达几十次。②疼痛多在一侧的第2支、第3支,或2～3支区域内,通常集中于该支的某一部位,如鼻翼、口唇、齿龈等,并可向痛侧颞部放射,但绝不扩散越过中线而到对侧。第1支或1、2、3支同时受累者少见,偶有双侧性的,一般为二侧各自发作,很少两侧同时发作。③至少有半数病人,在其疼痛区域内有一异常敏感的"触发点",部位常见于上、下唇、口角、鼻翼、枕部或齿龈等部位。触及此点或因肌肉收缩而牵动此点,便可激发发作。"触发点"对轻触极为敏感,而针杆或重压则常无发作,此外局部机械刺激,如过食、说话、呵欠、洗脸、剃须、刷牙或吹风等均可引起发作,因此病人常因长期畏惧进食而导致营养不良。④发作时除疼痛外,尚可出现面肌痉挛性抽搐,口角向疼侧歪斜,面部和眼结合膜充血发红及流泪、流涎等。有的病人在发作时用手搓揉患侧面部,使该侧皮肤显得异常粗糙、增厚,眉毛脱落稀少。⑤三叉神经疼痛虽极为剧烈,但神经系统的检查却无阳性发现,有些病人因皮肤粗糙或曾作过封闭治疗,面部感觉可有减退现象。

根据以上特点,三叉神经痛可较易作出诊断,但需与下列疾病作鉴别。①牙痛:三叉神经痛易误诊为牙痛而将牙齿拔掉,牙痛多为持续性钝痛或搏动性疼痛。②舌咽神经痛,疼痛多在咽、扁桃体和舌根中,可因吞咽、说话而诱发,用地卡因喷涂于咽喉及舌根部可暂时终止发作。③非典型面部疼痛,多见于情绪紧张的中年妇女,疼痛面的深部,且不按三叉神经的分布,可扩展到眼眶、耳根、枕颞部。持续钝痛无"触发点"封闭三叉神经无效,有时而疼痛加重。④小脑桥脑角肿瘤、胆脂瘤、听神经痛、三叉神经痛、脑膜瘤或动脉瘤等,如果肿瘤体积不大,尚未累及邻近结构,三叉神经痛可为唯一症状,但神经系统检查通常可发生一些阳性体征,并可通过头部CT或MRI检查而确诊。⑤鼻咽癌颅底转移,通过咽部或颅底检查以及头部CT或MRI均可明确诊断。治疗应争取早期作肿瘤全切除,但因肿瘤过大或侵犯生命中枢,只能作大部切除,复发后可再次或多次切除。颅后窝型肿瘤取枕下入路,颅中窝型或混合型可作颞部入路,巨大肿瘤均先作内分块切除,然后再切除包膜,原发性三叉神经痛,经内科保守治疗无效,可行三叉神经封闭术或三叉神经感觉根切除术。

## 二、舌咽神经痛

1927年Dandy介绍了颅内舌咽神经根切断术,使本病目前有了定形的手术方法,原发性舌咽神经痛的病因迄今不明。某些桥小脑角的肿瘤,动脉瘤和颞部及器伤,血管性病变或茎突舌骨韧带骨化等均可激惹舌咽神经而引起舌咽神经痛,称之为继发性舌咽神经痛。本病远较三叉神经痛少见,约为1∶70～1∶85。男女发病率相同,多见于年龄较大的病人。

典型发作如刀割样疼痛分布于舌根,咽后和扁桃体。疼痛可局限在上述部位,也可向外耳、下颌和颈部等处放射,偶有疼痛等局限于外耳道深部,这是只影响到舌咽神经的鼓支之故。有时疼痛发作尚伴大量唾液分泌和连续咳嗽,发作多骤然发生,历时短暂,极少有超过1min的,每日发作从几次到几十次不等,总的趋势是越发越频。尚有历时不等的间歇期,在此期内,病人一如常人。发作常在吞咽、咀嚼或说话时发生,具有触发点的较少,如有多在扁桃体窝内,本病偶可与三叉神经痛并存。但双侧舌咽神经痛却极为罕见。少数病人发作可有心跳骤停、昏厥或抽搐等。发作时虽然疼痛剧烈难忍,但无阳性神经体征,是此病的特征。

临床诊断根据疼痛发作的性质和特点可以作出,有时为了进一步明确诊断,可刺激扁桃体窝的"触发点"看能否诱发疼痛或用1‰地卡因喷涂于咽后壁扁桃体窝等,如能遏止发生,则足可如实诊断无误,如果涂喷上述药物后,舌咽处的疼痛虽然消失,但耳痛却仍然如前,则可封闭颈静脉孔,若能有效,说明不仅为舌咽神经痛而且尚有迷路神经经耳后的参与。呈持续性疼痛或有神经系统阳性体征的病人,应考虑为继发性舌咽神经痛,应作头部CT或MRI明确诊断。

治疗舌咽神经痛可先试用苯妥因钠或卡马西平等药物,但多数病人最终仍需手术治疗,最有效的方法是经颅切断病侧的舌咽神经根,若在检查时发现疼痛尚有迷路神经耳后的参与,则尚应将迷路神经最高的1～2根系一并切断,手术后该区域内的感觉丧失并无不良影响。另一种手术的方法是选择性延脉束切断术,在颞神经根水平,三叉神经脊骨水束和楔束之间为第Ⅲ、Ⅳ、Ⅴ颅神经感觉纤维的上行传导束,予以切断。其优点是方法简便,只有痛觉伤失,而其他功能仍能保留,解痛满意。

# 三、面肌痉挛

面肌痉挛又名面肌抽搐,是指面部肌肉不自主阵发性抽动,多发生于中老年,女性为多。可分为继发性与原发性面肌痉挛。继发性者可能与面神经根受到轻微压或刺激有关。常见于小脑桥脑蛛网膜炎,肿瘤,脑血管畸形或小脑前下动脉分支的压迫,部分病人可出现于周围面神经麻痹恢复以后或颅脑损伤之后。原发性者原因尚不清楚。面肌抽搐大多限于一侧,常先发于眼轮匝肌,逐渐扩大范围,涉及口角及面部肌肉,情绪激动,精神紧张,或者劳累过度均可加重发作。严重者由于眼睑抽动及口角痉挛可妨碍视物或讲话。部分病人可有头痛、耳鸣、出汗,鼻塞等症状,神经系统检查可发现轻度面瘫阳性体征,间歇期可以是数日或数月不等。间歇期内病人如常人,肌电图检查可显示肌纤维震颤或肌束震颤波。依靠上述典型症状、病史及病人年龄诊断一般不难,病人没有剧烈面痛可与三叉神经痛中的面肌阵挛作鉴别。治疗:先考虑药物治疗,口服维生素B,注射大剂量的维生素$B_1$、$B_{12}$;结合针灸、理疗,有时加用镇静药物可使症状减轻。抗癫痫药物一般无效。

对频繁而严重发作影响工作及生活者可选用外科手术治疗,但均导致面神经的瘫痪。手术方法有:①面神经封闭术,可在基乳孔处用酒精注射面神经主干,或用电刺激器分别测出面神经各分支部位,然后用少量酒精作局部注射。②面神经主干部分切断术,在基乳孔处暴露并切断面神经主干的2/3,对顽固病例可作全切断术,并同时可作面副或面舌下神经吻合术。③面神经松解减压术,此法适用于严重并疑有小脑桥脑角占位病变的患者,作后颅椎下开颅,如术中未发现占位病变可作面神经挤压术,以达到面肌暂时瘫痪而缓解症状。

## 四、痉挛性斜颈

痉挛性斜颈也就是斜颈是张力障碍的一种形式,造成不能控制头部的位置。

**【病因与鉴别】**

1.先天性(可能是畸形性肌张力障碍的最初表现)。

2.痉挛性斜颈是斜颈的一个特殊亚型,缩短的胸锁乳突肌(SCM)通常处于痉挛状态。

3.锥体外系病变(包括退行性)通常在躺下时缓解,肌电图显示异常成组的活跃。

4.正固性(常常被损失,很少改变)。

5.环枢椎旋转半脱位,拉长的胸锁乳突肌可能处于痉挛状态。

6.第11颅神经的神经血管压迫。

7.出血至胸锁乳突肌。

8.颈椎感染。

9.颈部淋巴腺炎。

10.脊髓空洞。

11.儿童脑肿瘤。

12.延髓麻痹。

13."假性斜颈"可以由于无意识的矫正减少,由于眼外肌不平衡造成的复视引起。

**【治疗】**

1.非外科治疗

(1)放松训练,包括生物反馈。

(2)彻底的神经、精神评估。

(3)对颈部透过表皮的神经刺激。

2.外科治疗

(1)脊髓背侧刺激。

(2)局部注射肉毒元素,对颈部向后可能有作用。

(3)选择性脊神经根切断术和脊髓副神经切开术。

3.斜颈的其他治疗

(1)立体定向电凝。

(2)胸锁乳突肌的收缩通常伴有对侧拮抗肌的活动。

(3)可以手术治疗,治疗手段包括:

1)切开第11颅神经和上颈髓后根之间的吻合支。

2)第11颅神经的微血管减压(多数病例由椎动脉造成,但也有PICA压迫引起突发的报告),手术缓解需要数周时间。

(冯定坤)

# 第二章　胸心疾病

## 第一节　概述

由于对创伤基础科学研究和认识的不断提高、诊断手段、救治技术不断改善,特别是第一次世界大战后,Blalock 等许多学者对出血性休克的病理生理认识的提高,第二次世界大战前后发现"休克肾"是缺血造成,提出了加强输血补充乳酸林格液改善循环以及对伤员实施分类后送阶梯治疗的方法,朝鲜战争采用防治急性肾衰和胸腔闭式引流技术,越南战争提出"休克肺"的概念和对 ARDS 的防治等使胸部创伤的伤死率和脓胸的发生率均呈明显下降趋势。

由此可见:尽管常规战争的武器杀伤力不断提高,只要我们重视改进和提高现场、运输途中和在医疗单位的诊救水平,包括胸部战伤的死亡率是可以降低的。

随着产业现代化的进程和陆、水、空高速交通工具的迅速发展,当今世界每年因交通事故伤死于车轮下的人数呈明显增长趋势。发达国家自 20 世纪 70 年代后期,年死亡人数有所厄制,但每年绝对值居高不下,发展中国家则与年俱增。至 1995 年美国因车祸死亡仍在 4.5 万,为发达国家之首。我国自 1995 年起,每年因交通事故而死亡的人数已突破 7 万大关,为世界之最,至 1999 年,全年死亡人数至 8.3 万,5 年净增加了 20%。现在创伤已被各国公认为"发达的社会疾病"、"世界第 1 公害"、"青少年的第 1 大杀手"。在第 34 届世界外科学术大会上,《创伤——一个被忽视了的全球性问题》作为会议的中心议题被特别地提了出来。面对这一严峻事实,不得不引起我们外科学界严重关注和认真对待。

胸部损伤的发生率,平时、战时约占全身各部位伤的 8%~10%,仅次于四肢伤(60%)及颅脑伤(10%),位居第 3,其伤死率则上升为第 2,约占 10%~25%。Kemmer 等报道在交通事故伤死亡病例中,有 50%合并胸外伤;Michigan 大学统计 253 例因交通事故伤死亡伤员中,12%直接死于胸外伤,56%与胸部伤有关。胸部伤合并多部位伤,尤其合并颅脑伤或(和)腹部伤,伤死率明显增加。合并 1 个部位伤死率达 15%~22%,合并 2 个部位伤死率增至 30%~35%。因此在诊断时要特别重视对颅脑和腹部等多发伤的诊断;统计还表明,在死亡的胸部伤伤员中有 2/3 以上是死于受伤现场和运输途中。因此,平时加强院前的诊救工作十分重要,战时除加强一线人员自救、互救水平,并尽可能将专科技术提前配置和实施外,加强包括空中运输工具,缩短现场到后方医疗单位进行确定性抢救的时间,争取在"黄金 1h"内得到专科处理,是未来战救工作降低死亡率的重要环节。

**【分类】**

　　根据致伤原因和损伤机制,在国外分为钝性伤、穿透伤和冲击伤三类,在国内多根据有无伤口分为闭合性和开放性损伤两类,在开放性损伤中,又根据胸膜或纵隔有无破损或穿透情况分为穿透性胸部伤和非穿透性损伤;因异物损伤者又可分为盲管伤和贯通伤两类。前者指只有入口而无出口,后者既有入口,也有出口,入、出口之间有伤道形成,诊断时可根据伤道分析异物造成的组织和器官损伤,由于组织密度不同和子弹、弹片等异物在体内移行的速度衰减,有时体内伤道并非都是直线行驶,诊断中应加注意。存留在体内的异物,应明确其大小、存留的确切部位、可能对人体带来的危害,包括异物可能因血流冲击、肌肉、关节、膈肌、肺组织的活动而有所移位。

**【发病机制】**

　　正常呼吸功能的维持,主要通过呼吸器官的通气功能和气体交换功能,在肺、体循环系统的协调下完成的。一旦胸部受伤,就将直接或间接地引起伤员一系列病理生理变化。出现代偿和代偿失调及急性呼吸循环衰竭各个阶段,在诊断中,要根据病理生理学规律,抓住影响伤情变化的主要因素,力争在代偿期中止和逆转过来,一旦代偿失调,救治困难更大。

　　1.对通气功能的影响　通气功能有赖于胸廓、膈肌活动和肺的扩张和弹性收缩功能以及呼吸道的通畅。一旦胸廓、膈肌、肺的活动受限和气道狭窄、阻塞,就会造成限制性或阻塞性通畅功能障碍。常见的临床表现有:

　　(1)疼痛对通气功能有较大影响:胸壁及胸膜神经丰富,胸部受伤即使是轻微的肋骨骨折,多产生较剧烈胸痛,尤其在咳嗽和深呼吸时明显。致伤员不敢作深呼吸运动和有效的咳嗽、排痰。这样可出现两个后果。一是呼吸表浅,潮气量下降。正常成人气管内有约150ml恒定的解剖死腔,当潮气量由600ml降至300ml时(即减少50%),实际潮气量已减至150ml,即减少了75%,伤员常出现呼吸浅、快,心动过速以代偿通气下降。二是血痰和分泌物阻塞气道,特别在肺挫裂伤时更易发生。由于肺泡内出血,间质水肿,肺泡壁活性物质分泌减少,易引起肺段、肺叶甚至全肺不张,易感性亦增加,并发肺部炎症,加重了呼吸困难。因此,胸外伤后一旦休克纠正,就应止痛并鼓励和指导伤员活动、咳嗽、排痰和作深呼吸运动,否则,很容易发生肺不张、肺炎等并发症。伤后感染将给伤员带来第2次打击,甚至可导致 ARDS 的发生,这种雪上加霜的并发症多数是可以预防、早期多可以逆转的。

　　(2)血、气胸和呼吸困难:气血胸尤其是张力性气胸是造成临床最常见而严重的胸部伤。根据气胸或血胸量和发生的速度,可产生不同的后果,轻者可因代偿机制仅有胸闷、气促或无明显症状,重者可因血容量的丢失、并使肺压缩、萎陷,甚至对侧肺亦受压致呼吸面积骤减;心脏尤其是心房亦被挤压、推移,静脉壁薄等,最易受压扭曲,致回心血量减少。如伴有肋骨骨折、胸廓凹陷、浮动胸壁、开放性气胸,产生反常呼吸和纵隔摆动,可更加使通气量减少,加重了呼吸困难。

　　(3)休克与误吸、窒息:胸部创伤常伴有低血容量性休克,其病理生理变化已有专章论述,这里只介绍休克与误吸。早期可因缺氧引起胃肠道反应,尤其在饱食后的伤员容易发生恶心、呕吐,如伤员处于昏迷状态,丧失咳嗽反射时,更易导致误吸,出现急性呼吸道阻塞(窒息),使通气功能突然中断而迅速危及伤员生命。有些伤员在创伤早期突然发生呼吸骤停,并不是创伤本身引起,而是因反呕误吸造成,这些是可以预防的。因此,维持呼吸道通畅是预防和抢救胸部伤员最优先考虑的问题。

2.对气体交换(弥散)功能的影响 吸入氧气和排出二氧化碳这一气体交换功能是在肺泡与肺泡间质中肺毛细血管内进行的,它取决气体本身的弥散功能和肺泡通气量(V)、肺血流量(Q)以及 V/Q 的比值。

(1)气体的弥散功能:每种气体的弥散能力与其分子量的平方根成反比,与其在液体中的溶解度成正比。二氧化碳与氧的弥散能力都很强,但二氧化碳比氧大 21 倍。故当发生弥散功能障碍时,首先出现的是低氧血症,如因代偿而使呼吸加深加快致过度通气,可造成呼吸性碱中毒,只有严重胸部伤或伤情加重时才出现二氧化碳潴留,导致呼吸性酸中毒。气体的弥散能力取决于:①肺泡内与肺毛细血管内气体压力阶差;②有效的肺泡和肺毛细血管的面积;③气-血屏障(指肺泡膜、肺毛细血管壁、肺泡间质的通透性)。低氧血症还和严重颅脑、脊髓、低血红蛋白血症等合并伤及高龄等基础肺功能及过量补液治疗不当等因素有关。

(2)通气/灌注比值失衡:正常肺泡通气量为 4L/min,肺血流量为 5L/min,V/Q=0.8。在每分钟通气量基本正常的条件下,V/Q 比值常常是影响换气功能的主要因素。外伤性肺不张、限制性肺通气功能障碍、部分肺泡滞塞、通气量减少或丧失,而肺血流基本正常,甚至局部炎症充血,血流增加,致 V/Q 比值<0.8,此时来自右心的静脉血未能得到气体交换而直接汇入左心,此称"静脉血掺杂"或右向左分流,使生理性分流加大,结果动脉血 $PaO_2$ 降低和 $PaCO_2$ 升高。反之如果肺泡通气功能正常而肺动脉脂肪栓、肺毛细血管痉挛(休克肺时)、大量输库血时发生肺微栓以及弥漫性血管内凝血等则 V/Q 比值>0.8,使肺泡气不能充分利用,"生理性死腔"增大,亦产生 $PaO_2$ 降低,而二氧化碳弥散能力强,加上通气过度代偿,动脉血 $PaCO_2$ 可以正常或稍降低。

3.对循环功能的影响 有效的循环血量、良好的心脏、大血管功能和正常的周围血管张力,是维持体、肺循环的基本条件。当发生严重创伤和失血性休克时,使有效循环血量减少,心脏和周围血管张力出现代偿性改变,如心脏、大血管本身损伤、大出血、心包填塞等使心搏出量骤减,心功能难以维持,将导致急性循环和呼吸功能衰竭。

4.胸膜腔负压的改变 气体经鼻、口进入肺泡,进行气体交换,必须借助于胸腔负压与大气压间的压力阶差才能完成。其形成机制是:正常肋骨是由后上向前下方向明显倾斜排列,当吸气时各呼吸肌群及膈肌主动收缩,使肋骨向前向上抬举,胸廓则向前、向左右扩张,膈肌下降,致胸膜腔扩大,这是一种向外的作用力;而双肺始终存在着一种作用力向内的弹性回缩力。在这两种方向相反作用力的作用下就形成了胸腔负压,在平静状态下,吸气时为 $-8\sim10cmH_2O$,呼气时为 $-3\sim5cmH_2O$,深吸气时可升到 $30\sim40cmH_2O$。正常人为负压呼吸。

胸腔负压的形成和维持,有赖于胸廓的特殊结构——密闭性、完整性、肺叶的弹性回缩特性及胸部神经、肌肉、膈肌主动和自主活动功能。一旦胸部损伤,尤其是胸部穿透伤,均可发生严重后果。与邻近的胸腔组织器官如胸壁、双肺、气管、支气管、食管、胸导管、膈肌以及心脏、血管,即使是很小的破口,其气体、血液组织间液及空腔内容物很易被胸腔负压抽吸进入胸膜腔,使正常的负压呼吸变成正压呼吸,进入的气体、血液及其他内容物刺激胸膜反应,使渗出增加,并压缩肺组织,产生限制性呼吸困难,伤员感到胸闷、气促,通过代偿机制,呼吸频率加快,幅度加深,进入胸腔的内容物随之加快、增多,如无胸膜粘连,可以迅速使一叶、双叶甚至一侧全肺压缩,造成 V/Q 比值小于 0.8,加重了血液右向左的分流,$PaO_2$ 降低,使呼吸困难加重。纵隔移位并推向健侧,致对侧肺亦有压缩,严重时心脏大血管,尤其是比较薄弱的上、下腔静脉及心房亦受压推移和扭曲,使回心血量更加减少,缺血、缺氧加重,呼吸、心跳更加增快,有效通气和氧气交换以及心脏舒张期缩短,回心血量更减少,形成了恶性循环,可在短时间内导致呼吸和循环功能急性衰竭而危及生命。如果伤员合并开放性气胸,多根多处系列肋骨骨折使胸壁浮动,出现反常呼吸;合并创伤性膈疝腹腔组织脏器,可因呼吸频率、幅度加快加深,胸腔负压增大,更多地被吸入胸腔,造成对胸内器官进一步推压,更加重了伤情变化。

**【诊断分析】**

1.早期诊断要点　　胸部损伤早期诊断的重点是那些能迅速危及伤员生命,必须作紧急处理和实施救命手术的胸部伤员。

诊断方法要力求简单、快捷,要求就地"徒手"诊断,争取作必要的辅助检查。要点有:

(1)受伤史:伤员清醒应询问本人,昏迷时应询问护送的亲友、目击者、巡警等。询问重点是受伤原因、机制(车祸、高处坠落、高速异物等)暴力大小、作用部位、受伤时间。以分析伤情轻重和可能受伤的脏器。一个有经验的医生,应该善于发现和提出每一个阳性症状和体征,并作出符合实际情况的诊断。

(2)主要阳性症状

①休克:创伤、失血是最常见原因,偶有心包填塞以及心脏、大血管破裂出血、胸膜、肺休克等。测血压了解心率和呼吸次数,记每小时尿量、急查每小时血常规,血细胞比容,有条件应作锁骨下或颈内静脉穿刺插管,行中心静脉测压等。重要的是短时间定期重复检查监护比较,以发现休克好转亦或加重。

②呼吸困难:是胸部伤后最常见症状,要注意有无发绀,气促,了解呼吸频率、深度,有无吸气性呼吸困难和喘鸣,鼻翼搧动,三凹征,点头呼吸,库-马呼吸。

③咯血:既要注意咯血量,有无昏迷和咳嗽反射,特别要警惕气管窒息和肺不张,肺炎等并发症,常见原因有肺挫裂伤,气管、支气管损伤,多为新鲜血,如为血性泡沫样要考虑有急性肺水肿和心力衰竭。确定咯血前要除外颅底骨折血性脑积液下漏误吸或上消化道出血反呕误吸。

④皮下和纵隔气肿:皮下气肿触摸时有明确的握雪感,但对生命体征的影响并不太大,但它提示有肺、气管、支气管或食管损伤。气管、食管损伤首先表现纵隔气肿,如皮下气肿严重,往往提示有广泛的胸膜粘连(或称封闭胸),反而对肺及纵隔脏器压缩较小。

以上症状不仅对胸部损伤及其程度提供重要证据,在短时间内观察其轻、重变化,对判断伤情和作出决定性处理(如开胸探查等)和验证处理的正确与否,以便调整诊治方案,都具有更重要的意义。

(3)快速体检

①视诊:察颜观色,眼睑膜、口唇、指、趾甲颜色与检查者自己比较,如苍白,发绀,手脚湿冷或发凉,提示有休克和缺血、缺氧表现。眼神恐惧感和躁动,是急性早期严重缺氧的表现;反应迟钝,昏迷,提示严重缺氧已处于休克状态。闭合伤看皮肤青紫部位,多为挤压、冲击伤部位,

开放伤看伤口及异物,分析可能的脏器损伤。颈静脉怒张而周围血压低是心包压塞的特点。

查看反常呼吸。解开上衣,双侧胸壁比较有无浮动和反常呼吸,吸气时健侧胸廓抬高,患侧不仅不同时抬高反而凹陷。

②触诊:气管移位、皮下气肿及骨擦感。胸外伤后临床多见的是气管向健侧移位,多为胸内气体,血胸压缩和推移伤侧肺和纵隔向健侧移位。少数伤员气管向伤侧移位,多为伤侧支气管因血块、分泌物异物堵塞,肺泡气体被吸收,使肺萎陷肺不张所致。但亦有一侧血气胸明显,气管移位并不明显,此多为上纵隔、壁层胸膜粘连的原因。另一种少见情况是左侧创伤性膈疝,腹部脏器被胸腔负压吸入左下胸并推移心脏向右侧,甚至造成下腔静脉扭曲,回心血量减少,出现呼吸困难,而气管移位并不明显,应予注意。腹部触诊要特别注意有无压痛和反跳痛,如有移动性浊音应行腹腔穿刺或灌洗。

③叩诊:伤侧鼓音,必须与对侧比较,健侧反响减弱。多为气血胸尤其是张力性气胸,主要以伤侧前上胸部明显,特别在仰卧位时,此处胸腔居高位,气体多向高处聚集。仰卧位时双下胸腋中线以下叩诊浊音或实音。多为血胸形成,此为液向低处流。叩诊鼓音或浊实音,如与对侧相同部位比较,对比度更加明显。

④听诊:伤侧呼吸音明显减弱甚或消失,多为肺被压缩或外伤性肺不张;呼吸时听到湿啰音多显示有肺挫裂伤,肺泡出血;湿啰音伴体温、血象升高可能为肺部感染;如听到胸膜或心包摩擦音提示胸膜或心包炎症或原有液体已经吸收;有时在第4肋间以上听到肠鸣音,应考虑有创伤性膈疝的可能;有时在某一肺区听到在呼气时出现管状呼吸音要考虑该区为肺不张;如果听到双肺湿啰音伴大量泡沫痰、泡沫血性痰,要考虑急性肺水肿或急性左心衰的问题。

⑤伤口及伤道检查:胸部开放伤首先要了解是否和胸腔相通而造成的反常呼吸。如与胸腔相通,应即采用单相活瓣封闭伤口方法。并充分作好外科处理准备,最好是在气管插管全麻下,在开胸探查的同时,对伤口、伤道进行检查,通常可用无菌导尿管试插,以了解伤道深浅,走行方向。如有入、出口即为贯通伤,要根据伤道走行,预计可能损伤的脏器,如无出口即为盲管伤;要了解异物存留的可能性及其大小、位置,才能作确定性处理。

⑥胸腔穿刺:既可用于诊断也可用于抢救和治疗,优点是简便易行,用于诊断胸膜腔积血、积气、积脓及乳糜液,穿刺液典型时一看即一目了然。

在诊断食管破裂时应先口服亚甲蓝,再抽出漏入胸腔的蓝色液体,即可确诊。胸穿不仅立即可以证实诊断,而且还可同时减压和作急救处理。

最佳的胸穿方法是:清醒伤员最好取坐位或半卧位,也可取仰卧位,清醒伤员必须在局麻下进行,保证伤员无痛。操作是取1%普鲁卡因或利多卡因2ml,引流气体首选锁骨中线第2肋间、引流液体应选伤侧腋后线第7肋间,先打皮丘,再逐渐向第3肋软骨或第8肋骨扎针,并进行麻醉,后在保证空针负压的前提下向第3肋或第8肋上缘滑入0.5～1cm,逐渐推药进针,在壁层胸膜下将麻药打完,顺便进行试穿以证实胸腔内容物。如继续抽气,可改用60～100ml空针带胶管的接头及抽气针头,分次进行直至抽成负压为止。如气体可能抽净可改用抽气针柄绑1顶端被剪一裂隙的医用指套,使胸内的气体只出不进,并以血管钳夹持抽气针,近胸壁处固定于胸壁上(只用于急救时)。如因持续漏气可在局麻和试穿后,将一条蕈状导尿管,放入后向外轻拔,并加以固定。导尿管远心端接无菌水封瓶或闭式引流袋,它的优点是:减压确切、彻底,可迅速恢复受压的心肺功能,可作持续减压。

⑦胸腔闭式引流:如同胸穿一样,既有诊断意义,亦有抢救、治疗和预防并发症的价值。还可持续观察引流内容物的性质、引流量、速度、负压,为确诊活动性出血、张力性气胸、气管、支气管、食管、胸导管伤、脓胸,提供证据,便于确定是否需要开胸探查手术,减少漏、误诊和盲目开胸的机会。

(4)超声波检查:最大优点是方便、快捷。可在急诊科、病房床旁进行。对胸腹腔、心包积血、积液的诊断,指导穿刺抽吸均有重要价值。采用二维超声可快速而准确的判定心包积液(血)和心内结构的损伤,国内外有些医院已把经食管超声检查列为常规,能够确定有无室间隔缺损、自左向右分流量以及有无心内异物。

(5)X线检查:只要在伤员允许的情况下,应常规行 X 线检查和摄片。通常要给伤员摄立位、后前位全胸正位片,胸骨骨折,加摄侧位或切线位片。如不能站立还可摄坐位或健侧卧位后前位全胸片,以显示血气胸和肺压缩情况估计出血量。仰卧位不能识别液气平面,很难了解血胸量。应该承认胸部 X 线摄片,对诊断肋骨、锁骨、肩胛骨骨折、血胸、气胸、肺实质损伤挫伤、血肿、肺不张、肺膨胀,显示纵隔增宽、心包影增大、膈肌轮廓及创伤性膈疝等有重要意义。对异物大小和存留的位置及对食管和大血管损伤破口的造影等都有明确的诊断意义。

胸部 CT 对显示纵隔血肿、胸腔及心包积血的诊断也有重要诊断价值。

2.早期诊断的思路和程序　根据先急后缓、先重后轻、先救后治的原则,作者从临床工作的实践中体会到:胸部损伤的诊断,应遵循以下的思路和程序。

(1)必须从受伤现场起就要对每个伤员找出需要紧急救治的 7 种危重胸外伤进行优先诊断和处理。

(2)把那些危及生命需要急诊开胸手术和已造成器质性病变,影响生理功能,需要限期或择期开胸手术的胸外伤诊断出来。

①急诊开胸手术的指征为:胸外伤后心跳骤停;心包压塞引起重度休克;胸或腹腔内出血造成难治性休克;开放性或张力性气胸已行胸腔闭式引流,仍出现持续、大量气泡、低氧血症难以改善;证实有气管、支气管、食管破裂;创伤性膈疝(急性期)、嵌顿、绞窄等。

②限期或择期开胸手术的指征为:凝固性血胸;膈肌损伤或创伤性膈疝(慢性期);漏诊的气管、支气管、食管、胸导管伤伴内或外瘘或肺不张、肺内血肿感染、亚急性或慢性脓胸、缩窄性心包炎、心脏间隔穿孔、心瓣膜损伤、外伤性动静脉瘘、胸主动脉假性动脉瘤等。

(3)并根据每个伤员的具体情况,确定手术所要解决的问题(手术目的),比较利、弊,可能的风险和危害,选择最佳手术术式,手术时机、手术径路(切口)和麻醉,根据多数作者统计,胸外伤后真正需要开胸手术的,平时仅占 5%～10%,战时穿透伤多,但也不超过 15%。应该强调提出的是:对这些需要手术的少数伤员,如不当机立断迅速手术是不能挽救生命、缩短疗程、减少并发症、减少费用的。

(4)根据暴力大小、受伤部位、就诊时间、在胸片和胸部 CT 片上,从解剖层次中找出胸壁(骨性和软组织)、胸膜腔、双肺、纵隔(包括心脏、大血管、气管、支气管、食管、胸导管)、膈肌、上腹部和颈部出现的每一个阳性症状和体征,分析和诊断出可能的局部和全身继发性损伤、并发症、合并伤和多发伤。特别是上腹实质性脏器伤伴内出血;严重骨盆伤伴腹膜后血肿;严重颅脑及脊柱损伤。还要判断每种损伤的代偿、失代偿期和其临界状态,迟发性症状和体征;了解伤员的原有疾病、过敏史和年龄、健康状况,对治疗反应的敏感程度,并从监护和随诊比较中找出伤情每一点变化,判别发展趋势,以减少漏、误诊和可能出现的严重后果。

(李同磊)

# 第二节　胸壁损伤

## 一、胸壁软组织损伤

胸壁软组织伤诊断时,应特别注意:①有无伤口以及伤口的深浅,污染的轻重,要除外有无穿入胸膜腔,以便决定清创的范围和麻醉的选择。通常可在清创时以质地较硬的导尿管顺其自然地反复试探,以了解伤道及其深浅和方向,污染严重时,可注入亚甲蓝,以便彻底清创,预防感染。②闭合伤时注意皮肤挫伤痕迹或青紫、有无血肿、血肿的深浅和大小,浅层血肿可及波动感,深部血肿,张力较大时难以触摸或可及"硬块",可作双侧对比检查,必要时可行 B 超定位和血肿穿刺,血肿早期可加压包扎,防止扩大促其吸收,较大血肿尽量以粗针头抽吸,以防血肿继发感染变成胸壁脓肿。一旦深部脓肿形成,可有红、肿、痛、热,应行早期切开引流。③胸部异物特别与纵隔重叠的金属异物在诊断时应摄高电压 X 线后前位及侧位或加摄切线位全胸片,以防漏诊。只有深部较大异物(2cm 以上)或表浅可触及异物才考虑取出,但术前定位诊断很重要,一种简便的办法是先以针头扎探,只有在碰及到异物后,手术成功率才能提高。

## 二、肋骨骨折

肋骨是构成骨性胸廓(骨庞)最主要的成分。肋骨富有弹性,由于由后上向前下走行,同一根肋骨前后水平距离,几乎相差 4 根,正因为这种结构,使肋骨的功能不仅保护着胸腔和上腹部脏器,并参予了呼吸肌的作用。当吸气时,胸廓向前上、外上抬举使前后径和左右径同时扩大,胸腔负压亦加大、双肺随之膨张;呼气时由于肺的弹性回缩作用,使肺又恢复到自然状态,从而保证了氧气和二氧化碳的交换。

肋骨骨折是平、战时最常见的胸部损伤。尤其在钝性挤压伤时发生率更高。根据多家报道,在平时住院胸部伤员中有 60%～80% 可见肋骨骨折。

### 【原因】

一般情况直接暴力,多在暴力作用部位,骨折端多向内刺,容易损伤肋间血管,胸廓内血管、胸膜、肺组织及邻近脏器。间接暴力多由于胸廓受到挤压,暴力沿前后肋骨传导引起肋骨成角处折断,一般多在胸廓外侧,如腋中线、腋后或腋前线处骨折,骨折断端多向外侧,内脏损伤机会减少,如暴力过大,除传导骨折外暴力点处也可发生直接骨折,此时亦应注意暴力局部内脏损伤的可能性。

### 【好发部位】

由于胸廓后上背部有肩胛骨和前上胸部有锁骨及厚实的肌群保护，第9～10肋连接于更富于弹性的肋弓，第11、12肋为游离肋骨，一般骨折的好发部位多在第3～8肋骨，而上述部位相对减少。骨折与年龄亦有明显关系，其发生率与年龄成正比，少、幼儿肋骨富于弹性，一般不易骨折，即使骨折亦常为青枝骨折，而成年人，尤其老年人，骨质弹性减弱和骨质疏松，容易发生骨折，且比较严重，Trinkle报道80岁以上老年人病死率达20%，同样暴力，年轻人发生的肋骨骨折较少、较轻。而老年人更易发生多根多处系列骨折，甚至一根肋骨有3或4处折断者也累有所见，有的老年人在剧烈咳嗽、打喷嚏时就可引起骨折，肋骨肿瘤骨质破坏时也易折断。

### 【内脏损伤】

一般说骨折部位尤其是直接暴力，易造成骨折断端下的内脏伤，应特别引起警惕。例如低位肋骨骨折，不仅可伤及膈肌，还可刺破脾脏、肝脏，甚至近脊柱旁低位肋骨骨折，由于骨折两断端各向后内、外着力而致后腹膜内肾脏和十二指肠降、横部刺破和牵拉破裂者，学者曾协助处理过因严重挤压伤致左下低位肋骨骨折合并左肾、左脾蒂断裂落入腹腔引起腹内大出血而抢救成功的；亦见过右下胸低位肋骨骨折致十二指肠降段撕裂手术修补、引流而治愈的。左前近心包部肋软骨骨折有致心包、心脏、大血管损伤者，也有中上胸部肋骨骨折，骨折断端向外下牵拉肺组织，造成近隆突的总支气管断裂者，右总支气管因无主动脉弓缓冲较左主支气管容易发生。锁骨和第1、2肋骨骨折应警惕锁骨下动静脉损伤，Albers等报道，第1～2肋骨折病死率5%。这与暴力大，常有严重血管合并伤有关。

### 【命名与分类】

每侧仅发生一根肋骨骨折者称为单根骨折。发生1根肋骨2处或2处以上骨折者称单根2处或多处骨折。发生2根或2根以上骨折者称为多根骨折。多根相连的骨折如发生系列多处骨折称多根多处系列骨折。

### 【发病机制】

单纯肋骨骨折都有明显疼痛，甚至平静呼吸时亦如此。尤其在咳嗽、深呼吸和身体转动时加剧，这不仅给伤员带来痛苦，也可使伤员胸壁肌肉产生反射性痉挛，导致呼吸表浅，不敢咳痰，而胸部伤后可能产生的呼吸道分泌物或血痰不易咳出，常出现呼吸困难和低氧血症，有时伤员在短期内可并发肺不张、肺炎，尤其在老年人发生的概率明显增多。单纯性肋骨骨折只要做好止痛，固定，早期活动，鼓励咳嗽，协助排痰等预防措施，多可很快恢复健康。

### 【诊断分析】

诊断重点：不仅要注意外力的大小、作用部位、年龄和解剖特点，诊断重点是要把影响伤员预后的浮动胸壁（连枷胸）、胸部和上腹部脏器继发性损伤和可能发生的并发症、肺挫伤、急性呼吸窘迫综合征（ARDS）、肺不张、肺炎等诊断出来。

## 三、连枷胸

在多根多处系列骨折时，因2处或2处以上的肋骨断端即与整个骨性支架分离，在胸腔负压的作用下出现局部胸壁软化和浮动,亦称连枷胸,造成吸气时胸壁内陷,呼气时胸壁向外凸出,使两侧胸腔的压力失去平衡,此称反常呼吸。有的伤员因骨折断端呈锯齿状并相互交锁或因肌肉或有骨膜和小骨片相连或因伤员胸壁肥厚,肌肉因疼痛刺激呈痉挛状态,损伤早期,反常呼吸并不明显,Lindercasper 一组报道误诊率达 22%,Shackford 等报道占 13%,稍后因活动、咳嗽、缺氧呼吸困难,呼吸动度增大,逐渐或突然出现浮动胸壁,在早期诊断时应考虑漏误诊的可能性。反常呼吸的结果可造成咳嗽无力,排痰困难。肋骨骨折特别是连枷胸多继发严重肺挫裂伤,肺泡及间质出血水肿、不张、实变,肺的顺应性、潮气量随之降低,导致严重呼吸困难和低氧血症,有效呼吸面积及功能残气量减少及纵隔摆动影响血液回流,结果造成呼吸循环功能紊乱,以上结果相互影响形成恶性循环,可在短时间内威胁伤员生命。病死率高达 10% 以上。

**【外伤史】**

常发生于严重冲撞和挤压伤后,重点要问清致伤原因、时间,暴力大小、作用部位,以及疼痛、呼吸困难、咯血、休克等症状及严重程度。

**【体格检查】**

重点要检查:①胸廓有无反常呼吸。方法是在伤员呼吸时,对比双侧胸廓活动情况,如吸气时局部胸廓不仅不抬高,反而内陷;呼气时不仅不下陷反而向外凸出。②胸廓间、直接压痛试验。检查者轻压胸骨体,使骨性胸廓受到压缩,常有骨折断端摩擦的感觉,患者立即感到损伤肋骨断端疼痛,如果对每根肋骨由前下向后上进行仔细触压,疼痛最明显处多为骨折断端,并且可触到明确的骨擦感。③看到或触到肋骨局部有凹、凸或成角畸形。以上 3 条具其 1 者即可确诊。④在胸腹部检查时要特别注意发现因肋骨骨折而继发胸内和上腹部内脏损伤的症状和体征。如血气胸、干湿啰音及叩诊鼓音、浊音及肝、脾破裂的症状和体征。

**【辅助检查】**

1.实验室检查　急查血常规及血细胞比容,和动脉血气分析,以了解失血和低氧血症情况,有无胸腹部活动性出血及血气胸、肝、脾、肾的可能损伤等。

2.超声波检查　急诊做 B 超检查,以核实有无血胸及心包压塞和胸腹实质性脏器伤;并可在 B 超指引下行胸腔、心包和腹腔穿刺,或放置胸腔闭式引流,为进一步确诊和救治提供准确定位。以上检查简便快捷.可在急诊科床边进行,各级医院都应常规配备。

3.胸部 X 线检查　只要伤员情况允许,必须急摄立位后前位全胸片,必要时加摄侧位和斜位片,普通胸片不仅对肋骨骨折的部位,根数,单处或多处的确诊提供重要的依据,而且对继发性胸腔腹内脏伤的诊断亦提供了客观的根据。但应注意①伤员危重时只要经前 1~3 项检查即可作初步诊断,并优先作急救处理,不要因强求 X 线摄片而延误救治时间,在某些大医院因摄片、会诊、转运途中而发生呼吸心跳骤停者时有发生,应引以为戒。②在做 X 线摄片检查时,应尽量不摄仰卧位,因为在仰卧位时常见的血气胸很难显示,如不能站立,可摄坐位片,还可摄健侧卧位片,以便显示血气胸的真实情况,并可作定量诊断,③普通胸片对少量心包、胸腔、纵隔积血仍难以显示,胸部 CT 片就可显示出来;④肋软骨不能显影,有时胸壁反常呼吸严重,但胸片只看到单纯肋骨骨折,当肋软骨及其与肋骨交界处骨折无错位、肋骨骨折端在侧方重叠,或在左心后方的骨折、胸片上亦难显示,只有在 2～3 周后骨痂形成或摄斜位、侧位片时方可显示出来。

## 四、胸骨骨折

胸骨骨折既往罕见,随着高速交通工具的迅速发展,发生率亦有所增加,国外统计约占胸部伤的 1.5％～5％,多因直接暴力撞击挤压,特别是汽车紧急减速时,驾驶员前胸撞击方向盘造成所谓"方向盘骨折"或称"方向盘综合征",也有间接暴力引起者,某学者曾收治一位跳木马的战士因上身翻转超过 180°,致双肩着地,致胸骨柄、体交界处折断致伤。胸骨各处均可发生骨折,但最多见部位是胸骨柄、体交界处及胸骨体部。多为横形骨折,骨折上断端因锁骨和肩胛骨支撑和缓冲作用,而 1 或 2 肋骨骨折机会又较少,故移位的机会很少,而下骨折端如伴双侧肋软骨或肋骨骨折,可向后上方移位,如果胸骨体下部同时骨折,即胸骨双骨折与其相连接的两侧肋骨或肋软骨均发生骨折,可引起反常呼吸运动,这种损伤多是在强大直接暴力下造成的。其中半数以上可发生纵隔血肿、心脏压塞、心包裂伤、心肌挫伤、瓣膜损伤、冠脉挫伤或急性外伤性心肌梗死、心脏或胸主动脉破裂以及支气管断裂等继发性损伤,病死率可高达 30％～47％。

由于继发伤重,在诊断时,胸骨骨折的原发伤常被忽视,应加注意。在诊断时主要根据外伤史及局部压痛,畸形、骨擦音或触及骨折线,一般并不困难,重要的是要重视胸骨骨折的胸前壁反常呼吸和心脏大血管伤及左右支气管断裂的可能性。X 线侧位或斜位摄片可协助诊断。摄后前位全胸片,对胸骨骨折本身诊断,因与纵隔影重叠并无多大帮助,但如有明显纵隔血肿和纵隔影增宽或心影扩大等继发伤的诊断有一定意义,必要时加作 B 超、CT 等检查,可进一步明确对继发伤的诊断。

（孔德海）

# 第三节　创伤性血气胸

创伤性血、气胸是平、战时比较常见而又比较严重的胸部创伤。根据统计近 824 例住院胸外伤伤员,血气胸有 379 例占 46％。1979 年我军在一次常规武器战斗中,血气胸伤员占胸外伤的 46.7％,在胸部穿透伤中血气胸占 87.6％～97.6％。

在临床实践中,创伤性血气胸大多数合并存在,也有以气胸为主或血胸为主者,气胸或血胸单独存在者仅占 1/3。为了便于掌握血胸和气胸的不同特点,现分别介绍如下:

## 一、创伤性血胸

胸部损伤后致胸膜腔积血者称创伤性血胸。常见于胸部穿透伤或严重钝性挤压伤肋骨骨折之后,其发生率在钝性胸部伤中的占 25％～75％,在穿透伤中约占 60％～80％。

**【出血源】**

1.肺循环出血  钝性伤造成的血胸多由于肋骨骨折断端骨膜及骨髓腔出血难以自行收缩闭合,形成血肿及血凝块时出血可自行停止,但骨折端刺破胸膜,在胸腔负压的作用下很容易被吸入胸腔。如直接暴力较大,骨折断端向内刺入胸膜腔内,占居胸腔最大体积的肺组织损伤出血,这是最常见的出血来源。但由于肺循环的压力低,仅及体循环压力的 $1/6\sim1/5$,加上损伤肺组织因弹性回缩及局部血气的压缩,出血速度较慢,甚至全肺广泛挫裂伤出血多可自行停止吸收和自行愈合。有学者曾收治 1 例男性,42 岁伤员,右胸被公共汽车一侧车轮辗压,其中有 9 根肋骨 18 处骨折,(含 3 根双骨折 2 根发生 4 处骨折),致右肺广泛挫裂伤出血,48h 内由胸腔闭式引流引出 4550ml,考虑到:①每小时引流量渐少;②开胸作全肺或肺叶切除损失和打击较大。经坚持观察治疗,痊愈出院,半年复查胸片右肺膨胀良好,因此单纯肺挫裂伤引起的出血,多可经胸穿(少量)和胸腔闭式引流而治愈,真正需行开胸手术探查者仅在 5% 左右。

2.体循环出血  主要指心脏大血管。指主动脉及其属支肋间血管、胸廓内血管、锁骨下动、静脉以及腔静脉、无名动、静脉破裂和肺动、静脉出血,一般出血量大,速度快,休克和死亡发生率高,前苏联卫国战争占胸外伤死亡伤员的 64%,美国一组报道,平时心脏、大血管伤,能送到医院的仅有 20%。

**【分类】**

临床上常根据出血量的多少,把血胸分成少量、中等量、大量出血三类。单纯根据出血量分类是不够全面的,因为伤员胸腔有大有小,出血速度有快有慢,胸膜渗出有多有少,我们认为分类的目的,应对判明伤情、分清轻重缓急,确定治疗原则有指导作用。

临床上出血量对伤员的影响故然很大,但出血速度对伤员影响更大,短时间内有中等量或以上出血,可致伤员严重休克,甚至可致呼吸心跳骤停。而缓慢大量血胸,不一定发生休克。

**【发病机制】**

1.急性呼吸循环功能障碍  当胸腔积血在短时间内超过中等量以上时,使有效循环血量减少,不仅可发生创伤和失血性休克,而且因为心肺大血管,尤其是心房及腔静脉受压、推移萎陷和扭曲,使呼吸面积骤减,纵隔移位回心血量减少,导致急性呼吸、循环功能障碍。

2.凝固性血胸  少数伤员出血速度快,或使用了大量止血药,当心、肺、膈肌尚未能去除或未完全去除纤维蛋白时,已经形成或已部分形成了血凝块,称为凝固性血胸,占居了胸腔的部分空间,影响了肺膨胀,临床上虽经胸腔穿刺或闭式引流均不能引出,不得不在伤后 2~3 周内用胸腔镜或小切口取出或吸出。

3.创伤性胸腔积液  有时少量或中等量血胸由于没及时处理,血细胞自行分解所产生的代谢产物,刺激胸膜,渗出明显增加,可形成大量胸腔积液,使血胸稀释,此称为外伤后反应性或渗出性胸膜炎,当放置引流时,可见上为橘黄色渗出液,中为橘红色液体,下为酱油色和絮块状沉淀物。

4.包裹性血胸  也有因纤维素在胸膜肺表面或叶间沉着分隔,形成包裹性血胸,使引流困难,此时必须在 B 超定位引导下作胸穿或留置引流。

5.血胸感染急性脓胸  平时创伤性血胸,由于在无菌操作下即时引流及拔管和抗生素的应用,脓胸的发生率已大为减少,战时穿透伤多,有些引流不及时,无菌操作不严格,脓胸发生率高达 3.8%～20%。

6.纤维胸 如果胸膜腔感染或未及时引流,由于纤维素的沉积,血管内皮细胞成纤维细胞的侵入,使胸膜肥厚形成纤维板,脏层纤维板将影响肺的膨胀,壁层纤维板收缩,既影响胸壁的活动,又使肋间变窄胸腔变小。脏、壁层纤维互相愈着称为纤维胸,将损害正常呼吸功能。

【诊断分析】

根据受伤史、内出血症状、胸腔积血体征、结合胸腔穿刺、B 超和摄 X 线立位后前位、伤侧位全胸片,临床诊断创伤性血胸,一般并不困难。但还应明确血胸的定位、定量和定性诊断及鉴别诊断,以便尽快确定抢救和治疗原则。特别要重视对进行性出血的诊断。

1.出血量的诊断

(1)摄立位 X 线全胸片是少量、中等量及大量胸血分类的最重要根据。但有些伤员因休克或脊柱、下肢骨折而难以站立者,在卧位下摄胸片时除看到伤侧透光度稍有减低外是很难分清出血量的。我们建议可摄坐立位或健侧卧位后前后全胸片,再结合仰卧位下对伤侧胸壁进行叩诊,分清浊音界的位置,与健侧比较,凡浊音界在腋后线以下为少量,腋中线者为中量,达腋前线者为大量。

(2)根据引流量和胸血血红蛋白量测定计数丢失的循环血量,以作为补充血容量的参考。因为血液进入胸腔后对胸膜多有刺激,引起胸膜反应性渗出,使胸血多有稀释。因此丢失的循环血量可按下述公式计算。

$$已丢失的循环血量(ml) = \frac{胸血引出量 \times 测出胸血血红蛋白量}{100} \times 8.4$$

注:8.4 为常数,正常血红蛋白含量为 120g/L,即 1g 血红蛋白含在 8.4ml 血浆内。

2.定位诊断 对少量血胸甚至中等量血胸,如定位不确切,即冒失胸穿或放置闭式引流,有时会失败,其原因有包裹性血胸;血胸位于前、后或侧位,叶间裂、心膈角、肋膈角处。为了准确定位,可摄侧位胸片或胸部 CT 片,或在 X 线透视下找出最近胸壁积血位置,行超声定位,并要了解胸血的位置、多少、深度、估计出血量,分析有无血凝块,胸壁的厚薄,找出距胸壁最近距离,确定进针方向和深度,避开邻近脏器均有实际意义,处理时应按超声检查时的体位,并在超声引导下进行试行胸血穿刺。如仍不能抽出,则可能因针头细,致血液抽出很慢或针头被纤维蛋白或血凝块堵塞难以引出;或定位不确切。

3.定性诊断

(1)进行性血胸(胸内活动性出血):创伤性血胸,不仅要诊断有无胸血和胸血量,胸血部位,更重要的是要判断胸内出血有无停止,出血量在减少或仍在继续,如确诊胸内进行性出血,经短暂抗休克仍不能逆转,就应当机立断行开胸止血。凡有以下征象者应诊断为胸内进行性出血:①出血症状、体征明显,休克逐渐加深,每小时血红蛋白进行性下降者;②经快速补液、输血扩容后休克未能改善或改善后又复加重或补液、输血速度减缓时休克又见恶化;③血胸血经胸穿或闭式引流,液气平面下降后又复上升;④引出的胸血迅速凝固;⑤在留置胸腔闭式引流放净胸血后,每小时仍有 150～300ml 持续 2～3h 或 15～20min 内又突然出血在 500～1000ml 以上。

(2)迟发性血胸:自 20 世纪 80 年代起,国内对迟发性血胸也开始有多组报道,其发生率约占血气胸的 11.2%～25%,其诊断标准有①胸部创伤入院时摄胸片无血气胸,24h 后出现。②入院后确诊为血胸或血气胸,已行彻底引流摄片证明无血气胸而后又出现者。

迟发性血气胸的特点有:①出血量偏大。一般达中等量或中等量以上。1984 年报道 42 例平均达 1360ml;②休克发生率高。达 25%～65%;③确诊时间不一。短则 2d,长则 18d;④因此对严重胸部创伤的观察随访不得少于 2 周;⑤迟发类型。可分突发型和隐匿型。前者约占 1/3,多在活动后突然发生,如咳嗽、翻身活动时,多因为血凝块脱落,骨折折端又刺破血肿或血液流入胸腔或异物感染继发性出血等。临床表现有面色苍白、出冷汗,甚至脉快,血压降低等休克症状;后者约占 2/3,为缓慢出血或血球破坏代谢产物刺激胸膜反应渗出增加,多在不知不觉中出现中等量或大量血胸。症状较前者平缓,也有当代偿失调时而突然出现气促、呼吸困难。迟发性血胸多在入院时无明显血胸表现而未被医护人员重视,在恢复期中突然或不知不觉中发生,容易漏、误诊而造成后果,应予警惕。

(3)血胸感染:血胸感染多发生于开放伤和反复胸腔穿刺,长期留置引流管的病人,由于抗生素早期应用和彻底引流,近 20 年来发生率已明显减少。但在基层医院,血胸引流不彻底,无菌操作不严格仍可发生。对典型病例诊断多不困难。例如都有明确的胸外伤病史及急性脓胸的感染症状和体征,胸穿或闭式引流有混浊和黄色脓液,当可确诊,但早期上述症状和体征并不明显。

为尽早明确诊断,还可借助以下方法:①涂片法:取胸腔引出的血性液体行常规的胸液检查,特别作胸血染色对红细胞和白细胞进行计数。正常红细胞和白细胞为 500∶1(即红细胞 500 万/mm³,白细胞为 10000/mm³ 以下),如红细胞和白细胞比例小于 100∶1,应考虑有感染。②试管法(彼得罗夫试验):取胸血 1ml,加蒸馏水 5ml,充分混合及离心沉淀,3min 后观察。正常:液体为红色、清澈透明,异常(感)液体为混浊或见有絮状物。③细菌培养(需氧菌及厌氧菌)＋药物敏感试验,可见致病菌生长当可确诊。

4.进行性血胸伴休克时与腹内实质性脏器伤伴内出血的鉴别　这里有三种情况:①胸内、腹内均有出血;②出血以胸内或以腹内为主;③腹内出血伴膈肌损伤,胸内不出血,但由于胸腔负压的抽吸使腹内积血被吸入胸腔,结果腹内积血反而很少,胸内有大量积血。这三种情况有一个共同的特点即均有内出血并伴休克,均需抗休克抢救,如果又需要手术止血,问题是出血的来源不同,抢救手术切口的部位不同,因此术前必须要明确出血的来源。我们的经验是在抗休克同时,分析以下情况,有助定位诊断。

(1)从创伤部位分析。如较大的直接暴力作用部位在第 6 肋以上或纵隔位置,首先考虑内出血来自胸部可能性大,而在第 7 肋以下肋骨骨折,首先应考虑上腹实质性脏器伤可能性大,因为上胸部邻近胸壁的血管较多,而下胸部除近纵隔处外,血管相对较少。

(2)从胸、腹腔穿刺或加腹部灌洗,应考虑积血最多的腔隙出血来源的可能性较大些。

(3)用 B 超探查胸腹积血多少,并确定脾、肝、肾或胸腔脏器或膈肌损伤的部位。

(4)以胸腔或腹腔镜检查膈肌及胸、腹腔脏器损伤的可能性。

(5)如果仍不能确定出血来源时,可以先放置胸腔闭式引流,再向腹腔注入亚甲蓝 2ml＋生理盐水 100ml 或注入气体 800～1000ml,可见由胸腔引流管引出时或引出胸血量尚不能解释休克的严重程度,而腹内出血又不能除外可先行上腹径路行剖腹探查。某学者认为胸腹腔内出血休克很难分辨时因腹内出血约占 75％,亦主张上述处理程序。

5.与一侧肺叶、双叶或全肺不张鉴别 气管、支气管或肺损伤时,因血块、分泌物堵塞致肺不张,累有所见,而不张肺气体吸收后,肺体积明显缩小,见肺密度增加,胸片显示亦见大片致密影,容易和血胸混淆。鉴别方法是气管或纵隔向患侧移位、膈肌抬高,肋间变窄;而血胸时使气管纵隔向健侧推移、膈肌下降、肋间增宽。

6.与一侧膈肌损伤伴创伤性膈疝鉴别 当膈肌损伤因腹内脏器被吸入胸腔而见膈肌上大片密度增高阴影,也可推移局部纵隔向健侧移位,有时亦难以和血胸区分。此时可在透视下,改变体位,血胸或血气胸阴影始终为抛物线或液气平面并占据肋膈角和侧胸壁,而膈疝在站立位下阴影可部分回纳腹腔或仅局限在膈肌损伤部位,如吞钡检查可见钡剂在膈上(和对侧比)显影。必要时按 B 超、胸、腹腔镜检查当能区分。当难以和创伤性膈疝鉴别时,不主张放置胸腔闭式引流,因为把疝入胸腔的胃泡误认为是血气胸的液平面而放置引流管后,造成胃液外漏胸腔,发生组织腐蚀,"自身消化",可引起严重胸腔感染,甚至造成中毒性休克,某学者曾接受一转入的女性伤员,因将疝入左胸的胃泡,误当"血气胸"并作引流,虽经抢救,仍未能挽救生命。文献上亦曾有报道,应以为戒。

## 二、创伤性气胸

凡因创伤造成气体进入胸腔者称之。创伤性气胸发生率在钝性胸部伤中约占 15％～50％,在穿透性胸部伤中约占 30％～87.6％。气胸的主要来源如下:①肺挫裂伤:这是最常见的原因,多因钝性伤致肋骨骨折,骨折断端刺破胸膜及肺组织,或因刀器火器性穿透伤,偶有医源性胸穿,臂丛麻醉,锁骨下静脉插管,针灸等。当针头进入胸腔即被胸壁固定,而肺组织每次因呼吸移动,在动与不动时很容易被划破成裂口。在肺大疱、肺气肿、肺结核、肺炎、肺脓肿等及胸膜粘连时可因咳嗽、活动时撕裂漏气,此称自发性气胸;②胸壁穿透损伤:即使时间短暂,在胸腔负压抽吸下气体可迅速进入胸腔。③气管、支气管损伤:多因暴力挤压、牵拉或气管压力骤然升高致气管破裂和膜样部穿孔。④食管、胸胃(膈疝时)破裂:多因异物刺破食管或因剧烈呕吐,食管内压骤然升高产生自发性破裂。临床上根据病理生理变化把气胸分为闭合性、开放性和张力性气胸三类。现分别叙述。

### (一)闭合性气胸

指气体进入胸腔后与外界已无交通。为了确定治疗原则,必须根据肺被压缩的多少和临床症状、体征分为少量气胸、中等量气胸和大量气胸三类。

在诊断时,只要伤情允许,必须摄立位后前位全胸片,借以了解肺被压缩和纵隔移位情况。如果胸膜无粘连,当胸腔积气时,肺即有压缩,胸片上可见有压缩的弧形线,弧形线外无肺纹理。由于肺组织在胸腔内呈扇形分布,越近外带(远离肺门),肺组织占据体积越大。一般说肺组织外带如压缩 30％。实际已占肺体积的 50％以上,如压缩 50％,(相当于中带中点)实际已占肺体积的 70％以上。肺组织压缩的多少和临床症状成正比,但和肺的质量、代偿能力、产生气胸的速度,有直接关系。肺功能低下、老慢支弥漫性肺气肿患者即使出现少量气胸,有时亦会出现明显呼吸困难和发绀,处理时应采取积极态度,应尽快给氧和穿刺减压引流,但对青、壮年完全可以不予处理。应该说明气胸越少胸穿时越易划伤肺组织,造成更严重气胸,要谨慎行事。有时胸片显示大量气胸,由于缓慢发生,发生后又经代偿适应,伤员并不感呼吸困难,因此在诊断和处理闭合性气胸时,应根据每个伤员的具体情况"量体裁衣",具体对待。

### (二)张力性气胸

**【病因和发病机制】**

张力性气胸是指进入胸腔的气体,因伤口为单向活瓣,造成只进不出或多进少出持续增加呈进行性呼吸困难者,称张力性气胸(又称压力性气胸,活瓣性气胸)。有人报道约占闭合性气胸的 14%,由于伤侧肺组织被高度压缩,并将纵隔推向健侧,致健侧肺亦被部分压缩,使有效呼吸面积骤然减少;使肺循环血未经气体交换即由右向左分流以及心脏、右心房、上、下腔静脉受压、推移及扭曲,回心血流减少,颈静脉怒张,临床出现进行性呼吸困难,窘迫和发绀以及严重的低氧血症,如不能紧急减压,可迅速发生呼吸、循环障碍,可在短时间内发生呼吸、心跳骤停。

如果气胸压力过大和胸膜、肺粘连,气体可穿破纵隔和壁层胸膜,进入纵隔,胸壁肌肉间隙,在损伤的局部胸壁、颈部、锁骨上窝及胸骨切迹处出现皮下气肿,并可很快波及至胸、腹、面、颈头部,甚至四肢及阴囊皮下,有时可见到双眼睑皮下气肿,致不能睁眼视物和阴囊肿大似充气之足球等广泛皮下气肿。对这类伤员看起来严重,但由于胸膜肺粘连紧密,胸内压缩情况反而较轻,并可缓解部分症状。对皮下气肿可以不作处理,如果自感疼痛和不适,可在最明显处局麻下穿刺留置针头放气,并可将周围气体向穿刺点挤压,可减轻皮下气肿。皮下气肿如无继续扩大,一般经 3~7d 可自行吸收。

**【临床表现和诊断分析】**

对张力性气胸伤员,必须从现场、运输途中或急诊科内就应迅速作出诊断和抢救处理。不宜作过多检查而延误救治时间。一般都有典型的临床过程。即进行性呼吸困难、窘迫和发绀以及因严重缺氧而造成伤员双眼神的恐惧感,吸气时出现鼻翼扇动及三凹征(指左右锁骨上窝、胸骨剑突下),体瘦和儿童尤其明显;颈静脉怒张、气管移向健侧、伤侧胸部叩呈鼓音、听诊呼吸音消失,对侧反而代偿性增强等。早期呼吸快,深,脉快,血压升高,如果呼吸变得浅而快,一旦呼吸转慢而不规则,血压下降,至呼吸动作已很难察觉,可用棉纤维或头发丝置于鼻孔前方可见扑动,如再不紧急减压,往往发生呼吸骤停。

根据创伤史及典型症状和体征以及胸腔穿刺减压多可明确诊断。只有在早期或伤情较稳定时,才可摄立位后前位全胸片以验证最后诊断。

**【急救要领】**

1.针头+输血器管+盐水瓶(水封瓶)　具体作法是在无菌操作下,首先将输血器导管一端放入盐水瓶内另一端接输血针头,穿刺伤侧锁骨中线第 2 肋间,一旦进入胸腔,可见大量气泡由水封瓶的导管下泛起如同煮沸的开水气泡一般,并随着呼气动作总有水泡泛起,很难形成水柱负压,说明仍有持续漏气。此时应以直血管钳夹持露于胸壁皮肤外的针管,使针头斜面保持在刚进壁层胸膜的位置,加以固定使针头既不向内伸入,又不会向外滑出,如此观察漏气情况。如果持续漏气在 4h 以上,水封瓶内的导管水柱在吸气时仍无负压形成,说明张力性气胸未能停止,应考虑行胸腔镜或开胸手术探查对胸内损伤的漏气破口进行修补。

2.针头＋指套法 如无输血器＋盐水瓶时可采用此法。具体作法是将一个备用的针头,在针柄处捆扎一只乳胶指套,末端剪一小裂口,当吸气时,气体由破口处排出,呼气时胸内压变小,指套萎陷,造成气体只出不进的单相活瓣。此法优点是简便、快捷和最应紧的办法。缺点是易堵塞,易滑落,易损伤肺组织。

【治疗要领】

确定性治疗为导尿管＋闭式引流袋(或瓶)法。在有条件时,最好选用已消毒包装较粗的(28F 或 26F)蘑菇状或带气囊导尿管,在锁中线第 2 肋间切开小于管径的皮肤及皮下切口,以钝性暴力插入胸腔后,如用气囊导尿管则向气囊注水 10ml 再向外轻轻拔出如遇阻力蘑菇头或气囊即位于壁层胸膜内。接上相应粗细、长短的胶管,远心段并置于 500ml 水封瓶内。最大优点是不易堵塞,不易滑脱,也不影响肺的膨胀,更不会因膨胀再造成的肺刺伤,是气胸及婴幼儿作闭式引流减压的最佳选择。观察水封瓶气泡和负压水柱情况,如气泡和氧分压不改善,应当机立断行急诊开胸手术。

### (三)开放性气胸

战时由于高速枪弹、剧烈爆炸的弹片、锐性兵器致胸壁缺损或形成隧道损伤,平时交通事故,高处坠落,异物及刀刃刺伤等造成胸壁破损,使胸膜腔与大气相通,空气随呼吸自由进出胸膜腔,造成一系列病理生理变化及严重呼吸、循环功能障碍。如不能及时救治,将导致早期死亡。

【病发机制】

1.呼吸面积骤减 气体一旦进入胸腔,使伤侧肺迅速压缩萎陷并推移纵隔向健侧移位,有效呼吸面积骤减,严重影响通气功能。

2.纵隔摆动 在呼吸时,由于两侧胸膜腔存在较大的压力差,致纵隔器官来回摆动,吸气时移向健侧,呼气时又返回伤侧,不仅影响静脉回流,导致循环功能紊乱,因纵隔及肺门神经受到刺激,可产生胸膜肺休克。

3.残气对流 当吸气时胸廓扩大,胸腔负压增加,健肺扩张,而伤侧进入大量气体,使伤侧肺受到挤压,留在伤侧的残气流向健肺。呼气时健肺回缩,内压增高,伤侧肺可因扩张内压无变化,致健侧肺内气体不仅排出体外,更容易"走近路"排入伤侧肺内,这样含有二氧化碳高的残气,在两侧呼吸道内往返流动,称为"残气对流"或"钟摆呼吸",结果加重了残气和二氧化碳的蓄积。

4.静脉分流 由于伤侧肺受压、萎陷,肺泡失去气体交换功能。伤侧肺循环的血液未经氧化或氧化不完全即回左心而进入体循环,造成动脉血氧含量降低,又加重了伤员的缺氧和发绀。

【临床表现和诊断分析】

开放性气胸伤员都有明确的外伤史和严重的呼吸困难,多在早期即出现发绀和休克症状,表现呼吸急促,脉搏细数,躁动不安,血压先升高后下降,诊断时应检查受伤的胸壁可发现胸壁创口当可确诊,小的创口多有出血和气体进出伤口时而有溅起的软组织颤动和细小的血滴,并可听到嘶嘶的响声。在夜间寻找伤员时,听到这种声音就可寻声很快找到伤员并可确诊。如无上述现象,如条件允许亦可以较硬的橡胶导尿管在无菌操作下,因势利导的插入伤口,探查有无隧道和血气溢出以及隧道的位置,方向和深度,一经确诊,应立即置带单向活瓣的急救包加压包扎变开放伤口为闭合创口,不应作过多检查。值得注意的是已经现场包扎处理过的伤员,在急诊科内亦应检查包扎是否确切。常由于包扎厚度、密封不够,或敷料已有移动,其呼吸困难继续加重可迅速导致呼吸骤停者亦有发生。

**【治疗要领】**

1.急救处理　必须立即封闭创口,变开放性气胸为闭合性单向活瓣引流,应在现场或运输途中、急诊科内或一线救护所内进行,超过创口边缘约5cm,要求将单向活瓣妥善固定防止滑脱。简易方法有:

(1)可将一只胶手套罩在胸壁缺损处,指套周围应密封,同时在任一手指尖端剪一裂口。

(2)可将一块超过伤口的塑料薄膜,三面粘贴在缺损伤口周围,一面不贴,当吸气时可紧贴胸壁,呼气时又可打开。这两种方法都是形成一个使气体可出不可进的单项活瓣。

2.确定性治疗　包括抗休克、防治感染、另作切口开胸探查,处理继发性胸内脏器伤,同时清创修补封闭胸膜和胸壁创口,另置胸腔闭式引流。

(李同磊)

# 第四节　肺部创伤

肺是胸腔内最大的器官,富含气体和血液,维持着呼吸及循环的重要功能,无论在人体多发伤所致的休克或胸部钝性伤、穿透伤或冲击伤所造成的刨伤,肺最易受累。根据致伤原因、作用力的大小、速度、肺部受伤的部位范围、深浅不同,其轻重和预后有很大差异。以下就肺部挫伤、肺破裂伤、外伤性肺不张、肺爆震伤、创伤性窒息等分别叙述于下。

## 一、肺挫伤

肺挫伤是胸部闭合性钝性伤最常见的肺实质损伤,平时多见于车祸、撞击、挤压、高处坠落、塌方等原因;战时多见于高速枪弹、爆震冲击波、高速减压损伤等。其发生率约占胸部钝性伤的30%~70%。但由于特征性症状和体征不明显、对检查技术不敏感和诊断标准不统一,又常被其他胸部伤所掩盖,而容易发生漏、误诊,应引起临床医师注意。

**【发病机制】**

肺挫伤的病理生理尚未完全清楚。一般认为,当强大暴力作用于胸壁时,使胸腔的容积缩小,胸内压力突然骤增,并传至还未来得及收缩的肺组织;受伤伤员由于惊吓、疼痛,往往反射性地采取屏气动作,致气道压力同时增高,肺实质在这种内、外双重压力作用下遭受伤害,表现为肺实质挫伤、出血、水肿;当外力消除时,被冲击挤压的胸廓弹性回复,致胸内负压瞬间增大,使原受伤肺组织再遭伤害,表现肺泡出血、外漏、渗出增加,水肿肺泡膜变厚加剧,炎性细胞浸润,肺实质内含气量进一步减少,血管外含水量增加,严重者呈肺实变表现,使肺循环阻力加大,肺泡通气和气体交换功能障碍,在伤后 12～24h 内呈进行性发展,加上原有的胸部损伤可能已经造成的肋骨骨折、连枷胸、血气胸等损伤,可使伤情加重,造成代偿失调,而出现呼吸困难、发绀、脉快、氧合饱和度及动脉血氧分压持续下降,如果继发感染更易导致 ARDS 的发生而危及伤员生命。

近些年来,通过生物力学方面的动物实验和临床观察发现,胸部创伤后肺挫伤的发生率较高,而肺挫伤发生的轻重亦有很大差别。和冲击挤压的力度,尤其和冲击的速度关系极大。低速冲击要比高速冲击轻的多;儿童和青年人的胸壁弹性和肺组织顺应性较高龄好的多,其伤害就轻,恢复亦快,高龄伤员不仅发生率高,伤情亦重。

### 【诊断分析】

肺挫伤的严重程度和临床表现,因冲击力的大小,尤其和冲击速度、胸部和全身合并伤及休克程度及年龄大小成正相关。轻者多有胸痛、胸闷、气促、咳嗽及血痰,肺部听到散在的啰音,X 线胸片上可见斑片状密度增高的阴影,动脉血气可正常,1～2d 后可完全吸收。重度肺挫伤则出现明显呼吸困难、发绀、血性泡沫痰及心动过速和血压下降,检查可闻广泛干、湿性啰音,呼吸音减弱甚至消失,有时可闻管状呼吸音。动脉血气分析多有低氧血症,氧合饱和度多有下降。X 线胸片检查是诊断肺挫伤的重要手段。其表现多出现广泛斑点状浸润或雪花状阴影,可为弥漫性或局限性,严重时斑片状阴影浸润融合至一叶、双叶,单肺或双肺,CT 片检查能清楚显示,呈毛玻璃样改变,上述征象最早可在伤后 1h 内出现,迟则于 4～6h 出现,12～24h 可达高峰期。经过积极治疗,一般可在 2～3d 开始吸收,迟者可在 2～3 周才能吸收。

### 【治疗要领】

轻度肺挫伤可无需治疗,但应密切观察和预防。重度肺挫伤出现急性呼吸衰竭时,应尽早采用呼吸机支持,如不能改善应酌量加用 PEEP 次数;积极处理合并伤,尤其要合理搭配晶胶比例,纠正低血容量性休克,一旦末梢循环改善,要控制补液量,每日应不超过 1800ml 液体,并酌情增加白蛋白;保持胶体渗透压和总渗透压增加回吸收速度;积极排痰,应用有效抗生素防治感染;常规早期应用皮质激素,东莨菪碱和利多卡因防治急性肺损害。

## 二、肺裂伤和"自发性"气胸

肺裂伤是指因胸外伤致肺组织破裂,一般多较局限,也有多处肺裂伤者见于直接暴力所造成的,肋骨骨折端刺伤或刀刃、火器伤;也可因粘连牵引撕脱、断裂致肺泡、肺大疱破裂及胸壁粘连带断裂引起所谓自发性气胸或自发性血胸。根据肺破裂伤的深浅和肺泡、肺大疱、小支气管及血管破裂程度,以及肺弹性回缩血凝块形成与否,其临床表现的轻重缓急亦不一样,特别在刀刃伤所致的肺血管破裂出血,及带血管蒂的束带断裂,可有活动性出血,少数肺组织损伤发生张力性气胸,可造成严重后果。

### 【诊断分析】

肺裂伤常和肺挫伤合并存在,也可统称为肺挫裂伤。肺挫裂伤和自发性气血胸,一旦发生都有不同程度的血气胸,其诊断程序和处理依据同创伤性血气胸一节。我们认为:在闭合性胸外伤中,凡有以下两条之一者都应考虑本伤:①痰中带血或咯血又能除外气管、支气管损伤或急性心衰者;②有气胸或气血胸者。诊断和观察的重点应是需要紧急处理的进行性血胸和张力性气胸;血痰或分泌物阻塞,尽早防治外伤性肺不张、肺炎以及继发急性呼吸窘迫综合征。

**【治疗要领】**

对本病早期一律作为危重症观察和处理,多数应放置胸腔闭式引流。既可立即缓解肺受压症状,更重要的是借此引流可以观察引流量和处理进行性出血或张力性气胸,以决定是否需要开胸探查。根据我们的经验及文献报道,绝大多数肺挫裂伤所造成的血气胸,包括自发性血气胸,通过闭式引流可以治愈,仅有 5％～10％,需要开胸探查以解除活动性出血和持续漏气原因才能挽救生命。

鼓励下床活动和咳嗽、排痰和吸痰,包括纤支镜吸痰,是防治阻塞性肺不张和急性呼吸窘迫综合征、肺膨胀不全等并发症最有效方法。

# 三、外伤性肺不张

因创伤而引起的肺段、肺叶或全肺不张,称之。它是胸腹部伤后一种常见的并发症。一旦发生,不仅可以加重原发伤的伤情,而且很易继发肺部感染,甚至导致急性呼吸功能衰竭(ARDS)促使伤员代偿失调,威胁伤员生命,尤其在高龄或心肺功能不全的患者。外伤性肺不张多可进行预防,发生后如即时排痰或行减压等处理,又多可逆转伤情,转危为安。这里关键是伤后尽早预防和早期诊断和处理问题。

**【病因和发病机制】**

1.内阻性　多因肋骨骨折致胸部疼痛咳嗽受限和肺挫、裂伤,气管、支气管伤,引起肺或支气管出血,并刺激黏膜反应使分泌物增多又难以排出,造成段、叶、总支气管阻塞者;亦有因脑底骨折致脑脊液下漏或因鼻、咽部损伤出血被误吸入呼吸道;特别在创伤和失血休克时,因胃、肠道反应,产生恶心呕吐,伤员又处于昏迷时,无自主咳嗽反射也易造成误吸,甚至发生窒息而危及生命。德国学者曾在“多发伤”一书中指出“严重创伤后,有些伤员并未死于受伤本身,而是死于伤后呕吐、误吸窒息”。尤其在伤员处于昏迷状态时更易发生。

2.外压性　外伤性气胸、血胸,特别是张力性气胸、自发性气胸、大量血胸,创伤性膈疝等,均可直接压迫肺段肺叶乃至一侧全肺,并可推移纵隔,使对侧肺亦受压。

3.手术后肺不张　胸部手术后,由于静脉复合气管插管全麻,对敏感的气管黏膜是一种刺激和损伤,产生一些分泌物和血痰,尤其对慢性支气管炎患者,可诱发其急性发作;由于胸、腹部切口疼痛,而咳嗽动作时使疼痛加重,加之术前用阿托品类药物,既使分泌减少,又使痰液粘稠,使咳嗽排痰困难,易致支气管阻塞性肺不张。特别在食管手术后,因贲门已切除,胃多已提入胸腔,甚至在颈部吻合,当深吸气肺膨胀时,代食管的胸胃受到挤压,胃内容物很容易溢至下咽部,在睡眠状态下易被误吸入气管造成剧烈刺激性咳嗽,如果不交待病人永远不要平卧位睡觉,很多病人都告诉医师:“昨晚没睡觉”,“躺下后就剧烈咳嗽”,所以食管癌术后,吸入性肺不张、肺炎发生率较高,应可预防。

**【诊断分析】**

外伤性肺不张的诊断首先是原因诊断，要分清是内阻性还是外压性，临床体征和处理原则完全不同。前者气管向受阻侧移位，可以用刺激咳嗽，内镜吸痰来预防和治疗；后者气管向健侧移位，应该排除外压原因如引流减压等可使肺叶迅速膨胀。

外伤性肺不张的轻重可因发生肺不张的范围和速度快慢以及原发性伤害代偿能力的大小而有所不同。如缓慢发生一段或一叶肺不张，对年轻人可能并无自觉症状，只有在活动时才出现轻度呼吸困难，而对于高龄和儿童或患有老慢支和弥漫性肺气肿的患者，可能就很明显。可见呼吸深快，甚至出现三凹征，脉搏亦快；检查时如胸膜粘连，气管可以居中，但听诊时，不论内阻性或外压性肺不张，患侧呼吸音均减弱或消失，健侧呼吸音出现代偿性增强，被压缩了肺叶可闻管状呼吸音。

摄胸部立位后前位全胸片＋患侧侧位片可见纵隔及气管如上述移位；近肺门处有团块状尖端朝向肺门的三角形阴影或肺的中外带可见压缩肺的边界。对多数肺不张或肺膨胀不全胸部 CT 片多有较好的显示。

根据有可能发生肺不张的外伤史、体征和症状结合胸片或胸部 CT 片一般诊断并不困难。

**【治疗要领】**

当胸外伤出血停止，应尽早鼓励和协助伤员排痰；如咳嗽时疼痛，可口服曲马多等止痛片或选长效止痛药作肋间神经封闭，必要时可选用硬膜外置管小剂量止痛药持续麻醉止痛。并鼓励早期下床活动。如果自主咳嗽困难，可行气管切开吸痰，近几年来在一些大医院已积极推行纤维支气管镜插管灌洗吸痰，收到很好效果。行痰培养选用敏感抗生素尽早预防和治疗感染。

# 四、肺爆震伤

由于平、战时突发爆炸在瞬间释放出巨大能量所产生的超音速的超高压波（又称冲击波）以及伴随其后的负超压波，冲击于人体，使组织器官突然遭受急剧的压缩和扩张来回震荡而引起的内爆效应和碎裂反应，致体表轻而内脏重的伤害，称爆震伤。富含气体的肺组织尤易损伤称肺爆震伤。

**【发病机制】**

1.对所有组织器官都可伤害，对含气组织器官尤易伤害，有报道称肺是冲击波作用的"靶器官"，较其他脏器损伤机会多，程度重。其病理改变是肺泡破裂、出血、气肿、血肿、水肿、咳血丝痰、泡沫痰、X 线胸片呈斑点状、大片状、弥漫性，破入支气管引起咯血，甚至形成血凝块堵塞气管、支气管发生窒息或肺不张多在 6h 内，亦存在 1～2d 内发展到高峰，至进行性呼吸困难，一旦代偿失调，多急转直下，救治更困难。

2.压力波通过密度不同的组织在其界面上发生反射引起碎裂反应；通过体内气体时在超高压——超负压作用下产生内爆效应，表现外轻内重的特点。

3.由于高速气流的冲击波，使物体和建筑物倒塌，将人体抛掷撞击及冲击波的高温产生的烧伤作用人体时,可导致多发伤和复合伤的增加,加重了伤情的复杂性。

**【诊断分析】**

1.受伤史  肺爆震伤的轻重和各种原因引起爆炸释放的能量、传播速度、距离远近、人体组织脏器的密度以及物体倒塌、挤压及将人体抛掷冲击的间接损伤,可能伴随的化学性损伤、高温烧伤等因素有关,在询问病史时应加注意。诊断中要注意多发伤和复合伤的存在;要注意外轻内重的临床特点。即体表可完好无损,但其内脏组织可损伤严重。

2.症状和体征  轻者仅有短暂的胸痛、不适、胸闷、憋气感,随后有咳嗽、血丝痰和咯血,少数有呼吸困难,听诊有散在的啰音或捻发音;重者有明显呼吸困难、发绀、血性泡沫痰,并出现休克,出现肺实变体征。胸片和胸部 CT 片示肺纹增粗、斑点、斑片、毛玻璃样改变,血气检查可出现不同程度氧分压降低。

**【治疗要领】**

一律作为重危伤员进行观察、检查和救治。要积极地预防肺部并发症和呼吸循环功能衰竭,原则是保持呼吸道通畅,吸氧,必要时早作气管切开和呼吸机辅助加 PEEP 控制呼吸;抗休克时应即恢复循环血量又要适当控制补液量,一般不超过 1800ml/d 液体;适当增加肾上腺皮质激素和血浆白蛋白及足量抗生素预防感染。

(孔德海)

# 第五节  气管、支气管伤和异物伤

## 一、气管、支气管伤

气管、支气管伤是指环状软骨以下到肺段支气管分叉之前气道损伤,临床比较少见,国内报道约占胸部伤的 1% 左右,国外报道则为 3%～6%,但伤情较重,多合并有严重创伤,发生率有增多趋势。Chesteman 等收集文献报道,闭合性气管、支气管伤 200 例,病死率 30%,其中 50% 死于伤后 1h。65% 发生于 30 岁以下的青少年。低氧血症是造成伤员死亡最常见的原因。多数学者认为:要想减少病死率和预防并发症,必须早期诊断,并立即手术。

**【发病机制】**

根据气管所处的部位,其损伤的原因亦有所不同。颈段气管比较表浅,容易遭受直接暴力切割、刎颈损伤,例如乘坐摩托车,跑马等高速载体,颈部突然撞击电线、绳索而致伤,胸段气管多在交通车辆突然减速,乘客颈、胸部撞击扶手或方向盘,常合并颈胸部血管、食管或脊柱椎体等毗邻组织器管损伤,重者或因气管、支气管断裂、出血、错位、缩短、软组织嵌塞窒息立即死亡,轻者撕裂,膜样部破裂,如果轴线改变不大除急性出血堵塞或压迫气管有危险外,一般预后较好。胸段气管、支气管损伤机制有:①胸廓突然遭受严重撞击挤压,使胸腔压力剧增,同时伤员常作保护性反射,使声门紧闭,气管内压急剧增高,同时腹肌亦反射性收缩和屏气,使腹内压和膈肌同时升高,气管、支气管在这种内、外双重压力作用下,可导致突然破裂。②胸廓受挤压时,前后径明显缩短,而左右径突然增大,双肺向两侧后分离,使一侧或另一侧主气管向外侧过度分开,而气管分叉处(指隆突)多固定在锥体上,在这种动与不动剪切力的作用下,容易使一侧主支气管裂伤或横断。80％～86％发生在主支气管离隆突约2.5cm左右。右主支气管损伤较左侧为多。学者还遇到因钝性闭合性损伤造成的右上叶支气管及左上叶后段支气管横断和裂伤,造成呼吸困难,张力性气胸和低氧血症,经放置1～2根胸腔闭式引流管后,大量气泡仍不断外溢,氧合饱和度仍不能维持正常,行急诊开胸探查,证实为右上叶支气管断裂及左上叶后段支气管完全断裂,并发现胸腔内的气体和血液,随着自主呼吸或呼吸机的节律活动,在破裂口来回进出,而当手控住破口阻断反常呼吸时,氧合饱和度立即升至正常。创口出血颜色由暗红变鲜红。在吸尽破裂口血性内容物后,行修补、吻合术,伤员术后恢复顺利很快就痊愈出院。

**【诊断分析】**

颈段开放性气管伤的诊断并不困难。如听到气体进出破口嘶嘶声或以导尿管试插进入气管后可立即吸出血痰或出现咳嗽反射即可确诊。而闭合性者,由于损伤程度和病理变化的差异;症状、体征、X线表现又无特异性,又多有严重合并伤的掩盖,故闭合性颈胸段气管、支气管伤的诊断则多较困难。有的学者统计:伤后24h内确诊不到1/3,1周内确诊仅增加15％～25％,1个月内确诊约50％,6个月以上,尚有10％难以确诊,甚至有伤后15年在手术探查时才确诊的。在诊断时不仅要明确有无气管、支气管损伤,可能的合并伤和并发症。而且要确定损伤的部位、手术时机,如何麻醉及插管,切口的选择,可能的术式及风险。根据伤员就诊的早晚临床诊断时常把气管、支气管伤分为急性期(早期)和慢性期(晚期)及其手术探查指征。现分述如下:

1.早期(急性期)诊断和手术探查指征

(1)有严重颈、胸部外伤史和张力性气胸表现,经1或2管胸腔闭式引流,仍有持续大量漏气及低氧血症难以改善;或加负压吸引因对侧气道的有限气体也被吸出而呼吸困难加重,甚至发生窒息,断裂破口愈大愈易发生,应立即停止负压吸引;或经引流管注入亚甲蓝由气道咳出。应即作双腔健侧气管插管,行伤侧或正中切口急诊手术探查。

(2)早期纤维支气管镜检查,是诊断气管、支气管损伤最有效的方法。既可了解损伤的部位、程度和管腔通畅或阻塞情况,决定术式、切口径路,又可提供止血、吸痰排除健侧气管阻塞内容物,还可在内镜外套上气管插管,并在内镜引导下进行健侧麻醉插管保证气道通畅,减少因头、颈过度后伸加重脊髓损伤的危险,了解声带功能,避免因盲目插管推移气管下断端扩大损伤。但纤支镜检查有一定风险,最好在手术室中进行,以便随时作气管切开和紧急开胸手术。

(3)放射学检查是提示和补充诊断气管、支气管损伤的重要参考和依据。胸片、断层片可见有以下直间征象:①颈深部、椎旁、纵隔气肿,单侧或双侧气胸,经闭式引流后难以消失;②气管、支气管壁影的延续突然中断或有含气或血凝块阴影;③伤侧肺萎陷、不张、咳嗽、深吸气、加压通气亦不能复张,并下垂于肺门以下,又称"肺坠落征",是诊断气管、支气管完全断裂的重要依据。结合有受伤史、难治性气胸,应当确诊和手术。尚难确定时,宜尽早作纤支镜检查和手术探查。

2.晚期(慢性期)诊断及手术适应证　　由于伤员就诊较晚或急性期损伤较轻,裂口小于1cm或横断周径不超过1/3,或气管远端、支气管两断端被血凝块、分泌物或周围组织封堵,远端为肺不张、肺炎、感染实变,断端局部瘢痕、狭窄,甚至气管横断,两断端收缩,其间形成软组织隧道通气,也可在短时间内艰难地维持平静的呼吸,一旦活动量大,即可出现吸气性呼吸困难和喘鸣。

我们认为气管、支气管损伤的晚期手术适应证如下:

(1)气管、支气管外伤后确认有吸气性呼吸困难或喘鸣;气管镜和断层片发现有肉芽、瘢痕或软组织狭窄,影响正常呼吸者;

(2)支气管外伤后,断端远端堵塞并发肺叶或全肺不张或感染实变完全失去肺功能并成为感染源者。前者即使时间久远,只要在直视下插入导尿管反复灌洗,彻底清创,绝大多数均可复张,将断端,清创吻接,预后多较良好。后者应作切除,这种情况少见。

(3)胸外伤后出现进食尤其饮水很快有呛咳,或口服亚甲蓝即有气管咳出蓝色痰液,又能除外喉返神经损伤,再以内镜和造影确诊内瘘部位,方向、大小,诊断为外伤性食管、气管、支气管瘘者,必须行手术切除和食管、气管修补手术。

# 二、气管、支气管异物伤

气管支气管异物是一种常见的危急重症,多发生于小儿。当呼吸道吸入异物后,可以并发急性喉炎、哮喘、肺炎、肺脓肿、支气管扩张症、肺气肿、自发性气胸、甚至脓胸。体积较大的异物,突然阻塞声门、气管或主支气管会引起呼吸困难,严重者会引起窒息死亡。本病一旦发生,多数病例需在支气管镜下将异物取出。对于一些异物形状特殊者,表面光滑、异物嵌入支气管腔内过深者,经气管镜难以取出,往往需要施行剖胸手术,切开支气管摘除异物,如阻塞远端肺组织已感染实变,需行肺叶或全肺切除术。

**【病因和发病机制】**

吸入的异物按性质可分为三类:①金属类如缝针、大头针、安全别针、发夹、注射针头、鱼钩、硬币或钢珠等;②动植物类如花生米、黄豆、蚕豆、玉蜀黍、瓜子、胡桃、骨片等;③塑料和玻璃类如塑料圆珠笔帽、瓶塞、玻璃串珠、纽扣等。

由于异物的大小、形状、性质以及阻塞部位不同,对病人产生的影响也不相同。小而光滑的金属性异物吸入支气管腔内,仅产生轻微的黏膜反应,不会引起呼吸道的阻塞,随着时间的推移、金属会氧化生锈,有时还会穿透支气管壁进入肺实质。但动、植物类异物可产生支气管部分性或完全性梗阻,并引起异物周围严重的局限性炎症。大的异物可以早期引起完全性的气管、支气管阻塞、产生呼吸困难、急性肺不张、纵隔移位,进一步发展为阻塞性肺炎、支气管扩张症及肺脓肿。值得提出的是,小儿气管支气管异物绝大多数为食物壳仁或塑料玻璃类玩具,因此,小儿应避免玩这类物品,以免发生意外。

异物存留的部位,可能在喉部、气管或隆突处,但以进入左、右主支气管及其远端多见。右侧支气管异物的发生率较左侧高,这是由于右侧主支气管比左侧粗、短、直,偏斜度较小,而左侧主支气管较细、长、斜，加之隆突位于中线偏左，因此异物容易落于右侧。异物停留的部位，多在主支气管和下叶支气管，落入上叶及中叶的机会极少。

异物落入支气管，可以产生部分性或完全性阻塞，两者均可导致不同程度肺通气功能减退。部分性阻塞时，异物的阻塞或刺激产生的局部炎症反应肿胀导致形成活瓣机制，空气可以吸入气道远端，但无法呼出，引起阻塞性肺气肿，受累的肺组织过度膨胀，产生纵隔移位，呼吸困难。肺内压力的增高甚至可以产生自发性气胸。完全性阻塞时，由于异物的嵌入，加之黏膜肿胀、炎症、腔内分泌物潴留，最终使支气管腔完全阻塞，导致阻塞性肺炎、肺不张、支气管扩张症及肺脓肿。

**【临床表现和诊断分析】**

由于吸入异物种类、大小、形状不同，症状也不同，从无任何呼吸困难症状到严重缺氧、窒息而致死亡。本病发生常有明确的吸入异物病史，并出现相关临床症状，表现为呛咳、咳嗽、咳痰、呼吸困难、咯血、发热。如果发现小儿在进食或口含物品玩耍时发生呛咳、哮喘、甚至呼吸困难、发绀等，要考虑有吸入性异物的可能。根据异物停留时间的长短，临床上分为三期：①急性期（24h）有黏膜刺激症状和呼吸困难，并伴有胸痛、少数病人出现发绀及发音困难。②亚急性期（2～4周）由于异物产生呼吸道局部炎症反应，伴随有支气管黏膜刺激症状，出现黏膜溃疡、软骨坏死及蜂窝组织炎等。③慢性期（1个月以上）此时异物反应轻的病人可无症状，如出现较大支气管的完全性或不完全性阻塞，则可出现与局限性肺气肿、肺不张或肺化脓症及脓胸相应的症状。最常用方法是纤维支气管镜检查，少数病例尚需支气管造影、断层扫描、CT 检查等。

**【治疗要领】**

1.误吸异物家庭互救的方法

（1）立即以示指或拇指突然按压颈段（环状软骨以下至胸骨切迹处）气管，刺激病人咳嗽反射，将异物咳出。

（2）可立即抓住婴幼儿双踝部使倒立位，并行原地转圈，迅速加快，由于离心力作用即可使异物排出。

2.经纤维支气管镜检查和异物摘除　气管支气管异物能自动咳出的占 1%～2%，因此，应积极治疗，以免延误病情，发生并发症。气管支气管吸入异物后，多数均可通过镜检顺利取出，但也有少数病例取出困难，或者出现窒息等并发症。

3.剖胸手术　适应证较为局限，仅适用于下列情况：①经支气管镜摘除困难或估计摘除过程中有很大危险时；②异物已引起肺部明显化脓性感染。在摘除异物的同时需行肺及胸腔手术。应注意作好术前准备，以确定异物形态、性质及停留部位，手术当天应复查胸片，以防止异物移位给手术带来的问题。对于球形、光滑的支气管异物，为预防由于体位变动或操作时异物滑入对侧支气管，可采用双腔管或单侧支气管插管。手术方式有两种：支气管膜部切开术和肺叶或全肺切除术。支气管膜部切开术时，切开胸膜、显露支气管膜部，在该处扪及异物，纵向切开膜部，取出异物，然后间断缝合膜部切口，并以胸膜覆盖。肺叶或全肺切除术，由于异物停留时间长，已引起严重的肺部不可逆感染或化脓，患部肺功能难以恢复时。

（李同磊）

# 第六节 心脏、大血管损伤

心脏大血管伤是胸部创伤病死率最高、死亡速度最快的损伤之一。"时间就是生命"对这类伤员更具现实意义。应该从受伤现场、运输途中及送达医疗救治单位时,成为急诊科、胸心外科优先抢救的重点。要求简要了解受伤史和检查生命体征后,迅速建立通畅的呼吸道和静脉通道,进行快速输液和减压引流、回收回输自体胸血、腹血抗休克,果断地实施专科探查手术止血。现就损伤的分类原因、部位和严重心脏、大血管伤的诊断分析、治疗原则等介绍如下:

## 一、穿透性心脏、大血管损伤

穿透性损伤心脏大血管,平、战时均有发生,以战时居多。常见原因有低速性利器伤,如刀、钻、锥等异物戳伤;高速性枪弹、弹片、弹片炸伤等,在平时其发生率有增多趋势。50%的刀刺伤和15%～20%枪弹伤伤员,可以送到医疗急救机构,如能迅速诊断和行抢救手术,其成活率可达85%～97%。有关专家认为有50%～85%的心脏穿透伤死于院前,如能送达医院并经正确诊断和处理者,预后则惊人满意,并且引证一组52例心脏刀刺伤报道,存活率高达98%。有些濒临死亡的心脏伤员,在急诊科或手术室如能迅速诊断、紧急手术探查,屡有成功获救报道。这就提示我们,对心脏大血管伤的抢救应采取积极态度,争取非常满意的结果。

穿透性心脏损伤最易损伤的部位是右心室,占55%,因为右心室紧贴胸骨及有肋软骨后面,所占面积最大,依次是左心室占20%,右心房及胸内大血管各占10%,腔静脉占5%,偶见有冠状动脉、室间隔、瓣膜及乳头肌、传导束损伤,胸内大血管伤包括胸主动脉各段、无名动静脉、锁骨下及颈总动脉颈内静脉、胸廓内及肋间动、静脉、上、下腔及奇静脉,双肺动、静脉等损伤。除造成上述急性心脏压塞外,最多见的症状和体征就是出现严重进行性出血和休克,短时间内可因循环血量丢失 1/3～1/2 而发生心跳骤停,此时只需根据纵隔范围有异物穿透伤病史+严重出血、休克表现,就应在确保呼吸道畅通的条件下快速建立双通道输入晶、胶体;经叩、听诊和胸腔试穿确认有中等量以上胸腔积血时,立即放置低位胸腔闭式引流,完全回收和回输自体胸血,方法是先用 500ml 生理盐水瓶,在无菌操作下倒去 300ml,保留 200ml,以便稀释,回收的 300ml 胸血以防血凝,按常规采用滤网的输血器直接给伤员回输,开始回输时加压快速进行,直至心跳减缓 120/min 以下,血压回升 80～90mmHg,使伤员恢复到正常代偿状态,再调整回输速度,此时也不宜过量补充循环血量。如果减缓输血速度,休克又复加重;或明确有急性心脏压塞、活动性内出血、心跳减弱、减慢低于正常,有骤停趋势时,在征得家属签字同意后,应当机立断,行气管插管全麻,但在扩肺前应快速补充 200～300ml 胸血,以防回心血量骤减而发生心跳骤停等风险。并立即开胸探查止血或短时间(如 20～30min 以内)阻断降主动脉或直视下行心脏挤压、复苏。

虽然外伤史和临床症状、体征是诊断穿透伤最重要的根据,而急诊手术是抢救心脏压塞和进行性胸内出血最主要的手段。如果一般情况稳定，生命体征尚无明显变化，应争取对伤员作进一步监测和检查。其中包括：①留置导尿管观察每 h 尿量，以了解血容量和内脏器官的灌注情况；②留置中心静脉插管（CVP），以便快速扩容和监测中心静脉压，以判断血容量和心脏功能；③拍摄床旁立位后前位全胸片，以了解异物、伤道、胸壁骨折，尤其是心包及胸腔积血、纵隔宽度、肺膨胀、膈肌情况；④心包及胸腔 B 超，以明确有无积极血或上腹部肝、脾破裂的可能性，如可疑有心内结构损伤最好争取经食管腔内行 B 超检查，可以提示血流动力学变化；⑤血管造影。能够显示大血管损伤的范围，内膜撕裂、动脉堵塞，以及假性动脉瘤等，对冠状动脉造影了解有无损伤有重要意义，以便急诊吻接，否则易发生心肌梗死，威胁伤员生命，尤其对左右冠状动脉主干及重要分支更加重要，对主动脉穿透伤的检出率也不高。只有在伤情稳定情况下才可以选择性进行；⑥对室间隔损伤早期听诊不易察觉，只有经心导管检查，证实心内分流在分流大于 2∶1 才考虑手术修补。

在诊断穿透性心脏、大血管伤时，必须明确两个问题：①有无穿透性心脏、大血管伤及损伤程度（定性诊断）。以决定能否作进一步检查？还是首先在急诊科或手术室作急诊开胸探查手术。②确定损伤部位（定位诊断），以选择手术切口，分析损伤范围和预后。

手术指征：①胸外伤后心跳骤停；②心脏压塞伴重度休克；③进行性血胸伴难治性休克；④腹腔活动性出血伴难治性休克。

### （一）诊断分析与处理要领

根据受伤史和致伤原因分析。凡伤口位于心前区（指前正中线至双侧锁骨中线，上达下颈部，下至剑突下），心后区（指后正中线至双侧肩胛骨内侧缘），无论是盲管伤或贯通伤，都应考虑有心脏、大血管伤的可能性。根据损伤原因和损伤机制，判断伤性轻重。高速枪弹伤多为贯通伤，出口多大于入口，伤道及其周围伤害严重，多因大出血、重度休克难以控制而死于院前，当然也有少部分可送达医院。低速利器伤，根据戳口深浅和大小，异物留置或拔除与否，可刺破胸壁、心包、心肌、心腔及其心内结构而出现不同程度的临床症状和体征，可出现以下三种情况。

1.伤道未进入心腔或大血管内膜　穿透胸壁、心包及心肌或血管外膜和肌层，尚未穿破心脏或血管内膜，利器未被拔除时，引流到心包或胸腔的血液量，可因伤道内异物的挤压、肌肉或血管的收缩，血凝块的形成而并不太快，也不太多，有的还可自行停止。

2.伤道深达心包及心腔　心包裂伤较小或血凝块已堵塞心包，特别在异物尚未拔除时，虽可造成较严重的心脏压塞，甚至有 50ml 即可出现心脏压塞症状，150ml 也可导致死亡，但进入心包内的血液，大部分可以向心腔内分流，其预后较好。有人报道穿透性心脏伤伴心脏压塞，经及时诊断和手术，存活率可达 73％，不伴心脏压塞者仅有 11％存活。

3.伤道深达心腔、大血管内膜　甚至为贯通伤时，由于心脏、大血管不停的舒、缩活动和内压较高，自凝和堵塞的可能性很少，即使破口很小出血量都较大，有效循环血量多在短时间内丢失到纵隔、胸腔或经胸壁、开放性伤口外流，造成进行性胸内大出血和重度休克，如不能立即开胸止血，多在短时间内危及伤员生命。尤其在异物已经拔出后，危险性就更大。

针对以上情况，如果属第 3 种，应根据受伤史和伤道部位及临床体征，经积极抗休克快速扩容抢救，失血、休克仍不能改善者，检查证实胸腔大量积血或急性心脏压塞，应当机立断，行急诊抢救止血手术;如属1、2种,出血速度不快,出血量不大,休克不严重,伤情尚属稳定,应抓紧时间进行必要的检查。内容包括:①胸部摄片。根据伤情争取摄立位,站立困难时取坐位或健侧卧位、后前位十伤侧侧位全胸片。可以很快明确血胸、气胸、血气胸的有无及量和部位;心包大小;异物有无、异物位置、大小及伤道情况等。对纵隔血肿或心包压塞还可作 CT 检查诊断更加确切。②胸腔穿刺及胸腔闭式引流。既是诊断又是改善肺及心脏大血管受压症状最简便和最有效的手段。特别通过闭式引流可以准确了解出血量,并且可以在无菌操作下进行胸血自体回收回输,便于输血、补液、抗休克。B超或超声心动图。优点是无创性检查,甚至可以进行床边检查,不仅可以了解血胸、心脏压塞情况,还可对心内结构和血流动力学进行评估。如将 B 超探头放入食管腔内,更能准确查出心内各结构的异常。③心包穿刺术对单纯心脏压塞患者具有诊断和减压治疗的双重作用。

### (二)诊断分析与处理要领

正常心脏,位于胸骨及双侧肋软骨之后,食管、气管之前,两肺之间的前、中纵隔内,心底紧贴膈顶之上偏左位置;出入心脏的大血管,包括升、弓、降、胸主动脉及其属支,上、下腔静脉及构成肺循环的双侧肺动、静脉,多位于前上纵隔或椎体两侧。右心房、右心室紧贴胸骨后及其右缘,左心室位于胸骨中下部并向左缘延伸,下界达左锁骨中线第 5 肋间。作用于上述心脏、大血管区的直、间接暴力,特别是异物穿透性损伤(包括来自膈下剑突下区及背部脊柱两侧的损伤),都应考虑伤及心脏、大血管的可能性。

Karral,R 统计 1802 例心脏贯穿伤的伤员,心脏各部位伤发生的概率如下。右心室有 765 例(占 42.45%),左心室有 594 例(占 32%),贮存器心房有 277 例(15.37%),左心房 105 例(占 5.83%),心包内大血管 61 例(占 3.38%),其中同时伤及两个以上心腔者近 1/3,右左心室伤共有 1359 例(占 75.41%)大于 2/3。

定位诊断:穿透性心脏、大血管伤伴难治性休克者,最好的治疗方法是急诊手术探查。定位诊断的目的是选择最佳手术探查切口。选择手术切口的有:①尽量贴近伤口,便于直视下手术操作;②探查发现新的情况便于延长切口;③操作快捷,尽量减少组织损伤。具体手术切口的选择有:

1.左或右前外伤切口　经第 4 或 5 或 3 肋间进胸。优点:①可以仰卧位,左右或侧肩部垫高 30°,在失血及缺氧的情况下,对肺和心脏的影响较少。②必要时可以横断胸骨向对侧或向后外侧延伸切口,以探查和处理对侧或阻断降主动脉。是处理心跳骤停的开胸复苏,心脏压塞、左、右心室、心房、腔静脉、左、右肺门血管损伤,奇静脉均较方便。

2.胸骨劈开正中切口　可作为心脏、大血管损伤时尚难作左、右明确定位的探查性切口。其优点显露心前区最直接,上可延伸至颈部,向下可延伸达上腹部,探查和处理左右心脏,前上纵隔外主动脉等大血管损伤,必要时需要心脏停跳进行体外循环手术均较方便。缺点是多需胸心外科专业医师并需专科器械才能进行,对心脏后壁的组织和器官显露不便。

3.后外侧切口　对处理和阻断降主动脉、心包内处理肺动静脉血管可作为首选切口。

## 二、心脏压塞

正常心包膜为一层坚韧的纤维结缔组织和一层浆膜相互愈着而成,浆膜除衬垫心包内壁外还覆盖心脏表面和大血管的起始部,并在心包与心脏之间构成一间称心包腔,其间有少量浆液约 20～50ml,起滑润作用,以减少心脏搏动时的摩擦,一旦心包、心脏损伤,心包内出现少量积血而未发生症状者称血心包。当心包积血突然超过 50ml 可出现症状,150ml 以上可危及伤员生命。此称心脏压塞。

急性创伤性心脏压塞的诊断并不困难。可以根据受伤史(包括近期作 CVP 或心导管检查者)和受伤部位,结合明确的典型的临床症状和体征多可确诊。

典型症状和体征是指 Beck 三联征:①静脉压高。常见颈静脉怒张,CVP＞15cmH₂O。②动脉压低、脉压小、出现奇脉(指病人在吸气时,脉搏减弱、减慢或短暂消失)。正由于动脉端缺血、缺氧,表现面色苍白、呼吸困难、躁动不安呈现休克状态;而静脉端(如颈静脉)则充盈、怒张,周围静脉穿刺并不困难。这种奇特的体征在临床上一旦出现,应首先想到心脏压塞的可能。③叩诊心界扩大听诊心音遥远,主要是心包积血扩大的结果。

临床统计 Beck 三联征,在心脏穿透伤伤员中,仅有 60% 出现。还有 40% 伤员因大量失血只出现低血压、低静脉压和重度低血容量性休克表现,丢失的循环血量可循穿透伤口流至体外或聚积在胸腔、纵隔内,不仅有低血容量休克表现,还有因大量胸腔积血造成心、肺、腔静脉受压、扭曲而迅速加重循环、呼吸功能衰竭,致心跳呼吸骤停。对胸部创伤特别是穿透性心脏、大血管伤引起的心跳骤停,在复苏时,只能在快速扩容同时,作紧急开胸止血和开胸心脏挤压,而闭式胸外挤压是禁忌的。否则生命是不能挽回的。

对于尚难确定心脏压塞的诊断时,如伤员条件允许尚可作进一步检查。包括摄胸部摄立位后前位全胸片,以了解心包和胸腔、纵隔积血增宽、心脏影扩大,各弓影消失;心包和胸腔 B 超检查,了解有无积血。必要时可行心包和胸腔穿刺,既是诊断血胸、心脏压塞的简便方法又可作急救减压手段,但不能代替开胸探查,止血和预防并发症。因为出血的原因不进行手术探查,处理,心包积血不彻底清除,特别有血凝块形成时,不仅易导致穿刺"阴性",占 15%～20%,还易误伤心壁血管和因血凝块机化,晚期形成缩窄性心包炎,增加手术难度。有人统计穿透伤所致的心脏压塞者约有 60% 伤员已有血液凝固。

## 三、钝性(闭合性)心脏、大血管损伤

钝性心脏、大血管损伤,平时多见。致伤原因多见于严重交通事故,高速冲撞、挤压、急速减压、高处坠落、塌方、重力打击、剧烈爆震等直、间接暴力引起,常伴胸骨、肋骨、锁骨挤压骨折,骨折断端刺伤或挤压心包、心肌及心内结构以及进出心脏的各大血管及胸壁血管及胸壁血管损伤。既往认为闭合性心脏损伤并不多见,但根据近期临床资料表明,在因车祸死亡的尸体解剖病例中,有 15%～75% 伴有心脏损伤。特别要引起我们警惕的是:由于严重多发伤和合并伤的掩盖,在死亡前多未能确诊和开胸探查,应引以为戒。以下就心肌挫伤、心脏破裂、心内

结构伤及胸主动脉损伤的诊断问题作一介绍。

## （一）心肌挫伤

凡钝性暴力造成的心脏损伤，如未发现心脏破裂和心内结构损伤者，统称为心肌挫伤。约占严重胸部钝性伤员的 25％，有人认为临床统计与尸解发现并不一致，其实际发生率后者要高于前者，与仔细认真的临床检查成正比。虽然多数心肌挫伤并非致命，但亦不容忽视。

**【病理改变】**

心肌挫伤主要病理改变是心肌表面呈灶性或广泛的出血斑灶，轻者水肿、充血肿胀，多可自行吸收，重者出血、挫伤灶、暗红色软化、坏死区，类似心肌梗死的病理改变。可以被肉芽组织充填、机代形成瘢痕，偶可发生坏死区破裂、大出血和严重心律失常而危及生命。如左前降支损伤还可发展成巨大左室室壁瘤。

**【临床表现和诊断分析】**

轻者可无自觉症状，重者常有心前区类似心绞痛样疼痛不适，但不能被扩血管药所缓解。易发生心律失常，心排出量减少，甚至发生心功能明显下降，类似心源性休克表现。

有明确的胸前挤压的外伤史，局部可见伤痕。自觉有胸骨后疼痛或胸闷、不适。检查有心动过速，低血压，呼吸困难，心律不齐。此外还应检查：

1.心电图监测　轻者早期可以无变化，但 12～24h 后可有 Q 波异常，ST 段移位，T 波低平或倒置、房性或室性早搏，严重者可见心房扑动，房颤、频发室性早搏甚至室颤。

2.X 线检查　此类伤员常有胸部严重多发伤或合并伤存在，如心包积血、血气胸等应常规作胸部摄片。

3.血清酶检查　虽无特异性，但可作重要参考，如乳酸脱氢酶、同工酶、谷草转氨酶（SGPT）等可有显著升高。

4.核素扫描　不仅对定性诊断有重要意义，对诊断心肌挫伤的部位范围都有独突作用。常采用核素$^{99m}$Tc 焦磷酸锡扫描，最好在 1～3d 进行，即使轻微心肌挫伤亦可显示。

**【处理要领】**

除非继发心肌破裂、心脏压塞或后期发生缩窄性心包炎外，一般不宜手术，可根据症状和体征对症处理。

## （二）心脏破裂

钝性心脏破裂多由于严重交通事故伤急速减压造成，诊断比穿透性心脏伤困难，尤其在合并多发伤时，往往被忽视，多在尸解时才发现，有人报道在 546 例非穿透性心脏伤中有 64％为心脏破裂。死亡原因仍是难以控制的大出血和心脏压塞。由于现代院前运送时间的缩短，抢救心脏破裂的机会增高。相对而言心脏破裂伴心脏压塞特别伴心内分流时抢救成功率增加，如心包同时破裂者因不能阻止活动性出血多死于院前。（1983）Tenzer、（1985）Kumar 等报道左房是最容易发生破裂的部位，因为它正对着脊柱，损伤机制是伤员在突然遭受钝性暴力时往往反射性的声门关闭，胸腔内压骤然升高，致前、后的作用力聚集于胸内脏器而发生。

**【诊断分析】**

诊断原则同穿透性心脏伤，只是因无伤道可循而易被延误。因此，凡胸部严重挤压伤伴胸内进行性出血、休克或发现颈静脉怒张（静脉压高）、心音远、动脉压低的典型 Beck 三联征时，辅助检查会延误抢救时间,危及伤员生命,只有伤情允许,可疑有心内结构损伤难以定性定位时,可作胸部摄片、B超、心电图或血管造影等进一步检查。

**【治疗要领】**

应急诊开胸探查,可选用胸骨正中劈开径路,多数情况下不需体外循环即可修补,心房止血可用无损伤血管钳,但不要全齿夹闭,只需夹到不漏血为度,心室止血可用手指轻压。必要时可以短时间阻断上下腔静脉血流作一期缝合。对心包、胸腔积血应同步进行自体回收回输。只有严重心脏破裂伤,出血难以控制,或预计修补出血时间不能在 30min 完成时才考虑采用体外循环下进行。

### (三)胸主动脉损伤

在诊断胸主动脉损伤时,Kirsch、Mattox 等提出:凡因交通事故和高处坠落伤、急速减压运动时都应考虑有主动脉损伤的可能性。大约有 50% 的主动脉撕裂伤者,体表并无明显损伤,但常合并有肋骨、胸骨、长骨骨折、闭合性颅脑损伤、心肌挫伤和腹腔脏器伤。

统计表明能送到医院救治的仅占主动脉损伤伤员的 10%～15%,在医院自然病死率还不断增加,其中 50% 在 48h 内死亡。尸解表明主动脉损伤部位通常有三处,即外主动脉、主动脉峡部(左锁骨下动脉远侧的动脉韧带处)和降主动脉水平。峡部发生率约占 50%,而能送到医院者中有 97% 为峡部撕裂伤,这是因为周围组织限制了出血速度易形成血凝块或假性动脉瘤,可因主动脉内压力增加而向外膨出扩大,随时都有再破裂大出血的可能。降主动脉和升主动脉,通常都因大出血而死于现场或途中,升主动脉的近心端损伤可因心包反折部分的缓冲而多存活一段时间,但可因急性心脏压塞而致死。鉴于以上延缓出血的机制,对于已确诊主动脉损伤者,应先用降血压和减弱心肌收缩的药物,以减缓出血速度,为根治性手术争取时间。自20 世纪 50 年代起,由于麻醉、体外循环、心胸手术和诊断技术的提高,抢救成功全动脉损伤的概率已大大增加。有的报道成功率高达 90%。

**【诊断分析】**

胸部正侧位平片是诊断胸主动脉损伤的主要依据。出现下列征象都应考虑。上纵隔影增宽、主动脉弓轮廓消失、第 1、2 肋骨骨折、右肺尖帽形阴影、左侧血胸、气管或食管被推移等。有 25% 的主动脉损伤早期胸片并无异常,应于 12～24h 复查。如果仍不能确诊,可行主动脉造影,胸部 CT、MRI 等检查,也有人认为造影亦有阴性、CT、MRI 亦不敏感。以下影像学表现可和大血管伤、纵隔血肿相联系:①上纵隔增宽,>8cm;②左主支气管受压,>140;③主动脉弓消失;④鼻胃管,气管插管右移;⑤左或右胸顶血肿;⑥大量血胸;⑦主动脉钙化分层;⑧主动脉双影;⑨第 1、2 肋骨骨折;⑩多发肋骨骨折;⑪胸骨、锁骨、肩胛骨骨折;⑫胸椎骨折、脱位;⑬主、肺动脉窗消失(侧位);⑭气管前移(侧位)

**【处理要领】**

创伤性主动脉破裂的处理原则应积极进行手术探量。探查前应作一些基本预测。

1.切口选择　根据损伤部位、手术风险和术式、短路或转流方式以及可能,产生的并发症(如截瘫、肝、肾功能损害等),通常多选用胸骨正中劈开切口,如确认为降主动脉水平以下,应采用左后外侧切口。

2.术式选择

(1)如破口较小,出血不多或已自凝,预计可以直接修补或吻接,在麻醉降压后可在破口两端过带或上钳备用,暂不阻断,以无损伤血管钳夹持侧壁破口基底部,以带垫片无创针线直接缝合修补或断端边缘外翻缝接。一旦发生大出血,再收紧备用带或阻断钳,以控制出血,保证缝合,并争取 20～30min 内完成手术并开放阻断血管带、钳。

(2)如预计 30min 内不能完成血管手术操作,则采用两断端阻断肝素结合的塑料(TDMAC肝素)进行搭桥分流或采用左房——阻断血管远端动脉旁路分流。再作断端吻接或破口修补。

(3)如无多发伤口,还可在体外循环下手术。肝素化后易造成多发伤口出血。

### (四)锁骨下、无名动脉损伤

锁骨下动脉和无名动脉损伤可发生上肢缺血、脉搏减弱、血管杂音、血管周围血肿、胸膜顶血肿、上纵隔影增宽等症状和体征。血管造影可确诊。前者可取伤侧前外侧第 3 肋间切口,可先阻断近断端锁骨下动脉,控制出血,必要时切除部分锁骨进行修补、吻接或将远端直接再就近的颈总动脉行端侧吻接。后者宜选择胸骨正中切口,阻断无名动脉近端,控制出血,直接修补或吻接,如显露困难还可切断无名静脉直视下手术。

(孔德海)

# 第七节　食管损伤

食管自下咽至贲门上方,全长成人平均约 25cm,直径约 2cm,分颈段、胸段及腹段,后壁深居锥体前沿,前壁紧贴气管膜样部及心脏、大血管之后,在颈段两侧为颈血管鞘,胸段两侧为纵隔胸膜和双肺之间。因直、间接暴力损伤食管的概率很少,仅占胸部损伤的 0.6%,占食管损伤的 20%,而内源性食管伤约占 80%,近年来文献报道有增多趋势。由于合并伤多,容易被漏、误诊,延误了宝贵时间。可造成极其严重的后果,特别在食管穿孔、破裂时,由于胸腔负压的抽吸作用,消化液很容易溢漏,导致对纵隔及一侧或双侧胸腔等周围组织的化学性腐蚀,自身消化、感染、大出血,一旦破入胸腔可造成腐败性脓胸、张力性气胸等,救治困难,病死率很高,平均达 34%,如能在 24h 内彻底清创手术引流修补,病死率可降至 5%。因此早期诊断手术修补,显得尤为重要。对可疑食管伤者口服亚甲蓝,并由纵隔或胸腔内穿刺或闭式引流引出即可确诊,是最快捷、最可靠、最简单、最经济的定性诊断方法,应予推广。再结合受伤史,作食管镜检查,口服泛影蒲胺摄片见分流征象即可定位诊断和选则手术切口和术式。

## 一、医源性损伤

文献报道因器械造成也可分内源性和外源性两类。平时以内源性较多,多由于食管内镜检查误伤,例如将食管憩室或隐窝误认为食管腔而穿破,对贲门失弛缓症,食管瘢痕、狭窄,使用不断增大的食管探子扩张时而破裂,食管肿瘤或外伤,在置管和放置记忆合金支架时损伤或将小的损伤下断端推移造成更大破裂者;临床上最多见的还是食管癌患者在行食管与胃肠吻合时缝线切割或张力过大或缺血坏死,在食管内压突然升高(例如胸胃在咳嗽时突发破裂者)。

## 二、食管异物

食管异物是常见的临床急症之一,在误吞或误吸异物中,约 20% 进入呼吸道,80% 进入消化道。一般以小儿及老人发病率高,单纯食管异物的诊断和治疗并不困难,主要问题在于异物所致的并发症。若处理不及时、不适当,常可导致死亡。

### 【病因】

食管异物发生的原因是多方面的,因素相当复杂。食管异物多发于小儿及老人,这是与这两个年龄段的个体因素有关系,小儿臼齿发育不全,咳嗽反射迟钝,喜将物品含于口中或容易将未咀嚼的食物囫囵吞下。或在口含物品时哭笑、惊骇时,误将物品吞下。而老人牙齿缺如,口腔感觉及反应能力差,配带义齿和牙托,也易将义齿等吞下。其次睡眠、昏迷、醉酒或全身麻醉时容易将口内异物吞下。习惯于"狼吞虎咽"的人,喜吃鱼类、家禽的人,患食管狭窄及食管运动功能障碍的人,精神失常及有自杀企图的人均易发生食管异物。此外,光滑圆润的异物外形,也容易坠入食管。

食管异物按其性质区分为四大类:金属性、动物性、植物性和化学性。其中金属性异物最为多见,约占 58.6%,按形状可以分为七类:①长尖形如鱼骨、缝针、枣核等;②扁圆形如硬币、纽扣等;③球形如玩具、石子、花生米等;④圆柱形如笔帽、竹筷等;⑤不规则形如义齿、手表、刀片等;⑥弹性不规则形如安全别针、发夹等;⑦质软体积大者。如肉块、橘瓣。异物可以停留在食管的任何位置,但最易停留在食管的三个生理狭窄处,即环咽肌食管入口处,主动脉弓及左主支气管的食管压迹处,和膈肌食管裂孔处。其中以食管入口处的发生率最高。

### 【发病机制】

食管异物的病理改变及临床转归,与异物大小、形态、嵌留时间及食管病变有关。表面光滑的异物,除非体积太大或食管有原发病变,易于下移进入胃肠道。锐性异物,如骨片、金属片、铁钉等,在咽下过程中往往造成食管壁擦伤甚至裂伤。异物若滞留于食管腔内时,易造成管腔严重梗阻,食管黏膜不同程度的充血水肿炎症。轻度炎症在去除异物后可自行消退,若异物长时间嵌留,可因炎症及压迫导致食管壁坏死穿孔。小的食管穿孔可造成局部食管周围炎或局限性食管周围脓肿,经食管穿孔处向腔内引流,病情得以缓解,假如穿孔大或感染严重,将造成颈部或纵隔的严重感染,沿组织间隙扩散、形成脓肿、穿破胸膜,形成脓气胸,表现呼吸困难及全身中毒感染症状,感染也可侵及邻近器官,形成食管气管瘘、食管支气管瘘、支气管扩张、肺脓肿,食管-大血管瘘等。食管壁的广泛损伤及穿孔,愈合之后可形成瘢痕狭窄及狭窄上端食管扩大。

### 【临床表现】

1.病史　询问病人吞入异物的病史十分重要,要问清异物的形状、大小、性质,有无疼痛、呕血、发热及胸腔和肺部并发症症状。一般成人和大多数儿童对吞咽异物的病史都比较明确。

有些病人,特别是上段食管异物者,开始常有气哽、恶心、呕吐、或呛咳,继之出现异物梗阻感;而胸段食管异物,除非发生并发症,一般自觉症状不明显。

2.疼痛　由于异物对食管壁的擦伤和刺伤,常有隐痛或刺痛,疼痛在吞咽时加剧,并可向胸骨上窝、胸骨后或背部放射,颈部活动或体位改变时,疼痛症状加重,一般颈段食管异物疼痛症状明显,并常有颈部压痛,胸段食管异物疼痛较轻。

3.吞咽困难　因异物导致食管腔机械性梗阻及炎症、水肿、食管痉挛,发生吞咽困难,严重者滴水难咽。常伴呕吐,可致脱水、酸中毒。

4.分泌物增多　多见于儿童,疼痛及食管梗阻为唾液腺分泌增多的主要原因,小儿除流涎外,更有哭闹不止,拒绝吃奶,成人检查时见梨状窝大量唾液或脓性分泌物储留。

5.呼吸道症状　食管异物出现呼吸道症状、有以下四方面原因:①误吸;②气管受压迫;③炎症反应所致喉头水肿;④食管气管瘘。症状包括:咳嗽,气急,发绀,声音嘶哑,多见于异物较大且嵌于环咽肌外,小儿表现尤为明显。

6.呕血　异物造成食管黏膜损伤,出血量一般较小,常处于咽下而不被发现,或仅在呕吐物中带少量血液。

7.长期无症状　约占食管异物的10%。

8.食管穿孔症状　食管异物可以穿透食管壁,破入纵隔、颈部、胸膜腔、心包腔、大动脉、导致化脓性炎症、脓肿、脓气胸、心脏压塞、大出血等。

## 【诊断分析】

根据咽下异物病史、临床症状体征,结合 X 线及食管镜检查,诊断多无困难。对小儿、精神失常、企图自杀的病人、及咽入异物时间太长遗忘病史时,有时给诊断带来一定困难。

颈段食管异物,病人饮水时,会表现出痛苦的面部表情及下咽费力,头由前下方向后上方移动的特殊表现,颈部局部肿胀、触痛、颈下部出现皮下气肿,往往提示食管穿孔。早期呕少量鲜血,多为食管黏膜的损伤,延期少量呕血,常为食管大动脉瘘大出血的先兆。

颈部及胸部正侧位 X 线检查,可以查明不透 X 线的异物的形状及位置,侧位片对检查种类,肉骨等较小异物更有意义,可以避免遗漏,并可以观察气管与脊柱间的间隙大小,从而提示食管的水肿或周围脓肿。部分可透过 X 线的异物,平片不易显示,可以作食管吞钡造影或棉球浸钡吞服食管造影、有助于非金属异物的定位诊断。怀疑有食管穿孔或出血先兆时,不宜应用钡剂检查,而应改用可以吸收的泛影葡胺造影。食管镜检查作为首选方法一般用于临床和 X 线检查仍不能肯定诊断的病例。

## 【治疗要领】

食管异物治疗方法很多,大体可归纳为药物治疗、内镜下取异物及外科手术治疗三种。应根据异物的性状、嵌留部位、嵌留时间及有无并发症确定。不可盲目探取或刺激催吐。

如误吞异物引起卡喉窒息,首先应施行 Heimlich 手法急救。即用一手握拳另一手加在握拳的手背上冲压剑突下及上腹部,反复冲压直至内容物呕出。小儿只用双手中示指冲压上述部位即可。

药物治疗开展较早,主要是应用蛋白溶解剂以软化肉团异物,多采用稀盐酸、胃蛋白酶、胰蛋白酶、木公素等,该疗法有一定的效果,但可能产生食管穿孔等严重并发症,对于病程超过

36h,怀疑食管穿孔,X线检查肉团中有骨片的病人不宜采用。

经内镜取出异物包括直接喉镜法及食管镜法。直接喉镜法主要用于食管开口上的异物,而多数情况下食管异物均可在食管镜下取出,如果异物巨大并嵌顿很紧,需要外科手术治疗。食管镜检查越早越好,在颈椎疾患、主动脉瘤、严重高血压及心脏病或有先兆性大出血时应慎重考虑。异物外形光滑,体积不大,食管无梗阻时,可以短期观察,部分异物可进入胃内,由肠道排出。

食管异物一般均能在食管镜下安全取出,少数伴有严重纵隔、胸腔并发症或经食管镜取出失败的病例,可考虑外科手术治疗。手术适应证:①异物引起食管穿孔,并发颈部、纵隔、胸膜腔感染和脓肿形成;②异物嵌顿紧密,食管镜取异物失败,临床表现有穿孔可能;③异物巨大。形态为多角、带钩、带硬刺或边缘锐利镜下取出困难,作者曾处理过1例男性33岁口服刮须刀片自杀病人,刀片嵌顿于主动脉弓的狭窄处,考虑刀片锋利内镜取出风险较大,决定经左前外侧第3肋间切口进胸,探查刀片位置后,轻压固定,在其上方纵向切开食管前壁约0.6cm,以血管钳插入腔内夹持固定刀片,另入1钳将刀片中间折断并将两片被折刀片一起夹持,避开锐刃划破食管壁,小心取出折断的刀片,观察无出血,修补食管切口,1周后痊愈出院。但是以下情况时应慎重选择手术:①晚期穿孔感染局限,正在愈合时;②穿孔小,体征不明显;③某些食管腔内引流通畅的颈部食管穿孔。手术途径及方法:应根据食管异物及并发症情况而定。术式有:①颈部食管切开异物取出术;②经胸腔食管切开异物取出术;③胸段食管穿孔修补术;④食管壁内脓肿经食管镜切开内引流术或颈部切开外引流术。

## 三、食管异物合并胸内大动脉-食管瘘

食管异物刺破食管壁,致消化液外漏、纵隔感染,造成胸主动脉或胸内大动脉食管瘘引起大出血,病死率高达97.2%。本症救治困难,是临床上急待探讨的课题之一。

【发病机制】

1818年,Dubreuil首次报道本病1例,1980年,Ctercteko等收集文献报道89例,除自己及Yonage各治愈1例外余均死亡。有专家收集国内资料75例,除治愈1例外亦无存活。本病所以救治困难,预后险恶,和以下发病机制有关:①食管损伤、穿孔并刺破血管形成内瘘;②消化液外溢侵蚀及异物存留致食管、纵隔、大血管组织炎症、感染,有的形成脓肿,使病情更趋复杂;③大动脉高压,致反复呕血或形成血栓、血肿、假性动脉瘤,但异物、血栓脱落,血肿、假性动脉瘤破裂,可造成难以控制的大出血。一般多有典型的出血过程。伤后早期多有"信号性出血";继后异物、血栓突然脱落大出血;术中误切包膜大出血及缝合修补后感染再出血,常常是致命的直接原因;④上述的食管损伤、内瘘、异物、感染及大动脉高压出血,可相互影响使病情加重;也可因损伤程度、瘘口部位、大小、就诊早晚而影响本病的转归。

【治疗要领】

有学者统计经非手术治疗的14例病人无1例幸存。本组非手术治疗的2例均死于再出血。1980年前,国外已有2例手术成功的报道,1982年以来,国内亦有3例经手术抢救存活的报道,治疗方式上,近些年来不少作者不主张以胸外科急诊手术为主的治疗原则。手术的关键

是控制血流及防止消化液外漏,处理好大动脉及食管瘘口,彻底清创,去除异物,控制感染。

1.手术适应证的衡量　在未发生"信号性出血"之前,特别是伤后24h内,感染尚未发生前,是最佳手术时机。3～5d后已经造成感染,首次出现呕血,是危及病人生命的紧急时期,应争取急诊手术。具体手术指征有:①有明确的误吞异物史及临床症状;③出现"信号性出血";③纤维食管镜下见到刺出管外的异物或X线胸片示纵隔阴影增宽或钡餐、碘油造影有分流或挂棉球现象。凡以上3项中具其2项者,就应当机立断作急诊开胸探查。

2.主动脉瘘口的处理原则

(1)阻断血流:控制出血是探查和处理瘘口的第一步,是避免术中大出血的重要保证。可采用瘘口两端套带法、阻断钳钳夹法、梯形无损伤钳瘘口侧壁钳夹法。如阻断时间过长,宜采用低温、降压、插管架桥,必要时可采用体外循环转流的方法。如未阻断血流就对瘘口探查或修补造成大出血的教训累有报道。本组早期亦有二例术中大出血的教训。

(2)结扎法:建议结扎前应试行阻断血流30～60min,如供血区色泽、温度无明显变化方可实施,如条件允许也可加用自体或人造血管旁路的方法。

(3)修补法:如瘘口小,炎症轻,修补成功是可能的。本组例4尸解所见,降主动脉瘘口仅0.5cm,炎症已消退,如采取手术修补是有可能成功的。如瘘口周围炎症明显,应切除至达正常管壁,修补愈合才有可能。

(4)切除、封闭与旁路手术:对瘘口大、炎症重、管壁脆弱、修补困难或有严重狭窄时,可采用炎症大动脉切除至达正常管壁,残端封闭,在远离感染血管壁作自体或人造血管旁路手术。Yonaga报道,先经右胸作降主动脉旁路手术。再经左胸作降主动脉病变切除,两残端缝闭,覆盖加固获得成功。相关专家提出为保证移植的血管不在感染区内,将移植吻合口缝合在膈下腹主动脉并以大网膜包裹,以避免术后吻合口感染再出血。

3.食管瘘口的处理原则　对瘘口小、炎症轻或分流不明显者,去除异物采用修补及局部组织复盖缝合而获成功。本组例5拔除异物后食管端未作处理而自愈。如瘘口大、炎症重,应果断采用食管切除、改道或外置,争取二期手术,术后应重视抗感染,采取禁食、食管外营养、纵隔及胸腔引流措施。

4.纵隔炎症的处理原则　在有异物残留、组织坏死、感染严重时应彻底清创,反复冲洗、引流;局部及全身大量有效抗生素的应用;带蒂大网膜或肌瓣转移,促进肺膨胀均至关重要。

# 四、自发性食管破裂

自发性食管破裂是一种比较少见的急性危重病症。它是指非直接外伤、非异物、非食管及邻近器官疾病引起的食管全层破裂,又称Boerhaave综合征,也有称呕吐性食管破裂、压力性食管破裂及非损伤性食管破裂等。发病以中年男性在暴饮暴食引起的呕吐后容易发生。

【病因和发病机制】

自发性食管破裂有90%以上是由于剧烈呕吐时腹内压突然升高而引起。也发生于腹部用力过度时,如分娩、癫痫抽搐、哮喘,用力大便等使腹内压升高,迫使胃内压突然增高,当胃内充满食物时,此时病人又主动屏气调节、致双肺过度膨胀,胃幽门及食管入口紧闭,胃内压力升高更为明显,胃底无法抵抗升高的压力,致贲门开放,压力突然传导至食管腔内。呕吐时,环咽肌收缩,食管内压力无法缓冲,食管壁压力过大,导致食管壁肌层首先裂开,随后食管黏膜破裂。由于中下段食管肌层以平滑肌为主,肌层薄,缺乏纵行肌的扩张缓冲,又处于负压的胸腔内。周围又缺少包裹组织,因此最容易发生破裂,体外食管腔内加压实验及临床病人的食管破裂几乎都发生在食管下 1/3 的一段,多见于左侧,呈纵向,长约 2~8cm。颈段及腹段食管破裂极为罕见。

自发性食管破裂病理改变的轻重,取决于发病时间的长短和外漏胃内容物的多少,就诊时间越长,暴饮暴食后,食管及纵隔的化脓性炎症越重。新鲜裂口有时象剪开一样整齐,由于漏出胃酸的强烈刺激和消化液自身消化,可立即或短时间内出现下胸、上腹部剧痛,数小时后裂口边缘炎性肿胀、糜烂、坏死,愈合能力下降。破裂至纵隔者,气体、胃液、食物侵蚀纵隔组织引起感染,并出现纵隔气肿,向上发展可出现纵隔皮下气肿,形成液气纵隔。如果破裂一开始即穿破纵隔胸膜,则纵隔炎症不明显,而胸腔因受化学刺激及细菌污染,产生化学性和细菌性胸膜炎,导致严重呼吸、循环功能障碍;并出现中毒感染症状及水电失衡,甚至发生休克可危及生命。

【临床表现】

1.胸腹剧痛　　食管破裂常发生于呕吐之后,尤其是饱餐和酒后,病人突然感到胸部难以忍受的持续性剧痛有时则表现为上腹痛,疼痛可以向肩部、背部、季肋部放射。疼痛常位于破裂的一侧,用止痛剂难以奏效,病人常呻吟不止,表情痛苦,躁动不安,甚至休克。随着时间延长,疼痛可能部分缓解。

2.呼吸困难　　往往与疼痛同时发生,呼吸短促、频率逐渐加快,有时出现发绀。是由于食管破裂后张力性气胸及大量胸腔积液所致。

3.恶心呕吐　　多在食管破裂前发生,食管破裂后多会消失,但部分病人仍有呕吐,或呕少量血性胃内容物,呕大量鲜血者极少见。

4.气胸及胸腔积液　　包括明显呼吸困难,患侧胸部呼吸动度及呼吸音明显减弱。气管及纵隔向健侧移位,胸部叩诊上鼓音或下实音,此类症状、体征,有时早期并不明显,随着破裂时间延长而明显加重。

5.纵隔及皮下气肿　　摄胸片时发现纵隔气肿,颈部及上胸部皮下握雪感。约20％的病例,听诊可闻及类似心包摩擦音的嘎扎音,称为 Hanlmell 征,纵隔积气、心脏搏动挤压产生的声音。

6.急性感染中毒症状　　由于急性纵隔炎症及胸膜腔感染,可出现发热、气促、脉快、躁动不安,白细胞计数及分类增高及电解质平衡紊乱等。

【诊断分析】

根据典型病史与体征,例如暴饮暴食,饮酒呕吐后出现剧烈的胸、腹痛与呼吸困难,气胸及皮下气肿,应高度怀疑本病,选择以下检查,尽早明确诊断。

1.X 线检查　　如病情允许,应取站立位透视或胸部平片,可以发现纵隔影增宽、纵隔气肿、液气胸、皮下气肿的表现,个别破裂入心包者,尚可发生心包腔积气征。食管造影最好先选用可吸收的碘液,如泛影葡胺,见造影剂外溢入纵隔和(或)胸腔,可以确诊。最好摄斜位片显示清楚。必须注意食管造影检查的阳性率在75％以下，X线造影阴性时不能排除本病。此外，X线检查见破裂口的大小，往往与实际情况有较大偏差，这些现象主要是与食管破裂口被食管及凝血块堵塞，及检查体位、技术有关。

2.胸腔穿刺术　这是一种简单易行的方法，既是诊断方法，也是急救手段，可以缓解张力性气胸症状。抽出的胸液常混浊或脓性，呈酸性、淀粉酶明显升高，而血清淀粉酶升高不明显。可以与急性胰腺炎鉴别。可在穿刺前10min口服美蓝（亚甲蓝）2ml＋温开水20ml。如果在胸液中出现，也可明确诊断。

3.胸腔闭式引流术　如发现引流液中含有食物或口服的亚甲蓝，则可确诊。

4.其他　急性期危重病人，通常不作食管镜检查，只有当对诊断产生怀疑或发病已久，周身情况稳定时方可考虑检查，以确定裂口部位、长度和炎症程度。在临床工作中，本病误诊率很高，主要是对本病的发病机制及病理生理过程认识不足，而未按食管破裂进行检查。本病的临床表现类似某些胸腹部疾病。需要鉴别诊断的疾病有：出现上腹剧痛、腹肌紧张应该鉴别的疾病有消化性溃疡穿孔、急性胰腺炎、肠穿孔等；表现为胸痛、呼吸困难的疾病有自发性气胸、主动脉夹层动脉瘤、急性心肌梗死、食管黏膜撕裂症。特别要警惕把本病误诊急性胃肠道穿孔而错误地行剖腹探查手术。

### 【治疗要领】

本病一经确诊应急诊手术治疗，越早越好。非手术治疗难以奏效，且无法控制病情恶化。术前准备包括：应用止痛镇静药物，胸腔闭式引流，禁食及放置胃管行胃肠减压；大剂量抗生素、备血、纠正水电解质平衡等。

发病6～12h的破裂，及时开胸行裂口修补，多可奏效。发病超过24h的裂口，由于局部的严重污染及炎症反应，裂口愈合能力差，如果全身情况可耐受手术，可选用切除下段破裂食管及食管-胃吻合，胸腔闭式引流术。也有报道发病48h后作破裂口修补，用膈肌瓣。胃底、胸膜、肺、大网膜包埋裂口取得成功的报道。发病时间长，局部炎症重，严重营养不良者，尤其是合并远端狭窄时，可采用T形管置入食管腔内，并从胸壁引流，唾液及反流胃液，待窦道形成后再拔除T形管。

对于危重病人，可以采用分期手术。先行颈部食管外置，胸段食管拔脱，关闭贲门，胃造瘘或空肠造瘘维持营养。待情况好转后，再用结肠或经胸骨后隧道重建食管。

## 五、食管化学性灼伤

食管化学灼伤是因为误吞各种化学腐蚀剂所引起的食管意外损伤，伤后如果得不到及时处理，病人常死于早期或晚期并发症，后果严重，处理困难和复杂。

### 【病因和发病机制】

食管化学灼伤的原因，小儿常为误吞，成人也有寻求自杀而伤害。强酸和强碱溶液是常见的化学腐蚀剂，在我国家用作面食的苛性钠（火碱或烧碱）溶液为最常见的致伤原因。

食管化学灼伤的程度、病理改变和转归，主要决定于腐蚀剂的种类、性质、浓度、剂量、及其与组织接触时间。液体腐蚀剂较固体更易引起食管的广泛性灼伤，因固体不易咽下，却易吐出,酸类腐蚀剂对食管损伤较轻,但因为胃液亦为酸性,缺乏中和作用,因此胃损伤较严重,酸类吸收后可引起全身严重酸中毒。强碱腐蚀剂具有强烈的吸水性,使脂肪皂化及蛋白溶解,因而有较强的组织穿透力,使黏膜坏死穿孔。除了强酸强碱外,吞服其他腐蚀剂一般很少引起食管严重的瘢痕狭窄。食管灼伤的程度与食管的生理性狭窄及吞咽生理有关,一般上段较轻,下段最重。

食管灼伤的病理过程与人体其他部位灼伤是相似的,轻度灼伤,病变仅累及黏膜及黏膜下层,愈合后无瘢痕狭窄。中度灼伤深达肌层,可引起轻重不等的瘢痕狭窄,重度者侵及食管全层及邻近组织,引起坏死、穿孔,甚至全胃坏死。依病理变化过程,可以分为三期:①急性坏死期,伤后食管全层炎症水肿,伴感染、出血及黏膜下血栓形成,食管受刺激后痉挛及严重水肿,造成食管梗阻,持续 7～10d。②溃疡形成期,由于急性炎症消散,坏死组织脱落可致出血,肉芽生长而瘢痕尚未形成,吞咽困难症状可以部分缓解。③瘢痕狭窄形成期,烧伤 3～4 周后,食管肉芽组织机化,胶原结缔组织收缩,引起管腔狭窄,并且逐渐加重,导致吞咽困难症状再次加重,持续约半年,有人认为,此期食管相当脆弱,应用激素及食管扩张时应倍加小心。

【临床表现】

依据食管化学性灼伤后食管的病理生理改变过程、吞咽困难等症状亦有一定变化规律。

1.急性期　一般在吞服腐蚀剂后,立即感觉口、唇、舌、咽、喉、颈及胸骨后剧烈疼痛,可放射到上腹部,唾液分泌增多,有时呕吐混有血液的胃内容物。如属轻度灼伤,全身症状不明显,亦无其他不良后果,中等度灼伤除持续疼痛外,并逐渐出现感染、肺炎等并发症。吞服强酸者可出现全身性酸中毒及肾脏损害,胃亦明显灼伤,吞服碱液者则局部症状明显,全身中毒症状较轻,症状持续约 1 周。重度灼伤者,不但食管损害严重,口腔黏膜及咽喉、食管周围组织常严重破坏,伴高热、休克和昏迷等明显全身中毒症状,并可出现纵隔炎、食管穿孔、食管气管瘘、肺脓肿和大出血等致命并发症。

2.隐性期　食管灼伤后 1～2 周急性炎症逐渐消退,体温平复,吞咽困难缓解,可能恢复正常饮食,故称为无症状期,一般持续 3～4 周。

3.狭窄期　食管灼伤 3～4 周后,开始瘢痕性愈合,吞咽困难症状逐渐加重,可发展至汤水难以下咽。食物及唾液贮于狭窄段食管上方,引起食管扩张,或反流入呼吸道导致肺炎。并出现脱水、营养不良、消瘦及恶液质。一般认为食管烧伤后瘢痕形成过程持续约 6 个月。此后无吞咽困难症状者,狭窄发生率不超过 1%。

【诊断分析】

根据吞服腐蚀剂病史。口咽部灼伤及有关症状,诊断一般可以确定,必须进一步检查灼伤范围及程度,以便制定治疗措施。虽然食管化学灼伤时口颊部都有灼伤,但是口颊部灼伤并不完全代表食管有灼伤。

胸部 X 线检查可以了解有无食管穿孔及肺部并发症。

食管造影检查简便而有价值,急性期检查可显示食管节段性痉挛,及黏膜破坏,但是却很难准确的反映病变的程度及范围,有时还可能造成一些假象,一般主张急性期不宜作食管吞钡造影检查,待进入隐性期后则需定期复查,如发现狭窄征象,应早期行扩张治疗。

近年来不少学者主张在灼伤后 24～48h 进行食管镜检查,是确定灼伤范围的主要手段。

检查发现黏膜正常者,则无需治疗;若发现浅表损伤,则需治疗并作密切随访。早期食管镜检查容易穿孔,危险性较大,因此,检查中如发现食管环形深度灼伤,应立即中止食管镜检查。也有学者认为食管镜检查于灼伤1~2周后开始施行,一方面可以确定诊断,另一方面可根据情况作扩张治疗。以下情况不宜作食管镜检查:①咽喉部Ⅲ度灼伤;②呼吸困难;③休克;④有食管穿孔的表现。

食管灼伤的并发症分为全身及局部两种,全身并发症包括吞强酸者出现酸中毒、休克、全身重度感染;局部并发症在灼伤早期主要是大出血。胃灼伤、幽门梗阻、食管穿孔、食管气管瘘、喉头水肿、纵隔脓肿、急性精神病、肺炎、肺水肿等,晚期则可发生食管狭窄、支气管扩张、牵引型裂孔疝、食管瘢痕癌变。

【治疗要领】

1.早期急救及治疗　病情危重时就立即进行抗休克治疗,止痛、解痉、镇静、保暖、强心、利尿、禁食、输液,纠正脱水及水电解质平衡紊乱。服用中和剂和黏膜保护剂,对于吞服酸性腐蚀剂者可口服2%氢氧化铝或镁乳,对于吞服碱性腐蚀剂者可口服稀醋酸、稀盐酸、醋、橘子水、柠檬汁等,黏膜保护剂包括牛奶、蛋清、橄榄油、思密达粉等。注意吞服酸者忌用苏打水中和,以免产生过多气体,导致食管或胃穿孔;中和剂应早期应用,迟于2h才应用几乎无任何治疗效果;一般不用催吐剂,以免腐蚀剂反流加重食管损伤,且呕吐可能诱发穿孔。如果出现喉头水肿,呼吸窘迫,应当气管切开,小儿尤其应当注意。病情稳定后应留置胃管、鼻饲,以免食物污染创面。还可以减少创面粘连,为日后食管扩张作准备,该管可保留3个月以上。不要即刻行胃造瘘术,重度食管灼伤病人病情稳定后,一般先作空肠造瘘维持营养,以利于二期利用胃重建消化道,如果术中发现胃或食管坏死穿孔,可以作食管胃切除、一期吻合、急性期还应当用大剂量抗生素,以控制感染。

2.预防瘢痕狭窄　皮质激素预防瘢痕狭窄的效果是肯定的,但剂量、应用时间仍无定论,必须早期(48h内)开始,并与大剂量抗生素并用,开始剂量较大,以后逐渐减量。灼伤早期插入胃管或较粗塑料管,对保持食管管腔通畅有一定作用,急性期可以抽吸胃液,防止胃液反流。溃疡愈合后,又可经胃管饲食维持营养。在灼伤早期,经口吞入一根丝线或尼龙丝,其头端系一个光滑的小纺锤形金属物,以便定位,当施行胃造瘘时,可将此线由腹壁引出,作为食管扩张的引导线,甚为方便。食管扩张术可以在灼伤2~3周后开始,在食管镜明视下认清食管腔,可在事先吞下的丝线引导下进行,较为安全。开始每周扩张1次,逐渐加大扩张器的号码,延长扩张间隔时间。食管腔内早期置支架管是近年来开展起来的技术,有助于食管腔在开放状态下上皮生长,可以代替部分食管重建术。

3.晚期治疗原则　食管灼伤的晚期治疗主要针对食管瘢痕狭窄,其他还有支气管扩张症牵引型裂孔疝等。对于短而软的食管狭窄,食管扩张仍为首选的治疗方法,可以经食管镜扩张,也可以采用丝线导引法扩张,如果狭窄范围广,程度重,或已经食管扩张无效,宜进行手术治疗。手术时机应选定为食管灼伤至少6~8个月后,否则手术方式选择可能失当,造成再次狭窄。术式选择应根据病变部位、范围、程度而定。少数单一短节段性食管狭窄,可行局部纵切横缝,食管成形手术或局部切除,对端吻合术。对于食管狭窄范围较广者,可以行转流术,食管部分切除食管胃吻合术,结肠或空肠代食管等手术。

(朱华年)

# 第八节　漏斗胸

前胸壁胸骨中下部与其两侧肋软骨异常向后弯曲凹陷呈漏斗样畸形,称之漏斗胸。漏斗胸是胸廓发生变形的一种畸形,脊柱、肋骨、肋软骨及胸骨均有异常。该畸形在出生后1年内发现的占80%。随着年龄的增长,漏斗样畸形日益明显,并影响心肺功能及精神情绪。漏斗胸约占出生婴儿0.1%,男与女之比为3~4:1,成人患者较少,不足5%。有些婴幼儿前胸壁凹陷呈反常呼吸,在2~3岁自行消失,被称为假性漏斗胸。故手术治疗不宜在3岁以前进行。

## 【病因】

漏斗胸与家族遗传有关。早在1594年,德国Brauhinus首先报道7岁男孩患漏斗胸并具家族史之病例。迄今,已发现父子或兄弟姐妹均可发生本病者占20%~37%。一般认为是下胸部肋软骨及肋骨过度发育,胸骨代偿性向后移位所致;也有人认为是膈肌的胸骨部分发育过短,胸骨向后移位而形成本病。漏斗胸患者合并其他先天性畸形者占10%。所有先天性心脏病伴前胸壁畸形者占0.17%,在胸壁畸形患者中伴先天性心脏病者占1.5%。

## 【发病机制】

漏斗胸的胸骨中下部与相邻的肋软骨极度向后下方凹陷,使胸骨与脊椎之间隙大为减少,胸腔与纵隔脏器受到压迫,除外观受到较大影响外,其心肺功能亦可由此发生障碍。患者双侧膈肌明显下降,影响肺内气体交换,为易引起呼吸道感染的原因之一。肺功能检查见肺活量减低,最大通气量下降。肺容积虽无改变,但残气量增加,运动耐量试验亦有所增高。同时导致通气与弥散比例异常。凹陷的胸骨压迫心脏和大血管,临床上可于胸骨左缘闻及Ⅱ-Ⅳ级收缩期喷射样杂音。心脏被凹陷胸骨挤压而向左偏,心轴旋转,可出现心律不齐或传导阻滞。右室压力曲线升高,与缩窄性心包炎相似。同时由于心脏前方受到胸骨向脊椎之压迫,引起室腔或二尖瓣环明显畸形,部分患者可出现二尖瓣脱垂。

## 【临床表现】

漏斗胸较轻者可无明显症状,变形较重者则严重影响外观,压迫心、肺,产生呼吸循环系统症状,并可影响患儿的正常发育。呼吸功能障碍主要表现为肺活量减少、残气量增加,反复出现呼吸道感染症状。由于心脏受压,心排血量减少,患儿可出现活动后心慌、气促,甚至出现心前区疼痛。部分患者可见心律失常,胸骨左缘可闻及收缩期杂音。

漏斗胸的症状多随年龄的增长而逐渐加重。漏斗胸发生在学龄前儿童大多为对称性凹陷,心肺等脏器受压易于耐受,无明显症状,但易经常发生上呼吸道感染,反复发生肺炎者达80%,多见左下叶或右中叶,严重者有咳嗽,短暂性缺氧和反常呼吸,但伴哮喘者少见。12~15岁患者,因年龄增长使前胸壁凹陷日益明显,多为不对称畸形,右胸凹陷时,胸椎右突和腰椎左突的脊椎侧突占26%以上,患者除前胸壁凹陷畸形外还可伴凸肚,颈肩部前冲,背突体型。部分患者常因胸廓变形产生自卑感,从而导致精神消沉孤僻,个别人因精神忧郁而最终精神失常。

## 【诊断分析】

漏斗胸通过观察外观即可确诊。一般均呈典型的胸廓畸形,主要是胸骨、肋软骨及一部分肋骨向脊柱呈漏斗状凹陷,多从第 3 肋软骨开始到第 7 肋软骨向内凹陷变形,在胸骨剑突的上方漏斗凹陷最深,剑突的前端向前方翘起。后胸部多为平背或圆背状,颈肩前倾,年龄稍大者多有脊柱侧弯。胸廓上下变长,前后径变小,肋弓部向外突出。不对称性漏斗胸女性患者,可能有凹陷侧的乳房发育不良。体检时,应对凹陷的部位、程度、脊柱侧弯情况及精神状态作出全面的评估。

1.漏斗胸凹陷程度评估

(1)盛水量:即以仰卧位注入漏斗部的水量来表示凹陷的程度。用橡皮泥于漏斗部塑形后,放入盛水的量杯中,察看增加的水量数,可较容易地测出凹陷的容积。严重者可容水 200ml 以上。

(2)胸脊间距:根据 X 线胸部侧位片测算,胸骨凹陷深处后缘与脊椎前缘间距表示漏斗胸畸形的程度。>7cm 为轻度,5~7cm 为中度,<5cm 为重度。

(3)漏斗胸指数:即根据前胸壁与凹陷畸形大小的比例测定所得的数据。近年来,有人以漏斗胸指数来表示凹陷的程度,但测量的误差可导致计算所得的指数,不够精确。相关医学学者提出的指数为:

$F_2I=(a×b×c)/(A×B×C)$

a:漏斗胸凹陷部的纵径.b:漏斗胸凹陷部的横径;c:漏斗胸凹陷部的深度;

A:胸骨的长度;B:胸廓的横径;C:胸骨角至椎体最短距离。

凹陷程度的判断标准为:$F_2I>0.3$ 为重度;$0.3>F_2I>0.2$ 为中度;$F_2I<0.2$ 为轻度。

此外日本学者等应用体表波纹图形显示漏斗胸的胸壁变异形态。该方法利用光源和格子的投照方法,并应用计算机计算凹陷部的容积。这一方法能够较为准确地评价畸形的程度及手术的效果,但需特殊设备。

2.胸片 X 线摄片及 CT 扫描检查  胸部后前位片示心脏左移与主动脉,肺动脉圆锥一起同脊椎形成狭长三角形。心脏右缘与脊椎相齐,两下肺清晰度增强。侧位片示肋骨呈前下方向倾斜与体轴成锐角,胸骨体凹陷,胸骨后与脊椎前间隙距离明显缩短,严重者几乎相接触。膈肌下降,活动减少,胸廓纵轴增加。

胸部 CT 扫描能够清楚地显示胸壁凹陷程度及心脏移位情况。

3.心电图检查  典型漏斗胸的心电图改变具有一定的特征。由于前胸壁凹陷、心脏左移及右心室受压,心电图可见 V1 导联的 P 波呈倒置或双向,QRS 波呈 rSR 型,T 波倒置。如治疗及时,心脏复位良好,这些异常改变可能逐渐消失。

4.呼吸功能检查  幼儿进行呼吸功能检查不易作出准确的测定,成年病人的漏斗胸凹陷程度越大,则肺活量减少及残气量增大的情况越严重,主要是限制性呼吸功能障碍。近来的研究表明,虽然术后患儿的症状明显地改善或消失,从肺功能可看出术前的限制性通气障碍已消失,但小气道气流受阻仍然存在。

5.心功能检查  漏斗胸患儿超声心动图检查可见射血分数(EF)及左室短轴缩短率(FS)较正常儿童明显降低,这一状况在 6 岁以上患儿中更加常见。胸壁畸形矫正后,心功能异常可在短时间内得到改善。

6.心导管及心血管造影检查　多数左室舒张末期压力明显上升。左室造影常可见二尖瓣脱垂;主动脉造影见主动脉瓣环扩大;冠状动脉造影见右冠状动脉的走行向后方弯曲。

**【治疗要领】**

1.手术适应证　轻度漏斗胸无须处理,中度以上的漏斗胸均应手术治疗。手术的目的不仅为了美容及防止产生心理负担,更主要是防止和纠正心肺功能障碍。漏斗胸胸壁畸形随年龄增长而逐渐加重,年龄较大的患儿常合并有脊柱侧弯,手术效果不佳。同时,最近的研究证实,部分漏斗胸患者的小气道可发生不可逆的改变,从而术后肺功能无法得到完全的恢复。因此,此类患儿应尽早实施手术治疗。由于幼儿中存在假性漏斗胸的可能,一般认为手术年龄以3～10岁为宜。

2.手术方法的选择　漏斗胸手术方法很多,大致分为胸骨抬举术和胸骨翻转术两大类。胸骨抬举术最初采用胸骨抬高而无支撑架的方法,此方法复发率高,术后易出现反常呼吸及扁平胸等,目前已基本不被采用。改良的胸骨抬举术包括应用金属支架等,治疗效果有所改进。胸骨翻转术是目前国内外应用较为广泛的手术方法,主要包括无蒂胸骨翻转术、带血管蒂胸骨翻转术及带腹直肌蒂胸骨翻转术等。

(李同磊)

# 第九节　胸骨裂

先天性胸骨裂是一种少见的胸壁畸形,其特征是胸骨部分缺损,心前区失去骨屏障保护,仅靠一层皮肤与外界相隔,易受外力侵害。该病多伴有心脏异位或其他先天性心脏畸形。

**【病因】**

正常胸骨起源于中胚叶侧板的两侧胸骨索,约在第9～10周时,两侧胸骨索在中线自上而下相互融合形成整体胸骨。如两侧胸骨索延缓靠合或难以相互融合,出生后即成为不同程度胸骨裂。按裂隙的部位与程度,可分为上段胸骨裂、下段胸骨裂和全胸骨裂。

**【临床表现和诊断分析】**

多数胸骨裂发生在胸骨上部仅累及胸骨柄,或胸骨柄及胸骨体上部,亦可向下延伸至剑突,缺损呈V形或U形,宽约2～3cm以上,下达3～4前肋间,甚至完全分裂,即在舌骨和耻骨之间没有骨头。在胸骨缺损区有皮肤遮盖,皮肤呈红色线条褪色区,正恰似新近的外科伤口;皮肤甚薄,几乎类似破裂样透亮,由类似羊膜的白膜组织,是中线融合不全导致。当啼哭或作Valsava动作时,缺损部隆起,吸气时有反常活动。在脐部无膨出者亦可看到反常呼吸表现。绝大多数胸骨裂,心脏位置正常。由于其前方仅有心包和皮肤层覆盖,不论从视觉或触觉角度,其跳动异常突出。全胸骨裂时,心脏从裂隙中突至皮下,易误认为心脏位置异常。下段胸骨裂病例常合并有Cantrell's五联症畸形,即胸骨下段裂、上腹脐膨出、新月形的前膈缺损、心包腹膜自由通道及心内畸形。下侧裂合并膈肌缺损时可发生胃肠疝。

该病临床表现典型,出生后根据体格检查即可确诊。胸部 X 线检查及超声心动图、心导管等检查有助于了解是否存在心脏异位及先天性心内畸形。

**【治疗要领】**

胸骨裂应及早进行手术治疗。在出生后数周内进行手术矫治效果最好。为婴儿施行手术时,对 U 形缺损之胸骨裂,在其尾端连着的胸骨索与心包之间分离后切断,同时将两侧胸骨索游离,即可将两侧胸骨向正中对合作直接缝合,必要时斜向切断附近的肋软骨以减少张力,将两侧胸骨对拢缝合于中线。即使是全胸骨裂,亦可在连着的胸骨索处做 V 形切断,再将两侧胸骨对拢缝合。术后亦无压迫心脏、复发或延缓愈合等后遗症。如未及早手术,随着病孩发育成长,胸骨裂受两侧肩胛带重量等影响,不但不会自行闭合,且会更加严重。随着年龄的增长,胸壁的强度和硬度亦逐渐增加,胸骨直接缝合的难度相应增高,术后心肺受压的机会增多。可采用 Sabislen(1958)的手术方法,将多根肋软骨作斜形切断,使两侧胸骨易于在中线部位对拢直接缝合,同时可防止胸廓周径缩小,造成对心脏的压迫。对于年龄较大的小儿或成人,即使采用上述方法,亦难以将两侧胸骨对拢缝合,则必须采用胸壁骨性缺损填补的方法,以消除胸骨裂,并保护心脏和大血管免受外力挤压或冲撞等危险。目前多采用 Marlex 网作修补,并用自体劈开肋骨片条作支撑的整形手术,不仅操作简易,且不致使心脏受压。因心脏异位的整复手术疗效不佳,合并异位心而无血流动力学异常者无须处理。若伴发先天性心脏病,手术一般应分两期进行,首先治疗先天性心脏病,后期修补胸骨裂及腹疝等。

(朱华年)

# 第十节　Poland 综合征

Poland 综合征是一种少见的先天性胸壁畸形,亦称为先天性胸肌缺失综合征。1841 年英国的 Poland 医生首次报道 1 例左侧胸大,小肌缺如合并左手除中指外,其余各指第 2 指节骨均缺如的病例。1962 年 Clarkson 将此种一侧胸壁和乳房发育不全伴同侧手发育异常的畸形命名为 Poland 综合征。

**【病因】**

本病为胎儿上肢芽发育异常所致。在胚胎早期 5~7 周,上肢芽分化出锁骨、胸肌、胸骨等,胸肌逐渐向肋骨及胸骨靠近并附着其上。当胸肌芽发育异常,不能与肋骨和胸骨愈合,则游离的胸肌再吸收而消失。同时,没有胸肌附着的胸骨、肋骨、肋软骨亦发生变性退化,形成胸廓的缺如。

**【病理】**

本病患者绝大多数为男性,发生于右侧者多见。约 87% 的胸大肌缺如合并并指或短指。此外,亦可伴有手指、肋骨、肋软骨、部分胸骨缺如及腕发育不全等;部分病例合并乳房缺如及、漏斗胸、肺疝、脊柱变形等畸形。由于存在胸壁反常呼吸运动,可对心肺功能产生影响。

## 【诊断分析】

本病于出生后即发觉其一侧上胸壁缺少软组织及胸大肌,患侧显得较健侧胸壁塌陷,肋间隙明显。若伴发前胸壁肋软骨部分缺损,则出现胸壁软化,可见患儿啼哭或深呼吸时,局部胸壁有反常凹凸现象。基本上均为单侧畸形,但 Garcia 曾于 1989 年报道 1 例双侧畸形病例。伴乳房结构发育不全等畸形占 60%。伴有手或肢体畸形占 25%。于青春期患者均有不同程度心肺功能减退,甚至发生呼吸窘迫现象。但多数患者在临床上仅有畸形显著,患侧上肢功能略为减弱,而心肺功能减退程度并不显著,多数患者能在日常生活中活动自如。根据胸部畸形及合并手畸形的情况,诊断并无困难。胸部 X 线及 CT 检查有助于明确病变程度。

## 【治疗要领】

凡局限性胸大小肌的胸肋头发育不全或缺如,但功能影响不显著者,无须手术。多数患者因胸壁塌陷而影响美观,并引起反常呼吸而影响心肺功能,均需尽早行矫形手术。合并手畸形者,可与胸壁手术分期进行。女性患者因乳房发育不全或缺失而影响美观者,可进行乳房再造的整形手术。

胸廓骨性缺损可用自体骨或人工材料(如 Maxlex 聚乙烯网)等修补,胸大肌的缺如可不作处理,或用带血管、神经蒂的背阔肌瓣移植覆盖,如背阔肌发育不良,可选用腹直肌瓣。成年女性乳房缺如者可用硅胶假体行乳房再造。合并漏斗胸者可行胸骨翻转术。

(朱华年)

# 第十一节　鸡胸

鸡胸为胸骨向前方凸起的一种胸壁畸形,为前胸壁的常见畸形,其发生率仅次于漏斗胸居第 2 位,其发生率约为漏斗胸的 10%～20%。鸡胸的发生以男孩多见,部分病人伴有其他胸部畸形,有文献报道约 26% 的患者有家族史,12% 的患者伴脊柱侧弯,22.3% 伴骨骼肌肉异常。与漏斗胸相比,鸡胸常发现较晚,约一半以上的患者在 11 岁以后才发现而就诊。

## 【病因及发病机制】

鸡胸的病因尚不清楚,一般认为与遗传有关。目前较有代表性的有肋骨过度生长和膈肌附着部发育异常等学说。Lester 认为由于肋骨过度生长导致胸骨前突,而胸骨下部因受到附着在剑突上的膈肌的反向牵引力,使胸骨形成中央部向前突出的弓形,同时肋软骨结合部发生弯曲。Brodkin 和 Chin 等则认为,膈肌的发育异常是鸡胸形成的主要原因。他们认为膈肌前部发育不全,使其不附着于剑突及肋弓,而是附着于腹直肌鞘后部。膈肌的附着点异常使深吸气时胸骨失去膈肌支持而前移,而膈肌外侧部过度生长的肌肉的收缩则使胸骨下部向内凹陷,从而导致胸骨形成向前突起的弓形。鸡胸的生理影响,主要是胸骨前突和脊柱背突,使胸廓前后径增加,肺组织弹性减退,致使呼吸幅度减弱。肋软骨和肋骨向胸腔内塌陷,可使胸腔容积缩小和压迫心脏、影响肺扩张,引起慢性肺部感染。可有双侧支气管扩张,导致肺功能不全,继而致心肺衰竭。

【临床表现和诊断分析】

与漏斗胸相比,鸡胸出现较晚,均在少年和青年时期发现。病情较重者可出现中等度气促、乏力、胸痛、反复上呼吸道感染及支气管喘息等,但一般无严重心肺功能减退症状。

鸡胸按解剖和不同畸形可分为三种类型。

Ⅰ型(对称性鸡胸)最为常见,约占90%。胸骨中下部与其两侧肋软骨对称性隆起突出,剑突向后弯入,又称龙骨胸。属下突出型。

Ⅱ型(胸骨柄肋软骨突出型)在胸骨柄与胸骨体交界处,相当于第2前肋软骨水平的胸骨向前隆起突出,在胸骨中下方的体部凹陷,剑突向前,从胸骨侧面看来呈弓形,又称凸鸽胸。属上突出型。最近认为该畸形常伴有先天性心脏病或杵状指(趾)及躯体过小等畸形;统称为currariuo silvermom symdrome,甚少见。

Ⅲ型(不对称型鸡胸)不常见,约占10%,单侧肋软骨隆起突出。胸骨在正常位置,但胸骨纵轴向对侧方向扭转,对侧肋软骨正常或凹陷。亦有一至数根肋骨与肋软骨交界处隆起,胸骨正常。称之为混合型鸡胸。

鸡胸的诊断主要依靠临床表现和体格检查。胸部X线摄片有助于鸡胸的诊断,并有利于判断鸡胸的类型及是否有胸壁合并畸形存在。部分病例经超声心动图检查可发现二尖瓣脱垂。

【治疗要领】

手术矫形是治疗鸡胸的唯一有效方法。因胸壁畸形的存在对外观造成较大的影响,并导致心肺功能的减退,从而致使患者生活质量下降。因而一经确诊应及早进行手术矫治。

鸡胸的治疗分为胸骨翻转术和胸骨沉降法。

胸骨翻转术:鸡胸和漏斗胸一样,可采取胸骨翻转术来矫正。鸡胸的第3、4肋骨及肋软骨最长,而第5肋较短。在切除过长的肋骨时,应注意这一特点。胸骨翻转后,应根据实际情况,适当修剪,以取得好的矫正效果。

胸肋沉降术:将过长的肋软骨予以切除,使之恢复正常长度,利用左、右肋骨的牵引力,将胸骨沉降到正常位置。应考虑原来向前突起的胸骨,向下沉降后是否会压迫心脏。术前应仔细观察胸部X线侧位片及CT片,观察在胸骨、心脏之间是否有肺组织存在。假若没有肺组织,则做此手术有发生胸骨直接压迫心脏的可能,故不宜采用此法。

(朱华年)

# 第十二节　胸廓出口综合征

胸廓出口综合征是指臂丛神经和锁骨下动静脉在胸腔出口处的颈基底部受到压迫,从而引起的患侧上肢麻木、发冷和肌无力等一系列症状。早在1821年,Cooper首先在文献上描述了本病的症状;1861年Coote首次成功地切除颈肋骨治疗本症;1956年Peet将其命名为胸腔出口综合征。

## 【病因】

导致本病的原因首先为先天性因素,其次为后天性因素。先天性因素主要包括第一肋骨畸形或颈肋,前、中斜角肌肥大、腱样化或附着部异常,以及异常的小斜角纤维带的存在等。这些原因使斜角肌的间隙变小,肋锁间隙狭窄而产生血管神经压迫症状。后天性因素主要包括外伤、肱骨头脱位、颈椎骨质增生、颈部淋巴结肿大、肿瘤和血管硬化等。

## 【发病机制】

本病的临床症状主要是神经血管的压迫引起的,神经血管在胸腔出口至上臂间较易造成压迫的部位有三处:

1.肋骨斜角肌裂孔　在前、中斜角肌间有一裂孔,从中间通过的有臂神经丛和锁骨下动脉。臂丛神经外有一层很薄的肌膜包围,位于中斜角肌的前缘。其上干占住斜角肌间三角裂孔的顶部,中干在锁骨下动脉的上方,下干在动脉的后下方。斜角肌过度肥厚紧张是造成裂孔处受压的主要原因之一。另外,在斜角肌间裂孔的内口有一层坚密的纤维肌膜将动脉包围并完全固定住,在切除斜角肌时需同时切开这层肌膜才能有效解除症状。

2.肋骨锁骨通道　该通道是指在锁骨的内侧面和第一肋骨前中段的上侧面之间的管道,有前口与后口;前口通过锁骨下静脉,后口有神经动脉经过。

3.胸小肌管道　胸小肌管道是指神经血管束从胸小肌接近喙突起止点下通过的管道。一般在极度外展(180°)时会增加张力,此时发生压迫的大都是臂丛神经,很少压迫血管,而且发生于较严重病例。

神经受压迫一般先累及感觉纤维,其次是运动纤维,一旦运动障碍症状出现,而且逐渐加重,那恢复的可能就很小。如果长期神经受压,可因交感神经的作用,引起血管收缩。

锁骨下动脉长期持续受压,血管周围纤维化,动脉外膜增生,中膜水肿和内膜增厚导致动脉管内栓塞。这些小的栓子脱落可阻塞远端手指动脉,造成缺血,出现雷诺症或指端溃疡。锁骨下静脉受到压迫,血流受阻,静脉压增高。后期血管逐渐纤维化导致静脉栓塞或受阻,其相关临床症状的轻重取决于侧支循环是否及时形成。

## 【临床表现】

因神经血管受压部位及程度的不同而产生的症状各不相同。一般包括局部症状、神经症状和血管症状。

1.局部症状　表现为锁骨上窝压痛,有时可触及锁骨下动脉的狭窄后扩张膨大。

2.神经症状　包括疼痛和麻痹。疼痛多为突然剧烈的痉挛性疼痛;也可只是疼痛部位不明确的微痛。Roos指出疼痛位置可分为二类:上干($C_5$、$C_6$、$C_7$)受到压迫,疼痛位置为颈部的侧面,累及耳朵,下颌,脸部,颞部和头枕部,似偏头痛。也可累及背部,上胸部和上臂三角肌处;下干($C_7$、$C_8$)受压迫,主要为锁骨下区域疼痛,可影响到背部,肩胛下和上臂的内侧面沿尺神经分布区而下。麻痹多发生在神经分支末端,约34%的麻痹在尺神经分布区,41%分布在所有手指,其中以第4、5指较重,另有15%则以第1～3指为重,这些患者可能有腕部管道症候群。

3.血管症状　根据锁骨下动脉受压的程度而不同,早期可为间歇性痉挛性疼痛,上臂活动时血管受压产生疼痛,活动停止疼痛会慢慢消除。后期若锁骨下动脉栓塞则为持续性疼痛。末梢血管痉挛或栓塞可导致局部末梢缺血,引起雷诺综合征。锁骨下静脉栓塞者常感患侧上臂肿胀,偶尔有同侧前胸壁肿胀感,如侧支循环形成,则水肿可减轻。

【诊断分析】

该病较为少见,临床上容易被误诊为其他疾病。其诊断主要根据病史、体格检查等,其中以病史最为重要。下列各方法有助于诊断。

1.举臂运动试验　上臂平举和外旋,快速作握拳和张开动作,前臂因出现疼痛和麻刺感觉而自动下垂,则为阳性。

2.Adson试验　病人作深吸气;颈部伸直;头部转向患侧,如果此时桡动脉搏动减弱表示有本症。

3.军事姿势法　把患侧肩部向下,向后拉,如果桡动脉搏动减弱,即表示有本症可能。

4.高度外展检查法　患者手臂举起外展到180°,如果桡动脉搏动减弱,即表示可能有本症。

5.X线检查　可显示颈肋或第一肋骨的异常、横突过长、骨疣、骨痂、锁骨异常等。

6.动脉造影检查　锁骨下动脉造影,可以显示血管受压的部位和范围。亦可明确有无动脉瘤或血栓形成等。

7.尺神经传导速度　Urschel利用肌电图测定尺神经传导速度,在胸部出口处,正常是72m/s。如果臂丛神经受到压迫,传导速度就会减慢。依其压迫程度测得传导速度如下:

①微度压迫:66～69mls;②轻度压迫:60～65m/s;③中度压迫:55～59m/s;④重度压迫:54＜m/s。

【治疗要领】

1.非手术治疗　包括颈部牵引、理疗、星状神经节封闭、消炎镇痛、应用肌肉松弛剂及运动疗法等。这些疗法可使症状得到暂时缓解,对于轻症患者有一定的疗效,但症状较重者疗效不佳,多须手术治疗。

2.手术治疗　常用的手术方法有:①斜角肌切除术;②颈肋骨切除术;③第1肋骨切除术。斜角肌切除术适用于斜角肌异常肥大、挛缩或有其他病损,使前、中斜角肌间隙狭小而压迫臂丛神经和锁骨下动脉者。颈肋切除术适用于经检查证实颈肋存在并且为导致临床症状的主要原因者。第1肋骨切除术是治疗胸腔出口综合征的主要手术方法。一般认为第1肋骨是构成夹压锁骨下动脉和臂丛神经的重要因素,多主张切除第1肋骨以解除压迫。至于何时该行何种手术,主要依病变部位而决定。

(朱华年)

# 第十三节　肋软骨炎

肋软骨炎又称为肋软骨增生症,因Tietze于1921年首先报道此病,故亦称为Tietze氏病。该病在临床上较为常见,好发于青壮年,表现为肋软骨增粗,伴有疼痛。目前对于肋软骨炎的病因和发病机制尚无明确定论,多数人认为与病毒感染有关,也有观点认为肋软骨炎是慢性炎症所致,或与内分泌异常有关。肋软骨炎的组织学检查见肋软骨发育粗大,而组织结构正常。

### 【临床表现和诊断分析】

肋软骨炎的主要临床表现为肋软骨隆起和疼痛,可发生于单根或多根肋软骨,尤以第2、3肋软骨较为多见,常为单侧,也可为双侧。肋软骨炎常无明显诱因突然发病,表现为相应部位局部疼痛及压痛,而皮肤及皮下组织正常,同侧上肢活动、咳嗽或侧身等都能使疼痛加剧,劳累时疼痛可加重,休息时可减轻。患者疼痛症状可反复发作,迁延数月或数年的情况并不少见,多数症状可自行消失。

肋软骨炎的诊断主要依靠临床症状和体征。病史为无明显诱因的胸痛,活动或咳嗽时加重,查体见相应部位肋软骨隆起,伴明显压痛,皮肤表面无红肿等异常表现多可诊断成立。如局部生长较快,应与肋软骨肿瘤及胸壁结核等相鉴别。部分病人需与心绞痛相鉴别。辅助检查对肋软骨炎的诊断意义较小,但有利于鉴别诊断。因X线下肋软骨不能显影,胸部摄片无异常发现;胸部CT对诊断有帮助,但并非必须。

### 【治疗要领】

肋软骨炎的病因不明,一般以对症治疗为主。多数症状较轻的患者常可自愈而无须治疗,对于疼痛较重的病例,口服止痛药物、局部封闭等治疗可有效缓解症状,物理治疗也可使疼痛减轻。以"活血化淤"为原则的中医治疗也有一定的疗效。如不能排除恶变的可能,或疼痛较重迁延不愈且非手术治疗无效者,可手术切除肿大的肋软骨。

(孔德海)

# 第十四节　脓胸

胸膜腔内脓液积聚即为脓胸。肺部炎性病变如肺炎、肺脓疡、支气管扩张等感染蔓延至胸膜腔;颈后间隙及纵隔感染或纵隔淋巴结炎侵犯胸膜腔;外伤性血胸继发感染、开放性胸外伤及胸内异物;外伤性、自发性或内镜检查导致的食管破裂;胸部手术如肺、食管、纵隔手术;败血症或脓毒血症所致的胸膜化脓性炎症以及膈下脓肿或肝脓疡破溃入胸膜腔等,均可导致脓胸。经典的脓胸概念是胸膜腔内蓄积浓稠的、浑浊而有臭味的液体。由于抗生素的广泛应用,脓胸发生率有所降低且症状可以不典型,脓液可以量少、稀薄且无臭味。早期脓胸与其他原因引起的胸腔积液易于混淆,但胸水生化检查及细菌涂片革兰染色可帮助鉴别。

### 【解剖生理】

1985年,Hutter等报道应用胸腔镜治疗急性脓胸并获得较好疗效。

近20年内科治疗脓胸也有进展,应用纤维溶解酶制剂胸腔内灌洗加引流法治疗纤维素化脓期脓胸也获得良好效果。

胸膜表面履一层间皮细胞,其外观光滑且半透明,由结缔组织、弹力纤维组织、淋巴管及小血管形成网状支撑着间皮层。间皮细胞富含微绒毛,其最主要的功能是分泌富含透明质酸的糖蛋白起润滑作用以减小肺与胸廓之间的摩擦力。胸膜分脏壁层,壁层胸膜覆盖于胸壁、膈、纵隔表面而分别称为胸壁胸膜、膈胸膜及纵隔胸膜,其血供来自体循环,由躯体神经支配;脏层胸膜覆盖于肺表面深达叶间裂并形成肺韧带,其血供来自肺循环,无感觉神经分布;两层胸膜间的潜腔即为胸膜腔,内有 5~10ml 起润滑作用的液体以使肺与胸壁相贴,并利于肺的运动,减小呼吸功。

胸膜腔内的液体蛋白含量低,在 20g/L 以下,pH 值、糖水平与血液相同。正常情况下这些液体由壁层胸膜分泌,在返折处通过血管和淋巴管达成体液交换。壁层胸膜有与体循环相同的静水压($30cmH_2O$)而脏层胸膜有与肺循环相同的静水压($10cmH_2O$);脏壁层胸膜的胶体渗透压同为 $25cmH_2O$。胸内压还受重力梯度影响,下纵隔、膈及下胸壁胸膜腔内液体将排向胸膜下淋巴管内,这些淋巴管道成为胸膜腔内液体引流的主要通道。当分泌与重吸收的稳态被打破时即产生胸膜腔内液体积聚。静水压的上升或胶体渗透压的下降形成"漏出液";而当血管通透性改变造成体液、细胞渗出或淋巴重吸收障碍时则形成富含蛋白的"渗出液"。

## 【分期】

1962 年美国胸科学会根据脓胸的自然病程将其分为三期即渗出期、纤维素化脓期和机化期。

1.渗出期 (或称急性期)。此期特点是胸膜炎症,反应性大量渗出,胸腔积液稀薄,外观与漏出液无异,其白细胞计数、乳酸脱氢酶、糖水平及 pH 值正常,肺活动度基本正常。

2.纤维素化脓期 或称过渡期。此期由于纤维素及白细胞的大量增多,胸水逐渐变得浑浊粘稠,胸膜表面附着含大量白细胞的纤维素(脓苔),使脓胸有局限的趋势,肺活动度下降,胸水内白细胞计数大为增高,而乳酸脱氢酶及葡萄糖水平下降,白细胞的趋化及细菌的代谢致使脓液酸度提高。

3.机化期 或称慢性期。此期脓液少而稠厚,胸膜腔内毛细血管及成纤维细胞增生,致使脏壁层胸膜粘连增厚,限制肺的活动并使其逐渐丧失功能,随着病情进展出现患侧肋间隙变窄,胸廓塌陷变形,脊柱侧弯。此期脓液的乳酸脱氢酶可超过 1000U/L,葡萄糖水平低于 2.2mmol/L,而 pH 值则可降至 7 以下。

在我国通常把渗出期及纤维素化脓期称为急性脓胸而机化期则称慢性脓胸,两者之间在临床上无明确的时间界限。

根据病原不同,脓胸可分为化脓性、结核性及其他特殊病原所致的脓胸。

按胸膜受累的范围,可分为全脓胸和包裹性(或称局限性)脓胸,后者又分为叶间脓胸、膈上脓胸、纵隔脓胸及肺与胸壁间脓胸。

## 一、急性脓胸

渗出期及纤维素化脓期脓胸为急性脓胸。由于病因及治疗方法不同,其与慢性脓胸间的时间界限不清,一般在脓胸发生 6 周~3 个月内均属急性脓胸。

【病因】

引起脓胸最常见的三大原因是继发于肺内感染、胸部手术后并发症和胸部外伤。

1.继发于肺内感染　约占脓胸的60%。感染进入胸腔的途径尚不完全清楚,以直接蔓延如肺脓疡破溃入胸腔最为常见;而淋巴道或血行播散至胸膜或胸膜腔也为可能途径。常见的致病菌有肺炎链球菌、链球菌、金黄色葡萄球菌及厌氧菌等,也可以混合感染。

2.胸腔手术后并发症　约占脓胸发生的20%。食管手术后的吻合口瘘、肺切除后的支气管胸膜瘘几乎都继发脓胸,而脓胸也可增加吻合口瘘或支气管胸膜瘘的发生率。肺叶切除术后脓胸发生率在1%～5%,而全肺切除术后脓胸发生率可达2%～12%。除了支气管胸膜瘘外,术前放疗、炎症状态下的肺切除术、残腔的存在、长时间的肺漏气、支气管残端过长或缺血、胸膜腔较严重的污染等均为其发生的诱因。而全身状态如营养不良、药物滥用及应用皮质激素也可能与脓胸的发生有关。此类脓胸常见致病菌为金黄色葡萄球菌和绿脓杆菌,也可为含有厌氧菌在内的混合感染。

3.外伤后脓胸　约占脓胸发生的10%。发生创伤性血胸时,由于血液是极好的细菌培养基,胸腔穿刺或引流的污染、继发性的肺部感染、伴发的气胸等均可引发血胸感染造成脓胸,有证据表明血气胸伴发脓胸的概率是单纯血胸或气胸的2倍。胸膜腔穿刺抽出的血液涂片检查如红细胞与白细胞比例为100:1时表明已发生脓胸(正常比例为500:1)。发生凝固性血胸时由于积血难以彻底引流则更易发生感染从而继发脓胸。开放性胸外伤发展为脓胸则多与胸腔内异物或受伤时大量细菌污染胸膜腔有关,有梭状芽孢菌属的破伤风杆菌引起脓胸的病例报道。

较为少见的脓胸原因尚有:败血症或脓毒败血症时细菌经血行达胸膜引发脓胸,多为全身感染的一部分,可发生于糖尿病、放化疗或应用免疫抑制剂的病人、糖尿病患者以及婴幼儿或体弱者;肝硬化腹水者有0.4%病人发生原发性脓胸;肝脓肿、膈下脓肿等可直接侵蚀、穿透膈肌,或经淋巴管引流进入胸腔形成脓胸,而在穿刺或引流肝脓肿或膈下脓肿时如针道或引流路径穿过膈肋窦时则更易并发脓胸;此外,自发性食管破裂、支气管内异物存留、食管镜误伤食管、胸腔穿刺或胸腔引流等,均可引起脓胸。

在抗生素问世以前,由脓胸之脓液中分离出的最常见的致病菌是肺炎球菌和链球菌。自从20世纪50年代抗生素被广泛应用于临床后,耐药性金黄色葡萄球菌成为脓液中分离出的最常见致病菌。随着细菌培养技术的进步,越来越多的厌氧菌被分离出来。最为常见的厌氧菌是类杆菌属。而最多见的需氧为金黄色葡萄球菌、肺炎链球菌、肠球菌和假单胞菌属。近年来,应用免疫抑制剂或免疫缺陷病人条件致病菌导致脓胸的概率也在上升。细菌培养技术的提高还显示脓胸患者多为混合感染。对83例脓胸病人脓种细菌液培养分析显示72%致病菌超过一种,平均3.2种/病人。41%为需氧菌和厌氧菌混合感染,35%为单纯厌氧菌感染,而24%为单纯需氧菌感染。

【临床表现】

急性脓胸的临床症状常难以与原发疾病的表现截然区分开来。

1.全身中毒表现　急性脓胸病人除婴幼儿、老年人、全身情况极差、免疫缺陷、应用激素或免疫抑制剂者外,多有发热(表现为弛张热,应用抗生素者热型可不典型),精神萎靡、纳呆及心悸等。

2.胸部表现　　根据胸腔积液量的多少,病人可有不同程度的咳嗽、胸痛、胸闷及呼吸困难。这些症状往往缺乏敏感性及特异性,在大量胸腔积液或病情危重的病人甚至可以无上述症状。胸痛往往在少量积液时出现,多为单侧,锐性疼痛且在吸气或咳嗽时加剧;疼痛也可向肩部、颈部或腹部放射。呼吸困难则多因肺组织压缩或因机械因素造成呼吸肌群的长度一张力关系改变所致;呼吸困难程度多与胸腔积液量及胸膜腔内压及其对气体交换造成的影响情况有关。对于肺部无病变或病变轻微者,其对积液量的耐受性良好,而同样的积液量对于肺部原有严重病变者则可能导致呼吸衰竭。体检显示患侧呼吸幅度减小、语颤减弱,叩诊为相应部位浊音或实音。大量全脓胸时可有气管及纵隔移位,患侧呼吸音减低。

## 【诊断分析】

根据病史,症状和体征,可作出急性脓胸的初步诊断。通过下述检查可进一步鉴别或明确诊断。

1.化验检查　　急性脓胸病人血常规表现为不同程度贫血、与原发病不能解释的白细胞计数增高伴核左移,并可有中毒颗粒。血生化尚可了解有无糖尿病等伴发疾病。糖尿病病人可有血糖增高、尿糖阳性等。

2.影像学检查

(1)胸部 X 线摄片:根据胸腔积液量的多少及胸膜受累范围不同,胸片可表现为患侧肋隔角变钝或消失;膈上脓胸时患侧膈面抬高或胃泡与左下肺间阴影增宽;叶间积脓时肺组织内梭状阴影或肺内肿块影;大量脓胸时患侧肺野密度增高,立位摄片弧形阴影,伴气胸时气液平面。

(2)胸部 CT:胸部 CT 可以准确显示胸腔积液及被积液所包围的肺内病变,如肺炎、肺脓疡、结核空洞及肺内肿块合并脓胸;对于包裹性脓胸,CT 更具优越性,既可以准确定位,又可根据胸膜增厚情况、积液粘稠度等粗略估计脓胸的病变分期;结合临床表现,胸部 CT 尚可鉴别弥漫性胸膜间皮瘤及其他转移癌引起的恶性胸水;胸部 CT 还可为包裹性脓胸作穿刺定位。

(3)经胸壁 B 超:全脓胸或近胸壁、右膈上的包裹性脓胸,经胸壁 B 超可清晰显示积液有无分隔,根据液性暗区深度可估计积液量;某些位置的包裹性脓胸可通过 B 超定位及 B 超引导下胸腔穿刺进行诊断及治疗。

3.诊断性胸腔穿刺及胸水化验　　根据胸部体征、X 线摄片、CT 或 B 超定位可进行诊断性胸腔穿刺;根据积液部位采取适当体位,用合适口径及长度的穿刺针严格无菌操作,局麻下进行穿刺。对抽得的液体进行肉眼观察、生化检查、涂片染色及细菌培养,多可获得确诊。尽管"漏出液"与"渗出液"的区分不是绝对的,但二者的区别可指导临床医师作出可能的诊断。鉴别漏出液和渗出液需测定胸水的蛋白含量、乳酸脱氢酶(LDH)活性、白细胞计数及分类、葡萄糖定量和 pH 值。漏出液多因胸膜静水压与胶体渗透压的失衡如充血性心力衰竭或低蛋白血症、或因大量腹水漏入胸膜腔而引起;渗出液至少应满足下述标准之一:①胸液/血清蛋白比大于 0.5;②胸液/血清乳酸脱氢酶比小于 0.6;③胸液乳酸脱氢酶超过血清的 2/3。由于产生漏出液的疾病多种多样,如恶性胸水(血性,涂片找到肿瘤细胞)、脓胸(脓性,涂片见大量脓球及细菌)、结核(涂片见嗜酸杆菌)、真菌感染(KOH 阳性)、狼疮性胸腔积液(找到狼疮细胞)、乳糜胸(乳白色,高甘油三酯,涂片见到乳糜颗粒)、尿毒症胸水(胸液/血清肌酐比大于 1)、食管破裂(胸液淀粉酶增高,pH 达 0.6 左右)等,因此在诊断不明时,对胸水进行嗜酸及革兰染色、需氧厌氧培养、白细胞计数分类及细胞学检查均属必要。明显的多形核白细胞多提示脓胸;大量淋巴细胞则为结核、淋巴瘤或白血病;血性胸水除创伤外多为恶性肿瘤或肺栓塞;白色胸水提示乳糜胸、胆固醇脓胸或淋巴瘤;而黑色胸水为曲菌感染;黄绿色胸水见于类风湿。脓液有恶臭味时常为厌氧菌感染而胸水有氨味时提示尿毒症。

4.纤维支气管镜检查　由于支气管肿瘤、支气管扩张、吸入性支气管异物等可导致脓胸,当脓胸病因不明或怀,疑气管疾病时宜行纤维支气管镜检查。

5.经皮穿刺胸膜活检　当上述检查仍不能明确诊断时,可在局麻下采用多点穿刺钩取胸膜组织行病理检查以帮助诊断。

6.胸膜腔探查　胸腔镜或胸部小切口探查既可对难以用其他方法获取确诊的胸腔积液进行明确诊断,又可对脓液稠厚或胸膜纤维素附着较明显的脓胸病人采用冲洗及纤维剥脱法进行治疗。

**【治疗要领】**

控制感染、治疗原发病、清除脓液、消灭死腔、使肺复张、最大限度保护肺功能。

1.全身支持治疗　包括对症治疗、加强营养等。

2.抗生素　抽取脓液行细菌培养和药敏试验,根据药敏选用抗生素,此前则选用高效广谱抗生素治疗。

3.脓腔引流　一旦脓胸诊断确立,即应首先行胸腔闭式引流。对于渗出期全脓胸,选用大口径引流管行胸腔闭式引流,如为包裹性脓胸,则可在 CT 或 B 超引导下穿刺抽吸;纤维素化脓期脓胸可用大口径引流管行经肋间或切除一小段肋骨经肋床引流,包裹性脓胸则在脓腔最低位置管引流;急性脓胸行胸腔闭式引流 10～14 天以后,脏壁层胸膜发生粘连,此时闭式引流可以改为开放引流。

4.脓腔灌洗　应用链激酶或尿激酶稀释液注入胸腔,使纤维素溶解后由胸管引流出,可减少胸膜增厚的发生。

5.手术治疗　胸腔镜下或开胸行脓腔分隔去除、纤维素剥脱、冲洗等处理,同时可以对原发病进行处理,然后行胸腔闭式引流。

手术时机的掌握十分重要。多灶性包裹性脓胸、肺脓疡合并脓胸等,由于手术非治疗难以获得满意效果,宜尽早手术以减轻消耗,减少肺功能损害。

切口感染是脓胸手术后较常见的并发症,可导致手术失败、慢性窦道形成及切口不愈合等,处理较棘手,应预防为主,可选用胸腔镜手术,或在缝合切口前彻底冲洗、细致止血,术后及时发现切口感染及时处理以免切口全部裂开。


## 二、慢性脓胸

急性脓胸病程超过 6 周～3 个月,胸膜炎症发生机化,脓腔壁硬结,脓腔容量固定,称为慢性脓胸。

**【病因】**

急性脓胸治疗不及时,或处理不当,病程迁延,经久不愈,形成慢性脓胸;某些特殊感染如结核、阿米巴等易形成慢性脓胸；胆固醇脓胸也多表现为慢性脓胸。常见的原因有：

1.急性脓胸未能及时诊治　随着机体抵抗力与炎症的抗争消长，逐渐演化至机化期，或急性脓胸早期处理不当，如穿刺抽吸不彻底、引流管位置不佳造成引流不畅，脓液潴留，形成慢性脓胸。

2.胸腔毗邻部位慢性感染病灶　如肋骨骨髓炎、膈下脓肿等感染源，形成慢性脓胸。

3.外伤后胸腔内异物存留　如弹片、衣服碎屑等存留在胸腔内且未及时清除，继发感染化脓，形成慢性脓胸。

4.手术并发症　术后胸腔感染、食管吻合口瘘、支气管胸膜瘘、胸内残腔、胸腔积液等，均可形成慢性脓胸。

5.特异性感染　结核性脓胸、阿米巴脓胸、真菌性脓胸等由于急性期症状不典型，不易获得及时诊治，可形成慢性脓胸。

其他尚有肿瘤、凝固性血胸并发感染形成慢性脓胸。

【病理】

胸膜腔长时间积脓，大量纤维素沉积在胸膜表面，并逐渐机化，使脏壁层胸膜增厚，形成0.3～1.5cm的纤维层，而且脏壁层胸膜不规则粘连，形成多个脓腔，内有脓液、坏死组织及新生的肉芽组织。结核性脓胸可有干酪样物质及钙化灶。

随着病程的迁延，胸膜纤维板瘢痕化收缩，导致胸壁内陷、肋骨聚拢、肋间隙变窄、脊柱侧弯，膈肌也因增厚的纤维板而固定，纵隔受瘢痕收缩牵引移向患侧，肺被机化的纤维瘢痕包裹限制，影响肺的呼吸运动。因长期慢性缺氧，可有杵状指（趾）。

慢性脓胸病人长期感染中毒，肝、肾、脾等脏器可发生淀粉样变；有些慢性脓胸，直接穿破胸膜经肋间隙穿出，形成哑铃状脓肿称为外穿性脓胸。

【临床表现】

慢性全身中毒症状如低热、乏力、食欲不振、营养不良、低蛋白血症、消瘦以至恶液质、贫血等。查体可见胸廓塌陷，肋间隙变窄，呼吸运动减弱或消失，纵隔向患侧移位，脊柱侧弯，杵状指（趾），叩诊实音，听诊呼吸音减低或消失。

【辅助检查】

1.实验室检查　血化验可有白细胞升高或降低，血红蛋白水平降低、肝功能异常、血清白蛋白水平降低、A/G比例倒置、水电解质紊乱及酸碱失衡等。

2.影像学检查　慢性全脓胸胸部X线摄片可见胸膜增厚，肋间隙变窄，呈密度增高的毛玻璃状模糊影，患侧膈肌抬高，纵隔向患侧移位。若有气液平面存在，说明有支气管胸膜瘘可能。慢性包裹性脓胸则表现为相应部位肿块阴影，如位于叶间则可表现为梭形阴影。胸部CT或磁共振检查可以显示增厚的胸膜、脓腔和肺部情况。有瘘管者可注入碘油或12.5%碘化钠造影，X线透视或摄片以了解脓腔部位、大小以及有无支气管胸膜瘘。

3.胸腔穿刺　胸腔穿刺针穿过脓腔壁时，多感组织致密；脓液稠厚，其内LDH含量高。脓液性状与致病菌菌种有关。

【诊断分析】

根据病史、症状、体征、影像学、胸腔穿刺及化验，慢性脓胸的诊断并不困难，关键在于寻找形成慢性脓胸的病因,明确其病理性质。慢性化脓性脓胸多有急性脓胸、胸外伤或手术史;结核性脓胸多有肺结核或结核性胸膜炎等病史,脓液中常有干酪样物质;阿米巴脓胸时,常有阿米巴痢疾或肝脓肿病史,脓液咖啡色,可找到阿米巴滋养体。

**【治疗要领】**

慢性脓胸需手术治疗。其治疗原则是:改善病人一般状况,提高抗病能力,排除造成慢性脓胸的因素,消灭脓腔,争取保存和恢复肺功能。

1.全身治疗　加强营养,纠正低蛋白血症和贫血,治疗伴发病如糖尿病以及病因治疗。

2.改进脓腔引流　引流管过细或位置不合适,脓液潴留时,应重新改进引流。脓液多时可接水封瓶引流,当脓液少于 50ml/d 时可改为开放引流。

3.胸膜纤维板剥脱术　适用于肺内病变不严重者,是治疗慢性脓胸较理想的手术方法,剥除增厚的胸膜纤维板使肺复张,消灭脓腔,改善呼吸运动,不仅能使肺功能得到最大恢复,而且保持了胸廓的正常形态。

4.其他　胸廓成形术或胸膜肺切除术。

# 三、结核性脓胸

胸膜腔因结核杆菌感染而积脓,称为结核性脓胸。其发病机制、病理表现、临床经过和预后均与结核性胸膜炎截然不同。

**【病因】**

结核性脓胸的病因多数为接近胸膜的干酪灶或空洞向胸膜腔破溃或形成支气管胸膜瘘,使带有大量结核杆菌的干酪样物质进入胸膜腔所致。少数是胸膜上结核病灶迅速干酪坏死或结核性胸膜炎久治不愈继发感染而形成;极少数病人是由于肺结核手术污染胸腔、纵隔干酪淋巴结破溃、脊柱结核寒性脓疡破入胸腔、肋骨及胸骨结核延及胸腔等引起。

**【病理】**

结核性脓胸初期,胸腔积液为浆液性,随着病程迁延,逐渐变为脓性;肺部病灶破裂,或穿刺时有其他细菌污染,则形成混合性脓胸。结核性脓胸病程长,形成的纤维板厚而坚实,并常有钙化。脓胸可为局限性,也可为全脓胸。纤维瘢痕收缩,使胸廓塌陷,肋间隙变窄,肋骨呈三角形,肋间肌也发生萎缩纤维化,脊柱发生侧弯。患侧肺功能严重减退甚至完全毁损。有的脓胸向肋间溃出形成慢性窦道可长期流脓不愈。

**【临床表现和诊断分析】**

结核性脓胸起病缓慢,可有低热、盗汗、乏力、消瘦等结核性中毒症状及轻微胸痛、胸闷、干咳等表现。如胸腔积脓较多可出现气急;若伴支气管胸膜瘘,可有刺激性咳嗽,咳出与胸腔积液相同的痰,且咳嗽与体位有关,健侧卧位时咳嗽频繁,呼吸困难。混合性脓胸时症状如急性脓胸。纤维板形成后病人有明显活动性呼吸困难、慢性发绀、杵状指(趾)、患侧胸廓塌陷、脊柱侧弯、心肺功能障碍及肝肾淀粉样变性和功能改变。

结核性脓胸起病缓慢,病人有结核中毒症状,多有肺部结核病灶结核菌素试验呈阳性或强阳性反应,胸腔穿刺抽出稀薄脓液,或脓液内含有干酪样物质。脓液中查找结核杆菌虽为确诊结核性脓胸的依据但大多不易查找到。凡胸液中淋巴细胞较多,普通化脓菌培养阴性时应考虑本病,脓腔壁病理学检查可根据结核结节及郎汉斯巨细胞等结核性特征性改变以确定诊断。

X线检查可以了解脓腔以及同侧和对侧肺部情况支气管胸腔瘘时可见液气平面。胸部CT检查除可了解积液量,胸膜增厚情况外,尚可对肺内病灶及其功能进行评估。

**【治疗要领】**

对肺结核早期正规抗痨治疗可以预防结核性脓胸发生。诊断结核性脓胸后应积极应用抗痨药物,其他治疗方法基本与慢性脓胸治疗原则相同。

(李同磊)

# 第十五节　支气管扩张症

支气管扩张症是慢性肺化脓性疾病。由于支气管及其周围肺组织的持续性炎症,致支气管壁破坏,支气管扩张变形,造成不可逆转的病理损害。多见于儿童和青年。病人常有慢性咳嗽,咳大量脓性或黏液脓性痰,反复发作局限性或弥漫性的支气管肺感染,鼻窦炎或中耳炎。由于支气管长期反复感染及咯血,可引起全身消耗,病情进一步发展,可导致肺动脉高压,促成肺心病。

**【病因】**

1.先天性　少见,发育不良可导致先天性囊性支气管扩张。纤毛细胞发育不全,使纤毛杆与各对纤丝之间只有致密基质,而幅状物与纤丝间的联系和(或)动力蛋白侧臂有所缺失,这将引起纤毛固定,故易伴发支气管扩张、鼻窦炎、中耳炎、支气管炎、肺炎。卡塔格内综合征为支气管扩张合并心脏异位和胰腺囊性纤维化病变。支气管软骨发育不全亦可发生有家族倾向的弥漫性支气管扩张,称为 Willams-Campbee 综合征。

先天性免疫缺陷引起的 IgA 缺乏,原发性低或缺乏 γ-球蛋白血症和 α-抗胰蛋白酶缺乏等,易感染支气管炎症,导致支气管扩张。

2.继发性

(1)支气管肺感染:儿童的百日咳、麻疹、流行性感冒、腺病毒呼吸道感染,是引起支气管扩张的重要原因。长期病变的支气管内有炎性物聚集,释放多量蛋白水解酶、毒性氧自由基,可使支气管平滑肌和弹力纤维损害,管壁完整性破坏。大量分泌物长期存积支气管腔内,使支气管壁的炎症和破坏逐步加重,发展为支气管扩张。肺炎、慢性支气管炎和支气管哮喘,反复并发感染,也可引起继发性支气管扩张。此外,肺结核、肺脓肿、机化性肺炎、胸膜纤维化等因素也是支气管扩张的重要原因。

(2)支气管阻塞:内源性有支气管结核的肉芽增生和瘢痕组织性狭窄支气管内异物、支气管腺瘤及其他肿瘤引起腔内机械性梗阻。外源性有肿物或肺门炎症、结核引起的肿大淋巴结,形成支气管管腔外压迫、阻塞,导致远端支气管及肺的感染,也可引起肺不张。因胸腔内有负压,对病肺的牵引,助长支气管扩张的形成。儿童支气管腔较成人细,呼吸道感染频繁,发生支气管扩张的机会就可增多。右肺中叶支气管细长,周围又有多个淋巴结,常因炎症因素淋巴结肿大的压迫,引起肺不张,并发支气管扩张,称为中叶综合征。

(3)化学因素:吸入腐蚀性化学物质,如碳氢化合物,造成支气管损伤,由于昏迷、吞咽神经肌肉的损伤、胃食管括约肌功能不全,可使胃液反流吸入支气管内,致使支气管壁溃疡,伴发感染,甚至引起支气管炎,也可造成支气管扩张。

**【发病机制】**

支气管扩张多在儿童期起病,主要由于儿童支气管管腔小,易于阻塞;儿童支气管壁发育尚未完全,管壁较软,易受损害;儿童肺泡间孔形成不全,侧支通气较困难,易发生肺不张。

支气管扩张常见于下叶基底段、中叶及舌叶。左下叶支气管细长,与气管形成的角度较大,且受心脏、血管压迫,引流不畅,故左下叶支气管扩张更多见。左舌叶支气管开口接近下叶背段支气管,易受下叶感染影响,故左下叶与舌叶支气管常同时发生扩张。右中叶支气管细长,其内外前有三组淋巴结分布,淋巴结易受感染肿大,中叶支气管受压,发生肺不张,导致支气管扩张。上叶支气管扩张以后叶常见,多数为结核性。

**【病理】**

支气管扩张可分为囊状、柱状及混合状。

支气管扩张是不可逆的病理改变。病变部位肺表面正常,炭末附着较少,可呈部分肺膨胀不全。手扪诊感到支气管结构增厚或有囊状感觉。早期支气管壁和肺泡之间聚集大量淋巴细胞,形成淋巴滤泡向管腔内突出,引起支气管阻塞和感染。支气管黏膜充血、水肿、溃疡形成,假复层纤毛柱状上皮逐渐化生为鳞状上皮,从而丧失纤毛运动和清除功能。支气管壁平滑肌、弹力纤维和软骨遭到破坏。使其成为扩大而没有弹性的纤维管。细支气管因炎症瘢痕而闭塞,呈肺不张,部分闭塞(活瓣作用)时其周围组织呈肺气肿。由于反复感染,可使扩张的血管破裂,发生咯血。病变过程中,支气管动脉与肺动脉末梢广泛沟通,形成体肺循环交通,引起左向右分流,时间越长,可出现肺动脉高压和肺心病。因扩张的支气管壁较薄弱,使咳嗽时引起支气管陷闭或阻塞,分泌物不易排出,炎症可进一步加重,影响通气与气体交换功能,产生不同程度缺氧。支气管病变广泛者,可并发阻塞性肺气肿,通气功能减退,吸入气体分布不均匀,时间肺活量和最大通气量减低,呼吸生理死腔增加,气体交换异常。严重者有残气增多,通气与血流比例失调和弥散功能障碍,氧的吸收减低,动脉血氧饱和度下降,造成患者低氧血症。

**【临床表现】**

症状与体征和肺部感染程度密切相关。

1.慢性咳嗽咳痰　长期反复发作,多见于秋冬之交,严重感染者咳大量脓性、恶臭痰。痰液呈黄绿色脓样,若有厌氧菌感染,则有臭味。痰液静置后可分三层,上层为唾液泡沫,中层为混浊黏液,下层为脓性物及坏死组织。

2.发热　若有反复感染,可引起周身毒性症状,如发热、盗汗、食欲减退、消瘦、贫血等,有时尚觉胸痛。多数患者虽有症状,但食欲和体重接近正常。

3.咯血　儿童少见。但约有半数成人患者有咯血,多数为反复少量咯血,也有少数患者在临床上无明显症状而大量咯血者,称为"干性支气管扩张",其原因为支气管感染反复发作,引起病段的支气管动脉与肺循环之间吻合支破裂所致,咯血量多少不定,大量咯血可发生窒息死亡。

早期支气管扩张可无异常体征。病情加重时可在肺下部听到湿啰音。慢性化脓性支气管扩张患者呼出气息发臭,且有杵状指、关节肿胀等,全身营养状况差。如有并发支气管肺炎、肺纤维化、胸膜增厚与肺气肿时可有相应的体征。

**【辅助检查】**

1.**实验室检查**  白细胞计数增高,中性粒细胞左移;动脉血气分析可见低氧血症呼吸性碱中毒。痰液检查可见三层。镜检可见弹力纤维、脓细胞和大量红细胞碎片。痰细菌培养对临床用药有指导意义。在严重病例的后期常有绿脓杆菌感染。若有变态反应性气管肺真菌病时,痰可呈胶冻样的黏液栓,镜下可见真菌菌丝及多量嗜酸性粒细胞。疑为结核性支气管扩张时,应注意作痰结核菌检查。

2.**肺功能测定**  为阻塞性通气功能障碍或限制性通气功能障碍,通气/血流比例失调,低氧血症。

3.**胸部 X 线平片**  常显示一侧或双侧肺纹理粗乱增多,边缘模糊,在肺纹理中可见管状透亮区,为管壁增厚的支气管影,称为"轨道征"。严重病例肺纹理可呈网状,期间有透亮区,似蜂窝状,提示为纤维组织包围的肺气肿病变。囊性支气管扩张时,见有卷发样阴影,表现为多个圆形的薄壁透亮区,有时囊底有液平面。如有肺实质炎症,可见有小片或斑点状阴影,或呈大片非均匀性密度增高影,一般局限于扩张部位。有时平片亦可显示肺不张征象。平片改变是非特异性的,但平片检查仍不可忽视,因它可排除与支气管扩张相类似的其他肺部疾患。对疑有支气管扩张症患者也应作鼻窦的 X 线摄片。

4.**胸部 CT**  有相当的特异性,特别是目前采用 1.5mm 薄层切面,更提高了 CT 对支气管扩张诊断阳性率。常显示肺失去正常血管分布。因支气管扩张是支气管壁弹力组织和肌肉组织破坏后引起的异常扩张,CT 表现为:如柱状扩张管壁增厚,并延伸至肺的周围;混合型有念珠菌状外形;囊状扩张成串或成簇囊状,囊腔内可有液体。这是一种无创伤性检查方法,对诊断有一定帮助。但要手术的病人,仍应尽量作支气管碘油造影。

5.**支气管碘油造影**  是确定病变范围的重要方法,可提供确定手术范围的依据。严重感染者因痰液阻塞支气管,造影剂不能充盈,应控制感染后方可进行。大咯血者必须在停止咯血2~4周后造影,以防诱发大咯血。造影时,麻醉必须稳妥,造影剂顺利注入支气管内,调整体位,拍摄胸部正侧位及左右斜位。若患者呼吸功能较好,应先检查患侧,若呼吸功能有明显损害,只能检查一侧,以后视情况再检查另一侧。支气管造影可见支气管呈柱状扩张,或囊性扩张以及混合型扩张。

6.**纤维支气管镜检查**  有助于支气管扩张的诊断及治疗,可发现支气管肿瘤、支气管内异物。可吸除痰液减轻阻塞,并可取痰标本作细菌培养及药物敏感试验。经支气管镜也可注入造影剂行局部选择性造影。

7.**食管镜检查**  对下叶支气管扩张伴有呛咳症状者,应注意有食管、支气管瘘的可能,应行食管镜检查。

## 【诊断分析】

支气管扩张的诊断要依靠病史及临床表现、体征。胸部 X 线片及 CT 扫描对诊断有帮助，支气管造影可以明确病变类型及范围、性质，对外科治疗可提供重要资料。

支气管扩张应与下列疾病相鉴别：

1.肺炎与肺不张后，支气管有可逆性扩张，经过治疗可以恢复正常，若在病后 6～8 周内作支气管造影术，可能会使部分可逆病变误认为支气管扩张，应注意与本病相区别。

2.复发性流行性感冒及反复发作的非典型性肺炎。

3.支气管内膜结核与肺不张引起的支气管改变。

4.肺曲真菌病，往往继发于支气管扩张之后，注意痰的检查可见微小的棕色孢子及真菌菌丝。血清沉淀试验及曲真菌抗原皮肤试验，可资鉴别。

5.先天性肺囊肿病者继发感染时易与混淆，但前者无远端肺组织发育不全。

## 【治疗要领】

原则是去除原发病灶，控制感染，有效排痰，必要时手术治疗。

1.内科治疗

(1)去除原发病灶：根治龋齿、慢性副鼻窦炎及中耳炎等。

(2)有效排痰，加强支气管引流：按不同部位采用不同的体位，原则上应使患肺位置抬高，引流支气管口应朝下，使痰液引流到主支气管，以利排出。必要时引流前可先行雾化吸入，辅以拍背，进行深呼吸、咳嗽、咳痰，以提高引流效果。病变在下叶时，患者俯卧，头向下，垫高床脚，效果更好，如无效，可采用支气管镜吸痰。

(3)控制感染：按痰细菌培养及药物敏感试验结果应用有效抗生素。急性感染发作期，抗生素治疗时间需 1～3 周，才能达到理想的效果。

(4)支持疗法：加强营养，给高蛋白饮食，纠正脱水和贫血，严重贫血者予以输血，加强病人抵抗力。劝告病人戒烟。缺氧者应行吸氧治疗。每年行流感疫苗注射也是必要的。合理的中西医结合的支持治疗，可起到稳定病情，改善症状的作用。

2.外科手术治疗　应从病变的性质和范围，结合患者一般状况来考虑。手术切除病肺，是根据感染病灶、控制出血最有效方法。手术适应证：

(1)支气管扩张的症状明显，病变集中于一叶或两叶或一侧肺，全身情况良好，无手术禁忌证。

(2)反复咯血诊断明确者，可于咯血间歇期争取外科治疗。大咯血进行非手术治疗而危及生命者可作紧急手术治疗，以挽救生命，但事先必须定位准确。

(3)双侧病变，但主要病变集中于一叶，心肺功能良好，全身情况佳良，可分期切除病肺。

(4)经内科正规治疗，症状仍无减轻，病肺位置明确者，应择期手术治疗。

病人经充分的术前检查准备后，可择期在支气管插管，静脉复合麻醉下施行手术，宜使用双腔插管，以便术中给氧及吸痰，防止脓痰污染引起窒息，减少术后并发症的发生。根据术前的定位，可拟定手术方式及肺切除的范围。双侧病变可分期进行手术，一般先切除病变较重的一侧，以后根据病人功能恢复的情况而定。双侧病变的患者，有作者作双侧同时手术的的报道，这样对病人的创伤甚大，危险增加，拟分期手术更好，以策安全。总的说来，支气管扩张的手术治疗,效果较好,近期疗效(5年以内)在90%以上。近年来,由于麻醉方法及手术技术的不断改进与提高,支气管扩张的外科治疗的手术死亡率已甚低,手术并发症亦少。

【预防】

继发性支气管扩张是可以预防的,不断地注意增强机体的抗病能力,积极治疗婴幼儿的呼吸道感染和肺不张,早日去除支气管异物或腺瘤,合理治疗支气管结核和淋巴结结核,切除支气管的瘢痕狭窄,治疗慢性鼻窦炎及扁桃体炎。一般说只要支气管各层未受到严重破坏,扩张的支气管有可能恢复正常。随着抗生素问世及广泛应用,支气管扩张症的发生率大为减少,病死率明显降低。

(刘志宏)

# 第十六节　气管支气管发育障碍

或是由于多种多样的气管、支气管畸形的发生率低,或是由于部分畸形是气管软骨异常,在常规检查中常漏诊,而特殊检查手段又不宜广泛采用,所以其非常少见,难以分类。

正常气管从喉头到隆突为22个C形软骨环水平排列而成,软骨环的开口在背侧,即使正常的气管,也存在数量上的变异或Y形软骨环。

## 一、大气道未发育,憩室及盲支气管

气管、支气管未发育形成肺缺如,可为双侧、单侧或一叶,病理、临床特点、治疗与肺未发育近似。

先天性气管、支气管憩室相对常见。气管憩室最为常见,多位于隆突上1~3cm气管的右侧壁,常单发,无症状,可存留异物。多在术中、支气管检查或尸检时意外发现,支气管镜可确诊。无需特殊治疗。盲支气管:指经气管壁长出一气管样的盲突,其末端止于肺实质样组织,形成并无呼吸功能的气管叶,其病变实质仍为气管憩室。诊断及治疗同气管憩室。

## 二、支气管异常起源

支气管异常起源指叶以上大支气管起源异常,极其罕见。而肺段或段以下支气管起源异常,较为常见,被认为是解剖变异,应在支气管镜检查及手术时注意,无其他临床意义。

有四种主支气管异常:①超过一个(偶尔无)肺叶或段的支气管,如双右上叶支气管;②同侧异位支气管:叶支气管异常起源,最常见是右上叶支气管起源于气管,形成气管三叉分支,称为动脉上支气管;③异侧异位支气管:此型的支气管分叉及肺分叶异位到对侧肺,如:右下或中叶的支气管横跨纵隔起源于左主支气管,称为支气管桥。可为单一畸形,也可与心、脾及其他畸形并存,如:支气管桥可伴有左肺动脉悬吊和气管狭窄;④所谓的"猪支气管":即额外支气管,其常起于右主支气管或中间干支气管的下壁。

支气管异常起源及异常分支常无症状,也无明显临床意义,但偶有继发病理改变,如:反复发作肺部感染等。多意外诊断,支气管造影中,7/1500 可见左尖后段起于左主支气管,其中 4/7 有气道梗阻。无需特殊治疗,如因其他疾病行支气管镜检查或肺部手术时,应予注意。

## 三、气管、支气管闭锁和狭窄

此类疾病指先天性因素所至的气管、支气管闭锁、狭窄。这类畸形很罕见,根据病变气管、支气管发育的程度及有无食管气管瘘分为七型。常见的有四种形式。最常见类型是喉至食管瘘之间气管完全缺失,此型约占 50%,其他类型仅占 5%～10%。伴肺未发育者极罕见,无食管气管瘘的病例,肺发育多正常者,但组织学表现常类似叶外型肺隔离症。

气管闭锁推测是肠发育成气管和食管时,发生障碍,可能是前肠分隔的腹侧或背侧移位所致,故常伴有某种气管食管瘘,也可伴有心脏、泌尿生殖系统的异常。关于支气管狭窄或闭锁的原因,有两种假说:①在支气管胚芽顶端的独立的增殖细胞与胚芽失去连接,但其仍继续独立分支、发育,使远端支气管正常,但不与中心气道相通;②胎儿的支气管动脉在发育时被中断,局部血运障碍,引起支气管壁梗死,继发支气管发育停止、被吸收。

另有几种气管支气管树的自身异常,也可导致气道狭窄,如:①气道软骨异常:可单独发生,也可是全身骨软骨病的一部分,气管软骨的局部缺失常引起气管软化,出现呼气梗阻及反复发作的支气管肺炎;②气管软骨环的不完全裂,引起气管构造缺陷,气管变形,远端渐细,这种形式被称为漏斗状或胡萝卜状气管,类似的软骨异常偶见于肺叶或段支气管,引起局部气道狭窄,③其他支气管狭窄的原因包括:闭锁(见后)、发育不良及闭塞气道的纤维蹼。所有这些畸形,常伴有其他脏器的畸形。

### 【病理】

先天性支气管闭锁或狭窄可累及叶、段或亚段支气管,其发生在或靠近其近端,以左上叶的尖后段支气管最为见。病变是节段性的,病变处以外的支气管树,不论是其远端或近端的支气管,形态及结构正常或接近正常,典型表现为:一支或更多支气管含黏液、且扩张(黏液囊肿),绝大多数病例,切除的标本显示远、近端支气管不相通,偶见痰或纤维条索分隔两者。

### 【症状】

气管闭锁的患儿均不能生存,先天性气管或支气管狭窄者,可因其狭窄程度及部位的不同,影响其症状及生存期。先天性支气管狭窄或闭锁平均年龄在 17 岁,近 2/3 为男性,通常无症状,约 20% 的患者有反复发作的肺部感染史。较大气道的狭窄多在婴儿期就出现症状,表现为呼吸窘迫、喘鸣或反复发作肺炎等。

### 【辅助检查】

静态正、侧位胸片表现为:紧靠肺门、且尖端指向肺门的类三角形病变区,呈高透亮性和黏液囊肿表现。肺病变部位的高透亮区,是由于肺血减少和患肺实质的阻塞性气肿(可能有侧支通气)所至,通常少于患肺组织的容积,周围正常肺实质和纵隔会受压、移位。黏液囊肿可能表现为线形的、卵圆形、分支状或似一个普通囊肿。动态的吸气和呼气片显示气体排出受限,此与支气管腔内的部分梗阻性病变难以鉴别,然而,支气管腔内病变罕见,如果全肺仅部分受累,支气管肺段过度膨胀几乎均有支气管狭窄,肺血减少、过度膨胀和黏液囊肿均可在CT下证实。

**【治疗要领】**

根据婴幼儿期出现的呼吸窘迫、喘鸣或反复发作肺炎等症状,及典型的高透亮性、黏液囊肿等放射学表现,早期诊断多无困难。手术治疗是唯一有效的治疗手段,术式为气管或支气管成型术。

## 四、气管、支气管食管瘘

约占出生婴儿的$1/800 \sim 1/5000$,单纯的气管食管瘘少见,约占气管、食管畸形的4%,而伴有食管闭锁的气管食管瘘较多见,约占气管、食管畸形的88%。

**【病理】**

在胚胎第4、5周,前肠被分隔为两部分,即:位于背侧的消化部分,发育成食管;位于腹侧的呼吸部分,发育成喉气管。如前肠的分隔发育障碍,其间仍保留交通时,就形成气管食管瘘。可伴有以下器官的发育异常:椎体、肛门(闭锁)、心脏及肾脏等。

分为四种主要类型:①短的闭锁食管,远端食管起于气管下段,此型最为常见,占80%以上;②食管闭锁而无气管食管瘘,此型气管发育多正常;③存在食管气管瘘,而无食管闭锁;④食管闭锁、伴闭锁口侧食管气管瘘;⑤食管闭锁、伴气管与闭锁口侧及肛侧食管瘘。食管与右主支气管间形成的支气管食管瘘较少见。也有将其分为两种临床病理类型:伴或不伴有食管闭锁,前者食管为盲端,是最常见类型。

**【临床特征】**

70%见于出生时低体重儿,多因其他疾病而早产,足月儿如为单纯瘘,100%可存活,低出生体重为此病的高危因素。

男稍多于女,出生后即可出现口水过多、吐白沫等,过食时呛咳、呕吐、呼吸困难、发绀等,停止进食时以上表现明显减轻,如处理不及时,婴幼儿可因口腔分泌物、进食或胃内容物反流等引起吸入性肺炎,出现发热、气急、脱水等,严重者可因肺部并发症死亡。

放射学检查可确诊,透视可见胃泡或肠内气体减少、肺部感染等征象。造影方法为先放置胃管,多在$10 \sim 12cm$时遇到阻力,然后注入碘油、造影,即可确诊。

**【治疗要领】**

治疗原则为:①避免吞咽物或胃反流物进入呼吸道;②防治肺部并发症;③维持营养及水盐平衡。手术治疗目的:①闭合瘘口、切除瘘管;②建立食管连续性。可一期完成,Haight在1941年首次施行瘘管分断、气管修补、食管端端吻合的一期手术成功,为目前的首选术式。如食管两端距离过长,可行皮管间置、胃食管或空肠食管吻合术。如局部条件不理想、感染重、全身状况差等,可二期完成手术,先行瘘管分断、食管外置、胃造瘘术,待感染控制、全身状况恢复后再行消化道重建。单纯气管、支气管食管瘘者手术预后佳,生存率可达68%,而合并食管闭锁者,手术预后较差。术后食管支气管瘘复发率约在$3\% \sim 22\%$。

(李同磊)

# 第十七节 肺部感染性疾病

## 一、肺结核病

肺结核病是结核分枝杆菌引起的慢性肺部感染性疾病,其中痰排菌者为传染性肺结核病。1882 年 RobertKoch 发现结核菌,其后人类同结核病经历了长期和艰难的斗争。自从 20 世纪 50 年代初 INH 问世为标志的抗结核化学时代的到来,是人类与结核病斗争中最具代表性的里程碑。到目前为止,现代化学治疗的发展,已形成比较完整而成熟防治技术措施,并使结核病的流行病学和临床状况显著改观。但自 20 世纪 80 年代中期以来,在美国等发达国家,结核病的发病率依然严重。我国结核病疫情虽然显著下降,但我国是世界人口大国,目前也是世界结核病大国,因此,结核病依然是一个全球性的严重的公共卫生和社会问题。由于对肺结核病认识的提高及新的化疗药物产生,绝大多数肺结核,能通过内科疗法治愈。需要外科治疗的病人已大大减少,还有少部分病例经内科治疗失败,或出现一些并发症,需外科手术治疗。应用手术方法治疗肺结核,已有百年历史。1882 年 Forlainini 开始应用人工气胸法治疗肺结核。1891 年 Tuffier 应用切除部分肺组织的方法治疗肺结核获得成功。1911 年 Stuertz 用膈神经切断术治疗肺结核。1914 年 Friedrich 提出膈神经压榨术治疗肺结核,因不会造成永久性膈神经麻痹,因而沿用多年。直到 20 世纪 40 年代胸外科的发展逐步提高,20 世纪 50 年代达到较高水平。各种肺叶切除术,肺段切除术已有 80 年的历史,取得了很大的成绩。目前,大部分肺结核病均可以抗结核药物治疗而痊愈。但仍有部分复治病,因耐药性而内科不易治愈,以及多种原因造成病灶不可逆转和并发症等情况,外科手术还是不可缺少的治疗方法之一。因此,外科医师应深入了解病情,掌握好手术适应证,适时地施行手术治疗,使能获得更好的治疗效果。

外科治疗肺结核的方法,可分为萎陷疗法与肺切除两类。萎陷疗法中之胸廓成形术仍然有选择性的应用于临床。肺切术是采用手术方法切除抗结核药物不能治愈的病肺,以达到消除病灶的目的,但结核病是一种全身性的疾病,手术治疗只能是综合治疗中的一种方法。因此,手术前后都应重视全身的综合治疗。

【病理】

1.渗出型病变 表现为组织充血水肿,有中性粒细胞,淋巴细胞、单核细胞浸润和纤维蛋白渗出,可有少量类上皮细胞和多核巨细胞,其中可以发现结核菌。病变组织内菌量多,致敏淋巴细胞活力高和变态反应强。呈现有纤维素-单核细胞性肺泡炎、多核白细胞肺泡炎、纤维素性肺泡炎等组织学类型。其发展过程取决于机体变态反应与免疫力之间的相互平衡,病灶可坏死、液化,若免疫力强病变可吸收或演变为增生型病理变化。

2.增殖型病变 主要特点是结核性肉芽组织的形成与增生,此类肉芽组织缺乏毛细血管,由类上皮组织、郎汉斯巨噬细胞及淋巴细胞相互交错增生的细胞层,并包绕于坏死灶的周围,使病变局限化。在类上皮细胞外围还有淋巴细胞和浆细胞分布和覆盖。单个结节直径约0.1mm,其中结核菌极少而伴纤维化。增生型病变的另一种表现是结核性肉芽肿,多见于空洞壁及干酪坏死灶周围,由类上皮细胞、毛细血管构成,还有郎汉斯巨细胞、淋巴细胞及少量中性粒细胞。增生型病变中结核菌极少,巨噬细胞处于激活状态。

3.干酪样坏死　若机体免疫力低,结核菌战胜巨噬细胞后不断繁殖,先为组织细胞混浊肿胀,继而细胞脂肪变性,细胞核碎裂、溶解、坏死。坏死组织呈黄色,似乳酪般半固体,故名干酪性坏死。坏死区周围逐渐为肉芽组织增生,最后成为纤维包裹的干酪性病灶。坏死病灶可以多年不变。但干酪坏死灶也可液化,经支气管排出形成空洞。

由于机体反应性免疫状态,局部组织抵抗力的不同,细菌数量、毒力和感染方式的差别,以及治疗措施的影响,上述病理改变可以互相转化、交错存在,而以某一种病变为主。

【分型】

我国肺结核分类:1978年经卫生部全国结核病防治工作会议修订为五型分类:Ⅰ型:原发型肺结核;Ⅱ型:血行播散型肺结核;Ⅲ型:浸润型肺结核;Ⅳ型:慢性纤维空洞型肺结核;Ⅴ型:结核性胸膜炎。

注明痰菌检查结果,肺内病变包括空洞分布情况。根据全身及肺部表现分为进展期、好转期及稳定期。

【诊断分析】

痰结核菌检查是最可靠的诊断凭据。由于客观上存在痰菌阴性肺结核病人,因此,必须重视综合诊断方法,以期作出正确诊断。

1.病史　持久的咳嗽和咳痰、咯血、全身乏力、消瘦、胸痛、盗汗。病史应包括:结核病家族史、接触史、卡介苗接种史。

2.体征　可以无阳性体征,或有典型的双颊潮红、慢性病容、呼吸及脉搏增快。胸部检查叩诊异常及呼吸音改变、捻发音或大小水泡音。全面的体检有助于肺结核与其他疾病的鉴别诊断。

3.X线检查　可以发现肺内病变部位、范围、有无空洞或空洞大小、洞壁厚度。由于肺结核空洞又有无壁空洞、厚壁空洞、薄壁空洞、张力空洞、慢性纤维空洞等不同形态。一般而言,肺结核空洞洞壁比较光整,液平少见或仅有浅液平。病期长者则同时出现纤维化或钙化灶。慢性继发型肺结核的特征性X线征象是多形态病灶的混合存在,好发于上叶尖后段或下叶背段,具有诊断意义。由于不同病因引起的肺内病变可以呈现相似的X线影像,特别是当病变位于非好发部位或分布不典型而又缺乏特征性形态时,定性困难,不能单凭此项检查确定肺结核的诊断。

肺结核的症状、体征和X线表现与很多呼吸系统疾病有相似之处,因此,必须运用综合方法,作好鉴别诊断。除多作痰细菌学检查,尽可能利用新技术如BACTEC系统培养、PCR方法等。

如疑为肺癌时应询问有无吸烟史、家族史、胸痛、血痰、X线表现、痰细胞病理学检查、纤维支气管镜和肺癌标记物检查等。

根据不同对象,有针对性的选用各种方法,为肺结核与其他肺部疾病作鉴别诊断:例如反复的痰细胞学追踪,以纤支镜为主的内腔镜检查、肺穿刺组织学病检、影像诊断方法—支气管或血管选择性造影。CT、MRI、肺放射性核素检查,诊断性药物治疗以及必要时的开胸探查等。

**【治疗要领】**

肺结核的治疗史,大体可分为三个时代:①初期为疗养、空气、阳光、营养、卧床休息为主要治疗方法。②20世纪40年代之前,曾广泛应用萎陷疗法,减少病肺活动,使血流缓慢,纤维增生,以利病灶愈合。③少数病例在心肺功能良好的情况下,作肺叶或全肺切除术。

目前,由于高效抗痨药物的增多,利福平(1963年)及乙胺丁醇(1961年)的发现,化学疗法不断改进与发展,目前手术治疗病例显著减少;因此,现在治疗肺结核主要应用抗痨药物,称为化疗时代。

**【手术治疗】**

1.肺切除术及其他有关手术

(1)适应证

①空洞性肺结核:经抗结核药物规则治疗18个月,空洞无明显变化或增大痰菌阳性,特别是结核菌耐药的病例;有空洞病变,反复咯血,有继发感染,治疗无效;不排除癌空洞者;非典型抗酸菌空洞。高度耐药化疗效果不佳者。

②结核瘤:经抗结核治疗18个月,痰菌阳性,有咯血者;结核瘤不能排除肺癌者、结核瘤直径大于3cm,可作为手术相对适应证。

③毁损肺:经规则治疗仍排菌,或反复咯血及继发感染者。

④结核性支气管扩张:反复排菌及大咯血。

⑤结核性支气管狭窄或闭塞:结核性支气管狭窄或闭塞或伴有远端肺部反复感染、血痰与气短者,应根据狭窄部位长度及狭窄远端肺组织情况,行肺切除术或气管或支气管成型术。

⑥肺结核合并支气管淋巴瘘,持续排菌者。

⑦结核性脓胸伴支气管胸膜瘘者。

⑧肺结核合并急性大咯血者:大咯血对患者是一重要威胁,作用于血管、促进和增加凝血因子,以及抗纤溶、抗肝素等各类止血药,都用于止血,但疗效难以肯定,目前仍以垂体后叶素疗效比较肯定。也有经纤支镜直视定位后在出血部位涂布或灌注缩血管药物,如肾上腺素、促凝血药物或血管硬化剂(鱼肝油酸钠),亦可经纤支镜插入带球囊导管压迫止血。有作者报道使用支气管动脉栓塞,可以有效控制出血。偶尔肺结核空洞壁动脉瘤破裂出血,可联合肺动脉插管暂阻断血流,或经超选择插管至动脉瘤处进行肺动脉栓塞。如上述处理无效,出血部位明确,应急诊作肺切除术,以挽救生命。

⑨结核性脓胸:经内科治疗无效,应考虑施行手术:a、胸膜纤维层剥脱术-用于单纯结核性脓胸,无感染,肺内无病变者。b、胸膜纤维层剥脱术并行肺切除术-伴有肺空洞;纤维层剥脱术后肺扩张不满意者。c、胸膜外全肺切除-结核性脓胸伴肺内多个空洞,或毁损肺、支气管胸膜瘘,痰菌阳性,而对侧肺基本正常者。d、胸腔引流术-用于急性及慢性混合性感染者,或因反复胸穿引起继发感染经抗生素治疗无效者。

⑩自发性气胸:多次反复发作;胸腔闭式引流两周以上,仍有漏气者;液气胸有继发感染

者;血气胸经闭式引流后肺未复张者;气胸侧合并肺大疱者;一侧气胸且对侧有自发气胸者,应及早手术。

⑪肺门纵隔淋巴结结核:经规则抗结核治疗,病灶扩大者;病灶压迫气管、支气管引起呼吸困难者;病灶穿破气管、支气管引起肺不张、干酪性肺炎,内科治疗无效者;不能排除纵隔肿瘤者。

(2)禁忌证

①结核病活动期,对侧肺或同侧其他肺叶有浸润性病变,痰菌阳性。体温、脉搏及血沉不正常,应先行药物治疗,以免术后发生血行播散。

②术前要作肺功能测定,全肺切除者应作分侧肺功能测定。一般说,肺活量、时间肺活量(第一秒)、最大通气量等预计值的80%以上,应能耐受肺叶切除甚至全肺切除。上述检查占预计值的60%,可以耐受肺叶切除;全肺切除要慎重考虑特别是右全肺切除。检查值占预计值的40%以下,一般肺部手术均不能耐受。有严重心脏病,冠心病、哮喘及重度肺气肿;广泛的肺外结核病,药物难以控制者;某些重症使病人全身情况难以改善者;要做血气分析,观察血氧饱和度、氧分压、二氧化碳分压等项目。同时,结核病患者也可伴有肝、肾损害,有肝肾功能异常时,要查明原因,积极治疗,待好转后,再手术。术前病人体质虚弱者,要给予支持疗法,加强营养,必要时给予输血、血浆、白蛋白等,使之更好地耐受手术。

③未成年儿童的肺结核病,药物治疗大多能治愈。老年病人,心肺功能较差者,手术应全面衡量,十分慎重,应尽量避免作肺切除术。

(3)手术时机:要有良好的术前准备,对病人进行全面的了解。内、外科医师密切合作十分重要,共同会诊,病人必须情况良好,无中毒症状,在一系列X线胸片上显示病灶稳定,痰菌最好转阴。一般认为肺结核经6个月抗结核药物治疗,大部分可逆性病变可被吸收或痊愈,此时,应是最佳手术时机,厚壁纤维空洞,经历3~4个月药物治疗后,亦可手术切除,并不增加其危险性。X线体层摄片可进一步了解病灶具体情况。纤支镜可确定有无支气管狭窄,支气管内膜结核或结核性支气管内膜病变。有的病人还需要进行支气管造影检查,以观察有无支气管扩张和肺段的病灶情况。术前除原用的抗结核药物外,还需要增加一种有效的抗结核药物,使术后能发挥药物的保护作用。

(4)手术的原则与方式:手术应掌握的原则是彻底切除结核病灶,尽最大可能保留健肺组织与功能。一般认为楔形局部切除只适用于病理证实为肉芽肿的结核球的局限病灶。肺叶切除仍是肺结核的主要术式。病变超过一个肺段,主要病变又局限在一个肺叶内,为肺叶切除的适应证。过去需行肺段切除的局限病灶,多数已为抗结核药物所控制,已不再需外科手术。因而分段切除及多段切除的方法,已很少施用。若一侧肺内病变广泛,如毁损肺,在心肺功能允许的情况下,可做一侧全肺切除术。对某些特殊病例袖状肺叶切除也可施行,这样可以利用支气管成形术,以保留较多的肺功能,多挽救一部分危重病人的生命。一侧全肺切除术后是否需要加同侧胸廓成形术,以防止纵隔向患侧移位及对侧肺过度膨胀,近来,一侧全肺切除后,由于术侧膈肌升高,肋间隙变窄,胸内积血机化,加上纵隔移位及胸膜增厚,术后残腔缩小,甚至可以消失,因而多数学者不主张同期加胸廓成形术。

空洞切开病灶清除缝合术:对两侧肺结核病灶广泛,一侧有大空洞,经常出血,导致结核播散的可能,但心肺功能不佳,不能耐受肺叶切除者,为控制大量排菌和咯血,有作者报道,可切开空洞行病灶清除,结扎引流的支气管,洞壁用碘酊、乙醇消毒后,折叠缝合空洞壁,术后配合抗痨治疗,可达到痰菌转阴,咯血停止的效果。

(5)肺切除术后的并发症及其处理原则

①支气管胸膜瘘:为术后严重并发症之一。引起的原因大致为感染,其中包括支气管腔内或胸腔内感染,影响了残端愈合;技术不良:支气管残端有结核病变,残端不易愈合。遇此情况,可采用黏膜外缝合法,或将残端再切除一些,于正常组织缝合。再有就是病人营养不良,血浆蛋白低,伤口愈合差,引起残端裂开。

支气管胸膜瘘的病人主要症状是:术后出现呛咳、痰量增多,呈暗红色稀痰,伴有发热、胸痛、应进一步摄胸片检查,可见胸腔内有液平,残腔增大,胸腔穿刺有大量气体及液体,吸出的液体与咳出的液体相似。向胸膜腔内注入亚甲蓝,咳出的痰中带蓝色,即可确诊。纤支镜检查,在支气管残端可见到瘘口。

支气管胸膜瘘一经确诊,应即作胸腔闭式引流,积极抗炎治疗,若瘘口较小病例,余肺膨胀良好,可望愈合。如不能愈合,待病情稳定后,再次手术,找到瘘口,修整残端,达健康黏膜,缝合瘘口,用周围组织覆盖瘘口,并加作胸廓成形术,消灭残腔。残腔不大者,可动用胸壁的肌肉加以填充残腔,也能收到好的效果。

②结核播散和余肺结核恶化:这是一种严重并发症,可进一步加重病人的呼吸功能不全严重者可引起呼吸衰竭。造成播散的主要原因为一空洞型肺结核大量排菌,术中空洞内容物流入对侧肺内;麻醉后痰液未能吸净,残存的带菌痰液流入对侧,余肺内有较多的病灶,术后可使原有的病灶进一步恶化。若术后病人持续高热、咳嗽,并有结核中毒症状就应考虑此种并发症的可能,及时拍胸片、查痰菌,对早期诊断有益。

一旦发生余肺结核播散,就应积极抗结核治疗,可选择未曾用过的药物,联合强化抗痨,加强营养,增加病人抗病能力,使病灶得到有效控制。预防:严格手术适应证,术前病灶一定控制在稳定状态;手术麻醉时气管内插双腔导管,若用单腔导管,要及时清除气管内痰液,这样可有效防止有菌痰液流至对侧。术中操作轻柔,不可过分用力挤压空洞,甚为重要。

③术后脓胸:常见原因为 a、术中胸腔受污染;b、术后胸管引流不畅,胸内积液积血,易招致感染;c、术后余肺膨胀不全,留有较大残腔。脓胸一旦发生,及时引流,处理支气管胸膜瘘,加强抗痨,并根据细菌培养结果及药敏试验选用强力的抗菌药物,以及综合的支持疗法。

2.胸廓成形术

(1)适应证:主要为上叶空洞,对侧无明显病变或已稳定。两肺上叶慢性纤维空洞型肺结核,经正规治疗,空洞不能闭合,持续排菌,因体质条件差,不能耐受肺切除者;肺结核合并脓胸或支气管胸膜瘘,病人不能耐受切除术者;一侧肺结核病变广泛,又多为纤维性病灶,痰菌阳性,细菌高度耐药,估计药物治疗效果不佳,病人不宜行全肺切除者;一侧肺结核行肺叶切除术后,余肺内残留较多的病灶,为防止余肺过度膨胀而致病灶恶化,应作部分胸廓成形术。

(2)手术方法:胸廓成形术是一种萎陷疗法,即切除多根肋骨,使胸壁塌陷,压缩病肺组织,使其得以静息,有利于组织愈合。同时,减慢该部血液和淋巴回流,减少毒素吸收,并产生局部缺氧,不利于结核菌繁殖。肺受压缩可使空洞壁靠拢,促使组织愈合。

胸廓成型术治疗肺结核要求切除足够的骨质胸壁,使空洞周围的肺组织萎陷。对上叶空洞要切除 1～7 根肋骨,但要分期进行。手术在全麻下插双腔气管导管,能有效地控制呼吸,并能有效地防止痰液流入对侧肺内。第 1 期手术可先切除 3～5 根肋骨,上 3 根肋骨切除要够长,后端应切除肋骨小头及椎体横突,前端切至肋软骨部位,第四肋以下,前端逐渐留长一些,以达到充分的塌陷,术后用棉垫多头胸带加压包扎,防止胸壁反常呼吸运动。第 1 次手术后,间隔 2～3 周后进行第 2 次手术,再切除 2～3 根肋骨,要求达病变部位以下两条肋骨的平面即可。术后应鼓励病人有效地咳嗽,保持呼吸道通畅,应用抗生素预防和控制感染,术后加强抗痨治疗,定期复查、观察肺部病变及痰菌是否转阴,以决定进一步的治疗方法。

**【预防】**

早期发现并积极治疗新发病及复发的结核病人。隔离大量排菌的肺结核病人和未感染者接触。婴幼儿接种 BCG(卡介苗)。积极治疗慢性排菌者。加强对结核病人及人群的防痨教育,养成良好习惯,不随地吐痰,避免感染他人,防止医院内感染。

# 二、肺脓肿病

肺脓肿是由于各种病原菌感染发生肺部化脓性炎症、组织坏死、液化而形成。以前称为非特异性肺脓肿,以区别继发于邻近来源的继发性肺脓肿。故又特称为原发性化脓性肺脓肿。临床上以高热、咳嗽、咳大量脓臭痰为特征。自近 20 年来由于抗生素广泛应用,肺脓肿的发病率已明显减少。

**【病因】**

正常人的鼻腔、口咽部有大量细菌寄殖,唾液中含有大量厌氧菌,齿缝中有很多的厌氧菌存在。肺脓肿的致病菌与口咽部的寄殖菌关系密切,且常为多种细菌混合感染,其中厌氧菌感染占 90％以上,占重要地位。常见的厌氧菌为产黑色素类杆菌、核粒梭形杆菌、口腔类杆菌、消化肠球菌、消化链球菌、韦荣球菌、微需氧链球菌等。需氧菌、兼性厌氧菌主要为金黄色葡萄球菌、化脓链球菌、肺炎杆菌、绿脓杆菌等,由于它们毒力强、繁殖快,肺组织容易坏死形成脓肿。此外,β 型溶血性流感杆菌、嗜血杆菌、军团杆菌、奴卡菌、支原体真菌、卡氏囊虫等也可引起肺脓肿,但较少见。

**【分类和发病机制】**

1.吸入性肺脓肿　占 60％以上,病原体经口、鼻咽腔吸入。扁桃体炎、鼻窦炎、齿槽脓肿或龋齿等脓性分泌物、口腔、鼻、咽部手术后的血块;麻醉、乙醇和安眠药、中毒、溺水、吸毒、癫痫发作、窒息或昏迷时,咽喉部保护性反射减弱或消失,肺的防御和清除功能被破坏,病原菌极易经支气管进入肺内。食管疾病如裂孔疝、食管失弛缓症、鼻导管、鼻饲、气管造瘘术也是造成吸入原因;有些患者未能发现明显原因,可能由于受塞、疲劳、全身免疫状态和呼吸道防御功能减低,在深睡时吸入口腔污染的分泌物而发病。本型多为单发性。其发生与解剖结构及体位有关。异物较易吸入右肺。在仰卧时,好发于上叶后段和下叶背部;在坐位时,好发于下叶后基底段。当各种污物吸入阻塞支气管后,远端肺组织萎陷,细菌迅速繁殖,引起化脓性炎症,坏死,继而形成肺脓肿。若脓肿与支气管相通,脓液可经支气管排出而形成空洞。在急性期,如脓液能顺利排出,以及有效药物控制病变可获愈合。若引流不畅,未能及时治疗,病变扩大,侵犯邻近的肺段或全肺。在引流支气管有活瓣性阻塞时,可形成张力性空洞或肺不张。肺脓肿多发生于远端支气管,病灶多见于肺表面,易产生胸膜反应或粘连。脓肿破入胸腔时,可引起脓气胸和支气管胸膜瘘。肺脓肿在急性期如未能及时控制,迁延在 3 个月以上,则逐渐转变为慢性期,脓肿周围的急性炎症吸收,被纤维组织所包绕。在反复感染、组织破坏与修复交错演变的过程中,受累的支气管和肺部组织破坏同时存在。脓腔及周围肺组织有程度不同的纤维化。相关的支气管可有部分性梗阻和扩张。脓腔呈多房性,并有纡曲的窦道相通,由于引流不畅,致炎症迁延扩散。由于两侧支气管在解剖学的差异,右侧肺脓肿的发生率比左倾 4 高。右侧约占 70％,左侧占 30％。

2.血源性肺脓肿　是由于肺外部位感染病灶的细菌或脓毒性栓子经血道播散至肺部引起小血管梗死,产生化脓性炎症,组织坏死导致肺脓肿。如皮肤创伤、感染、疖痈、骨髓炎、产后盆腔感染、亚急性细菌性心内膜炎、化脓性血栓性静脉炎、中耳炎、泌尿道或腹腔感染等。病原菌主要是金黄色葡萄球菌、革兰阳性肠道杆菌和某些厌氧菌。败血症和脓毒性病症时,细菌或脓毒性栓子随血流至肺部,栓塞肺部小动脉,病灶多位于肺表面近胸膜处。肺动脉栓塞后,可引起肺组织坏死,迅速形成脓肿,常为多发性,如因炎症阻塞小的支气管,易形成活瓣状,也可形成张力性脓肿,或几个小脓肿融合成一个大脓肿。

3.继发性肺脓肿　多在某些肺部疾病的基础上继发感染所致,常见于支气管肺癌、肺囊肿、支气管扩张、肺结核空洞、肺寄生虫病、肺真菌病、支气管或肺异物、食管癌穿孔。肺部邻近器官化脓性病变或外伤感染、膈下脓肿、肾周围脓肿、脊柱旁脓肿等,穿破至肺引起脓肿。因其各有其特殊的病理基础,与原发性肺脓肿不同,它们有不同的临床特点。大块肺梗死灶因局部有脓毒性栓子,或伴支气管继发感染,常有肺组织广泛破坏,进展迅速而形成脓肿,其病变多发,多位于下叶后段及外侧段,空洞壁较薄,内壁不光滑,常有胸膜渗出表现。

【临床表现】

1.症状　急性吸入性肺脓肿起病急剧,患者畏寒、高热、咳嗽、咳黏液痰或黏液脓性痰。炎症波及胸膜时可有胸痛、气急。常伴全身乏力、脉快、多汗、食欲减退。7～10d 后脓肿破溃到支气管,痰量大增,每日可达 300～500ml,为脓性痰,静置后可分三层。若为厌氧菌感染则痰有腐臭味。咳出脓性痰后,症状好转,体温下降。约 1/3 病人有咯血。脓肿可穿破进入胸腔而引起急性张力性气胸或支气管胸膜瘘。急性阶段若及时有效治疗可有数周内好转。如治疗不力、不彻底,迁延 3 个月以上而变成慢性肺脓肿,患者有慢性咳嗽、咳脓痰、反复咯血、不规则发热,贫血,消瘦慢性消耗病态。

血源性肺脓肿先有原发病灶引起的畏寒、高热等脓毒血症的表现。以后数日才出现肺部症状,如咳嗽、咳痰等,痰量不多,咯血者很少见。

2.体征　肺脓肿早期,病变小或位于肺脏深部可无异常体征,待脓肿形成,周围有渗出,叩诊可呈浊音或实音,语颤增强,呼吸音增强,有湿啰音。脓腔较大时,可有空瓮音。血源性肺脓肿体征大多阴性。慢性患者多呈消耗病容、面色苍白、消瘦或浮肿。大多数病人均有杵状指(趾),少数患者可发生肺性肥大性骨关节病。有的病人,由于炎症反复发作,病灶周围的胸膜产生粘连,在粘连中常有许多扩张的血管,这些血管和胸壁及肺血管沟通,形成侧支循环,即为左向右分流,检查时,体表部位有时可见到表浅的扩张血管,少数病例能听到收缩期或连续性血管杂音,此种杂音的病者,术中出血量较大,应作充分准备。

**【辅助检查】**

1.实验室检查

(1)血常规:血液白细胞计数及中性粒细胞均显著增高。慢性肺脓肿患者白细胞可无明显改变。但可有轻度贫血改变。

(2)血培养:急性期血液细菌培养对病原菌诊断有帮助。

(3)痰细菌培养:对排除其他微生物感染有帮助,如分枝杆菌属、革兰阳性及阴性菌、真菌感染等。

(4)当肺脓肿伴发脓胸时,应行胸穿,行厌氧菌及真菌培养。并作胸液涂片,作细菌革兰染色。

(5)血清学检查:当军团菌感染时,可作试管凝集及酶联免疫吸附试验。支原体感染时,可行间接 ELISA 对病人双份血清作抗肺炎支原体 IgG、IgM 检测及冷凝集试验,阳性感染者对诊断有助。国内外已有从血流或脓液标本检测致病的厌氧菌酸性代谢产物进行诊断的方法。

2.X 线平片  早期肺脓肿呈大片浓密模糊阴影,边缘不清。病变呈肺段分布。脓肿形成后,若脓液经支气管排出,胸片能显示液平面的圆形空洞,四周有较厚的云雾状炎性浸润。若支气管引流不畅,可形成张力性空洞,胸片表现为薄壁囊性空洞。急性期如引流通畅,空洞日渐缩小,周围炎症吸收。慢性肺脓肿,以厚壁空洞为主要表现,空洞大小和形态不一。空洞周围有纤维组织增生,边缘不整,四周可有放射状索影,即所谓"长毛刺"。不少慢性肺脓肿可跨越肺段或肺叶的界限。常合并胸膜肥厚,有时胸膜增生可掩盖肺内病灶,只有加滤光板摄片或体层摄影,才能显示脓肿。少数病例,由于引流不畅,脓液不能排出而干涸,X 线上呈团块状浓密阴影,没有空洞或只有很小空洞,需与肺癌鉴别。为更清楚显示肺脓肿的实质病变,常需体层摄影检查,可以显示脓腔大小及部位,还可显示与支气管沟通的情况,在鉴别诊断上有意义。

血源性肺脓肿在肺的边缘部有多发的散在小片状炎症阴影或边缘较整齐的球形病灶,其中可见脓腔及液平面,随着炎症吸收可见局灶性纤维化。

侧位 X 线检查,可明确脓肿的部位及大小,有助于体位引流及术前定位。

胸部 CT 可见类圆形的厚壁脓腔,并可见液平,脓腔内壁常表现为不规则,周围有模糊性影。

3.纤维支气管镜检查  是鉴别肺脓肿、结核、肿瘤、异物等的重要方法。通过组织活检,分泌物的细菌及瘤细胞检查,对确诊有很大价值,同时也可吸除浓痰,减轻感染的效果。

4.支气管碘油造影  可以显示脓肿和继发病变的解剖位置和扩展范围,残余空洞也可显出。对确定诊断和手术范围很有意义。

5.食管钡餐造影  可了解有无支气管食管瘘的存在。

**【诊断分析】**

肺脓肿的诊断主要依据病史,结合实验室检查。胸片显示肺野大片浓密炎性阴影中有脓腔及液平面。血痰培养,包括厌氧菌培养,分离细菌,有助于作出病原学诊断。并发脓胸的病人应作胸腔穿刺,行胸液的需氧及厌氧菌培养,也有帮助。

肺脓肿应与下列疾病相鉴别。

1.细菌性肺炎　早期肺脓肿与细菌性肺炎在症状和 X 线表现很相似。肺炎球菌肺炎最常见,有口唇疱疹、铁锈色痰而无大量黄脓痰。胸部 X 线示肺叶、段实变或呈片状炎性病变,边缘模糊不清,但无脓腔形成。痰或血的细菌分离可以鉴别。

2.空洞性肺结核　应详细询问病史,肺脓肿有高热、寒战、痰多且臭。肺结核的 X 线显示空洞周围的炎性病变较少,而且有不规则条索状病灶,卫星病灶和钙化斑点,并有同侧或对侧的支气管性播散病灶,空洞内有少许液平,痰中可发现结核菌。

3.肺癌　发病缓慢,在 40 岁以上的病者,常无毒性症状。肿瘤阻塞支气管可引起阻塞性炎症。癌灶液化可形成癌性空洞,壁厚、偏心、内壁凹凸不平,无液平,空洞周围无炎症反应,但常可见到肺门淋巴结肿大。多次痰细胞检查,气管分叉断层,支气管镜检及造影,可有助与肺脓肿鉴别。

4.肺囊肿继发感染　胸片显示囊肿呈圆形、腔壁薄而光滑,常伴有液平,周围少有炎症表现。病者一般无寒战、高热、咳嗽、咳大量脓性痰历史。

## 【治疗要领】

1.药物治疗　早期合理有效的内科治疗是根除肺脓肿的关键。有针对性地应用强有力的抗菌药物以及良好的支气管引流是缩短疗程,提高治愈率的重要方法。

(1)抗生素治疗:急性期应用大剂量有效抗菌药物治疗,85%～95%的病人能治愈。但开始治疗前应送血、胸液等细菌培养及厌氧菌培养和药物敏感试验。

青霉素为首选。重症病人,每天应静滴 2000 万单位。同时可加用链霉素,每日 1 克肌肉注射。或羟氨苄青霉素 500～750mg 口服,4 次/d,持续 4～6 周,直至症状消失。也可加用甲硝哒唑是广谱抗厌氧菌感染药物,毒性低,并能通过血脑屏障,不引起二重感染。

克林达霉素,对厌氧菌疗效好,尤对青霉素耐药菌敏感。也有作者认为青霉素和克林达霉素,或青霉素和甲硝唑合用,可作为常规治疗。对混合感染或致病菌不明的感染也可采用第二代或第三代头孢菌素与氨基糖苷类抗生素,或甲硝哒唑与氨基糖苷类抗生素联合应用。

(2)体位引流及排液:可按照脓肿的不同部位采用相应体位,3 次/d,每次 15～30min,辅以雾化治疗法。如有条件和必要可作纤维支气管镜检查,收集分泌物作细菌培养,如有异物和分泌物可及时吸出,并可将支气管扩张剂与抗生素滴注到病变部位。当病情危重,可用经皮闭式插管空洞引流,并发脓胸时应行闭式引流。

(3)支持疗法:增加营养,小量间断输新鲜血。使用支气管解痉剂和祛痰剂,排出痰液。也可选用中药治疗,有消热解毒、散结祛痰、去腐生新的作用。

2.手术治疗

(1)适应证:肺脓肿经积极内科治疗,效果不显著,因纤维组织大量增生,脓腔壁增厚,发生上皮化,并发支气管扩张时,则应考虑手术治疗,手术适应证为:

①肺脓肿病程在 3 个月以上,经内科治疗,无好转或反复发作者。但对年老体弱或有手术禁忌证者,仍应坚持积极内科治疗。

②发生威胁生命的大咯血,经非手术治疗无效时,应及时手术,挽救生命。

③支气管阻塞使感染不能控制,或经积极治疗 1 个月,仍显示巨大脓肿,空洞直径在 6cm 以上者。

④不能与肺癌、真菌感染或肺结核鉴别时,应考虑手术治疗。

⑤慢性肺脓肿并发支气管扩张、脓胸、支气管胸膜瘘者。

(2)术前准备十分重要,应进行充分的综合治疗。包括加强营养,积极控制感染,少量间断输血,改善全身情况,加强体位引流,使痰量减少到每天 50ml 以下,体温、脉搏平稳,中毒症状消失。大多数慢性肺脓肿经外科治疗,可获良好结果。

(3)手术方法:手术多采用支气管双腔插管下全麻。应用侧卧位后外侧切口,此切口暴露好,有利于分离粘连、止血。慢性肺脓肿病程一般较长,病程范围广,粘连重。为防止剥破脓肿,可采用胸膜外剥离法,手术时,切除要彻底,范围要够大,原则上要求切面上无病变组织,否则术后留有残余病变,出现症状,并发脓胸或支气管胸膜瘘。若病人全身情况差,经准备后,仍不能承受肺切除手术,可酌情考虑作肺脓肿切开引流术。

慢性肺脓肿肺切除范围应视手术中实际情况而定,尽量不作肺段及肺叶切除,又要保证手术的良好效果,既切除了病肺,又最大限度保留健康肺组织。游离病变时应细心操作,防止脓液污染胸腔,支气管残端不宜过长,缝合良好,并动用附近组织包盖,病肺切除后,胸腔应充分冲洗,并放入抗生素。随着麻醉及手术技术的日益成熟,外科治疗效果均很满意。

## 三、肺吸虫病

肺吸虫又称肺并殖吸虫病,是肺吸虫在以肺部病变为主要的全身性急性或慢性寄生虫病,涉及多个组织器官,临床表现多变而复杂。临床上常有咳嗽、胸痛、咳铁锈色痰或伴腹痛、腹泻、皮下结节及神经系统症状。人因进食肺吸虫囊蚴的蟹类、喇蛄或沼虾等受感染致病。肺吸虫病发病在世界上分布甚广,中国、日本、印度、马来西亚、美国、加拿大、巴西、墨西哥等国均有发现。

【病因】

主要是卫氏并殖吸虫和四川并殖吸虫或斯氏狸殖吸虫。肺吸虫的第 1 中间宿主是淡水螺,第 2 中间宿主是蟹类、喇蛄,终宿主是人、狗、猫、鼠、貂、虎、猪、狐、豹、狮等。除人外,上述动物又称保虫宿主,是主要的传染源。虫卵随终宿主的痰或粪便排入水中经 3～6 周发育成毛蚴,然后毛蚴侵入第 1 宿主淡水螺体内约 3 个月后经胞蚴、母雷蚴、子雷蚴最后形成尾蚴,尾螺从螺体逸出,进入石蟹、喇蛄、沼虾等第 2 中间宿主发育成囊蚴,终宿主吞食生的石蟹、喇蛄、沼虾或饮用带囊蚴的溪水时,囊蚴进入胃中,在十二指肠经消化液作用,尾蚴脱囊而出,穿过肠壁进入腹腔,部分停留在肠内腹内器官,一部分穿越膈肌至肺部发育为成虫,在肺形成囊肿。少数可经颈内动脉上行入脑,引起脑内病变。有的可至肌肉、皮下、眼眶、心包等处发病,引起全身性并殖吸虫病,但异位寄生的幼虫很少发育至成熟产卵阶段。一般自感染至成虫产卵约需 2～3 个月,成虫存活 5～6 年,最长可达 20 年。肺吸虫又名并殖吸虫,种类很多,目前已知能使人致病的约有 9 种,其中以卫氏并殖吸虫和斯氏狸殖吸虫较为重要。肺吸虫病的流行有如下条件：有肺吸虫病原体的人或动物为终宿主；有第 1、2 中间宿主（螺、石蟹、喇咕）的存在和感染；有生吃石蟹和喇咕的人。并殖虫主要在亚洲、大洋洲、美洲，其中亚洲最多，如朝鲜、日本、印度、泰国、马来西亚、印尼和中国。我国主要分布在南方地区。凡能排出并殖吸虫虫卵的病兽、畜或病人，均为并殖吸虫的传染源。人体如感染并殖吸虫，虫体在人体内可发育成熟并产卵，并排出体外；人体如感染兽主人次的并殖吸虫（如斯氏并殖吸虫、四川并殖吸虫），这些类型的并殖吸虫在人体内一般不能发育成熟。人体虽可感染发病，但不能成为传染病。所以病兽、畜为重要的传染源。

### 【发病机制和病理改变】

并殖吸虫在人体内能侵犯内脏、浆膜及皮下组织等处，其病变主要由幼虫、成虫的游走、定居，对脏器造成的机械性损伤，以及虫体代谢产物等抗原物质导致人体的免疫病理反应，其基本病理过程可分为三期：

1.组织破坏期　虫体在人体内穿行，造成组织破坏，出血或隧道损伤，病变处为隧道状或窟穴状。

2.组织反应期　周围组织出现炎性渗出及中性粒细胞和嗜酸性粒细胞浸润为主的炎症反应。病灶周围产生肉芽组织而形成薄膜状脓肿壁，为脓肿期。脓肿处细胞坏死、液化为暗红色粘稠脓液，周壁纤维组织增生形成囊肿，为囊肿期。囊肿内有虫体、虫卵、坏死组织和夏科-雷登结晶。如囊肿破裂与支气管相通，脓液由痰中咳出，呈铁锈色。由于虫体的游走，破坏组织，形成新的囊肿，常可有数个囊肿，相互间隧道相通。

3.瘢痕愈合期　若囊肿内虫体死亡或移行它处，囊肿内容物渐被吸收，囊内被肉芽组织充填而纤维化，愈合后成瘢痕组织。

由于虫卵不能发育为毛蚴，也不分泌可溶性抗原，故仅引起异物刺激反应，在卵周围仅有类上皮细胞及少量嗜酸性细胞浸润。

虫体具有游走性，如侵入脑部可出现头痛、癫痫、视力障碍、瘫痪等表现；如侵入腹腔内脏，可出现腹痛、腹泻、大便带血；若寄生在皮下，可摸到包块。全身反应有发热及血中嗜酸性粒细胞增多。

### 【临床表现】

肺吸虫病是以肺部病变为主的全身性疾病，临床表现较复杂，症状轻重与多种因素有关。起病多缓慢，潜伏期在 6 个月左右，但也有短至 2d，长至 10 年者，严重感染者可出现急性症状，常有畏寒、发热（弛张型）、头昏、纳差、乏力、盗汗、腹痛、腹泻等症状，2～3 周后出现胸痛、咳嗽或荨麻疹等表现。按其侵犯脏器不同，各有其表现。

1.胸肺型　是最常发生的部位，胸痛、咳嗽、血痰为常见，痰为铁锈色或棕褐色，如伴肺部坏死组织则呈烂桃样血痰，痰中可找到虫卵。胸痛位于腋间或下胸，一般不严重。部分伴有胸腔积液，但量不多，呈草黄色或血性。可呈包裹性积液、胸膜增厚。体征较少。大多与继发性支气管炎、哮喘、肺气肿及液气胸有关。

2.腹型　常有腹痛、腹泻、恶心、呕吐、便血等。腹痛多在中、下部，脐周有压痛，但一般无肌卫，偶可扪及结节或块物，大便中少许可找到虫卵或成虫。虫体在腹腔内移行可引起广泛炎症，造成粘连或腹水。肝可肿大，质中等或偏硬，压痛不著，可伴肝功能损害。

3.脑型 多见于儿童和青壮年。炎症早期可见畏寒、发热、头痛、脑膜刺激征等。如颅内压增高则有头痛、呕吐、反应迟钝、视力减退、视神经乳头水肿。脑组织破坏可有瘫痪、感觉缺失、失语、偏盲。如病变在皮质区可有癫痫,肢体感觉异常。如脊髓受侵,可出现运动障碍如下肢无力、行动困难等。

4.脊髓型 较少见。虫体侵入椎管,也可经椎间孔而进入硬膜外,形成囊肿,使脊髓受压,下肢感觉、运动障碍,甚至发展为截瘫、小便潴留。

5.皮下结节、包块型 以皮下、肌肉结节最多见,多位于下腹部至大腿之间。直径为1～2cm 大者较软,小者较硬,可相连成串,略有压痛,结节内可发现童虫、成虫或虫卵。

6.其他类型 少数病者可发生心包积液、眼部症状如眼球胀痛、视物模糊、复视、睑下垂、单侧眼球突出等。也可侵及肾及膀胱。

## 【辅助检查】

1.血常规 白细胞总数在急性期可增高,嗜酸粒细胞增多。血沉可中度至高度增速。

2.虫卵检查 痰检查可见嗜酸粒细胞、夏科雷登结晶与虫卵;粪便中约15％～40％可找到虫卵,系由痰液咽下所致。胸水或腹水中偶见虫卵和夏科-雷登结晶。脑脊髓有病变者的脑脊液中偶可找到虫卵。

3.活组织检查 皮下结节活组织病检,可见嗜酸性肉芽肿,并见童虫、成虫或虫卵。

4.免疫学检查 目前常用的有:

(1)皮内试验:本法简便易行,阳性率高达99.5％,常用于流行病学调查筛选,特异性不高,与血吸虫病、华支睾吸虫病有交叉反应。

(2)补体结合试验:阳性率达98％,对早期肺吸虫的诊断有重要意义,但对肝片形吸虫、华支睾吸虫、日本血吸虫抗原均具交叉阳性反应。

(3)酶联免疫吸附试验(ELISA):阳性率100％,且较少有交叉反应,可用于大规模现场调查。

(4)斑点法酶联免疫吸附试验,用于检测循环抗原,阳性率也在98％以上。

(5)后尾蚴膜反应:对并殖吸虫病诊断敏感率高达98％～100％,但与血吸虫病、姜虫病有交叉阳性反应。

(6)单克隆抗体免疫印迹试验用于测量循环抗原,阳性率在93％以上,对早期诊断及疗效考核有意义。

5.X线检查

(1)肺部病变:①以中、下肺野和内侧带较多,病变可分布于全肺,也可单独存在。早期浸润为边界模糊的云絮状阴影,1～2cm,其病理基础为成虫在肺内活动引起的出血、炎症浸润,中心有小透亮区,也可见到小液面,为早期形成脓肿的表现;②病变发展为多房性囊样阴影,为本病X线最具特征性的征象,在片状阴影中可见多数蜂窝状小透亮区,单房或多房,这是肺吸虫在肺内移行时形成的隧道所致。新产生的阴影,囊壁薄;老的病变,壁厚而边缘清晰。有些病灶周围可有长短不等的放射状索条影,持续存在时间较长。③边缘锐利结节性阴影:为纤维增殖性病变,表现为均匀,边缘光滑的类圆形阴影,亦有带小空泡阴影。结节大小不一,若经长时间治疗,密度逐渐增高,可钙化。胸片可见大小不等致密斑点或索条状阴影。

(2)膈肌、胸膜病变:膈肌可局限性隆起,多见于右侧。胸膜增厚粘连,胸腔积液、气胸、肺萎缩、纵隔胸膜粘连等亦可见到。

(3)脑脊髓型:可作头颅摄片、CT、脑血管造影等以显示病变。

【诊断分析】

1.流行病学资料　在流行区生食或半生食溪蟹或喇蛄,饮用溪流生水。

2.临床特点　有长期咳嗽、咳铁锈色痰、腹痛、腹泻、游走性皮下结节包块、头痛、癫痫者。

3.X线胸片　典型的X线征象如多房性、圆形或椭圆形囊样阴影、结节样阴影等。

4.实验室检查　痰粪类或各种体液内找到虫卵。免疫学试验,敏感性均很高,有助于诊断。

【鉴别诊断】

由于肺吸虫病临床表现复杂,容易误诊,应注意与下列疾病鉴别:

1.肺结核和结核性胸膜炎　肺结核患者有结核病接触史,无铁锈色痰,很少有胸痛,无腹泻、腹痛,一般健康状况差。X线检查示病变多在肺上部,痰菌阳性,有助于鉴别。结核性胸膜炎往往有结核病灶,胸水中淋巴细胞占多数。

2.肺肿瘤　肺转移性肿瘤、良性肿瘤常呈密度均匀的结节状阴影,而周围无肺吸虫病所致的浸润性或纤维性阴影,也无空泡状阴影。

3.脑肿瘤　脑型肺吸虫病有多种神经系统症状。应注意感染史、肺部病变、病原和免疫学检查有助于诊断。

4.病毒性肝炎、肝硬化　多有肝炎的一般症状、肝功损害,病原及血清学标志的检测有鉴别诊断意义。

【治疗要领】

1.药物治疗

(1)吡喹酮:为广谱驱虫药,对治疗本病疗效高、疗程短、使用方便、副反应小等优点,为治疗并殖吸虫的首选药物。成人剂量25mg/kg,3次/d,连服2d,总剂量150mg/kg,必要时可服2个疗程。不良反应有头昏、胸闷、心悸、早搏、恶心。偶有过敏性皮疹、精神失常等。

(2)硫双二氯酚(4,6-二氯苯酚):有良好疗效,主要作用用于虫体生殖器官,抑制虫体ATP的合成,能使虫体破坏与分解,虫卵变形与退化。成人剂量3g/d,分3次口服/d,小儿50mg/(kg·d),连续服10~15d或间日服用20~30d为一疗程,一般病例一个疗程,未愈者可重复一疗程。远期疗效为79%~89%。不良反应有腹泻、腹痛、腹胀、厌食、恶心、呕吐等为多见,偶有肌肉酸痛、皮疹。有时由于虫体杀死后,大量异体蛋白释放,引起过敏反应(herxheimer反应)。对严重心、肝、肾功能不良及妊娠妇女忌用。

(3)硝氯酚,剂量为2mg/kg,一次顿服,可直接杀死虫体。不良反应为过度出汗、关节及肌肉痛、也可有头痛、恶心、气喘及荨麻疹等。

(4)六氯对二甲苯广谱杀寄生虫药。成人50~80mg/(kg·d),每日总量不超2.5g,分早晚2次服,每日或隔日服用,疗程6~12d。

(5)阿苯达唑,剂量为400mg/d,连服7d;丙硫苯咪唑剂量为8mg/kg(50kg为限),分2次服,连服7d,二药对斯氏并殖虫病效果较好。

**2.手术治疗**

(1)皮下包块可行手术切除,如有虫体可取出。

(2)并发脓胸及气胸者,应及时作胸腔闭式引流。对引流液及敷料妥善处理,防止污染。

(3)对脑、脊髓型患者合并有压迫症状时如药物治疗效果不明显,可考虑手术治疗。

**【预防】**

在流行区加强卫生教育,不吃生的或未熟的溪蟹、喇咕等第2中间宿主,不生饮疫区溪水。彻底治疗病人,管理好动物传染源,捕杀有害的动物如野猪等。不随地吐痰,不随地大小便,避免虫卵污染水源。捕杀中间宿主如螺、蟹、喇咕等,疫区开展养鸭、鹅,可以吃掉第1、2中间宿主。

# 四、胸包虫病

## (一)肺包虫病

包虫病畜牧区常见的人畜共患的地方性流行性寄生虫病,是由棘球绦虫的幼虫寄生在人体所致的寄生虫病。

包虫病几乎遍人世界各国,广泛流行于亚洲、北非、拉丁美洲、大洋洲等畜牧业发达的地区。在我国的新疆、青海、甘肃、宁夏、内蒙古及西藏等地为流行区,在东北、华北及西部地区也散在发现。包虫病原来仅流行于牧区,但由于交通发达,人口流动,畜产品运输频繁,在非流行区,也可间接接触而受感染。

**【分类】**

一种是细粒棘球绦虫的虫卵感染的单房型棘球蚴病简称棘球蚴病或包虫囊肿通称包虫囊肿另一种是多房型棘球绦虫或泡状棘球绦虫或多房泡球绦虫的虫卵感染的多房型棘球蚴房简称泡球蚴病通称泡型包虫病临床以单房型包虫远较泡型包虫为多。

**【发病机制】**

本病传染主要途径是经消化道,当污染棘球绦虫卵的食物随饮食被吞下后,在十二指肠内孵化为六钩蚴,卵膜被胰液融化,六钩蚴脱壳而出,借小钩吸附于小肠黏膜,继而进入肠壁内毛细血管,经肠系膜静脉潜入门静脉系统,随血流注入肝脏,发育成包虫,因此肝脏发病率最高,占65%~75%。若六钩蚴通过肝脏,随肝静脉回流至右心,则顺利进入肺动脉到达肺部寄生,故肺脏的发病率仅次于肝脏,占15%~30%。由于肺毛细血管是肺动、静脉的直接通道,而六钩蚴较易通过进至肺脏,可随肺静脉回至左心,进入体循环系统而迁移到全身各部位脏器、组织寄生而罹病。

一个完整的包虫,包括内囊的角质层与生发层,囊液及其中的育囊及原头蚴子囊、孙囊,外囊是宿主生成的屏壁,不属虫体。包虫生长缓慢,将脏器或人体组织向周围挤压,呈占位性扩张,其增长速度每年约1~5cm直径。包虫增长速度,与脏器血运是否丰富,组织的疏松或致密,机体的免疫能力有重要关系。根据临床观察,肺包虫增长较快,因肺组织松软,血运旺盛,又有胸腔的负压作用的结果。临床见到的肺包虫小者数毫升,最大的可占满一侧胸腔。作者见到的最大肺包虫达4000ml。

本病传染途径:除上述经消化道外,还有经肠壁淋巴管、呼吸道、皮肤破伤等侵入的途径。

世界各国报道的肺部发病率不等(15%~69%)。有学者认为发病率相差悬殊,可能与经呼吸道直接感染的机会因素有关。地区干燥,风沙大,虫卵被吸入而沉着于肺脏的机会较多。一般儿童肺部受染机会较高,直接影响其平均发病率。

**【临床表现】**

1.接触史 本病患者多来自牧区或半农半牧区,或曾在流行区生活,与狗有接触史,而直接感染患病或由于人口流动、畜产品运输而间接感染患病。

2.症状与体征 大多数病例无明显症状,常在胸部透视时发现。部分患者可出现隐痛、刺痛或咳嗽。巨大肺包虫,可见患侧胸廓隆起,肋间隙增宽,呼吸音消失,或减弱,叩诊呈浊音。X线检查可见包虫囊肿随呼吸运动而变形。

如若发生包虫囊肿破裂,内囊液通过支气管瘘口进入支气管,引起急剧呛咳,有时咳出大量水样囊液,也可咳出子囊及内囊碎片(呈粉皮样),咳出之痰液可找到原头蚴而明确诊断。

儿童肺包虫囊肿生长较快,外囊较薄,尤当咳嗽,剧烈活动或外伤挤压,易并发破裂,往往引起吸入性肺炎,听诊时可存在满肺啰音,如破入支气管,囊液、内囊碎片可堵塞呼吸道,发生呼吸困难,甚至窒息,较大的肺包虫囊肿,其囊内容物难以咳净,易继发感染,长期咳脓痰而不愈。肺包虫无论破入肺内或胸膜腔,皆伴有支气管瘘,并继发感染形成肺脓肿或脓气胸;破入胸腔后,可因原头蚴移植而复发成胸膜包虫病。

肺包虫囊肿合并感染,大多数伴有支气管包虫囊瘘。临床表现为肺脓肿症状,如胸痛、发热、咳脓性痰,消瘦中毒症状,感染严重时可大量咯血,危及生命。

**【辅助检查】**

1.实验室检查

(1)皮内过敏试验:自 Casoni 于 1911 年首先应用皮内试验诊断包虫病至今,经大量临床观察,认为本试验的阳性率较高,操作简便,易于推广,已被各国广泛应用,阳性率为 84.2%~92.2%。

(2)血常规:可见嗜酸性粒细胞增多,平均在 5%~10%,最高达 25%。此现象并非特异性,在除外其他寄生虫病及皮肤病后对本病有辅助诊断意义。

(3)血清学检查:间接血凝试验(IHA):①敏感性高,阳性率 83%~97%。适用于临床诊断和流行病学调查。②酶联免疫吸附试验(ELISA):阳性率为 82%。也适用于普查,被认为是最佳的血清学方法。③乳胶凝集试验:其敏感性与间接血凝试验相近。④免疫荧光试验(IF):阳性率高达 96%。⑤单克隆抗体竞争性 ELISA:为新技术,具有更高的敏感性(92.8%)。

在诊断时,除皮内试验外,可考虑选用 2 或 3 种血清学检查,以提高诊断的正确性。

(4)其他:包虫破裂之后,可在胸水中或咳出水样痰内检出原头蚴。在未发生之前胸穿使包虫囊破裂,发生休克之危险,应当避免。

2.超声检查 B超检查可显示肺包虫病灶大小形态,内部结构,定位定性准确。单纯型显示为类圆型囊性液性暗区,边缘光滑,界限清晰,暗区内可显示稀光点回声。多子囊型暗区内显示多数圆型小囊或分隔状强光带。有感染等伴发症时类圆型肿块内可显示为混合性回声。

3.X线检查 X线检查是诊断肺包虫的主要方法。早期肺包虫囊肿较小,胸片上该阴影边缘模糊,随囊肿的生长,其轮廓逐渐锐利。囊肿一般生长缓慢,平均每年增长 2～3cm。有的囊肿 1 个月可增大 2～3 倍,胸腔宽阔,肺组织富有弹性,囊肿可生长很快。因右肺循环大于左肺,故右肺发病率高。包虫幼虫多停留在肺边缘部,靠近壁层胸膜或叶间、膈面或纵隔面。囊肿一般沿支气管血管方向斜行生长,被夹在中间变成肾形,并呈现切迹征。包虫外囊为机体组织形成的纤维性包膜,故囊肿与肺有明显分界,边缘锐利。肺包虫单发者多,多发者常为两侧性。

　　肺包虫极易破裂,若囊肿内容物全部排出呈一薄壁环影。其引流支气管被阻塞时可形成"张力性气囊"。由于内囊及子囊难以咳出,常表现为腔内的活动性肿块,一旦腔内气体被吸收,肺组织塌陷,要引起肺实变、肺不张、纤维变及支气管扩张。对于似肺脓肿的病例,除常规的照片外,可选择体层、高电压摄影有助于正确的诊断,减少误诊。

　　位于胸腔上口的包虫囊肿可直接压迫周围组织或神经及附近骨骼侵蚀,即 Pancoast 综合征。肺包虫破入胸膜腔或纵隔,可呈急性或慢性炎症表现并可引起囊肿继续生长,也可破入血管经体循环播散,若包虫栓塞肺动脉致肺动脉高压,右心功能不全,即所谓包虫肺心病。继发肺包虫多为分布均匀,大小一致多发的乒乓球样阴影。其早期改变似原发性囊肿,同肺转移瘤难以区别。

　　(1)单纯性肺包虫:因包虫囊内充满囊液与含气的肺组织形成良好的对比条件,呈现特殊 X 线影像,典型的影像可见密度均匀较低,边缘清晰整齐,界限明显,圆形卵圆形或有切迹分叶状,多数单发,少数为多发的实影。当包虫逐渐增大,尤以肺上叶巨大包虫可挤压纵隔,使气管向健侧移位,但心脏被推移者罕见。肺下叶的包虫,在透视下可见随深呼吸而伸缩变形,称为"包虫囊呼吸征"。巨大肺包虫可压缩邻近部位的支气管引起部分性肺不张。由于包虫是一膨胀性生长,周围的肺组织及支气管被外推,形成囊外的弧形肺纹理,称为"手握球征"。

　　(2)复杂性肺包虫:合并破裂的肺包虫较常见,较小的肺包虫破入支气管后,囊内容物被咳出,肺内仅遗留外囊,呈薄壁空洞征。若外囊只有微小裂隙,可有少量气体进入,可呈现在内囊上部有月亮形气带,称为"镰刀征"。若包虫破入较大支气管,大量气体进入囊内,则出现气液平面,内囊可漂浮于液面上,称为"水上浮莲征"。少数较大的包虫破裂后,内囊不能完全排出,遗留残腔内,常致感染,而呈现为肺脓肿征象。若破裂的包虫支气管瘘呈活瓣状时,形成张力性气囊肿,可压迫肺呈张力性气胸影像。如包虫破入胸腔,肺则迅速被压缩并有大量胸腔积液,如同时伴有支气管瘘则呈现巨大的气液平面及张力性气胸。部分病例因处理失当可转变为慢性脓胸。

　　(3)合并感染的肺包虫:此类病例多数产生支气管瘘脓性分泌物咳出,气体进入囊内,可出现透光及气液面。大部分感染的肺包虫,其边缘模糊、毛糙、密度增高,肺纹增多,紊乱并有向肺门引流的阴影。

　　右下肺部的包虫常与膈肌重叠,有时难以区别与来自肝顶部者,最可靠的鉴别方法是作气腹,可见包虫在膈下积气中,但包虫久压膈肌时并已有广泛粘连,则右膈下不能充气,提示右膈下可能有病变存在。

　　部分包虫因子囊衰老变性,囊液减少,外形收缩,表现为不规则实影,近似实质性肿瘤,但其密度比实质性肿瘤稍低。有少数肺包虫在其实影周围有钙化环。

【CT扫描】

为低密度区,囊肿中心呈一较其他性质的单纯囊肿稀释系数更高的范围(30～40Hu)能探知包虫囊肿的部位、大小,准确的解剖关系,根据其稀释系数,可与恶性肿瘤相鉴别,在囊肿的平面能准确地显示其真像,囊肿密度均匀,边缘光整增强后无明显强化。尤其是肺实质深部的囊肿,极有助于正确的判断。

【诊断分析】

1.肺结核瘤 其X线表现是多样化的,多位于上叶尖后段,球形病灶可在1～8cm,边缘不光滑,密度稍高,有散在钙化点,实影周围有卫星灶,呈点片状不均匀。若瘤内干酪灶液化能显示透亮区和形成空洞。部分病例其外围有时可见有较粗长的毛刺,毛刺靠近病灶常可中断,是由于病灶周围纤维化收缩所形成。结核瘤阴影密度是以干酪物质的密度所决定的,借此可以估计病灶是否有活动性。参考结核好发部位及临床表现以资鉴别。

2.肺结核空洞 有结核病史。其空洞可为厚壁或薄壁,可出现大小不等的液平,空洞周围有浸润病灶而边界毛糙,有肺门引流阴影。查痰可找到结核菌。

3.肺脓肿 一般说肺脓肿有急性肺炎症过程和症状,如咳脓痰等,肺脓肿的壁较厚,其周围的炎症改变较多。与肺包虫的鉴别不难。

4.肺癌 肺野块状实影,边缘模糊有毛刺或有凹脐现象。肿块增长较快。其形状为圆型卵圆型,分叶状或不定形,大小不定,轮廓多不整,早期就产生短细毛刺,呈离心性向外放射。有时可见偏心性透光区。好发于肺上叶前段,右中叶和左叶舌叶,很少见到钙化影。如有空洞,内缘多凹凸不平,可见肿瘤组织向洞内生长,另外,可做痰细胞学检查及支气管镜检查鉴别。

转移癌呈棉花球状改变,多发病灶,增长较快。大部分病灶位于两肺中、下部,上部,特别是肺尖比较少见,病灶大小多在1～2cm,大小不一致。

5.肺部炎性假瘤 X线表现为密度较高,并呈点片状不均匀,不能透见肺纹理,边缘不如包虫界限光滑锐利。肺包虫密度均匀一致的阴影内可见到肺纹理。

6.肺囊肿 先天性肺囊肿,可自幼经常发生上呼吸道感染,压迫支气管引起肺不张,肺囊肿破入支气管也可形成气液面,但无"水上浮莲征",可用血清免疫诊断等鉴别之。

7.胸腔积液 为上下均匀一致的阴影。巨大肺包虫可占据一侧大部胸腔,易误诊为胸腔积液,甚至误行胸穿后拍片,出现"水上浮莲征",或检查包虫头节后始明确诊断。巨大肺包虫密度稍高,但在肺边缘及肋膈角处,仍可发现肺纹理,透光区及密度减弱区,是为重要鉴别点。

8.肺泡型包虫病 可在肺内多发,其密度较包虫囊肿高,不均匀,有钙化点。分叶状之球形实影,或可见中心性不规则的小透光区。

9.纵隔或胸膜包虫 以后纵隔居多,约占55%,36%位于前纵隔,呈半球形阴影,向胸腔内突出,切线位观察呈扁球形紧贴在胸壁或纵隔上,转动体位不能与胸壁或纵隔分开,边缘锐利,似胸膜包囊性积液,并多与胸壁或纵隔成钝角。CT和B超检查均提示囊性肿物。鉴别诊断主要结合免疫诊断,以防误诊。

【治疗要领】

肺包虫病合并破裂与感染率较高。故宜在确诊后早期手术。虽然目前有多种治疗包虫病的药物问世,如吡喹酮、阿苯哒唑及麦苯哒唑等,但效果仍不满意,故肺包虫的有效治疗方法仍以手术摘除为主。

1.麻醉　应相当谨慎。在麻醉过程中一旦破裂,即可发生下呼吸道阻塞,引起严重后果。内囊摘除后,囊腔内均有不同程度的出血和大小不等的支气管瘘口,可造成血液流入健侧下呼吸道及广泛漏气,导致严重缺氧甚至循环骤停。因此,肺包虫手术的麻醉风险很大,必须予以高度重视和妥善处理。

(1)麻醉前准备:控制感染,体位引流,减少痰液。

(2)麻醉方法及插管方法的选择:全身复合麻醉。所有肺包虫病手术,均按"湿肺"的麻醉原则处理。周围型或双肺包虫,采用总气管插管,中心型、巨大型、破裂感染型肺包虫成人插双腔管,小儿插支气管。

(3)麻醉诱导:备好一台专供麻醉医师使用的吸引器,保障随时可供吸引用。静脉诱导。快速完成气管插管。诱导期严禁患者挣扎、屏气、呛咳和压迫患侧胸壁,以免包虫破裂。已破裂感染型和中心巨大型肺包虫插管前宜采用健侧在上的倾斜位。宜选择对呼吸道无刺激的麻醉剂。

(4)麻醉维持:维持"前深后浅"的麻醉深度。取出内囊前麻醉宜维持稍深些,行控制呼吸,以避免因麻醉过浅,病人挣扎、呛咳而导致包虫破裂。取出内囊后,即可减浅麻醉,以便术毕咳嗽反射早期恢复,有利于排出支气管内的分泌物和小凝血块。支气管插管时需中途退管,因术者常借助气流了解支气管漏口的位置。退管前,应先吸引,并边吸边缓慢的将导管退出,尽可能地将隆突和患侧支气管内的分泌物吸净。

(5)麻醉恢复:使患者咳嗽反射恢复,便于排出下呼吸道的分泌物和血凝块,术毕彻底清理呼吸道,是预防术后肺部并发症很重要的一环。若为双肺包虫,在拔管时麻醉不宜太浅,以免胸内压增加,导致包虫囊破裂。

2.切口的选择　根据包虫的定位、大小,取后外侧或前外侧肋间切口,切口应以得到最佳暴露为原则。两肺均有病变者,应考虑较大的一侧先作,待患者肺功能恢复至最佳状态后,再做另一侧。作者不主张同期两侧开胸之做法,因为创伤太大,没有必要。对右肺的肝顶部包虫同时存在的患者,经右胸切口,处理完肺部病变后,再切开膈肌,一期处理肝顶部包虫。但对右肺和肝下部的包虫囊肿,应分别做剖胸切口和肋缘下斜切口,分别处理两处的病变。对有肝胸膜和肝支气管瘘病人的处理:首先应充分引流原发感染灶(肝包虫),取经胸膈切口进入。彻底清除包虫囊内容物,细心缝闭囊腔内的肝胆管瘘,用温生理盐水彻底冲洗残腔,置引流管,最后妥善关闭囊腔与膈切口,然后再置胸管引流,关胸,并发的化脓性支气管炎,经抗生素治疗,多能治愈。

3.手术方法

(1)全囊切除术:仅能用于肺边缘的小包虫囊肿,将包虫和周边少量肺组织一并楔形切除。

(2)内囊完整摘除术:本法首先由 Barrett 于 1949 年创用。本法完整地将内囊摘除,囊液不外溢,为最理想的手术方法。

技术操作要点是开胸后暴露肺包虫,周围用纱布保护,在灰白色的外囊纤维壁上,以刀刃轻轻切向外囊壁,缓慢而稳妥,反复切割以免用力过大割破内囊。当切开少许外囊壁后,用钝钳夹住边缘,轻手牵拉,可见白色光滑的内囊由切口膨出,逐渐扩大切口,边切边保护内囊,防止内囊自行破裂,需以手指轻压予以保护,剪开外囊口长达内囊直径,内囊缓缓向外突出,请麻醉师做气管内缓缓加压,有助于将内囊完整的由肺内取出。当包虫内囊即将脱出时,需用手掌托扶,以防内囊变形破裂,每个操作都必须细心轻柔准确,缓缓平稳,切忌粗鲁的动作而划破或割破内囊。内囊壁薄而脆,一旦破裂,囊液外溢。必须立即吸引,以免原头蚴播散种植。

(3)内囊穿刺摘除术:充分显露肺包虫后,在包虫周围用盐水纱布严密隔离保护。然后用三通针穿刺入肺包虫囊内,迅速吸出内囊液,内囊即与外囊分离塌陷,手术过程中应准备两个性能良好的吸引器,一个供麻醉师使用,另一个供手术台上应用,一旦有囊液外溢,即及时吸净。待外囊塌陷后即提起外囊剪开并摘除内囊。

对外囊残腔的处理,原则是尽量缩小残腔,可将游离的外囊壁切除一部分,然后可视具体情况在囊腔内对壁拉拢缝合。然后以过氧化氢或生理盐水擦洗囊腔壁,但禁用甲醛处理,因其对组织有强烈的刺激,对支气管黏膜有严重损害,甚至发生窒息。大部分残腔均有支气管瘘的存在,注意仔细寻找,如有疑问,可向残腔注入适量生理盐水,并请麻醉师充气,则可见到瘘口,然后用小圆针和细线缝合瘘口,进针勿过深,勿刺破肺内血管,否则可引起肺内血肿,使瘘口周围渗血不止,应耐心精细闭合所有瘘口,缝合后向外囊腔注入生理盐水,气管内加压,检查有无漏气现象。

对于残腔处理,另一种方法是将残腔清洗干净,缝合支气管瘘之后,剪除囊缘变薄的外囊壁,切缘的出血点予以缝合止血,直至完成对外囊全周的处理,使整个外囊变成一个浅碟形的创面,而后彻底冲洗胸腔,使肺膨胀,确认无漏血漏气,置胸管引流,逐层关胸。

对于感染性肺包虫囊肿,应在抗菌药物应用后,开胸摘除内囊,反复以生理盐水冲洗,缝合支气管瘘。实践证明,包虫感染对周围肺组织的反应较肺脓肿为轻,处理得当,受压迫的肺可以复原。如因肺组织纤维增生严重已无恢复可能,方可考虑肺切除手术。对于巨大、多发、双侧受累的肺包虫病患者,更不应轻易采取肺切除的办法。

肺包虫破入胸腔,大多发生过敏性休克,应及时治疗,待休克好转后,尽早手术清除胸腔内的包虫囊液、子囊、内囊壁及其碎片,再按前述原则处理外囊腔。

(4)复杂性肺包虫病的处理方法:根据长期的临床实践,复杂性肺包虫可包括如下几种情况:①囊肿破裂感染并形成支气管瘘;②肺肝包虫同存或累及两肺的多发包虫病,有时一侧肺即有数十个病灶,肺受压的总面积较大,呼吸功能受到不同程度的影响;③包虫囊肿占满一侧胸腔的大部,伴有大面积的肺萎陷与阻塞性肺炎,纵隔移位,病人不能平卧;④肝内包虫破入胸腔,肺支气管与肝胆相通形成肝、支气管胆瘘,肝、胸膜腔、胆瘘。

(5)肝包虫穿入胸内时的处理:前已述及,对已破裂感染的肺包虫多在内囊摘除,清除残腔内容物,细心修补支气管瘘口,反复生理盐水冲洗之后,在有效抗生素治疗下,效果相当满意。目前只对为数极少的肺组织严重破坏病灶距肺门近或确已证实有支气管扩张者,才考虑行肺叶切除术。

①肝顶部包虫病,病灶内压与胸腔负压构成巨大压差,穿破膈肌破入胸腔、支气管的可能大,特别是已感染的包虫。破裂进胸腔或肺的内囊、囊液、胆汁对支气管、肺有强烈的腐蚀性,并有大量上述脓性混合物咳出,可迅速发生化脓性支气管肺炎。病者发热,可出现中毒现象,

体温升高,病人迅速消瘦,体重下降,治疗错综复杂,甚为棘手。治疗时,第一步是处理好肝顶部包虫囊肿,术前应根据 X 线检查,从左侧、斜位片判断其部位,结合超声学准确性更可靠,选用最佳的切口入路一段均以胸切口为最好;切断肋弓的胸腹联合切口,创伤较大,应予放弃。在彻底清除肝内病灶后,合理引流,在抗生素治疗下,采取全身支持疗法,病人可逐渐恢复。对破入胸腔的病例,诊断确定后应急诊开胸,清除胸腔内的肝包虫内容物,切开膈肌,移除肝内病灶,进行胸腔与肝内引流。

②巨大的肺包虫指的是占据胸腔面积 2/3 以上者,此类病者均有肺严重受压表现,并可纵隔移位,心脏受压,不能平卧,外科治疗时应充分注意到它的特殊性,全面考虑,麻醉要平稳,半斜坡卧式,气管双腔管插管应稍放平约 20°。采用前外侧进胸,因包虫体积大,应采用内囊穿刺摘除法,将囊液吸出,逐渐减压,这样手术过程平稳,对呼吸和循环功能均不造成很大波动,实践证明,此种手术措施较为稳妥可靠。

③左右两肺多发型包虫病,病灶分布广先作较大或有并发症的一侧,待病人恢复后择期进行另一侧,多发包虫手术时,应仔细耐心逐一处理,不可遗漏,以内囊摘除为最好,这样可以最大限度的保留有功能的肺组织,肺与其他脏器同时多发包虫,以肺与肝多发包虫多见,应先做肺包虫,因肺包虫的合并症较肝包虫为多,且手术后因鼓励咳嗽,易引起肺包虫破裂等并发症。

目前,除外科手术外,还没有任何药物可根治本病,因此,应在确诊后早期手术,并佐药物治疗。1993 年第 16 届包囊疾病学术会议上有报道,采用阿苯哒唑或丙硫苯咪唑作为包虫病的杀虫剂。其他药物尚有:①苯咪唑主要机制是抑制蠕虫对葡萄糖的摄入,从而减少其赖以生存所需的糖原和三磷酸腺苷,剂量是 200~400mg,每日 3 次,口服,30d 为一疗程。②吡喹酮:成人每日 30mg/kg 体重。认为对棘球蚴及原头蚴有明显的杀灭作用。

要消灭包虫病,必须采取预防为主的方针,必须根据棘球绦虫的生活史,消灭狗患棘球绦虫,阻断其繁殖周期中任何一个环节,注意饮食卫生,即可逐步消灭包虫病之目的。

## (二)胸膜包虫病

胸膜包虫病甚为少见,临床医师往往认识不足,易被误诊。

**【诊断分析】**

1.X 线检查　为重要方法,其特点:①多单发,少数 2~3 个,阴影呈圆形或类圆形,边缘清晰,密度均匀,大部分为低密度,甚少有钙化。②多轴位透视在呼吸时阴影上下移动,若为膈胸膜包虫,则随膈肌上下移动。为除外肝脏病变向上发展之可能性,可注入少量气腹以助鉴别。③肺门及肺叶一般无异常钙化影,无肋间隙变窄及肋膈角闭塞,可与胸膜结核病作大致的鉴别。

2.CT 检查　有较高的密度分辨率,对肿物的部位、形态和范围,较易与其他胸膜病相鉴别。

3.超声检查　对含液囊肿具有定性、定位、定量的诊断意义。

4.Casoni 试验　若为阳性,对诊断有意义。

5.排除其他寄生虫病　经血伊红细胞测定,血伊红细胞明显增高,对本病具有辅助诊断意义。

**【治疗要领】**

本病一经确诊,应及时手术,否则随时都有破裂,产生过敏休克的危险。在X线透视下定位,选择适当切口,以最短距离在病变部位进胸,病变处如有粘连,应仔细分离,或行胸膜剥离,以免分破囊肿,造成周围组织污染。囊肿四周以纱布充分隔离,行囊肿完整摘除,避免污染胸腔。术中应准备一个强力吸引器,一旦囊肿破裂即应迅速吸除囊液,以免造成过敏性休克。如遇胸膜包虫病破裂感染之病例,术前应作充分准备,控制感染,供给营养,纠正低蛋白血症。术中插双腔导管,保证呼吸道通畅,充分供氧。手术时将内囊摘除,清除囊内感染物质,彻底修补支气管胸膜瘘。术后胸管引流时间视病情适当延长,以利胸内引流物顺利排除,使肺复张,很少需施行肺叶切除术。

### (三)纵隔包虫囊肿病

**【诊断分析】**

1.纵隔包虫囊肿　较少见,主要发生于包虫流行区,本病症状轻微,有些无任何症状,少数常规体检时发现。

2.胸部X线正侧位片检查　是诊断本病的重要依据。多表现为纵隔突向肺野的圆形或椭圆形阴影,边缘光滑,密度均匀一致,不随呼吸运动发生变化。除非囊肿与肺、支气管粘连相通,一般不出现囊肿内气液面。

3.CT和B超检查　均提示囊性肿物,但不能定性,应注意与支气管囊肿、皮样囊肿、食管囊肿(胸透时可随吞咽上下活动)、心包囊肿、囊性淋巴管瘤相鉴别。

4.免疫诊断　Casoni皮内试验阳性。

5.实验室检查　嗜酸性白细胞明显高于正常。

6.心电图检查　若为心包或心肌包虫病,可出现低电压、窦性心律不齐或心肌受压、缺血表现。

7.胸穿　经上述检查疑为包虫囊肿时,应严禁胸穿,以防囊液外溢引起过敏性休克及继发性包虫种植。

**【治疗要领】**

本病一经诊断,即应行外科手术治疗。切口入路根据囊肿的部位而定,位于前纵隔的病变,可采用前外侧肋间进胸,可减少手术创伤。位于后纵隔或体积较大囊肿采用后外侧切口。囊肿不感染,一般与周围组织粘连较轻,开胸后即能获得显露。若与大的血管包括腔静脉与主动脉粘着,不必游离,以防大出血。将周围组织严密保护,小心切开外囊,柔和地以手指分离内囊,可完整摘除内囊。如手术中一旦囊肿破裂,应尽快吸除囊液,使污染减少到最小程度,然后分别用过氧化氢、乙醇、生理盐水处理囊腔,外囊可不缝合,心包包虫囊肿手术时因囊肿受心跳的影响,手术更应仔细。若为心肌包虫病,则应先行探查,根据具体情况决定手术方法,为安全考虑,建议在体外循环下直视手术。

(刘志宏)

# 第十八节　肺部其他疾病及其手术

## 一、肺大疱

肺气肿是指终末细支气管远端的气腔扩大同时伴有肺泡壁的破坏。当合并肺大疱时,往往需要外科手术以减轻气急症状,改善肺功能,但至今尚无一种术前检查可以精确评估手术对肺功能的改善程度。另外,未被切除的肺大疱的自然病程目前尚不明了,因为有些病人病情发展迅速,而有些病人可以长时间无变化。

【病理分型】

1.肺小疱　肺小疱是脏层胸膜下积气,系由胸膜下肺泡破裂,气体通过结缔组织进入脏层胸膜的纤维层内所致。肺小疱通常位于肺尖部,少数可发生在下叶上缘,直径一般在 $1\sim2cm$,是成年人自发性气胸的主要原因。肺小疱可融合成较大乃至巨大的肺大疱。

2.肺大疱　肺大疱也称大疱性肺气肿,指气腔直径超过 1cm 的肺气肿,通常在 X 线片上与肺组织间有一细缝分开。肺大疱多与肺气肿的三种病理类型:小叶中央型、全小叶型及间隔旁型伴发。肺大疱的病理结构分内外两层,里层由气肿的肺泡蜕变形成,外层则是脏层胸膜形成的纤维层。肺大疱里面有由残余肺泡及其间隔形成的纤维小梁,小血管贯穿其内,数根细支气管开口于其基部。

Davies 等建议将肺大疱分成三型,第 1 型为小部分肺过度膨胀所形成的肺大疱有一狭窄的颈部并与胸膜有明显界限;第 2 型肺大疱浅埋于薄层肺内;第 3 型肺大疱基底宽大并延伸到肺组织的深部。

然而,绝大多数作者愿意根据无大疱区肺组织有无明显阻塞性肺病对肺大疱进行分类,第 1 型约占 20%,肺组织正常或接近正常,此型患者基本无症状,肺功能接近正常。从病理学角度看,此型有不同程度间隔旁型肺气肿,巨大的肺大疱常常占据一侧胸腔至少 1/2 的容量。

第 2、3 型占 80%,肺组织有弥漫性肺气肿。第 2 型事实上是弥漫性全小叶型肺气肿的局限性加重,多为双侧多发,大小不一;第 3 型为毁损肺,肺间质被多发性小肺大疱所取代,常伴有严重的呼吸困难、呼吸衰竭和肺心病。

【病因和发病机制】

经典的对肺大疱的起因及其生物学行为的理解都基于 Baldwin 和 Cooke 的早期观察得出的球瓣学说,他们认为支气管的炎性损坏导致其远端肺泡内气体只进不出,肺大疱因其内压的不断增高而进行性增大压迫其周围的肺组织使之萎陷,即病变组织压迫正常功能的肺组织。

Fitzgerald 进一步认为肺气肿引起的正常肺容量的减少及肺弹性回缩力的下降,将使其周围细小支气管受压变窄,而造成相对正常肺组织出现呼气性阻塞。

Morgan 通过动脉 CT 扫描观察、大疱内压测定及手术标本的病理学研究否定了上述理论,他认为肺大疱周围的肺组织其顺应性低于肺大疱者,即肺大疱所需的膨胀压低于其周围肺组织,因而,在同等的胸腔负压下,肺大疱常常比其周围的肺组织优先完全膨胀,这样,当某一部位的薄弱肺间质达到一定大小时,其周围肺组织的弹性回缩力将使其形成肺大疱并使之逐渐增大。根据这一理论,外科治疗的目的应更注重于恢复肺组织的结构和弹性,而不是单纯切除肺大疱病变。

尽管有大量报道认为肺大疱的病因与吸咽和 $\alpha_1$ 抗胰蛋白酶缺陷有关,但目前引起大疱性肺气肿的确切病因尚不详。

【临床表现】

肺大疱可并发自发性气胸、感染、咯血、胸痛。

1.自发性气胸　　自发性气胸是大疱性肺气肿常见的并发症,由于限制性通气功能障碍这类病人往往不能耐受少量的气胸,肺大疱引起的气胸复发率高达 50% 以上,明显高于肺小疱病变(12%～15%),而且这类气胸自然愈合时间长,易继发感染,因此常常需早期手术治疗。

2.感染　　事实上肺大疱本身的感染少见,多为大疱旁肺组织继发感染造成肺大疱内反应性积液,胸片显示液平,绝大多数的积液无菌,吸收后肺大疱可能自然消失。因而,肺大疱继发感染宜选择保守治疗。

3.咯血　　肺大疱继发咯血比感染少见,因此当肺大疱病人出现咯血时应排除伴发肿瘤及支气管扩张可能,术前对出血部位也应作出评估。

4.胸痛　　胸痛是肺大疱的主要临床症状之一,多在胸骨后且疼痛性质类似心绞痛,手术切除肺大疱后疼痛即缓解。

此外,原发性肺癌伴发于肺大疱较为常见,可能的机制是:①肺癌好发于诱发肺大疱的瘢痕;②被肺大疱压缩的肺间质易于癌变;③肺大疱通气差,致癌物质滞留诱发肺癌。因此预防性肺大疱切除可能减少肺癌发生率。

【诊断分析】

较小的单发肺大疱可无任何症状,体积较大或多发的肺大疱可有气急、胸痛、胸闷、呼吸困难等症状,与慢性阻塞性肺病难以鉴别。当出现并发症时可有相应的症状。

诊断肺大疱主要靠影像学检查。胸片显示无肺纹理的薄壁空腔,可占据一个肺叶或整个胸腔,有时难以与气胸鉴别。CT 检查及穿刺抽出的气体成分分析有助于明确诊断。

【手术适应证】

1.预防性手术　　预防性手术可定义为切除无症状的肺大疱。尽管治疗并发症比预防手术难度要大得多,但由于肺大疱的自然转归的不确定性,目前预防性手术尚存争论。巨大的无症状肺大疱可因突发并发症如气胸(尤其是张力性气胸)、肺或大疱感染、呼吸衰竭及肺心病而导致病人死亡,绝大多数外科医师同意,当肺大疱占据胸腔容积 50% 或以上、正常肺组织受压或短期增大明显时应视为手术指征。

2.呼吸困难病人的手术　　慢性呼吸困难及活动能力下降是主要的肺大疱切除指征。切除肺大疱可减轻限制性通气功能障碍,使大疱旁肺组织的弹性回复力得以恢复,改善通气血流比,减少生理死腔以达到减小呼吸做功的目的。另外,切除肺大疱使胸腔内压下降,将纠正因高胸腔内压对肺动脉和体静脉回流的影响(气体压塞综合征 Gastamponade syndrome)所造成的血流动力学失常,而这也是呼吸困难的主要原因之一。切除肺大疱还可恢复重要呼吸肌如膈肌、肋间肌等的长度、张力及收缩力的关系以改善其功能。

**【术前评估】**

由于大泡性肺气肿与慢性阻塞性肺病的特殊关系,目前尚无检查手段精确评估肺大疱对其临床症状所产生的比例,因此切除肺大疱对肺功能的改善程度是无法预见的。

手术前至少应对下述三方面进行仔细分析评估。

1.临床评估 临床上有明确慢性支气管炎、支气管痉挛或反复感染发作史的病人手术风险大而手术效果也差。极度呼吸困难者,不管有无缺氧和(或)低氧血症,都非手术禁忌,甚至有的作者认为是最佳手术适应证。是否对呼吸机支持的病人进行手术尚存争论。

有证据表明戒烟可增进手术疗效,而继续吸烟将加速肺大疱切除术后肺功能的恶化。术后体重的下降往往是手术效果良好的标志。

2.解剖学评估 影像学检查可以较准确反映肺大疱的大小、部位以及周边肺组织的受压情况。当单个肺大疱占据一侧胸腔容积的40%～50%以上,与周边肺组织有明确界限,且短期增大明显或病情恶化,则手术效果好。而弥漫性肺气肿病人即使切除较小肺大疱也可使其肺功能和症状得到明显改善。而影像学检查显示肺大疱旁肺组织无明显受压受限时,手术切除肺大疱可能使肺功能进一步受损并形成新的肺大疱。尽管标准胸片可对肺大疱作出较准确的诊断,胸部CT可更为精确了解肺大疱情况。CT可以对肺气肿进行分型,了解肺大疱数量、大小、位置、胸片不能显示的较小肺大疱以及肺部其他病变如肺癌等。

3.肺功能评估 肺功能检查可以了解肺大疱以外肺组织功能情况、判断肺气肿严重程度,用力肺活量和$FEV_1$可以粗略估计肺大疱切除后的临床效果,因此尤为重要。当$FEV_1$低于预计值的35%时手术效果明显下降;呼气流率下降,气道阻力增高往往提示支气管树受肺大疱压迫,术后肺功能会明显改善。

慢性阻塞性肺病患者弥散功能障碍与肺气肿程度正相关,这类病人静息状态氧分压可能正常,运动耐量试验时氧分压将明显下降;有些重度肺动脉高压可能与肺大疱压迫血管床有关,因此这些病人并非绝对手术禁忌,应从多方面考虑。

**【术前准备】**

这类病人术前准备极其重要,包括指导病人正确的咳嗽方法、深呼吸、呼吸功能锻炼器的正确使用、胸部理疗(CPT)等;戒烟;肺部感染的控制;停用阿司匹林及甾体激素;术前皮下注射小剂量肝素及10～15天的营养支持。

**【手术方法】**

包括开胸术、胸腔镜手术、肺大疱外引流术等。

**【术后处理】**

处理包括ICU密切临护、及时发现并处理并发症、早期下床活动、胸部理疗,合理用药,新法镇痛(如硬膜外阻滞等),纤支镜或环甲膜穿刺吸痰等。

与肺大疱切除直接相关的并发症包括肺膨胀不全、长时间漏气、胸膜肺感染以及呼吸衰竭,如果病例选择得当,呼吸衰竭并发症并不常见,膨胀不全与漏气经过一段时间多能获痊愈。

## 二、自发性气胸

气胸根据发生原因可分为自发性和获得性两大类,其治疗取决于症状、体征、严重程度、病因、既往史以及当时当地的医疗条件。有些症状轻微的自发性气胸可以不作任何处理而一些威胁生命的急症(如张力性气胸、血胸及有明显肺病基础或已切除一侧肺的病人发生气胸)则需立即予以治疗。

治疗方法包括经皮穿刺抽气减压、插管引流及开胸手术等。随着内镜辅助设施的进展,通过胸腔镜治疗可获良好疗效。

【病因】

1.特发或原发性气胸　绝大多数是因肺小疱破裂引起,由于破口小,漏气经常自止而形成单纯性气胸。在研究表明吸烟可诱发气胸的发生。

原发性气胸发生率约 5～10/10 万,男女比率约 6∶1,发作高峰年龄 16～24 岁,约 20% 病人无症状。

2.继发或复合性自发性气胸　病人有基础性肺疾病,发生气胸后病情加重,可危及生命。最常见于慢性阻塞性肺病及肺大疱病人,也可见于哮喘、囊性纤维化、特发性肺纤维化、结核病、结节病、肺脓肿及卡氏肺囊虫肺炎等。

3.月经性自发性气胸　罕见,多在右侧,好发于 20～30 岁女性,与月经周期有关,是子宫内膜异位还是腹腔气体经膈裂孔进入胸腔尚有争议。

【临床表现】

1.共性表现　自发性气胸本身表现为患侧胸痛和呼吸困难。大量或复合气胸(如张力性气胸、血气胸或继发性气胸)时症状可以十分严重,表现为低血压、循环衰竭、发绀或苍白等。

少量气胸体检可阴性;肺明显萎陷时可表现为气管和纵隔移位、患侧呼吸音减低、叩诊过清音等;当更为明显的症状和体征出现,如极度呼吸困难、发绀、心动过速、气管移位、皮下气肿等,常提示病人有基础性肺疾病、发生张力性气胸或大量血胸。临床表现张力性气胸时应立即处理。

2.并发症表现

(1)张力性气胸。

(2)复张性肺水肿:发生于气胸、胸腔积液及肺不张治疗后,可能因肺毛细血管通透性增加所致,发病机制不明,临床上难以预防其发生。多数病例于快速肺复张时发生,因此对大量气胸或胸腔积液病人减压时速度宜慢且避免用负压吸引。

(3)持续漏气:多见于慢性阻塞性肺病病人,如引流 7～10d 后仍无愈合征象,则宜手术,选用切割缝合器可减少术后漏气发生。

(4)血胸:发生率不到 5%,因粘连带断裂引起。如出血不止可经胸腔镜予以处理。

(5)纵隔气肿:发生率低于 1%,应除外食管或主气管破裂。处理原发病和对症治疗即可。

【诊断分析】

正位胸片是气胸诊断的金标准,根据正侧位胸片测量可计算出气胸量:以侧位胸片上胸膜腔最高点和最低点的中点作水平线将肺分为上下两半,在正位片上分别测量出胸膜顶至萎陷肺尖最大距离(a)、上半肺中点及下半肺中点至肺萎陷深度(b、c),由此算出平均肺萎陷深度(h=(a+b+c)/3),查表即得气胸量。当有皮下气肿时有时较难诊断。CT检查有利于发现肺大疱、肺小疱或其他肺部基础病变。血气分析可了解病人缺氧情况。

### 【治疗要领】

使患肺复张、减少复发。根据气胸严重程度选用观察、穿刺抽吸、闭式引流、胸膜粘连(胸膜摩擦或使用促粘连剂)、手术(开胸或经胸腔镜肺修补或肺大疱切除、毁损肺叶切除等)。

## 三、肺中叶综合征

凡是在 X 线上有孤立性中叶不张 1 个月以上,表现为侧位片上向肺门前下方延伸的楔形密度增高影,不论有无症状,不管什么病因,都称为中叶综合征。也有人把左肺舌叶(或称段)不张归于中叶综合征范畴。

### 【解剖】

1.右中叶支气管　在上叶支气管起始部远端 1.8cm 处,发自右主支气管干的前壁,走向前下外方,长约 1～2cm,进入右肺中叶后分为外侧段支和内侧段支。右中叶支气管短而细,起始部周围有三组淋巴结分别位于其前、外、内侧。

2.左舌叶支气管　左上叶支气管自左主支气管发出后,向前外方走行 1～1.5cm,分为上下支,下支(或称降支)即为舌支气管,向前下外行再分为上、下 2 支即上舌段和下舌段支气管。

### 【病因和发病机制】

1.炎症　包括肺炎、肺结核及真菌等感染性疾病。其发病机制分二种可能情况:(1)中叶感染引发区域淋巴结肿大,压迫中叶支气管造成其狭窄,使之引流不畅,加重支气管腔内感染,腔内感染与腔外压迫互为因果形成恶性循环;(2)中叶支气管内炎症如结核等造成分泌物阻塞管腔使中叶不张及炎症,诱发淋巴结肿大,进一步形成恶性循环。

2.癌肿　为中叶综合征最常见的原因,原发性支气管肺癌直接发生于中叶支气管腔或发生于中叶开口附近使其阻塞;发生于中叶的周围型肺癌局部淋巴结转移压迫中叶支气管;发生于纵隔的恶性肿瘤如恶性淋巴瘤、胸腺瘤等压迫中叶支气管等情况均可造成中叶不张。

3.变态反应性疾病　如嗜酸性肉芽肿等。

4.气管异物阻塞　多见于儿童。

5.其他　有报道充血性心力衰竭引发中叶综合征,可能与扩张的肺动静脉压迫中叶支气管有关。

### 【临床表现和诊断分析】

中叶综合征临床上多表现为慢性肺化脓症。往往有反复肺炎发作史,可有反复咳嗽、咳痰、咯血、发热及胸痛史,少数病人毫无症状而有的则感染症状很重。

根据病史及胸片检查,中叶综合征即可获诊,正位胸片显示尖端指向肺门的三角形均匀一致密度增高阴道,侧位片显示中叶楔形密度增高影,常与心影重叠,阴影后方不超过肺门;CT

检查尚可清晰显示中叶支气管管腔、周围淋巴结压迫情况及纵隔淋巴结有无肿大。

病因诊断靠纤维支气管镜检查(临床肉眼观察、组织活检、分泌物细菌涂片及培养);可以见到狭窄、充血、炎症、水肿、脓液、痰栓、肉芽肿或癌肿等。

如纤维支气管镜检查阴性或显示外压性狭窄,CT见中叶周围型肺块或支气管旁和(或)纵隔淋巴结肿大时,可在CT引导下穿刺活检;如上述检查仍不能确诊,则可应用胸腔镜或纵隔镜活检,必要时行剖胸探查。

## 【治疗要领】

有些感染性或气管异物病人,纤维支气管镜检查时吸除分泌物或取除异物后肺即已复张,则继续维持短时间抗生素治疗即可;明确为感染性疾病如结核等时,可保守治疗(根据培养和药敏试验选用有效抗生素)一段时间,如效果不佳则宜行胸腔镜辅助下或开胸中叶肺切除;中年以上诊断不明或确诊为肺癌者则宜限期手术;穿刺活检或纵隔镜诊为淋巴瘤者则选择放化疗。

## 四、肺动脉栓塞

肺动脉栓塞自1846年由Rudolph Virchow在尸解中报道,并证实其血栓来自盆腔和下肢静脉以来,一直是一个棘手的临床问题。每一个临床医师都会碰到发生静脉血栓形成的高危患者,静脉血栓引起的肺栓塞是一种严重的,致死的疾病,并且是住院患者的常见并发症之一。在美国每年约有60万患者发生肺栓塞,10万患者死于肺栓塞,其中约50%以上的患者没有在死亡前诊为肺栓塞并给予正确治疗,约6万~9万肺栓塞患者在发病后数小时内死亡,约10万患者在作出诊断和治疗后死亡。未能作出正确诊断和治疗的患者死亡率是正确诊断治疗组4~6倍。肺栓塞增加的原因主要由于人口的年龄增加,手术和较大手术的量增加,诊断和一线复苏的水平提高和使用避孕药人数增加。

造成肺栓塞诊断困难的原因包括肺栓塞的先前病变——深静脉血栓形成的病史不明确,并缺乏特异性的体格检查的阳性体征和可靠的非侵入性实验室检查手段,以及同时存在其他疾病,肺栓塞的临床表现常常又同其他疾病的症状相似等。

直到今日,现代的医疗技术水平使我们能够诊断和治疗这种疾病,但仍具较高的死亡率。只有积极预防深静脉血栓形成,才能有效地预防肺栓塞的发生。

## 【病理】

肺栓塞多见于中老年,长期卧床,不活动的患者,有慢性充血性心衰,心房纤颤的患者更易于发生于肺栓塞,在心肌梗死,脑血管意外和癌症的患者易于发生下肢静脉血栓形成。骨折、前列腺手术后,外科手术,妊娠,分娩后也易于发生静脉血栓形成。尸解中发现肺栓塞是很常见的,在年龄大于40岁的患者中,发现肺动脉内有新旧血栓的占64%。在由于肺栓塞死亡的尸解报告中血栓的直径1~1.5cm,最长达50cm,小的碎片血栓更为常见。右侧较左侧多见,下叶肺较上叶肺多见。血栓多来源于体循环的静脉系统。以髂和股静脉最多见。

肺栓塞的严重后果是肺梗死,这就是说在肺栓塞的远端发生组织坏死。因为肺接受双重供血,既支气管循环、肺循环。近来的研究提示另一个供氧源来自肺静脉侧。由于多源供氧,肺动脉供氧受损后,一般不产生肺实质的缺血,即使发生肺实质的缺血和梗死,也仅是在肺周围。肺栓塞后肺梗死是不易发生的。但当这些部位的支气管循环减少,肺栓塞后支气管收缩,损害了肺氧供,较大的肺栓塞更易于发生周围肺组织的肺梗死。当患者有左心功能不全或慢性阻塞性肺疾病时更易于发生肺梗死。

## 【病理生理】

肺动脉被栓子栓塞后影响到肺组织,肺循环和气体交换的情况是复杂的,受多因素影响,并且同样疾病的患者之间表现不同。气体交换异常的类型和程度受栓塞血管的大小,血管是否被栓塞物完全堵塞,是否存在心肺血管疾病,急性栓塞或慢性栓塞,发生栓塞到治疗时间的影响。

肺栓塞后生理和肺泡死腔增加,引起右向左分流,通气灌注失衡,混合静脉血氧张力下降,综合的作用导致低氧血症。由于过度灌注未栓塞的区域形成肺单位的低通气灌注比。未栓塞的区域还可发生肺不张,栓塞的溶解和栓塞区域的再灌注均构成肺通气灌注的不正常。所谓的肺不张是由多种原因引起的。当肺动脉血量被阻断时,发生出血性肺不张导致肺泡表面积的减少。在肺的低灌注区域出现气体移动显像引起区域性低碳酸血症,这可引起细支气管和肺组织的收缩引起肺不张。从包绕栓子的血小板上释放的体液介质使肺血管收缩和肺泡表面积的丧失促进肺不张的发生。

在各种肺栓塞的动物实验中栓塞后肺水肿在低氧血症中起着重要的作用。但这些结果与人是不同的。另一种情况是发生肺动脉高压,右心室负荷增加,右房压增加,使卵圆孔开放形成心内的右向左分流,因为约15%的正常人存在卵圆孔开放的可能性。

肺栓塞后最初的结果是造成气体交换的变化,人体生理反射可以使这种情况尽快恢复正常。这包括低碳酸血症使支气管收缩,低氧使血管收缩,这些作用分别使肺通气减少,降低通气灌注比和减少肺灌注,增加通气灌注比。

气体交换的改变还可由于肺外的因素引起,在已存在分流和通气灌注比不适当的情况下,出现动脉氧分压下降和混合静脉氧分压下降,混合静脉氧下降使心排出量下降,并使心排出量不能随代谢的变化增加,当肺栓塞发生在已有心脏病的基础上,常发生严重的心排出量下降。

## 【血流动力学影响】

急性肺栓塞后血流动力学受损的程度与血管阻塞的程度相关。栓塞后肺动脉压升高是肺栓塞的直接后果,但只有当肺动脉栓塞大于50%时才发生肺动脉高压。肺动脉压升高引起右心作功增加。正常人右心室是一个薄壁的腔,没有条件作高强度的功来对抗高压,右心的代偿能力有限。在没有心肺疾病的患者,可耐受的最大的平均肺动脉压是40mmHg。右心室容量的增加使室间隔向左移动,影响左室的舒张。右心室的负荷增加,使右心的需氧量增加,如果发生动脉压下降,则发生右心缺血,这使心排出量下降,患者可能死于心律失常或右心功能不全。当患者有心肺疾病时即使在肺血管阻塞少于50%也会出现严重的血流动力学不稳定和循环衰竭。循环衰竭的原因是肺血管床的截面积减少,通过肺的血流阻力增加,肺动脉压增高。维持循环的因素在于右心是否能对抗肺栓塞后的阻力,否则发生右心衰竭。这种情况下左心功能完全取决于右心功能。动物实验发现这时使用动脉加压的药物,改进冠状动脉对右心的灌注,可使动物存活。当压力负荷持续存在时,则发生右心衰竭、急性肺功能不全、休克。

肺栓塞后机体反射和体液作用对血流动力学反应的机制早已引起较大的关注。血小板去颗粒作用伴有释放各种血管活性介质促使肺血管收缩。这些反射和体液的共同作用,可引起严重的血流动力学的损害。

当患者已有心肺疾病并且已有肺血管储备能力下降,即使小的肺血管栓塞,也可引起较严重的肺动脉高压和右心功能不全。

需要指出的是血流动力学的损害不能完全解释为肺动脉高压的结果,因为右心功能衰竭时,心排出量下降,肺动脉压也下降,因此,不能用肺动脉压作为诊断和治疗的指标。

**【临床表现】**

1.症状　两个因素在诊断肺栓塞中有重要的作用,栓塞前的心血管症状和栓塞的严重性。呼吸困难和胸痛是最常见的,一半以上的患者感到焦虑、有咳嗽。极度焦虑和出现濒死感。晕厥或近似晕厥常与大的肺栓塞有关。呼吸困难的程度和严重性依患者个人和病情而不同。在许多患者仅持续一段较短的时间。呼吸困难的程度和时间与栓塞的程度有关。胸痛有两种类型胸骨后钝性沉重感和紧缩感,胸膜炎性胸痛,较常出现,特别是在发生较大栓塞并发肺梗死和充血性肺不张时。在一项经尸解或造影证实的研究中 21% 的患者有胸膜炎性胸痛。咯血是另一个在较大肺栓塞发生后出现的常见症状。当患者没有呼吸困难,胸痛和呼吸过速,往往不能作出肺栓塞的诊断。在一项 328 例血管造影证实肺栓塞的报道中,临床症状出现的频率为胸痛 88%,呼吸困难 85%,恐惧 59%,咳嗽 53%,咯血 30%,晕厥 13%。

2.体征　肺栓塞后呼吸困难是唯一的临床表现,心动过速是较常见的,约占 40% 的患者,一般心率不超过 120 次/min。呼吸困难和心动过速可能是一过性的,当出现严重的呼吸困难和心动过速常说明发生大的肺栓塞。40% 的患者出现发热 37.8～38.3℃,听诊可发现局限性摩擦音。如果发生肺动脉高压,可出现右心淤血和右心衰竭的体征。栓塞的早期,右心室的负荷增加,使肺动脉瓣第 2 音增强,右心室舒张期奔马律。许多患者出现发绀。由于右心功能不全,随后出现充血性肝肿大和腹水。临床症状的出现频率为;呼吸困难 92%,胸膜摩擦音 58%,肺动脉瓣第 2 音增加 53%,心动过速 44%,发热 43%,出汗 36%,奔马律 34%,静脉炎 32% 浮肿 24%,发绀 19%。当患者出现不明原因的呼吸困难、心动过速,低氧血症此三联症时,应首先考虑肺栓塞的诊断。

**【辅助检查】**

1.心电图检查　心电图不能显示特征性的改变,并且不能与已存在的心肺疾病引起的异常相区别。常常心电图显示正常或仅为窦性心动过速,ST 段和 T 波的改变是常见的,这是由于心排出量减少和血压下降的结果。在肺栓塞患者的心电图上可表现为 QPS 波低平,完全性右束支阻滞,肺性 P 波,室性早搏。心房纤颤较少见,不足 5%。心电图检查的另一作用是除外急性心肌梗死和心包炎。这两种情况与肺栓塞很相似。

2.X 线检查　胸部 X 线检查的目的是除外其它胸部疾病的情况如气胸,充血性心衰,肺炎等。肺栓塞的胸部 X 线可表现出肺实质的异常如肺的实变和肺不张以及胸膜浸润性改变;中下肺野肺血管的表现区域性血量过少,不对称性肺动脉近侧扩张等。近来,MRI 用于怀疑肺栓塞患者的确诊,并且 MRI 有助于鉴别肺梗死与肺炎和肺栓塞。

3.超声心动图检查　超声心动图在确定肺栓塞的诊断中是特别有用的。它能确定右心腔内有无血栓,还可探及肺动脉主干,左右肺动脉近端的血栓,间接数据包括异常升高的肺动脉压。但正常的超声心动图不能除外有肺栓塞的发生。

4.实验室检查

(1)动脉血气分析低氧血症在肺栓塞的患者是常见的,但大多数患者的动脉氧分压仍在80mmHg以上,在计算肺泡-动脉氧差时,表现出明显增宽。32%的患者氧分压低于60mmHg,这提示发生大的肺栓塞。不幸的是,大多数有心肺疾病的患者也有低氧血症。低碳酸血症在急性肺栓塞也是常见的,即使患者有由于肺部疾病引起的高碳酸血症,在肺栓塞后也使二氧化碳分压减少。但当患者不能增加每分钟通气量,如合并严重的神经肌肉疾病时,二氧化碳分压可升高。在这种情况测动脉血气同时测肺呼出气,使用肺功能测量死腔与潮气量比,均具有特殊的诊断价值,并且对肺栓塞患者是很敏感的。

(2)其他实验室检查:如检查血液血管内纤维蛋白形成过剩和纤溶用于诊断静脉血栓形成,测量血浆和尿中的纤维蛋白肽 A,纤维蛋白碎片 E,血栓-抗血栓Ⅲ复合物,交链纤维蛋白降解产物。但这些方法在大多数患者缺乏特异性和敏感性。测量血浆 D-dimer,一种在肺栓塞时在血浆中出现的特殊的交链蛋白衍生物,当血浆中的 D-dimer 水平低于 500mg/L 时,可除外肺栓塞的诊断(敏感阴性可靠性达 98%)不必再做进一步的实验室诊断。阳性结果的诊断率 44%,但假阳性的结果高达 39%,需结合临床和其他辅助检查。

5.肺扫描　肺灌注扫描是一种相对非侵入性检查,对于大多数怀疑肺栓塞的患者成为最初的筛选程序。肺扫描是静脉注射用 $^{99m}$ 锝标记的白蛋白微球或大的凝聚物,这些特殊的物体分布在未阻塞的肺血管,这些物体的摄取反应区域的肺血流。正常灌注肺扫描显示放射性核素的分布与肺血流一致,在肺血流多的部位,核素的分布也多。一旦进入肺血管床时,局部血流分布影像持续出现,不论患者怎样变化体位,直到几小时后标记物被蛋白溶酶溶解。胸外的核素照相机使肺血流的分布情况成为可视影像。当肺血管灌注梗阻使标记物不能进入肺血管床,产生灌注缺损区。肺核素灌注缺损见于以下情况。

从 6 个面(前,后,左侧,右侧,左后斜,右后斜)观察完全正常的肺扫描能除外肺栓塞的诊断。不需要进一步辅助检查。当出现灌注缺损,相对应的血管段的解剖病变应考虑。段和叶的灌注缺损更具有意义。由于肺栓塞是多发的,因此,当出现多处灌注缺损时,更提示肺栓塞的诊断。

采用胸部 X 线和通气肺灌注扫描对比,可增加灌注肺扫描的特异性和除外由于肺部疾病和结构缺陷引起的灌注缺损。如果灌注缺损与胸部 X 线的异常相符合,肺栓塞的可靠性减小。引起局部低通气的疾病如慢性阻塞性肺疾病。反应性缺氧性血管收缩也产生肺灌注缺损。出现这种情况应加用通气肺扫描。常用的通气肺扫描的核素气体是氙,氪,或反射性气溶塔。通过一次呼吸平衡观察结果,通气异常表现为核素气体的延迟摄取,排除或平衡程度不一。如果通气和灌注均出现缺损,而胸部 X 线正常,表示不是肺栓塞。通气正常而灌注缺损提示肺栓塞的诊断。然而在实验中这些简单的概念并不是持续存在的,因为通气和灌注的区别是小的,并且许多疾病的过程影响这种区别。在具体使用中应注意这种检查方法的影响因素和局限性。

灌注肺扫描还用于随诊肺栓塞患者的自然病程和治疗结果,这也是较方便相对无创和可信赖的检查方法。

6.肺动脉造影　肺动脉造影是唯一能确定肺栓塞诊断的方法。这种方法能看到肺动脉内的血栓,造影能发现肺动脉完全阻塞和不完全阻塞两种情况。肺动脉造影是有创的检查方法,其并发症的发生率在2%,病死率低于0.01%。危险性主要是心脏骤停,心脏或肺动脉穿孔,严重的威胁生命的心律失常,血管内膜损伤,造影剂过敏。病情危重伴有肺动脉高压的患者易于致死。但在有较多造影经验的医师手中仍是较安全的。当非侵入性诊断方法不能肯定或需除外诊断时,应作肺动脉造影。

肺动脉造影是除尸解外的另一项金标准,通常肺动脉造影经股静脉进行,但在这种患者最好是经上肢血管进行。因这些患者当怀疑肺栓塞时均给予抗凝或溶栓治疗,采用经上肢途径易于止血,减少导管径经路引起的下肢血栓脱落。当患者有右心衰竭或低血压时,注射少量造影剂在选择的血管可减少并发症的发生。当今广泛采用的数字减影技术使造影剂的用量减少,以及影像处理技术使图像更清晰。肺灌注扫描有助于提示造影剂的注射部位。选择非碘造影剂可增加安全性。当患者有左束支阻滞时,经静脉放入临时起搏器,防止完全性传导阻滞的发生。

【诊断分析】

肺栓塞的诊断途径近年来已被确定,尽管诊断肺栓塞的临床症状和体征是非特异性的,但最初出现的症状是非常重要的,能指导临床医师去确定它的诊断。许多不同的临床表现情况可产生相似肺栓塞的表现,对于任何高危患者出现与肺栓塞相似的症状,都应该想到肺栓塞的诊断。

肺栓塞的诊断过程和时间依每个患者而不同,在诊断的过程中即要考虑稳定患者的病情,也要考虑检查治疗方法的危险性。诊断的条件和设备也是必需的。病史、体格检查以及常规血液化验、胸部X线、心电图能提供诊断的线索。因为所有肺栓塞的栓子来源于肢体深静脉,采用多普勒确定下肢静脉血栓形成是非常重要的。如果患者病情不稳定,特别表现为右心衰竭,持续的严重缺氧时应立即作出肺栓塞的诊断。这样的患者应尽早考虑肺动脉造影,如考虑采用溶栓,下腔静脉置滤伞,肺动脉切开取栓术,也应作肺动脉造影。

【治疗要领】

肺栓塞处理的第一步是支持患者的生命体征,许多非特异的治疗目的在于稳定病情。吸氧,静脉输液治疗低氧血症和右心功能不全,在循环不稳定的情况下积极使用血管加压剂,抗心律失常药物。在没有禁忌证的情况下立即对怀疑肺栓塞的患者进行肝素治疗。肺栓塞的治疗步骤以肝素化为首选治疗,当抗凝是禁忌证时,使用下腔静脉滤器。出现较大栓塞时应考虑手术治疗,长期治疗包括华法林口服或肝素皮下注射。

患者具有较高的右室压,低心排,平均肺动脉压高于平均动脉压的30%,提示预后不好。积极手术治疗,在有经验的医疗单位,手术病死率是8%。手术后的患者能恢复正常生活。术后6~9个月还有进一步的恢复。

1.抗凝治疗

(1)肝素:对于静脉血栓栓塞的大多数患者尽快选择肝素化治疗是最重要的。在肺栓塞的患者使用肝素治疗能降低病死率。肝素的使用方法可以是持续静脉滴注或每4h静脉注射1

次。持续滴注引起出血的并发症少于间断注射。维持低水平抗凝以达到防止血栓形成和预防反复血栓栓塞的目的。正确的剂量依每个人而不同,治疗的目标是使部分凝血活酶时间延长到对照值的1.5～2倍。许多肺栓塞的患者没有及时接受正确的肝素治疗的原因是多方面的,最初在临床怀疑肺栓塞时不能立即开始肝素治疗,即使使用了肝素,使用的剂量和方法不同,问题之一是怎样监测肝素治疗的患者,并且这种监测方法是可信的。对于持续静脉使用肝素的患者每24h监测部分凝血活酶时间。在血栓栓塞发生之后的最初几天,肝素的需要量最大。这时应密切监测血中肝素水平。对肝素不敏感的情况是少见的,但应想到这可能是由于严重的肝脏疾病导致抗凝血酶Ⅲ缺乏。在使用肝素时,每2～3d监测血小板计数,因为肝素可引起血小板减少症和动脉血栓形成。如果抗凝治疗是禁忌证,唯一能作的是腔静脉过滤术。

肝素通常最初开始使用并持续5～10d,28～72h肝素治疗后,开始华法林治疗,两种药并用4～5d。这将提供足够的时间抑制肝脏合成依赖维生素K的凝血因子和纤维蛋白的合成。有人比较了5d肝素治疗同时第一天开始华法林治疗和10d肝素治疗第5d开始华法林治疗的效果和并发症,发现两种治疗方法的结果和大出血的并发症一样,复发性血栓栓塞的发生率是7%,但短时间的肝素治疗可减少住院时间,减少患者的费用。辅助性皮下注射肝素治疗同样可引起血小板减少症和骨质疏松。在高危妊娠的患者应给予长时间深部皮下注射肝素治疗,在不能严密监测的患者也可以使用皮下肝素治疗。

对于静脉血栓栓塞的患者使用肝素治疗的目的是防止发生反复的肺栓塞。但尽管适当的肝素化,仍有肺栓塞发生的情况,这种栓子来自静脉血管内游离的血栓和已在右心腔内存在的血栓进入肺动脉。

使用肝素治疗的并发症中致死性出血1%～2%,大出血需要输血者达10%～20%,年龄高于60岁的女性患者发生出血的危险性达50%,其次是血小板减少和动脉栓塞。当血小板减少到$50 \times 10^9/L$时,应停止肝素治疗。需知道肝素治疗的并发症是第2位引起医院病死率的原因。

(2)华法林:如果抗凝治疗需要持续,长期静脉肝素治疗是不可能的,需采用口服华法林的治疗方法。现在的研究提示急性静脉血栓形成后发生静脉血栓栓塞复发将持续至少3个月,甚至持续6个月或更长。

华法林的作用可通过监测凝血酶原时间,在停止肝素治疗之前应将肝素和华法林重叠使用2～3d,并同时做监测直至华法林延长凝血酶原时间(PT)的作用达到指标。现在推荐使用兔脑凝血酶原时间达到1.3～1.5倍,即PTR=1.3～1.5。适当减少抗凝可明显减少并发症,而保持防止血栓复发的作用。但PTR受PT试剂活性影响,各单位无可比性,且同一标本因试剂不同其PT值完全不同。因此,同时要求得出国际标准化比值以监测香豆素类(华法林)用药。

华法林的持续治疗时间与静脉血栓形成的因素有关,一般3个月,但患者存在血栓形成的病因如某些恶性肿瘤,抗血栓因子Ⅲ缺乏,C-蛋白,S-蛋白缺乏需要终身抗凝。某些选择性的患者并完全恢复可仅用1个月,有腓肠肌血栓的患者需治疗3个月。当不能进行抗凝治疗时,应进行一系列非侵入性的检查,了解下肢血栓延伸的情况。预防性的低剂量肝素皮下注射长期治疗是不适当的。但当口服抗凝是禁忌证时或不能进行时,需使用肝素使部分凝血活酶时间达到 1.5 倍。

口服抗凝也可引起出血的并发症,出血发生的情况依患者的年龄,使用的时间和使用的剂量有关,即使在凝血酶原时间在 1.5～2 倍的患者仍可引起出血。停止口服华法林并使用维生素 K 可逆转华法林的作用,静脉注射维生素 $K_1$ 20mg,5h 后可完全中止华法林的抗凝作用(主编按)。严重出血输新鲜冻干血浆常可有效止血。华法林可透过胎盘,引起早产和胎儿畸形。在妊娠早期的女性以使用肝素治疗为宜。

在急性肺栓塞的患者使用抗凝,发生再栓塞的发生率是 1%～2%,但如中止抗凝再栓塞的发生率是 10%。

2.溶栓治疗　尽管肝素治疗明显减少血栓栓塞的复发,但它不能溶解血凝块。如能溶解血凝块似乎对于改善肺栓塞后的心肺影响更迅速,作用更直接。溶栓还可挽救下肢静脉的完整性。因此在有指征的静脉血栓形成的患者建议采用溶栓治疗。

在临床上可使用的溶栓剂有链激酶,尿激酶,组织纤维蛋白溶酶原激活剂三种。链激酶和尿激酶的作用在于使内源性纤溶系统激活,通过在血中形成纤维蛋白溶酶原复合物,链激酶形成一种激活复合物,通过蛋白分解,反转未复合的纤维蛋白溶酶原到纤维蛋白溶酶,通过裂解纤维蛋白,纤维蛋白原和其它凝血因子溶解血凝块。尿激酶是直接使纤维蛋白溶酶原变为纤维蛋白溶酶。不像来自溶血性链球菌产物的链激酶,同时刺激产生中和抗体,尿激酶来自人的尿液不具抗原性。组织纤维蛋白溶酶原激活剂选择性地与少量体内的纤维蛋白原溶酶作用溶解血栓的纤维蛋白。

溶栓治疗之后给予抗凝治疗是能达到客观目的的理想治疗方法。链激酶和尿激酶在最初 24～48h 加速溶解肺动脉血栓。但长期存活的预后在使用肝素和溶栓的结果是相同的。溶栓治疗最好在早期 48h 内,患者有严重的肺栓塞,血流动力学并发症,血气异常,或肺栓塞发生在已有心肺疾病的患者应给予溶栓治疗。临床上使用链激酶和尿激酶的最终效果,术后 2 周和 6 个月的结果是一样的。肺灌注扫描和血管造影的结果也是一致的。大组研究的结果显示尿激酶在肺灌注扫描和肺动脉压改善方面更明显,链激酶在 24h 心排出量方面改善更明显。

使用新的溶栓剂组织纤维蛋白溶酶原激活剂,可静脉注射或经肺动脉注射,2～6h 可使血凝块几乎完全溶解,同尿激酶相比作用更迅速和安全。在用药 2h 时,组织纤维蛋白溶酶原激活剂使 82% 的血栓溶解,尿激酶使 48% 的血栓溶解。但 24h 肺灌注扫描的结果是一样的。根据动物实验的结果,给药的方法以单次注射更好。更利于增加血栓的溶解和减少出血的并发症。

用链激酶的溶栓治疗和单纯肝素治疗的比较显示溶栓治疗的效果明显优于肝素治疗,在出现症状 3d 之内的患者效果最明显。溶栓治疗应使用标准的剂量,链激酶在最初 30min 给予 25 万 U,随后 10 万～15 万 U,尿激酶 30min 的负荷剂量是 40 万 U/kg,使用的时间目前尚未确立,尽管有人推荐尿激酶用 12～24h,链激酶用 24～48h,组织纤维蛋白溶酶原激活剂在 2h 内使用 100mg,单次给药的方法是在 2min 内给予 0.6mg/kg,同时使用肝素。而在使用尿激酶和链激酶时须停止使用肝素。

溶栓治疗的监测是使用凝血酶原时间或优球蛋白溶解时间,表示机体处于溶栓状态,但是不能预测溶栓的效果和并发症是否减少。溶栓治疗开始,凝血酶原时间是正常对照的 2 倍,4h

时是 2～5 倍。当凝血酶原时间不能达到这个值时,说明尿激酶被迅速代谢或缺乏纤维蛋白溶酶原的物质。但不管是什么原因,应停用尿激酶并开始肝素治疗。当使用链激酶溶栓失败时,可能由于有大量的抗链激酶抗体或与链激酶结合的纤维蛋白溶酶原复合物被饱和。留下的物质不足以激活纤维蛋白溶酶。大量抗体如被肯定,增加剂量可以矫正这种情况。如果不是抗体过剩的问题,那么较低剂量的链激酶将留下一些纤维蛋白溶酶原不能完全转换为纤维蛋白溶酶。

使用溶栓治疗的禁忌证,这包括有活动的内出血,脑血管意外,2 个月内颅内有其他病变,患者 2 周内有消化道出血,舒张压高于 110mmHg,创伤、活检、外科手术,或近期接受过胸外按压心肺复苏。妊娠并在 10d 内临产的患者是高危患者。近期有过大血管穿刺并且不能压迫的部位也是禁忌证。出血是一个常见的并发症,其发生率在 6%～30%,发生出血时应立即停止溶栓治疗,必要时需使用新鲜冻干血浆和使用 6-氨基己酸。最后,溶栓后再灌注性肺水肿也有报道。在选择的病例可经过肺动脉导管注入少量溶栓剂。这种方法较传统方法溶栓迅速并减少出血的危险性。随后使用肝素治疗和预防性使用下腔静脉滤器。

3.下腔静脉滤器  有效的抗凝治疗使下腔静脉滤器的使用减少,但在以下患者仍是适应证:①急性肺栓塞伴有抗凝的禁忌证,或在抗凝治疗中出现出血;②尽管给予适当的抗凝仍反复出现肺栓塞的患者;③需要外科手术取栓的患者;④患者已经受了 1 次大的肺栓塞并有复发的危险;⑤血栓经过卵圆孔引起动脉栓塞的患者。现多采用静脉方法放置下腔静脉滤器。

Greenfield filter 是一种不锈钢的伞型结构,具有较高的远期通畅率,不需长期抗凝。近来推出的鸟巢滤器,其长期效果还待进一步观察。使用滤器的并发症也有不少报道,包括滤器向近心侧、远心侧移动,植入的位置不当,后腹膜出血,十二指肠穿孔,滤器近侧或远侧血栓形成等。因此在有适应证的患者应在有经验的医院由有经验的医师进行。

4.外科治疗

(1)急性肺栓塞:1908 年 Trendelenburg 作了第 1 例肺动脉栓子取出术,但仅存活 38h,1926 年 Kirschner 作了第一例长期存活的患者。但直到 1960 年共作了 22 例,仅有 3 例存活。1960 年 Allison 使用深低温,阻断循环的方法使脑损害明显减少。1961 年 Sharp 第 1 例使用体外循环做这种手术,才使这一手术变为较安全的手术。大的肺栓塞可随时引起死亡,存活时间可以是几分钟或几小时。即使栓塞前全身状况较好的患者 48% 存活 8h 以上。

行急诊肺动脉栓子取出术的适应证是:经肺扫描或肺动脉造影明确有大的肺栓塞伴有持续的或不易矫正的低血压。早期的处理包括迅速肝素化,使用正性肌力药物和气管内加压给氧,积极复苏 1～2h 如果血压仍低于 90mmHg,肾功能和脑功能维持较好时,手术应暂时延迟。临床上当收缩压低于 90mmHg,尿量少于 20ml/h,动脉氧分压低于 60mmHg,应尽早考虑手术治疗,当患者已存在心肺疾病时,即使是一个肺叶的栓塞也可引起顽固的低血压,低氧血症,是手术适应证。另外,在内科积极治疗下出现临床情况改善不明显,进行性少尿,血压下降或需要较大剂量的升压药维持血压,持续性代谢性酸中毒,持续性肺动脉高压均是手术适应证。内科进行抗凝或溶栓禁忌证者,如术后早期,药物过敏等,有其它出血性疾病的患者也是手术适应证。

胸骨正中切口能较好地暴露肺动脉,打开心包后,建立体外循环,阻断上下腔静脉,切开肺动脉行血栓取出术。先使用不同大小的圈钳,取出左右肺动脉的血栓,再使用 Fogarty 导管进入肺动脉的较小分支取出血栓,然后用水冲洗肺动脉,同时打开胸膜,从远侧挤压肺组织,有利于血栓的全部取出。缝合肺动脉切口,恢复心脏功能并逐步停止体外循环。当出现严重的心肺功能衰竭时,应在床边先经股动静脉立即建立部分体外循环以保证组织供氧,然后在通往手术室的途中经放射科行肺动脉造影。在不具备体外循环的条件下,可经左或右胸前外侧第三肋间开胸,阻断开胸侧肺动脉后切开取栓。

肺动脉切开取栓的主要并发症是器官内出血和肺再灌注性肺水肿。治疗的方法主要是延长机械通气的时间和使用呼气末正压通气(PEEP)。术后仍需持续抗凝。

(2)慢性肺栓塞:大多数患者在发生肺栓塞后立即自动激活自体纤溶系统以迅速溶解肺血栓,实验研究发现栓塞后 21d 灌注缺损区完全恢复,说明血栓被纤溶系统完全溶解。临床应用肺扫描和肺动脉造影研究肺栓塞,在栓塞后 8～14d 开始溶解。有些患者表现出溶解的时间较晚。少数患者出现反复肺栓塞,或纤溶不适当,栓子未能被完全溶解,渐渐蓄积在肺动脉内,导致慢性肺动脉高压、低氧血症、右心功能衰竭。这类患者的主要临床症状包括:86% 的患者有用力后呼吸困难,平均症状出现的时间 2 年;79% 的患者有血栓性静脉炎,时间 1～48 年,平均9 年;64% 的患者有进行性呼吸困难,平均出现的时间 14 年;50% 有咯血,26% 有胸痛;21% 感觉乏力。胸片中有主肺动脉扩张,右心室增大,肺野透亮和胸腔渗出。血气的特点是动脉低氧血症和过度通气。心脏超声和右心导管显示慢性肺动脉高压。当患者的平均肺动脉压高于30mmHg,5 年存活率是 30%,肺动脉压高于 50mmHg,5 年存活率仅用 10%。肺栓塞未能被溶解的原因是由于机体的纤溶系统不完全,缺乏凝固抑制因子,不能调节血管内血栓形成。抗凝血酶Ⅲ(AT-Ⅲ)是一种基本的凝血系统的蛋白。当患者 AT-Ⅲ 缺乏时,临床表现出反复静脉血栓形成和肺栓塞的高凝状态。激活蛋白 C 是抑制因子Ⅳ、Ⅴ和蛋白 S 的蛋白这些共同作用于激活蛋白 C,当激活蛋白 C 缺乏时,增加血栓栓塞的发生率。不适当的纤溶,机化血栓引起的栓塞,不能被纤溶系统溶解。对肺血管内膜的研究发现正常血管内膜的蜕变,造成促凝环境,可在或大或小的肺血管上产生原位血栓形成。有的患者在最初肺栓塞的基础上产生近侧血栓形成,最终造成肺动脉高压。在这种患者内科治疗的效果是不理想的。因此,对于怀疑慢性肺栓塞引起肺动脉高压的患者应行肺动脉造影,肺扫描的灌注异常提供诊断的根据,解剖部位,肺动脉压力,选择适当的患者行血栓内膜切除术,能取得很好的效果。这种手术的适应证包括严重呼吸功能不全,低氧血症,肺动脉高压,肺动脉造影肺栓塞在肺血管的近侧,支气管动脉造影有适当的栓塞远端的侧支循环,没有右心衰竭的患者,相反,患者是远侧肺动脉小分支的栓塞,严重右心功能衰竭和高度肥胖是手术禁忌证。当肺栓塞是在一侧,选择前外侧开胸,阻断肺动脉后,行血栓内膜切除术,当肺栓塞是在两侧或累及主肺动脉应采用正中开胸,体外循环。这种血栓是紧密地与血管壁粘连,行内膜剥脱术时应特别小心。所有的栓子均应取出,有时须在肺动脉的远侧再作切口,直到看到逆向血流。肺动脉切口的闭合最好用一条心包片,以防止狭窄。术后并发症包括右心衰竭,肺出血。但手术的结果是非常令人满意的。这样的患者无论是否手术均应做抗凝治疗,防止进一步的血栓栓塞。血管扩张剂在某些患者可能是有效的。

## 五、肺气肿的外科治疗

慢性阻塞性肺气肿(COPD)是中老年人常见疾病,很多人发展到晚期,因严重喘憋而活动受阻,生活质量极差。目前尚无有效治疗方法,一般性常规治疗包括:忌烟、支气管扩张药、抗感染治疗、甲基黄嘌呤及氧疗等,并辅以活动锻炼等肺康复疗法,以上治疗虽有一定作用,但不能阻止病情的发展,尤其是对晚期患者的疗效极为有限。

以往曾尝试过多种手术方法以治疗肺气肿,但均经不起严格的临床检验。目前认为治疗肺气肿的有效手术方法只有肺移植术及肺减容术。广义的肺减容术适应以下三种情况:①局限性肺大疱,其周围肺实质正常;②肺大疱伴肺气肿;③仅有肺气肿而无肺大疱。对于局限性巨大肺大疱,特别是存在正常肺组织受压、反复发作呼吸道感染或复发性气胸者,因手术治疗的疗效显著而无异议。对于肺气肿和(或)伴有肺大疱的手术适应证,虽目前尚无明确的定论,但已趋向统一,手术前、后病人的评估指标,除个别项目和标准不同外,已基本确定。

近80年来,有多种术式用来治疗肺气肿,术式的设计与当时对肺气肿的病理生理的理解有密切关系,最早认为肺气肿的关键在于胸壁的过度膨胀和僵硬,故采用胸肋关节分离术(胸骨旁肋软骨切断术)及胸骨横断术,虽然该术式可使潮气量增加500～700ml,并缓解憋喘症状,但还是因结果不稳定而被废弃。随着对肺气肿认识的提高,而改为减少肺容积的术式,如膈神经切断术和胸廓成形术,这些术式很快因减少肺功能和加重症状而被弃用。另一些术式以外部稳定气管结构为设计思路,如采用人造物、自体骨环和肌瓣等,因疗效差且不稳定,目前已很少采用。有人考虑到自主神经系统可调控支气管的张力,故设计出交感神经切断术、迷走神经切断和全肺去神经,虽时有用于哮喘和肺气肿病人,但是疗效极差。

1957年,Brantigan提出外科治疗弥漫型肺气肿的晚期病人,Brantigan切除周围肺组织,期望有弹性、有活力的肺组织复张,改善胸廓及膈肌功能,他采用单侧开胸、病肺部分切除加去神经术,数月后再行对侧手术。其报告的有效率约75%,但院内死亡率近20%,正因如此,Brantigan的术式未被广泛接受。

在过去几十年中,逐步开展了一些改良术式,如激光治疗等,取得了有限的疗效。1993年,Cooper成功地复活了Brantigan术式,称其为"肺切除术"或"肺减容术"(LVRS)。与Brantigan术式一样,Cooper切除近30%的外周肺组织,不同于Brantigan的是:Cooper采用切割缝合器及正中切口同期双侧肺切除,因其减轻喘憋症状和增加了运动耐力,从而改善了生活质量,且伴随有以下生理指标的改善:肺通气功能、肺过度膨胀和肺泡气体交换。此后,胸腔镜手术也达到了同样的疗效,故该术式以姑息性治疗晚期肺气肿而被广泛接受。而激光肺减容术因过高的并发症及死亡率而被废用。

LVRS的成功很大程度上依赖病人及其肺气肿的特点,因此,病人的评估手段及术前肺康复方案是成功的关键,接受LVRS的典型病例为:严重的呼吸困难、明显呼吸气流受阻、胸廓过度膨胀和弥散功能受损而导致的低氧血症,多数病人严重到氧气依赖和口服激素。虽本章讲到的LVRS入选指标是目前最常用的标准,但并非符合标准的病人术后就会有满意的疗效,目前的情况与20世纪60年代仍很相似,即:对手术治疗肺气肿仍难下结论,手术适应证也有很大缺陷,这是 LVRS 的最大问题,我们需要改善适应证,使其可明确区分出哪些病人术后有益,哪些病人术后无益。

【病理生理】

以下为肺气肿的主要病理生理影响及其适应肺减容术的浅层的指标。

1.呼吸困难　指呼吸过程不通顺,肺气肿病人最常发生在活动时,而晚期病人即使在静止状态,也可严重呼吸困难。目前对呼吸困难发生的机制仍了解甚少,虽然与呼吸气流受限、肺过度膨胀、呼吸肌功能减退及肺泡换气障碍有关,但喘憋的症状与常规肺功能检查指标并不完全吻合,晚期肺气肿病人产生喘憋的机制和病人敏感性可能各不相同,病人间存在有很大差异,目前尚不能更准确地掌握各种呼吸困难的本质,故要成功地治疗呼吸困难症状仍存在很大困难。

2.气流受限　呼吸气流受限指任一肺容积的最大呼出气流少于正常的预计值,而最大呼出气流依赖肺的弹性回缩压和上气道气流阻力,肺气肿的肺实质异常使肺弹性回缩力减弱,进而使呼出气流的驱动压力及肺内跨气道压减小,呼出气流受限。因此,肺气肿病人在静息状态或活动状态下,呼出气流受限。

3.胸廓过度膨胀和呼吸肌功能减退　因气体呼出的阻力增加,呼出气体不充分时过早的吸气,使肺弹性回缩力减弱,进而造成气体存留和肺过度膨胀,有活力的肺组织塌陷,这些均是胸腔内容积增加的原因。肺过度膨胀可以看成是气道梗阻的代偿机制,进一步增加肺容积以增加弹性回缩力和减少气道阻力,但其负面效应是:胸腔容积的增加,使吸气时胸壁压力-容积比不利,呼气末的正肺泡压增加了吸气肌的负荷,减低了吸气肌(主要是膈肌)的效能。

在肺气肿病人的胸片上,可见膈肌低平,这正是膈肌功能受损的特征。膈肌低平会引起以下病理生理改变:①减少了其与胸、腹壁间的"对合带",使膈肌在吸气时,对抗腹腔的向下运动和对胸、腹壁产生正压的推动力减弱,因此,阻碍了胸廓的运动;②膈肌低平使骨性胸廓向上外方向的运动受限。严重的肺过度膨胀,在吸气时,可能观察到其下部肋骨向内运动(Hoover's Sign 或反常呼吸运动);③胸廓过度膨胀,膈肌肌纤维较正常位置的膈肌要短,产生跨膈肌压将会减小。正常人静息状态下,肺维持在功能残气量时,膈肌的长度是产生膈肌最大收缩力的状态。

随着胸廓的过度膨胀,胸廓的运动结构被破坏。正常时,在功能残气量状态下,胸廓的容积小于静息位,这是由于肺的回缩力所致,在潮气吸气时,胸廓倾向于主动的扩张和它静息状态下向外扩张的弹性,这种向外的弹力可协助吸气肌(主要是膈肌)的运动。如果胸廓过度膨胀,胸廓保持在超过正常静息容积的高容积状态下,在潮气吸气时,胸廓就需要更大的辅助肌力,使吸气肌必须提供更大的收缩力以对抗胸廓的弹性。

4.活动时的呼吸状态　在高肺容积下的最大限度呼气,以使呼吸肌处于更为有利的位置,呼吸肌就必须承担额外的负荷;如果呼气不完全,就会产生呼气末肺泡正压(PEEP 或内源性PEEP),这样在吸气的初期,气流难以在产生更大胸内负压以抵消 PEEP 之前进入肺泡,另外,运动时呼气时间缩短,会引起动力性过度膨胀和气道受压,这些均增加呼吸肌做功。

5.肺实质改变　肺气肿在肺内的分布是不均匀的,导致其结构和功能上的区域性差异。肺气肿所至的肺弹性回缩力的减弱,使肺易于膨胀,但呼气困难,因此,严重气肿的肺组织占有更多的容积,但通气很差,由于通气-容积不均衡的分布,损伤了肺的结构和肺泡气体交换。呼吸频率增加,肺内气肿区域的通气进行性减少,使气肿的肺组织顺应性减少,张力增高,进而压迫周围的肺组织。

6.肺泡气体交换异常和血流动力学影响　　肺气肿患者的血流动力学改变为:①异常胸内压损害心血管功能,内源性 PEEP 和肺泡过度膨胀,增加了肺血管阻力和右心后负荷,胸内负压减消使右室前负荷减少,这些改变会因呼吸频率的增加而加重,且加重右室功能的损害;②分布到通气较差区域的灌注决定了死腔的量和动、静脉分流,影响动脉氧分压($PaO_2$)和二氧化碳分压($PaCO_2$)。

【手术适应证】

1.生理学基础　　LVRS 术后,COPD 患者憋气减轻、活动耐力增加,继而改善了生活质量,此为肺及胸腔功能改善的最好解释,目前对 LVRS 改善生理功能的准确机制,还没有充分理解及阐明,但已提出解释手术作用机制的假说,了解可能的机制对决定外科适应证非常重要。

(1)胸腔功能:术后胸腔功能的改善,缓解了呼吸困难,可能有以下几个因素:

①切除了过度膨胀的肺组织,继而减轻了胸廓的膨胀,不论是否存在气道疾病,减小的胸腔容积,使胸廓复原到其压力容积一曲线上更有利的位置。

②PEEP 和过度膨胀的缓解,也将减少呼吸肌的吸气负荷。

③膈肌的复位,部分恢复了"对合带",改善了长度-张力关系,减小了膈肌的弯曲半径。

④其他呼吸肌功能也有很大改善,胸壁力学和吸气肌功能的改善。

但术后胸腔功能的改变,似乎不能改善肺泡气体交换,特别是动脉氧分压,也不能改善最大呼气流速,这些是由肺功能本身所决定的。所以选择病人的标准应以能改善肺功能和胸、腹力学及膈肌功能为基础,以期达到术后最大获益可能。然而,过度膨胀虽然是选择病人的重要条件,但不做为必需指标。

(2)肺功能:切除了无功能、占容积的病肺组织、全肺功能会有所改善,就像肺大疱切除术后的肺功能改善一样。其机制可能是:如果把正常肺看做为一个同步功能的整体,那肺气肿或肺大疱则可比作为一个非同步功能的多区间结构,一个或更多的区间内可能毫无功能,但可占据相对大的胸内空间(可切除的"靶区"),其它区间可能有功能,但其功能被"靶区"所限制,肺大疱的反常压力一容积特征对全肺功能的影响,可因切除大泡而改善。类似于此,切除弥漫的、占据容积的气肿肺组织,同样可改善全肺功能,特别是能够保留较正常的肺组织(即使可能也有气肿),使其占有肺的主导功能,弹性回缩力也会改善,继而改善了最大呼出气流和减少了肺的过度膨胀,这将会在仅减少肺容积的情况下改善憋气症状,如果病人是以气道疾病为主,LVRS 将不会改善其肺功能,因为,肺部分切除不会改善有疾病的气道的功能及结构。

(3)肺泡气体交换和血流动力学影响:切除肺气肿的"靶区"减少了肺泡死腔和动、静脉分流,使肺泡气体交换更为有效,肺弹性回缩力的改善也影响到局部及全肺血流,肺复张区域通气、血流的改善,使全肺的通气-血流比恢复近正常,使肺泡气体交换改善,两肺血管阻力减低,右心后负荷减少,另外恢复胸腔内负压可增加右室前负荷和改善心功能。

2.手术适应证的评估　　肺气肿行肺组织切除的手术适应证,已讨论了很长时间,定义肺大疱切除适应证已超过了 40 年,其主要标准是:肺大疱大于 30%～50% 的半胸容积,此标准是建立在肺生理解剖学的基础上,一般认为,过度膨胀的大泡气肿越大,正常肺组织受压就越多,术后症状改善就越明显。而对弥漫性肺气肿,因其没有可切除的明确的"靶区",手术疗效不佳,这些病人可能表现为肺膨胀并不明显,也无明显受压肺组织,因此肺减容术的适应证应该有以下表现:①胸腔明显扩张;②有可手术切除的严重肺气肿区;③大气道相对正常。

明确的术前治疗计划可加强术后疗效,如:忌烟、口服激素减量等已被追加到手术适应证中。其中符合手术适应证者,术后可能得到满意疗效,而符合非手术适应证者,术后不能达到预期疗效,或有术后出现并发症的高危因素。

病人被排除手术的原因有:①最常见为无适当的"靶区"或无足够的非"储备";②肺过度膨胀不明显,即:"靶区"组织少于理想的切除量;③症状及肺功能并未严重到足以承担手术风险的程度;④严重的心血管疾病,术后康复困难;⑤胸片显示有结节或浸润性病变。⑥胸膜腔粘连。

3.病人选择

(1)首诊初选和检查:首先是内科医生的首诊评价,包括简明的病史、肺功能、动脉血气、胸片,可通过以下内容初步选定适合 LVRS 的病人,对不适合或拒绝手术者,可免做进一步检查。其他病人行 on-site 评价。

(2)临床和生理指标的评价:临床和生理指标的评价包括气流受限的程度,如 FEVl、肺过度膨胀等,与术后病死率无显著相关。$PaCO_2$ 的增加和 Dlco 减少与术后住院期和死亡率呈正相关,但也有人提出高碳酸血症($PaCO_2 > 55mmHg$)者,虽增加了手术的风险,但并不增加病死率。RV 和 $FEV_1$ 在术后明显改善,且与切除的肺组织重量明显相关,但对于应切除多少肺组织尚难以界定,因为:①对要切除的肺组织没有准确的测量方法;②切除太多的肺组织,会增加支气管胸膜瘘的机会,或无足够的肺储备而造成术后呼吸衰竭;③切除肺组织太少会影响手术疗效。这与肺大疱的切除不同。因肺大疱所占用的肺组织很少,而形成的气腔很大。目前对于肺组织的切除量,只能依靠医师的经验来掌握。

有人认为,单侧肺减容术的 1 年病死率明显高于双侧肺减容术,且高危因素包括:①术前年龄大于或等于 75 岁;②$FEV_1$ 小于或等于 500ml;③$PaO_2$ 小于或等于 50mmHg;④无任何术前指标可确定术后会得到较好的疗效。

基于肺气肿的病理生理学基础,选择肺减容术病人及术式的原则是:有最小的外科风险和最大的肺功能改善。故应选择晚期肺气肿病例,因其喘憋等症状,严重限制了他们日常所必需的活动。

一些浅层的适应指标为:①因肺气肿所致的、伴有严重症状的通气障碍;②胸廓明显膨胀;③肺组织质地不匀,肺气肿在全肺的分布表现出无功能而又占据容积的肺组织"靶区",以利外科切除;④较好的心功能以耐受开胸手术。

(3)放射学资料的评价:影像学资料通常比生理学指标更重要,胸片可提示肺过度膨胀,吸气和呼气像可估计膈肌活动情况及气流受限,CT 可显示肺气肿的解剖分布,而其它检查方法难以做到这一点。核素肺扫描也可显示出要切除的"靶区"(只占容积而无功能),有助于切除术后最少损失肺功能。

放射学评分与 $FEV_1$、$PaO_2$ 及 6min 步行距离有很好的相关性,可用于术前及术后 6 个月的评价。核素检查如有以下发现,提示术后疗效满意:①分布不匀(低灌注区与高灌注区较为集中);②高灌注肺组织比例高于无灌注组织;③上叶为主的低灌注;④通气与灌注显示的"靶区"相匹配。其他影像学检查,如 MRI、吸/呼气期 CT 等也被用于术前评价。

胸片可大体显示了肺气肿的分布及程度,并可证实不匀称的气体滞留和胸壁及膈肌运动的损害程度。胸廓过度膨胀,吸气胸片表现为:向下移位且平坦的膈肌及胸腔直径增加,且伴有心影后及胸骨后气腔扩大。呼气胸片提供了其他信息,可能有助于发现不适合手术情况,如:胸膜增厚、胸膜疾病、浸润性病变、淋巴结肿大、胸腔积液或心血管异常。

非增强的标准胸部 CT 片,更准确地显示了肺气肿的严重程度及分布,高分辨率 CT 的精确度更高,但对 COPD 病人经常不能发现问题,这类病人如有严重的气道梗阻,高分辨率 CT 也可更准确地显示支气管扩张或潜在的肺间质疾病,与胸片所见相比,CT 可提供更有价值的信息,以有助于指导选择病人。CT 也可发现其他疾病,如:胸膜病变、细支气管炎、感染、癌或心血管病变。进一步复杂的计算机影像使评估更为主动。

核素通气血流肺扫描可为外科医师提供非常重要的定量信息,对严重的肺气肿并无太大价值,因血流灌注的媒介分布是相对的,其分布的影像可以提示病变主要在上叶还是下叶,可与 CT 所见相比较,决定切除范围。如显示一侧为主的灌注减少,提示可行单侧手术。影像学检查、肺气肿的程度、胸廓扩张、"靶区"、"肺"储备组织(指切除术后保留的肺组织)、肺压缩程度和其他参数,成为评估手术病人的有效、简单的选择系统。

基于分析过的手术适应证,在 1996 年,由 Yusen 提出的评估 COPD 的常规模式,这是基于目前对 COPD 的病理生理学的理解,及其分析结果,此流程可能会有效地选择出合适做 LVRS 的病人,另外,此流程图也显示了肺移植或药物治疗的适应证,是弥漫性或分布较为均匀的肺气肿(无"靶区")。无疑,随着经验的增加,将会进一步修正此流程。

高龄病人(>60 岁),不考虑肺移植,而年轻的肺气肿患者需准确限定肺移植或 LVRS 标准,目前认为:LVRS 应是首选,特别是作为姑息治疗时。LVRS 不像肺移植那样服用免疫抑制剂和长期等待受体,手术可有效缓解症状数年,使患者几年后再考虑肺移植。然而对接近肺移植的上限年龄(55～60 岁)者,以后因年龄关系将不能行肺移植术,故应积极选择肺移植术。肺移植在改善症状及运动耐力方面更好,但双肺 LVRS 术后一年的疗效,接近单肺移植术,可其生活质量还不能保证,另有资料显示肺移植可延长某些病人的生存期。

评估肺减容术与肺移植的其他因素包括有,无肺动脉高压或冠心病,静息及运动后的心脏超声检查、核素心室造影、通气血流扫描及其他类似的检查,对危险的人群可提供有价值的信息。无创心功能检查虽有一定价值,但有时对 COPD 病人有局限性,如:运动试验,常因病人不能在限定的心律下运动,而不能采用;经胸壁心脏超声,可能会因胸廓过度膨胀而失败;因此,为得到更明确的诊断,很多病人只能选用心导管等有创检查。

**【术前准备】**

肺减容术要想取得好的疗效,只能依赖于根据适应证,正确的选择手术病人。目前尚难以明确提出适合手术的、准确的客观指标,除以上提到的客观指标外,病人的基础疾病及全身状况也是考虑的重要因素。而充分的术前准备,也是手术成功的不可缺少的一环。

1.肺康复方案　肺康复方案是肺减容术前最重要的术前准备。对于 COPD 患者来说,肺康复的目的就是最大限度地恢复有功能的肺组织,肺康复的程序包括:内科药物治疗、戒烟、宣教、营养支持、社会心理治疗、阶段性体能锻炼、呼吸治疗等。无论病人是否手术,均适用于这一程序。

无论是否接受手术,均应评估病人的治疗方案,此治疗方案应因人而异,是病人接受手术前的初步治疗。在最初的评估后,必须进一步完善药物治疗,以保证病人适应手术要求和减少手术风险。理论上,药物治疗可缓解气流受限、纠正继发的生理改变,如肺动脉高压和右心衰,减少并发症和病死率,然而药物治疗的主要目的还是姑息,以减轻憋气和增加运动耐力、肺功能状态和生活质量。可以把治疗 COPD 和肺气肿的方法分为:姑息性治疗和延长生存期的治疗。

(1)预防措施:一般认为戒烟不仅可减缓肺功能的损害,也有助于术后肺功能的恢复,至少应戒烟 3~6 个月以上,此为手术适应证之一。部分病人因吸烟史可能有冠心病。

流感及肺炎球菌的疫苗接种对此类病人有间接作用,因其有益而无害,故常被临床采用。

(2)药物治疗

①支气管扩张剂:支气管扩张剂用于因气流受限而有症状的患者,有助于改善肺功能、减轻呼吸困难、增加活动耐力,大部分 COPD 患者有不同程度的、可逆的呼吸道疾病,但不能证实含支气管扩张药的喷雾剂可减缓肺部疾病的发展。目前广泛采用 β-肾上腺受体阻滞剂、抗胆碱能及甲基黄嘌呤治疗 COPD,用以在术前改善肺功能。应注意,在术前指导病人正确使用吸入器及用药剂量,另外,一些病人使用小剂量的 β 拟交感神经药,而一些夜间憋醒的病人,会长期使用吸入性支气管扩张剂。如果是适应证,病人术前在转运手术室时,吸入性支气管扩张药可加量,还需维持其氧气吸入。

②抗生素:术前病人一般不主张常规使用抗生素,除非有感染症状,如气管炎、肺炎等。有资料显示,在没有明确的感染证据而病情急性恶化时,应使用抗生素,但此观点缺乏有力的证据。

③皮质类固醇:半数病人在术前使用皮质激素,虽然认为小剂量皮质激素会延迟 $FEV_1$ 速率,但缺乏实质证据。另外,多数 COPD 病人在口服激素治疗时,并未表现出气流受阻,与之相反,虽然某些 COPD 病人得益于口服激素治疗,但也没有明确证据证明其有效性。目前认为肺康复过程应尽量减少、甚至停用全身激素;大剂量吸入激素的治疗方法,虽然看似可避免口服,但也缺乏其有效性的证据。

目前临床采用的方法是:如果病大对其他治疗反应较差,可在严密监测下口服皮质类固醇,而持续口服治疗,可能明显改善通气和运动耐力。如果病人服用激素治疗,术前应逐渐减少到最低剂量,因其可能在围手术期延迟伤口愈合、增加感染的机会,对于不能停用激素者,围手术期应避免加强剂量的激素治疗。

(3)辅助治疗:呼吸道稀薄的分泌有助于痰液的清除,达到这一目的的治疗包括:生理盐水的雾化吸入、祛痰药,如饱和碘化剂和乙酰半胱氨酸。基于目前资料,这些药在肺康复方案中不作为常规应用,术前 $\alpha_1$-抗胰蛋白酶置换治疗,虽存在争议,但可试用于 $\alpha_1$-抗胰蛋白酶缺乏的患者,以增加血清及支气管肺泡灌洗液中的 $\alpha_1$-抗胰蛋白酶水平及抗弹性蛋白酶活性。

①吸氧:氧疗是治疗 COPD 的一个重要部分,是在随机试验中证实的、唯一的对 COPD 有

治疗作用的方法,已证实对低氧血症患者的氧疗可延长生存期,低氧血症时,睡眠及活动状态下的氧疗均有益,有人对中、重度COPD的研究显示:白天静息时,$PaO_2$为70～76mmHg,排除那些睡眠时有明显呼吸困难者,约27%的病人在夜间氧饱和度降到90%或以下,另外,活动后低氧血症也很常见,而氧疗可改善这一情况。

白天静息$PaO_2$<70mmHg者,如果夜间不能做血氧监测,可将氧流量定为1L/min,在其静息状态时,病人如果因给氧不当,造成明显的低氧血症或睡眠障碍时,应进一步采用夜间血氧监测或呼吸睡眠多导监测仪。活动状态下,给氧量需根据无创监测而确定,要确保$PaO_2$>88%～90%。

②渐进性运动锻炼:尽管有禁烟、药物及氧疗等治疗手段,但很多COPD病人还是呼吸困难和害怕过度活动,结果,他们长期端坐,造成进行性地不适应活动,使运动耐力更差,如此呈现持续地恶性循环。因此需以渐进性运动方案为基础,以恢复术前病人更多的生活活动。

运动训练目的是减少呼吸困难、增加运动耐力和最大限度活动量,目前还不清楚其在这些方面改善的机制,但已有人证实,减少了运动产生的乳酸酸中毒。改善活动耐力和通气功能可能是因:①提高了运动技能和主动性;②改善了肌肉功能和生物力学;③对呼吸困难的耐受力增加;④提高有氧运动能力和乳酸/通气阈(机体乳酸盐蓄积刺激呼吸运动的阈值)。由此可以看出,运动耐力增加的原因,并不像通常认为的那样,不是改善了肺功能或气体交换。因不能确定改善运动耐力的机制,故理论上存在运动训练有失败的可能性。骑车或散步的大肌群有氧活动和训练,是最有助于肌肉模仿日常活动,其他的形式和运动也有一些益处,如上肢训练等。

运动方案要因人而异,考虑的因素有主动性、肺功能、年龄和运动方式的评估,在给病人制定运动方案之前,医师应全面了解病人的身体状况。运动方案要基于心、肺运动试验结果和运动时呼吸困难评分而定。运动方案虽有不同,但至少应包括:每周运动的最多天数、强度和心率限定,在肺康复过程的前、中、后应及时评定呼吸困难的程度。如出现以下情况,不应停止运动,即:动脉氧饱和度轻度下降、而吸入氧流量没有调高超过运动前水平,此时应加大给氧量,已保持氧饱和度在88%～90%。

目前一般要求术前病人应完成运动方案,其最低目标是持续蹬自行车(或脚踏车训练器)运动、每天至少30min、每周至少5d、至少6周,心率限定在最大预计值(220减去年龄)的80%,持续给氧,以保证氧饱和度在88%～90%以上。病人在实行渐进运动方案时,要定期的做再评估。成功完成术前方案的病人,6min走增加的平均步行距离是20%,病人的憋气症状也会改善。

术前运动锻炼可改善患者的呼吸困难及运动耐力,减少术中、术后并发症及死亡率,另外,术前患者如没有经过运动锻炼以达到其最佳的状态,并在术前再次评估的话,术后的改善可能不能证明是手术的疗效,而可能是患者适应的结果。

③宣教、营养咨询和心理支持:在肺康复中,宣教是一个重要部分,包括教会病人关于COPD的基础知识、如何选用药物和服从治疗的重要性,宣教可让病人更好地理解疾病、配合治疗、减少焦虑和行为改变,继而有利其康复。

在COPD患者中,常见营养不良,特别是营养状态低下,其可增加手术病死率,故术前常需营养支持治疗。因增加碳水化合物的摄入,二氧化碳过剩的产物常不成问题,但摄取碳水化合物的量不应太大,因高碳酸血症可导致二氧化碳过剩。

作为肺康复的一部分,心理咨询会减少病人因慢性病所致的压抑、恐惧和焦虑,另外,咨询可给予鼓励和支持,病人应加入到可得到支持的人群中。

# 六、手术并发症

气管、支气管及肺切除术后并发症严重者常危及生命,要降低其发生率关键在于预防,包括术前充分准备,选择正确的手术方式及术中小心操作,重视气管、支气管吻合口及残端和肺断面的缝合,预防漏气,术后有效的抗炎治疗和及时合理使用辅助呼吸等措施。与肺切除有关的并发症如下。

## Ⅰ.术中并发症

### (一)急性呼吸道梗阻

术中急性呼吸道梗阻是极难处理的并发症,多由于医源性因素造成,病人由于严重缺氧可致死。

**【病因】**

①麻醉插管创伤气管,支气管内膜,血块堵塞气管或气管插管末梢;②为肺慢性炎症,肺脓肿,肺囊肿病例作肺切除时,由于术中挤压和牵拉,使脓性痰液或大量液体破溃入气管和支气管,堵塞气道;③由于挤压肺肿块或支气管乳头状瘤,致使癌肿碎块进入对侧支气管或堵塞气管插管。麻醉师如未能及时发现或延误处理,均可造成急性呼吸道梗阻。

**【症状】**

病人出现急剧缺氧症状:伤口的血液和组织变为暗红色,口唇耳根部发紫,氧饱和度迅速下降,心率加快;气道压力升高,"氧气压不进肺内"。手术侧肺不能膨胀,纵隔下沉,健侧呼吸音消失,如不及时处理,出现心率减慢而骤停。

**【防治】**

为防止此并发症,在为支气管扩张症、肺隔离症、肺囊肿、肺脓肿、癌性或良性空洞的病例和支气管良性肿瘤病人作肺切除时,应安置双腔气管插管,术中尽量避免过度牵拉和挤压病灶,尽可能先用心耳钳或布条预先阻断术侧肺叶支气管,再游离处理肺血管,最后处理支气管,并从支气管断端吸尽其中积存的分泌物、血块或痰液后,再缝闭支气管断端。

术中如发现病人严重缺氧,呼吸道压力升高,难以给氧,应立刻停止手术,快速找出原因。如气管插管已被堵死、无法吸痰,应果断拔除,再插进新的气管插管,在术者协助下,尽可能吸出痰液或癌肿碎块,以保证呼吸道通畅。将病人放置平卧位有助进行换管的操作。

### (二)意外出血

当肺切除时,预防意外出血特别重要。肺血管壁组织较体循环血管脆弱,肺动脉又无平滑肌层,术中易被撕破,处理不当常导致大出血;大的肺静脉损伤时,可并发严重的空气栓塞。大量出血迅速减少心脏供血量,导致心排出量突减,并发出血性休克或由于冠状动脉供血不足引起心跳骤停。

**【病因】**

①作肺中心型病灶切除术时,暴露肺门牵拉力较大,撕破肺动脉壁,又企图以止血钳钳夹止血,使撕破口扩大;②结扎肺静脉总干不牢,在切断时肺静脉近端回缩入心包内;③作全肺切除时,结扎肺动脉干不当,当切断时其近端的缝扎线滑脱。

**【防治】**

为预防意外出血,作肺切除时,应小心谨慎,轻柔细致和准确,最好由术者自己牵拉暴露肺门,切忌暴力。暴露肺血管后,剪开其外鞘,最少游离1.5cm以上的长度,用直角钳带过7°丝线或双中线,在近远端分别结扎,再在靠近端1/3处加"8"字缝扎,然后在靠近远端1/3处切断。在游离肺血管过程中,要避免用血管钳钳夹。对肺动脉主干和肺静脉主干的处理,其远端最好在其分支近端结扎,剪断后形成树杈状,并再加一次结扎。如肺静脉太短,又为肿瘤侵犯,应切开心包,包括切除部分心房处理肺静脉。尽可能在肺动脉韧带远端结扎处理肺动脉主干,以免肺动脉近端回缩入心包难以止血。

在操作过程中,一旦撕破肺动脉分支,应用手按压止血,再用4-0聚丙烯无创缝线作褥式缝合裂口;当肺动脉近端或肺静脉近端的缝扎线滑脱,引起大出血时,术者应保持冷静,先用手指将肺动脉出血处压向脊椎,快速用心耳钳夹住出血区,再找出肺动脉断端缝扎止血;当肺静脉回缩入心包内,应快速切开心包,包括用手指尖伸入肺静脉内将左房抬起,再用心耳钳夹止血,然后作相应处理。在整个抢救止血过程中,必须备有良好的吸引器才能暴露出血区。而且,要及时补足血容量,必要时,作胸降主动脉或左心房穿刺输血。

**(三)喉返神经损伤**

双侧喉返神经均发自迷走神经干的胸段,除支配食品通过外,还是喉肌的重要运动神经,也是声门裂以下喉黏膜的感觉神经。在作气管手术和支气管手术时,损伤喉返神经的发生率低于1%。

**【病因】**

喉返神经的走向,在左、右两侧各异。左喉返神经绕过主动脉弓返至喉部,右喉返神经绕过右锁骨下动脉返回颈部,均沿气管食管沟上行。作气管开窗切除肿瘤或气管环切端吻合术,作左全肺切除,右上纵隔淋巴组织清扫,左侧主动脉弓下淋巴结清扫时,由于解剖不清,操作粗暴,盲目剥离组织及过度牵拉气管或支气管,均有可能损伤喉返神经及其分支,或在上述部位过多使用电灼切开或止血,更易由于热传导损伤喉返神经。

**【诊断分析】**

喉返神经被切断或损伤麻痹后,其后果不可低估,由于损伤吞咽和相应声带麻痹,可导致气管误吸,严重者窒息致死。一般只有当拔除气管插管,病人从麻醉清醒后,发现声音嘶哑,气短才引起注意,应立即在手术台上,用喉镜或间接喉镜检查,即可发现声带麻痹而确诊,但需与声带软骨半脱位鉴别。病人返病室后,如声音嘶哑,进食、饮水呛咳,更需作间接喉镜检。

**【预治方案】**

做气管手术时,应用金属拉钩向外拉开颈血管鞘和胸锁乳突肌,用手指将甲状腺和气管向内侧拉开,即在气管食管沟内可发现相应侧的喉返神经及其分支,直视下将可能与气管相粘连的喉返神经分离开,避免强力牵拉。在胸内游离胸段气管时,避免用布带过度牵拉,禁忌盲目游离对侧气管壁。在作纵隔淋巴结清扫时,应辨清右侧喉返神经走向,禁忌用电刀切割组织或电灼止血,用作左侧肺全切或左上肺切除手术或作主动窗下淋巴结清扫时,切忌使用电刀或电灼主动脉窗下的组织。

单侧喉返神经损伤的病例,术后随着健侧声带代偿,声音嘶哑及饮水时呛咳的症状会逐渐改善。围手术期要加强护理,教会病人防呛咳,学会饮水进食。对严重者,可用鼻胃管灌食。对双侧喉返神经损伤的病例,为防止窒息及改善呼吸,应及时作气管切开术。

### (四)无名动脉出血

无名动脉发自内心主动脉弓偏右侧,向上在右胸锁关节后分为右颈总动脉和右锁骨下动脉。无名动脉后壁紧贴胸段气管的右前壁,作颈胸段气管肿瘤手术时可损伤其后壁,引起大出血,其发生率约 0.5% 左右。

#### 【病因】

当做胸上段或颈下段气管肿瘤切除时,特别是鳞癌,肿瘤外侵周围脏器,包括无名动脉后壁,肿瘤组织不易剥离,如果只作颈部切口,暴露又欠佳,粗暴的钝性分离,极易撕破无名动脉后壁,引起致死的大出血。当做气管环切,对端吻合口位于胸廓入口,紧挨无名动脉,其锋利的气管软骨碎片在术中或围手术期均可逐渐刺破无名动脉后壁,引起大出血。

#### 【处理】

无名动脉后壁受损,处理极难:①首先用示指按压住撕破口止血,保证麻醉平稳,备足 1000ml 血液及有良好的吸引器;②如颈部切口暴露欠佳,无名动脉撕破口又在胸廓入口水平,应果断作正中切口,锯开胸骨,甚至切除部分右胸锁关节,达到充分暴露,直视下能窥见血管撕破口;③直视下剥离肿瘤组织或清除吻合口外翻锋利的软骨碎片,将气管拉向左后侧;④向远段游离无名动脉,以便能用手指从前下缘将无名动脉后壁顶向前上缘,用手指压迫止血的同时,快速用 5-0 聚丙稀缝线褥式缝合无名动脉后壁的撕裂口,难以缝合止血的病例,应争取用止血钳或侧壁钳阻断无名动脉的始发处及破裂口的远段,加垫片作褥式缝合血管裂片,对无名动脉已被肿瘤腐蚀的病例,一般难以修复,应考虑作血管置换术。⑤在整个操作过程,应维持病人的血容量,防止低血压,保持足够的尿量,以防止输入液量过多并发肺水肿。无名动脉在术中受损引起大出血的预后极差,约 2/3 的病人可以成功止血,但术后 30d 死亡率高达 25%,其原因多为术后肺水肿和长时间低血压并发肾衰致死。

### Ⅱ.术后并发症

#### (一)心跳骤停

术毕拔除气管插管后,护送病人返病室的过程中,少数年老体弱、有冠心病的病例,在途中、电梯内或当搬抬病人上病床时,发现其呼吸停止和心跳骤停。

#### 【病因】

拔除气管插管过早,病人未恢复呼吸功能,呼吸道的分泌物或血块、痰液未被吸净,堵塞气管,严重缺氧。近期使用肌松剂,即使不过量,由于年老体弱病人的肝肾功能欠佳,代谢延缓,肌松剂未能及时清除,特别是呼吸肌尚处于麻醉状态。那些大声唤之张眼,随即又入睡的病例常伴舌根下坠,堵塞上呼吸道,更加重缺氧。术毕血容量未被补足,血压偏低,加以途中缺氧,使心肌供血不足,严重缺氧,引起心动过缓而骤停。麻醉尚未苏醒,肌松剂未清除的病例,多无任何挣扎而静悄悄的死去。护送返病室途中如无心电监测及观察呼吸变化,则难以发现呼吸停止和心跳骤停的过程。

【防治】

拔管后,必须坚持待病人完全清醒后,不吸氧 5min 后血氧饱和度仍保持≥94%,呼吸循环稳定后才能离开手术间。否则,也应送至麻醉恢复室进一步观察,待其恢复。护送肺切除病人返病室的途中,应有持续给氧的仪器,包括氧气袋。途中应有心电和血氧饱和度的监测和备好强心剂,途中要不断唤醒病人进行深呼吸。要由有经验的医师送返病室,一旦发现呼吸减慢和心动过缓,应及时按心肺复苏程序进行抢救。

(二)肺不张

【病因】

为年老体弱病人、慢性炎症病人作肺叶切除,特别是肺段切除后,极易并发肺不张。主要原因还是术毕未能吸净气管,支气管内积存的分泌物、痰液和血块,术后因伤口疼痛咳嗽无力,未能有效排痰,可引起一侧或一叶肺不张,或由于术中挤压病灶,使痰液或血块堵塞位于下面的健侧支气管,术后造成对侧肺不张。全肺切除后对侧肺不张少见。

【诊断分析】

术后肺不张多发生在术后 1~3d 内,表现为呼吸急促,气短,呼吸快而浅,缺氧症状明显,血氧饱和度下降至 90% 以下,气管移向患侧,患侧肋间肌内陷,肺泡呼吸音减弱或消失,胸腔引流管水柱上升至 20cm 水平面以上。床旁 X 线胸片可证实肺不张的诊断。

【治疗要领】

术后肺不张说明术后护理工作欠佳,未能排净气道分泌物。术后当天,每小时应唤醒病人进行咳嗽几次。术后第 1~2d,对因切口疼痛不愿有效咳嗽的病例,给予镇痛剂 20min 后,即协助咳嗽排痰。一旦发现肺不张,先作深部吸痰:经鼻腔插入橡皮导管,通过声门到气管吸除分泌物和痰液。上下移动导管,刺激气管黏膜,引起较强烈的反射性咳嗽,以排除堵塞支气管的痰液。如不奏效,最早可在术后当天,用纤维支气管镜检查,反复用含有抗生素的生理盐水冲洗,稀释痰液吸净。如尚无肺泡呼吸音,缺氧症状无改善者,采用气囊挤压氧气,经支气管镜末端送进未复张的肺叶,使其膨胀复张。无论作深部吸痰或是作支气管镜检,都应避免创伤气管、支气管,更要避免穿破缝闭的支气管残断。对作支气管成形术并发肺不张的病例,积极采用纤维支气管镜吸痰,保证吻合口通畅是手术成功的关键。

(三)血胸

肺切除的病人,特别是肺结核、支气管扩张症的病例,术后并发胸内出血,需再次开胸止血者占肺切除的 1%~5%。

【病因】

术后胸内出血的主要原因是处理血管不当:①胸腔顶部粘连处止血不彻底,小动脉出血;②被切断的支气管动脉回缩,未予缝扎;③开胸或关胸时损伤肋间动脉未予处理;④肺段切除或肺楔形切除后肺断面缝合不牢,回缩的肺小血管未予结扎;⑤肺血管分支缝合线部分或完全滑脱,均可引起大出血致死。

**【治疗要领】**

术后要严密观察有否全身出血症状，如面苍，烦躁不安，脉快，血压偏低，输血补液后仍不稳。胸腔引流管不断有红色血性液涌出，夹有血块，则应考虑胸内出血。以往临床发现，即使胸内大出血，也只有 2/3 液量从引流管流出，而 1/3 血液积存在胸内，大部分为血块。20 世纪 90 年代以来，大多数人认为，再次开胸止血的适应证为：①胸腔引流血性液量每小时超过 100ml，连续 5h 不减或每小时超过 200ml，持续 4h 未减；②引流出的血性液有血块，其血红蛋白＞60g/L；③病人有失血性休克前期症状，心率 120 次/min 以上，经补血后症状无改善，患侧叩诊浊音，呼吸音低，床旁 X 线胸片证实有大量凝血块影，纵隔移向健侧，患侧余肺受压。

胸内出血的诊断证实后，应尽早开胸止血。备足血液 1000～2000ml，从原切口进胸，根据血块的位置，先判断出血的来源，快速清除血块，冲洗胸腔。先检查肺动、静脉残端，肋间动脉（包括安置胸腔引流管的肋间），最后检查回缩的支气管动脉，找到出血点后，分别缝扎止血。如无活动出血点，而为众多的渗血区，尽可能电灼止血后缝扎。经用明胶海绵片，止血纱布和止血胶压迫也不奏效的渗血区可用长条纱布压迫止血，将其末端外置。术后加强药物止血措施及抗炎治疗，待 3d 后再拉出纱布条。万幸，近年由于积极采用抑肽酶止血，大多数术后严重胸内渗血的病例，均经保守治愈。

**（四）急性肺水肿**

急性肺水肿是肺切除术后的严重并发症，处理不当，其病死率高达 10％。

**【病因】**

部分肺组织切除后，如余肺膨胀不全，肺泡-毛细血管床的有效容量明显减少，特别是右肺全切者，或术前已并发心衰或术后尿量过少的病人，最易出现循环超负荷。如术后 24～48h 内输血，补液过多，超速或饮水过量，均易并发急性肺水肿。

**【诊断分析】**

术后 1～2d 内，如病人出现严重的呼吸困难，紫绀，心动过速，剧烈的咳嗽，咳出泡沫痰（严重者，持续涌出泡沫痰）。检查发现双肺湿啰音，动脉血氧分压明显下降，氧饱和度持续下降，应考虑急性肺水肿的诊断。

**【治疗要领】**

为预防此并发症，每日应准确计算出入量。肺叶切除后，可按每小时每千克体重 1ml 来补液，最多不超过 1.5ml。其中 5％等渗葡萄糖盐水每日限制在 500ml 以下。手术日胸腔引流液量以等量全血补足。术后尽量不置病人于完全侧卧位，包扎胸带不宜过紧，避免限制胸壁活动。手术日给予适量镇痛剂，有利于深呼吸及咳嗽排痰，又可减少儿茶酚胺的释出，防止心输出量剧增及后负荷升高。中心静脉压反映血液流回心脏及心脏泵出血液的能力。较重的病例应有中心静脉压监测，可根据其变化调整输液速度及每日的输液量。通常维持中心静脉压在 8～12cmH$_2$O，心指数 2.5～3.0L/(m·m$^2$) 为宜。

当怀疑病人并发肺水肿时，立即减慢输液，给吸入乙醇和氧的混合气体以破灭泡沫，积极助咳排痰，保持呼吸道通畅；静脉滴入速尿 100mg 利尿，静滴毛花苷丙 0.4mg 减慢心率以降低心肌耗氧量；10mg 氟美松减轻肺间质水肿并皮下注射 8mg 吗啡解除细支气管痉挛及镇静。同时补足血容量。对肺水肿病人输入血浆的问题仍有不同观点，如血压不低，尽量避免输入胶体,以防渗入肺泡,加重缺氧。尽快作床旁胸片以明确诊断。

病情严重的病例,血氧饱和度低于80%,动脉血氧分压低于60mmHg(8kPa)时应果断决定气管插管辅助呼吸,视病情给予5～15cmH$_2$O的PEEP,以减少肺水外溢,保持呼吸道通畅。仔细观察中心静脉压或肺动脉嵌顿压的变化,及时调整利尿剂的用量,防止出现低血容量。在使用呼吸机的过程中,要保持胸腔引流的通畅,以防因支气管残端被吹破或肺断面破裂,引起张力性气胸致死。

**(五)心律紊乱**

肺切除术后心律紊乱是一个潜在的严重并发症,不能维持窦性心律会减少心排血量,降低冠状动脉、肾动脉和脑动脉血流。肺切除后并发心律紊乱的发生率为3.4%～30%,基本上属房性,表现为房颤、房扑和室上性心动过速。室性心律紊乱较少见。此并发症通常在术后一周内出现,也可在术后2～3d并发,其病死率约20%。老年病人,肺水肿或全肺切除后肺间质有浸润阴影的病人较易出现此并发症,其与术前肺功能无明显关系,右心扩张是术后心律紊乱发病机制的一个因素。全肺切除后增加右室后负荷,减少心排血量和降低左房压力。因此,中心静脉压更能准确反映心脏前负荷。

为预防此并发症,建议在术前给病人洋地黄化,临床观察经洋地黄化的肺切除病例较未经洋地黄化的病人,术后心律紊乱的发生率低,并发症的病死率也低。房性心律紊乱时静脉滴注毛花甙丙可减慢室率,但不能转为窦性心律,也不能维持窦性心律。在治疗顽固的房颤和房扑使转为窦性心律,一般需用奎尼丁或电击除颤。有时,快速室律的术后房颤对静滴毛花甙丙无反应,则可考虑用普萘洛尔,可有效控制室律,但许多年老病人对此药过敏,表现为短暂的低血压,因此要慎重使用。

对作肺叶切除的病例,一般术前无需作预防性洋地黄化。术后如并发房性心律紊乱,可静滴毛花甙丙0.4mg,每4～6h1次,达饱和剂量1.2mg,以后每日给0.2mg维持量。肾功能欠佳的病人应逐渐减量。原拟作肺叶切除而术中改为全肺切除的病例,也按上述方法给药。拟作全肺切除的病人,应在术前洋地黄化,手术日达到饱和剂量。作全肺切除的病例应作心电及血氧饱和度监测3d以上。

**(六)心血管意外**

年老合并有心脏病的患者,肺切除后由于减少有效肺容量,术后较长时间处于低血压状态,易引起心肌梗死,发生率约占肺切除病例的1%,其病死率高达80%。防止缺氧和补足血容量是预防此并发症的重要措施。肺栓塞也是严重的并发症。肥胖,血脂和胆固醇高,凝血酶原时间异常,术后活动少,双下肢作过静脉穿刺的病例,较易引起肺动脉栓塞,其发病率约0.5%～1%。其临床症状取决于肺栓塞及梗死的程度及部位。通常表现为呼吸困难,大汗淋漓,胸骨后挤压性剧痛,咯血,右心衰竭,低氧血症引起代谢性酸中毒。颈静脉怒张,呼吸浅而快,常伴循环衰竭,面色苍白,心动过速,低血压导致死亡。

避免作双下肢静脉输液,术后少用高渗液体,术后加强双下肢被动活动,术后给予小剂量阿司匹林(0.25～0.3g/d)口服,有一定预防作用。一旦诊断明确,应积极抢救,维持循环和呼吸并作抗凝治疗。在有条件的医院,对某些病例,可考虑在体外循环下,清除肺动脉内的血栓及清洗右心房,心室内的微血栓,在肾静脉下结扎下腔静脉,约 1/3 的病例可获成功。

### (七)心包疝

在心包内处理肺静脉切除肺的病例,心包疝是一个严重的并发症。有报道 30 例心包疝的病例,其病死率高达 50%。典型表现为虚脱和颈静脉怒张,心动过速,心尖搏动点移位,常伴低血压,床旁 X 线胸片可发现右侧心包疝,但左侧心包疝只在 X 线侧位胸位上,才能发现心脏后移。虽然可用胸腔镜检查确诊,但体检及 X 线胸片足可作出诊断。

【病因】

心包内处理肺静脉切开心包后未予缝合,或因肿瘤侵犯心包后遗留缺损,术毕或术后几天内,如突然改变病人体位,剧烈咳嗽,正压辅助呼吸,均可使心脏从心包切口或缺损区疝出,造成上腔静脉和心室流出道扭曲梗阻,减少心供血量和心排出量,中心静脉压因血流受阻升高,严重者可致死。

【防治】

为预防此并发症,有人建议用胸膜或用人造血管片缝补心包缺损,右侧心包切口应缝合,而左侧心包缺损或切口可扩大而不必缝补,由于心脏原位于左胸腔内,即使从心包缺损疝出,也不会影响血液循环。自 20 世纪 80 年代起,我们用双中线缝合双侧心包切口,缝住心包缺损边缘,编织成网,覆盖心包缺损。至今,尚未发现有心包疝的病例,也无感染。

当发现心包疝出症状,应放置病人于健侧卧位,患侧向上,拍击患者前胸及背部,让病人作深呼吸,多能使疝出的心脏回纳入心包内。严重的病例应按心肺复苏程度进行抢救。如有条件,可借助胸腔镜,甚至开胸进行复位。

### (八)肺叶扭转和坏疽

肺扭转即肺叶的支气管血管蒂扭转,如延误治疗,肺组织必然梗死,甚至坏疽。最多见的是右上肺叶切除后,如果不将较活动的中叶缝固于下肺,易并发中叶扭转,通常其支气管血管蒂扭转 180°;左下肺叶切除或左上肺叶切除后,均可引起另一叶肺扭转。肺叶扭转造成肺静脉和肺动脉堵塞,也由于扭转堵塞支气管血管引起肺实质梗死和坏疽。

【症状】

在早期,病人可无明显症状,随着发展为肺梗死和坏疽,病情变重,咳恶臭的血痰,发热,胸腔引流液恶臭。败血症引起血流动力学不稳,坏疽的肺组织也可造成大量的漏气。

【诊断分析】

术毕应及早作 X 线胸片,以确定余肺组织是否完全复张,胸腔引流是否有效,并作为判断今后肺部病变的依据。如发现患侧呼吸音减弱或消失,胸片显示实变,应考虑余肺已受损。用纤维支气管镜吸除支气管内的分泌物以排除肺不张的诊断。如果发现支气管受压,呈鱼嘴状,支气管镜可通过狭窄段,但拔出后,支气管又闭塞受阻,即可诊断为肺叶扭转。肺叶扭转的其他 X 线指征有:肺门移位,支气管影切断,较大的肺实变阴影且移位。核素灌注扫描和血管造影显示肺动脉血流消失或减少,但在肺实质血肿和肺不张的病人,也有上述表现。因此,这些检查只供参考。

【治疗要领】

在关胸前,要仔细检查余肺,让麻醉师加压使肺完全膨胀。尽量避免在右上叶切除后,向胸腔顶缝吊右中肺叶;有完整叶间隙、较为活动的中叶较易扭转 180°,故应将其外侧段缝固于右下叶背段,或将其内侧段缝固于纵隔组织。及早诊断和手术处理是治疗肺叶扭转的原则。如能早期确诊,在并发肺梗死之前的病例,可小心将扭转的肺叶复位,并缝固避免复发。不幸的是不少病例只在肺坏疽后才确诊,再次手术时只好将病肺切除,术后强化抗炎治疗。

### (九)脓胸

20世纪90年代以来,由于术前应用广谱抗生素及改进手术技巧和改善手术室环境,肺切除术后脓胸的并发率低于1%。

**【病因】**

①术中挤破有继发感染的结核性或癌性空洞,捏破脓肿致胸腔污染,在体弱的病例,即使冲洗胸腔,也易并发脓胸;②肺段、肺楔形切除的肺断面缝合不严密,支气管分泌物也易污染胸腔;③术者的无菌技术欠佳造成胸腔感染。

**【诊断分析】**

单纯脓胸多在术后4～5d后出现症状。表现为高热、寒战、呼吸急促、气短、咳嗽加重。患侧胸部剧痛,叩浊,呼吸音减弱。床旁X线胸片示胸腔积液,穿刺抽出脓性液即可诊断。

**【治疗要领】**

充分引流,应用有效抗生素抗炎治疗及给予足够的营养支持是治疗脓胸的三大原则,安置较粗的引流管,经用2ml亚甲蓝液注入脓腔,确定无支气管胸膜瘘后,可在第2天起,用溶有抗生素液或络合碘液的生理盐水,每日冲洗脓腔,争取在2周内将坏死的纤维素及组织块全部冲出,一般在3周后脓腔引流逐日减少,即可停止冲洗。待每日引流液少于10ml,即可开放引流及拔管换药,1个月内多可愈合。在治疗过程中要加强促使患侧余肺复张的措施。3个月后急性脓胸发展为慢性脓胸,则要考虑作胸膜剥脱及胸改术。

### (十)支气管胸膜瘘

近代,肺切除术后并发支气管胸膜瘘的发生率约1%。在慢性炎症,肺结核及支气管扩张症的病例较肺癌病人多见,常在术后1～2周内并发。

**【病因】**

①支气管缝合不严密;②支气管残端血供受损;③支气管缝合处感染破裂;④余肺的表面肺泡或小支气管撕裂。

**【诊断分析】**

病人突发刺激性咳嗽,痰中带陈旧血;空气经瘘管进入胸腔,可造成张力性气胸,皮下气肿;支气管分泌物流入胸腔,继发感染引起脓胸,如胸腔已有大量积液,可经瘘口吸入支气管内,引起窒息。胸穿抽出感染的内容物与咳出的痰液相似,穿刺后向胸腔内注入2ml亚甲蓝液,如果咳出蓝色的痰液,可证实支气管胸膜瘘的诊断。

**【治疗要领】**

如诊断明确,即将病人置于侧卧位,患侧在上,直至在患者安置有效的胸腔引流为止。给予广谱抗生素治疗,以控制胸内感染。在感染控制后,约3～4周,脓液逐渐减少,小的瘘可望逐渐愈合。较大的支气管胸膜瘘不易愈合,形成局限性脓胸,待3～4个月病人一般情况康复后,视病情可考虑作胸改或用带蒂骶棘肌瓣,大网膜填塞瘘口。过去曾在并发支气管胸膜瘘后几小时内,再次开胸,切除残端裂开的支气管水肿组织,重新用细钢丝或聚丙烯缝线缝闭新的断面,但极少获得成功。

### (十一)胸膜残腔

肺切除后遗下的胸膜残腔可引起许多并发症。在正常状态下,这个残腔逐步缩小,由于:①余肺代偿性膨胀;②纵隔移向术侧;③肋间隙变窄;④膈肌升高而被占据。所遗残腔不缩小的原因有许多因素,但最常见的因素是大量或持续漏气。其他与切除术有关的因素包括切除右肺两个肺叶或只留下下肺叶基底段,余肺纤维化或余肺有其他病变,限制肺膨胀,不完全的纤维板剥脱,术后肺不张和由于以前有过炎症或放疗使纵隔固定。

### 【临床表现】

良性胸膜残腔在X线胸片上显示残腔小,且在以后系列胸片上愈来愈小,壁薄不含有液体或只有少量积液,这种残腔可以继续观察。相反,恶性残腔很大,在以后系列胸片上愈变愈大,壁厚而含有液体。病人发热,白细胞升高,一般情况变坏,这些病例需作胸腔引流。7%持续保持无菌状态,只有6%继发感染。

### 【治疗要领】

虽然胸膜残腔继发的并发症发生率较低,但残腔感染总是一个严重的并发症。为预防残腔形成,应重视术前肺功能评估,肺功能差预示肺顺应性差,合并有肺纤维化,则考虑少切肺而保留更多有功能的肺组织。切除肺组织愈多,术后形成胸膜残腔的机会愈大。当发现余肺有病变时,最好不做肺叶切除,而做肺楔形切除或肺段切除。有炎症病史,以前已做过肺切除术或做过放疗的病例,术后易形成胸膜残腔,做肺切除时要尽可能保守。

预防形成胸膜残腔的一个重要措施是安置好胸腔引流管。前面的胸腔引流管应该从前胸第2肋间沿锁骨中线放入,直达胸腔顶,以排除胸腔顶区的空气,使肺组织膨胀达前胸壁。在上肺叶切除后,安置前面的胸腔引流管特别有用。后面的胸管应安置入后胸腔或脊椎旁,其对下叶切除后预防形成残腔也很重要。

术中要特别注意减少术后肺漏气。用4-0聚丙烯缝线缝闭肺裂伤断面,用胸膜瓣覆盖肺段切除的切面。余肺的纤维板剥脱也很重要,它能使肺膨胀预防残腔形成。碾压膈神经使膈上升,以减少右中、下肺叶切除后下胸腔的体积,但此操作造成膈麻痹,影响病人术后咳嗽和降低通气功能,即使膈神经可再生,但膈肌功能难以恢复。也有人作膈移植术,切开其固定点后,将其缝到更高的位置以减小下胸腔容量。术中作上肺切除后,如发现中、下肺因炎变难以充满胸腔,可考虑同时作小胸改:切除第2、3、4和第5肋后段,使胸腔顶下陷缩小。目前更多的是作胸膜外胸廓成形术:将胸腔顶的胸膜向下剥脱,使胸膜腔顶部变为胸膜外腔,如有积血或积液可由肌肉组织吸收。

如有肺不张和肺容量减小的指征,首先要及早用纤维支气管镜检查,清除余肺内积存的分泌物。根据每日床旁胸片的变化,可能需重复支气管吸痰及明确余肺是否复张和残腔是否缩小。①如术后第1天即发现病人有大量肺漏气和残腔,安放胸腔闭式引流后,应考虑作气腹,特别适用于那些估计余肺难以充满胸腔和大量漏气的病例。气腹应在术后的第1个48h内完成,以免膈形成粘连后难以上升。标准的操作技术:让病人侧卧,术侧向上,经腹中线用导管注入1000～1500ml空气。如膈上升不满意,病人又能耐受,可重复注气入腹膜腔内。气腹引起腹胀,呼吸困难和肩部疼痛,偶有气栓的危险。②术后如发现病人大量漏气。即给予

$20cmH_2O$ 的负压吸引胸管,某些病例如可耐受可增至 $30\sim40cmH_2O$ 负压吸引,促使肺膨胀后,其脏层胸膜与壁层胸膜相粘,使小的漏气口及早闭合。病人常伴胸痛,随着负压增大,吸出气体,降低潮气量,病人会有气短和呼吸困难,故要小心监测。③在术后 2 周内,应尽量采用保守方法,处理肺漏气和残腔这两大并发症,如不奏效,应手术处理,但术前必须明确:本来漏气处可以缝闭,但第 1 次术中未予处理,而且确信再次手术可以将漏气处缝闭,使肺组织膨胀后可填满胸腔。再次手术前应作支气管镜检查,以明确支气管残端闭合处是否有裂口,并作好修补支气管残端裂口的准备。为解决术后漏气的并发症,在肺段切除后的病例,可考虑将该肺叶残余部分切除;右下肺切除的病例,也可考虑切除余肺。再次手术后易并发脓胸,病人能否存活取决于对侧肺是否正常。④如果漏气已停止,而残腔仍存在,可停止负压吸引。如 24h 后,X 线胸片显示残腔未扩大又无漏气,则可拔除胸腔闭式引流。大多数病例可出院,门诊随诊。如残腔未缩小,但无感染,则可继续观察;残腔感染并逐渐变大,则需作胸腔闭式引流;长期不愈合又已感染的残腔,应按脓胸处理。

### Ⅲ.肺移植并发症

#### (一)急性排斥

移植后的器官都会受到排斥作用,因此肺移植后都要使用免疫抑制剂,如免疫功能未被适当抑制,临床上就要出现急性排斥症状。免疫活动早期较强烈,以后逐渐减弱。但从目前情况看,终生都不会有获得性免疫耐受。大部分肺移植术后都会发生一次以上的急性排斥,仅个别病人不出现。

【病理】

急性排斥的临床表现没有特异性,诊断主要靠组织学。1990 年在国际心脏移植协会的倡议下召开了肺排斥研究组会议,制定了急性与慢性排斥的组织学分类分级标准,1995 年又加以修订。诊断用经纤维支气管镜取得的肺活检标本,同时要经肺泡灌注液先排除感染的存在。一次取的块数愈多,诊断的准确性愈高。一般从不同的叶、段取 $5\sim10$ 块,最好在接近胸膜的部位取肺泡标本。因气胸并发症相当高,一般不同时在双侧肺取活检。急性肺排斥以血管周围单核细胞浸润和淋巴性支气管炎、细支气管炎为主要特征。根据组织学变化程度由轻至重分为四级,四级时可能有肺泡坏死。多次检查还可以进行比较,了解组织改变是在进展、消退或已消退。这个分类是病理学分类,与临床表现无直接联系。

【诊断分析】

急性排斥症状常在数小时内迅速出现,主要有:体温上升超过原基础 $0.5℃$ 以上,胸痛,全身不适,疲乏,食欲减退,咳嗽,咳白色泡沫样痰,伴有不同程度的呼吸困难等。胸片:可见到肺门旁火焰状阴影、下肺野的浸润、或胸水,但有近一半病例胸片阴性。通气功能检查:早期有困难,因为有术后各种改变,胸痛、体力差等;稍晚期可查出 $FEV_1$ 下降 $>10\%$。血气检查:$PaO_2$ 下降 $>10mmHg$。

第 1 次急性排斥常发生在术后 1 周,最早可在术后 4d 出现。术后 $2\sim3$ 周发生率最高,此后发生率渐降低,但直至术后 4 年有时肺活检仍能见到急性排斥的组织学改变,一般已无症状。急性排斥的临床表现包括胸片所见均无特异性,与肺再植反应、感染等症状均很相似,实际上感染及排斥也可同时存在。鉴别诊断上症状出现的时间有一定帮助,在术后 4d 内发生的多为肺再植反应。急性排斥最早出现在术后第 4 天,而感染从术后不久至晚期都可能发生,各类感染发生的时间也有早晚。临床上有较典型的症状时,先通过肺泡灌注液等检查除外感染后,可按急性排斥处理。

**【治疗要领】**

发生急性排斥时常用甲泼尼龙静脉冲击治疗,500mg 2 次/d,3d,一般数小时内症状明显好转,1～2d 后各种客观表现(如胸片所见)也渐趋正常。术后早期怀疑有急性排斥症状时,可用甲泼尼龙试验性治疗,同时给抗生素,如迅速好转,就是急性排斥。如急性排斥反复出现,要考虑原来的免疫抑制剂疗效不足,适当增加药物剂量,或改用其他药物,有时可短期给抗胸腺(或淋巴)细胞球蛋白,OKT$_3$ 等。

免疫治疗也会使条件性感染的客观状况得到改善,因此在治疗后要注意是否有感染的发生,如果在条件性感染的情况下增加了免疫抑制剂,开始主客观状况都改善,但很快就恶化。

**(二)慢性肺排斥**

**【病因】**

发病原因尚不十分清楚。首先可能为免疫反应,与急性排斥有关,急性排斥多而且严重的,慢性排斥多见,如急性排斥≥3 次,严重程度等于Ⅲ/Ⅳ的,慢性排斥明显上升。如果早期给大量免疫抑制剂,可减少急性排斥,但又增加感染的可能性,降低早期存活率,是左右为难的事。此外还与感染有关,如发生 CMV 肺炎,慢性排斥发病率也高。气道缺血也常是一个因素。而与病人年龄、性别、肺缺血时间、手术方式等因素无关。

**【诊断分析】**

慢性排斥是肺移植后远期最主要的并发症,也是晚期最主要的死亡原因(25%)。慢性排斥的定义是根据组织学改变(绝大部分)或临床表现(一小部分),组织学改变的慢性排斥可在气道中见到,有致密的嗜酸性瘢痕组织,周围有单核细胞浸润。临床标准包括呼吸困难,咳嗽,有痰或无痰,新的阻塞性表现,有限制性肺功能损伤,而无其他原因如支气管软化,吻合口狭窄或感染存在。临床的严重度判断根据与数星期前检查结果的比较,轻度的 FEV$_1$ 为 70%～84%,中度的 55%～69%,重度的<55%。

临床表现是无明显诱因的进行性呼吸困难,呼吸功能检查不如从前,ECT 见肺灌注及通气减退,最后致低氧血症。胸片上见肺纹理减少,肺体积缩小,高分辨 CT 上多见有支气管扩张及继发支气管感染。最后诊断靠经纤维支气管镜肺活检,可见到小支气管有炎症及纤维增生。

由于很多中心只根据临床表现确定闭塞性细支气管炎,而另外一些中心则根据肺活检材料。这是发生率由 9.6%～54%的原因。有一组报告其发病平均时间在术后 10.4 个月。无论早期效果如何,单双肺移植都已有关于闭塞性细支气管炎的报告。

病理改变主要的是阻塞性细支气管炎及血管硬化,但要注意阻塞性细支气管炎还有一些病能引起,而慢性排斥也还有其他的一些变化。慢性排斥在术后数月至数年间出现,以术后两年最多见,与急性排斥的不同不完全在发病时间早晚,主要区别在组织学改变上。

**【治疗要领】**

治疗上没有特殊有效的方法,要争取早期处理,Pittisburg 在无症状及无肺功能改变时,通过肺活检查出后治疗的 88％可保持无症状状态,而待有症状时治疗,仅 39％肺功能好转,24％症状消失。治疗方法:抗淋巴细胞球蛋白 1.5mg/(kg·d),5d 或加甲泼尼松龙 1g/d,3d。效果判断:组织学检查、症状及 FEV₁ 是否稳定或好转。有时可用 FK506 代替 CsA,也有相当疗效。此外,用抗生素控制同时存在的感染,再加理疗等,最后是经常吸氧。慢性排斥过程较慢,有时可维持数年。如已严重丧失功能,唯一有效的治疗方法是肺再移植,但做得不多,因效果不太好。再移植术后仍然有再次慢性排斥的可能,目前供肺短缺,一般不愿将奇缺的供肺用于再植。

(三)肺部感染

1.细菌及真菌感染　　感染是肺移植术后最常见的并发症,也是死亡的主要原因。感染的发生与术后免疫抑制剂的应用有关,此外还有一些其他原因:①肺移植是个污染手术,供肺经常带有细菌,受体也常有化脓性支气管炎。手术期间供肺及受体气道又都是开放的,周围组织避免不了受污染的危险。②肺是开放器官,移植后与外界相通,易受空气污染。③排斥与感染在诊断及治疗上有时很难鉴别,治疗上需要用甲泼尼松龙,不利于感染的预防。感染又可能促使急性排斥及(或)阻塞性细支气管炎的发生。移植肺的神经切断了,排除黏液的纤毛活动受到很大的影响,不利于肺的清洁。还有,使用免疫抑制剂,常有糖尿病的并发症,抵抗力降低,也对感染不利。

(1)早期肺炎:是由细菌或真菌引起的不易鉴别,胸片上都有局限性或弥漫性的阴影,如果发热以及纤支镜远端刷片有很多白细胞≥(103cfu/ml)才能定为炎症。细菌多为葡萄球菌及绿脓杆菌,真菌多为念珠菌,曲霉菌等。细菌可能为医源性的,因受体、供体肺内常无葡萄球菌及绿脓杆菌,给抗生素后,感染多能渐渐消退。

(2)纵隔炎:术后早期发热可能是纵隔炎,表现为纵隔切口感染,胸骨缝线不稳定,胸骨旁有压痛等,但这些症状并不能肯定有纵隔炎。纵隔阴影较宽,CT 片上很典型,但也无法与纵隔血肿区别。准确的诊断靠穿刺分泌物的培养。预防的方法是抗生素治疗,缝合气道时仔细保护,使周围组织不受污染,从纵隔培养出细菌时,要延长抗生素治疗时间。

(3)化脓性支气管炎:主要为细菌性及真菌性支气管化脓症,此为肺移植所特有,发病率约30％,化验痰中白细胞＞105cfu/ml(同一检查 1 周有 2 次阳性)即可诊断。局部因素对发病起很大作用,因为神经切断,纤毛黏液清洁作用永久性降低(这在无气道并发症时也存在),特别在支气管狭窄的病人更明显。此外,还有慢性病变的可能,因经常有同一病菌(如葡萄球菌、绿脓杆菌)的复发,引起慢性支气管化脓,有时很像支气管扩张。真菌性感染会有急性衰竭及亚急性的发热,中度呼吸困难。

细菌性感染可以全身系统给抗生素,并加喷入药物,真菌性感染给二性霉素 B,如用大剂量激素,应长期服用抗真菌药。

2.病毒及原虫感染

(1)巨细胞病毒肺炎(CMV):巨细胞病毒性感染是最常见的移植术后病毒性感染,肺移植术后比其他实体器官移植后更容易有症状,特别是肺炎。华盛顿大学医院发病率为单肺移植46％,双肺移植 45％,要是除去供体抗体阴性(D-)/受体抗体阴性(R-)的,发病率单肺为 51％,双肺 68％。CMV 在人群中广泛传播,多为无症状,我国人口中阳性率很高,当免疫功能减退时,体内感染能活化。

血清 CMV 阴性的受体第 1 次感染常常与供体器官血清阳性有关,也可由于输入血清
CMV 阳性的血液制品,或者是自然获得的。血清 CMV 阳性的受体,CMV 感染可由原有潜伏
的病毒再活跃或是移植的血清阳性器官再感染。实验和临床迹象均提示病毒的再活跃受免疫
抑制剂的强度影响,特别是抗淋巴细胞球蛋白。

由实验室检查发现病毒复制诊断的 CMV 感染可以没有症状,也可以引起 CMV 肺炎。
后者开始有发热,单核细胞增多或合并其他器官受侵(肝炎,胃肠炎)。CMV 发病时间平均
55d。临床表现从只有一点不舒服到严重威胁生命。症状有白细胞减少、关节炎、腹部胀气、压
痛、肌肉疼痛等,有阵发性干咳,进行性呼吸困难,最后还可以有发绀等低氧血症。胸片:疾病
早期可能无阳性改变,以后主要为双侧弥漫性间质性或肺泡浸润,偶尔出现胸水。

诊断方法,有症状时行 CMV 血清学检查,支气管灌注液培养很快可以得到结果,还有经
纤支镜肺活检中找到病毒包涵体,此外还可以进行 PCR 检查。

D-/R-的很少有 CMV 感染。

CMV 感染可导致慢性排斥。

治疗上用丙氧鸟苷 ganciclovior iv(15～20d),预防可用无环鸟苷(Aciclovior)。

(2)单纯疱疹感染(HSV):HSV 可能在移植术后很早期发生,X 线很难将单纯疱诊病毒
肺炎与其他病毒肺炎或排异相鉴别。黏膜皮肤病变的出现是有用的诊断线索,但需仔细寻找,
甚至检查咽喉及气管支气管。诊断依靠免疫莹光法检查支气管灌洗物。

用无环鸟苷治疗有效并安全,内脏感染需要静脉给药(5mg/kg),每 8h 1 次,不发热的皮肤黏
膜病变可以口服无环鸟苷,在 2 个月内预防性的口服无环鸟苷(200mg,每天 4 次)也有效。

(3)非洲淋巴细胞瘤病毒感染(EBV):EB 病毒是无处不在的病毒,在口腔上皮生长,影响
B-淋巴细胞。血清学阴性的患者,EB 病毒可以从移植器官、输血或人与人之间接触传染。症
状有发热,CT 片见肺有多个结节及纵隔淋巴结增大,EBV 感染可以使术后淋巴细胞增殖症状
明显增加。

无环鸟苷及丙氧鸟苷治疗有效。早期淋巴细胞增殖症经抗病毒治疗及减少免疫抑制剂后
可能消失,但对晚期淋巴细胞增殖症无效。

(4)呼吸道合胞病毒肺炎(RSV):RSV 感染是婴幼儿下呼吸道感染、支气管炎和肺炎的常
见原因,大多数儿童已经有了特殊抗体,但得过后不能完全避免再得病。肺移植后患病可有急
性呼吸衰竭,有广泛的间质性肺炎,发热,干咳,鼻炎及逐渐加重的呼吸困难。发病 3～5d 后以
呼吸道分泌物作培养分离病毒,做 IFT 和 ELISA 法测定抗原阳性率可达 85%～90%,能早期
得出诊断。

治疗可用病毒唑。

(5)弓形虫病:为一细胞内原虫病。人吞食未冲洗的新鲜血或与猫紧密接触可引起感染。
症状有发热,呼吸困难及血小板减少等。诊断困难,靠肺活检。用磺胺嘧啶、乙胺嘧啶(25mg/
d)治疗,最少用药 6 周。

(6)卡氏肺囊虫病:常被认为是原生动物,经 RNA 分析,更像是真菌。在正常人身上没有
症状,细胞免疫功能损伤时就生长致肺炎。在使用免疫抑制剂时,有较晚期的感染。症状是发

热,呼吸困难,严重时有低血氧症,胸片有浸润病灶。诊断依靠在纤支镜活检标本及支气管灌注液中检查到肺囊虫。

可用复方磺胺异噁唑预防,最少用药 12 个月。

总之,病毒及原虫感染时,要了解供、受体的感染情况,应用可靠的预防措施,如加大免疫抑制剂时,预防药也要加量,要有可靠的诊断,注意医院内感染,注意卫生(洗手、更衣、戴口罩等),纤支镜等检查时注意消毒,对抗体检查阴性的,尽量用阴性的供肺,并要输阴性的血。

3.结核病　　在用免疫抑制剂情况下,肺移植术后纵隔如残留结核病变易复发,也可新得结核病。结核病可出现在肺部,胸膜及胸壁等处,表现多不典型,有的需经多方寻找才能找到结核菌。如我们的一例单肺移植患者是术后 11 个月时患胸壁结核,另一例双侧肺移植患者是术后 14 个月时因支气管狭窄,肺部出现炎症,不得已行右全肺切除,标本检查才确定是结核病。治疗上并不困难,联合使用多种抗结核药(链霉素、异烟肼、利福平、吡嗪酰胺、乙胺丁醇等),一般效果不错。在我国结核病尚较常见,因此行肺移植后,最好给抗结核药预防,就像用药予防 CMV 肺炎或肺囊虫病一样。

### (四)气道并发症

### 【原因】

肺移植是实体器官移植中唯一把气管支气管营养血管-支气管动脉完全切断不加修复的,因此吻合口缺血,容易有气道并发症。早年感染、排斥及吻合口愈合不佳是肺移植手术失败的主要原因。因为双肺整块移植,在气管处建立吻合口,供体的支气管很长,容易缺血,其吻合口并发症率高达 40%。而心、肺联合移植也在气管处吻合,但因冠状动脉与支气管动脉有交通支,吻合口血流尚好,并发症发生率就低了很多。目前的单肺或双肺移植吻合口都在支气管,尽量缩短供体的支气管长度,减少缺血区域,加上肺保护的改善等,气道并发症率已减至 15% 以下。

支气管吻合后,肺动脉有少量血流至支气管动脉。有些因素能影响其血流量,如供肺保护不好,术后低血压,移植术后的再植反应(肺水肿),感染或排斥等,都减少血流,要尽量避免。还有单肺移植术后血流往往向术侧去,双肺移植就双侧平分,也是影响吻合口血流的因素。

减少气道吻合口缺血的方法有:①保护好肺。②保留支气管动脉:取肺时把支气管动脉从其发出处(第 5、6 胸椎高度)连同胸降主动脉一起切下,吻合时取一段供体的大隐静脉与支气管动脉的起点吻合起来,而把大隐静脉另一端与受体升主动脉吻合。这个方法有个别单位做过少量病例,效果也不错,但因手术复杂,目前尚难推广。③双肺移植不选择正气管吻合。④用套入法缝合支气管,不用连续缝合法,软骨部一针一线缝合,避免连续缝合影响血供。⑤支气管吻合时将供、受体支气管外的一层结缔组织对缝覆盖,或取乳内动脉肌瓣、肋间肌瓣或心包等覆盖。过去曾用大网膜覆盖,现已很少应用。⑥术后用药物增加血流,可用前列腺素、肝素、激素等,但不是每例都可应用。

术后纤支镜检查:刚做完手术吻合口正常,呈粉红色。术后一周典型的改变是黏膜充血,有一层白色腐肉在吻合口。此后每 3 周,再往后一年中 3 个月查 1 次纤支镜。早期的纤支镜可见到吻合口的缺陷。如果病人有哮鸣音需立刻纤支镜检查。气管镜所见病变可分为 3 型:①有部分坏死和(或)缝线裂开;②广泛的坏死和(或)吻合口裂开;③吻合口远端片状坏死。

气道并发症的症状早期主要是漏气,晚期是通气不畅的喘鸣音,呼吸困难,慢性咳嗽,咳血痰、黄痰,肺功能下降,胸片可见有肺部感染,或远端肺萎陷,肺不张等。

发生在术后数天中的明显漏气是由于吻合技术有缺陷,不是吻合口边缘缺血的问题,需立即开胸修补,但结果常不理想。如有吻合口裂开导致漏气,要根据 CT 所见,在胸内或纵隔中,分别置胸腔引流管,或经纵隔放纵隔引流管最终空腔多能消灭,但吻合口多留有狭窄。如在气管支气管旁有气腔存在,又无明显症状的可以等待其自行缩小吸收。

术后早期并发症常有生命危险,晚期吻合口狭窄,或支气管壁软化,处理上很麻烦,处理的主要目的是恢复气道的通畅。如为膜状部裂开,愈合较佳。气管、支气管仅稍狭窄的,不必处理。如为软骨部狭窄,要反复用球囊导管扩张,Nd-YAG 激光烧灼,或用硬气管镜金属探条扩张。扩张如能达正常管腔的 1/2 以上,就能维持正常通气。在进行各种扩张时最好用静脉麻醉,否则可能无法忍受,扩张效果不佳。扩张要反复进行,如长期扩张无效,或维持时间不长,要考虑放置支架。要分清狭窄是纤维素性、肉芽性或骨软化症,前二者用硅胶管,而骨软化症可考虑用记忆合金。瘢痕性狭窄可在 9~12 个月左右稳定之后把架子取出。而部分记忆合金支架设计上有倒钩,不易取出。放支架时右侧较左侧容易,因右侧支气管粗大,中间支气管也是直的,可以一直放下。左侧较细,且吻合口紧靠上下叶开口处,扩张器正对着上下叶间嵴及下叶背段嵴,不好处理。放支架后有时有肉芽从上口或下口长进,架中也可能有粘痰堵塞,要随时用气管镜吸出,或把支架暂时取出用 Nd-YAG 激光烧灼。

如果放支架有困难,或放支架后不断有肉芽组织长进,或狭窄处久久无法稳定,就只有考虑再移植了。

(王新桥)

# 第十九节　食管癌

食管癌是人类常见的恶性肿瘤之一。据统计,全世界每年食管癌新发病例约 31.04 万,而我国占 16.72 万,可见对其诊断和治疗的现实意义。国内报道,早期食管癌的切除率为 100%,5 年生存率接近 90%,中晚期病例符合手术探查的食管癌仅约 50%~60%,而其中能切除的亦仅 80% 左右,说明了早期诊断和早期治疗的重要性。

## 【流行病学】

发病率很高的"食管癌带"由里海开始经伊朗、阿富汗、西伯利亚而到达中国。但是,即使在同一国家的不同地方或不同民族之间也可有明显差异。欧、美和大洋洲诸国家的食管癌发病率一般在 2~5/10 万,法国例外,达 13.6/10 万,前苏联的中亚地区高达 100/10 万以上。亚洲诸国的发病率为 1.2~32/10 万,但伊朗的黑海沿岸地区高达 100/10 万以上。拉丁美洲诸国的发病率在 10~15/10 万。在非洲,尼日利亚伊巴丹的发病率在 3/10 万以下,而南非的特兰斯凯则高达 357.2/10 万。我国北方各省的发病率和死亡率均高于南方。河南省林县 35~64 岁男性食管癌发病率高达 478.87/10 万,是世界高发地区之一。

据我国 29 个省、市、自治区 8 亿 5 千多万人口的调查,在 1974~1978 年间,约有 70 万人死于恶性肿瘤,其中死于食管癌者 15.7 万(占 22.4%),仅次于胃癌(占 22.8%)。在各种恶性肿瘤的死亡率中,以食管癌居首位的有豫(占 40.55%)、苏、赣、冀、陕、皖、川、鄂和北京 9 个省、市。目前我国是世界上食管癌死亡率最高的国家之一,年平均死亡率为 14.59/10 万,其中以云南省最低(1.05/10 万),河南省最高(32.22/10 万),两者相差 31 倍。近年来,由于肺癌死亡率的显著上升,我国食管癌在恶性肿瘤死亡率中的位次有所改变。据 1990 年的统计资料,部分城市恶性肿瘤死亡率位次为肺癌、胃癌、肝癌和食管癌,其死亡率分别为 32.89/10 万、21.51/10 万、20.10/10 万和 9.70/10 万。

本病的男女发病率国外报道相差悬殊,男女之比为 1.1～17∶1。据我国各地普查资料,男女发病率比例为 1.3～2.7∶1。食管癌高发地区的发病年龄较低发地区约提前 10 年。1980 年我国食管癌发病率男性为 21.0/10 万,为男性恶性肿瘤的第 2 位;女性为 12.3/10 万,列第 3 位。

发病年龄以高年龄组为主。35 岁以前的构成比很小,35 岁以后随年龄增长而构成比增高。以 60～64 岁组最高(17.95%),其次为 65～69 岁组,70 岁以后逐渐降低。我国恶性肿瘤的平均死亡率为 58.15 岁,食管癌的平均死亡年龄为 63.49 岁。50～69 岁者占全部食管癌死亡者的 60% 以上。食管癌高发地区的发病年龄和死亡年龄均较低发区提前 10 年左右。

在黑色人种中,鳞状上皮细胞癌发病率高,而白人的腺癌发病率高。

1970 年以来,鳞癌发病率保持平稳;但腺癌发病率有上升趋势。

## 【病因和发病机制】

食管癌的发病原因虽无明确定论,但某些致病因素已通过临床及实验研究得到证实。目前一般认为亚硝胺及真菌毒素与致癌有一定关系,食管的某些慢性疾病如失弛缓症、裂孔疝及食管瘢痕狭窄等可能为癌前病变。

1.亚硝胺类化合物　现已知有近 30 种亚硝胺能诱发动物肿瘤。国内也已成功地应用甲苄亚硝胺、肌胺酸乙酯亚硝胺、甲戊、亚硝胺和二乙基亚硝胺等诱发大鼠的食管癌。我国高发区的粮食和饮水中,硝酸盐、亚硝酸盐和二级胺含量显著增高,且和当地食管癌和食管上皮重度增生的患病率呈正相关。这些物质在胃内易合成致癌物质亚硝胺。

2.真菌毒素　我国林县食管癌的研究结果也证明,各种霉变食物能产生化学致癌物质,镰刀菌、白地真菌、黄曲真菌和黑曲真菌等真菌不但能还原硝酸盐为亚硝酸盐,并能增加二级胺的含量,促进亚硝胺的合成。玉米面经接种并培养镰刀菌或黄曲真菌后,二级胺的含量可增加数倍,其中甲基苄基亚硝胺为诱发大白鼠食管癌的特异致癌物。国内学者还发现,在邻近真菌侵犯部位的食管上皮细胞,可呈现单纯性增生、轻度至重度的不典型增生,甚至明显的癌变。提示真菌感染与食管上皮细胞分化、分裂异常不同阶段有密切联系。同时还发现,在食管原位癌旁增生上皮内可分离出白色念珠菌的纯株。因此有人认为,具有致癌潜力的真菌长期持续侵犯食管上皮,可能引起或可能协同其他致癌因素而促进癌变,故食管真菌病可能是食管癌的癌前病变之一。酸菜是林县居民的一种主要副食品,常被白地真菌严重污染而含有高浓度的硝酸盐、亚硝酸盐和二级胺,薄层色谱分析可发现含有亚硝胺。资料还证明,食用的酸菜量与食管癌的发病率成正相关。长期用酸菜提取液和浓缩液喂大白鼠,也证实具有致食管癌作用。

3.食管慢性疾患和饮食习惯　在腐蚀性食管灼伤和狭窄、食管贲门失弛缓症、食管憩室或反流性食管炎患者中,食管癌的发病率较一般人群为高。据推测乃是由于食管内滞留而致长期的慢性炎症、溃疡,或慢性刺激,进而食管过度增生,最后导致癌变。流行病学调查发现,食管癌高发地区的居民有进食很烫的饮食、饮烈酒、吃大量胡椒、咀嚼槟榔或烟丝的习惯,这些对食管黏膜构成机械性、化学性的刺激,均可引起局部上皮细胞增生。动物实验证明,弥漫性或局灶性上皮增生可能是食管癌的癌前期病变。

4.微量元素　我国流行病学调查表明,缺铁性贫血、蛋白缺乏症或土壤内缺乏某些元素,如钼、铜、硼、锌、镁和铁等,都可能与食管癌间接有关。钼是植物硝酸盐还原酶的重要成分,缺钼可使植物体内的硝酸盐积聚。

5.遗传因素　25%~60%的食管癌有家族史。在高发区内有阳性家族史的比例高,其中父系最高,母系次之。与家族共同生活时间在20年以上者占1/2,而不在一起生活者则少。这可能与共同生活的条件有关,但也不能排除遗传因素。

【病理】

食管癌的病变部位,约15%在颈段食管,50%在中段,35%在下段,我国各地报道不一,但均以中段最多(52.69%~63.33%),下段次之(24.95%~38.92%),上段最少(2.80%~14.10%)。

1.鳞状细胞癌　90%以上的食管肿瘤是鳞状细胞癌。

(1)鳞状细胞癌光学显微镜下,癌组织中癌细胞呈多角形,细胞边界较清楚,核呈圆形或卵圆形。核位于细胞中央、深染,癌细胞排列呈巢状或实团状。分化良好的癌组织,可见多少不等的角化或细胞间桥。食管鳞状细胞癌的组织学分级在文献中有少数报道,长期以来一直沿用Broder 1921年提出的分级标准,其基本点是根据癌细胞的分化程度,将其分为四级。但这种分级有一定的主观性,标准也难以掌握。因此,近年来不少学者提出三级分级法,这种分级法比较容易掌握,其基本标准为:

Ⅰ级:癌细胞分化程度良好,癌细胞较大,呈多角形或圆形,胞浆较多,有明显的角化和细胞间桥,核分裂像很少。

Ⅱ级:癌细胞中等程度分化,可见少量角化或角化珠形成。癌细胞呈圆形、卵圆形或多角形,大小形态很不一致,多形性较明显,核分裂较常见,一般不见细胞间桥。

Ⅲ级:癌细胞大部分呈梭形、长椭圆形或癌细胞呈立方状或柱状,核不规则形,体积较小,胞浆较少,核分裂像比较常见,不见角化及细胞间桥,但仍能辨认鳞状细胞癌。

(2)电镜可见食管鳞癌癌细胞胞质内的张力微丝常有明显变化,多数病例中张力微丝增多,且常聚集成粗大浓密的张力原纤维束;少数病例的癌细胞中张力微丝不多。在有些分化差的癌细胞中,张力微丝稀少甚至缺如,游离核糖体常显著增多,溶酶体减少,细胞间桥和桥粒减少。

(3)免疫组化检查,上皮性标记物(如Keratin、EMA)可呈阳性。

可分化好的鳞癌(Ⅰ、Ⅱ级)诊断并不困难。有些分化差的鳞癌(Ⅲ级),癌细胞形态异形性较大,以主要呈梭形细胞,排列成束或漩涡状,此时应与平滑肌肉瘤鉴别,采用免疫组化染色,前者Keratin阳性,而后者多呈desmin和actin阳性;还有的癌细胞以小细胞为主,应与小细胞神经内分泌癌鉴别。后者免疫组化染色显示S-100蛋白NSE阳性。

2.腺癌　食管腺癌比较少见,国内报道约占食管癌的0.8%~8%。食管腺癌常来自

Barrett 食管,文献报道 Barrett 食管的腺癌发生率为 $2.5\%\sim41\%$,平均 $10\%$,个别报道其癌变率可高达 $86\%$。此外,食管腺癌还可来自腺导管、腺泡和食管的胃黏膜异位症。根据其组织形态特点的不同,可进一步分成以下几个亚型。

(1)单纯腺癌:最为常见。

①肉眼形态与食管鳞癌相同。

②光学显微镜下,癌细胞呈立方状或柱状,核呈圆形、卵圆形或杆状,细胞核极性与细胞长径相平行,核染色质较粗,细胞可构成近似圆形的腺腔。单纯腺癌根据癌组织分化程度又可分为Ⅰ、Ⅱ、Ⅲ级,即高、中、低分化腺癌。也有少数食管腺癌为黏液腺癌和印戒细胞癌。

③电镜可见,癌细胞游离面常有丰富的微绒毛,胞质内有较多的黏液分泌泡。某些分化低的腺癌癌细胞表面微绒毛常稀少或缺乏。

④免疫组化检查,Cytokeratin、EMA 均可阳性。

食管单纯腺癌病理诊断并不困难,对于食管下段腺癌的诊断,应持慎重态度,有不少所谓食管下段腺癌的病例,实际是贲门腺癌侵犯了食管下段。因此,在病理学上诊断食管下段腺癌,应明确规定:①腺癌是来自食管的黏膜组织或腺体;②应尽量确定癌组织与胃贲门柱状上皮鳞状上皮交界的相对位置,如能判断在交界处以上尚有一定距离则更佳;③若癌组织在食管确系腺癌,分化很差则必须用特殊染色证实。鉴于上述条件,才能诊断为食管腺癌,至于食管中段或上段的腺癌,诊断起来如非转移癌或肺腺癌的侵犯者,则比较容易,但仍必须与腺鳞癌区别。

(2)食管腺鳞癌:食管腺鳞癌并不罕见,可能由于此型癌一直很少为人们注意,报道也较少,如果多取组织块,通过病理组织学观察,并结合电镜,可能会发现更多的食管腺鳞癌。

①食管腺鳞癌大体所见,也与食管鳞癌相似。

②光镜下,食管腺鳞癌中,可见鳞癌与腺癌两种癌组织相互混杂存在,鳞癌部分多为分化较差,腺癌部分分化较好,有明显的腺腔形成。腺腔覆以立方、柱状或复层柱状癌细胞。某些腺腔则部分被覆鳞癌细胞。也有的病例腺癌分化较差,找不到典型的腺管结构。电镜可见,腺鳞癌中可见到一种既含黏液又含张力原纤维的中间型细胞。

食管腺鳞癌,以往通称为腺棘癌或腺癌有鳞状上皮化生,近几年,逐渐将其概念明确下来。腺棘癌癌组织中,腺上皮组织呈明显恶性,而鳞状上皮分化良好呈明显的良性形态。但腺鳞癌中两种成分均为恶性。

食管腺鳞癌有以下诊断标准:①有明显的鳞状上皮与柱状上皮癌存在;②两者不是抵触和排斥,而是混合存在,而且两者之间有过渡形式;③腺癌部分必须黏液染色阳性。

(3)食管腺样囊性癌:又称圆柱瘤、腺样基底细胞癌、筛状细胞癌等,腺样囊性癌常见于涎腺,发生于食管者较少。

①大体所见为肿瘤突向食管腔,大致呈圆形,直径约 2cm 左右,可有不完整包膜,质地稍硬,切面灰白或灰黄色,均质状或可见出血区的小囊腔,偶见透明条索。

②光镜下,瘤组织形态多样,大多数瘤细胞呈片块排列,瘤组织内见大小不等的囊腔,囊壁细胞扁平,囊腔内可含有黏液,间质明显玻璃样变。

③电镜可见,其超微结构特点为癌细胞围呈囊性结构,胞浆有黏液泡。

在病理学上,发生于食管上段的腺样囊性癌应与混合瘤相鉴别,后者瘤内含有黏液软骨样基质,上皮成分复杂,可有鳞状上皮细胞;前者间质呈玻璃样变,不见鳞状上皮,瘤细胞向周围有浸润。此外,还应与黏液表皮样癌鉴别,后者有明显的表皮样细胞,而腺样囊性癌则无。

(4)食管黏液表皮样癌:极为少见,来源于腺导管或腺泡。

①大体表现一般可分为局限型和浸润型两类,前者肿瘤多有不完整包膜,切面可有小囊腔,腔内为黏液,后者肿瘤于食管壁浸润生长,切面灰白,质致密。

②光镜所见发生于食管的黏液表皮样癌,癌组织主要有两种不同类型的细胞所组成,一种为表皮样细胞,似鳞状上皮细胞或基底细胞,多呈丛状排列;另一种为高柱状上皮细胞,癌细胞构成大小不一、形态不规则的腺腔样结构,腔内可有黏液。上述两种细胞混合存在,而表皮样细胞一般见于柱状细胞的基底部。

电镜可见,黏液表皮样癌具有鳞癌和腺癌的特点,鳞癌特点为胞质内含数量不等的张力原纤维和胞间桥粒连接;腺癌的特点为匀细淡染的黏液颗粒和细胞表面许多微绒毛存在。

分化较低的黏液表皮样癌易与鳞状细胞癌混淆,特别当部分鳞癌细胞内胞浆含丰富糖原而透明时,更易误诊为黏液表皮样癌,可用 Alcian 蓝染色鉴别。

3.神经内分泌癌　包括类癌和小细胞未分化神经内分泌癌。食管类癌罕见,主要为小细胞神经内分泌癌。自 Mckeown 1952 年首次报道原发性食管小细胞神经内分泌癌以来,世界文献中迄今已有 100 余例报道,Briggs 等和 Nichols 等报道中分别占同期食管癌的 2.4% 和 1.1%。该瘤可发生于食管的任何部位,但以中段多见。

(1)大体所见为肿瘤突入食管腔,一般体积较大,直径>4cm,表面常有溃疡形成,切面灰白色,质硬。

(2)光镜下,该肿瘤组织学形态与肺小细胞神经内分泌癌相同,绝大多数为燕麦细胞型,瘤细胞呈小圆形、短梭形,胞核大染色深,核分裂像易见,胞浆少,瘤细胞可形成菊型团,有腺样或鳞状细胞分化,甚至有灶性黏液分泌。

(3)电镜可见,神经内分泌癌胞质内有直径 80～200nm 的神经分泌颗粒。有时在癌细胞中可见到张力微丝、黏液分泌颗粒及细胞间的桥粒连接,提示这种癌又可继续向鳞癌或腺癌的方向分化。

(4)免疫组化检查,显示 S-100 蛋白、NSE、chromograninA 和 synaptophsin 等神经内分泌标记均阳性,并可呈 ACTH、calcitonin、VIP 和 5-HT 染色阳性,表明具有异位激素的分泌。

鉴别诊断:食管小细胞神经内分泌癌主要应与恶性淋巴瘤相鉴别,两者均为小细胞,排列弥散,HE 染色切片区别有时很困难。应用免疫组化染色前者 NSE、S-100 蛋白、chromogranin A 阳性,而后者 LCA 阳性,则可以鉴别。或电镜观察到神经分泌颗粒,对食管小细胞神经内分泌癌有确诊意义。某些分化很差的鳞癌或腺癌,癌细胞体积小时亦应与神经内分泌癌鉴别。一般依靠免疫组化染色 NSE、chromogranin A 阳性和电镜观察即可区别。

4.其他食管恶性肿瘤　食管的有别于食管癌的其他恶性肿瘤有癌肉瘤、恶性淋巴瘤、恶性黑色素瘤、食管平滑肌肉瘤及转移瘤等,将在下面简述。文献报道的食管恶性肿瘤还有血管外皮瘤、横纹肌肉瘤、滑膜肉瘤、骨肉瘤和软骨肉瘤等,由于均极为罕见,本节中将不再叙述。

(1)食管癌肉瘤:食管癌肉瘤很少见。该瘤多发生于 50 岁以上的老年患者,男性多于女性,常见于食管的中下段,个别可发生在食管上段。临床表现为进行性下咽困难,但较食管癌轻,食管钡餐可见较大的充盈缺损。

食管癌肉瘤基本有两种肉眼类型,即息肉型和浸润型,以息肉型占绝大多数,一般为单发,多有蒂、少数为无蒂或广基型。息肉最小直径1.2cm,最大直径可达8.0cm,表面光滑,少数表面有表浅糜烂,一般无溃疡形成,切面呈灰白色、编织样结构,可有坏死。

光镜所见,基本有两种组织成分组成,一种为肉瘤成分,一种为癌的成分。肉瘤成分一般在瘤体内或其蒂部,瘤体表面多为压迫萎缩的鳞状上皮,蒂内肉瘤成分有时分化稍差。肉瘤成分主要为纤维肉瘤,少数为平滑肌肉瘤或横纹肌肉瘤,瘤组织中有骨样组织及骨组织形成,也可有黏液及软骨组织。癌的部位主要位于基底部,癌的成分绝大多数为鳞癌,也可为腺癌、未分化癌、腺样囊性癌等。一般癌与肉瘤混杂存在。有人报道食管癌肉瘤中,见到癌与肉瘤成分彼此独立、不相连续,也有人报道发现两种成分存在过渡形式。

癌肉瘤的命名系Virchow(1986年)首先提出,他认为该肿瘤是双重来源,即癌来自上皮细胞,肉瘤来自间叶组织。多年来,关于癌肉瘤是否存在及其组织发生问题一直在争论中。一些学者在电镜下观察到大部分肉瘤细胞具有肌纤维母细胞或其他间充质细胞的超微结构,认为此瘤为真正的癌肉瘤,而另有些学者认为肉瘤成分系来自上皮的化生,并通过电镜观察发现在鳞状上皮癌的梭形细胞中,细胞内有角质的聚集,有长条状的张力微丝,有些细胞间可见桥粒,免疫组化显示肉瘤成分中keratin阳性,因而他们认为,癌肉瘤实际为未分化癌向梭形细胞过渡,而不承认癌肉瘤的存在。尽管如此,但癌肉瘤与食管癌有完全不同的生物学特性,呈息肉状生长,其转移灶均为纯肉瘤成分,预后较好,5年生存率在50%以上。

(2)食管恶性黑色素瘤:原发性食管恶性黑色素瘤罕见,本瘤好发于食管中、下段,老年人多见,女性为多。

①大体所见,病变一般局限于黏膜下层以上,少数病例肿瘤已侵犯肌层,绝大部分肿瘤呈息肉状、结节状或分叶状,表面可有糜烂或溃疡,切面呈灰白色,有散在黑色灶。

②光镜下,瘤细胞呈圆形、多角形或梭形,胞核较大,部分可透明,核仁突出,核分裂像多见,胞浆一般有较多黑色素颗粒,瘤组织呈巢状或弥漫成片,被多少不等的纤维组织所分隔,其间散布淋巴细胞。邻近上皮多显增生,基底细胞有黑色素母细胞或黑色素。Masson-Fontana染色阳性,其周围黏膜有散在卫星状瘤结节。有些病例瘤周黏膜有灶性或弥漫性黑变,此瘤恶性度高,预后差。

③电镜可见,瘤细胞内有黑色素小体。

④免疫组化检查,S-100蛋白阳性,HMB45阳性。

Ideally提出诊断食管恶性黑色素瘤应具备三个条件:①有典型恶性黑色素瘤的组织学图像,光镜下见到瘤细胞内有黑色素颗粒,并经特殊染色证实为黑色素者;②肿瘤来自食管的鳞状上皮;③肿瘤附近正常黏膜鳞状上皮基底层出现含黑色素颗粒细胞。

(3)食管恶性淋巴瘤:消化道恶性淋巴瘤多见于胃,其次为肠,而发生于食管者很少见。原发性食管恶性淋巴瘤常见于老年人,无性别差别,多数有吞咽困难的症状,好发于食管下段,肿瘤主要为黏膜完整的结节状或弥漫浸润性肿块,可侵犯至食管以外,也可同时引起胃、食管周围淋巴结受累。其组织学类型以非霍奇金淋巴瘤最多,仅个别可为霍奇金病。有些恶性淋巴瘤可合并食管早期浸润性鳞癌。

(4)食管平滑肌肉瘤：食管平滑肌肉瘤比较少见，约占食管恶性肿瘤的0.5%左右。发病年龄以中老年居多，食管各段均可发生。

①大体所见，可分为息肉型和浸润型，前者瘤组织多数呈息肉状突向食管腔内，食管表面常被覆以萎缩的鳞状上皮，肿瘤有宽窄不一、长短不定的蒂与食管壁相连，瘤组织主要分布于黏膜息肉肿物之中，部分瘤组织主要分布于黏膜下层及肌层。此型预后较好。后者瘤组织位于食管壁内，呈浸润性生长，食管壁明显增厚，表面有浅溃疡或无溃疡形成。

②光镜下，瘤组织呈束状或条索状，由纵横交错的平滑肌细胞所组成，胞浆较丰富，淡染伊红色，细胞核呈棒状，有一定的异形性。一般分化较好，可见少数核分裂像，瘤细胞多浸润黏膜下层及肌层。

(5)转移瘤：食管壁的转移瘤并不少见，食管转移瘤中多数为邻近肿瘤直接侵犯引起，常见的有支气管肺癌、胃癌、喉癌及甲状腺癌。也可经淋巴管、血管转移至食管，如宫颈癌、乳腺癌、结肠癌、膀胱癌、前列腺癌，以及睾丸胚胎癌和卵巢肿瘤等，此外，各种白血病和淋巴瘤也可累及食管。它们均有原发癌的病理特征。

【分型】

包括早期食管癌和中晚期食管癌两种类型：

1.早期食管癌(原位癌及早期浸润癌)　早期食管癌按其形态可分为隐伏型、糜烂型、斑块型和乳头型。其中以斑块型为最多见，占早期食管癌的1/2左右，此型癌细胞分化较好。糜烂型占1/3左右，癌细胞的分化较差。隐伏型病变最早，但仅占早期食管癌的1/10左右。乳头型病变较晚，虽癌细胞分化一般较好，但手术所见属原位癌者较少见。

(1)隐伏型：全部为原位癌，肉眼观察仅为癌变处食管黏膜色泽较深或黏膜粗糙，无明显异常，只能靠脱落细胞学阳性或组织切片作为依据。

(2)糜烂型：黏膜表面轻度糜烂，四周轻度隆起，边界清楚，形状不规则，呈地图状。

(3)斑块型：黏膜隆起粗糙呈斑块状，黏膜皱襞变粗或中断，病变范围较大，有时累及食管全周，与正常黏膜分界清晰。

(4)乳头型：肿瘤呈乳头或息肉状明显隆起，向腔内突出，体积小，边界清晰。

2.中晚期食管癌的分型　可分为髓质、蕈伞、溃疡、缩窄、腔内及未定型六型。

(1)髓质型：癌肿局部食管壁明显增厚，肿瘤侵犯食管全层，形成不规则的食管狭窄，肿瘤表面呈深浅不一的溃疡，瘤体灰白色，向腔内腔外生长并累及周围器官。此型最为多见，约占60%。

(2)蕈伞型：癌肿呈卵圆形或蘑菇状，向食管腔突出，肿块边缘隆起外翻，界限清楚，表面有浅溃疡，肿瘤多侵犯食管壁的一侧，较少累及周围器官。此型也较多见，约占15%。手术切除率高。

(3)溃疡型：肿瘤呈一深溃疡，边缘不齐，穿入食管壁，深入肌层甚至引起食管穿孔，常累及周围组织，肿瘤侵犯食管壁的一侧，此型约占12%。

(4)缩窄型：癌肿呈明显的环形狭窄，累及食管全周，引起梗阻，其上端食管扩张，病变范围一般均在5cm以下，但临床症状显著，手术效果最差，此型约占10%。

(5)腔内型:肿瘤呈圆形息肉状向腔内突出,有时带蒂,瘤体可很大,表面有糜烂、溃疡,侵犯食管壁一部分,手术切除率高。此型最少,约占3%。

## 【扩散和转移】

1.直接扩散　食管癌常见黏膜下广泛直接转移,又称食管壁内扩散。沿食管纵行发展距主瘤体较远,也可以有多点起源,发生多发性原发肿瘤(重复癌),这是食管癌手术切除范围宜较长的依据。另一种直接扩散是肿瘤经肌层向周围扩散侵入食管旁组织,食管上段癌可侵入喉部、气管及颈部软组织,甚至侵入甲状腺。中段癌可侵入支气管,形成支气管-食管瘘;也可侵入胸导管、奇静脉、肺门及肺组织,部分可侵入主动脉。下段食管癌常可累及贲门及心包。总计食管邻近器官直接受累者约占1/2,受累脏器依次为肺及胸膜、气管及支气管、脊柱、心及心包、主动脉、甲状腺及咽喉等。侵及喉返神经发生声音嘶哑,侵及气管形成食管气管瘘,少数可发生食管主动脉瘘引起大出血死亡。

2.淋巴转移　淋巴转移比较常见,约占病例的2/3。中段食管癌常转移至食管旁或肺门淋巴结,也可转移至颈部、贲门周围及胃左动脉旁淋巴结。下段食管癌常可转移至食管旁、贲门旁、胃左动脉旁及腹腔等淋巴结,偶可至上纵隔及颈部淋巴结。淋巴转移部位依次为纵隔、腹部、气管及气管旁、肺门及支气管旁。但淋巴结转移并不一定由近及远,有些病人在侵及食管旁之前,可能经由黏膜下淋巴管已向远处转移,累及颈部淋巴结,腹腔或脾门淋巴结。

3.血行转移　血行转移多见于晚期患者。最常见转移至肝(约占1/4)与肺(约占1/5),其他脏器依次为骨、肾、肾上腺、胸膜、网膜、胰腺、心、肺、甲状腺和脑等。

## 【临床表现】

1.早期症状

(1)咽下哽噎感:仔细询问病史,90%的病人在食管癌早期可有不同程度的症状,主要表现为进食时有轻微的哽噎感或异物感,多不引起注意,可自行消失和复发,不影响进食。常在病人情绪波动时发生,故易被误认为功能性症状。

(2)胸骨后和剑突下疼痛:咽下食物时有胸骨后或剑突下痛,其性质可呈烧灼样、针刺样或牵拉样,以咽下粗糙、灼热或有刺激性食物为著。初时呈间歇性,当癌肿侵及附近组织或有穿透时,就可有剧烈而持续的疼痛。疼痛部位常不完全与食管内病变部位一致。疼痛多可被解痉剂暂时缓解。

(3)食物滞留感和异物感:咽下食物或饮水时,有食物下行缓慢并滞留的感觉,以及胸骨后紧缩感或食物粘附于食管壁等感觉,食毕消失。症状发生的部位多与食管内病变部位一致。

(4)咽喉部干燥和紧缩感:咽下干燥粗糙食物尤为明显,此症状的发生也常与病人的情绪波动有关。

(5)其他症状:少数病人可有胸骨后闷胀不适、背痛和嗳气等症状。

2.后期症状

(1)咽下困难:常常在上述早期症状持续数月甚至一年以上,以后变为持续性咽下困难,大多数病人到此时才引起重视而就诊。由于食管壁富有弹性,肿瘤累及周径2/3,症状才明显,吞咽困难程度逐渐加重,开始时进普食用汤水冲服,继而只能进半流食,再发展到只能进流食,最后滴水不进。病情从只能进半流食起往往进展很快,自觉有明显的进行性加重。一般认为,吞咽困难的程度反映了病变的程度,但对于某些病人,特别是蕈伞型或溃疡型者,肿瘤已到晚期,病变范围很大,而吞咽困难并不明显,少数晚期食管癌病人往往因声音嘶哑或颈部发现肿块才来就诊。由于食管梗阻的加重,病人常有呕吐症状,开始为食物,继而为黏液,偶有呕血。胸背部疼痛常是食管癌晚期的表现,这是由于食管肿瘤侵犯压迫周围神经而引起。阻塞感的位置往往符合癌肿部位。

(2)食物反流:常在咽下困难加重时出现,反流量不大,内含食物与黏液,也可含血液与脓液。

(3)其他症状:当癌肿压迫喉返神经可致声音嘶哑;侵犯膈神经可引起呃逆或膈神经麻痹;压迫气管或支气管可出现气急和干咳;侵蚀主动脉则可产生致命性出血。并发食管-气管或食管-支气管瘘或癌肿位于食管上段时,吞咽液体时常可产生呼吸困难或呛咳;如颈交感神经节被癌肿压迫,则可产生颈交感神经麻痹征群。

3.体征　随着病情的发展,体重逐渐下降、消瘦、脱水,最后呈恶液质,全身衰竭。癌肿侵犯喉返神经引起声音嘶哑,肿瘤穿破气管引起食管气管瘘,吞咽时发生呛咳及气促。食管癌致食管穿孔引起纵隔感染,肿瘤腐蚀主动脉造成急性大出血死亡。远处转移包括颈部、腹腔淋巴结转移、肝及肺转移等。

食管癌无明显的特殊体征,临床上能查到的均为晚期肿瘤所致的体征或转移现象,如消瘦、脱水、锁骨上淋巴结肿大、黄疸、胸水、腹水及呼吸困难等。

【辅助检查】

1.实验室检查　对于食管癌至今尚无特异的实验室指标,食管癌病人由于进食困难而致营养不良,化验检查可显示贫血、血浆蛋白降低、电解质紊乱。

近年来,食管癌的实验研究甚多,对探索早期食管癌的诊断、防治研究提供了依据,可望有意义的进展。这些研究包括用非特异性酯酶及其同工酶、乳酸脱氢酶及其同工酶,$\alpha$-酮戊二酸脱氢酶等组织化学方法研究食管癌组织的变化;用醋酸 $\alpha$ 萘酯酶染色法观察食管癌组织中 T 细胞,认为恶性肿瘤的发展与 T 抑制性细胞的激活和增加有密切关系;血清中脂质过氧化物(LPO)的含量可以反映体内自由基反应,自由基与肿瘤的发生发展有关,LPO 含量的改变可作为肿瘤检查的一项生化指标;利用人血清总 IgE 水平检测作为早期食管癌及癌前病变的免疫指标;食管癌患者血清 CA50 水平高于正常人及食管良性疾患患者。提示可有助于食管癌的诊断。

2.食管黏膜脱落细胞学检查　食管癌通过拉网法采取脱落细胞检查,其阳性率可达 90% 以上,早期癌的发现率可提高 80% 以上,对于发现及诊断早期食管癌是一种重要可靠的手段。方法是在胃管头部接一气囊,外包线网,将胃管插入贲门部位后网囊充气再拉出,将网囊上的分泌物用巴氏染色涂片检查。另一种方法是用泡沫海绵压缩在胶囊内吞服,稍待片刻,胶囊溶化后海绵膨胀再拉出涂片,此法病人更易接受,但阳性率不及气囊拉网,可能和拉出时泡沫海绵与食管壁的摩擦阻力较小有关。拉网检查简便易行,但对于食管癌的定位欠佳,采取从距门齿 25cm、35cm、35cm 以下分段拉网可能有助于定位,此外,拉网检查可能有假阳性,故尚需结合其他检查方法进行诊断。上述方法也常可用于食管癌大规模普查。

食管脱落细胞涂片检查所示癌细胞的类型大致可分为以下几种。

(1)鳞状细胞癌:癌细胞体积大,胞质丰富,深红色,细胞有角化倾向、核大、深染、畸形,可见到蝌蚪形、梭形、蛇形及癌珠。瘤细胞分化差时,其体积小,角化及畸形的癌细胞少,核虽不大,但畸形明显,深染,有些呈裸核。

(2)腺癌:癌细胞大而圆,胞质淡紫红色,部分细胞的胞质内常有大空泡将核挤到一侧,核大、圆形或卵圆形、轻度畸形、染色质较淡,常有大而明显的核仁。癌细胞有时呈菊形团样排列,腺癌细胞分化差时,体积小,常集合成桑椹样小团。

(3)小细胞癌:癌细胞很小,胞浆很少,甚至不见胞质,呈裸核样,核也小、且大小不一,畸形明显、深染。癌细胞常紧密排列成团或单行,核呈镶嵌状排列。

3.X线检查　食管X线钡餐检查是诊断食管癌最主要的方法之一,一般基层医疗单位均有条件检查,操作简便可靠,对于中晚期食管癌单凭X线检查其诊断正确率可达95%以上。X线主要表现为食管充盈缺损、黏膜纹理破坏、管腔狭窄、不规则、近端食管扩张等征象。

根据临床病理,其X线表现为如下征象:

(1)髓质型:病变为不规则的充盈缺损,局部黏膜破坏,管腔狭窄,管壁僵硬,病变范围较广,可长达10cm,部分病人有近端食管扩张,并可能见到软组织阴影。

(2)蕈伞型:肿块上下缘可呈圆形隆起的充盈缺损,边界清楚,缺损部位黏膜破坏,近端食管可能扩张。

(3)溃疡型:肿瘤部位可见较大、形态不同的溃疡龛影,深入食管壁内,或者突出于食管的正常轮廓之外,管腔无明显狭窄。

(4)缩窄型:食管可呈环状或漏斗状狭窄,局部黏膜消失,病变范围一般较短,而近端食管显著扩张。

(5)腔内型:病变部位食管可呈梭形扩张,内有不规则充盈缺损,上下边界清楚,钡剂通过无梗阻。

对于早期食管癌的X线表现,往往仅显示食管黏膜粗糙,可能有黏膜中断现象,单凭X线诊断早期食管癌是困难和不可靠的,必须结合临床症状、细胞学及食管镜检查。

为了外科手术需要,食管癌病人的X线钡餐检查宜作全食管和胃的造影,一则避免遗漏食管多发原发灶或食管贲门重复癌,另外则了解胃的情况以便制定食管癌切除后食管重建的方法。

此外,常规X线钡餐检查常不易发现浅表和小癌肿。应用甲基纤维素钠和钡剂作双重对比造影,可更清楚地显示食管黏膜,提高食管癌的发现率。

4.纤维食管胃镜检查　能直接观察食管黏膜的病变情况,通过刷检及活体组织切片能明确诊断,对于中晚期食管癌的确诊率可达100%,早期食管癌的诊断也比X线检查有明显优越性。检查时病人痛苦较小,一般病人即使体质较差者也能耐受,此项检查的广泛应用,对食管癌的诊断起到了重要作用。

(1)应用染色试验:经纤维食管镜喷入Lugol溶液及醋酸盐缓冲液的混合液,肿瘤部位呈黄色,而正常鳞状上皮因细胞含有糖原,用碘后呈棕色。另一种染色方法用1%～2%甲苯胺蓝溶液喷于食管黏膜上,肿瘤组织染上蓝色而正常上皮不着色。

(2)核素:恶性肿瘤组织可选择吸收放射性磷,经静脉注入32P,18～24h后通过内镜将

Geiger 记数器与病灶部位接近,在核素吸收增加区做活检。应用酸性放射性 13 铟作示踪剂进行食管扫描,鉴别食管癌与正常食管的正确率可达 85% 以上。

(3)食管镜超声波检查:与放射检查或单纯食管镜检查相比,能更精确的评估食管的某些疾病,尤其对于区分良、恶性肿瘤,还可评价食管壁、食管周围结构及淋巴结受累情况,辨认出某些肿瘤来源于黏膜还是固有层,对某些病例,能较 CT 更准确地评价肿瘤手术的可能性。

5.CT 扫描检查　CT 扫描可以清晰显示食管与邻近纵隔器官的关系。正常食管与邻近器官分界清楚,食管壁厚度不超过 5mm,如食管壁厚度增加,与周围器官分界模糊,则表示食管病变存在。CT 扫描可充分显示食管癌病灶大小、肿瘤外侵范围及程度,明显优于其他诊断方法。CT 扫描还有助于外科医生决定手术方式,指导放疗医生确定放疗的靶区,设计放疗计划。但 CT 扫描难以发现早期食管癌。CT 和 X 线钡餐检查相结合,则有助于食管癌的诊断和分期水平的提高。但 CT 检查常不作为常规。此外,CT 对于肿瘤浸润与粘连还难以辨别,不能诊断正常大小的转移性淋巴,对食管周围转移性淋巴结的诊断价值也很有限。

## 【分期】

国际上采用 TNM 分期,为了与国际同步,应该逐步采用国际 TNM 分期。据国际抗癌联盟(UICC)1987 年国际食管癌 TNM 分期标准(表 2-1)

表 2-1　国际 TNM 分期

| 0 期 | Tis | N0 | M0 |
|------|------|------|------|
| Ⅰ 期 | $T_1$ | $N_0$ | $M_0$ |
| Ⅱa 期 | $T_2$ | $N_0$ | $M_0$ |
| | $T_3$ | $N_0$ | $M_0$ |
| Ⅱb 期 | $T_1$ | $N_1$ | $M_0$ |
| | $T_2$ | $N_1$ | $M_0$ |
| Ⅲ 期 | $T_3$ | $N_1$ | |
| | $T_4$ | 任何 N | $M_0$ |
| Ⅳ 期 | 任何 T | 任何 N | $M_1$ |

T——原发肿瘤

Tx　原发肿瘤不能估测

$T_0$　无原发肿瘤的证据

Tis　原位癌

$T_1$　肿瘤仅侵及黏膜层或黏膜下层

$T_2$　肿瘤侵及至肌层

$T_3$　肿瘤侵及食管外膜

$T_4$　肿瘤侵及邻近器官

N——局部淋巴结

Nx　局部淋巴结不能估测

$N_0$　无局部淋巴结转移

$N_1$　局部淋巴结转移

M——远处转移

Mx　远处转移不能估测

$M_0$　无远处转移

$M_1$　远处转移

局部淋巴结包括：①颈段：颈部淋巴结，锁骨上淋巴结；②胸段：纵隔淋巴结，胃周围淋巴结，除外腹腔动脉旁淋巴结。

## 【诊断分析】

中晚期食管癌根据典型的进行性吞咽困难症状，食管钡餐造影可发现不同程度的管腔狭窄、充盈缺损、龛影、黏膜破溃和食管扩张度受限，诊断往往是容易得出的。食管镜和细胞学检查可深入确诊。早期食管癌症状一般比较轻微且时间较为短暂，其间歇时间长短不一，常反复出现，时轻时重，间歇期可无任何症状，可持续数月，甚至1～2年以上。其诊断一定要根据病人的症状，结合细胞学检查，钡餐造影和内镜检查结果综合研究分析而可能确定诊断，X线表现常因技术因素发生人为的假象或被遗漏，而食管拉网技术经临床广泛应用和在食管癌高发区大面积普查，其阳性率可达90%；早期癌的发现率可提高到80%以上，同时分段拉网技术可确定病变部位，所以食管脱落细胞学检查是目前诊断早期食管癌比较可靠的方法，但由于早期食管癌位于黏膜层比较小，内镜容易遗漏。近年来应用甲苯胺蓝体内染色提高了早期癌的发现率；活检加刷片可获得90%以上的阳性诊断率。CT扫描可清晰显示食管与邻近纵隔器官之间的关系，显示病变的大小、外侵范围及程度，有无食管旁淋巴结转移等，但不能诊断正常大小的转移性淋巴结，对食管周围转移性淋巴结的诊断价值也很有限；而食管镜下超声波检查法不仅较食管镜检查和放射检查能更精确的评估食管的某些疾病，尤其对于区分良、恶性肿瘤，还可评价食管壁、食管周围结构及淋巴结受累情况，辨认出某些肿瘤来源于黏膜还是固有层，对某些病例，较CT能更准确地评价肿瘤手术的可能性。目前血卟啉衍生物（HPD）荧光纤维食管镜检查及光辐射诊断和治疗早期食管癌尚处于实验性阶段。

## 【鉴别诊断】

1.食管炎及食管上皮细胞重度增生　食管炎及食管上皮细胞重度增生，在食管癌高发地区比较常见，有人认为食管上皮细胞重度增生是食管癌的癌前期病变，在随诊过程中，食管癌发病率较正常人为高。这类患者常有类似早期食管癌的症状，X线检查常无异常发现，可以通过食管拉网细胞学检查，内镜染色及内镜超声检查进行鉴别，但常需要定期复查。缺铁性假膜性食管炎，多为女性，除咽下困难外，尚可有小细胞低色素性贫血、舌炎、胃酸缺乏和反甲等表现。

2.食管功能（运动）失常　如食管功能性痉挛、神经性吞咽困难（重症肌无力，Pothinson病等）、贲门失弛症等，特别是贲门失弛症有时可伴有贲门部腺癌。患者表现为吞咽困难，X线上表现食管体部无收缩或蠕动、食管黏膜光滑、贲门部呈"鸟嘴"样狭窄，其发作常为间歇性，病程较长，进展缓慢。食管镜检查可明确诊断。

3.食管外压性改变　食管邻近的血管先天性异常、主动脉瘤、甲状腺肿大和胸内甲状腺、纵隔肿瘤、纵隔淋巴结肿大、主动脉弓纡曲延长及心脏增大等，均可见食管外压性狭窄。病人虽有吞咽困难,但食管黏膜完好,细致的 X 线检查不难与食管癌相鉴别。食管镜检查可明确诊断。

4.食管良性狭窄和食管憩室　食管良性狭窄多为化学性灼伤的后遗症,也可能是食管炎所引起的瘢痕狭窄。食管灼伤性狭窄多见于儿童及年轻人,病期一般较长,均有误吞强酸或强碱史。食管瘢痕狭窄一般均在食管下段,常为反流性食管炎的后遗症,伴有食管裂孔疝或先天性短食管,但必须警惕有并发食管癌的可能。食管憩室可分为两型:①牵出型:常为纵隔淋巴结结核或炎症产生瘢痕牵拉食管壁所致,憩室入口宽大,常无症状,较少见;②膨出型:系黏膜和黏膜下层通过食管壁的肌层向外膨突形成,憩室一旦悬垂,食物不能完全排空,症状亦较明显,亦见有癌变的报道。典型的病史和 X 线检查可明确诊断。

5.食管梅毒　是由梅毒螺旋体引起的食管特异性感染,临床甚为罕见。可致食管黏膜炎症、糜烂、溃疡,黏膜下层水肿,伴有组织坏死而形成瘢痕性狭窄。临床症状常为缓慢进展的无痛性吞咽困难。根据病史、化验、X 线、食管镜检查、活检及驱梅毒治疗有效等可与食管癌鉴别。

6.食管白喉　为白喉杆菌引起的食管特异性感染,现已甚为少见。在食管壁可形成白喉假膜,假膜消退后可出现食管腔狭窄而表现为胸骨后疼痛,吞咽障碍及反胃等症状。根据假膜形态和细菌培养及食管镜检查与活检可以确诊。

7.食管胃套叠　也称食管移行症或食管黏膜套入症。常见食管黏膜入胃内,少见胃黏膜上行套叠入食管腔,仅有吞咽不利症状。X 线及食管镜检查可以诊断。

8.食管静脉曲张　多见于食管下段,广泛者可累及胸部食管。X 线所见黏膜皱襞增粗、纡曲、串珠状充盈缺损,食管边缘凹凸不平。严重的静脉曲张在透视下见食管蠕动减弱,钡剂通过缓慢,管腔扩张但管壁仍柔软,伸缩存在,无局部狭窄或阻塞,这些征象可与癌鉴别。

9.食管管型　可能食管黏膜受到一定的刺激和轻微损伤而形成薄膜性膜状物与食管壁剥离后,形成管型。多在病人自觉食管内及胸部闷胀不适后吐出管状物。因管型脱落后,黏膜可迅速恢复,不形成管腔狭窄,故无明显吞咽困难症状。食管镜检查黏膜正常。

10.食管结核　临床上比较少见,X 线表现与食管癌相似,但脱落细胞与活检不能发现癌细胞,抗结核治疗有效是鉴别诊断的方法之一。

11.食管良性肿瘤

(1)平滑肌瘤:食管良性肿瘤中以食管平滑肌瘤最常见,约占食管平滑肌瘤好发良性肿瘤的 52%～80%,是食管间质细胞瘤的一种。食管平滑肌瘤好发于 21～60 岁之间,男性多于女性,男女之比为 2～3:1,可发生于食管的任何部位,多见于下段食管,中段次之,上段最少。由于它是黏膜外肿瘤,发展缓慢,病程较长,症状较轻,有时可无自觉症状。X 线片上可见一光滑的半月形充盈缺损,黏膜完整,钡剂通过顺利,肿瘤上端食管无扩张。内镜检查可见食管腔内有隆起性肿物,表面黏膜有色泽改变,但黏膜光整无糜烂和溃疡,内镜通过时有滑动感。内镜超声检查表现为境界清晰、外形光滑、轮廓规整的低回声声象,并可辨别源于何层。

(2)食管息肉:发病率仅次于平滑肌瘤,为食管良性肿瘤中较常见者,多发于颈段食管、环咽肌附近。息肉起源于食管黏膜下层,向管腔内突入性生长,常有一长短不一的蒂。X 线造影可见病变部位食管腔呈梭形肿大,其近端食管腔扩张不明显,钡剂在肿瘤表面有分流或偏一侧壁通过,局部管壁扩张和收缩功能良好。偶见恶变,恶变时黏膜可见溃疡,有时需与腔内型食管癌相鉴别。

(3)其他良性肿瘤:①食管颗粒细胞肌母细胞瘤:多见于女性,好发于中上段食管,组织来源不详,少数可恶变。②食管血管瘤:多见于男性,好发于中上段食管,各种类型的血管瘤均可发生,一般发展缓慢,预后良好。③食管腺瘤:好发于食管下段,组织来源于食管镜检查和组织检查均可以确诊。

12.其他恶性肿瘤　原发于食管的恶性肿瘤除了最常见的鳞状上皮癌和较常见的腺癌之外,还有一些非常罕见的肿瘤,如癌肉瘤、肉瘤(包括纤维肉瘤、横纹肌肉瘤、平滑肌肉瘤)、恶性淋巴瘤、恶性黑色素瘤、燕麦细胞癌等。其临床表现、X线检查所见、内镜检查所见均极似食管癌,最后诊断均需经组织病理学诊断证实。

13.癔球症　多见于青年女性,时有咽部球样异物感,进食时消失,常由精神因素诱发。本症实际上并无器质性食管病变,亦不难与食管癌鉴别。

【治疗要领】

正常食管上皮细胞的增生周期在人体消化道中是最长的。食管基底细胞由重度增生到癌变的过程大约需要 1～2 年的时间;早期食管癌(细胞学检查发现癌细胞,而 X 线食管黏膜造影正常或仅有轻度病变)变成晚期浸润癌,通常需 2～3 年,甚至更长时间;个别病例甚至可"带癌生存"达 6 年以上。因此,食管癌的早期治疗效果良好。即使是晚期病例,,若治疗得当,也可向好的方面转化。食管癌的治疗方法有手术、放射、药物疗法及综合治疗。一般对较早期病变宜采用手术治疗;对较晚期病变,仍应争取手术治疗。位于中、上段的晚期病变,而年龄较高或有手术禁忌证者,则以放射治疗为佳。

1.手术疗法　手术是食管癌首选的治疗方法。早期切除常可达到根治效果。近 20 年来,在我国食管癌的手术治疗取得了很大的进展,手术切除率已由 50 年代的 60%～70% 上升到 90 年代的 80%～90%,手术死亡率由 50 年代的 14.6%～25%,下降至 80 年代的 3%～5%,Ⅰ期食管癌手术切除后 5 年存活率达 90%,10 年存活率达 60%,吻合口瘘发生率降至 3% 左右,均已处于世界领先地位。手术疗效与癌肿部位、病变长度和范围有关。文献报道,上段食管癌的切除率为 66.7%～89.5%,中段为 79.1%～94.5%,下段为 87.2%～98.4%。肿瘤长度＜5cm 者切除率明显高于＞7cm 者。手术方法应根据病变大小、部位、病理分型及全身情况抉择而定手术。原则上应切除食管大部分。中、晚期食管癌常浸润至黏膜下,食管切除范围应在距离癌瘤 5～8cm。因此食管下段癌,与代食管器官吻合多在主动脉弓上,而食管中段或上段癌则应吻合在颈部。代食管器官常用的是胃,有时用结肠或空肠。

(1)适应证:对病变的大小和部位、病理类型,以及病人的全身情况进行全面分析,在下列情况时,可以考虑外科手术治疗:①早期食管癌(0 期及Ⅰ期)病人一般情况允许,应积极争取手术治疗;②中期内的Ⅱ、Ⅲ期病例,病人情况许可,无明显远处转移,条件允许时均应采用术前放射与手术切除或手术切除与术后放射的综合治疗;③放射治疗后复发、穿孔者,病变范围不大,无远处癌转移,周身情况良好,也应争取手术治疗;④食管癌高度梗阻,无明显远处转移,病人周身情况允许,应积极争取开胸手术,不能切除者,可行分流吻合术,然后辅以放疗和化疗。

（2）禁忌证：随着手术技巧、围手术期处理及癌症综合治疗观念的建立和发展某些手术禁忌证已得以改变。

①食管癌合并锁骨上淋巴结转移的治疗：上段及颈段食管癌的锁骨上淋巴结转移实为局部淋巴结转移，在病人周身情况允许，无其他脏器转移，原发病灶可以切除的情况下，应行病灶切除及淋巴结切除术。术后辅以放、化疗。

②合并有其他脏器功能不全或损害的病例，只要病灶能够切除，病人能够耐受剖胸术，均应手术治疗。

（3）影响切除率的因素：

①食管癌病变长度：一般超过 5cm，大都说明肿瘤较为晚期。但早期食管癌要除外，早期食管癌，病灶表浅，有时范围较长。发现食管癌伴有巨大阴影或突出阴影，多数病例已外侵食管周围脏器并发生粘连。食管癌局部有软组织肿块，亦可说明肿瘤外侵。X线检查，有上列现象出现，可以判断手术切除率较低。

②胸背疼痛：胸骨后或背部肩胛区持续性钝痛常揭示肿瘤已有外侵，引起食管周围炎、纵隔炎。也可以是食管深层癌性溃疡所致。下段肿瘤引起的疼痛可以发生在上腹部。疼痛严重不能入睡或伴有发热者，不但手术切除的可能性较小，而且应注意肿瘤穿孔的可能。

③出血：有时患者也会因呕血或黑便就诊。肿瘤可浸润大血管特别是胸主动脉而造成致命性大出血。对于有穿透性溃疡的病例，特别是 CT 检查显示肿瘤侵犯胸主动脉者，应注意出血的可能。

④声音嘶哑：常是肿瘤直接侵犯或转移性淋巴结压迫喉返神经所致。有时也可以是吸入性炎症引起的喉炎所致，间接纤维支气管镜检查有助于鉴别。提示肿瘤外侵及转移严重。

⑤手术径路：常用左胸切口，中、上段食管癌切除术有用右胸切口者。经食管裂孔剥除食管癌法可用于心肺功能差，不能耐受开胸手术者。此法可并发喉返神经麻痹及食管床大出血，应掌握适应证。

对于晚期食管癌，不能根治或放射治疗，进食较困难者，可作姑息性减状手术如：食管腔内置管术、胃造瘘术、食管胃转流或食管结肠转流吻合术。这些减状手术，延长寿命有限，且可能发生并发症，故应严格掌握适应证。

2. 放射治疗　食管癌放射治疗包括根治性和姑息性两大类，单独放射治疗食管癌疗效差，5 年生存率仅为 6%，故放射治疗一般仅作为综合治疗的一部分。照射方法包括放射和腔内放射、术前放射和术后放射。治疗方案的选择，需根据病变部位、范围、食管梗阻程度和患者的全身状况而定。颈段和上胸段食管癌手术的创伤大，并发症发生率高，而放疗损伤小，疗效优于手术，应以放疗为首选。凡患者全身状况尚可、能进半流质或顺利进流质饮食、胸段食管癌而无锁骨上淋巴结转移及远处转移，无气管侵犯、无食管穿孔和出血征象、病灶长度<7～8cm 而无内科禁忌证者，均可作根治性放疗。其他病人则可进行旨在缓解食管梗阻、改善进食困难、减轻疼痛、提高患者生存质量和延长患者生存期的姑息性放疗。放疗源的选择可采取以下原则：颈段及上胸段食管癌选用$^{60}$Co 或 4～8MVX 线；中胸及下胸段食管癌选用 18MV 或 18MV 以上 X 线照射，也可选用$^{60}$Co 远距离外照射。根治性放疗每周照射 5 次，每次 1.8～2.0Gy，总剂量为 60～70Gy/7～8 周。姑息性放疗也尽量给予根治量或接近根治量。据上海医科大学

肿瘤医院报道,颈段和上胸段食管癌放疗的 5 年生存率分别为 24.4％和 23.7％,中胸段和下胸段分别为 13.7％和 5.9％。病灶长度＜3cm 者,5 年生存率达 62.5％,长度≥7cm 者仅为12.2％。术前放疗主要适用于食管癌已有外侵,临床估计单纯手术切除有困难,但肿瘤在放疗后获得部分退缩可望切除者。术前照射能使癌肿及转移的淋巴结缩小,癌肿周围小血管和淋巴管闭塞,可提高切除率,减少术中癌的播散。术前放疗的剂量为 30～70Gy/4～8 周,放疗后4～6 周再作手术切除。对姑息性切除后肿瘤有残留、术后病理检查发现食管切端有癌浸润,手术切缘过于狭窄,肿瘤基本切除但临床估计可能有亚临床病灶残留者,应进行术后放疗,以提高 5 年生存率。但是,对术中切除不完全的病变,局部可留置银夹标记,术后 2～4 周再作放射治疗。能否提高 5 年生存率尚有争论。术后放疗剂量为 50～70Gy。近有学者建议采用食管癌体外三野照射法、超分割分段放疗,以及采用$^{60}$Co,$^{137}$Cs,$^{192}$Yb 食管腔内近距离放疗,以减少肺组织及脊髓所受的放射剂量而减轻放射损伤,提高放疗的疗效。

3.药物治疗　由于全身性扩散是食管癌的特征,应用化疗是合乎逻辑的。然而化疗在永久控制此症的效果方面尚未得到证实。显效率在 5％～50％之间,取决于选用的药物或药物之间的搭配,目前多为数种作用机制不同药物的联合用药。常用方法为:DMP、DBV、PMD等。但病情改善比较短暂且大多数有效的药物均有毒性。目前临床上常用联合化疗方案有DDP-BLM、BLM-ADM、DDP-VDS-BLM 以及 DDP-ADM-氟尿嘧啶等。临床观察发现,DDP、氟尿嘧啶和 BLM 等化疗药物具有放射增敏作用。近 10 年来将此类化疗药物作为增敏剂与放疗联合应用治疗食管癌,并取得了令人鼓舞的疗效。

4.综合治疗

(1)新辅助化疗又称诱导化疗或术前化疗。目的在于①控制原发病灶,增加完全性手术切除的机会,也可减少术中肿瘤的播散;②肿瘤血供完整,允许更有效的化疗药物的输送;③早期的全身治疗可以消灭微小的转移病灶;④术前化疗允许更为客观的评价肿瘤反应情况,从而确定有效的化疗药物。

(2)食管癌的术后化疗:食管癌的术后化疗即辅助化疗研究较少,但现有资料显示可能明显提高术后生存率。

(3)食管癌的术前化疗和放疗:一般是选用一种或数种化疗药物附加术前放疗,3～4 周后手术切除。有些病人局部病灶可以完全消失。术前化疗加术前放疗目前有逐渐增加的趋势。

(4)术前放射治疗:该方法能使癌肿及转移的淋巴结缩小,癌肿周围小血管和淋巴管闭塞,可提高切除率,减少术中癌的播散。对术中切除不完全的病变,局部可留置银夹标记,术后2～4 周再做放射治疗。能否提高 5 年生存率尚有争论。

## 【手术并发症】

以下为食管癌,食管次全切除消化道重建术后并发症的诊断与处理原则。

食管次全切除消化道重建术是食管癌首选治疗方法。代食管器官常用胃或结肠。由于手术大,时间长,刨伤重且病人多为年老体弱,术后并发症多。严重并发症包括吻合口瘘、脓胸、乳糜胸、膈疝、吻合口主动脉瘘、肺部并发症、移植器官坏死等。近年由于麻醉技术的提高,手术操作技巧的改进,围手术期处理的发展,食管外科术后并发症发生率大为降低,病死率也相应的减少。

1.食管癌及贲门癌术后吻合口瘘　　食管癌及贲门癌术后吻合口瘘,是食管切除,食管重建术后最常见,病死率较高的并发症。国外近年发生率为 $1.8\%\sim22\%$,国内为 $2.6\%\sim6.4\%$。发生原因较复杂,一般与年龄、全身情况,吻合技术的熟练程度,吻合方式,移植器官的血运,术后消化道梗阻、呕吐、胃扩张、胸内感染等有关。但主要与手术操作密切相关。依发生部位分为胸内吻合口瘘及颈部吻合口瘘;依发生时间分为早期瘘、中期瘘及晚期瘘。临床征象一般为持续性高热、胸闷、呼吸困难及全身中毒症状。胸内吻合口瘘的 X 线表现可见急性张力性脓气胸、胸腔内积液或脓气胸,其积液积气程度,伴随吻合口瘘程度大小,而出现不同表现。此外,有一些发生较晚或瘘口较小,X 线只见吻合口的附近形成局限性脓肿,纵隔加宽或无改变。食管钡餐检查、口服亚甲蓝、吻合口碘油造影及食管镜检查可明确诊断。颈部吻合口瘘体检时可发现,颈部切口红肿,敞开见胃液瘘出,可明确诊断。颈部吻合口瘘处理较易,经切开引流及支持治疗多自行愈合。胸内吻合口瘘的处理,可依据病情采用二次开胸吻合口修补或切除再吻合术,或颈部食管外置腹部造瘘,待病情稳定后行二期结肠代食管术或非手术治疗。

2.肺部并发症　　食管癌患者多为年老体弱,部分合并有慢性呼吸功能欠佳;术中呼吸肌的损伤,呼吸道的刺激,气管分叉及肺部受到一定手术创伤,手术时间较长;术后胸胃的扩张,切口疼痛等因素使术后呼吸功能受到限制,因此术后肺部并发症较多,发生率 $1.0\%\sim2.7\%$。临床较常见为支气管炎、肺炎、肺不张、肺脓肿和哮喘等。其临床症状相似。主要表现为咳嗽咳痰、体温增高、呼吸困难,肺部听诊出现啰音,严重时可有发绀。治疗主要是鼓励和协助病人排痰,包括超声雾化、蒸气吸入、鼻导管吸痰及支气管镜吸痰或气管切开术等,应用大量广谱抗生素。有支气管哮喘史术后发作者,应及时给予解痉药物,气管切开及激素疗法,必要时可使用人工呼吸器。

3.乳糜胸　　创伤或手术所造成的胸导管损伤和乳糜渗漏到胸腔,即为乳糜胸。胸导管是体内最大的淋巴终末收集管,起于腹部乳糜池,终止于颈部的静脉。主要生理功能是传送消化的脂肪及淋巴细胞、电解质等。由于胸导管与食管胸段的解剖关系密切,管壁很薄,手术时不易识别。特别是肿瘤外侵时,容易损伤,引起乳糜胸。常发生于术后 $4\sim5d$,个别病例在手术后数周才出现。临床症状为乳糜液引起的压迫症状和乳糜大量丢失的症状。术后早期,因患者禁食,乳糜液为淡红色,不易与胸腔渗液鉴别,需行苏丹Ⅲ染色或淋巴管造影。若患者进食,特别是富含脂肪和蛋白质的食物,有乳糜瘘流出的液体即为典型乳白状,极易鉴别。X 线表现,胸腔出现大量积液,密度较为淡薄,但 X 线不能定性。乳糜胸的治疗方法多根据乳糜液的量而定。一般认为每日乳糜丢失量在 1000ml 以内者,且呈进行性减少,病人一般状况良好,应采取非手术治疗;反者应尽早二次开胸行胸导管结扎术。一般采用右侧开胸,在膈上结扎胸导管。

4.膈疝　　手术切开膈肌后,由于切口没有妥善的处理或其他原因,术后早期或晚期可出现膈疝。临床表现决定于裂孔的大小,腹腔脏器进入胸腔的多少及有无并发肠梗阻、肠扭转或肠坏死。常为突发性阵发性腹痛,若有肠梗阻、肠扭转或肠坏死可出现恶心、呕吐无排气排便症状。胸部透视及平片所见,往往在术后膈上可见肠管气影,假若术后该侧胸腔出现积液,纵隔向对侧移位,但未见肠管气影,此时必须作胃肠造影,采用头低脚高卧位,观察膈肌上方是否有肠管出现,可以明确诊断并了解膈疝内容。术后膈疝一经确诊应立即手术。原则上对近期膈疝如无肠坏死,则将其还纳腹腔后修补膈肌裂孔,如有肠坏死且患者条件许可应同时行肠切除肠吻合术,如患者条件极差应行肠造瘘术,尽快结束手术。远期膈疝,由于粘连较重应防止损伤肠壁。膈肌切缘的斑痕组织应彻底切除,以防膈肌愈合不良。

5.单纯性脓胸  单纯性脓胸系区别于吻合口瘘性脓胸。多为行食管胃吻合或肠道吻合时感染,无合并吻合口瘘存在。单纯性脓胸多发生于术后1周左右时间,可形成游离性或包裹性脓胸。X线检查,可揭示脓胸的程度及部位,晚期脓胸往往合并肋骨骨髓炎。患者多伴有发热,胸穿可确诊。治疗除全身支持疗法外,弥漫性脓胸应早期行闭式引流术。局限性脓胸,如脓腔较小,脓液稀薄、量少者可采取间断脓腔穿刺抗生素冲洗方法;如脓腔较大,脓液粘稠、量多者就要行脓腔底位闭式引流术。

6.吻合口主动脉瘘  吻合口主动脉瘘是食管、贲门癌切除术后引起致死性内出血或大呕血的严重并发症。发生率甚少,但病死率极高。主要是吻合口缝合线纤维组织增生与高压搏动的主动脉长期摩擦使血管壁受损而与吻合口穿通;次因发生吻合口瘘脓胸,感染物质波及主动脉,引起主动脉溃烂穿孔,以及胃或食管在吻合口部因胃酸刺激形成边缘性溃疡与主动脉穿通。症状为突发大量呕血,大多数呕血后5h死亡。目前尚无有效治疗方法。

7.移植肠管(结肠、小肠)坏死  食管、贲门癌切除术后移植肠管(结肠、小肠)坏死,是一种严重并发症。发生率,结肠为 $2.7\% \sim 10\%$,空肠发生率为 $3.3\% \sim 18.2\%$。主要原因:肠管扭曲、牵拉损伤,供血系膜血管扭曲、受压。临床表现及处理见吻合口瘘的诊断和处理。

8.反流性食管炎  食管、贲门癌切除术后,由于贲门抗反流结构的消失,胸胃去神经作用使幽门呈痉挛状态胃液或肠液反流引起吻合口水肿、炎症或溃疡。发生率以往认为较少,近年食管测压及连续测定食管腔内 ph 值显示食管、贲门癌切除术后均不同程度的存在反流情况,尤在贲门癌切除术后表现显著。临床表现主要是反酸、胸骨后疼痛、烧灼感,个别病人有吻合口溃疡伴有呕血。食管钡剂透视及食管镜检查可确诊。治疗一般采取非手术治疗,症状严重者,可开腹行幽门成形术。

9.吻合口狭窄及梗死  主要由于手术时吻合口缝合过小引起。X线检查:吻合口狭窄,边缘尚光滑,狭窄上端食管扩张。吻合口狭窄应与术后肿瘤复发作鉴别,肿瘤复发吻合口边缘毛糙不规则,可作内镜刷片作细胞学进一步检查。食管镜下反复吻合口扩张一般效果较好,扩张失败可行局部吻合口瘢痕切除术或颈部吻合口成形术。怀疑吻合口复发,在全身情况良好,无远处转移时可行吻合口切除再吻合术。

10.术后胃肠道功能改变

(1)胃功能亢进:食管癌及贲门癌术后,胃蠕动功能亢进,最快 15min 后,胃钡排空,胃蠕动亢进占47%。胃肠造影所见,钡餐从口腔进入食管后,经吻合口流入胸胃后,很快至腹胃。腹胃出现蠕动显著亢进,钡剂很快倾泻入十二指肠。腹胃蠕动亢进,排空迅速。其机制考虑因胃术后向上牵拉,位置改变,食物动力作用以及腹胃代偿性功能亢进所引起。

(2)十二指肠改变:十二指肠球部倒置,基底部向上,其尖端向下,主要由于手术将胃向上牵拉引起;其次由于腹胃蠕动亢进,钡剂很快倾泻人十二指肠,类似胃术后胃肠吻合口过大引起倾泻征一致。十二指肠肠管显著扩张(占 94%),扩张肠管黏膜皱襞显著增粗合并滞留,弓上吻合较弓下吻合病例,钡剂倾泻现象较为显著。小肠蠕动功能亢进。

（3）小肠黏膜皱襞改变：出现不同程度增粗，呈分节状或呈雪片状。机制一般认为白蛋白过少，引起小肠黏膜下层水肿，因此黏膜增粗。其次由于黏膜肌层神经丛受水肿影响，引起小肠黏膜改变。

（朱华年）

# 第二十节　食管憩室

食管壁的一层或全层从食管腔内向外突出，形成与食管腔相通的囊状突起，称为食管憩室。

食管憩室的总称之下尚有不少名称，为此予作诊断名称分类如下。几乎所有的憩室都是后天性的，先天性食管憩室罕见。食管憩室根据其①发生部位，②憩室壁的组织成分，③形成的机制可有不同的分类和不同的名称。憩室通常发生在三个不同的部位。发生于咽与食管交界处的称为咽食管型，位于气管分叉附近的称为支气管旁型（食管中段型），而起于食管下段10cm 的范围内的称为膈上型（横膈上型）。根据食管憩室的发生机制，可分为膨出型憩室和牵引型憩室。

膨出型憩室的发生可能是食管内外有压力差，是由于腔内压力增高，迫使黏膜和黏膜下层通过食管肌层的薄弱点疝出而产生。牵引型憩室是由于食管外的瘢痕收缩发展而成，例如，食管的纵隔支气管旁淋巴结有炎症或结核感染，表面炎症反应与食管粘连，当其愈合收缩时，把整个食管壁牵拉向纵隔而造成。咽食管型和膈上型憩室是由于食管运动异常而独特地形成膨出型憩室。支气管旁型憩室通常是牵出型，包含食管壁的所有各层，但亦有膨出型。先天性食管憩室很罕见，可发生于食管的任何水平，不是真正的憩室，而是不完全性食管重复。至于假性食管憩室有学者将其限于一种特定的概念：是因食管溃疡或窦道形成食管外小囊，与真正憩室的区别是无黏膜覆盖，仅有一层上皮组织；但另有学者对膨出型憩室，由于其盲袋仅为食管黏膜和黏膜下层外突，并非食管全层，故又名为假性憩室。对牵引型憩室，由于其盲袋为被向外牵出的全层食管壁，又名为真性憩室。

食管憩室产生的症状依据憩室的大小，开口部位及其存留食物、分泌物的量而定。由于大多数症状不定或轻微，其自然发生率较难估计。从有症状才发现者多见于咽食管憩室，其次为膈上憩室及食管中段憩室。食管憩室的诊断主要有赖于食管钡剂造影。

此外，尚有食管壁内假性憩室，有其独特的病理特征，虽则少见，一般也不需治疗，但它是食管憩室诊断总体概念中的一员。

## 一、咽食管憩室

### 【病因】

咽食管憩室又称 Zenker 憩室，其发生并不是某一种单一的原因所致，解剖上的弱点是局部的条件，年龄增长弱点更为突出，而咽部及食管肌运动失调，环咽肌失弛缓或其他运动异常等均可造成局部黏膜膨出。

**【发病机制】**

咽食管憩室好发于环咽肌上方的咽食管结合部的后壁。在咽与食管交界处的后部,有咽下缩肌斜行,较下有环咽肌即上食管括约肌(UES)横行。在此二肌之间有一小的三角形区域,称之为 Killian 三角,又称 Killian 裂开(Killian's dehiscence)。其间缺乏肌肉纤维,是解剖学上的一个薄弱间隙,即是咽食管憩室的好发部位。由于这种缺陷在左侧更为明显,因此咽食管憩室多发生于左侧,但亦有右侧及中部者。

环咽肌在本病的发生过程中有重要作用,其自主神经为迷走神经,分布于环状软骨的后壁,环咽肌在正常时呈收缩状态,在吞咽、呕吐和嗳气时松弛。使食物下行至食管而无阻碍。食物通过环咽肌后,该肌便恢复到收缩状态。咽部肌肉的这种协调动作可保证食物顺利咽下,并可防止误吸。就环咽肌的作用而言即是上括约肌。当某种原因导致这两种肌肉的功能失调,即咽下缩肌收缩而环咽肌不能松弛时,则环咽肌以上的环咽部的压力增高,较薄弱的 Killian 三角区的组织结构向外膨出。Ellis 首先报道在这些患者中 UES 的测压异常,即吞咽机制的共济失调,伴有发生在环咽肌闭合后的咽部收缩和静息压低于对照。早期黏膜的改变是可逆的,在肌肉松弛时消失,以后经常受到压力,并且咽下的食物经常扩张疝囊,造成不可逆性改变,使已形成的憩室很快增大并呈下垂位。憩室的颈部位于环咽肌上方,囊袋夹于食管与脊柱间。随憩室增大,充盈的囊袋可使食管受压并向前移位,因而下咽受到梗阻,并由于憩室的开口位于环咽肌上方,憩室的排空不受阻碍而可以发生误吸入喉、气管或反流入口腔。

造成咽部协调功能障碍的原因很多,例如随着年龄的增长,环咽肌在椎前筋膜的固定松弛可导致该肌功能失调;食管胃反流可能造成咽部压力上升等。一般认为,咽下缩肌的收缩与环咽肌的松弛失调、失弛缓或其他运动障碍,再加上上述肌肉的解剖学特点,是形成咽食管憩室的重要原因。

**【临床表现】**

1.症状　咽食管憩室是常见的食管憩室。最多见于 50 岁以上的病人,而 30 岁以下者非常罕见,常规消化道钡餐检查的发现率为 1%。

初期可以无症状,有的在并发症发生后才被发现,但大多数病人一开始就有症状。随着憩室之增大,病人咽部常有发胀的感觉,用手压迫一侧颈部,这种感觉便能缓解或减轻。极少数的病人主诉颈部有一软性包块。主要症状为缓慢进行性吞咽困难,呼吸时有异味,挤压颈部或在病人吞咽时,由于空气、食物及分泌物在囊内混合而可能听到响声,咳嗽或不咳嗽均可引起自动反流,可以有哽噎及窒息发作。反流物为刚咽下的食物并不伴有苦酸味。若因吞咽困难而影响进食,进食减少可导致营养不良和体重下降。其他症状可由囊袋反流而发生呼吸道并发症,如肺脓肿、肺炎及肺不张等。除口臭外,食欲不振、恶心及由于喉返神经受累而声音嘶哑等症状均可发生。

咽食管憩室在少数病人可以发生癌变,可能憩室内食物及分泌物残留刺激是部分原因。有单位报道的 961 例咽、食管憩室病人中,发现有 3 例癌肿,其发生率为 0.31%,值得注意。

有时咽食管憩室病人因吞入异物或暴饮暴食而突然发生食管梗阻,此前可能无任何不适。偶尔,病人因误食尖锐的异物(如鸡骨头)而造成憩室穿孔,这种情况下憩室容易被漏诊。在老年人和糖尿病人中,咽食管憩室最早的临床表现可能是肺部并发症。

2.体征 体格检查时如下操作有助于诊断:①嘱病人饮水,吞咽时在憩室部位听诊,可闻及"喀喀"声;②嘱病人张口,在其颈部(一般在左颈部)的环状软骨处向胸锁乳突肌方向挤压,如果听到"喀喀"声,均提示有咽食管憩室存在。

## 【诊断分析】

除病史外,在胸部 X 线平片上偶可见到憩室内有液平面,但食管钡餐检查可以明确诊断。侧位 X 线片上可见憩室在食管后方。若憩室很大,压迫食管明显,可见到钡剂自憩室开口流向下方。造影检查时若发现合并有裂孔疝,应首先予修补,因继发于反流而造成环咽肌痉挛发生的小憩室,可以不需要任何处理。

食管镜检查不应列为常规检查,因易造成穿孔的危险。怀疑憩室新生物或食管远端病变是内镜检查的适应证,这对鉴别诊断很有意义。食管镜检查前预先吞入一根线作为食管镜的导线有助于安全地完成检查操作。

## 【治疗要领】

1.手术适应证 不论憩室的大小,多数有症状的患者须行外科治疗,最好是在并发症发生之前施行。一个有 5mm 咽食管憩室的患者和一个 3cm 憩室的患者相比,可能症状一样,或者甚至更为明显。这就能断定颈部吞咽困难相对严重性的是环咽肌功能障碍的程度,而不是憩室的绝对大小。因此,对像每个膨出型憩室这样的咽食管憩室,适当的外科治疗必须针对引起憩室形成的根本上起作用的运动异常,而不在于憩室本身。

憩室较小,而健康情况不宜手术者可用非手术治疗。已经有吞咽困难,发生营养不良或呼吸道并发症,或者怀疑有新生物时应限期手术。憩室穿孔则应行急症手术。

2.手术的方法 已有很多改良,这些手术包括憩室切除术、憩室内翻缝合术及憩室固定术。早年施行憩室切除因有较高的并发症和死亡率,因而分期施行以预防感染的扩散。第一期是游离及悬吊小囊保持排空,几周后因周围筋膜已封闭,感染的扩散已受到限制,再行憩室切除术。随着技术的进展,近来对咽食管憩室治疗的意见认为一期进行的环咽肌切开加憩室切除术和单纯环咽肌切开术较好,亦有采用肌层切开及憩室固定术,前者适用于憩室较大的病人,仅在小宽口憩室中行单纯环咽肌肌层切开术。

对于咽食管憩室合并有环咽肌功能障碍(吞咽困难)者,咽食管憩室切除术后复发;以及其他原因所致吞咽功能障碍,如脑血管意外后吞咽困难、症状性胸段食管痉挛或多发性肌炎等,Orringer 和 Mich 于 1980 年报道采用延长的颈段食管肌层切开术,有别于上述两种术式。主要是分开憩室起始部位的食管肌层,确认憩室颈部,即憩室起始部位的黏膜膨出之处。用电刀切开食管肌层,向下、向后切开延长到锁骨后约 2cm,向上延长到甲状软骨的上角水平,总长度约为 7～10cm。

如憩室大小为 1.5～2cm 或更小,一般不必切除。如果憩室较大,则切除,亦可用自动缝合器夹住憩室颈部进行缝合,之后切除憩室。

## 【并发症】

咽食管憩室的手术效果满意。目前的手术死亡率约为 0.8%～1.2%。手术并发症以病变处的渗漏、瘘管形成、脓肿和血肿形成最为多见。憩室切除术后的瘘管形成是最常见的并发症,发生率为 3.6％,大多数发生于术后 1 周左右,切口处可见涎液外漏,可持续不同时间,经数周或数月后自行愈合,单纯憩室切除术与憩室切除加黏膜外肌层切开术比较,术后瘘的发生率不同,前者是后者的 2 倍,其原因可能是环咽肌的阻挡作用有助于瘘之发生。对上述并发症的处理中,应多用引流,换敷料,以及应用抗生素控制局部红肿明显的炎症等措施。

喉返神经暂时性损伤亦较常见,其发生率为 1.8％～3.2％,导致病人声音嘶哑(单侧性声带麻痹),但永久性喉返神经损伤少见。对声音嘶哑的病人,宜倡导让其尽力发音,作大声说话动作,以期声带代偿的发音,否则只会永久性声音嘶哑。

在切除憩室时如果黏膜切除过多,术后可造成食管腔狭窄,病人出现吞咽困难的症状。

3.6％～4％的病人,术后憩室复发,需要再次行憩室切除术。

术后切口感染的发生率约为 1.8％。纵隔严重感染的病例罕见。如有纵隔严重感染,可用双套管吸引引流,全身使用有效抗生素。

## 二、食管中段憩室

食管中段憩室有以下三种:①牵引型憩室:通常比较小,内径一般不超过 2cm。多发生于气管分叉后方的食管侧壁。约 2/3 的病例憩室向食管左侧和前侧发展,向后方发展者极少;②膨出型憩室:食管某处先有狭窄,进餐时食物不易通过该狭窄部位,致使狭窄部位以上的食管腔内压力增高,逐渐形成憩室;③先天性憩室:发生于食管中段(或下段),逐渐长大。

### 【病因和发病机制】

食管中段的牵引型憩室的发病原因诚如前述,多因纵隔支气管淋巴结的慢性炎症,常系结核感染,表面炎性反应后与食管粘连,当其愈合,瘢痕收缩时,把局部的食管壁牵出所致。少数是因心包炎或脊柱结核波及食管而引起。此型憩室只向外膨出而不下垂,颈部宽而底部狭窄,故一般不至于积存食物,不易引起炎症,也不易发生食管腔的梗阻。但由于瘢痕组织的粘连固定,可影响食管的蠕动。有时,憩室可发生炎症、出血、形成脓肿或破入纵隔等并发症。由于憩室周围为瘢痕组织,故极少发生急性穿孔。但也有憩室破溃入主动脉造成大出血或破入支气管动脉而形成食管气管瘘的报道,还有憩室破入支气管动脉而发生非致死性出血的报道,可能是由于质地较脆的肉芽组织破碎或钙化的组织腐蚀支气管动脉所致。尚有学者指出,纵隔肉芽肿累及食管的情况并不多见,但有时可压迫食管,造成食管狭窄、形成憩室或窦道以及形成食管气管瘘。

食管中段憩室通常是牵引型,少数是膨出型,但是,Kaye 研究 12 例食管中段憩室发现仅 1 例既往有结核感染,经食管测压检查发现 6 例有运动功能异常,5 例为弥漫性食管痉挛,1 例为强力失弛缓症;另 6 例有不能分类的食管运动功能异常。他认为所有食管中段憩室的病人均应怀疑有食管运动功能异常及应进行测压检查。Kaye 一组病例的憩室在 X 线表现上虽然少数有牵引型特征,但大多数为球形外型及颈部狭窄,像膨出型。膨出型憩室的发生与膈上憩室相同。

有些中段憩室可以假设是先天性的。与食管运动功能异常无关的食管中段憩室事实上是与食管腔相通的胃肠道囊肿或前肠重复。在这些先天性畸形中,黏膜覆盖层可能为腺体并无鳞状上皮。为瘢痕组织或发炎的淋巴结更支持先天性来源的可能性。

### 【临床表现】

食管中段牵引型憩室虽可发生溃疡、出血、穿孔、瘘以及食管梗阻等并发症,但在无并发症时一般无症状,多在作 X 线钡餐检查时偶然发现。这种憩室由于其开口大利于引流,又有完整的肌层,保证了憩室的排空,不易诱发症状。偶有发生吞咽困难及吞咽疼痛。如合并憩室炎,病人可感到吞咽疼痛和吞咽阻挡感,胸背部或胸骨后疼痛,胸内饱满感或少量呕吐等临床症状。病人平卧,有时食物可从憩室内反流到口腔。这些症状还可能与食管受压或狭窄有关,可能是由于憩室中排出的干酪样物质刺激食管黏膜所致。

并发症除憩室炎,食管炎食管受压或狭窄外,诸如形成脓肿或瘘管都可发生症状。憩室可以因炎症溃疡或淋巴结坏死,穿孔进入气管腔形成瘘管。此类病人在吞咽时发生咳嗽发作。瘘管可以腐蚀小支气管动脉或食管动脉造成出血。相关统计学报道 1 例食管憩室穿破至心包,心包穿破至胸腹壁积食和脓肿。

憩室亦可以发生恶性变,但位于食管中段的憩室恶变机会较少,食管及呼吸道间的后天性瘘管有一半发生恶性变,非恶性瘘管中与憩室有关者占 5%～50%。

### 【诊断分析】

食管中段憩室在无并发症时往往没有症状,对怀疑该症或有并发症时的诊断主要依靠食管钡餐造影检查和内镜检查。在作钡餐造影检查时,由于这些憩室开口较大,立位检查时,对比剂很易流出,若病人取头低脚高位或俯卧位,或取左侧卧位,则憩室的位置和轮廓容易显示。钡餐检查时还应观察食管运动功能如排空延迟等情况及并存的食管疾患,尤其是有无恶变征象。有学者指出,憩室腔内有恶变的 X 线征象是:①充盈缺损或囊壁不规则,甚至憩室完全消失,代之以充盈缺损;②憩室开口处或邻近处食管壁不规则,甚至有僵硬现象;③食管憩室附近管壁功能改变,蠕动收缩减弱,甚至消失,致使造影剂滞留。但亦可见于憩室并发炎症,须依据临床及 X 线征象综合判断和食管镜检查。必要时可作食管 CT 检查和食管功能测定,以除外其他疾病。食管测压可检查有无运动功能异常,诸如食管弥漫性痉挛,失弛缓症等。如果病人有慢性肺化脓症的症状,则尚有必要作气管镜检查和肺 CT 扫描,以明确肺部病变的范围。如怀疑有憩室-支气管瘘,须作支气管碘油造影或气管镜检查;内镜检查有助于发现瘘口。嘱病人口服亚甲蓝或其他染料,若在痰中发现亚甲蓝,即可以确诊。

### 【治疗要领】

1.手术适应证

(1)术前进行详尽的上消化道钡餐检查,明确憩室的位置、大小和类型。对于体积小、无症状的食管中段憩室不需要外科治疗。如果憩室较大,排空不畅,有食物和分泌物积聚现象,表现有较严重的症状,为防止炎症后发生出血、穿孔等严重并发症,应予以手术治疗。

(2)憩室逐渐增大,经 X 线检查或食管镜检查,怀疑有恶变者,应限期手术治疗。

(3)牵引型憩室合并有反流性食管炎、胃炎或胃十二指肠溃疡等疾病,应首先治疗并存的疾病,并仔细观察,不宜急于施行憩室切除术。如有食管狭窄,应先行食管扩张术。

（4）施行手术前要找出发生症状的来源，并根据不同的并发症，制订手术方案。

2.手术方法　有憩室切除术、憩室翻入埋缝术、食管支气管瘘缝扎修补术以及食管部分切除、食管胃吻合术等。憩室并发癌变或不能逆转的瘢痕狭窄，应行食管部分切除或较为彻底的憩室切除。术前若确诊有食管运动功能异常，如食管弥漫性痉挛，术中应加食管肌层切开术。术式的选择取决于病人的全身状况及病变本身的情况。严格掌握手术适应证。在局部切除憩室及其附近炎性物操作中，切开憩室时不要损伤食管腔，宜平行纵轴切除憩室，分两层横行缝合。累及部分肺组织时须行肺段或肺叶切除术。有瘘管与呼吸道相通者，同样予以切除并闭合呼吸道，为防止瘘管复发可用带蒂胸膜瓣、结缔组织或肌肉间隔于缝合残端，并要消除食管远端的梗阻。

## 三、膈上憩室

临床上有时把食管远端4～10cm的范围或食管下段称之为食管的膈上段，故将发生于食管下10cm部位的憩室称为膈上憩室。憩室大多数发生在胸段食管的右侧，但憩室也可突向左侧，发生部位也可以稍高一些，偶尔还有多发性憩室。膈上食管憩室绝大多数为膨出型，系食管黏膜和黏膜下层从食管平滑肌层的某一薄弱处或缺损区突出或疝出而形成。但食管下段膈上膨出型憩室亦可以像真性憩室含食管所有各层，但肌层明显变薄。憩室囊主要含有黏膜、黏膜下层、肌层黏膜及纤维层。憩室大小不等，大的憩室可因内容物而压迫食管发生梗阻。这些憩室可发生憩室炎或溃疡，偶可伴有食管炎，少数可发生穿孔、出血及恶变。

【病因和发病机制】

膈上憩室发生的确切原因不明，大多数学者认为，是由于食管下段有功能性或机械性梗阻使食管腔内压力增加所造成。Debas等曾对65例膈上憩室施行了放射学、内镜及测压研究，发现77%病例的食管运动功能测压有异常。大多数为弥漫性痉挛、失弛缓症或食管下段括约肌过度收缩。23%病例运动功能正常者，13例有裂孔疝，其中5例的食管远端有高度器质性狭窄。但是另有学者认为，食管腔内压力正常者同样可患膈上食管憩室。

【临床表现和诊断分析】

很多具有膈上食管憩室的病人可以无症状或症状轻微，有些症状有时很难与伴有的机械性及功能性情况相鉴别。大多数病例的症状可以从轻度消化不良至明显吞咽困难或反流及呕吐，尤其在卧位时，反流容易发生。还可出现胸骨下或上腹部不适及疼痛，少数病例疼痛向肩背放射，类似心绞痛。憩室增大的病例可出现吞咽梗阻造成营养不良和体重下降。因憩室内容反流及误吸可发生呼吸道症状。

许多患者的膈上憩室作食管钡餐造影诊断时，是无症状的。另外一些患者的症状很难和经常与之相关的食管疾病——裂孔疝、弥漫性食管痉挛、食管失弛缓症、反流性食管炎及癌症相鉴别。吞咽困难和反流是常见症状，就像胸骨后疼痛是与弥漫性食管痉挛相关的常见症状一样。虽然食管钡餐造影的诊断是简捷而明显的，但如有可能，则应进行食管功能研究，以明确与之相关的运动障碍或下端食管括约肌功能不全的存在。

胸部后前位平片中有时可见到含液平面的食管憩室或因憩室颈部被伴有的食管炎及痉挛

所闭合。X线食管钡餐造影可资确诊。钡餐检查可以显示憩室囊、憩室颈及其方向,食管腔的最大扩张度以及食管壁缺损的长度等,还可明确有无与憩室有关的食管神经肌肉功能紊乱和裂孔疝。通常,充钡的憩室囊突向右侧,几乎均在膈上,发生于膈下腹段食管的膨出型憩室极为罕见。钡餐造影对鉴别贲门失弛缓症或食管裂孔疝较为简捷。在X线复查中,如发现憩室轮廓变得不规则或其形态较前缩小,提示可能发生了癌肿。憩室冲洗液作细胞学检查,可能有助于确定诊断。内镜检查可以确定憩室有无炎症、溃疡、癌肿以及食管梗阻的程度;如有出血,可以确定出血来源。大的憩室可使食管移位,因此食管镜检查有发生憩室穿孔的危险。但内镜检查常为诊断和鉴别诊断有无食管癌的主要手段。食管测压检查则对食管运动功能紊乱、弥漫性食管痉挛、贲门失弛缓症、食管下段括约肌过度收缩、非特异性食管运动功能障碍等病症的诊断和鉴别诊断很有价值。

**【治疗要领】**

1.内科治疗 膈上食管憩室的内科治疗,包括体位引流和饮水冲洗,以维持餐后憩室之排空,有憩室溃疡者应吃无刺激性的软食等措施。

2.手术治疗

(1)手术适应证:无症状憩室小于3cm的病人不需治疗,若有轻微症状,一般可先采取内科治疗,同时随诊观察。随诊中增大的憩室或者已有大到一定程度的憩室,不论其症状如何均应择期手术。有食管痉挛及器质性狭窄者可作食管扩张治疗,然后观察。如果病人的症状是因合并食管痉挛、裂孔疝或其他原因所致,那么对它们的先期治疗可能使症状明显好转,憩室缩小;如不能确定这些原因与食管憩室的因果关系,则也可考虑在一次手术中既切除憩室,又尽可能同期手术治疗上述原因的病症。症状明显尤其是进行性加重者,是手术切除憩室的适应证。若因食管其他疾病手术时,应同时作憩室切除术。

(2)手术治疗原则:应尽可能同期纠正任何食管运动功能失调或远侧机械性梗阻病症,否则单作憩室手术,术后症状仍可能存在,并且易出现并发症及憩室的复发。这一原则在其他部位的食管憩室治疗中,亦必须遵守。目前,对膈上食管憩室病人多采用憩室切除加食管肌层切开术,以及一些改良手术。

(3)手术方法:手术宜经左侧开胸入路。虽然憩室多数位于右侧亦经此径路。可便于游离、旋转食管下段,切除憩室、切开食管肌层至贲门亦可很方便。这种切口在需要手术处理合并的其他食管或膈肌疾病时,显露也较为满意。

切除憩室时注意食管黏膜不宜切除过多,以防术后食管狭窄。切除憩室后行两层缝合修补,一层为切除憩室的黏膜切口,另一层为紧靠黏膜切口缝线外的食管肌层,以包埋憩室颈部的黏膜切口。食管肌层切开术:在食管下段的左侧壁作一长的纵行切口,应切开所有的环形肌纤维,但不要损伤其下的黏膜层及迷走神经纤维。钝性分离肌层和黏膜层,游离范围至少要达到食管黏膜层周径之一半,使黏膜层从肌层切口膨出。肌层切口的远端向下延伸至贲门,以保证完全切断食管远端的全部肌纤维,但不能损伤食管裂孔和膈食管韧带;肌层切口的近端要向上达下肺静脉,若有较长的食管弥漫性痉挛,则肌层切开应达主动脉弓水平。最后宜将部分胃底作折叠缝合。老年、营养不良的高危病人中,应用憩室固定术,亦可得到良好效果。

3.手术并发症 最严重的并发症乃是缝合部位发生瘘。为减少瘘之发生,如治疗原则中所述,在憩室切除后宜作两重缝合,即缝合黏膜切口外,应将原食管肌层切口边缘缝合,尚可在憩室的侧方另作食管肌层切开术以减少张力,甚至用带蒂胸膜瓣或椎前筋膜覆盖于缝合部位加固。

有时难以肯定是否已有瘘发生,在恢复经口进食之前,用可吸收性造影剂作食管 X 线造影检查可以发现憩室切除部位有无缝线处瘘及食管腔有无梗阻。如造影检查证实有瘘或食管梗阻,应及时予以治疗。

(1)对瘘的处理,一般应及时作胸腔闭式引流、胸膜腔冲洗、禁食、胃管引流、抗感染、加强全身营养支持,以期瘘口自动愈合。如果食管运动功能紊乱,食管梗阻在作憩室手术时并未一期治疗,则应在瘘口愈合后再作处理。但是这种未作处理,在憩室切除后更易发生瘘,严重者往往致命。

(2)憩室颈部的黏膜切除过多,可造成局部食管腔狭窄,并使缝合口瘘的治疗复杂化。未作食管肌层切开术者,术后也容易憩室复发。如果手术过程中损伤迷走神经,可导致医源性食管运动功能失调。

## 四、食管壁内假性憩室

在食管憩室中,有一种具有与其他食管憩室不同病理特征的食管壁内假性憩室。是一种少见的良性病变。患者主诉有不太严重的吞咽困难,症状呈间歇性发作或进展缓慢。多见于50～60 岁老年男性。钡餐检查发现食管腔内有多发性如长颈瓶状或纽扣状小囊,平均约 1～3mm,呈散在性或局限性分布。90％病人有食管狭窄,几乎 2/3 的病变均位于食管上 2/3。食管明显狭窄部,假性憩室亦增多,故认为食管狭窄与憩室周围炎有关。内镜检查食管呈非特异性慢性炎性改变,仅在少数病人中见有假性憩室的开口。由于假性憩室部位较深,活检不易确诊。其病理特征是可发现憩室是由于食管深层的黏膜下食管腺管扩张造成,深达肌层黏膜。在囊性扩大的腺体管周围有慢性炎症,并常有小脓肿形成。腺管黏膜的炎性改变及鳞状上皮化生可以使管腔狭窄或完全阻塞,管腔阻塞导致近端扩张而形成假性憩室。故发生的原因是食管黏膜下腺体管周围的慢性炎症。食管狭窄的形成是疾病发展过程中的一个组成部分。食管假性憩室病人的食管内常有亚临床念珠菌感染,可能是继发的,尤其是患有糖尿病的病人。

一般不需手术治疗,有食管狭窄症状者可予扩张治疗,效果良好。但假性憩室 X 线表现大多无改变,亦有自行消失者。

(朱华年)

# 第二十一节　损伤性食管狭窄

损伤性食管狭窄中,以吞咽腐蚀剂引起的化学性腐蚀伤,愈后形成瘢痕性狭窄最为常见,这种狭窄又称腐蚀性狭窄。此外,由食管异物,如假牙、锐骨,或者医源性原因,如器械检查或治疗,放射线照射治疗等引起的狭窄。

**【病因】**

吞服腐蚀剂是造成食管腐蚀性损伤的常见原因。现代社会,各国病因情况已趋相似,值得重视的是在幼儿的发生率在上升,美国每年发生 5000～26000 例,而 75％以上的损伤发生在 5 岁以下的儿童。其次的高峰出现在青春期晚期或成人早期。腐蚀剂的摄入几乎总是意外地发生在幼童身上,他们太容易受到被不小心地装在常见的软饮料容器中的化学溶液,或陈列在罐或听中像白糖或糖块那样的晶体状腐蚀剂的诱惑。青春期或成人摄入腐蚀剂的例子通常是情感上受困扰的人,或精神病人,有意的自杀企图,往往摄入相当大量的毒性物质。

当前食管腐蚀性烧伤所涉及的最常见的化学物质包括腐蚀性碱、酸或酸样腐蚀剂、家用漂白剂。盐酸、硫酸、磷酸含于汽车电池、焊剂及各种商品清洁剂中。碱性腐蚀剂常是氢氧化钠或钾(家用碱或下水道清洁剂的成分)、碳酸氢钠(清涤苏打)、偏硅酸钠(餐具洗涤剂)及氨水(家用清洁剂)。严重的局限性食管烧伤也可因摄入临床试验性药片(含有大量的无水氢氧化钠)而引起,或因咽下了计算器、照相机、助听器和手表中常用的小型碟状(钮扣)碱性电池所引起。1965 年前的 40 年中,在美国发生的腐蚀剂摄入多半是片状或固态小团块的氢氧化钠。然而,该时期浓缩液体下水道清洁剂产品,如含有 35％氢氧化钠溶液的 Plumr 液的采用,使得上胃肠道损伤的流行,更为广泛和严重,只是在限制这类制剂的浓度,并要求应用对儿童安全的容器的联邦立法得到实施后在 20 世纪 70 年代早期才得以限制。然而,随着对环境污染关注的增强,磷酸盐碗碟清洁剂被包含硅酸钠、碳酸钠、偏硅酸钠及硼酸钠的高碱性非磷酸盐复合物所替代,这恰使家中幼童受损伤的危险增加。随后非磷酸盐清洁剂配方的改进消除了潜在的毒性,尽管它们在被吸入时仍可能产生一过性、严重的呼吸窘迫。另外,我们现今的环境仍对幼童产生看似永无止境的诸多危险,如在乳牛场的牛奶房间日常用于清洁管道的浓缩碱性溶液的意外摄入。对正在步入现代化的我国来说,上述例子值得借鉴。但对食管腐蚀性损伤的病因学诊断和预防,仍将是任重而道远,新问题新情况会不断地出现。

**【发病机制】**

由腐蚀剂摄入所引起的腐蚀性烧伤可能涉及口咽、食管、胃,甚至小肠及结肠。损伤的部位及严重性主要取决于摄入物质的特性、量、浓度。食管的解剖特点以及腐蚀剂停留接触食管时间的长短、有无呕吐等因素的影响。家用漂白剂如 Clorox 的摄入相对频繁,但很少产生持久的损伤,除非咽下很大的量。固体碱性物质容易卡在口咽或上部食管,浓缩的液态腐蚀剂不仅使食管损伤的可能性增加,也会损伤胃及远端肠道,特别是在幼童身上。碱性晶体的摄入产生疼痛,多数儿童辨出腐蚀性物质的味道后马上就想往外吐。对液态腐蚀剂而言,这一防御性机制就没有了,因为这种腐蚀剂无色、无味,即使其浓度小于是 10％,也会产生严重的损伤。因为腐蚀剂损伤会松弛食管下段括约肌,结果是胃食管反流可能促使远端的腔道长久地暴露于损伤性制剂中,在摄入酸液的病例中,食管有可能免于损伤,因为有鳞状上皮相应的防御,还因为液体快速通过管腔长度时接触的时间短。然而,溶液达到胃内后,通常立即引起幽门痉挛,将破坏性化学物质淤积在远端的腔内,产生严重的胃炎,可能在 24～48h 内进展,引起全层坏死及穿孔。胃内的食物可限制这一过程的进展与严重程度。摄入立即引起的疼痛消耗大量酸性物质比碱性中毒还要少见,但一个专心的、情感障碍的人,会咽下大量,从而产生有特征性的临床表现。

　　如上所述,与酸性腐蚀剂相比,碱性腐蚀剂对食管造成的损伤更为严重。实验证实,2％的氢氧化钠溶液就足以对食管黏膜产生严重腐蚀,使蛋白溶解,脂肪皂化,水分吸收而致组织脱水。酸性腐蚀剂可使蛋白凝固坏死,病变较为表浅,但酸性腐蚀剂不能被胃酸所中和,因而可引起胃的严重灼伤。

　　当腐蚀剂通过食管进入胃时,常引起病人呕吐,从而使食管第二次接触腐蚀剂,加重食管灼伤程度。呕吐在发病机制上有意义,询问病史时应该强调。

　　食管的腐蚀性损伤根据组织结构上的外观和临床表现可分为浅表或深在。黏膜表浅的烧伤表现为红斑、肿胀、水疱形成,或小的、孤立的溃疡。深位烧伤可表现为周边溃疡,并可能通过食管壁的全层而进展到邻近的纵隔组织,穿透胸膜、腹膜腔,甚至偶尔产生气管食管瘘或主动脉肠瘘。食管解剖上的特点影响摄入物在移动过程中相对的停留时间,有的部位则容易受损害,包括环咽区的上段食管,主动脉和左主干分叉可能撞击管腔的中段食管,及紧接于下括约肌的远段食管(即三个生理狭窄)。在表浅的损伤后食管黏膜表浅的充血水肿,经过脱屑期以后约10d内痊愈,食管黏膜的再上皮化通常在第6周完成。而在全层损伤,瘢痕形成期多在伤后3周左右开始,逐渐加重,经数周到数月达到最严重阶段。一般在伤后6个月,狭窄部位稳定不再变化。但在腔室瘢痕形成的进行性过程中,胃出口梗阻可能是重度酸性损伤的迟发后遗症。据统计,食管腐蚀性损伤后发生食管狭窄的时间一般较快,约58％的病例发生于1个月以内,80％的病例发生于两个月以内,几乎100％的病例发生于8个月之内。其纤维组织呈波浪形,因而有一定弹性,尚可用扩张术加以治疗。数年后发生食管狭窄者甚为罕见。损伤性瘢痕狭窄的范围有的呈节段性,有的比较广泛达食管全长。狭窄部的食管组织失去正常的分层结构,由增厚的纤维组织所代替,成为瘢痕性硬管。管腔高度狭窄,在狭窄部的口腔端食管有不同程度的扩张和管壁增厚。特别在腐蚀剂灼伤后的狭窄,因慢性炎症反应致食管与周围组织粘连紧密,可使手术的分离困难。食管异物或医源性损伤所致食管瘢痕性狭窄,多局限于某一节段,病情较轻。

　　此外,在吞服腐蚀剂之后,口腔和咽部亦有程度不同,分布不均,深浅不等的烧伤。由于吞服后腐蚀剂的反流,声门上的黏膜也可受累。

【临床表现】

　　吞服腐蚀剂之后,病人立即有口腔和胸骨后剧烈疼痛,吞咽时疼痛尤为剧烈。随着发生反射性恶心、呕吐,呕吐物常带有血性物质,口腔和唇、舌黏膜均被灼伤。随后病人流涎,不能进食。吞服量大,浓度高的病例可有高热、呕血、昏迷等全身中毒症状。约两周后,上述症状缓解,吞咽困难及梗阻逐渐减轻。但在灼伤后期(1个月左右),会再度出现吞咽困难,并渐趋严重,短期内导致食管部分或完全梗阻,有的病例甚至连唾液也不能下咽。同时,可能并发咳嗽、气短和上呼吸道吸入性感染。由于无法维持营养,病人出现脱水消瘦、体重下降、全身乏力、贫血等症状。小儿患者的生长发育会受到影响。若同时在咽喉部灼伤,有时可因喉部水肿出现呼吸困难。有时食管黏膜水肿或食物块阻塞狭窄的管腔,可导致吞咽困难加重,偶尔也可因水肿消退或阻塞物脱落而症状好转。

　　严重病例可因并发症出血、食管穿孔、胃腐蚀伤,呼吸道梗阻等,使病情危重而复杂。食管穿孔和纵隔炎,继而因感染,休克或因毒素吸收而可能致病人死亡。如果食管穿孔侵蚀主动脉,可突然发生无法控制的大出血。

此外,食管腐蚀性烧伤和狭窄尚可有迟发的并发症:食管裂孔疝,贲门失弛缓及食管癌。

有学者报道,食管腐蚀烧伤的一种未被广泛认识的迟发病症是损伤后25～69年发展的裂孔疝,这是因为纤维化了的食管发生挛缩将胃拉入胸腔所致,随即继发胃食管反流而导致食管炎和狭窄加重。在这类病例中去扩张食管狭窄是没有意义的,因为它增加反流,纤维化的狭窄会变得更紧密。也有报道说,由于广泛的黏膜内纤维化,发生了一种获得性形式的贲门失弛缓症。

另一种食管瘢痕和狭窄形成的并发症是恶变。先前经受碱液性狭窄的患者食管癌的发生率可能至少比普遍人群高1000倍。因此,有慢性狭窄的患者,特别是在16年以上的,如有任何症状上的改变,应立即接受放射影像学和食管镜检查。先前经治疗有好转而不能扩张的慢性狭窄,或近期放射影像学检查显示进展性狭窄的征象,都强烈提示恶性改变。在这类病例中,通过食管镜的活检易错过肿瘤,因为癌可能位于狭窄区的远端,活检钳子不可触及。因此,在这些情况下,阴性的活检标本应被认为是没有说服力的。所幸的是,那些在瘢痕组织中发展的癌,没有普通食管癌那样凶险,可能是因为外包的瘢痕抑制它向外侵犯,结果产生的腔内增生引起早期的阻塞症状。在任何有慢性碱液性狭窄的患者中,如果前面所提到的变化已经发生,则需要把狭窄的食管段切除,即使是为了肿瘤的鉴别,这也给患者以治愈狭窄的机会。

【辅助检查】

1.X线检查　X线食管钡餐检查可显示狭窄的部位,程度和长度。化学腐蚀剂烧伤引起的狭窄一般呈现边缘不规则,管腔粗细不匀的长段狭窄。其他原因引起者多较局限,呈节段性或环状狭窄。高度狭窄的病例常不能了解狭窄的全段情况及远端食管状况。

最初的放射线检查结果可以作为以后检查的对照材料,在急性期可能观察到食管痉挛或无张力。由于水肿及炎症,溃疡性狭窄可能很快出现,对比剂在腔内淤积,食管腔内空气滞留及穿孔说明烧伤十分严重。

由于症状并不与损伤程度相关,而且损伤的深度常常很难确定,常规放射线检查可以记录狭窄的发生时期与范围。

2.内镜检查　内镜检查可发现最初损伤的范围及面积,但不能准确地获知损伤的深度。用直接喉镜观察咽部及喉部,可以了解到近处的损伤情况。如有吸入性损伤,应作气管镜及支气管镜检查。

检查食管应小心从事,在可控条件下进行。糜烂及渗出提示Ⅱ度烧伤,四周变色,水肿及血肿形成提示可能有更深层的损伤,内镜尖端不应超越Ⅱ度或Ⅲ度烧伤区域以防穿孔。早期内镜检查的优越性在于能把没有损伤的病人与经过积极的即刻治疗的病人分开,即便是初期经过评估认为没有急性损伤的病人,仍然需要长期随访。在远期的随访中,食管镜检查除可了解狭窄的部位及程度外,还有助于诊断恶变,但多半不能通过狭窄了解远端情况。

【诊断分析】

确诊腐蚀性狭窄主要是吞服腐蚀剂的病史,即使在小儿一般也不难追溯。从X线、内镜等检查在腐蚀性烧伤急性期可获知病变的范围,在慢性期了解狭窄的部位,范围及程度,在远期随访中可了解并发症食管缩短,食管裂孔疝、贲门失弛缓及食管癌的发生。早期并发症纵隔炎,食管、胃及肠的穿孔,口腔咽喉、气管支气管甚至主动脉等受腐蚀,可根据病史体征及辅助检查所取得的直接和间接证据加以扩充诊断。各阶段的诊断分析是急症处理烧伤择期治疗狭窄和远期并发症的依据。鉴别诊断主要是在狭窄后远期,对并发缩短食管、食管裂孔疝、瘢痕狭窄、恶性变及广泛的黏膜内纤维化、贲门失弛缓等的检出和鉴别。

**【应急处理】**

食管腐蚀性烧伤的成功处理中最重要的因素是立即区别致病的制剂和精确评估损伤的程度和广度。随后是在上述基础上分别处理。找到盛有腐蚀性物质的容器,以便确认腐蚀剂的类型和测定 pH。pH 小于 11.5 的碱性溶液被认为是相对安全的,但 pH 超出这一水平的溶液产生损伤的可能性有增无减。对服用酸性腐蚀者,可考虑用肥皂水、氧化镁等弱碱性药物中和;吞服碱性腐蚀者,可用柠檬等弱酸性溶液中和。对有全身中毒症状的病人,可考虑反复多次的洗胃;但是,对这些患者施以拮抗剂急救处理可能是无效的,因为腐蚀作用大都在几秒的时间内完成,引起的呕吐损伤反而会引起严重的咽及食管损伤的发生率上升,因此,如果实施也必须小心。如果咽下者为碱性电池,应按急症处理予以摘除,碱性电池引起的食管严重的局部损伤一般紧接在吞入后 4~6h 内发生,这是由于产生的电流、压力性坏死和高度腐蚀性内容物泄漏等单独或共同起作用的结果。内容物泄漏则是因为电池外壳破损,或在内镜检查时遭受损伤。因此,应立即行电池取出术。通过内镜取出比较可取。因为,相关的损伤,如一旦确认有气管、支气管损伤,应同时施行支气管检查。在稳定呼吸与血流动力学的同时,应开始使用包括对口腔及食管内细菌有效的抗生素。皮质类固醇对严重腐蚀性烧伤是禁忌的,临床或X 线照片曾见食管穿透,胃坏死。浓缩的液态碱液特别有可能引起这些并发症。应用皮质类固醇处理酸液引起的烧伤也是有问题的,不但可掩盖腹膜炎的征象,还增加了胃溃疡和出血的可能。相反,对有呼吸困难、声嘶或喘鸣提示咽喉明显烧伤者,应立即使用皮质类固醇,以防治喉水肿气道梗阻,这种并发症在头 24h 内容易发生。在这种情况下,食管镜通常是禁忌的。此外,有人认为类固醇可以防止狭窄形成,然而还没有有力证据。

一般在烧伤后 12~24h,不超过 48h,行内镜检查,在内镜检查咽部、喉、食管及胃之前应该禁食。例行胸片检查,适时行上消化道钡餐造影。

若辅助诊断检查后无损伤发现,则将一切特殊措施全部停止。在确诊为食管烧伤后,经过3 周治疗再重复作 X 检查,并应连续地评估食管的状态,每隔 3 周检查 1 次,3 个月重复 1 次。6 个月到 1 年间再作一次,以除外迟发的狭窄。一般在烧伤后 6 个月食管的狭窄部位稳定不再变化,但在重度酸性损伤后腔室瘢痕形成的过程中可以出现迟发的后遗症胃出口梗阻,远期的追踪随访对酸性腐蚀剂烧伤后很有必要。

在吞咽碱性物质后,可能出现的急性并发症包括纵隔炎(20%)、食管穿孔(15%)和胃穿孔(10%)。肺部并发症可能源于腐蚀剂损伤、误吸或气管食管瘘,死亡率近年约 5%,酸性腐蚀剂则可能因严重胃烧伤导致胃穿孔。

并发症食管气管支气管瘘表现为有进展性肺炎,窒息、进食时咳嗽,或从气管吸入胆汁染色的黏液等征象。这些特征性症状通常在损伤后的最初几周内出现。诊断可由薄钡或丙碘吡酮的对比性研究确定。为避免对肺、支气管的强烈刺激,应防止应用水溶性胃肠道对比造影剂。直接对窦道的手术是危险的,因为组织广泛的脆弱和坏死,不能缝合固定、补片或应用肌瓣。可采取分离食管两极远、近端,作颈部食管造瘘术和胃造瘘术,同时作气管切开帮助控制呼吸。

对于摄入浓缩的酸性或碱性溶液,食管和胃发生全层坏死者,需施行紧急胃切除和(或)经裂孔的钝性食管切除,以防致死性并发症,如不可控制的脓毒症或主动脉肠瘘的发生。如需行胃造瘘术,应造在胃壁上,以便随后可在胃大弯形成胃管型,有利于食管重建。在胃造瘘术时,应仔细检查胃腔及幽门,因为从浆膜面一侧可能看不到狭窄,而且腔内仔细的触诊可辨别周边的增厚。如因化学物质摄入引起的损毁已涉及胃及幽门,有广泛的坏死和水肿,可以用近端空肠造瘘术作为维持肠道营养的另一通路。

早期进行食管扩张以预防狭窄,是有争论的。早期处理腐蚀性食管烧伤用的探条扩张术,是由 Salzer 在 1920 年首先采用的,其特点一直是盲目操作,用尖端变细的探条,先在几周内每日施以食管扩张,然后隔日 1 次,2~3 周,最后在几个月内 1 周 1 次。认为在损伤的食管中早期行探条扩张可以防止腔内粘连,但实验观察说明这种处理实际上可能形成瘢痕,并增加穿孔的危险。在幼儿实施更为困难,预防性食管控条扩张看来会增加精神上及身体上不必要的危害。替代探条扩张的另一技术是食管腔内放置硅橡胶支架,对创面愈合施加机械性影响。支架可防止食管腔由于粘连或瘢痕挛缩而闭合,并可提出供内皮细胞长入的模板。不论用或不用全身抗生素或皮质类固醇,即使在有严重的周边性食管黏膜损伤,支架放置后最少 3 周,或直到再上皮化完成,已成功地减少了狭窄形成的发生率。然而,因为支架置入有可能需行胃切开术,需延长住院时间及加强监护,所以,这一处理不可能总是行得通的。

**【治疗要领】**

1.食管腐蚀性狭窄的扩张治疗　食管腐蚀性烧伤狭窄形成,通常是在损伤后 3~8 周之间形成,但有时有更长的时期发展和变化。如果损害是轻微的,扩张后可立即见效,随后也不复发。但更多的病例是,特别是浓缩的液态腐蚀剂一经摄入,碱液烧伤造成的是广泛的全层损害,最终引起食管全长的多处狭窄。如果根据最初损伤的严重性预测最后的狭窄的情况,早期通过患者的鼻子置入一根丝绳或小插管进入胃内,则有利于施行探条扩张术。有时需要作胃造瘘术,以维持满意昀胃肠道消化作用,也便于随后施行食管扩张,多发的致密狭窄的患者可能最适合用这种方法处理,借助先前从上方通入的丝绳或插管的引导,用橡胶尖头的 Tuker 探条,施以逆向食管扩张术。另外,用 Gruntzig 型充气的球囊插管对儿童孤立或连续的狭窄特别有帮助。即使在幼童,有窄的屈曲的狭窄,通常也可在导丝引导下插入,并在荧光镜下引导放入最佳位置。成人慢性病例有轻度的或中度的食管狭窄也可通过咽下充满汞的 Maloney 型或 Hurst 型探条而充分处理。广泛的狭窄可用 Savary-Gilliard 式扩张器在导丝引导下进行扩张,直至狭窄腔扩大达到一定程度为止。

在有局限性狭窄,长度小于 1.5cm 的病例,单独行探条扩张无效,通过进入周边型食管瘢痕 4 个象限的食管镜,在直视下局部注射皮质类固醇被证明是有益的。该技术第一次成功地通过局部乙酰乙酸去炎松的渗透使皮肤肥大的瘢痕和烧伤挛缩得以消退。皮质类固醇注射之后行探条扩张,必要时疗程可以重复。在有些情况下,狭窄用扩张无效,可能是由于胃食管反流所致;如这一诊断能够确定,须施行抗反流处理。临床试验片和蝶形电池特别容易产生局限的食管狭窄,如这样的损伤对扩张无反应,通常行切除及食管吻合术。

2.外科手术适应证的衡量和术式选择　碱性腐蚀剂食管伤后易并发纵隔炎,在纵隔炎不能控制的脓毒症时可考虑作食管切除术,广泛纵隔清创、食管造口术、胃造口术及空肠造口术。在作食管切除术时,保存可利用的最长近侧食管是有用的,能使前胸壁食管造口易护理及有利作随后的重建术。

食管灼伤后晚期作重建术指征如下:①需要经常持续不断地对广泛的或多发的狭窄扩张,历时长达 6 个月以上,而扩张不能使管腔大于 40 号 French;②患者不能接受常规扩张方案;③食管、气管、支气管瘘;④在尝试扩张的过程中食管的医源性穿孔,或无法忍受的疼痛及纵隔反应。在延长扩张而未遂,不但使患者,通常是儿童,遭受不必要的机体上及精神上的创伤,而且可能阻碍正常的生长与发育。

如果食管完全梗阻或明显的管腔不规则及囊腔形成,可考虑用胃或结肠作短路手术。而考虑作食管切除术的主要原因,是已损伤的食管容易发生癌肿,同时也可解决食管狭窄。

有报道,应用右半结肠及相连的末段回肠段,通过胸骨后间隙隧道,到达颈部,对所有大于 1 岁,有广泛食管瘢痕的患者疗效令人满意。在颈部用包含短段的末段回肠在内结肠吻合于近侧食管,可减少大块组织,并避免胸廓入口阻塞,而这种情况原先是幼童在接受这一治疗常见的问题。回盲瓣的保留也减少了与从扩张的胸骨后结肠段进入近端食管和口咽的反流相关的误吸。而且,可由幽门成形术或幽门肌切开术消除从邻近的反流的酸性分泌物引起的结肠炎的发生。除结肠间置术外,另一种可选择的方法是 Waterston 术,把横、降结肠通过左胸腔以同向蠕动的方式置于近端食管与胃之间,如果发现结肠血供异常或结构异常,如相应的闭锁肛门,而不适于作食管的替代物,那么可以使用胃管技术。该操作一般制作一个逆向的、抗蠕动的胃管,即以胃大弯的近端为基础,从胃网膜左动脉接受血供制作。然后把制成的胃管穿过胸骨后隧道,吻合于颈部食管。虽然先前的技术用于儿童时已提供极好的远期功能并使之能正常地生长发育,但胃移位作为另一种可选择的方法用于成人,并且也越来越多地应用于儿童。

酸性腐蚀剂烧伤时也经常需要外科干预,有的病例需行急诊颈部食管切除术、食管胃切开术,甚至是十二指肠切除术。并存的食管损伤可能比先前意识到的更加频繁,而 6%～20% 的患者可发生食管狭窄。有报道,在酸摄入所致胃损伤的 27 例患者中,23 例最终需要外科手术来纠正幽门狭窄,其中 17 例施行了胃节除。由进展的腔内瘢痕导致的胃出口阻塞可能在 3～8 周内,或迟至长达 6 年后发展形成。胃壁先前受到过酸损伤,有记录证实癌的发生而需作癌肿手术。

(王新桥)

# 第二十二节　膈肌疾病

膈肌是一层肌腱性隔,以隔胸腹,膈肌的周围部分为肌纤维,中心为肌腱。肌肉为不成对的阔肌,由起源于胸腔底部四周的几组肌肉和筋膜所组成。每侧的肌肉按起始部位之不同分为三部分,即胸骨部分、肋骨部分和腰椎部分。各部肌肉的肌纤维向中心集中,移行为中心腱。

　　膈肌的胸骨部分起自剑突的后面,由两个小肌束构成。肋骨部分为膈肌起点的最广大部分,以许多肌齿起于第 7～12 肋的内面,并与腹横肌的肌齿相交错。腰椎部分在近中线部为膈肌脚,与脊柱的前长韧带相连贯。右膈肌脚起自第 1～4 腰椎,左膈肌脚起自第 1～3 腰椎。腰椎部分的外侧部起自内外弓状韧带。这三部分肌肉相接的部位,往往由于发育不正常而形成缺损或薄弱点,成为先天性膈疝的解剖缺陷基础。胸骨部与肋骨部之间的缺损或薄弱点即为胸骨旁裂孔所在,经此部位的膈疝,临床上称为胸骨旁疝(Morgagni 疝)。肋骨部与腰椎部之间的缺损或薄弱点为胸腹裂孔,经此孔的膈疝,在先天性膈疝中较为多见,临床上称胸腹裂孔疝或椎体旁疝(Bochdalek 疝)。膈肌还有几个正常的孔道,即下腔静脉经第八胸椎平面穿过膈肌达右心房;降主动脉在第十二胸椎平面下行入腹。下腔静脉和降主动脉的裂孔,周围组织比较坚强,血管本身又有一定的弹性足以填充孔隙,所以不容易酿成膈疝。然而,位于左前方的食管裂孔,它必须保持一定程度的活动性,以免下咽时食管纵行肌收缩和呼吸时膈肌的升降彼此发生牵制,所以食管与食管裂孔之间的组织结构不应太牢固,这是发生食管裂孔疝的解剖基础。

　　膈肌左、右半各受同侧来自颈第 3～5 脊神经支形成的膈神经支配,可产生不自主的节律运动及自主性运动,膈肌收缩时,使左右穹窿的顶下降 1～3cm,扩大胸腔,帮助吸气。弛缓时则穹窿上升,胸腔容积减少,帮助呼气。

# 一、食管裂孔疝及反流性食管炎

　　食管裂孔疝是指部分胃囊经食管裂孔而进入胸腔所致的疾病,是各种疝中最常见者。

　　反流性食管炎系指由于胃和(或)十二指肠内容物反流入食管,引起食管黏膜的炎症、糜烂、溃疡和纤维化等病变,属于胃食管反流病(GERD)。其发生原因有①食管胃连接处解剖和生理抗反流屏障的破坏,其中主要是下部食管括约肌压降低;②食管酸廓清功能(食管排空和涎液中和)的障碍;③食管黏膜抗反流屏障功能的损害(上皮因素);④胃十二指肠功能失常(胃排空异常、胃十二指肠反流-幽门括约肌和 LES 压同时低下)。胃食管反流病与食管裂孔疝关系密切,食管裂孔疝的症状主要由反流性食管炎所致,所以本节题为"食管裂孔疝及反流性食管炎"。

　　较早期教科书有关食管裂孔疝的论述中,强调裂孔疝的解剖异常,把食管狭窄梗阻的性质当作独立存在的问题来讨论。在 X 线片和硬质内镜是食管检查的主要工具时期,Barrett 和 Allison 通过观察,把胃内容物反流和出现的滑动性裂孔疝联系了起来,提议用"反流性食管炎"这一术语,早期手术强调使胃恢复至正常的腹部位置,同时使食管裂孔脚重新接近,虽然这些修补术获得初步成功,但长期效果还是令人失望的,并伴有反流的高发生率和食管黏膜损伤。在过去 30 多年中,裂孔疝和反流性疾病的研究一直集中在造成反流原因的生理上的异常,因而改进了治疗,得到了更好的结果。

　　国内有学者认为,本病的发病率东方人低于西方人。在一组 23 万人群的普查中,发病率胃 0.52%。在因消化道症状而就诊的病人中,本病约占 5%～20%。有报道 40 岁以下的发生率约为 9%,50 岁以上达 38%,而 70 岁以上高达 69%。女性多于男性,约为 3∶1～2,但也有报道男性略多于女性。

国外有学者认为,如果用心调查,在大约半数的成年人群中都会发现裂孔疝。症状性胃食管反流同样常见。在一大宗调查人群中报道有 11% 每日有胃灼热感,另有 12% 和 15% 的人说每周或每月有症状,虽然这些人中大多数不需要积极治疗,但有食管裂孔疝的反流性疾病的确是一普遍的问题。在工业化社会中,远侧食管的腺癌发生率在上升,推测可能与柱状线食管的发生率上升有关。此外,与食管有关的医疗问题,37% 是因裂孔疝和食管胃反流的治疗所造成的。可见裂孔疝和反流性疾病的重要性。

远侧食管的肌肉排列为两个肌肉层。内层为环行,并由重叠的不完全的肌肉构成。在胃食管连接部,环行肌层纤维不对称地增厚,构成了食管测压法所记录的高压力区。外层的纵行肌层和食管的长轴平行,其肌纤维继续通过食管胃连接部延伸,加入纵行胃肌肉系统。在食管的这个区域内,在连接部的所有肌肉系统都是平滑肌。连接肌肉层和黏膜的是一层坚固的黏膜下层,由弹性和胶原纤维构成,含有血管和神经的网状组织。深部食管腺体穿透黏膜肌层,延伸进入黏膜下层。远侧食管的黏膜是一多层鳞状上皮,带有基层,位于固有膜上。大约在结构连接部以上 2cm 处,鳞状上皮转变为柱状上皮。连接部锯齿状的外观称之为 Z 线。

胃食管连接部的血管供应来自胃左动脉,胃左动脉分出 2~6 个分支至下段食管、贲门前方和近侧胃小弯。脾动脉供应食管后壁和后方近侧胃。

食管的神经支配来自迷走神经,后者在形成左右迷走神经主干之前,在下段食管周围形成神经丛。

食管裂孔是横膈肌肉部分内一个椭圆形空隙,由膈肌脚在后方形成裂孔的臂。膈肌脚在右侧起自 $L_1$~$L_4$ 腰椎椎体的前面,在左侧起自头两个腰椎。在前方附着于横膈中心腱的横鞘带。食管裂孔疝外形是多变的。50% 的个体中,裂孔的两臂是由右膈脚形成。44% 的患者左臂起自右膈脚,而右臂起自两侧膈脚。膈脚的构造是肌腱性的,但接近其椎体起始部则更为腱性,这是一个要考虑到的重要技术问题,因为修补增宽裂孔的缝合线必须放置于深处,触及胸膜和膈脚腱部两个部分。

胃食管连接部被膈食管膜保持在膈裂孔的适当位置。膈食管膜从膈肌的起端分开成两层,头侧于裂孔上方 2~4cm,附着至食管黏膜下层,尾侧附着于胃浆膜、胃肝韧带和背侧胃系膜。膈食管韧带分开两层之间的间隙为贲门前脂肪垫所填充。婴儿的这条韧带看得较清楚,随着年龄的增长,韧带变得不那么明显,并在近远侧纤维间还有脂肪掺入。在长期裂孔疝的患者,这条韧带实际上已不复存在。由此可见,保持食管在裂孔内的固定组织是由胸膜、胸膜下胸内筋膜、膈食管近侧筋膜横行的腹内筋膜及腹膜所组成。

胸导管常位于后面向右侧,并不靠近胃食管连接部。然而,当出现大裂孔疝时,乳糜池位于横膈右脚附近的 $L_1$ 和 $L_4$ 腰椎椎体上,因此,胸导管的大淋巴管分支的分离会造成乳糜胸。

【病因和发病机制】

正常人膈肌有左脚和右脚,多数食管裂孔的双侧壁均由其右脚的肌肉组成,少数由其左脚组成。膈肌右脚是一坚实的肌束,将食管下端夹在其中,在深吸气时收缩,将食管拉向右侧,并压小其管腔。此外,食管下段为膈食管膜所包绕。膈食管膜起源于膈肌下面的食管裂孔周围,系由弹力纤维和结缔组织构成的完全密闭的韧膜,将腹腔与胸腔分开,并能抗腹内高压,防止食管前庭和贲门脱垂。在食管下段和食管胃连接部分别由上、下膈食管韧带、胃膈韧带固定于食管裂孔处,以保持其正常位置,防止食管胃连接部和其他腹腔脏器疝入胸腔。在正常情况下,胃内容物不能从胃反流至食管内;然而,食管裂孔疝,尤其是其中的滑动型食管裂孔疝,因常导致下部食管括约肌(LES)和幽门功能失调而易并发反流性食管炎。

本病的病因主要有先天性和后天性两种,以后者多见。先天性者由于发育不全,如膈肌右脚一部分或全部缺如,膈食管裂孔比正常的宽大松弛;后天性者则因膈食管膜、食管周围韧带的松弛和腹腔内压力增高,均能成为本病的发病因素。其中年龄因素相当明确。正常膈食管裂孔的直径约 2.5cm,随着年龄的增长,裂孔周围组织和膈食管膜弹力组织萎缩,使食管裂孔增宽;膈食管膜和食管周围韧带松弛,逐渐失去其固定食管下段及贲门于正常位置的作用。因此,随着年龄的增长,本病的发病率也增高。本病 40 岁以下的发生率约为 9％,而 70 岁以上可高达 69％。腹腔压力的增加,胸腹腔压力的不均衡为另一个发病因素,如妊娠后期、肥胖、腹水、巨大的腹内肿瘤、剧烈的咳嗽、频繁的呕吐和呃逆等均可诱发本病。此外,食管炎、食管溃疡引起食管瘢痕收缩;癌肿浸润所致的食管缩短;胸椎后凸;强烈的迷走神经刺激引起的食管纵肌收缩而使食管缩短等因素,均能导致胸腔内食管向上牵引而产生本病。诚如本章开头所述,食管裂孔疝与胸外科所遇见创伤和手术关系较密切,严重的胸腹部损伤和手术所致的食管、胃与膈食管裂孔正常位置的改变,或由于手术牵引造成的膈食管膜和膈食管裂孔的松弛,也可致本病。饮食习惯对本病的发生也有一定影响,精细、少渣饮食容易发生便秘而增高腹腔内压力,故其发病率明显高于粗糙、多纤维饮食者。

**【病理】**

本病按其病理形态可分为:①滑动性或轴型,又称Ⅰ型;②食管旁型,又称Ⅱ型;③混合型,又称Ⅲ型;④Ⅳ型,巨疝有扭转。其中主要是前两型:

1.滑动型食管裂孔疝　最为常见,占 85％～90％,常在平卧时出现而站立时消失。由于膈下食管段、贲门部经松弛的膈食管裂孔滑行入胸腔,使正常的食管-胃交接锐角(His 角)变为钝角,同时食管下段正常的防反流机制常被破坏,故多并发不同程度的胃-食管反流而出现症状。

2.食管旁疝　膈食管裂孔的左前缘薄弱或缺损,而膈食管膜尚未破坏,通常表现为胃底大弯侧从食管的左前方疝入胸腔。腹膜和胃-结肠大网膜也可以被牵拉,通过扩大的食管裂孔而进入纵隔,形成完全性疝囊。但由于膈下食管段和食管-胃交接角仍保持正常的解剖位置和正常生理性括约肌作用,故此型极少发生胃-食管反流。约 1/3 的巨大食管旁裂孔疝易发生嵌顿。

3.混合型裂孔疝　指前两型裂孔疝同时并存,最少见。此型常是膈食管裂孔过大的结果,食管-胃交接处移位于膈上,胃的疝入部分较大,可达胃的 1/3 或整个胃、部分网膜,偶有部分结肠也随而疝入。

若有其他脏器,如大肠或小肠的肠管进入食管旁疝囊,可出现这些脏器的梗阻和扭转,称之为多脏器裂孔疝,即Ⅳ型食管裂孔疝。

此外,尚有裂孔疝伴短食管。这种解剖上改变的确认对手术方式的选择有重要意义。不管卧位或站位,贲门固定在膈上,疝囊呈钟形。食管过短可以是慢性食管炎,包括反流性食管炎的后果,或由食管下段切除后把胃囊拉入胸腔作食管-胃吻合术引起。

真正的先天性食管过短症极为少见,乃由于胚胎发育障碍,食管下段及部分胃底位于胸腔内,至出生后仍未降至膈下正常位置所致,不能称为食管裂孔疝。

食管裂孔疝的患者多伴不同程度的胃-食管反流,加上食管被疝挤压后,局部循环发生障碍,故反流性食管炎和食管溃疡常见。炎症反复发作及愈合,可致食管瘢痕性狭窄。如炎症蔓延至食管壁外,可致食管周围炎。疝入胸腔内的胃也可因嵌顿、扭转和疝的挤压引起局部循环障碍而导致胃黏膜水肿、充血、梗死、糜烂、溃疡和出血。

本病所致的胃-食管反流,可造成反流性食管炎、食管溃疡以及食管下端瘢痕收缩狭窄,而食管炎又可促使食管纵肌的收缩,从而导致牵引性食管裂孔疝。因此反流性食管炎与食管裂孔疝是互为因果和互相促进的。

## 【临床表现】

食管裂孔疝的症状主要由胃内容物反流至食管,引起反流性食管炎所致。Ⅰ型即滑动性食管裂孔疝,很少发生症状,只有发生胃食管反流才有症状;Ⅱ型即食管旁食管裂孔疝,虽然极少发生胃、食管反流,但可以产生症状,主要由机械性影响所致;混合型可以发生上述两方面原因所致的症状。食管裂孔疝病人主要的症状如下:

1.胸骨后烧灼感和反胃　为最常见的症状,尤其多见于滑动型食管裂孔疝。烧灼感从轻微的烧灼或饱胀不适至强烈的灼痛,多位于胸骨后(中或下 1/3)、剑突下或两季肋区。疼痛可扩散至背部、颈部、颌部、上胸、左肩和左臂。因为症状多在饱食后 0.5～1h 发生,故颇似心绞痛。疼痛可伴嗳气或呃逆,平卧、弯腰、蹲下、咳嗽、饱食后用力屏气可诱发或加重,而站立、半卧位、散步、呕吐食物或酸水后可减轻,多在 1h 内自行缓解。临床上常发现,疝囊大小与症状不成比例,疝囊小者往往疼痛较重,而疝囊大者则很少剧痛。孕妇在妊娠后期有明显的中上腹烧灼感,也可能与本病有关。

反胃也常见,且经常伴有胃灼热或疼痛,有时可反出未完全消化的食物,或酸液突然涌满口腔。

2.咽下困难　患者常于进食后有食物停滞在胸骨下段的感觉。伴发食管炎症、糜烂及溃疡者,则可能出现明显的咽下疼痛。咽下困难则多见于食管炎伴食管痉挛者,或食管炎并发瘢痕狭窄者和巨大食管旁疝压迫食管者,在进粗糙、过热或过冷的食物后发作。瘢痕狭窄所致者,咽下困难多呈持久性。

3.上消化道出血　小量出血(粪便隐血阳性)及缺铁性贫血常见,多由食管炎、食管溃疡等并发症所致。疝嵌顿、扭转,以及合并胃、十二指肠溃疡者亦可发生大量出血。长期或大量出血均可导致缺血性贫血。

4.心脏症状　约有 1/3 的患者可有心前区痛、阵发性心律失常、胸闷及心前区紧束感等心脏症状,有时难与冠心病、心肌梗死鉴别。本病疼痛发生时可刺激迷走神经,反射性地引起冠状动脉供血不足,心电图出现心肌缺血性改变,心脏虽无器质性病变,而临床表现酷似冠心病,称之为食管-冠状动脉综合征。同样,本病亦可诱发和加重心绞痛。

5.其他症状　贲门部疝入食管裂孔可反射性地引起咽部异物感。巨大的裂孔疝可压迫心、肺和纵隔而产生气急、心悸、咳嗽、发绀、肩痛和颈侧痛等症状。

巨大疝的病人,在平时大多有反胃、烧心及反流的症状,并可出现脏器绞窄、穿孔等急症,造成病人突然虚脱及肺基底不张。尚可出现严重并发症,如纵隔炎、支气管肺炎。

6.体格检查　食管裂孔疝在无并发症时,体格检查通常无特殊发现,但巨大食管裂孔疝者的胸部可叩出不规则鼓音区与浊音区。饮水后或被振动时,胸部可听到肠鸣音及溅水音。有并发症时,可出现上述并发症相应的征象。

【辅助检查】

1.X 线检查

(1)膈上食管胃环(Schatski 环):食管胃环是在疝囊壁上出现的深浅不一的对称性切迹,是本病的一个重要征象。

(2)膈上疝囊(即胸内胃):钡餐检查时左侧膈上可见疝囊影。疝囊由食管胃环分成两部分,上部分为扩张的食管—胃区,下部分为疝入纵隔的胃部分。

(3)疝囊内胃黏膜皱襞影:膈上出现粗大的胃黏膜影,并经增宽的食管裂孔延续至膈下胃底部。

食管下端括约肌(LES)升高和收缩:食管裂孔疝时,可能由于胃酸反流刺激食管下端,使之痉挛收缩,LES 上移,并成为疝囊的上端。

(4)其他:食管裂孔疝的间接 X 线征象如膈食管裂孔增宽(>2cm)、钡剂反流入膈上囊(>4cm 宽)、食管胃角变钝、膈上 3cm 以上部位出现功能性收缩环等。

由于膈上疝囊并非固定存在,一次检查阴性尚不能除外本病。如临床症状可疑,并发出现上述间接征象,则应多次重复检查。

2.实验室检查　以下实验室检查项目主要是辅助诊断反流性食管炎。

(1)食管滴酸试验:患者取坐位,经鼻腔放置胃管。当管端达 30~35cm 时,先滴入生理盐水,每分钟约 10ml,历时 15min。如患者无特殊不适,换用 0.1mmol/L 盐酸,以同样滴速滴注 30min。在滴酸过程中,出现胸骨后痛或烧灼感为阳性反应,且多于滴酸的最初 15min 内出现。如重复二次均出现阳性反应,并可由滴入生理盐水缓解者,可判断有胃食管反流(GER),试验的敏感性和特异性约 80%。

(2)食管腔内 pH 测定:将一置于胃腔内的 pH 电极,逐渐拉入食管内,并置于 LES 之上方约 5cm 处。正常情况下,胃内 pH 甚低。此时,嘱患者取仰卧位并作增加腹部压力的动作,如闭口、捂鼻、深呼气或屈腿,并用力擤鼻涕 3~4 次。如食管内 pH 下降至 4 以下,说明有 GER 存在。亦可于胃腔内注入 0.1mmol/L 盐酸 300ml,注入盐酸前 15min 后,分别嘱患者仰卧并做增加腹压动作。有 GER 者,则注入盐酸后食管腔内 pH 明显下降。近年来,24h 食管 pH 监测已成为测定有无酸性 GER 的标准,测定包括食管内 pH<4 的百分比、卧位和立位时 pH<4 的百分比、pH<4 的次数、pH<4 持续 5min 以上的次数以及最长持续时间等指标。我国正常 24h 食管 pH 监测 pH<4 的时间在 6% 以下,持续 5min 以上次数≤3 次,反流最长持续时间为 18min。这些参数能帮助确定有无酸反流,并有助于阐明胸痛及肺部疾病与酸反流的关系。

(3)食管腔内压力测定:通常采用充满水的连续灌注导管系统测定食管腔内压力,以估计 LES 和食管的功能。测压时,先将测压导管插入胃内以后,以 0.5~1.0cm/min 的速度抽出导管,并测食管内压力。正常人静止时 LES 压力约 2~4kPa(15~30mmHg),或 LES 压力与胃腔内压力比值＞1。当静止时 LES 压力＜0.8kPa(6mmHg)，或两者比值＜1，则提示 LES 功能不全，或有 GER 存在。该试验对判断是否有 GER 有一定局限性，仅用于不典型的胸痛病人或内科治疗失败考虑用外科手术抗反流者。

（4）胃-食管闪烁显像：此法可估计胃-食管的反流量。在患者腹部缚上充气腹带，空腹口服含有 $300\mu Ci^{99m}Tc\text{-Sc}$ 的酸化橘子汁溶液 300ml（内含橘子汁 150ml 和 0.1mmol/L HCL 150ml），并再饮冷开水 15～30ml，以清除食管内残留试液，直立显像。正常人 10～15min 后胃以上部位无放射性存在。否则则表示有 GER 存在。此法的敏感性与特异性约 90%。

3.内镜检查及活组织病理检查　通过纤维内镜及活组织病理检查，可以确定是否有反流性食管炎的病理改变，以及有无胆汁反流存在，对诊断本病和估计病变的严重程度有重要价值。根据 Savary 和 Miller 分级标准反流性食管炎的炎症病变可分为 4 级：Ⅰ级为单个或几个非融合病变，表现为红斑或浅表糜烂；Ⅱ级为融合性病变，但未弥漫或环周；Ⅲ级病变弥漫环周，有糜烂但无狭窄；Ⅳ级呈慢性病变，表现为溃疡、狭窄、纤维化、食管缩短及 Barrett 食管。

【诊断分析】

临床上遇有年龄较大，体型较胖，并具有腹腔压力增高条件和上述症状者，应警惕本病，并进一步询问能诱发本病的有关因素。

主要依靠 X 线检查确诊食管裂孔疝。上述 X 线直接和间接征象具有诊断意义。巨大的或不可复性食管裂孔疝，在胸透或胸部平片中可在心脏的左后方见到含气的囊腔，站立位时囊腔内尚可见液平；如囊腔内不含气体时，则表现为左侧心膈角消失或模糊。吞钡检查时，疝囊内可见到胃黏膜影，可证实该囊腔为疝胸腔的胃。

对胸骨后烧灼感或烧灼痛患者，可通过食管腔内 pH 测定、食管腔内测压，以及胃-食管闪烁显像，以确定有无 GER。应用食管滴酸试验，则可确定症状是否有 GER 所致。必要时可作食管内镜及活组织检查来明确诊断。

此外，食管裂孔疝常可合并消化性溃疡（约占 50%）、慢性胆囊炎（约占 20%）、胆石症（约占 10%～30%）以及肠憩室病等。滑动性裂孔疝、胆囊疾病和食管溃疡或十二指肠溃疡临床上称为 Casten 三联征。反流性食管炎除了可致食管狭窄、出血、溃疡等并发症外，反流的胃液尚可侵蚀咽部、声带和气管而引起慢性咽炎、慢性声带炎和气管炎，临床上称之为 Delahunty 综合征。

食管裂孔疝须与心绞痛、心肌梗死、胃炎、消化性溃疡、上消化道肿瘤、胆道疾病，以及胃肠或咽喉神经官能症等相鉴别。在出现咽下困难者，更应与食管癌鉴别。与后者不同的是：①本病的咽下困难发生在吞咽之末，而不是在其始；②呈长期间歇发作，而非进行性恶化；③有时小口进食反比大口进食易引起咽下困难；④症状可突然出现，并持续几分钟、几小时或几天，也可突然消失或逐渐缓解。纤维食管镜检查和活组织可资鉴别。

反流性食管炎应与消化性溃疡、心绞痛、食管癌和感染性食管炎等相鉴别。

感染性食管炎在慢性衰弱、免疫抑制或长期使用抗生素的情况下可见到。虽然白色念珠菌和感染性食管炎是最常见病因，但其他真菌（球拟酵母属和组织胞浆菌属）、病毒（巨细胞病毒、单纯疱疹病毒、人类免疫缺陷病毒及 EB 病毒）、分枝杆菌及原生动物（隐孢子虫和肺孢子虫属）引起的食管感染目前也常有报道。

食管真菌感染中以白色念珠菌感染报道居多,白色念珠菌通常共存于人体口腔、口咽和胃肠道内。在严重衰弱或免疫抑制的患者,该真菌可能成为致病性的。由于器官移植数量的增长,化学药物治疗在肿瘤学中的应用,以及有效的广谱抗生素的应用,念珠菌性食管炎的发生率正在增加。典型的情况是累及口咽部的急性念珠菌食管炎,患者主诉吞咽疼痛。由于其感染累及胸段食管,原发的和继发性蠕动波在频率和幅度上都减弱,并可能发生痉挛。随着疾病的进展和症状明显的黏膜溃疡形成之前,当黏膜下层发生炎症和水肿时,在钡餐检查上可见到所谓"鹅卵石样"管腔结节。在晚期急性念珠菌性食管炎,在X线照片上可看到黏膜的溃疡形成,以及由于黏膜和黏膜下层水肿及伪膜形成所引起的不规则、粗糙而狭窄的食管管腔。内镜下食管黏膜早期呈现红斑、无溃疡状,覆盖有微白色于酪样渗出和伪膜。随着病变进展,当炎症反应扩展至食管壁上及真菌侵入黏膜、黏膜下层及肌层时,黏膜表面颗粒更为明显,黏膜也更容易破碎。如果如此广泛的全层食管炎能由抗真菌治疗控制,如果患者在主要疾病之后还存活,发炎食管的愈合可能会导致慢性狭窄。由念珠菌性食管炎引起的狭窄多半发生在胸段食管的上半部分,此处食管黏膜下腺体占主导地位,由于感染、淤滞或远端梗阻引起的这些腺体的炎症可产生扩张和外突,一种在许多念珠菌性食管狭窄患者中看到的表现,称之为壁内型食管的憩室。

微生物学等的有关检查是感染性食管炎早期确诊的重要手段。

### 【治疗要领】

1.食管裂孔疝　食管裂孔疝中,约有1/4的患者可无症状,不需要特殊治疗。有临床症状者应避免诱因。肥胖者减轻体重。晚餐距睡眠时间要长,以使卧床时胃已排空。但Ⅱ、Ⅲ和Ⅳ型裂孔疝都显示疝入纵隔大部分的胃的症状多半与疝的大小和食管胃连接部的成角造成的功能性梗阻有关。饭后常立即发生胸骨下或左下胸痛、上腹部不适、早期饱满感和气短。当存在这些类型疝时,吞咽困难和出血症状的出现是不好的征兆,表明大量嵌顿,有必要及早修补。一般来说,施行手术所担的风险比非手术治疗或在有急性肠扭转或穿孔患者进行手术等的风险要小得多。修补手术的原则是同滑动性疝和抗反流手术的原则一样。标准修补和大裂孔的矫正可能产生满意的结果。大的疝往往显示出食管的缩短,在完成的修补上有明显的张力。在这种情况下,拉长胃成形术,两倍于抗反流修补术是必要的。

2.反流性食管炎　对反流性食管炎尤其应强调饮食宜少量多餐,不过饱。忌烟、酒、咖啡、巧克力、酸食和过多脂肪。避免餐后即平卧。卧时床头抬高。裤带不宜束得过紧,避免引起腹压过高状态。

药物治疗为大多数病人所需要,主要包括:①促进食管和胃的排空药物(多巴胺拮抗剂:多潘立酮、甲氧氯普胺、西沙必利;拟胆碱能药乌拉胆碱);②降低胃酸药物(制酸剂氢氧化铝明胶及氧化镁等;组胺$H_2$受体拮抗剂甲氰咪胍等;质子泵抑制剂奥美拉唑等)。

对于早期反流性食管炎是否应作抗反流手术,以阻止其发展,还是采用以质子泵抑制剂等药物为主的药物治疗,目前还存在着争议。但是,当有:①严重食管炎或反复出血经内科治疗无效;②食管狭窄而用扩张术无效;③疝囊巨大,反复长期嵌顿而产生心肺压迫症状;④以及急性嵌顿或绞窄导致急症状态者,即有手术指征。

对于反流性食管炎最常应用的手术是全部胃底折叠术或部分胃底折叠术。手术的目的是恢复正常的结构,通过恢复腹内食管段,在食管胃连接部重新建立一适当的高压区,并保持该修复处在正常位置。这些手术对于没有食管缩短或食管周围炎而有反流损伤的患者来说,是优先的选择。若有食管缩短或上述手术时恢复腹内食管段长度不能充分,则可优先选择使用延长食管的技术。否则会严重影响手术疗效。当反流性食管炎有并发症狭窄时,标准的抗反流手术对大部分病例是无效的。在这种情况下,由于长期反流或受到广泛柱状上皮替代的损伤,食管变窄,经常受周围食管炎影响而缩短。即使在广泛的食管松动和食管胃连接部游离之后,还原4~5cm的腹内食管段可能很难完成,而无张力的修复是不可能的。这时如应用标准的部分或全部胃底折叠术,其失败率可高达45%,表明必须应用拉长的方法,例如 Collis 胃成形术,将胃小弯制成一管状,以拉长食管,以获得合适的腹内食管长度。在胃成形术上再施行部分或全部胃底折叠术,以达到抗反流功能,并使修补在膈下变为无张力。

# 二、先天性膈疝

临床上将先天性膈疝分为胸腹裂孔疝和胸骨旁疝。

## (一)胸腹裂孔疝

膈肌由胸骨部,肋骨部和腰部三部分肌肉和筋膜组成。当膈肌形成薄弱点或缺损,腹内脏器可脱位从膈裂孔或缺损部位疝入胸腔。先天性膈疝中以胸腹裂孔疝(Bachdalek 孔)最为常见,占80%~90%,两侧膈肌均可发生,左侧明显多于右侧。并可伴有其他先天性畸形,如消化道异常等。

【病因和病理】

妊娠第9~12周时,若原始横膈与胸腹隔膜不能互相融合,则在膈肌上形成1个大的缺损。80%发生在左侧,胃、部分小肠和大肠、脾、以及肾的上极可疝入胸腔。若发生在右侧,则部分或全部肝脏可疝入胸腔。这类先天性膈疝,一般没有疝囊,腹腔脏器可疝到胸顶。疝入的腹腔脏器,压迫胎儿的肺脏,使其维持在不张的状态。同时,纵隔也受压向对侧移位,使对侧的肺也受到不同程度的影响。这种压迫,将导致双侧支气管树和肺泡的发育不全。如果腹腔脏器的疝入发生在胎儿早期,即支气管树快速发育的时期,则肺发育不全是严重的,并且是双侧的,胎儿将会夭折。若疝发生在胎生后期,则可能是一侧肺发育不全,并且程度轻微,胎儿将能存活。

【临床表现】

临床表现与膈肌的裂孔大小有关,若裂孔小可无症状。常发生于婴幼儿,少数在成年后始出现症状。患儿的症状和体征因疝入胸腔内容物的多寡而定。内容物少者,多无症状,直到童年的后期或青年时始能作出诊断。内容物多者,可在出生后1~2h就出现发绀、呼吸困难和心动过速。严重者可产生呼吸、循环衰竭。体检时见左侧胸腔(此类膈疝多发生在左侧)呼吸运动减弱,叩诊呈浊音或鼓音(取决于胸腔内含气肠管的多少),听诊时,心音在右侧胸部清楚,左胸呼吸音减弱或消失,有时可听到肠蠕动音。腹部柔软而空虚,呈舟状。

此外,患儿可伴发其他畸形,如食管闭锁、先天性心血管畸形、内脏转位、泌尿生殖畸形、脑畸形等。

**【辅助检查】**

典型的 X 线征象是一侧横膈高位,肺向上收缩,最高可达前第 2~4 肋。心脏向对侧移位。于浓密之阴影中有多数含气的肠襻阴影。服钡剂可以确定诊断,造影剂进入在胸腔之肠管或胃内,且影像随时间不同而发生变化。X 线检查发现是确诊的主要依据。

**【治疗要领】**

确诊后应积极准备手术治疗,不可过分依赖药物和内科处理。症状不重或病情稳定的较大儿童,则可择期手术。急症手术时,插胃肠减压管,开静脉通道,作气管插管,力争手术在确诊后 1h 内施行。

手术多采用经腹途径,取肋下切口。将疝入胸腔的脏器拉入腹腔后,检查肺的发育情况。缺损可用间断缝合法修补。若缺损过大,不能直接对拢,可用 Marlex 网或硅橡胶片修补,因此类膈疝常合并肠道转位不全、腹膜纤维带状压迫所致的幽门梗阻和十二指肠梗阻,术中应一并矫治。若腹腔容积小,容纳不下还纳的腹腔脏器,则需用硅橡胶建造临时性人工腹壁疝。术后继续辅助呼吸和胃肠减压。

较大的儿童或术前已明确胸内有病变并需要矫治或估计胸内有广泛粘连者,可采用经胸途径。

## (二)胸骨旁疝

胚胎时期,起源于剑突的肌束在形成膈肌的过程中若出现发育障碍,则在胸骨旁遗留下一个缺损,或在左侧,或在右侧,但右侧占 90%。胃、结肠或网膜可经此缺损疝入胸腔。此类膈疝多半都有疝囊。儿童期很少出现症状。40 岁以后或腹内压增加时(如创伤或肥胖)才有症状,膈疝是常规查体或因其他疾病摄胸片时发现的。诊断主要是依据 X 线检查。胸片能显示出胸腔内有结肠等腹腔脏器的影像,钡剂灌肠可证实诊断。有症状的病人应行手术治疗。虽然经胸和经腹两个途径都可采用,但经腹途径更容易些。疝内容物还纳后,缺损可以直接缝合关闭。若缺损较大,则可将缺损的边缘缝在肋骨缘或胸骨后面的骨膜上。

# 三、创伤性膈疝

子弹穿透伤或刀刺伤可致膈肌破裂,并同时损伤了膈肌邻近的器官。非穿透性的钝挫伤,如从高处跌下,交通事故也可导致膈肌破裂,并多半发生在左半膈肌中心腱部位。膈肌破裂有的能在伤后复苏和治疗过程中得到诊断,特别是左侧膈肌破裂伴有脾破裂,造成腹腔内出血时。有的则因伴随伤严重而影响或掩盖膈肌破裂的诊断。右侧膈肌破裂产生的症状不像左侧那么明显,并且容易误诊和漏诊。这是因为肝脏可以暂时堵住裂口和肝脏疝入胸腔后在 X 线上给人以膈肌升高或右下肺叶挫伤及实变的错误印象。左侧膈肌破裂时,胃、横结肠、脾和小肠可疝入胸腔。

**【临床表现和诊断分析】**

急性期病人主要表现为剧烈疼痛、呼吸困难、发绀和创伤性休克。若透视或 X 线片上看到胸腔内有含气、液体的胃肠影像或实体脏器影像,或进行胃肠钡餐可见胸内有造影剂充盈,则诊断可以确定。另外,若下胃管时遇到困难或下胃管后摄 X 线片,发现胃管全部在胸腔内时,可进一步证实诊断。

如果外伤后膈肌破裂不重,或为网膜封闭,或疝入胸腔的脏器不多,则诊断将被遗漏,病人进入潜伏期。在此期,病人可以毫无症状。

85％的潜伏期病人在外伤后3年内进入第3期或梗阻、绞窄期。病人症状明显,除肠梗阻外,可出现绞窄、穿孔。病人严重呼吸困难、胸腔内大量积液和积气,甚至发生中毒性休克,如诊断、治疗不及时,可很快死亡。

【治疗要领】

穿透性膈肌破裂,除裂口很大,腹腔脏器很快疝入胸腔外,一般不产生早期症状。然而,一旦诊断确立,就应及时行修补术。

非穿透性膈肌破裂往往合并腹腔内脏器损伤,因此应经腹腔同时行膈肌修补和损伤脏器的处理。在怀疑胸腔内脏器也有损伤时,则应另作胸部切口。

如果诊断延迟了,是一个慢性晚期疝,或无腹腔内脏器损伤,则可经胸腔行膈肌修补术。当慢性疝合并肠梗阻或绞窄时,常需胸腹联合径路。

不论采用哪个径路,膈肌裂口均可用粗丝线直接缝合关闭,若缺损太大,则用自体或人工材料修复。

膈肌破裂在及时和恰当的外科处理后,大多能治愈,但仍有较高的死亡率,国内文献报道129例,死亡18例,病死率13.9％。主要原因是膈肌裂伤常伴有严重的合并伤和休克,并由于疝入胸腔的脏器对心肺的过度压迫造成呼吸循环严重的功能障碍。因此,严密观察和及时、正确的处理是降低死亡率的重要措施。

## 四、膈肌肿瘤

膈肌的原发性肿瘤相当少见。大多数是继发性肿瘤,可直接由邻近器官的肿瘤蔓延而来,亦可通过血行或淋巴转移至横膈。多数自肺、食管和胃转移,少数可来自肝、胆囊、结肠、生殖道、甲状腺和肾脏等。原发性良性肿瘤中有纤维瘤、脂肪瘤、脂肪黏液瘤、血管瘤、间皮瘤,以及神经源性细胞瘤。恶性肿瘤中主要是纤维肉瘤、神经源性细胞肉瘤。横纹肌肉瘤极少见。

【临床表现和诊断分析】

临床早期可无症状且无特征表现,胸部X线检查时方始发现。巨大肿瘤可引起下胸部疼痛,并于深吸气时加重,肿瘤侵犯膈肌时,疼痛可放射至肩部。恶性肿瘤常有乏力、体重减轻和厌食。肿瘤累及肺脏可引起咳嗽、咯血或气急。左膈肿瘤由于压迫胃部而产生胃肠症状,右膈肿瘤压迫肝脏可出现疼痛和肝脏向下移位。上腹部可扪及肿块。个别患者出现呃逆。神经源性膈肌肿瘤可有杵状指(趾)和肥大性骨关节病。

胸部X线检查见膈面上有边缘光滑的弧形致密阴影或呈分叶状,随膈肌上下活动。若肿瘤自膈肌向下生长,在左侧有时于胃气泡区内可见块影,在右侧则不易显示。一般良性肿瘤除轮廓清楚外,少数可见钙化阴影。恶性肿瘤侵犯膈范围较大或有广泛粘连时,酷似升高的膈肌。肉瘤常较早地侵犯胸膜或腹膜,可引起胸腔积液和腹水。人工气胸、人工气腹或电子计算机体层扫描(CT)可明确肿瘤的部位。作X线检查时应注意与肺底肿瘤、膈下肿瘤、包裹性积液和膈疝等相鉴别。

**【治疗要领】**

良性肿瘤和界限清楚的局限性恶性肿瘤可连同较宽的正常膈肌边缘一并切除。肿瘤切除后将切缘对拢缝合。若缺损太大,就需用自体或人工材料修复,如真皮层、阔筋膜、涤纶布片或Marlex网。位于膈肌周边部分的肿瘤,有时需同时切除大块胸壁,应作好胸壁缺损修复的准备。

## 五、膈肌膨出症

膈肌膨出症比较少见。是指膈肌因先天性发育异常或麻痹、萎缩所造成的膈肌位置异常升高。从病因上可分为两大类:①先天性或非麻痹性;②后天性或麻痹性。

先天性膈肌膨出是由于胚胎时期胸腹膜肌化不全或不肌化所致的膈肌薄弱引起的,还可进一步分为完全性、部分性和双侧性三类。

后天性膈肌膨出则是膈神经或膈肌的病变或损伤引起的,如产伤、外伤、病毒感染、肺或胸腔内感染的蔓延、恶性肿瘤的侵犯及手术损伤或切断。

新生儿膈肌膨出由于膈肌的反常运动和纵隔摆动常引起严重呼吸困难和发绀,应行气管内插管和机械辅助呼吸。如果1周内不见效果,则应经胸行膈肌折叠术。

较大的儿童和青年一般没有症状。也可以有呼吸和消化系统的症状,如饭后胸闷、气短、嗳气、上腹不适等。这些症状除膈肌升高是一个原因外,个别病人还和胃旋转不良,腹段食管成角有关。诊断靠胸部X线片、透视确定,偶尔行气腹、上胃肠道造影等检查。有症状的儿童和青年应经胸行膈肌折叠术。对于双侧膈肌膨出的病人可采用经腹途径,同时纠正双侧畸形,但也有人主张仍经胸手术,分期进行,两期手术间隔数周。膈肌折叠后,如某个区域薄弱,需要加强,可以用自体或人工材料。

(王新桥)

# 第二十三节　纵隔疾病

纵隔是人体胸部一个特定的解剖区域。它的左右为纵隔胸膜,上界为胸廓入口,下界为膈肌,胸骨和胸椎为其前后界。其中有胸腺、气管主支气管、食管、心包、心脏、大血管,并有丰富的淋巴、神经及脂肪结缔组织,可发生许多种不同的原发性或继发性疾病。

因胚胎发育过程发生异常或后天性囊肿或肿瘤形成,就成为纵隔肿瘤及囊肿。纵隔内发生肿瘤种类很多,形态各异,又有良性和恶性、实质性和囊性、先天性和后天性之分。

国外文献报道,纵隔肿瘤的发病率以神经源性肿瘤最多,其次为胸腺瘤,畸胎类囊肿和肿瘤,再次为胸骨后甲状腺肿瘤。国内统计资料亦以神经源性肿瘤占第1位,其次为畸胎瘤、胸腺瘤、甲状腺肿瘤,各种囊性肿瘤最少。而上海市胸科医院报道的1千多例纵隔肿瘤中,以胸腺瘤最为常见,其次为神经源性肿瘤和畸胎瘤,其他如囊肿,胸内甲状腺,支气管囊肿相对少见,这些肿瘤多数为良性,但有恶变可能。

　　X线平片检查是诊断的主要辅助手段。原发性纵隔肿瘤不论良性和恶性,只要尚无明确的远处转移和严重呼吸循环系统功能障碍表现,都应及早剖胸探查手术,争取摘除肿瘤。良性肿瘤亦可恶变;解除脏器压迫也是手术的适应证。但必须估计肿瘤摘除的可能性和如何才能避免周围损伤(如采取先作囊内清除,尔后再酌情处理囊壁)。为了明确病理学诊断,取得进一步的治疗依据,也可考虑剖胸探查。

　　根据胸部X线片可将纵隔作分区,胸骨角水平以上的区域称为上纵隔。心包前称为前纵隔,心包脊柱之间称为后纵隔。

## 一、胸腺瘤

### 【解剖和病理】

　　胸腺在机体免疫中起重要作用,位于前上纵隔,附于心包外,左右各一叶,随年龄增长腺体组织逐渐退化。退化的腺体酷似脂肪组织,异位胸腺可散布于纵隔脂肪内而不易辨别。胸腺两叶各有固定的营养动脉支来自双侧乳内动脉,胸腺静脉则回流入左无名静脉。肿瘤可发生于一侧叶并向前突出,亦有向双侧胸膜腔突出。据统计胸腺瘤大多发生于成年人,男女之比为1:1,右侧肿瘤稍多于左侧,分别为57.0%和36.7%,双侧胸腺肿瘤只占6.3%。胸腺瘤多位于前上纵隔或前中纵隔,约占原发性纵隔肿瘤的1/4~1/5。30%为恶性,良性者亦为30%,40%为潜在或低度恶性。按组织学特点可分为淋巴细胞型、上皮网状细胞型、上皮细胞和淋巴细胞混合型等。常见的上皮细胞和淋巴细胞占优势的良性胸腺瘤,若手术切除不彻底有复发和浸润转移之可能。但是分型有时比较困难,须反复检查才能作出决定。胸腺瘤的良恶性,主要依赖于术中所见,包膜完整者为良性,如包膜不完整侵及心包、胸膜、上腔静脉或邻近脏器,以及有胸内转移、胸腔积液或心包积液者,则为恶性。单靠病理学诊断有时很难鉴别恶性和良性。此外临床症状可提示恶性病变。

### 【临床表现】

　　良性胸腺瘤常无症状,偶在X线检查时发现。

　　恶性胸腺瘤易侵犯周围组织,可发生程度不等的胸骨后疼痛和气急,晚期患者可发生血管、神经受压的症状,如上腔静脉阻塞综合征,膈肌麻痹,声音嘶哑等。

　　10%~75%胸腺瘤患者可有重症肌无力的症状,但重症肌无力患者仅有15%~20%有胸腺的病变。切除肿瘤后约2/3患者的重症肌无力症状得到改善。少数患者可发生再生障碍性贫血、皮质醇增多症、红斑狼疮症、γ-球蛋白缺乏症和特发性肉芽肿性心肌炎。

### 【辅助检查】

　　胸腺瘤的诊断主要依靠胸部X线检查,在前上纵隔见到圆形或椭圆形块影,良性者轮廓光滑,并常有囊性变,恶性者轮廓粗糙不规则,可伴胸膜反应。但若肿瘤体积小,密度较淡,紧贴胸骨后,X线检查很难发现。胸腺瘤多邻近升主动脉。

【治疗要领】

治疗原则应以手术为主,要求彻底切除胸腺组织,包括纵隔内各脏器间的脂肪结缔组织,尤其对伴发重症肌无力的患者。甚至有人主张显露两侧肺门,清扫所有脂肪组织,以免残余胸腺而影响结果,并把切开两侧胸膜腔列为手术常规。胸骨劈开正中切口,使显露前纵隔内脏器。把胸腺和肿瘤整块切除。术中注意左右无名静脉。左侧无名静脉若有损伤无法修补在无上腔静脉梗阻的情况下可以结扎阻断,影响不大。如果粘连紧密可切开心包,内外结合进行解剖。恶性胸腺瘤往往粘连紧密,界限不清,彻底切除很困难。应避免损伤大血管,宁可遗留部分肿瘤组织,术后辅以放射治疗。有上腔静脉压迫综合征者术前应作心血管造影,了解梗阻长度,然后周密考虑治疗方案。伴有重症肌无力的胸腺瘤,术前使用能控制症状的维持量抗胆碱酯酶药(吡啶斯的明),和肌注阿托品。麻醉中禁用司可林、箭毒等肌肉松弛剂。手术后48～72h常可出现重症肌无力危象,因此术后必须严密观察,一旦发现当立即进行气管造口和呼吸器辅助呼吸,克服呼吸衰竭难关。由于大多数危重肌无力患者抗胆碱酯酶药物的治疗量和中毒量十分接近,在严密观察危象发生的同时要及时正确地作出鉴别诊断,是由用药的过量还是不足引起,才能使这两种截然不同的呼吸危象得到正确的纠治。

## 二、神经源性肿瘤

神经源性纵隔肿瘤占纵隔肿瘤15%～30%,儿童和成人的发病率大致相同,女性略高于男性。表面有完整的壁层胸膜,发生在单侧,生长缓慢,呈实质性,很少有分叶。可原发于脊髓神经、肋间神经、交感神经节和迷走神经,可为良性和恶性。良性者有神经鞘瘤,神经纤维瘤和神经节细胞瘤等。恶性瘤者儿童较多,有神经母细胞瘤,恶性神经鞘瘤和神经纤维肉瘤等,恶性率约占50%。成人良性肿瘤的恶变倾向报道约低于10%。电镜检查发现神经鞘瘤与神经纤维肉瘤的超微结构类似,但胶原含量有所不同。极大多数神经源性肿瘤位于后纵隔脊柱旁沟内。有时也可位于上纵隔。

【临床表现】

良性神经源性肿瘤一般都无症状而在体检时偶尔发现。伴有胸背痛,短时间生长速度较快,提示有恶性变。X线征象为肿瘤大多位于脊柱旁,后纵隔。呈圆形或椭圆形,边缘光整,密度增深而均匀的肿块。脊柱椎孔有扩大,或有椎体骨质缺损及破坏者。

【治疗要领】

原则上一旦发现,应及时手术切除。切口以后外侧剖胸切口暴露为好,操作方便。切开胸膜后,钝性分离;肿瘤多数与神经相连,肋间神经起源者最多,其次为交感神经链,臂丛和迷走神经。有血管蒂者多数为肋间血管之分支。术中应避免损伤交感神经链,以免产生交感神经综合征。少数肿瘤呈葫芦状生长,肿瘤有蒂伸入椎间孔,要十分小心处理其蒂部,以防脊髓损伤或出血。宁可将蒂部保留,作部分或大部切除。切忌为了完整切除而进入椎孔。否则一旦出血,既不能填塞而压迫脊髓,又无法暴露出血点而行结扎止血,即使钳去骨质椎孔也难于寻找。部分残留肿瘤要严密随诊,观察其发展。相关学者在随访中尚未发现有复发者。少数较小的良性神经源性肿瘤,可在背部局部切除一段肋骨,作胸膜外摘除而不进胸膜腔。恶性神经源性肿瘤术后应辅以化疗。

## 三、畸胎样瘤

纵隔畸胎样瘤好发部位是前纵隔近心底部。占成人纵隔肿瘤的 8%～15%,儿童中的 12%～24%,多数发病于青壮年,20～40 岁间男女发病率无明显差异。可发生于任何年龄。组织学上均是胚胎发生的异常或畸形。畸胎样瘤可分成两种类型。

1.皮样囊肿　是含液体的囊肿,囊内有起源于外胚层的皮肤、毛发、牙齿等。常为单房,也有双房或多房。囊壁为纤维组织构成,内壁被覆多层鳞状上皮。

2.畸胎瘤　为一种实质性混合瘤。由外、中、内三胚层组织构成,内有软骨、平滑肌、支气管、肠黏膜、神经血管等成分。畸胎瘤恶变倾向较皮样囊肿大,常可变为表皮样癌或腺癌。

### 【临床表现】

体积小者,常无症状,多在 X 线检查中发现。若瘤体增大压迫邻近器官,则可产生相应器官的压迫症状,如上腔静脉受压,发生上腔静脉综合征;喉返神经受压,则发生声音嘶哑;压迫气管,可发生呛咳、气急,患者仰卧时气急加剧。囊肿向支气管溃破,可咳出含毛发,皮脂的胶性液。胶性液吸入肺内,可发生类脂性肺炎和类脂性肉芽肿。囊肿继发感染时,可出现发热和周身毒性症状、胸痛及气短。囊肿若在短期内迅速增大,应想到恶变、继发感染或瘤体出血的可能。化脓性囊肿破入胸腔或心包时,可发生脓胸或心包积液。

### 【辅助检查】

囊肿位于前纵隔,心脏和主动脉弓交接处,少数位置较高,接近前上纵隔,也可位于前下纵隔。多向一侧纵隔凸出,少数可向两侧膨出,巨大者可凸入后纵隔,甚至占满一侧胸腔。多呈圆形或椭圆形,边缘清楚,囊壁钙化较常见。有时可见特征性的牙齿和碎骨阴影。

### 【治疗要领】

一旦发现都应手术切除,因肿瘤部位与胸腺瘤相似,对其良恶性术前也难以区分。选用切口要充分估计肿瘤的显露和操作方法。常用前外侧剖胸切口,必要时横断胸骨。对双侧病变可正中劈开胸骨。考虑肿瘤附着于心包和大血管,粘连紧密,解剖困难,作者对较大的囊肿,先作穿刺证实,然后一般采取切开,清除内容物,留下部分囊壁用石炭酸烧灼,也无大碍。有肺部实变或与肿瘤沟通,应将受累的肺一起切除。若有继发感染并引流于皮下,应先切开充分引流,待炎症控制后,再二期处理。

恶性畸胎类肿瘤摘除后应辅助治疗,视其细胞类型给予局部放射或化疗。

## 四、胸内甲状腺肿

本病的发生率占纵隔肿瘤的 5%～7%。包括先天性迷走甲状腺和后天性胸骨后甲状腺。前者少见。为胚胎期残留在纵隔内的甲状腺组织,发育成甲状腺瘤,完全位于胸内,无一定位置,血供来自胸内。后者为颈部甲状腺沿胸骨后坠入前上纵隔,多数位于气管旁前方,少数在气管后方,胸内甲状腺肿大多数为良性,个别病例可为腺癌。

**【临床表现】**

肿块牵拉或压迫气管时可有刺激性咳嗽,气急等。可在仰卧或头颈转向侧位时加重。向胸骨或脊柱方向压迫可出现胸闷,背痛。伴有甲状腺功能亢进症状者很少。出现剧烈咳嗽,咯血,声音嘶哑时,应考虑到恶性甲状腺肿的可能。约有半数病人可在颈部扪及结节样甲状腺肿。

**【辅助检查】**

1.X线检查　可见到前上纵隔块影,呈椭圆形或梭形,轮廓清晰,多数偏向纵隔一侧,也可向两侧膨出。在平片上如见到钙化的肿瘤,具有诊断的价值。多数病例有气管受压移位和肿瘤阴影随吞咽向上移动的征象。

2.核素检查　$^{131}$I核素扫描可以勾划出肿瘤轮廓,并鉴别出肿瘤的性质。由于部位高于胸腺,常易鉴别。

**【治疗要领】**

一旦诊断成立即应考虑手术,有甲亢症状者术前应给予药物治疗,作为手术前的准备。手术切口的选择有颈部横切口和胸骨正中切口,目前多数采用颈部低位横切口作摘除术。若肿瘤较大,并突出于双侧,或诊断不明者则取胸骨正中切口。手术后应注意观察有无因气管长期受压而软化引起的呼吸困难。

## 五、纵隔囊肿

纵隔囊肿大多位于中纵隔肺门附近,按其上皮类型和起源部位有支气管囊肿,前肠囊肿,心包囊肿,淋巴管囊肿及非特殊性良性囊肿等,几乎都为良性病变。术前确诊率不高,往往需依赖组织病理学分类,才能明确其属性。

由于囊肿的囊性性质,在不十分大时虽有占位而很少有压迫症状。因囊肿容易与支气管或食管相交通,可导致相应的呼吸道或食管症状。

支气管囊肿属于先天性,在发育过程中,来自前肠的支气管胚芽与支气管分隔而成囊肿。多为单房性,内含黄色或灰白色黏液,囊壁内覆有假复层带有纤毛的上皮,也有散在的平滑肌和软骨组织。可发生在纵隔的任何部位,多半位于气管、支气管旁或支气管隆突附近。支气管囊肿多属先天性,来自气管的迷芽,多见于10岁以下儿童。通常无症状,若与支气管或胸膜相通,则形成瘘管。继发感染时则有咳嗽、咯血、脓痰,甚至发生脓胸。X线检查在中纵隔的上中部,气管或大支气管附近,呈现圆形或椭圆形、密度均匀、边界清晰的块状阴影,无分叶或钙化。若囊肿与支气管相通,可见到液平面。

前肠囊肿也属于先天性,在原始消化道发育中部分腔隙与主要腔道不通形成囊肿,囊壁有发育良好的胃黏膜皱襞,部分有酸性分泌,有平滑肌成分,一般和食管不相通,无浆膜层覆盖。囊肿有溃疡,出血或穿孔可能。胸部X线可见纵隔后方有边缘清晰的圆形阴影,密度淡。上窄下宽是其典型的 X 线表现。囊肿溃破食管或支气管可出现液平面,产生呼吸道或消化道症状。

心包囊肿位于前下纵隔,内有水样液体,一般无症状出现,为了明确诊断,应该剖胸并切除囊肿。

非特殊性囊肿大多在剖胸中偶尔发现。淋巴管囊肿可大可小,多房者居多,无明显分界,位于中纵隔近肺门周围。常无症状。治疗原则是一旦发现都应早期手术治疗,同时明确诊断。囊肿穿破或继发感染后,常与周围组织粘连,界限不清,手术时不应强求完整切除后摘除,否则有损伤周围器官、大血管等可能。

## 六、纵隔其他肿瘤和囊肿

脂肪瘤,血管瘤、化学感受器瘤,纤维瘤等也可在纵隔内发病,大多无特殊症状。生长快又有症状者应立即剖胸摘除。偶见的脂肪肉瘤可占整个胸膜腔,压迫肺组织,不能整块摘除时可切开包膜,在包膜内切除肿瘤,然后细心剥离包膜。术后严密随诊,一旦复发须再次手术。化学抗癌药物和放射治疗难能奏效。

此外,尚有淋巴系统肿瘤,淋巴系统肿瘤居中纵隔部位肿瘤的极大多数,其中常见的有霍奇金病,网状细胞肉瘤,淋巴肉瘤等。大多以中纵隔淋巴结肿大为特征,但也可侵入肺组织形成浸润性病变。本病病程短,症状进展快,常伴有周身淋巴结肿大,少数病人是因颈部淋巴结肿大而首次就诊,有不规则发热,肝脾肿大及贫血等。X 线检查示肿大淋巴结位于气管两旁及两侧肺门。明显肿大的淋巴结可融合成块,密度均匀,可有大分叶,但无钙化。支气管常受压变窄。放射治疗和化学治疗是当今治疗淋巴瘤的主要措施。手术仅限于组织学检查。淋巴瘤合并脾功能亢进者有切除脾脏的指征,可提高血象,为化疗创造有利条件。

## 七、纵隔肿瘤、囊肿的诊断和鉴别诊断

### 【诊断分析】

1.X 线检查与临床症状　原发性纵隔肿瘤和囊肿的病人大约 1/3 无症状,有症状者中也只有极少数,如胸腺瘤出现重症肌无力,畸胎类肿瘤咳出皮脂样物或毛发,神经源性肿瘤中出现 Horner 综合征、脊髓压迫症状,对诊断有决定意义。幸好各种纵隔肿瘤和囊肿有其各自的好发部位,这使得胸部 X 线平片检查具有不仅可能表现,而且还能初步诊断属何种肿瘤的重要作用。但是,肿瘤和囊肿的好发部位不是一成不变的。前上纵隔内偶尔可看到神经源性肿瘤而异位甲状腺也可在后纵隔发现。同时,由于纵隔划区是人为的,其间并没有真正的解剖界限,因此,当肿瘤或囊肿长大时,占据一个以上的区域。例如,畸胎瘤,就常常延伸到中纵隔及后纵隔。胸部 X 线照片可显示纵隔肿瘤和囊肿的部位、形态、大小、密度及有无钙化。在胸部透视下还可观察块影有无波动,是否随吞咽动作上下移动,能否随体位或深呼吸运动而改变形态等。根据上述,多数纵隔肿瘤和囊肿,可获得初步诊断。此外,病灶体层照相,可准确地显示肿块层面结构及其与周围器官或组织的关系,弥补平片的不足。此外,食管吞钡检查可了解食

管或邻近器官是否受压。

2.B超显像　可得到与CT相似的纵隔横断层图像。显示纵隔肿瘤和囊肿的部位、大小、囊性或实性,与周围脏器的关系等,并能在它指引下进行穿刺活检。

3.CT检查　前纵隔瘤肿(胸腺瘤)、淋巴结肿大、纵隔脂肪组织的病变(如脂肪瘤)比其他任何X线检查方法均可靠。CT可以帮助判断肿瘤的性质,如肿瘤内有无液体、脂肪、钙化斑、骨质等。由于CT能显示组织间隙的改变,故有助于肿瘤定性和估计手术切除的可能性;CT还能发现意外的胸膜或肺转移的证据,从而避免不必要的开胸探查。

4.MRI检查　显示纵隔内病变较CT更清楚,不仅能在横断面像上,而且能在矢状面和冠状面像上显示肿瘤或囊肿的位置、大小、与周围器官及组织的关系;由于纵隔内血管、脂肪和软组织在MRI上信号强度不同,从而提供了良好的对比,尤其是不用造影剂可以辨认血管,故大大有助于纵隔肿瘤和囊肿的定性诊断和鉴别诊断;肿瘤或囊肿与血管的关系,从贴邻、粘连、到包绕血管都能反映在MRI图像上,从而为手术适应证和手术方法的选择提供了参考。

5.活体组织检查

(1)经皮穿刺活检可在X线、CT或B超指引下进行。对纵隔转移瘤的诊断较准确。对各型良性囊肿,可根据穿刺获得的内容物(如水样物、皮脂样物等)及穿刺后胸片显示的肿块缩小或消失确立诊断,有时细胞学检查还可区别囊肿的类型。穿刺活检对胸腺瘤的诊断有帮助,但对神经源肿瘤及淋巴瘤的诊断不甚理想。

(2)支气管淋巴结核和淋巴瘤常伴有周围淋巴结和颈淋巴结受累,活组织检查有助于诊断和鉴别诊断。

6.其他检查

(1)纤维支气管镜成纤维食管镜检查:有助于明确支气管受压情况、程度,肿瘤是否已侵入支气管或食管,从而估计手术切除的可能性。

(2)诊断性气胸:判断肿瘤发生于胸壁或肺脏,肺内或肺外。诊断性气腹可区别膈下因素,如膈疝等。

(3)纵隔充气造影:对显示前纵隔肿瘤的形态和明确有无纵隔淋巴结转移,颇有帮助。

(4)纵隔镜检查对明确气管旁、隆突下有无肿大的淋巴结,并可钳取活组织明确病因诊断。

(5)放射性核素检查怀疑胸内甲状腺肿,可作放射核素为[131]碘扫描,对异位甲状腺肿,甲状腺瘤的诊断很有帮助。阳性检出率为54.5%～88.9%。

(6)诊断性放射治疗怀疑恶性淋巴瘤,经其他检查未能证实时,可试用放射治疗。恶性淋巴瘤对放射较为敏感,照射后肿瘤会呈现迅速缩小征象。

(7)剖胸探查经各种检查未能明确肿瘤性质,但已除外恶性淋巴瘤者,在全身情况许可下,可作剖胸探查。

【鉴别诊断】

须与原发性纵隔肿瘤和囊肿相鉴别的病症很多,如来自肺、乳腺、子宫颈或其他器官癌症的纵隔转移灶,纵隔淋巴结核、巨大淋巴增生、胸椎结核并发椎旁脓肿、中央型肺癌、膈疝、贲门失弛症引起的食管扩张、巨大的食管平滑肌瘤、包裹性胸腔积液、肋骨头或椎体发生的骨肿瘤;胸脊膜膨出等。不适于外科治疗的纵隔恶性淋巴瘤;不需要开胸手术的疾病,先天性异位胸腔肾。小儿胸腺增生;以及手术方式完全不同的疾病,如动脉瘤和室壁瘤。

1.中央型肺癌　有咳嗽、咳疾等呼吸道症状,X线表现为肺门肿块,呈半圆形或分叶状。支气管检查常能见到肿瘤,痰中可查到肿瘤细胞。

2.纵隔淋巴结核　多见于儿童或青少年,常无临床症状。少数伴有低热、盗汗等轻度中毒症状。在肺门处可见到圆形或分叶状肿块,常伴有肺部结核病灶。有时在淋巴结中可见到钙化点。鉴别困难时,可作结核菌素试验,或给短期抗结核药物治疗。

3.主动脉瘤　多见于年龄较大的患者。体检时可闻及血管杂音,透视可见扩张性搏动。逆行主动脉造影可明确诊断。

# 八、纵隔炎

按照病理和病程可将纵隔炎分为急性纵隔炎和慢性纵隔炎。

## (一)急性纵隔炎

【病因】

急性纵隔炎虽较少见,但病情常危重。本症主要发病原因如下:①胸部开放性创伤或贯穿伤,细菌由外界进入纵隔引起化脓性感染。②纵隔内器官破裂,包括食管镜检查或经食管镜摘除异物时引起的食管损伤;食管异物、溃疡、或肿瘤侵蚀造成食管穿孔,食管手术后吻合口瘘以及剧烈咳嗽食管下端后壁破裂等引起的继发感染。气管插管或支气管镜检查时管壁损伤穿孔、气管术后吻合口瘘。③口腔、颈部的化脓性蜂窝组织炎或淋巴结炎,感染沿颈深部筋膜间隙向下蔓延至纵隔。邻近组织如肺、胸膜、淋巴结、心包等化脓性感染或腹膜后感染沿椎前间隙向上扩散至纵隔。④胸部劈开胸骨切口进行纵隔或心脏手术后,切口污染或胸骨后血肿继发感染。心脏手术后纵隔炎的发生率为 0.4%～5.0%。⑤其他部位感染灶血行扩散。

【发病机制】

因各种原因使细菌进入纵隔后,由于纵隔有脂肪、丰富的淋巴和疏松的结缔组织,遭受感染后,极易扩散。食管穿孔引起的纵隔炎常并发胸腔积液,以左侧为多见,并迅速发展成脓胸。器官破裂时常同时有空气进入而引起纵隔气肿或脓气胸。而纵隔脓肿亦有可能直接破入食管、支气管或胸膜腔。

【临床表现】

起病常有高热、寒战等毒血症症状,可伴吞咽困难、胸骨后疼痛,疼痛向颈部放射或引起耳痛。若脓肿形成压迫气管可产生高音调性质的咳嗽、呼吸困难、心动过速和发绀。严重时出现休克可危及生命。体格检查时胸骨可有触痛,纵隔浊音界扩大,可能呈现肿胀和扪及皮下气肿。周围血象白细胞和中性粒细胞明显增多。

【辅助检查】

后前位片可见纵隔阴影增宽,以上纵隔为明显,由于炎症累及周围胸膜可使两侧轮廓较模糊。侧位胸片可见胸骨后密度增加,气管、主动脉弓的轮廓模糊。形成脓肿后,可在纵隔的一侧或双侧见突出的脓肿阴影,气管和食管受压移位。在器官破裂时可出现纵隔气肿、脓肿和液平、胸腔积液、胸腔液气胸等征象。

食管碘油或有机碘液造影可证实食管穿孔部位、食管支气管瘘或食管胸膜瘘。

**【治疗要领】**

1.一般处理

(1)及早使用大量广谱抗生素。

(2)针对致病病因作相应处理。如对因气管和食管病变造成的纵隔炎,适当时机或条件具备时,可同时对原发病因作相应手术,如气管创伤修补术,吻合口瘘修补术等。

2.引流手术　引流途径可采用下列切口:

(1)脓肿位于前上纵隔,可采用颈根部横切口,在两胸锁乳突肌前线之间分开带状肌,于气管前筋膜伸入手指钝性分离间隔,排出脓液,然后置多孔引流管,接负压吸引引流。

(2)脓肿位于后纵隔者,取背侧肩胛间区切口,并切除相应一段肋骨行脓肿引流,其余同上。

(3)脓肿位于前下纵隔者,可取剑突下切口并切除剑突,于胸骨后引流。

(4)脓肿位置深达主动脉弓下,可用胸骨旁途径。切除第三或第四肋软骨一段,从胸膜外伸入脓腔,排出脓液后置引流条。此途径易损伤血管须慎重。

(5)如纵隔脓肿破入胸腔者,处理方法同脓胸。先作胸腔闭式引流,两周后脓液减少,纵隔已固定时,可开放引流。

对食管破裂造成的纵隔炎,Santos(1963)等报道采用经食管灌洗法治疗。

3.其他　对无纵隔积气或积液的急性纵隔炎,不应作探查术和引流术,应积极的抗炎治疗。但若有积气或积液征象应作引流。心脏手术后胸骨浮动,裂开,脓性渗液从破溃的皮肤切口溢出,应积极作冲洗引流和更换敷料。如范围大,胸骨劈开长,应作清创术,术毕纵隔置引流管,重新缝合胸骨。若胸骨碎裂成几块,可采用钢丝绕过肋间或肋软骨作网兜状固定,术毕可将头侧另外置入纵隔冲洗管,以备术后滴注冲洗之用。纵隔感染伴胸骨裂开,裂开的胸骨如范围大,随呼吸而不断裂动,在急性期不利控制感染还影响呼吸和循环,进入慢性期后也很难愈合,使住院旷日持久,学者的体会是应及早作上述处理,多能转危为安。

## (二)慢性纵隔炎

**【病因和病理】**

慢性纵隔炎又称特发性纵隔纤维化,是一种慢性纤维性病变,一般由炎性肉芽肿所致,如结核或真菌感染。病因较复杂,组织胞浆菌病通常累及纵隔淋巴结,并已证实为纵隔内广泛纤维化的病因之一。其他有放线菌、结节病、梅毒、外伤后纵隔出血以及药物中毒等,均可引起纵隔纤维化。亦可能与自身免疫有关。部分患者的病因不明。

本症进展缓慢,在纵隔形成致密的纤维组织,呈片状或硬块状。好发于前中纵隔的上中部。慢性进行性感染可累及或压迫纵隔淋巴结邻近的结构,最终造成上腔静脉、无名静脉或奇静脉致狭窄或梗阻,其他器官如大的肺血管或食管、气管、支气管亦可类似地受累并酿成梗阻。少数患者可同时发生颈部纤维化和腹膜后纤维化。

**【临床表现】**

本症早期通常无症状,但可逐渐出现腔静脉或其大的属支纵隔器官粘连和受压的症状,主要为上腔静脉梗阻综合征,呈静脉压增高,致静脉充盈,胸壁上侧支循环静脉扩张和头面部、颈部及上肢水肿出现头痛、头昏、呼吸困难、发绀等症状。由于侧支循环的建立,梗阻一般可逐渐减轻,症状得以缓解。病变累及其他器官则可引起各器官梗阻的相应症状。如吞咽困难、咳嗽、气促、肺动脉受压引起肺动脉压增高。累及肺静脉可导致肺血管淤血,出现咯血,偶压迫膈神经引起膈肌麻痹,压迫喉返神经出现声音嘶哑等。

【辅助检查】

X线可无异常发现,但大部分患者可能有所发现,例如纵隔胸膜增厚或上纵隔增宽,病变区可见钙化阴影,钡餐检查示食管狭窄,体层摄片示气管、支气管狭窄等。

血管造影有助于了解上腔静脉及其分支的梗阻情况。CT检查亦有诊断价值。

【治疗要领】

本症应与其他疾病引起的上腔静脉梗阻或慢性缩窄性心包炎相鉴别,在不能排除恶性肿瘤时,可作剖胸探查;胸片中纵隔阴影增宽的慢性病例,为明确诊断,也可谨慎作纵隔探查术。通常采取胸部正中切口进行探查,术中应切除有压迫血管或食管的纵隔淋巴结;对无压迫倾向的纵隔淋巴结也应摘取活检,以利明确诊断后进一步外科治疗。

纵隔纤维化病变局限时,可作切除,以解除器官压迫,亦可施行上腔静脉旁路移植术,或上腔静脉成形术,在上腔静脉狭窄处作纵切口,以大隐静脉片拓宽修补以减轻上腔静脉的回流障碍。

此外,针对前述病因作选择性药物治疗。

（王新桥）

# 第二十四节　心包疾病

心包是覆盖着整个心脏和大血管根部的锥形纤维浆膜囊。心包纤维层在其上方和后方与出入心脏的主动脉、肺动脉、腔静脉的外膜相融合。其前方有上下两胸骨心包韧带和胸骨柄及胸骨剑突相联。下方附着于膈肌中央腱,藉此将心脏维持在胸腔中的恒定部位。浆膜层构成心包囊的内层,附着于纤维层内面的称壁层,附着于心肌表面的称脏层。壁、脏两层之间形成一潜在的间隙为心包腔。内有少量浆液,约30ml,起着润滑作用,以减少心脏搏动时的摩擦。心包除维持心脏处于胸腔内恒定的位置外还有起到防止心脏突然扩大,保持血容量恒定,当心室收缩时心包腔内压力下降有助于心房血液充盈,防止肺和胸膜感染时波及心脏及当心脏搏动时对肺的冲撞等功能。由于心包囊的壁层为纤维层,伸缩性小。如心包腔内急性大量积液超过300ml时,会造成不同程度的心脏受压,静脉回心血流受限,心排出量下降,临床上产生一系列症状,称为"心脏压塞"。

心包疾病包括心包炎,心包肿瘤,心包囊肿和先天性心包憩室,先天性心包缺如及心包切开综合征等。

心包膜的壁层和脏层发生炎症称为心包炎。常为全身疾病的一部分或临近组织炎症蔓延,局部损伤等的并发症,原发者少见。根据病因,可分为感染性心包炎:如结核性、细菌性、病毒性、寄生虫等。非感染性心包炎:如肿瘤、风湿、结缔组织病、心肌梗死、心脏损伤、尿毒症、放射性等。不明原因的非特异性心包炎，多数认为亦由病毒引起。国内大组病例统计（1993年），结核性（40.0％），化脓性（11.03％），恶性肿瘤性（9.93％）占前三位。从发病的病理过程，心包炎又可分为急性非渗出性，急性渗出性和慢性缩窄性三种类型。多数心包炎都能自愈或经内科对原发病的治疗后随之康复。急性化脓性心包炎和慢性缩窄性心包炎常需外科处理。

## 一、急性化脓性心包炎

急性化脓性心包炎由化脓菌感染引起，发病率占急性心包炎的第2位，仅次于结核性心包炎。近年来由于多种抗生素的应用，发病率已有明显下降。急性化脓性心包炎起病急骤，全身中毒症状重，心包内积脓难于抽吸，如治疗不及时很易转变成慢性缩窄性心包炎，常需要外科处理。

### 【病因】

致病菌主要为革兰染色阴性菌，绿脓杆菌及金黄色葡萄球菌。而过去的常见菌种，肺炎球菌，溶血性链球菌则已下降。细菌来源主要有：①邻近脏器感染直接蔓延；如肺炎、脓胸、纵隔脓肿、膈下脓肿、肝脓肿穿破等；②胸部外伤直接带入细菌；③身体其他部位感染，如皮肤软组织感染、骨髓炎、脓毒血症、败血症等细菌由淋巴、血管带入心包。

### 【发病机制】

心包感染后早期病理改变主要为心包充血，水肿，大量白细胞浸润，浆膜层心包有绒毛状纤维蛋白及脓性渗出物。炎症可浸润至脏层心包下波及心肌表面。渗出脓性液呈黄绿色，浑浊，粘稠，内含大量脓细胞。脓性液增长较快，积脓达到一定容量，超过30ml，则出现影响心脏舒张，静脉回流受限，心排出量下降等一系列心脏压塞症状。如在早期阶段能得到合理治疗，炎症逐渐消退可痊愈。反之，病程迁延，心包腔内纤维蛋白沉积，纤维化，粘连，心包脏壁两层肉芽组织形成，机化。增厚，钙化形成斑块，转变成慢性缩窄性心包炎。

### 【临床表现】

急性化脓性心包炎多见于幼儿及青年。往往继发于其他严重感染，多发生在败血症中后期。全身毒血症表现为畏寒、发热、多汗、乏力、食欲减退、消瘦、贫血等。心包本身发炎表现为心慌气短、咳嗽、不能平卧。局部心前区疼痛，有时可放射到左肩、颈部，或上腹部。由于心包腔内脓性液渗出积量的变化，临床上可以检查到不同时期的体征。较早期，心包充血、水肿、炎性浸润、绒毛状纤维蛋白渗出。在胸骨左缘或剑突旁可听到来回的心包摩擦音。请病员深呼吸将听诊器贴紧胸壁可更为清楚。随着心包腔内脓液积量的不断增加，心包腔不断扩大，肺脏及肺循环受压，肺部淤血，肺活量减少。心脏压塞加重，静脉回心血流及心排出量受限程度亦加重。病员出现明显的呼吸困难、心悸、咳嗽、不能平卧、烦躁不安。并同时伴有发绀、上腹闷胀、恶心等症状，由于心包腔内大量地积脓，心包摩擦音消失变为心音低远而快，有时在胸骨左缘第3，4肋间可听到第3心音，为心包叩击音。是由于心室舒张受到心包腔积脓的限制，进入心室的血流突然受到阻碍，形成旋涡，冲击室壁而产生。叩诊可发现心界向两侧扩大，并随体位而改变。在卧位时心底部浊音界宽，而坐位时由于积液的下沉，心底部浊音界变窄，心尖部浊音界变宽。一般心尖搏动消失,如能微弱的扪到则在心浊音界的内侧。这可和其他疾病引起的心浊音界扩大做鉴别。静脉压增高,颈静脉充盈,平卧及吸气时更甚。肝脏充血肿大,下肢浮肿,甚至出现胸、腹水等。心排量减低,动脉收缩压下降,舒张压不变,脉压差变窄。有时可摸到奇脉。奇脉是指桡动脉搏动在吸气时变弱或消失而在呼气时复原的一种脉象。产生奇脉主要是在心脏压塞时,当吸气过程中,右室充盈增加,室间隔向后移位,使左室充盈受到限制。同时吸气使胸腔内压力降低,血流进入肺静脉及左房的量增多,充盈增加的右室亦可增加心包内的压力。限制了左室的充盈。以上因素均可使左心搏出量在吸气时减少,结果主动脉压力减低而出现奇脉。奇脉亦可由于肺气肿,支气管哮喘及大量胸腔积液等情况时见到,故它只有在同时有其他心包积液体征时具有诊断价值。

【辅助检查】

1.实验室检查　白细胞增加,中性粒细胞增高,血沉加快等炎症反应。心包穿刺液涂片可找到大量脓细胞,细菌培养可找到致病菌。

2.X线检查　当心包积脓超过300ml时,心脏阴影向两侧扩大,上腔静脉明显增宽,心包腔大量积液时,心缘的正常轮廓消失,呈梨形或烧瓶样改变。增大的心影可随体位改变而变换。平卧位时,心底部增宽呈球形,坐立位时积液下沉,心底部变窄呈烧瓶状。荧光透视或X线计波摄影显示搏动明显减弱或消失。两侧肺野常清晰,无明显充血,可和风湿性心脏病及其他原因引起心衰作鉴别点。

3.超声心动图检查　超声心动图检查是一种简便的非侵入性检查,且迅速可靠,为临床常用。当心包积液少量时,M型超声心动图即可显示心室收缩时左室后壁与后心包壁层间有液性暗区。当积液量超过500ml时,明显呈现心肌回声和心包壁层回声间的暗区隔开。二维超声检查,在心包腔中等量积液时可见液性暗区均匀地分布在心脏周围。大量积液时可显示心脏压塞征象。

4.心电图检查　心电图的改变早期主要是由于炎症侵及心包下心肌而发生心肌受损形的心电图变化。表现为除AVR导联外,各导联ST段普遍抬高,T波低平或倒置。当心包积脓后,除T波变化外,还可见肢体导联QRS波群低电压,此可能因心电被积液诱致分流有关。大量心包腔积液时可见到"电交替"现象。其发生原理是心脏悬在溶液中,渗液将正常节制心脏过度转动的这一心包功能去掉了。心脏在收缩时有更大的自由转动,舒张时较少地回到原来位置。"电交替"现象可为完全性和不完全性。如持续和显著的"电交替"存在,可作为心包积液的有力证据。窦性心动过速为常见心电图。

5.其他检查　如CT扫描、磁共振、核素扫描等都可发现心包腔积液,但多数情况无需用此类检查。

【诊断分析】

急性化脓性心包炎常有发冷,发热,多汗,周身倦怠,白细胞增高等,全身毒血症的临床表现。重笃的周身症状常掩盖了本病的诊断。凡是败血症患者出现临床上不能适当解释的呼吸困难,心动过速,颈静脉怒张,血压下降,脉压变窄等,应考虑到发生化脓性心包炎的可能。诊断的确立除病史及临床表现外可从下列方面取证:

1.疼痛　胸骨后或心前区疼痛,并可放射至左肩,颈部或上腹部。有时须与心肌梗死或急腹症所产生的疼痛相鉴别,化脓性心包炎疼痛在深呼吸或变换体位时加剧,心电图无异常 Q 波出现,可作为鉴别之处。

2.心包摩擦音　在胸骨左缘可听到来回的心包摩擦音心包炎诊断即可成立。有时可能会和来自心脏疾病的双期杂音相混淆。主要鉴别是前者杂音性质呈搔抓样,且盖过整个心音。将听诊器紧贴胸壁可使杂音加强,鉴别不甚困难。

3.心脏压塞征　呼吸困难,心动过速,颈静脉怒张。心界向两侧扩大,心尖搏动减弱且在心浊音界内侧。心音遥远、血压降低、脉压变窄、奇脉等。这可和其他原因引起心衰相鉴别。

4.X 线检查　心脏呈普遍性两侧扩大,心缘正常轮廓及弧度消失。荧光屏透视下心搏动明显减弱或消失。平卧位时,心底影增宽呈球形,坐立位时心底影变窄呈烧瓶状。两侧肺野显示清晰,无明显淤血,这可和心肌病或风心病引起心脏扩大相鉴别。

5.超声心动图检查　可发现心包腔积液的明显暗区。

6.早期心电图　在标准肢体导联常见 ST-T 段升高。随着病程进展,当 ST 段恢复到等电线时,T 波常呈倒置。各导联 QRS 波群表现为低电压。

7.其他　症状严重,有败血症或脓毒血症史。而其他原因引起的急性心包炎则多有原发病症状,一般可做出鉴别诊断。如临床有可疑的病例,应行心包穿刺,抽出脓性液体而确诊。

【治疗要领】

急性化脓性心包炎患者的病情危重,治疗不当死亡率高。当前由于抗生素的发展,发病率及死亡率已有明显下降。治疗原则主要为:

1.控制全身和局部感染　最好在抽去心包脓液进行细菌培养及药敏后,有针对性地选择有效抗生素。采取静脉途径给药。同时必须强调全身支持疗法,高蛋白,高维生素饮食,水及电解质的调整等。

2.排除心包积脓,解除心脏压塞及全身中毒情况　根据不同病期、采取心包穿刺,心包切开引流,心包部分切除等方法。一般早期病例可行多次心包穿刺排脓,局部注入抗生素而治愈。病程较长,周身中毒症状较重,内科穿刺治疗等情况改善不显著或穿刺排脓有困难者应及时进行心包切开引流术。经心包切开引流治疗或内科穿刺等,急性化脓感染已经控制,但愈合迟缓,并有形成缩窄性心包炎趋势者。在全身情况允许下可及早进行部分心包切除术。积极地及早进行心包切除术是近些年来治疗急性化脓性心包炎的观点,切除后必要时可加以置管滴注含抗生素的液体冲洗。这不但有利于在早期控制感染,而且可预防日后发生缩窄性心包炎。

# 二、慢性缩窄性心包炎

慢性缩窄性心包炎常是由于急性心包炎没有及时有效的治疗,使心包严重纤维组织增生,脏壁层粘连,显著增厚,形成一个紧缩在心脏周围的硬壳。限制了心脏的正常舒缩功能。产生一系列循环障碍及器官功能的损害。

【病因】

慢性缩窄性心包炎继发于急性心包炎。在临床上常由于病期较长,其急性阶段难于发觉,就医时已成为慢性缩窄性。故很多病例真正病因尚难确定。根据国内大组病例统计,以结核为主,占40%以上。其次化脓性心包炎占10%左右,另外少数可由急性非特异性心包炎,风湿性心包炎,外伤性心包积血等原因引起。近年来由于抗结核治疗及抗生素等不断地更新和提高,发病率已明显减少。由急性心包炎转变成慢性心包炎的因素不外于:①延误诊断未能及时,正确地进行治疗;②在急性期未能及时对心包腔积液进行抽除;③治疗不够彻底;④对全身营养情况,休息等不能注意。心包炎病期迁延到3~6个月,逐渐产生心包缩窄。

【发病机制】

慢性缩窄性心包炎的病理改变表现为心包增厚,心包腔为纤维组织粘连闭塞,形成一个坚厚的硬壳,约有半数患者可产生钙化斑块。整个心包增厚的部位,程度不一,其厚度可从2~3mm达到1~2cm。一般心室表面及膈面较厚,心房及大血管根部较薄。在下腔静脉入口处可形成缩窄环,下腔静脉回流严重受阻。少数情况在房室沟处呈局限性条索状增厚,缩窄。在临床上表现为房室瓣狭窄的体征。病理切片常仅示瘢痕组织,而不能显示其原发病因的病理特征。因为慢性期间结缔组织增生,肉芽组织消失,瘢痕形成而改变了原来的病理学特征。心外膜下的心肌常被累及。由于长期受到坚厚的心包硬壳包绕,心肌可呈退行性萎缩改变。正常的心包腔内有少量液体,起着润滑作用,腔内呈负压。当心室收缩时心包腔内压力进一步下降,有利于心室回血的充盈。慢性缩窄性心包炎时,坚厚,硬壳般的心包,严重地限制了心脏舒缩功能。静脉回心血流受限,心排出量下降。为了代偿,必须增加心率。在活动时,会产生失代偿而缺氧,呼吸困难。静脉回流受限,静脉压升高,肝,肾等重要脏器淤血。低心排血量又使其供血量减少,造成脏器损害。肾血流量减少可引起水钠在体内潴留,增加了血容量,静脉压进一步升高,产生肢体水肿。肝脏及胃肠道淤血,影响病人食欲。营养状况下降,低蛋白血症,加重了全身水肿。可出现胸、腹水征。由于全身性的淤血,可有皮肤色素的沉着。

有人报道在实验狗中造成心脏不同部位的受压情况,观察其循环变化。发现:左心室单独受压产生肺淤血症状,右心室受压产生腹水,肝肿大及体循环静脉压增高,全心受压同时出现上述两组症状。单独右心房受压,无不良后果。在全心受压的实验狗,如仅将心房部心包剥去对症状无改善。由此可见缩窄性心包炎造成的循环功能出现紊乱主要是因心室受压,这对临床上施行心包剥离术有很大的指导意义,较彻底地剥离双心室及流出道部位增厚心包,对纠正循环功能的紊乱是至关重要的。

【分型】

慢性缩窄性心包炎形成过程的临床表现。某些内科学将其分成三种类型:

1.持续性型　急性心包炎经过治疗后,急性感染的各种表现在2~3个月内逐渐消退。但静脉淤血及其他循环障碍表现反而加重。这类病例心包渗液量大,渗液的吸收和心包增厚,缩窄的形成同时进行,难区分两种病理过程的界限。

2.间歇型　急性心包感染等症状消失后,间隔1~2个月逐渐出现心包缩窄现象,认为这类病例急性期渗液少,吸收快,而心包的反应却较慢,故在较长时间后方形成心包缩窄。

3.缓起型　患者以缓起的疲乏无力,腹胀,呼吸困难,浮肿等症状起病,病程发展缓慢,时愈时发,逐渐加重,常在发病后1~2年间就医而被确诊,追踪病史可能曾有短期发热感染史。临床症状主要为呼吸困难,腹胀,上腹胀痛,浮肿,及伴有疲乏,食欲不振等。由于心包缩窄,静脉回心血流受限,肝脏淤血肿大,重者可达脐下平面。另外膈肌面心包的粘连,影响腹腔内淋巴液的回流,腹腔脏器淤血,引起食欲不振,产生低蛋白血症等,都可为产生腹水,腹胀的病因。肾脏血流量降低,体内水钠潴留,产生周围水肿,多表现在下肢及腰臀部位的可陷性水肿。

【临床表现】

呼吸困难轻者活动后感觉气喘,重者则需端坐呼吸。产生呼吸困难的原因主要是左心回血受阻,心排血量下降,肺淤血,胸、腹腔积液等。

临床检查主要体征为慢性病容、倦怠、皮肤色素沉着,可有轻度发绀,肝脏肿大,颈静脉怒张,腹水,下肢浮肿等。肝肿大甚为明显,上腹疼痛可因此而引起。怒张的颈静脉在心脏舒张期突然塌陷为其特征(Freidreich 征)。腹水为大量或中等量,且较皮下水肿出现得早而明显,可和心衰引起的水肿相鉴别。这种现象的解释认为是环绕下腔静脉及膈肌面的心包严重粘连,压迫来自肝脏及上腹部的淋巴管;影响腹腔内淋巴回流。亦有人认为静脉压升高而有静脉淤血时,末梢小动脉发生痉挛,如静脉压升高发展缓慢但持续存在,则皮下小动脉仍有痉挛的情况,而内脏小动脉不再痉挛,水肿易于积聚在腹腔内。缩窄性心包炎的静脉压升高与一般心衰者不同,多呈长期持续升高,故腹水产生早于其他部位水肿,且程度亦较重。心尖搏动减弱或消失。心界叩诊正常或稍增大。如有胸腔积液,则肋间隙增宽,叩诊呈浊音。胸膜有肥厚粘连则肋间隙变窄。心率快,心音弱而遥远。如无合并其他心脏病,则无心脏杂音。约半数患者可听到第 3 心音(心包叩击音)。亦可合并心房纤颤。脉搏细弱无力。由于心包增厚不受胸腔负压的影响,奇脉较为少见。动脉收缩压降低或舒张压增高而使脉压变窄。前者由于心排量降低而后者则可能和静脉淤血产生反射性小动脉痉挛有关。静脉压增高在 20cmH_2O 以上。大小循环时间测定均有延长。因肾静脉高压,也有见到肾病综合征的临床表现。

【辅助检查】

1.实验室检查 除可能有轻度贫血外,血象一般无明显变化。血沉可稍加快。视病期长短,肝功能正常或轻度改变。低蛋白血症常见,多为白蛋白降低,这可能和肝脏充血不能很好地制造白蛋白,门静脉压上升,影响胃肠道淋巴液回流,淋巴管扩张或破裂,使蛋白丢失有关。病程长者,由于低盐饮食,水钠潴留等因素,血电解质改变应注意。常表现为低钠或低钾血症。

2.心电图检查 心电图检查主要表现为 QRS 波的低电压及 T 波变化。二者同时出现对疑有缩窄性心包炎的诊断是很好的证据。仅有低电压而无 T 波变化则对诊断无帮助。T 波变化,平坦,或倒置,在多数导联中可见到。见到导联越多,病变范围越广泛。T 波倒置越深,心肌受心包病变的侵累越重,粘连越紧,手术剥离心包时可能会越困难。不少病例中呈现 P 波切迹,少数可见右束支不完全传导阻滞,或右室肥厚心电图改变。此型心电图的出现可能反映了主肺动脉压及右心室压力的增高之血流动力学改变。表示缩窄性心包炎的时间已较长,病情重,预后较差。心律一般呈窦性心动过速。较常见的心律失常为心房颤动。

3.X 线检查 X 线显示心影大小正常,部分病例可稍增大。心包增厚或心包腔内少量积液可能是心影稍增大的原因。左右心缘变直,主动脉弓甚小,半数以上病例心影呈三角形。有时一侧心缘僵直,而另一侧心缘膨出,呈"怪形"心。这可能和心包各部位增厚程度不同有关。上腔静脉影增宽。胸部透视或计波摄影可见到心脏搏动减弱或消失。在 40% 以上病例可见到心包钙化,常呈现一个密度增高的环形或弧形影,以左侧位或斜位较易找到。这是诊断缩窄性心包炎重要 X 线征象。有时亦可见到肺门阴影增深之肺淤血征,表示左心功能受累。病程长,病情重者可见到胸腔积液或胸膜增厚。

4.超声心动图检查　超声心动图检查可见到心包增厚粘连,心包腔消失,心室缩小,心房腔扩大。心排血指数下降,心功能不全等。

5.右心导管检查　心导管测压,可见心腔各部位,肺毛细血管等的压力均普遍升高。右心室舒张压明显升高,其压力曲线具有舒张早期低垂,舒张后期显著升高的特点。舒张早期压力曲线低垂是由于高压力的右房血液迅速灌注扩展受到限制的右心室,但右心室很快就被充满,舒张后期压力曲线就显著升高。肺动脉压一般轻度升高。在缩窄性心包炎中一个特征性的压力曲线表现是肺动脉舒张压力,右室舒张末期压力,平均右房压力及上腔静脉压力都大致相等,都在同一个高水平。低心排血量常存在。如通过心导管进行心室或冠状动脉造影,可区分出增厚的心包层,对诊断有帮助。

6.CT 及磁共振检查　可发现心包增厚,心包腔闭塞。被压缩的心腔,有助于诊断。多数不需进行此类检查。

### 【诊断分析】

对慢性缩窄性心包炎做出准确诊断,必须要对病史及检查加以全面的分析,避免只注意到个别症状及体征。临床上表现为腹水,肝肿大,呼吸困难,颈静脉怒张,静脉压持续升高的患者应考虑到缩窄性心包炎的诊断。如在检查中再发现有心脏搏动减弱或消失。心包叩击音,脉压变窄,下肢浮肿,结合 X 线及心电图改变,诊断基本可以确定。在 X 线摄片中发现心包钙化影可作为诊断的重要依据。在个别病例中,可能需要行心导管术,通过其压力曲线的改变或心血管造影来最后确诊。

但应与下列疾病相鉴别。

1.肝硬化　某些轻型的缩窄性心包炎,肝脏肿大常是唯一明显的体征。病程久的亦可有脾脏肿大,脾功能亢进,易与门脉性肝硬化相混淆。主要是后者无颈静脉怒张,体循环静脉压升高,心包钙化,心搏动减弱等。如做食管钡餐造影,后者可见食管静脉曲张。鉴别不甚困难。

2.心脏瓣膜病引起的心力衰竭　尤其是同时三尖瓣病变重者,其静脉淤血,肝大等与缩窄性心包炎相似,但前者可闻到心脏瓣膜杂音,心脏明显增大,下肢水肿较腹水明显等不同而加以鉴别。

3.心肌病　限制型心肌病,由于心室顺应性减退,心室的舒张期充盈障碍,其血流动力学的改变与缩窄性心包炎相似,两者鉴别很困难。尤其是无心包钙化的缩窄性心包炎。但前者心脏两侧增大明显,常可听到奔马律或四音节律,及听到二尖瓣或三尖瓣关闭不全的收缩期杂音。心电图中少见到低电压,而多见到心室肥厚或劳损改变。右心导管检查,前者亦可见到右室压力曲线舒张早期低垂,但曲线不降到基线以下。右心室与肺动脉压较缩窄性心包炎者高,肺毛细血管压高于右房平均压。如进行心脏造影则前者无心包增厚见到。临床鉴别实在有困难时可考虑小切口开胸探查。

### 【治疗要领】

缩窄性心包炎的有效治疗方法为心包剥脱术,内科对症治疗很难恢复病人的活动能力,病期拖长最终以循环衰竭,肝肾功能损害而死亡。影响手术治疗效果的主要因素为手术时机,手术方法的选择,切除心包范围的掌握。一般原则是缩窄性心包炎诊断确定后,应尽早进行手术治疗。时间迁延过久,由于病人一般营养状况,肝肾脏器功能越来越差,增加手术的危险性。另外心肌常合并有萎缩及纤维变性,影响心包剥离手术效果,有时还可能因变性的心肌不能适应在心包剥离后大量进入心脏血流的增加而发生急性心功能衰竭以致生命危险。但手术又必须在病情相对稳定,经过一段严格的内科治疗后方能比较安全的进行。对该类患者的治疗,必须全身和局部并重,全面地综合考虑。经过合理有效的术前内科治疗,有些本来认为不能手术的病例,转变成可以手术治疗,并取得满意疗效。从治疗原则讲,临床上心包的炎性症状消失,体温正常,血沉正常,病人一般情况改善了,即可进行手术。如多见的结核性患者,过早的手术有使结核病灶播散的危险。但如果有些病例结核活动虽未完全控制,可静脉压不断升高,心脏压塞症状迅速加重,仍可考虑在积极使用抗结核药物的情况下进行手术。某些患者,虽经术前积极治疗但循环功能和全身情况仍无明显改善,无法制造良好的手术条件,可考虑在药物辅助治疗的情况下进行心包开窗术。采用分期手术,先解除心脏受压情况,待病情好转后再进行心包剥脱术。

缩窄性心包炎病人进行外科治疗,术前准备是很重要的。营养差,血浆蛋白低,应采用各种方法补充营养。低盐高蛋白饮食,并用辅助药物提高胃肠道消化吸收功能。如有必要可静脉补充人血白蛋白及少量输血,但输入量要小,尤其是速度不能快。为了减轻循环负担,纠正组织水肿,常用大剂量利尿剂,需注意水电解质平衡。心率快是一种增加心排量的代偿功能,洋地黄制剂可使心率减慢而使心排量降低,一般术前不予采用,而多采用利尿剂,在术中解除左心室缩窄后才开始用洋地黄。对于可能是结核性病源的缩窄性心包炎病人,术前应开始抗结核治疗。适当抽除胸腹腔积液以达到改善呼吸功能为目的。

手术切口的选择应根据病变情况,做到既能充分显露病变,又损伤较小。剥离心包应先从左心室开始,后及右室,防止因右心排血量突然增加而左心缩窄尚未解除,引起急性肺水肿。剥离右室流出道至肺动脉根部。最后解除上、下腔静脉入口处的缩窄,这时操作应注意勿破损腔静脉,一般只需切断缩窄环一、两处即可。但若不解除腔静脉口周围的缩窄,术后难以解除浮肿、腹水及改善肝功能。心尖部面亦应剥离,使心尖活动能抬起不受限制。右房表面心包增厚,对静脉压增高影响小,且易剥破心肌,故不必剥离。原则上心包剥离切除的范围,左侧应超过膈神经以后,右侧应达房间隔。要求彻底剥离和切除,但要视具体病例不同情况而定。剥离切除不彻底,手术效果差,容易复发。如果病期长,病人情况差,粘连重,心肌明显萎缩,过分剥离和切除,在术中或术后早期出现急性心肾功能衰竭,甚至达到不可挽救。因此术前要对病情进行细致的估计。术中要高度警惕病情变化,如发现剥离心包后的心肌颜色发白,质薄而软,心腔逐渐扩大,血压不稳,心率增快,心肌收缩无力等。只要将心表面增厚心包剥离切除后即适可而止。左后侧抵达膈神经前即可,在心底部心后侧不必作为分离。同时采用心肺功能辅助的各项措施,以保证患者术后能顺利恢复。在左室和右室及流出道表面心包剥离后,应静脉应用快速洋地黄制剂增强心肌收缩能力。术后必须严格限制液体输入,不必特别补液,术后尿量增多时注意补钾和补镁。

## 【手术并发症】

心脏长期受到增厚的心包硬壳紧固,心肌细胞受到一定程度的损害或萎缩。心包剥脱后,心脏束缚被解除,周围组织水肿的吸收,静脉回心血量增加,心脏一时不能负担过重的工作量。术后容易并发急性心功能衰竭。因此要特别注意观察循环、呼吸,及尿量等。如术后发现心率快,血压低,脉压窄,尿量少,心影增大,呼吸困难,肺底部湿啰音等情况。说明有急性心功能衰竭,对这种情况必须要及早发现及采取预防措施。对缩窄性心包炎术后病人,尤其病程长,病情重者,术后应严格控制液体的补给。并采用胶体液,少用晶体液。注意中心静脉压或左房压,根据其压力控制补液量。给予适当的强心利尿剂。多数情况需要足够的洋地黄制剂和间断地用利尿剂。必要时进行辅助呼吸,防止缺氧,以利改善心肺功能。由于该病患者,术前长期低盐饮食,低蛋白血症,术后应注意电解质的补给,人血白蛋白的静脉输入等,防止低血钾或贫血。对术后恢复都极为重要。

病因为结核引起的缩窄性心包炎患者,术后抗结核药物应继续应用 3～6 个月。

缩窄性心包炎患者,多数因心力衰竭或并发感染而最终死亡。外科治疗为最有效手段。如能早期手术,合理治疗,大多数病员能恢复正常活动和工作。影响手术疗效的因素,主要是能做到早期明确诊断,掌握手术时机,充分术前准备,正确手术操作,做到剥离切除心包不过分且足够。术后严格控制水、电解质平衡和心功能的维护,定能进一步提高手术治疗的治愈率。

## 三、心包肿瘤

心包肿瘤可分为原发性和继发性两大类。原发肿瘤极少见,且多为良性。常见的为脂肪瘤、纤维瘤、血管瘤等。恶性者以间皮细胞瘤和肉瘤多见。

继发肿瘤临床上远较原发肿瘤多见,常见的为支气管腺癌,恶性纵隔肿瘤,食管肿瘤等扩散累及心包,亦有报道来自乳腺癌,血管病,霍奇金瘤和黑色素瘤。

### 【临床表现】

早期多无症状。当有心包渗液,则出现心包压塞症状。常见者为胸闷,心悸,气急,有时出现发热。体征上早期可能听到心包摩擦音。心包穿刺多为血性心包积液,有时可能在穿刺液中找到瘤细胞而明确诊断。通过心脏 X 线检查,心超,CT,磁共振等而作出诊断和鉴别诊断。

### 【治疗要领】

治疗应采取积极态度。良性肿瘤手术切除后效果良好。恶性肿瘤,手术后可明确诊断,并可减缓心脏压塞症状。通过病理诊断还可明确肿瘤细胞类型。然后根据不同类型肿瘤细胞进行化疗或放射治疗,以求得较好的疗效。心包穿刺抽液亦可达到心包腔减压和寻找瘤细胞明确诊断的目的,并可通过心包腔内放置细导管,注射抗癌药物治疗。

## 四、心包囊肿和憩室

### 【发病机制】

1.心包囊肿　是一种属于胚腔性囊肿。在心包发生期间,腔隙及隐窝未能正常进行分离和联合,形成囊肿,是先天性的真性囊肿,与心包腔不相通。

2.心包憩室　心包壁层由外层纤维层和内层浆膜层组成。如纤维层有了薄弱点,心包内的压力增加时,浆膜层可由此向外突出形成囊肿。故可称为是一种后天性的假性囊肿,和心包腔是相通的。

此两者囊内均含有透明、淡黄色水样液体。其镜检囊壁均为单层细胞。常见部位多在右侧心膈角处,但可在心包任何部位。临床表现两者相同。多数无症状,体检时发现。囊腔较大者可有胸闷或胸痛。还可能因压迫而产生咳嗽,气促,心悸等。

【诊断分析和治疗方案】

X线片检查在右侧心膈角处呈半圆形或椭圆形的突出阴影。界限清晰,密度低而均匀。少数可见钙化。阴影的形态和大小有时随呼吸或体位而改变。需与心室膨胀瘤,主动脉瘤,心包或心脏肿瘤,纵隔囊肿等相鉴别。通过人工气胸术可鉴别囊肿的部位。必要时行心血管造影或磁共振检查而做出诊断。

如有症状应手术切除。手术并不困难且疗效好。

## 五、先天性心包缺如

先天性心包缺如,多见于左侧心包的全部或部分缺如,右侧极为少见。男性多于女性,约为2:1。常见的其他合并先天性畸形有:动脉导管未闭、房间隔缺损、法洛四联症、二尖瓣狭窄、三尖瓣关闭不全及支气管囊肿、肺部和肝脏畸形等。

【临床表现】

如无合并其他畸形,多数可无临床症状。常见的症状有胸痛、头昏、劳累后气急,和晕厥等。体检可发现心尖搏动左移,胸骨左缘第二肋间或心尖区听到喷射性收缩期杂音。

【辅助检查】

1.心电图检查　可见到电轴左偏,不完全性右束支传导阻滞,胸前导联中 QRS 波群转变区向左移位。

2.X线检查　左侧心包完全缺如时,显示心脏左移而气管仍居正中。肺动脉明显突出,左心缘被脊柱影遮盖而变为不清晰。部分肺组织突出在主动脉和肺动脉之间或夹于心脏下缘和横膈之间。左侧心包部分缺如时,心影大小及位置 X 线显示均正常,仅见到肺动脉或左心耳部分突出,心血管造影显示左心耳脱出到左心缘之外。

【治疗要领】

左侧心包全部缺如不引起心脏功能紊乱,不必进行治疗。部分左侧心包缺如可能会产生左室部分狭窄而造成心绞痛甚至猝死,故应进行手术治疗。可将心包全部分离切除,亦可进行心包缺如部分修补术。

## 六、心包切开综合征

心包心脏受过损伤,表现出一种以心包炎为主的临床综合征。如因在心脏手术过程中心包心脏受损伤而后出现这个综合征的称为心包切开综合征。如因心肌梗死后出现的称为心肌梗死后综合征,心脏受过外伤后出现的则称为心脏创伤后综合征。它们的临床表现相似,出现在不同的各个情况中。

**【发病机制】**

尚不清楚,该病患者常有抗心肌抗体和抗病毒抗体滴定度增高,故极可能是一种抗体一抗原反应。是一种自身免疫性疾病,亦可能和病毒感染有关。

**【诊断分析】**

心包切开综合征,多在手术后一周起病。主要表现为发热、胸痛。可听到心包摩擦音,常合并胸腔积液,关节疼痛。

辅助检查表现为白细胞增高,红细胞沉降率增快等;X线检查可见心影增大,有时难与心衰之心脏增大相区别。

**【治疗要领】**

由于大部分病人能在 1～4 周内自愈。无需进行特殊治疗。一般采取休息及对症治疗。可采用一些非激素类消炎剂如消炎痛等,症状和体征均能得到缓解而逐渐自愈。

(王新桥)

# 第二十五节　主动脉弓畸形

主动脉弓畸形,又称环状血管症,是指主动脉弓及其主要分支的胚胎发生和发育缺陷,形成其位置、形态、起源、径路、数目或连接的先天性畸形,构成完全的或不完全的血管环。严重的主动脉弓畸形可以压迫气管和食管,引起呼吸困难或吞咽障碍,危及婴幼儿患者的生命。多数患者的环状血管较松,可无症状或仅感吞咽略有不适,在胸部 X 线检查、心血管造影或尸检中偶然发现。主动脉弓畸形在临床上少见,约占先天性心脏病的 1%。提高对该畸形的认识和警惕,对可疑患者采用超声波和心血管造影等检查,有助于确定诊断。治疗原则是将明显压迫气管或食管的环状血管予以切断松解,以消除临床压迫症状。

**【解剖和胚胎学】**

正常解剖是主动脉弓的近心端为无名动脉的起始部,远心端为主动脉峡部,该处有动脉导管韧带附着,也是胸降主动脉的起点。从胚胎学发育可知升主动脉及主肺动脉是由主动脉囊形成,单一的背部主动脉在第 9 节间动脉平面形成。主动脉囊和单一的背部主动脉之间为成对的"腮弓型"主动脉弓只是在发育后期这些成对的主动脉弓(腮弓型)才能转变为单一的主动脉弓(哺乳型)。因此,主动脉弓的范围应该包括由无名动脉起始部至第一对肋间动脉(由第 8 节间动脉形成)之间的主动脉。

主动脉弓的分支有无名动脉,左颈总动脉,左锁骨下动脉和左侧动脉导管(出生后闭合为导管韧带)。由于主动脉弓的各段来自不同的胚胎成分,主动脉弓的畸形必然包括所属各支的许多变异。所以,主动脉弓畸形可以分为许多复杂的类型。

动脉导管不仅是主动脉弓的两个连接分支,而且在主动脉弓畸形的形成和血流动力学改变方面都有重大影响。主动脉弓的位置(左侧弓或右侧弓)对附近的器官如食管、气管可以构成压迫,具有重要临床意义。但降主动脉的位置(在左侧或右侧)临床意义就不大,所以在主动脉弓畸形的分型中经常根据动脉导管的特点和主动脉弓的位置划分各种亚型而不特别考虑降主动脉的位置。

在人胚发育的第3周时,心脏开始发生。至第4周时,发育成为原始管状心,逐渐呈现粗细不均的五个部分。从尾端到头端,依序分别为静脉窦、心房、心室、心球及动脉干。静脉窦的尾端与总主静脉相连。动脉干头端与原始主动脉沟通。后者迅即分成两支,绕过头肠腔,形成一对原始主动脉。胚胎发育头部向前生长屈曲,原始主动脉随同向前延伸摺屈,形成前端弯曲相连的两侧腹主动脉及背主动脉各一对,其相连的弓形部分即第1对主动脉弓。其后,在腹、背主动脉间先后又形成5对主动脉弓。相当于第4胸椎平面,在第6对主动脉弓连接处尾侧,两侧腹主动脉融合成为降主动脉。右侧背主动脉消失,左侧背主动脉留存成为日后的降主动脉,沿脊柱左侧下行。两侧腹主动脉的近端融合于原始单心腔。两侧腹主动脉及背主动脉的头端继续延伸,形成各该侧的颈外动脉及颈内动脉。锁骨下动脉始自胚胎第7颈节动脉。随着胚胎发育伸长,锁骨下动脉向头侧延伸与第4主动脉弓相连接。

各对主动脉弓的转归:第1、2和第5对主动脉弓早期退化消失。第3对形成左、右颈总动脉。右侧第4主动脉弓的远段消失,近段留存为无名动脉,与同侧颈总动脉相连,并且形成右侧锁骨下动脉的起始部。左侧第4主动脉弓转为常位的主动脉弓,依序与源自右侧第4弓的无名动脉,以及同侧的颈总动脉和锁骨下动脉连接,成为主动脉弓的主要分支。第6对主动脉弓的近段参与完成主动脉与肺动脉分隔,并组成左、右肺动脉。左侧弓的远段转为动脉导管,出生后闭塞成为动脉导管韧带,右侧弓消失。

## 【病因】

主动脉弓的畸形在发生学上看表现为正常应退化的血管仍保持开放,而正常应开放的血管发生了退化。常易发生畸形的位置在左右背主动脉根和左右第4主动脉弓。动脉导管存在与否在血管环的形成上有重要的作用。降主动脉的上端可分为左侧或右侧弓,相应侧动脉导管的存在决定了血管环的存在。由此可形成如下在外科上有意义的主要畸形:

1.双主动脉弓　　左和右主动脉弓于前和后方环行将气管食管包绕。常需切断左前弓以解除压迫。

2.左主动脉弓伴食管后右锁骨下动脉　　实际上未形成真正的环,但当右锁骨下动脉出现瘤样扩张时可压迫食管。常见迷走右锁骨下动脉,其发自降主动脉上端,左锁骨下动脉远端。

3.右主动脉弓伴食管后左锁骨下动脉和左动脉韧带　　左锁骨下动脉发自右降主动脉,再有动脉韧带参加形成环。切断动脉韧带或未闭动脉导管即可缓解症状。

4.主动脉弓中断　　也是弓部畸形之一通常升主动脉供应上半部循环,而下部血供经动脉导管与降主动脉连接供血。升主动脉的内径与患者预后相关,小的升主动脉可伴存主动脉闭锁和左室发育不良。

5.其他　　迷走左肺动脉可异常起源于右肺动脉而走行在气管食管之间造成气管或右支气管压迫,形成气管狭窄。

**【诊断分析】**

多数典型患儿症状表现为:发病年龄小(生后 6 个月内),发育差,呼吸困难和反复肺感染。呼吸症状受颈部体位的影响,当颈弯曲时症状加重。喂养时症状加重。

食管造影可显示异常血管造成的压迹。但需引起注意的是婴儿食管造影应采用碘油或水溶性造影剂,吞钡可造成误吸。胸部 X 线片可显示气管受压征象,有的患者可出现阻塞性肺气肿或肺不张征象。

诊断确立内容包括:是否有血管环存在?如果存在是否有足够的症状体征需行外科手术治疗?属于哪种血管环的病理解剖分型?

在血管环畸形中双主动脉弓病变最为常见。两弓可汇合成降主动脉或不汇合而形成双降主动脉。动脉导管双侧并存者少见,单发者可居左或居右。双主动脉弓的大小常不一致,常见大的右后弓及小的左前弓(约占 75%)。双弓口径相等者仅为 10%。患迷走右锁骨下动脉的多数患者可无症状,但在高龄患者可出现瘤样扩张,栓塞和上肢缺血。少数患者可早期即有症状,表现为气管食管受压出现刺激性干咳,声音嘶哑和吞咽困难等。迷走左肺动脉可影响气管软骨环的发育。气管受压可产生两肺过度通气,常右侧重于左侧。患儿出生后即可有呼吸困难,窒息,发绀等症状。X 线片显示右肺过度通气,气管偏健侧。侧位食管造影可见食管前缘压迹。肺动脉造影可明确诊断。

患者可无明显症状,仅在胸部 X 线检查和食管造影时发现。食管造影显示在不同部位可见畸形血管压迹。双主动脉弓在后前位食管造影片上可见食管两侧均有压迹。迷走右锁骨下动脉可在侧位食管造影片上显示压迹。

有症状患者主要表现为气管或食管的压迫症状。症状出现的时间和程度与病变类型相关。严重压迫者在婴儿期即出现呼吸困难和喘鸣,反复呼吸道感染,喂养困难并智力发育迟缓。

气管狭窄状况可在 CT 或核磁检查中显示。气管镜可用于诊断气管狭窄或软化。如采用对比剂造影可造成气道的完全阻塞,应列为禁忌。

**【治疗要领】**

1945 年 Gross 首次成功施行了左前弓切断术。1954 年 Potts 首先处理了迷走的肺动脉。一般手术切口可采用左第 4 肋间后外侧切口径路。

1.手术适应证　气管和食管有明显压迫症状者应行手术治疗,要防止患者突发窒息死亡。

2.手术方法

(1)双主动脉弓可于左颈总动脉和左锁骨下动脉间切开血管环(即将左弓切断)。由于多数病例左右弓大小不等,因此手术应选择切断较小的弓以解除压迫。切断的位置一般在锁骨下动脉远端。如两弓大小相等,可考虑切断右弓。为达到松解的目的,同时还需要将动脉韧带或未闭动脉导管切断和将切断后左弓远端缝合到椎前筋膜上。

(2)有症状的迷走右锁骨下动脉应行切断处理。成年患者该血管切断后可出现锁骨下动脉窃血综合征,此时因行血管重建术,方法包括右锁骨下动脉远端与主动脉弓吻合,或与右颈总或无名动脉吻合;也可同时结扎同侧椎动脉。

(3)对迷走左肺动脉异常的处理可采用将其切断后移位到气管前再与肺动脉吻合;也可行

右侧支气管切断移位后重新吻合。但由于气管切断吻合带来的问题较多,所以提倡采用血管移位矫正的方法。

**【手术并发症】**

为防止肺部并发症,尤其是肺炎和肺不张及呼吸功能衰竭。术前即应重视肺部感染的抗生素和物理治疗。营养不良的患者应在术前即给予营养支持治疗。

因气管受压狭窄,在麻醉插管时要防止插管损伤。术后则要警惕气管发生软化,这在气管插管拔除后可带来窒息的危险。残余呼吸道的梗阻及喘鸣有时可见在数年后减轻或缓解。

手术中要防止喉返神经损伤,因为在该症患者的喉返神经可有变异发生。如双弓患者其可绕主动脉或动脉导管。在有迷走锁骨下动脉者其可绕甲状腺下动脉。

手术中血管从食管和气管分离时要防止损伤食管和气管,否则会造成气管胸膜瘘。

迷走左肺动脉矫正手术后可发生左肺动脉栓塞,常与血管发育不良,手术矫正不良,成角等有关。术后发生左肺动脉栓塞后不考虑再手术处理,因其常无症状,手术再矫正常再失败。

（朱华年）

# 第二十六节　　主动脉缩窄

主动脉缩窄的发病率在医院先天性心脏病中约占5%。男性较女性多见,男女比例约为4～5∶1。成人病人平均自然寿命为40岁左右,可发生心力衰竭,脑血管意外或主动脉破裂等而死亡。

**【分型】**

在1903年Bonnet将主动脉缩窄分为婴儿型(导管前型)和成人型(导管后型)。在婴儿型中,可见60%并有较长节段的主动脉发育不良狭窄。

1.导管后型　　此型基本为局限隔膜样狭窄,缩窄部的内径可为0.5～2mm。左心室常伴肥厚,同时一半患者可有双叶主动脉瓣。成人期该型患者可因主动脉破裂,颅内出血,心衰,心内膜炎和夹层动脉瘤造成死亡,而婴幼儿期死亡的主要原因为心衰和伴存的心脏畸形。股动脉搏动缺如或减弱可提供诊断的线索。上下肢血压的高低差别可确定本病的存在。

常见并存畸形为动脉导管未闭,约占20%。当肺动脉高压存在时,有时可造成上下肢差异性发绀。左锁骨下动脉偶可发自主动脉缩窄的下方,此时左上肢血压可显示较低,而右上肢血压高。当左锁骨下动脉发育不良时可呈现无脉。如果右锁骨下动脉也异位起源于主动脉缩窄下方则四肢均可呈现无脉。此时可并有左室肥厚的心电图。

2.导管前型　　本型患者在生后早期动脉导管常保持开放状态,成人患者在手术中约16%动脉导管已闭合。动脉导管内血液流动的方向取决于肺和周围血管的阻力差。多数情况下体循环的周围阻力超过肺动脉,由此导致双向血流,即收缩早期血流从右室到降段主动脉,而后血流又流向肺野。导管前型又有三种亚型:导管入口部局限性狭窄(40%);导管入口到左锁骨下动脉节段狭窄(40%);狭窄从动脉导管延伸到主动脉弓(20%)。狭窄节段越长者伴有的心脏畸形越复杂,由此其较之导管后型死亡率高。

主动脉缩窄患儿死亡常发生在 1 岁内,死亡患儿常有其他心脏畸形并存,80%的患儿有心衰。常见的并发畸形为:64%存在动脉导管未闭,32%存在室间隔缺损,10%并有大血管转位及 6.5%并房间隔缺损。单纯主动脉缩窄在患该症婴儿中仅占 18%。超声心动图在诊断并存的畸形上具有重要的作用。

## 【发病机制】

1.侧支循环　主要发生在锁骨下动脉及其分支,而肋间动脉,乳内动脉,肩胛周围动脉,胸侧壁动脉,脊髓前动脉和内脏的一些动脉均参与侧支循环以保证机体下部的血流供应。X 线胸片上有时可见血管扩张压迫造成的切迹。导管前型主动脉缩窄在婴儿期即可见侧支循环形成。由于侧支循环的存在,临床常见患婴能够存活而无需顾虑动脉导管自然闭合。

2.缩窄段上下血压变化　患本症的婴儿生后即可表现出主动脉缩窄段以上的高压和以下的低压。高血压的原因被认为还有肾性与机械性的影响因素。手术解除梗阻后,缩窄上段的血压迅速降下来,术后数月至数年血压可继续下降。

## 【诊断分析】

在临床上遇到任何婴幼儿有心脏杂音,呼吸困难或有心衰的征象及发绀型先天性心脏病时均应排除本病的存在,尤其生后前 3 个月有进行性心衰发生者。而后应检查上下肢的血压,检查是否有股动脉搏动的减弱。

心电图可显示正常或左,右心肥厚的征象。X 线胸片心影稍扩大,常伴肺门与肺野的充血表现。主动脉造影可确定诊断。

有的主动脉缩窄患者在生后 2 周内可因并存呼吸窘迫症,败血症,肺不张,气管食管瘘,肺炎及心衰造成早期诊断困难。非心源性原因的病变常成为造成死亡的主要原因。

1.成人型主动脉缩窄(年龄>1 岁)特点　临床上 95%的患儿常无症状,体查时因发现心脏杂音或血压高而行进一步检查时确诊。仅 5%的患儿有因心衰产生呼吸困难的症状。一般首诊的年龄在 4~5 岁,且发育良好。通常在胸骨上窝可见血管搏动。少数儿童可见肩胛周围侧支血管搏动。最重要的诊断发现是上肢血压高而下肢血压低。上肢收缩期血压可达 110~220mmHg(平均 140~145mmHg)。股动脉搏动约 3/4 的患者不能触及,下肢血压常为 60~100mmHg。心电图在 1 岁以下者多为右心负荷型,而 1 岁以上者为左心负荷型为主。绝大多数患者于胸骨左下缘可闻及收缩期杂音,其常传导向背部或心尖。杂音性质不像肺动脉狭窄或室间隔缺损那么粗糙。心前区触及不到震颤。这种类型的杂音合并胸骨上窝的血管搏动高度提示本症。

心电图显示 1 岁以上的患者有 71%合并左心室肥厚。在并有室缺和动脉导管未闭者可产生肺血管的梗阻型病变,心电图可显示右心室肥厚或负荷增大图形。

X 线检查心脏大小在正常范围者占 45%,而轻到中度扩大者占 50%。心脏外形变化不一。在有并存畸形时如 VSD,PDA 或 MI 者,心影可明显增大。33%1 岁以上患者可见肋骨上侧支血管的压迹。在左前斜位观有时可见由主动脉缩窄部显示的 E 形征。透视下心脏左上缘可见明显的搏动。

心血管造影可清楚地显示主动脉弓和主动脉缩窄以及侧支循环,同时可显示动脉导管内血流的方向和乳内动脉及锁骨下动脉分支与肋间动脉交通的状况。选择性造影可诊断并存的心脏畸形。

血管并发症发生在婴幼儿期罕见。脑出血,脑血栓形成,主动脉破裂和坏死性动脉炎偶可在较大年龄者遇见,尤易发生在 20 岁以上患者。在合并主动脉瓣两瓣化时可有主动脉瓣反流发生。

2.年龄小于 1 岁主动脉缩窄特点　本组患者在临床诊治上具有一定的特殊性,其心衰发生率和死亡率均较高,原因为同时并存 L-R 的分流畸形,尤其是存在未闭动脉导管及高血压。如果想到婴儿心衰最常见的原因之一是主动脉缩窄,或查体时触诊股动脉,则早期诊断率可望提高。6 个月内行手术治疗或死亡后尸检的患婴几均有动脉导管未闭。同时要注意到具该症的患婴常并存多种复合畸形。导管前型较之导管后型者明显严重。

在症状和体征上其与成人型相类似,但本组患者可有发绀。80% 的患婴就医时有呼吸困难的表现,呼吸率可达 40～120/min。最早的就医时间甚至可在生后 48h。发绀的发生与并存复杂先天性心脏畸形相关,如大血管转位或单心室等。心脏杂音可出现在一半患者,主要位置在胸骨左缘第 2～3 肋间。心衰可在 1 岁前就医的患者中占 70%。重症患者可有肺水肿出现。心脏可有不同程度的扩大。心衰出现后上肢的血压可出现下降并接近下肢。

心电图检查在导管未闭的患婴生后头两个月均显示右心室肥厚。但右室肥厚的图形并不能鉴别是导管前或后型。而左室肥厚的图形则提示或为导管后型或为导管前型并动脉导管已闭合。如果心电图表现在左心前导联为左心室负荷同时并 T 波倒置,其提示主动脉缩窄并心内膜弹力纤维增生症。

婴儿主动脉缩窄症的 X 线心影均有扩大而外形则相当不一致。多数患者左心缘饱满有时心尖上翘,有时心尖可圆隆并指向下方。导管或后型在 X 线表现上并无明显的不同。心衰存在时肺野可见充血。在有大的动脉导管时肺门充血并有搏动。婴儿行吞钡检查常可获得有用的信息,常可显示左主动脉弓和狭窄后扩张造成的压迹。主动脉造影可清晰显示出缩窄和侧支循环的位置和程度,由此可鉴别导管前或后型。在导管未见造影剂充盈者并不能排除导管前型的存在,因为血流可由肺动脉流入主动脉,或肺动脉与主动脉压力相等。

导管前与导管后型主动脉缩窄有区别,导管前型者心衰常发生在生后第 1 个月内,有时具有弥漫主动脉弓发育不良;导管后型者心电图显示常为左心室肥厚。在动脉导管已闭合时,此两者则无鉴别的必要。

本病需与高血压病或其他症状性高血压相鉴别。由后天性炎症引起的多发性大动脉炎可以导致主动脉炎症性狭窄,其临床表现和辅助诊断检查发现与先天性主动脉缩窄相类似,其难鉴别。但前者狭窄段往往较长,且常多处动脉受累,可作鉴别的参考。

【治疗要领】

1.手术适应证与手术时机　有约接近一半的患者由于存在体征或症状而不得不在 1 岁前施行手术治疗,不行手术治疗者,大部分死亡发生在生后第 1 周。但在这一年龄手术必然给诊断和治疗上带来许多问题。其中约 2/3 的患者为导管前型,其症状和体征的出现常在生后 6 周。在生后数月行手术治疗者因并存的畸形同时矫正造成病死率较高。随心衰治疗及术后护理的进展,病死率可望有下降。手术成功后患婴临床状况迅速增进,心衰好转,体重增加,大多数可逐渐恢复到满意的血压水平。

1 岁内有心衰症状和体征的患儿可见有少于 1/3 的患儿为成人型,可行非手术治疗。心衰的发生常见于生后 1~2 个月。而婴儿型者则较复杂,尤其是存在动脉导管未闭,肺动脉高压和血流经导管反向流动者。

外科将婴儿主动脉缩窄分成三型:Ⅰ 型:体检时偶然发现,无心衰表现。此类患者可任其自然发展到适当时机手术。Ⅱ 型:生后头两个月有心衰但无并发畸形。如其在首诊时并非过度衰弱,其可对洋地黄等治疗有良好的反应,因此而无需立即手术。洋地黄的治疗可能需要数月。如对洋地黄治疗反应不好,则应考虑外科治疗。Ⅲ 型:生后头两个月有心衰且有并发畸形,尽管外科病死率高,但仍低于药物治疗组。心衰发生越早,死亡率越高。诊断一确立即应行洋地黄治疗。在 8~12h 内可洋地黄化。同时予以吸氧和利尿处理。在状况稳定后即行手术治疗可提高存活率。手术同时应闭合动脉导管,至于室缺应视不同状况或暂不处理,或行肺动脉环缩姑息术,或有条件时行室缺修补。有的未行处理的中、小室缺在观察中随时间发展而变小。

2.手术效果　儿童期手术有良好的预后。手术应在 8 岁前进行。有研究认为,在 4~6 岁手术较 10~15 岁手术者术后血压可有更为明显的下降。

如果患儿状况良好且无并发病变,手术的时间可等待到年龄 4~5 岁再予以考虑。此时手术主动脉的发育已有足够的内径,使足够的血流供应发育成长的下肢。研究显示在 8 岁时主动脉的内径已达到成年内径的 72%。在有特殊情况存在时,手术时间则不应延迟,如充血性心衰或慢性心衰和合并的畸形会造成肺血管不可逆的病变或危及生命时。合并室缺的患者肺血管阻力可进行性增高。合并未闭动脉导管时要视导管分流大小产生的影响决定手术时间。

如果不行手术治疗,从自然病程看在 20 岁左右有相当数量的患者会发生死亡。手术在 20 岁左右进行者,术后并发症的发生率大大增加,如充血性心衰,脑血管出血和心源性骤死。在 30 岁左右手术者手术的风险可因血管弹性差,动脉硬化,造成侧支循环的大量出血而明显增大。

3.手术方法　可选用缩窄段上下主动脉血管对端吻合,这在婴儿期更为简单易行。儿童患者因血管组织较柔软通常无需置入移植物,研究表明吻合部随年龄可有生长。最初由 Grafoord 和 Nylin 于 1945 年报道。这一方法应优先考虑施行。为便于断端接近吻合,常需切断缩窄远端的第 3,4 肋间动脉及动脉导管行切断处理。但肋间动脉的结扎数目应尽量减少。主动脉的吻合采用 4-0 或 5-0 线。可行后壁连续缝合后前壁间断缝合希望有助主动脉吻合后的生长。

但在某些特殊状况下如:有较长缩窄段,有血管瘤形成,有上下端血管内径不适配及有技术上的并发症时,应选择置入人造血管或补片修补方法。成人可选用 16mm 的人造血管行再缩窄的旁路移植术。同种人造血管因有数年后发生钙化的倾向,因此通常选用 Gore-Tex 或涤纶人造血管或用各种类心包片较为理想。

自体左锁骨下动脉翻转进行修补:锁骨下动脉蒂片修补法由 Waldhausen 和 Nahrowold 于 1966 年报道。有建议在行此手术的同时将椎动脉的起始部结扎以防脑部血流入上肢的盗血综合征。在处理左颈总和左锁骨下动脉并有弓发育不良者,可采用锁骨下动脉蒂片逆翻转法。

手术处理中：①要注意防止损伤迷走神经；②胸部切口可遇到丰富的侧支循环需缝扎处理并压迫减少出血。肋骨床进胸可能优于肋间进胸途径。游离主动脉后壁时要防止支气管或食管动脉损伤造成严重出血；③缩窄上部主动脉后方发出在弓与颈总动脉下内行的 Abbott 动脉可为瘤样，也要防止破裂；④术毕应行修补上下压力测定以估价手术的效果。

**【手术并发症】**

据大组报道，年龄 1 岁以上的外科手术病死率约为 2%。病死率高低与是否同时存在瘤样变或动脉硬化改变相关。1 岁以下手术的病死率则较高，尤其新生儿期更高。死亡患者多因并存畸形需同时矫正。抗心衰治疗和术后护理的进展可使病死率得以减低。

术后出血为严重并发症可导致死亡。可见肋间动脉或吻合口出血。

术后长期随访观察血压恢复的状况：大部分患者仍处在平均压正常值之上。据统计约 24% 的患者术后可有不同程度的高血压仍存在。

有的术后初期血压下降后可有反应性的上升，这种血压上升可延迟至术后 1~3 周。有报道占 30% 的发生率。这类患者术后早期易并存腹痛。一般腹痛可用镇静剂和降压药。有的严重腹痛足以误导行剖腹探查。这种腹痛与术后高血压及下半身术后血流增加血管产生反应痉挛或肠系膜血管炎相关。

有报道术后截瘫的发生率为 0.41%。手术后截瘫的发生原因：原发者可由于脊髓动脉的血栓形成，其原因不明，可能因主动脉钳夹过久。术中采用低温可能有助减少这一并发症。有认为术中阻断部分以下的压力应在 40~70mmHg 才安全，达不到此压力者应选用左心转流以保护脊髓和腹腔脏器。也有人对选择病例采用 Gott 分流或左心转流方法以期使阻断下的降主动脉得到灌注。有认为术中应尽量不阻断左锁骨下动脉，使侧支血流能达到下半身。

1 岁以内行端端吻合手术者尽管早期效果良好，数月数年后偶可有术后再狭窄发生。但在 1~2 岁时手术则再狭窄的发生较为罕见。再狭窄发生的原因可见于：初期修补不当如锁骨下动脉蒂片较短或残留缩窄以上的弓发育不良，吻合部生长不良，缝合线部位纤维化，血栓或纤维瘤形成等。再狭窄的发生率报道 11%~42%。术后上下压差>30mmHg 可先考虑介入治疗。再次手术解除狭窄可采用人造血管旁路搭桥或血管置入。

采用人工材料行主动脉补片成形者在术后晚期（20 年）可能发生动脉瘤。

（朱华年）

# 第二十七节　房间隔缺损

**【病因】**

房间隔缺损的确切病因不十分清楚，许多资料表明遗传性疾病、孕妇在妊娠 3 个月内患风疹或服用反应停等均可能导致房缺。房缺的发病率在先天性心脏病中占第 5 位，约每 13500 名小于 14 岁的儿童中占 1 例，男女之比为 1:3。1982 年，黄铭新等统计上海地区 4043 例先天性心脏病，其中房缺 1054 例，占 26.1%，为同期统计先天性心脏病之首。

在胚胎发育的第 4 周末，原始心脏开始分隔为 4 个房室腔。心房间隔缺损乃是原始心房分隔过程的异常,在左右心房之间仍残留未闭之房间孔。于胚长约 4mm 时原始心房内壁的后上方逐渐隆起形成一个新月形薄壁,称为第 1 房间隔,它向下延伸向房室孔方向生长,最后和中心心内膜垫会合,将单腔的原始心房初步分隔为左心房和右心房。第 1 房间隔尚未完全和心内膜垫会合时,两者之间的孔口称为第 2 房间孔或原发房间孔。第 1 房间孔闭合后在第 1 房间隔的根部自行吸收穿孔继续保持左右心房间的交通,此孔称为第 1 房间孔或继发房间孔。与此同时,第 2 房间孔的右侧又被由前向后生长的间隔所遮挡,此间隔称为第 2 房间隔。第 2 房间隔实际为下缘凹陷的新月形,构成卵圆窝的缘,在第 1 和第 2 间隔之间仍然保持相当的间隙,称为卵圆孔。胎儿的血液即经过卵圆孔由右心房流入左心房以保证胎儿的血液循环。如果第 1 房间孔未闭即构成原发孔型房间隔缺损,如果第 2 房间孔过大或未被第 2 房间隔遮住,则称为继发孔型房间隔缺损。

## 【分类】

通常根据缺损部位的不同而分为四型。

1.中央型　或称卵圆孔型缺损,是继发孔缺损中最常见的一种类型,占 75％左右。位于房间隔的中心,相当于卵圆窝的部位,四周有完整的房间隔结构,直径 2～4cm 不等,常可在直视下直接缝合,不易损伤邻近的重要组织。

2.下腔型　较少见,约占 12％,缺损位于房间隔的后下部位,缺损没有完整的房间隔边缘,它和下腔静脉入口相延续,心房后壁构成缺损的后缘。下腔静脉瓣的下端和缺损边缘相连,在下腔静脉瓣很大的病例,手术缝合缺损时注意不要把下腔静脉瓣误认为缺损边缘,否则,可能把下腔静脉隔入左心房。下腔静脉瓣位于下腔静脉孔的前方,呈半月形,左端附于卵圆窝缘,右端附于右房壁,此瓣在成人时甚少或无。

3.上腔型　占 4％,又称为静脉窦型缺损。位于房间隔后上方,缺损与上腔静脉口没有明确界限,卵圆窝可能仍在正常位置,这种缺损常合并右上肺静脉畸形引流。如果直接缝合容易造成上腔静脉入口处狭窄,通常在体外循环下补片闭合缺损。

4.混合型　兼有上述两种以上的巨大继发孔缺损,由于缺损大,直接缝合缺损易致缝合缘撕开而残存分流,所以,多主张补片闭合。约占 8.5％。

## 【诊断分析】

单纯的房间隔缺损一般在儿童期并无任何临床症状,较大的房间隔缺损到青年期以后,即 20～40 岁才开始出现症状。而较小的房间隔缺损到 50～60 岁才出现症状。多数房间隔缺损在健康体检或患其他疾患,如感冒,医生查体时才发现。因此在胸骨左缘第 2～3 肋间闻及 I～II 级柔和的吹风样杂音或胸部 X 线检查发现右心房及右心室扩大时应高度怀疑房间隔缺损。让患者做二维超声心动图即可确立诊断。

本病可与下列疾病相鉴别:

1.部分房室管畸形　在患者的心前区常能听到二尖瓣反流的收缩期杂音。心电图很有鉴别意义,与继发孔型房间隔缺损不同,心电轴可左偏,并可有左室肥大的表现。二维超声心动图示房间隔回声失落,常伴有二尖瓣前叶中间裂隙。

2.冠状窦型缺损　冠状窦型缺损是一种特殊类型,有人将其归入房间隔缺损,称之为冠状窦型房缺,也即冠状静脉窦左房瘘。这类缺损实质上是无顶冠状窦综合征的一部分。冠状窦完全或部分与左房相通，而冠状窦开口仅仅是房间隔上的一个洞，允许左、右心房交通。这种病例很少见，据 Cooley 等报道(1974)，心导管检查时可发现低位心房水平有左向右分流的证据，切开右心房，未见房间隔缺损，而冠状窦口有扩大，切开左房可发现冠状静脉窦区有一缺损。可通过左房径路补片修补缺损。

3.单纯原发孔型房间隔缺损　指房室瓣未被累及，二尖瓣没有切迹，只是在冠状静脉窦开口的前方残留房间隔缺损，缺损的下缘即为左右房室环的结合部，缺损的前方接近主动脉壁，缺损的后缘接近房室结，单纯原发孔缺损并不多见。

4.单纯左室-右房通道　这是指膜样间隔心房部的缺损，位于三尖瓣隔瓣之上和二尖瓣前瓣之下，房室瓣通常无畸形，缺损小，和主动脉瓣环相连，由于房室瓣未受影响，又同时涉及到左室和右房，这类畸形的归类至今尚未完全统一。超声可见局部分流现象，心导管检查可发现右房血氧高。

5.左上腔静脉、肺动脉狭窄及合并二尖瓣病变　合并二尖瓣狭窄(先天性或后天性)称为鲁登巴赫综合征及二尖瓣关闭不全。二尖瓣关闭不全可能由二尖瓣裂(先天性)和二尖瓣脱垂，后者是由于左向右大量分流导致右心室负荷重，室间隔右移，引起左室几何形态改变所致。右心室容量负荷过重引起的三尖瓣关闭不全常常是由于三尖瓣环扩大所致，少数病人需要在修补房间隔缺损术中予以处理。以上的伴随畸形在术前应予明确，以便在术中进行相应处理，关于 Holt-Oram 综合征在临床上比较少见，是先天遗传性发育异常的疾病。特点是房间隔缺损合并其他畸形，如拇指不发育或发育异常，上肢短缩、桡骨及指骨异常等，有时可合并泌尿生殖系异常、肛门闭锁等。

6.分部分型和完全型肺静脉异位连接　部分型者常合并房缺。临床症状较单纯房缺为重，好在单纯房缺的手术修补方法和部分肺静脉异位连接合并房缺的手术方法大同小异，故鉴别诊断意义不太大。完全型者也常合并房缺，临床表现更为严重，患者常有轻到中度发绀，杵状指(趾)，发育差，有时心脏 X 线相呈"雪人征"，超声心动图发现垂直静脉，心脏后的肺静脉共干和扩大的冠状静脉窦口。肺动脉造影可明确肺静脉异位连接部位和有否肺静脉狭窄存在。

【治疗要领】

房间隔缺损的外科治疗在早年体外循环尚未出现之前，采用浅低温，阻断上、下腔静脉，直接缝合修补。随着体外循环的出现，这一手术方法已被淘汰。开始采用体外循环下，阻断升主动脉，在安静、无血的情况下进行房间隔缺损修补，这是目前广泛采用的比较安全的方法，同时可以处理合并的畸形。也有些学者在常温下不用体外循环，从心房进针，从房间沟出针直接缝合房间隔缺损。这种方法适用于中央型中等大小缺损。优点是不用体外循环，减少花费，避免体外循环带来的并发症，缺点是不能同时处理合并畸形，有时会撕裂房间隔组织形成残余分流，目前使用较少。近年来，采用介入治疗方法用房间隔栓堵器来闭合房间隔缺损成为房间隔缺损治疗的一种新方法，随着该技术的进一步发展，花费降低，有望应用于更多的病例。采用周围体外循环，经胸腔镜修补房间隔缺损在国外有多家医院试用。到目前为止，在国内，仅西京医院心脏外科开展这个工作。不用体外循环采用右侧胸部 2cm 的小切口，经右房直接推送房间隔闭合器修补房间隔缺损的方法创伤较常规方法为小，花费比介入方法少，有一定的发展前景。

1.手术适应证 房间隔缺损,即使缺损长径在 2cm 以上时,在儿童期,甚至青年期,由于心脏的代偿,也无明显的症状。因此确定是否手术修补房间隔缺损,主要依据二维超声心动图确定缺损的大小,如果缺损在 10mm 以下,大多数学者认为没有必要手术。大于 10mm 以上的缺损,认为在学龄前 4～5 岁时予以修补比较适宜。如果延至青年期,甚至中年期,心功能大多已有不可逆的损害,手术后远期效果不如儿童期时手术。

2.合并肺动脉高压的手术问题 房间隔缺损出现肺动脉高压比室间隔缺损晚。但合并中度以上肺动脉高压的房间隔缺损术后的危险性比合并同样肺动脉高压的室间隔缺损大。因此,对于合并中等度肺动脉高压的房间隔缺损术后的处理要特别小心。合并重度肺动脉高压的房间隔缺损手术后多数会出现肺部或右心功能不全的并发症。如果 X 线检查发现肺血减少,心影不大,特别是右心不大,彩色多普勒发现较多的右至左分流,大多数不考虑手术。

3.手术方法 修补房间隔缺损的具体方法有直接缝合,也可用补片修补。房间隔缺损巨大、缺损前缘组织十分薄弱、上腔型缺损、下腔型缺损、冠状窦型缺损以及左房过小,必须用补片修补。补片的材料可以用人工涤纶补片,也可用自体心包。对于有二尖瓣反流患者,用心包补片可以减少术后溶血。另外,需特别注意的是在修补房间隔缺损同时矫正合并畸形。

## 【手术并发症】

除一般手术及体外循环的并发症外,不论采用何种方法修补房间隔缺损的并发症均较少,死亡率接近于零。房间隔缺损手术主要并发症有心律失常、急性左心功能不全;但与外科手术技巧有关的有残余分流和右向左分流等。

1.残余分流 偶尔可见房间隔残余分流,特别是采用非体外常温下直接缝合方法。发现残余分流大多数依靠二维超声心动图及彩色多普勒。如果在术中发现有残余分流,应重新予以修补。如果在术后发现,小的残余分流可不予处理,大的残余分流必须再次手术予以修补。

2.右向左分流 术后出现右至左分流是一个严重并发症。术后作血气分析会发现血氧饱和度低于 92%,二维超声心动图及彩色多普勒会发现右至左分流。产生的原因很可能是误将下腔静脉瓣当作缺损下缘予以缝合,将下腔静脉隔入左房侧。另一可能原因是修补下腔型缺损时,缺损的下缘缝合不严密所致。为此,在修补下腔型缺损下缘时,宜在左房后壁进针。凡确定心房水平有较大右至左分流时,应再次手术予以修补。

(朱华年)

# 第二十八节　房室管畸形

房室管畸形又称心内膜垫缺损,房室通道,房室间隔缺损等,是由于胚胎期间背、腹侧心内膜垫融合不良,原发房间隔发育停顿或吸收过多导致的一组先天性心脏畸形群,变异多,合并畸形常见,其发病率占先天性心脏病 4%,是心脏外科首先可以进行完全纠治的复杂先心病之一。

1936 年 Abbot 首先描述原发孔房间隔缺损和共同房室通道,Edwards 提出"部分性"和

"完全性"房室道通定义。之后 Bharat 和 Lev 以"中间性"描述在部分性和完全性之间的过渡病变。1958 年 Lev 指出这类畸形的传导组织位置,对手术治疗作了重要贡献。1966 年 Rastelli,Kirklin 描述了完全性房室通道形态学,根据共同前瓣解剖,建立了 A、B、C 分类,Ugartes 等又应用了"上桥瓣"的定义描述共同瓣。

1954 年 Lillihei 应用交叉循环成功进行首例完全性房室通道纠治,1955 年 Kirklin 首例体外循环下心内直视修补部分性房室通道获得成功。1962 年 Maloney 报道利用一块补片技术修补这类畸形,此后,双补片技术又广泛应用,至今,房室管畸形的外科治疗已日益完臻,手术结果明显改善。近几年来,国内在这方面的工作也有很大进展。

房室管畸形的手术历史带来心脏外科许多突破:对传导组织和解剖学知识的全面了解,体外循环转流技术的问世,起搏器的引起,人工心肺机的应用和婴儿期完全性心脏畸形的纠治。

【病理和分类】

本病累及的心脏结构有房间隔、室间隔、房室瓣、左室流出道和传导组织,由于异常情况和程度不同,可有许多变异,至少有 10 多种畸形谱。常见合并畸形为左室流出道狭窄,无顶冠状静脉窦,永存左上腔静脉,主动脉缩窄,动脉导管未闭和肌部室间隔缺损等。近年习惯应用上将房室管畸形分为两类。

1.部分性房室管畸形 包括原发孔房间隔缺损和伴异常房室瓣和瓣裂,双孔畸形,降落伞瓣,反流等。此类多见,Carpentier,Anderson 等描述此类左房室瓣为三瓣叶结构。

2.完全性房室管畸形 是指一个连续的心房-心室间隔缺损仅为一个共同房室瓣膜的上、下桥瓣分隔。通常,上桥瓣不同程度分为左右两半,下桥瓣由腱索附着处裂分为左右两部分。常用 Rastelli 分类法是按照上桥瓣的解剖和其腱索附着分为 A、B、C 三型。

(1)A 型:上桥瓣分离为左右房室瓣,瓣叶边缘均由短腱索连接到室间隔。

(2)B 型:上桥瓣部分分开,瓣下不附着到室间隔嵴,由腱索附着在近右室心尖部的异常乳头肌,因此,左房室瓣腱索从左越过室隔嵴到右室。

(3)C 型:上桥瓣融合成共同瓣,不与室间隔相连,下桥瓣与室间隔有不同程度连接,左右瓣膜各由腱索附着到左、右乳头肌,在共同瓣下有大的室间隔缺损,扩及主动脉瓣附近。

完全性房室管畸形常伴各种左右心梗阻病变,法洛四联症。当存在一个心室发育不良时,被称为"非平衡性"房室通道。

此外,介于部分性和完全性之间的中间型,其特点是有一个限制性室间隔缺损,瓣膜畸形较为复杂,较难修补。此型在 Down 综合征者较多,最多见的变异是一个原发孔型房间隔缺损,无左房室瓣裂或上下共同瓣,但有小的室间隔缺损,位于上瓣前方与邻近室隔嵴顶之间,常为腱索遮盖。虽此型发生率较低,但术中辨认十分重要,以采用合适方法修补,否则残余问题较多。

【临床表现】

由于本病是一组复合畸形群,临床表现根据畸形的类型、范围、程度不同而异,即使现代诊断技术也较难在术前对心内畸形达到精确的估价,尤其依赖于术中的正确识别。

1.症状 主要有心悸、气促、频发呼吸道感染,其他如营养不良,发育迟缓等。单纯原发孔型房间隔缺损症状轻微或无症状;而伴显著心房室瓣反流者,症状明显且出现早,有的在婴幼儿期就出现心脏扩大,心力衰竭。完全性房室管畸形患儿可有发绀。

2.体征　症状明显者消瘦、发育不良。听诊发现胸骨左缘 2～3 肋间 2 级以上收缩期杂音,P₂ 亢进、分裂,心尖区收缩期杂音,向左腋下传导。有的有发绀、肺部啰音等。

**【辅助检查】**

1.心电图检查　多为电轴左偏或正常,伴 P-R 间期延长,或左、右束支传导阻滞,右室肥大或双室肥大。

2.X 线检查　肺充血,心影增大,左心缘饱满和心尖下延。

3.超声心动图检查　是诊断本病的一个优良非侵入性方法,有助辨认心内解剖特征和区别其他畸形。检查显示心腔扩大,左室流出道狭长,低位房间隔缺损,左右心房室瓣环等高,瓣膜裂隙伴反流,或腱索、乳头肌异常,飘浮共同房室瓣,室间隔缺损,以及其他并存畸形如孤立性主动脉瓣下狭窄,法洛四联症。

4.右心导管和心室造影　右房或右室血氧饱和度升高,肺动脉压力增高,心导管通过低位房间隔缺损进入左房。左室造影显示典型的左室流出道狭长呈"鹅颈"样畸形,不同程度的左房室瓣反流,并可见造影剂直接分流入右房,或和右室证实室间隔缺损存在.有的病例还可见室间隔上较大的飘浮共同瓣。

**【诊断分析】**

1.继发孔型房间隔缺损　除较大缺损和合并肺静脉异位引流等畸形外,一般无症状或症状较轻,大多在青少年体检时发现,其体征、X 线胸片与单纯原发孔型房间隔缺损和部分房室管畸形伴轻度左房室瓣关闭不全相似,右心导管也显示心房水平左向右分流。但心脏听诊无二尖瓣反流引起的心尖区收缩杂音,心电图电轴多为右偏,不完全性右束支传导阻滞,右室肥大。超声心动图示房间隔连续性中断,左右房室瓣无异常。右心导管通过房间隔缺损在非低位水平,心血管造影仅见到心房水平左向右分流。术中探查,冠状静脉窦位于缺损前下方,在原发孔型,位于缺损后下方。

2.室间隔缺损　缺损较大者的症状,心脏杂音,X 线胸片,心电图与完全性房室管畸形较难区别,超声心动图和心导管、心血管造影容易鉴别。

**【治疗要领】**

自 20 世纪 50 年代本病的完全纠治术获得成功后,手术病死率一直较高,尤其是完全性畸形一组。随着心脏外科发展和对本病的病理解剖深入了解,手术结果日趋良好。

1.手术适应证及手术时机　在部分性房室管畸形,若无明显左房室瓣反流,其临床过程类似继发孔型房间隔缺损,手术时机可选择在学龄前期。当伴中、重度左房室瓣反流时,20% 患儿在婴儿期出现症状,若不手术死于 10 岁前,80% 的完全性房室管畸形在出生 2 年内死于心力衰竭,反复呼吸道感染,存活超过 1 岁者,10% 活到 5 岁,绝大多数发生进展性肺血管病变。Kirklin 等报告,大约 30% 患儿需在 1 岁前手术,70% 在 2 岁前。

目前大多数患儿进行一次性完全纠治术,姑息性肺动脉束扎术仅用于有心力衰竭或伴败血症,器官功能不全或严重并存病变不能耐受体外转流的患儿。完全性和中间性病变建议在 3～6 个月龄时纠治,大于 6 个月龄者,术前需要心导管检查估测肺血管阻力。对大于 1～2 岁患儿,更应通过临床病史,容量负荷体征和对肺血管扩张剂反应,估测手术可能性。超过 2 岁者,升高的肺血管阻力基本固定,若肺阻力大于 8wood 单位,不考虑手术。

2.**手术方法**　是体外循环合并中度低温心内直视下修补。在婴幼儿组有时采用深低温、低流量或停循环方法。术中正确辨认病变,建立最终诊断,对应用合适修补技术,取得手术成功至关重要。

(1)部分性房室管畸形:在单纯原发孔型房间隔缺损,切开右房后,见到一个低位的房间隔缺损正好位于左右房室瓣上方,大小不一,冠状静脉窦位于其后方或后下方,左右房室瓣无异常,有的伴卵圆孔未闭或继发房间隔缺如。应用人造材料或自身心包补片修补缺损,注意冠状静脉窦开口前的传导组织危险区。

在伴房室瓣畸形时,除有一个低位的房间隔缺损外,左房室瓣由瓣裂分为三瓣,瓣裂可以部分性或完全性裂开到左右房室瓣环交界,裂缘瓣叶增厚卷曲,有或无腱索与瓣下室隔连接,注入盐水到左室,可见不同程度反流,来自瓣裂或瓣孔中央或两侧交界。右房室瓣隔瓣多数发育不良或缺陷,伴轻中度反流。手术技术上完全或不完全修补瓣裂,消除左房室瓣反流,必要时瓣环成形或交界缩扎。利用人造补片或心包补片关闭房间隔缺损。如无严重右房室瓣关闭不全,隔瓣缺陷一般不作处理。此型修补前须注意检查:①除瓣裂外,左房室瓣有无穿孔和双孔、降落伞样瓣等狭窄形态学畸形;②左房室瓣前瓣下有无腱索或纤维组织紧附在室隔嵴或主动脉瓣下造成主动脉瓣下狭窄;③冠状动脉窦位置有无异常,在伴左上腔静脉引流入冠状静脉窦病例,在这种体静脉异常连接未处理前,不能将冠状静脉窦缝合到左房,否则导致术后发绀。

(2)完全性房室管畸形:此类畸形复杂,包括原发孔型房间隔缺损,室间隔缺损,左右房室瓣裂相互贯通伴关闭不全,形态学上分 A、B、C 三型。首先辨认手术病例属哪一型,然后明确修补方法。常规方法是间断缝合房室瓣裂,补片修补室间隔缺损,分隔左右房室瓣,重建房间隔。修补技术上可利用单块或双块补片关闭房、室间隔缺损,一系列研究证明两种方法结果相似。

(3)中间性畸形:变异多,术中须仔细识别心内解剖,尤其注意小的室间隔缺损常隐匿在前房室瓣与室间隔嵴顶之间,为腱索遮挡,易遗漏或修补不完全成为残余问题。

## 【手术并发症】

1.**完全性房室传导阻滞**　由于本病为心瓣膜垫缺损,累及传导组织分布区域,术前患者心电图大多有 I 度房室传导阻滞或左右束支阻滞,术中修补房、室间隔缺损均有损伤传导组织危险。在早年或经验较少单位,术后完全性传导阻滞发生率较高。在缝合技术上注意室间隔缺损周缘缝线放置距离和深度,在房间隔缺损后下缘缝线可放置在右房室瓣隔瓣基底部和邻近冠状窦处浅缝,或缝线放置于冠状窦右侧,均能有效防止传导阻滞。按术者经验.在术中复跳后即为 III 度房室传导阻滞,并维持到术后早期,对异丙肾上腺素类药物反应不敏感者,一般较难恢复。需要安置暂时性起搏器维持心率,如术后 2 周仍不恢复,则须考虑安装永久性起搏器。

2.**低心排量征**　体外转流停止后,血压下降,心动过速,静脉压增高,尿少,动脉血氧饱和度下降,需用较大剂量正性药物维持血压、或需再次转流辅助支持,个别患者难以停机。发生低心排量常见原因是残余明显的房室瓣反流或狭窄,其次为左室流出道梗阻、心律失常,引起左房高压,肺水肿,左右心负荷加重,使遭受长时间转流的心肌缺血缺氧损伤进一步恶化,收缩无力,心排量下降。防治在于精确修补技术,尽量完善地纠治各种畸形,减少残余问题。同时注意术中心肌保护,缩短主动脉阻断时间,在无法满意解除的残余左房室瓣关闭不全者,保留房间隔小孔是预防术后低心排量的一种姑息方法。

3.残余左房室瓣反流或狭窄　影响手术结果的主要因素是房室瓣的解剖学和反流严重程度,因此,手术修补应最大限度地减轻和消除瓣膜反流,预防狭窄。术者应根据瓣膜病变个案处理,若左房室瓣侧瓣发育较小,则瓣裂不宜完全性缝闭;若瓣裂缝闭后,仍有反流来自中央或交界,则应加做瓣环成形和交界缩扎术。对有狭窄形态学的房室瓣,如双孔,单根乳头肌的降落伞样瓣或瓣叶组织卷缩固定在室隔嵴等常带来修补困难,须谨慎处理,必要时置换人造瓣,否则术后易发生低心排量,心力衰竭,手术病死率可达 33%～60%。存活者术后远期也可因残余左房室瓣反流或狭窄加重而需要再手术。随访期间,如患者有渐进性运动耐力下降,心动过速,进食不良,生长迟缓,心尖区收缩期杂音,彩色多普勒超声心动图能探测关闭不全严重度和反流部位,瓣环大小,左室功能,以制订再手术计划。大多数能应用综合修补技术予以成功修复,少数瓣膜组织严重缺陷和畸形者只能进行瓣膜置换。

4.残余房室间隔缺损　是术后远期再手术的另一原因。常见于房间隔缺损后下缘缝线脱落,该处为首次手术时为了防止损伤传导组织而浅缝;室间隔缺损补片的缝线撕脱或遗漏腱索下缺损或修补不完全,以及未发现的肌部小缺损等造成术后心室水平残余左向右分流。临床表现视分流量大小而异。一般需经心导管检查,根据肺动脉压,血氧饱和度和体肺分流量决定手术。

此外,术后远期死亡原因也可为继发性肺动脉瓣关闭不全,心律失常,败血症等,这与本病的自然史有关,故推荐早期手术。

【特殊问题】

1.Down 综合征　约有 70% 的完全性房室管畸形的手术病例为 Down 征(染色体异常所致,特殊面容:短小头型,两眼间距远,眼球略突,鼻根低平,口半开伴智力不足),与无 Down 征相比,常为单纯完全性畸形,Rustelli B,C 型多见,较少合并左、右心梗阻病变,但较多伴进展性肺血管改变,因此,术前肺阻力比较高,应在出生后 6 周做肺动脉束扎术。早期纠治可减少肺血管病变危险,结果优良,再手术率低,长期存活率低于无 Down 综合征者。

2.合并法洛四联症　占先天性病发病率 1%,给外科纠治带来挑战性问题。若肺动脉狭窄轻,临床上似房室管畸形,有肺高压;反之,类似法洛四联症,有发绀。右心导管和心血管造影除发现房室管畸形特征外,主动脉骑跨,流入道室间隔缺损向膜周延伸,肺动脉漏斗部和(或)瓣膜部狭窄。对于手术年龄尚有争论,一般选择在 18～36 个月龄时修补。手术要求修补室间隔缺损的补片足够大,以防止左室流出道狭窄,尽量保持肺动脉瓣和房室瓣功能,以免双心室功能不全。

3.伴左室流出道梗阻的房室管畸形　本病可累及左室几何学形态,在左室造影时显示"鹅颈"征,但明显实质性梗阻主要与左房室瓣粘附在室间隔的解剖类型有关。当左前瓣由纤维片块状组织牢固粘紧在勺状室隔嵴或由增厚、融合异常腱索紧附着主动脉瓣下时,显著限制瓣叶活动,导致左室流出道狭窄。也有后天性纤维肌性嵴形成而引起狭窄。术前超声心动图和心导管、造影检查发现该处有明显压差,左室流出道显著变狭变长,即应在术中暴露局部,予以解除,否则易造成术后早期低心排量和远期再手术需要。

4.非平衡性房室管畸形　指一侧心室(左或右室)解剖结构异常为主,另一侧发育不良的房室管畸形。解剖学上有广泛变异,轻者可双心室修补,手术危险性低,重者只能做单心室修复。对于处在两种解剖形态极端间的病例,如其中一侧心室不是明显发育不良,是选择双心室还是单心室修复是外科医生面临的挑战。诊断主要通过超声心动图,心室造影,核磁共振来估价心室大小、心室容量、房室瓣大小。有限经验提示以左室为主的本病比右室为主者的手术效果好,无肺高压者比伴肺高压者好。

(朱华年)

# 第二十九节　室间隔缺损

室间隔缺损是最常见的先天性畸形,发病率占先天性心脏病的 20% 以上。此病可单独存在,或合并其他心内畸形,也可为某些复杂畸形的组成部分,如法洛四联症、房室管畸形等。在成人先心病中,单纯室间隔缺损仅占 10%。本节主要讨论单纯室间隔缺损和常见的合并病变——主动脉瓣关闭不全。

## 【分型】

1879 年,Roger 首先描述此病;1954 年,Lillehei 利用交叉循环进行首例室间隔缺损修补手术成功。随着心脏外科发展和手术经验积累,至今,对本病的病理解剖类型已有明确描述。

在胎儿发育 8 周内,如若室间隔发育不全,则形成左右心室异常交通,引起心室水平左向右血液分流。按缺损部位,目前常用的分类如下:

1.嵴上型　又称干下型或肺动脉瓣下型。此型在西方国家发病率占 10% 以下,在东方国家发病率明显地高,约占外科治疗病例 30%。缺损位于室上嵴上方的漏斗部,缺损上缘为肺动脉瓣环,时有少许肌肉组织间隔,由此可看到主动脉瓣叶。由于该处间隔缺损,主动脉瓣缺乏支持,长时间的分流血液冲击,造成主动脉瓣叶脱垂和关闭不全。轻者瓣叶脱垂遮住缺损上缘,减少左向右分流量,重者,瓣叶经缺损脱入右室流出道,造成轻度梗阻和明显主动脉瓣关闭不全。也有病例因分流血液直喷肺动脉,早期发生肺高压。

嵴上型室间隔缺损距离传导组织较远,手术时不易损伤。

2.膜周型　又称嵴下型。约占室间隔缺损 70%～80%。缺损位于室上嵴下膜部或膜旁间隔。缺损大小不一,小的膜部缺损一般四周为纤维边缘,部分为三尖瓣组织、腱索、肌小梁形成。大的膜部缺损还延伸到膜周流入道或膜周流出道肌性间隔。位于嵴下的膜周大缺损,紧邻主动脉右冠瓣叶和无冠瓣叶以及两叶交界,此类缺损伴主动脉瓣关闭不全也不少见。膜周流入道缺损累及三尖瓣隔瓣下肌性间隔,隔瓣成为缺损一部分边界,腱索,后方小梁间隔的细小乳头肌腱索跨越缺损。来自房室结的传导束沿缺损后下缘转入左室侧,在此放置缝线容易损伤传导组织。

3.隔瓣后型　又称流入口型或心内膜垫型,是胚胎时期心内膜垫发育停顿引起。缺损位于心室后方室间隔入口的三尖瓣隔瓣下,距主动脉瓣稍远,但靠近房室结近端和希氏束,术前往往有心电图改变,修补时有损伤该传导区危险。

4.肌部型　较为少见。一般位于肌性室间隔小梁部,单个或多发性(Swiss Cheese 型),形态大小不一。由于缺损为肌小梁遮盖,常规经右房或右室径路较难看清缺损边界,带来修补困难。

5.结构特殊的室间隔缺损

(1)室间隔膜部瘤:位于三尖瓣前、隔瓣交界处膜部,由纤维组织构成的一个风袋状瘤样突出,伴单个或数个破口,引起左向右分流。关于这种膜部瘤是室间隔缺损自然愈合过程中病理阶段,还是其本身是引起室间隔缺损的病因,至今尚有争论。术中需要切开瘤体暴露瘤底,然再修补。否则,单纯缝闭破口将引起残余分流。

(2)假性膜部瘤:由于三尖瓣隔瓣组织与膜部缺损粘连,形成袋样纤维组织结构,即假性膜部瘤。修补前须切开局部增厚变形的隔瓣组织,暴露其下缺损边缘,往往比术前估计要大。

(3)左室-右房通道:系膜部室间隔形成过程中与心内膜垫融合不全造成,常伴三尖瓣畸形如瓣裂,穿孔,交界异常增宽等。其病理分类为瓣上型,瓣内型,瓣下型。瓣上型的缺损开口在右房,瓣内和瓣下型位于三尖瓣瓣环和右室,因缺损边缘与三尖瓣缺陷粘连、融合,左向右分流同时进入右房和右室,故这类室间隔缺损的分流量较大。

【病理生理】

由于心脏收缩时,左右室压力差异悬殊,左室血液经缺损进入右室,产生左向右分流,其分流大小主要取决于缺损大小和肺血管阻力,其他如心室顺应性,左右心室流出道梗阻等。

在小的室间隔缺损,左向右分流量少,肺血量略多,左右心室负荷较轻,临床上可无症状或轻微症状,体征除听到杂音外无其他异常。

在中一较大缺损,由于明显左向右分流,肺血量增多,左右心室负荷增加,肺动脉压力升高,肺血管开始发生内膜增生、中层肥厚改变,肺阻力轻度升高,临床出现疲劳,易罹呼吸道感染和心室肥大,肺充血征象。

在大的缺损,出生后随肺阻力下降,心室水平大量左向右分流,导致婴幼儿期肺充血,心扩大,临床表现体重不增,肺部感染,心力衰竭,需要医药治疗。随着年龄增长,肺血管增厚、纤维化直至阻塞,右心室排血负荷增加,压力升高,当右室压接近左室压时,产生双向分流,最终右向左分流,即艾森曼格综合征,患儿出现发绀,右心衰竭。一般 2 岁后肺血管病变发展为不可逆的阻塞改变。少数病例在病程进展中继发右室流出道肌性肥厚,左向右分流血量减少,使肺动脉压力和阻力升高受到限制,延迟了病情发展。

由于肺动脉压力和阻力反映了室间隔缺损的病理过程,与临床征象密切有关,为正确估价病情,掌握手术指征和判断预后,临床对肺高压、肺阻力升高病例确立评估标准:肺动脉压与周围动脉压之比$<0.45$ 为轻度肺高压,$0.45\sim0.75$ 为中度肺高压,$>0.75$ 为重度肺高压。肺血管阻力$<4U/m^2$ 为轻度肺阻力增高,$4\sim8U/m^2$ 为中度肺阻力增高,$>8U/m^2$ 为重度肺阻力增高。

【临床表现】

1.症状　取决于室间隔缺损大小,左向右分流量,肺动脉压力和阻力。小缺损分流量少可无症状，或易感冒、咳嗽，生活质量接近正常人群。中、大缺损者易疲劳，频发呼吸道感染，活动耐力下降。大缺损患者分流量大，多数伴肺高压，主要症状有心悸、乏力、发育迟缓，有的静息时气促、出汗、脉速。有双向分流的晚期病例，出现发绀、心功能减退或感染、咯血、心力衰竭等并发症。

2.体征　典型的听诊是胸骨左缘第3～4肋间存在响亮的全收缩期杂音，伴振颤，$P_2$亢进和（或）分裂。在分流量中等以上而肺阻力不高者，心尖区可有第3心音和舒张期杂音，提示增多的经二尖瓣血流量。大缺损伴肺高压和肺阻力轻中度升高者，杂音粗糙、缩短，有鸡胸，心脏抬举性搏动，心界扩大。伴重度肺高压和肺阻力升高时，杂音减轻，甚至消失，$P_2$亢进显著，发绀，动脉血氧饱和度降低。

临床经验发现不同部位的室间隔缺损，其杂音性质和位置也有差别。如嵴上型缺损，杂音位于胸骨左缘第2肋间，性质较柔和，$P_2$常被掩盖；嵴下膜部或膜周流出道型缺损，心前区杂音响亮，粗糙，振颤明显；隔瓣下或膜周流入道缺损，血流受瓣膜组织遮挡，杂音位置低，程度减轻，振颤常不显著。

## 【辅助检查】

1.X线检查　分流量小的缺损，肺血管纹理略增多，心脏形态大致正常；分流量大者，肺充血明显，心影增大，肺动脉段饱满突出，左右心室和左房增大；在肺阻力升高的肺血管病变者，心影扩大又见缩小，肺动脉段突出明显，肺门血管呈鼠尾状分布，外周肺野清晰。

2.超声心动图　是本病主要诊断手段，能清楚显示间隔中断部位，左室容量负荷增大表现如左房、左室扩大，左室后壁和室间隔活动幅度增大，二尖瓣开放幅度、舒张关闭斜率增大等。彩色多普勒血流检测能敏感发现分流血流柱的异常通道。根据室间隔回声中断和异常血流征象，帮助确定缺损类型，对手术考虑有益。如肺动脉瓣下漏斗部与右室后壁连续中断即为嵴上型缺损，多伴主动脉瓣脱垂和关闭不全；若间隔中断而主动脉前壁仍和右室前壁相连，则为嵴下型缺损。当左向右分流发生在室间隔膜部一个袋状瘤样突起，表明膜部瘤破裂。同时，超声造影有助于分析心内分流性质，在左向右分流时，超声造影示右心室内有负性显影，而当右向左分流时，见造影剂经缺损进入左心室。此外，还可根据三尖瓣反流程度等间接征象估测肺动脉压，鉴别与本病临床体征相似的其他病变如二尖瓣关闭不全，肥厚性心肌病，肺动脉狭窄，房室管畸形等。

3.右心导管检查　对超声心动图尚不能明确诊断和估价病情时，右心导管检查能通过心内各位置血氧含量、压力测定，更好明了缺损部位，大小，分流量，肺高压程度，肺血管病变，有助掌握手术指征，估价手术危险性和制订手术计划。

当右心室平均血氧含量超过右房1.0ml/dl以上，或右室内任一标本血氧含量升高，表明心室水平存在左向右分流。位于嵴上的干下型缺损因血流直接喷入肺动脉，故肺动脉血氧含量升高明显；隔瓣下缺损，则在右房(或)和右室流入部血氧含量升高。通常，分流量大小与缺损大小一致，在肺高压、肺阻力增高患者分流量降低。通过计算获得左向右[和(或)右向左]分流量，肺体血流比，肺动脉压力，阻力和股动脉氧饱和度决定手术指征。

4.心血管造影　当疑有复杂并存病变或鉴别诊断需要时可做左室或右室造影，以显示缺损和邻近结构关系，以及有无左、右心室流出道梗阻病变。升主动脉逆行造影对发现并存的

"寂静"动脉导管未闭和主动脉缩窄提供明确诊断依据。

**【诊断分析与鉴别诊断】**

1.肺动脉狭窄　小的室间隔缺损与轻型肺动脉瓣或肺动脉漏斗部狭窄在听诊杂音上相似，尤其干下型缺损。其杂音位置较高。且 $P_2$ 常被杂音掩盖。有时因主动脉瓣脱垂引起右室流出道-肺动脉轻度压差。鉴别要点是肺动脉狭窄的心电图常示电轴右偏，右室肥大，胸片示肺动脉段突出，超声心动图显示明显右室-肺动脉压差，而无室间隔中断、异常穿隔血流征象。此病与室间隔缺损的鉴别一般不需要心导管和造影检查。

2.大的动脉导管未闭伴肺高压　常缺乏典型的连续性杂音和周围血管体征，而是缩短的粗糙收缩期杂音伴 $P_2$ 亢进。心电图和胸片表现易与大的室间隔缺损伴肺高压混淆。超声心动图对两种病症的鉴别有帮助，容易发现降主动脉与左肺动脉起始部间的导管交通，和伴不同程度血液分流。右心导管易从肺动脉经粗大导管进入降主动脉。升主动脉造影时，肺动脉与降主动脉同时显影。

3.房室管畸形　部分性房室通道听诊上胸骨左缘杂音较柔和，心尖区另有二尖瓣反流的收缩期杂音。完全性房室通道因有心室交通，故杂音与单纯室间隔缺损相似。但这组复杂畸形的心电图常有 P-R 延长，左、右束支传导阻滞，胸片具有室间隔缺损、缺如的右房肥大征象。超声心动图显示低位房间隔中断，二尖瓣瓣裂和反流，或伴心室交通。右心导管在房间隔低位水平通过缺损进左房，左室造影更能清楚显示房室瓣关闭不全、房室间隔缺损和左室流出道狭长的"鹅颈"征象。

4.二尖瓣关闭不全　位于二尖瓣孔中央和后内角反流的病例，听诊上与小的室间隔缺损相似，超声心动图容易明确诊断。

5.肥厚性心肌病　听诊上容易与室间隔缺损混淆，心电图有严重左室肥大或劳损，胸片示心脏扩大明显，心导管检查和造影显示左心梗阻病变，超声心动图不难与室间隔缺损区别。

**【治疗要领】**

旨在完整关闭室间隔缺损，防止损伤周围组织结构，避免发生残余分流、传导阻滞、三尖瓣关闭不全、主动脉瓣关闭不全。

1.手术适应证　根据临床资料提供的病人症状、体征、缺损类型、大小、分流量、肺动脉压、肺血管阻力，结合本病自然史和并发症等因素综合分析，个案考虑手术问题。

(1)大的室间隔缺损:因分流量大引起肺部感染和心力衰竭难以控制时，应在出生后 3 个月内进行纠治术，若对药物反应良好，可随访到 6 个月，之后，缺损的自然愈合可能性较小，而进展性肺血管病变可能性增大，若肺体血流比>2:1，肺动脉压力升高，肺阻力≥4U/m² 应考虑手术。

对伴重度肺高压(肺体压力比>0.75)和肺阻力升高(肺血管阻力>8U/m²)的大缺损患者，往往发生心内双向分流。一般认为手术适应证是肺体压力比<0.9~1:1，肺体血流量比>1.5:1，股动脉血氧饱和度>90%，肺总阻力<12U/m²，超过上述界限时手术死亡率明显增高，应视为手术禁忌。但临床发现有些双向分流患者手术结果良好，表明其肺血管改变尚未发展到不可回逆阶段，双向分流系肺血管痉挛引起，或缺损较大，或心腔内压力直接传导所致。为此，善于识别这类病人，使他们获得手术修补益处。学者认为临床症状、杂音、心电图、胸片

和超声心动图资料有重要参考价值。如心前区仍听到明显收缩期杂音伴振颤,和(或)心电图提示增高的左室电压,胸片显示心影不小和肺血仍多。超声检查穿隔血流以左向右分流为主,以及在吸氧和扩血管药物试验后肺动脉压力下降,左向右分流增加时,可以选择手术而获得良好手术结果。

(2)小的室间隔缺损:在出生后发现心脏杂音而无症状或轻微症状者,可定期随访估价,若杂音明显,肺血增多,心肥大,可选择在学龄前期纠治。有关这类限制性的小缺损是否推荐手术,目前尚有争论。较为一致意见是对于干下型缺损,即使肺体血流比<2∶1,无心内膜炎史或心室扩大征象,也应提倡手术,以防止发生主动脉瓣脱垂、关闭不全并发症。

2.**手术方法**　应用体外循环合并中度低温(28～32℃)的标准方法,经胸骨正中切口,肝素化,心内插管,建立体外循环。按缺损部位选择右房,右室,肺动脉或左室径路。根据缺损大小,边缘情况采用直接缝合或补片修补,为避免残余分流,学者建议对那些周围纤维组织较少,张力较大的小缺损放宽补片指征。

3.**与缺损类型和修补有关的术中判断问题**

(1)嵴上型缺损:切开心包后心表探查,振颤最明显在肺动脉根部,选择肺动脉切口可获得良好暴露和修补。若缺损较大,延及膜周间隔,可做肺动脉和右室流出道联合切口,或单纯右室切口,以能看清缺损后下缘,小心放置缝线,防止损伤传导组织。修补前须仔细辨认构成缺损上缘的肺动脉瓣环和脱垂的主动脉右冠瓣叶,在升主动脉注入冷停跳液时可清楚显露其关系。通常,脱垂的主动脉瓣右冠瓣叶堵住缺损上部或脱出到右室流出道。放置缺损上缘缝线要防止损伤主动脉瓣叶,最好以带垫片缝线经肺动脉瓣窦底部的瓣环处穿出,以补片修补。关闭切口前检查肺动脉瓣叶有无受放置的缝线影响而变形,以免影响其功能。

(2)膜周型缺损:心表振颤位于右室流出道和右室体部,可选择右房或右室切口,或右房右室联合切口。修补此型缺损,必须清楚暴露缺损周缘,如修补室间隔膜部瘤必须先切开瘤体,暴露瘤底;对假性膜部瘤,须切开粘连和覆盖缺损的三尖瓣隔瓣组织和腱索,露出缺损全部边界,再予修补。膜周流出道缺损修补要注意后上方主动脉瓣叶和后下缘传导组织邻近区。膜周流入道缺损修补前,看清圆锥乳头肌位置,该乳头肌-隔瓣瓣环间均属危险区,放置缝线需远离缺损边缘 3～5mm 和不要过深。

(3)隔瓣下缺损:心表振颤在右房室沟区,经右房切口,切开三尖瓣隔瓣暴露最佳。圆锥乳头肌在缺损上前方,自此到隔瓣侧的缺损缘缝线均需离开 3～5mm,缺损修补完毕后应缝合切开的隔瓣,检查瓣叶的完整性和活动功能。

(4)肌部缺损:右室表面振颤不明显,切开右室后检查,缺损多数位于小梁部或心尖部,因受肌小梁分隔和阻挡,缺损周界不清,且不在同一平面,似同多个缺损,修补困难,易造成术后残余漏。选择左室切口则能清楚显露一个较大缺损,容易完整修补。

【**手术并发症**】

1.**房室传导阻滞**　手术导致的永久性Ⅲ度房室传导阻滞已不多见,发生率约 1％～2％,但在早年和手术经验不足的外科医生并不少见。由于体外循环造成的心肌缺血缺氧,冷停跳液作用和术中刺激等因素引起的传导阻滞,一般发生在心脏复跳后短期,常在临时起搏和药物治疗下早期恢复窦性心律。因缝合技术损伤传导系统的Ⅲ度房室传导阻滞,在心脏复跳后出现并持续存在,对异丙肾上腺素等药物反应差,临时起搏治疗也难促使窦性心律恢复,临床上一般对术后两周不能恢复的患者需安装永久性起搏器。

2.三尖瓣和主动脉瓣关闭不全　术中暴露不良,未看清缺损周围边界,或缝合技术欠佳,引起三尖瓣和主动脉瓣损伤、变形,造成术后明显三尖瓣关闭不全或主动脉瓣关闭不全,出现杂音,影响心功能。发生主动脉瓣关闭不全者,反流血柱直接喷射在缺损补片上可产生术后溶血。术中食管超声检查能及时发现明显的瓣膜异常,予以再修补纠正。

3.残余分流　文献报道近年此并发症已下降到5%以下。造成原因是术中暴露不良,对缺损局部的病理解剖认识不足,修补技术不正确等。此外,心肌组织脆弱和合并心内膜炎感染,缝合材料问题引起术后缝合撕裂,补片脱落。修补前仔细辨认缺损周界,牢靠地放置缝线,打结松紧恰当,放宽补片指征和术毕认真检查修补完整性等可防止术后残余分流,术中食管超声有助于及时检测和纠正。由于缝线撕脱造成的缺损再通,常见于1周内,杂音消失后又出现,小的分流可随访观察,大于直径0.5cm,肺体血流比>1.5∶1,症状明显,心影增大者可考虑再手术。

4.低心排量综合征　表现为体外转流结束后心肌心缩力差,动脉压低,中心静脉压高,尿量少,动脉血氧饱和度低。多见于伴重度肺高压,肺阻力升高的患者。原因与术中心肌保护技术,畸形修补的完整性,主动脉阻断时间和术前心肺功能的储备力等有关。一旦发生,应立即应用正性和扩血管药物,强心利尿,纠正酸碱和电解质紊乱,严密监测和纠正血压、心率、静脉压、血液气体分析、尿量到最合适状态,必要时再次转流辅助,在情况稳定后再停机。至于术后早期低心排量,还应排除心包填塞,低氧血症,心律失常,肺高压危象,水电解质紊乱等因素,严密的监测技术和正确处理方法是减少这类并发症危险的关键。

随着心脏直视手术技术的提高,围术期处理的改进,室间隔缺损的手术死亡率已降低到1%~3%,伴重度肺高压、肺阻力升高和婴儿组死亡率较高。上海市胸科医院1978~1998年2000例一组小儿室间隔缺损手术死亡率低于2%,其中伴重度肺高压组连续78例无手术死亡。存活者长期结果良好,生活质量接近正常人群,少数有明显残余分流,传导阻滞,心律失常者需持续医疗,术前有重度肺高压和肺血管病变者远期结果较差。

(朱华年)

# 第三十节　法洛四联症

法洛四联症是联合的先天性心脏血管畸形,包括肺动脉狭窄、心室间隔缺损、主动脉骑跨及右心室肥大等四种状况,其中主要是心室间隔缺损和肺动脉狭窄。只有心室间隔缺损、肺动脉狭窄和右心室肥大而无主动脉骑跨的病人,被称为非典型的法洛四联症。曾有学者认为非典型的法洛四联症不应归于法洛四联症,但近年来许多学者和一些著名学者认为,沿用这一概念是恰当的。

法洛四联症是最常见的先天性心脏畸形之一,据统计,每万次分娩中,发现患此症的婴儿为3~6例,在先天性心脏病中占12%~14%,而在发绀型心脏畸形中居首位,占50%~90%。

1888 年 Fallot 首先对其作了详细的病理特点和临床特征的描述,故名法洛四联症并一直沿用至今。从发绀型心脏畸形中诊断四联症和制定手术方案主要依靠超声心动图和右心导管及造影。

法洛四联症的手术治疗,在心内修复手术开展和未获得满意效果之前,先后曾应用锁骨下动脉与肺动脉吻合、降主动脉与肺动脉吻合、升主动脉与右肺动脉吻合、上腔静脉与右肺静脉吻合,以及闭式漏斗部切除等手术,目的是使肺血流增多,消除和改善发绀症状;随着心脏外科的进展,四联症一期心内修复术(根治术)逐年增多,并取得满意效果,上述姑息性手术已显著减少,仅用于肺动脉过于窄小和左心室发育差的病人。但是,根治术的最低年龄仍是个有争议的问题。Castameda 和 Mayer 认为,出生后一年内即可常规作,随着将来手术结果的不断提高,在出生后 1 个月内也可常规地作根治术。

【病理】

典型的法洛四联症的病理改变为:

1.肺动脉狭窄　由于圆锥室间隔向前、向左移位,造成右室流出道隔束、壁束及漏斗部前壁肌肉肥厚,使心室漏斗部均有不同程度的狭窄。其中漏斗部呈弥散性局限性肥厚增殖,漏斗部与肺动脉瓣之间形成漏斗腔,称"第 3 心室"。第 3 心室的大小由狭窄之位置高低所决定,狭窄越低,第 3 心室越大。严重的漏斗部狭窄往往形成纤维肌肉漏斗口,狭窄处仅能通过探针,极少数形成先天性漏斗部闭锁。此外还可能有肺动脉瓣及瓣环狭窄或闭锁,以及肺动脉干及其分支狭窄,甚至一侧肺动脉缺如和周围肺动脉发育不全。

2.室间隔缺损　某医院对 2570 例法洛四联症病人室间隔缺损解剖特点分析确认,该病室间隔缺损可分为两型,约 90% 病例属于嵴下型室间隔缺损,其特点:圆锥室间隔向前移位,未能与正常位置的窦部室间隔对拢而形成与主动脉开口大小相近的室间隔缺损。其他 9% 的病例为肺动脉下室间隔缺损,从解剖观点看,它属于真正室间隔缺损,是圆锥室间隔部分或完全缺如所致,这类室间隔缺损中,30% 的病例为室上嵴缺如型,70% 病例为室上嵴发育不良型。

3.主动脉骑跨　圆锥室间隔的移位,使主动脉部分起于右心室,跨在室间隔上,二尖瓣前瓣与主动脉后瓣之间有纤维连续。其实,法洛四联症中,真正的主动脉骑跨包括三种定义:①主动脉瓣的顺时针转位,较正常位置转向右侧;②主动脉右侧移位,比正常骑跨于右心室较多;③圆锥室间隔向左前移位,所以主动脉起源于两心室,如骑跨在 90% 以上,手术时需按右室双出口处理。

4.右心室肥厚　是由于右室漏斗部狭窄引起的继发性肥厚,室上嵴的隔束,壁束及各乳头肌增粗,进一步加重右室流出道的梗阻,成人常见有心肌变硬或纤维化,导致右室表面冠状动脉增粗、纡曲、扩张。

【发病机制】

法洛四联症的病理生理取决于具有特征性室间隔缺损和肺动脉狭窄两种畸形相互影响及其结果。右心室漏斗部、肺动脉瓣、环及干狭窄的严重程度,是影响本病血流动力学的主要原因。两心室高峰收缩压相等是本病血流动力学的主要特征。由于室间隔缺损巨大和右室漏斗部等处严重狭窄,心内分流以自右向左分流为主。当体循环血管阻力下降时,则自右向左分流增多和肺血流减少。左心室的收缩期搏出量下降,左心室的舒张末期容量及左心室的最大容量均小于正常。由于慢性低氧血症,动脉血氧饱和度在 97% 以下,造成组织缺氧,导致红细胞增多症。严重红细胞增多症能使血液浓缩,加上肺部血流减少,可产生肺小血栓的形成,使肺部血流进一步减少。

**【临床表现】**

1. **症状**　主要是自幼出现发绀和呼吸困难,哭闹时更甚,伴有杵状指(趾)和红细胞增多。易感乏力,劳累后的呼吸困难与乏力常使患儿采取下蹲位休息,部分患儿由于严重的缺氧而引起昏厥发作,甚至有癫痫抽搐。其他并发症尚有心力衰竭、脑血管意外、感染性心内膜炎及肺部感染等。如不治疗,体力活动大受限制。

2. **体征**　体格发育常较差,前胸部可有隆起,有发绀与杵状指(趾)。胸骨左缘第 2、3 肋间有收缩期吹风样喷射性杂音,可伴有震颤。此杂音为肺动脉口狭窄所致,其响度与狭窄的程度呈反比,因狭窄越重右心室血液进入骑跨的主动脉越多,而进入肺动脉的越少。与单纯性肺动脉口狭窄杂音的其他不同处尚有历时较短,高峰较早,吸入亚硝酸异戊酯后减轻而非增强,出现震颤的机会少等。脯动脉口狭窄严重者此杂音可几乎消失而可出现连续性杂音,为支气管血管与肺血管间的侧支循环或合并的未闭动脉导管所引起。非典型的法洛四联症和肺动脉口狭窄程度较轻而在心室水平仍有左至右分流者,还可在胸骨左缘第 3、4 肋间听到由心室隔缺损引起的收缩期杂音。

肺动脉瓣区第 2 心音减弱并分裂,但亦可能呈单一而响亮的声音(由主动脉瓣区第 2 心音传导过来)。主动脉瓣区可闻及收缩喷射音,并沿胸骨左缘向心尖部传导。心浊音界可无增大或略增大。心前区和中上腹可有抬举性搏动。

**【辅助检查】**

1. **血常规检查**　红细胞计数、血红蛋白含量和血细胞比容均显著增高。

2. **X 线检查**　肺野清晰,肺动脉总干弧不明显或凹入,右心室增大,心尖向上翘起,在后前位片上心脏阴影呈"木靴状心"。在近 1/4 的病人可见右位主动脉弓。

3. **心电图检查**　心电图示右心室肥大和劳损,右侧心前区各导联的 R 波明显增高,T 波倒置。部分病人标准导联和右侧心前区导联中 P 波高而尖,示右心房肥大。心电轴右偏。

4. **超声心动图检查**　见主动脉根部扩大,其位置前移并骑跨在心室间隔上。主动脉前壁与心室间隔间的连续性中断,该处室间隔回声失落,而主动脉后壁与二尖瓣则保持连续。右心室肥厚,流出道、肺动脉瓣或肺动脉内径狭窄。超声造影可显示右心室到主动脉的右向左分流。

5. **磁共振显像**　显示扩大的升主动脉骑跨于心室间隔之上,心室间隔缺损,肺动脉总干小,右心室漏斗部狭窄,肺动脉瓣环亦可见狭窄。

6. **心导管检查**　右心导管检查可有下述发现:

(1)心室间隔缺损较大而主动脉右位较明显的病人,主动脉、左心室与右心室的收缩压相等。

(2)肺动脉口狭窄引起的右心室与肺动脉间收缩压阶差,分析压力曲线的形态,可帮助判定狭窄的类型。

(3)心导管可能由右心室直接进入主动脉,从而证实有骑跨的主动脉和心室间隔缺损。

（4）动脉血氧饱和度降低至89%以下,说明有右至左分流,如同时有通过心室间隔缺损的左至右分流,则右心室的血氧含量高于右心房。

7.选择性指示剂稀释曲线测定　通过右心导管分别向右心房、右心室和肺动脉注射指示剂（染料或维生素C等）,在周围动脉记录指示剂稀释曲线（用耳血氧计或铂电极系统等）,可见在右心室及其上游心脏注入指示剂时记录到出现时间短、曲线降支呈双峰的右至左分流曲线,而在肺总动脉及其下游注入指示剂时则记录到正常曲线,从而定出右至左分流的部位。

8.选择性心血管造影　通过右心导管向右心室注射造影剂,可见主动脉与肺动脉同时显影,并可了解肺动脉口狭窄属瓣膜型、漏斗部型或肺动脉型,此外还有可能见到造影剂经心室间隔缺损进入左心室。

【诊断分析】

有下列临床特点应考虑是法洛四联症:①查体发现发绀和心前区收缩期杂音;②胸片示肺血少,主肺动脉段变小和心尖抬高;③心电图示右心室肥厚。

确诊为法洛四联症则需要超声心动图、心导管和心血管造影检查。这些诊断技术还应提示下列重要外科信息:①所有室间隔缺损的数量、大小和位置;②右心室到肺动脉径路的梗阻部位和严重程度;③肺动脉纵干、左右肺动脉的发育和分布等情况;④冠状动脉的粗细和分支情况,特别应注意前降支情况;⑤肺血来源的起源与分布情况,特别在极端的情况下,如肺动脉闭锁,主肺动脉与右心室流出道仅有纤维联系。在这种病人中,肺血流是通过未闭的动脉导管或多个残存的胚胎发育中主动脉与肺动脉的侧支血管来供应时,应探明APCAs的解剖与分布。

一些法洛四联症病人的解剖信息,可由超声心动图单独提示,特别对那些单纯右心室漏斗部梗阻的病人,超声检查还可计算出左心室舒张末期容积指数,评估左室状况。但在复杂病例,特别是存在肺动脉发育不全和存在APCAs时,作心血管造影和心导管检查,还可以了解肺动脉和APCAs的解剖,对于外科手术方案的制定至关重要。Nakato等提出一个指数即左右肺动脉的横截面积除以体表面积,用以评估肺动脉尺寸的有效数值,已经成为目前较为大家接受的标准。

【鉴别诊断】

法洛四联症需与其他有发绀的先天性心脏血管病相鉴别,常见如下。

1.肺动脉狭窄合并心房间隔缺损伴有右向左分流（法洛三联症）　本病发绀出现较晚。胸骨左缘第2肋间的收缩期杂音较响,时间较长,肺动脉瓣区第2心音减轻、分裂。X线片上心脏阴影增大较显著,而肺动脉总干弧明显凸出。心电图中右心室劳损的表现较明显。右心导管检查、选择性指示剂稀释曲线测定或心血管造影,可发现肺动脉口狭窄属瓣膜型,右至左分流水平在心房部位,可以确立诊断。

2.艾森曼格综合征　心室间隔缺损、心房间隔缺损、主动脉-肺动脉间隔缺损或动脉导管未闭的病人发生严重肺动脉高压时,使左向右分流转变为右向左分流,形成艾森曼格综合征。本综合征发绀出现晚;肺动脉瓣区有收缩喷射音和收缩期吹风样杂音,而第2心音亢进并可分裂,可有吹风样舒张期杂音;X线检查可见肺动脉总干弧明显凸出,肺门血管影粗大而肺野血管影细小;右心导管检查发现肺动脉显著高压。

3.三尖瓣下移畸形和三尖瓣闭锁　三尖瓣下移畸形时,三尖瓣的隔瓣叶和后瓣叶下移至心室,右心房增大,右心室相对较小,常伴有心房间隔缺损而造成右向左分流。心前区常可听到 4 个心音;X 线示心影增大,常呈球形,右心房可增大;心电图示右心房肥大和右束支传导阻滞;选择性右心房造影显示增大的右心房和畸形的三尖瓣,可以确立诊断。三尖瓣闭锁时三尖瓣口完全不通,右心房的血液通过未闭卵圆孔或心房间隔缺损进入左心房,经二尖瓣入左心室,再经心室间隔缺损或未闭动脉导管到肺循环。X 线检查可见右心室部位不明显,肺野清晰。心电图有左心室肥大表现。选择性右心房造影可确立诊断。

4.大动脉转位和右心双出口　完全性大动脉转位时肺动脉出自左心室,而主动脉源出自右心室,常伴有心房或心室间隔缺损或动脉导管未闭,心脏常显著增大,X 线片示肺部充血。选择性右心室造影可确立诊断。不完全性大动脉转位中右心室双出口病人的主动脉和肺动脉均从右心室发出,常伴心室间隔缺损,X 线片示心影显著增大、肺部充血、选择性右心室造影可确立诊断。如同时有肺动脉瓣狭窄则鉴别诊断将较为复杂。

5.动脉干永存　动脉干永存时只有一组半月瓣,跨于两心室之上,肺动脉和头臂动脉均由此动脉干发出,常伴有心室间隔缺损。法洛四联症病人中如肺动脉病变严重,形成肺动脉和肺动脉瓣闭锁时,其表现与动脉干永存类似称为假性动脉干永存。选择性右心室造影对鉴别很有帮助。

6.单心室　单心室病人心室间隔完全缺失,形成两房一室的三腔心,常伴有大动脉转位、肺动脉狭窄等畸形。其病理生理与大型心室间隔缺损相似,但在心室水平有右向左分流,肺血流量增多;有肺动脉狭窄者则右向左分流显著,肺血流量减少或不增多。临床表现与大型心室间隔缺损相似,同时有肺动脉狭窄者有明显发绀类似法洛四联症;同时有大动脉转位而无肺动脉狭窄者发绀不太明显,心底部和心前区有收缩期杂音,第 2 心音响亮。X 线示心影增大,其左缘中部可见局部隆起。可有大动脉转位的变化和肺血流增多,但有肺动脉狭窄者肺血流不增多或减少。心电图变化较多可出现右心房或左心房肥大,右心室或左心室肥大。超声心动图和磁共振显像可显示心室间隔的缺失。心导管检查发现与大型心室间隔缺损相似,心导管极易从右心室进入"左心室",肺动脉压高或发现大动脉转位或肺动脉狭窄。心室造影显示单心室,大动脉转位或肺动脉狭窄。

【治疗要领】

1.手术适应证　法洛四联症明确诊断后均应行手术治疗。对于婴幼儿目前多主张行一期心内直视修复术,部分有肺动脉发育差或左心室太小的婴幼儿可先行姑息手术。

(1)一般认为左室舒张末期容量指数＞30ml/m² 者可行根治手术。如＜30ml/m² 术后易发生严重低心排综合征,可暂时行姑息手术,待适宜时机或 5～6 岁时再作矫正手术。

(2)肺动脉分支和周围肺动脉发育良好,两侧肺动脉直径之和应大于膈肌平面降主动脉直径的 1.5 倍,周围段肺动脉与两侧肺动脉发育成比例。

(3)高血红蛋白并不影响手术效果,术前高血压、蛋白尿或频繁昏厥,均可行矫正手术。

2.手术方法

(1)单纯心内修复术:单纯漏斗部狭窄或漏斗部和肺动脉均狭窄,第 3 心室较大,肺动脉发育良好,以及嵴下型室间隔缺损。

（2）右室流出道补片加宽术：第 3 室小,高位漏斗部狭窄或漏斗部管状狭窄。

（3）跨瓣环的右室流出道补片拓宽：肺动脉多处狭窄者,肺动脉瓣下室间隔缺损者,预测小于 10 岁病人术后右室流出道不到 1.3cm,10～14 岁达不到 1.4～1.5cm,大于 15 岁达不到 1.6cm。

（4）右心室-肺动脉带瓣外管道连接：需作跨瓣环的右室流出道加宽者,如合并冠状动脉畸形或一侧肺动脉堵塞及缺如者;以及右室流出道严重发育不全或肺动脉细小者。

（5）主-肺动脉分流术：适于右室发育过小、肺血管发育太差病人,于升主动脉于肺动脉之间连接直径为 5～6mm 聚四氟乙烯人造血管,以利于增加血流量,达到改善发绀症状的目的。

3.手术操作

（1）心脏切口：心脏切口应避免冠状动脉损伤。单纯修复者,采用右室斜切口或右心房切口。需作跨瓣环右心室流出道补片加宽者,作右心室纵切口向上通过肺动脉二叶瓣或三叶瓣交界融合处至左、右肺动脉分叉处和切开一侧或两侧肺动脉开口。无论哪一种切口,目的均在于可良好的暴露肺动脉狭窄,利于肺动脉狭窄切开和疏通右室流出道,以及顺利修复室间隔缺损。部分病例需作肺动脉瓣成形,力争保持良好的肺动脉瓣功能,减轻术后肺动脉瓣关闭不全。

（2）疏通右室流出道：可以解决右室流出道梗阻,要在室上嵴两侧各缝一针牵引线,先切除隔束肥厚肌肉,再切除肥厚的壁束,如有异常肥大调节束,可切断后再作部分切除。对作右室流出道补片加宽者,适当切除肥厚肌肉即可,注意避免切穿室间隔,切勿损伤主动脉窦壁和主动脉瓣,室上嵴两侧应作部分切除,但中央部分应保留,保存室功能。第 3 心室内增厚的心内膜和肺动脉瓣环下的纤维环应作全部切除,如有困难,也应作多个三角形切除,使其连接中断。如果准备应用补片扩大右室流出道,则疏通范围不必过大。

（3）闭合室间隔缺损：①对嵴下型室间隔缺损以略小于室间隔缺损的聚四乙烯圆形补片修补,危险区缝在三尖瓣隔瓣根部,先在三尖瓣隔瓣根部作 2～4 针褥式缝合,靠近肌部室间隔时,向下转移,缝至窦部室间隔右室面;另一侧靠近主动脉瓣环处向上转至主动脉瓣环,约 3 或 4 针后将残余室间隔室上嵴拉下压在补片下,勿伤及主动脉瓣和传导束,其他边缘可作连续缝合。如成人心肌较脆者,也可作一圈垫片褥式缝合。②对肺动脉下型室间隔缺损,则取相当于室间隔缺损大小的半月形补片修补。对室上嵴缺如者,如肺动脉发育良好,以 3 或 4 针带垫片丝线分别在两肺动脉瓣兜内进针,将补片缝至肺动脉瓣环上;如肺动脉发育不良,可于主、肺动脉瓣环之间交界处,缝 3 或 4 针间断褥式缝合,修复室间隔缺损上缘。对室上嵴发育不良型,则可直接将补片缝在纤维组织嵴上。对室间隔缺损下缘为三尖瓣隔瓣附着者可用 2 或 3 针带垫片间断褥式缝合,缝于三尖瓣隔瓣根部;如无三尖瓣隔瓣附着,而由肌肉组织构成,可将补片连续缝在肌肉缘即可。

（4）右室流出道补片加宽：用自体心包或经戊二醛处理的牛心包或猪心包缝制的、经自体血预凝的带瓣人造血管补片作流出道加宽,亦可用带二尖瓣的同种主动脉剪开制作的补片。婴幼儿以自体心包为宜。手术时,将自体心包或经预凝的涤纶人造血管剪成椭圆形,将补片双层连续缝合至右心室切口边缘。需跨越瓣环行右室流出道补片加宽者,如肺动脉瓣发育良好,经肺动脉瓣交界处切开后,将肺动脉瓣成形,探查并机械性扩张肺动脉于及两侧肺动脉开口,确保达到要求的口径。如两侧肺动脉开口狭窄,应沿肺动脉纵向切开狭窄部位,应用长方形或梯形自体心包修复和扩大狭窄侧肺动脉起始部,下接人造血管补片或以人造血管补片加宽。我们应用带单瓣血管补片1000例经验证明,如以带单瓣血管补片行右室流出道加宽,注意将单瓣上缘高于病人肺动脉瓣2～3mm,可以使术后缝制瓣膜起到良好的关闭功能。

(5)右心室到肺动脉带瓣管道:用经戊二醛处理的猪动脉瓣或牛心包缝制的带瓣外管道,现多用新鲜或冷冻保存的同种带瓣主动脉,可以使术后达到近似生理血流动力学标准。将带瓣管道远端与肺动脉作端侧吻合,或与切断的肺动脉干端吻合,近端与右心室切口吻合,切勿损伤异常走行的右冠状动脉。

**【手术并发症】**

1.残余右室流出道梗阻　保证补片加宽术后儿童右室流出道和肺动脉瓣环处达到1.3cm,成人达到1.6cm。肺动脉下型室间隔缺损,因其圆锥隔前移,再以补片闭合室间隔缺损使其位置更加靠前,直接影响右室流出道畅通,如不以补片加宽右室流出道,达不到解除右室流出道梗阻的目的,则极易产生右室高压。在我们肺动脉瓣下型室间隔缺损中,有6例病人早期手术时未用补片加宽右室流出道,其中3例右室/左室压力比值＞0.75。因此,肺动脉下室间隔缺损必须以补片行跨瓣环的右室流出道补片加宽。对于术终测压如右室/左心室收缩后＞0.9者,需重新加宽右室流出道。

2.低心排综合征　除有右室流出道解除不充分外,左心室发育不全,肺血管发育差及完全性传导阻滞,均可出现此症,应延长呼吸机辅助时间,提高心率。术中避免损伤传导束更是十分重要。

3.残余室间隔缺损　四联症时心肌长期处于缺氧状态,因此质地脆,缝线极易撕脱肌肉,必要时以垫片加强修复间隔缺损肌肉缘;对于心肌过脆的病例,应作一圈垫片线修复室间隔缺损。三尖瓣隔瓣处一定缝在瓣环根部,可以防止瓣膜的撕脱裂开。目前,残余室间隔缺损发生率已下降。如因缝线撕裂组织发生残余室间隔缺损,一旦出现临床症状,应立即再次手术,否则心衰难以纠正。手术时,可直接缝合或补片修补残余室间隔缺损。如有感染性心内膜炎,应拆去修补原室间隔缺损的补片,以自体心包或生物组织补片修复残余室间隔缺损为宜。

4.渗血过多　因四联症侧支循环多,止血不当,可致急性心包填塞,注意观察术后渗出量,如有心包填塞时立即开胸止血。据报道,心包填塞是继完全性传导阻滞,低心排引起死亡又一主要因素。当渗出过多的病人,在应用止血药后,渗出突然减少,并出现心音遥远,中心静脉压高,心率快血压下降等临床症状时,应毫不犹豫确定为急性心包填塞,必要时立即行剑突下开窗引流,再去手术室进一步处理。

近些年来婴幼儿和成人的手术病死率均有下降,目前为≤5％,平均为4.8％;新生儿手术病死率稍高。

(朱华年)

# 第三章　胃肠疾病

## 第一节　贲门失弛缓症

　　贲门失弛缓症又称贲门痉挛,是以食管下括约肌(LES)张力增高,食管体部正常蠕动消失及食管下括约肌在吞咽时松弛障碍为特征的食管运动功能障碍性疾病。它的主要表现为贲门非器质性的阻塞,同时并有近段食管的扩张现象。

　　贲门失弛缓症是一种少见病,在我国缺乏该病的流行病学资料,在欧美国家,该病的发病率为5/10万,发病存在地域差异,但无种族和性别差异,任何年龄均可罹患,但以30~50岁为最多见。约占食管疾病的5%左右,是仅次于食管癌的需要外科治疗的食管疾病。

### 【病因和发病机制】

　　本病的真实病因迄今尚无定论,临床上常发现本病多继发于感染、严重的情绪紧张、机体严重创伤以及过度肥胖节食引起的体重剧减等,近年的研究提示基因遗传、病毒感染及自身免疫可能与发病有关。

　　贲门失弛缓症的发病机制有先天性、肌源性和神经源性三种学说。目前被广泛接受的是神经源性学说,该学说认为贲门失弛缓症不是食管下括约肌本身的病变,而是支配食管下括约肌的肌间神经丛中松弛食管下括约肌的抑制性神经减少或缺乏引起。该抑制性神经元为非肾上腺能非胆碱能神经元,主要由氮能和肽能神经元构成,氮能神经释放的一氧化氮和肽能神经释放的血管活性肠肽等共同调节食管下括约肌的松弛。上述神经元或神经纤维的缺失是贲门失弛缓症的最重要的病理基础。另外,人们已注意到贲门失弛缓症在食管下括约肌、食管体、迷走神经以及吞咽中枢均可出现神经病理改变。

### 【病理】

　　由于食管下端不能作共济性的弛缓,故食物不能顺利通过贲门进入胃内,但贲门并无痉挛性的收缩现象。起初上段食管将增加收缩力,以致逐渐形成食管的肥厚。当病症逐渐进展、食管逐渐丧失其张力时,由于食物及分泌液的积滞,上段食管将逐渐扩张,并同时增长。食管壁的肌肉逐渐萎缩,弹性纤维也逐渐退化,整个食管的肌层被纤维组织所代替。随着病程的进展,扩张的食管可以有不同的形态:初时呈梭形,以后呈瓶状,最后可成S状。扩张的部位最显著的是在下端,但慢性病例其扩张变化可高达颈部。由于食物淤积,慢性刺激食管粘膜,引起粘膜充血、糜烂、溃疡、疤痕形成、上皮增生,可在少数病人诱发癌变。

## 【症状】

患者早期的症状大都不显著,多属间歇性的,故很少就医。随着病程的进展,症状逐渐变得显著,且呈持续性。主要症状有下列几点:

1.吞咽困难　几乎是经常的现象。吃固体食物时常感胸部有哽噎的感觉,而且在平卧时几乎不能咽下任何食物。

2.胸骨后疼痛　疼痛的部位常在胸骨后近下端处。初期的疼痛比较剧烈,是因食管肌肉非共济性地收缩之故。后期的疼痛比较缓和,是由于食管的扩张所致。早期的疼痛多发生在吞咽的时候,而晚期的疼痛以在食管被充盈时为甚。

3.食物反胃　病的早期往往在食后不久就反胃,但量不多;至后期则往往在食后要隔相当时间才有反胃现象,呕出的量甚大,且可看到二、三天前所吃的食物,有时甚至在空腹时也能有多量的唾液反出。这种反胃一般不伴有恶心及嗳气,向前弯腰或躺下时更易发生,而口臭则是经常的现象。

4.患者经常体重减轻。

贲门失弛缓症可以发生下列并发症:

(1)食管粘膜发生溃疡而出血、急性穿孔、憩室形成。

(2)发生吸入性肺炎、肺不张、肺脓肿、支气管扩张、胸膜积液等;有时并可引起心脏及大血管的压迫症状。

(3)营养障碍,特别是维生素 B、C 缺乏。

(4)中毒性或风湿性关节炎。

(5)偶然可以引起食管下端或胃底癌。

## 【诊断】

除上述的典型症状外,诊断的最后依据是靠 X 线吞钡检查、食管测压和食管镜的检查。

1.X 线检查　检查前应将食管灌洗抽吸干净,然后吞入钡剂进行 X 线检查。可以看到食管有显著扩张,但在横膈部分胃食管交界处则逐渐变得细小,像一个鸟嘴状,其粘膜光滑整齐。在透视时可以看到钡剂至贲门部有突然停滞的现象,以后虽然有少量钡剂可以进入胃内,但钡剂常在食管中滞留至数小时之久。有贲门失弛缓症典型症状的患者,其正位胸片上纵隔内双重条影和侧位片上后纵隔气液平面,对诊断有重要价值。

2.食管测压检查　贲门失弛缓症食管测压检查的主要表现有:①体部中下段缺乏推动性蠕动波;②食管下括约肌松弛率明显降低;③食管下括约肌静息压明显升高;④出现低幅同步收缩波。

3.食管镜或胃镜检查　可以进一步除外食管的器质性病变及并发症如癌变、溃疡或食管炎等。

## 【治疗】

迄今尚无任何治疗手段能够恢复受损食管的平滑肌动力,故贲门失弛缓症的治疗着重于松弛,从而缓解临床症状。可以有下列 4 种不同的疗法:

1.药物治疗　包括:①柔软无渣滓而多营养的食物,特别需富含维生素的;②精神神经的治疗;③各种解痉挛药物的应用,如亚硝酸戊酯或阿托品等。这些疗法在早期可能暂时有效,但对慢性病例则多无效。

2.肉毒毒素注射治疗　肉毒毒素是肉毒梭状杆菌产生的外毒素,是一种神经肌肉胆碱能阻断剂。它能与神经肌肉接头处突触前胆碱能神经末梢快速而强烈的结合,从而抑制平滑肌收缩起到治疗作用。可在内镜或超声内镜下分 4 点注射到食管下括约肌区域。治疗后 6 个月内症状缓解率可达 65%,几乎没有任何并发症,比较适合于高龄、高危或拒绝扩张和手术治疗的病人。但远期疗效明显差于扩张治疗。

3.扩张疗法　扩张治疗是治疗贲门失弛缓症首选的非手术治疗方法,可采用水、气或水银扩张器,目前大多采用气囊扩张。通过扩张,使食管下括约肌发生部分撕裂,解除食管远端梗阻,使患者症状缓解,一般应扩张到 3.5～4.5cm,多数人主张一次扩张,也有人主张逐渐加压,多次扩张。目前倾向于采用逐步增加气囊直径的方法。在进行扩张以前必须经过 X 线及食管镜的检查,食管下端有溃疡者即不能应用扩张疗法。扩张治疗的有效率为 65%～80%左右,低于手术治疗,其远期疗效也不如手术治疗。扩张治疗后的并发症发生率较低,约 6%左右,主要并发症有食管穿孔、出血及吸入性肺炎等。其中穿孔最为严重,发生率约为 1%～5%,发生穿孔后一般需手术修补,偶尔可采用保守治疗。而下列情况则通常是扩张疗法的禁忌证:①贲门失弛缓伴有巨大膨出性食管憩室或食管裂孔疝者,扩张疗法易引起穿孔、出血等并发症;②贲门部有溃疡或瘢痕形成者;③不能排除恶性肿瘤可能者;④病员以疼痛为主要症状者。

4.手术治疗　约 30%的病例需用手术治疗。有下列情况者为手术适应证:

(1)晚期病例食管已有严重的扩大,甚至已呈瓶状或 S 状者,用扩张疗法有损伤或者穿破的危险。

(2)婴儿或孩童不适用扩张,或者扩张有危险者。

(3)不能除外有癌变的可能者。

(4)采用扩张治疗失败——气囊不能通过贲门进入胃内,或者扩张效果不显著者。

贲门失弛缓症的手术方法的基本式式为食管贲门肌层切开术(Heller 手术),原先描述的手术方法是同时行前部和后部括约肌切开,现已改良为仅行前部括约肌切开术,即改良 Heller 手术。该手术可通过经腹或经胸途径完成,并使 85%～90%的患者症状得到长期缓解。其主要并发症为胃食管返流性疾病。大多数学者认为经腹行改良 Heller 手术需加作抗返流手术(Dor 或 Belsey 式胃底部分折叠术),因为经腹手术破坏了膈食管韧带,使得食管抗胃返流的屏障受损,导致术后食管返流性疾病的出现,而经胸手术无需行抗返流手术。

食管贲门肌层切开术(改良 Heller 手术):本法最为简单安全。手术的原理与先天性幽门狭窄的 Ramstedt 手术相似,均为一种粘膜外的肌肉层单纯切开术。

1)患者取平卧位,作上腹部左侧旁正中切口。

2)用盐水纱布将大肠和小肠隔开。将胃向下拉,同时将肝左叶的冠状韧带切断,即可将肝左叶向右侧牵开,以暴露食管的腹腔段及胃贲门。

3)将食管上的腹膜沿折向横膈的地方横行切开约 5cm,然后交互使用钝性或锐性的分离法将食管四周都游离出,并用一根带子围绕食管,备作向下的牵引。注意保存迷走神经的完整性,左(前)迷走神经可以在分离后把它向右侧牵开,免使受伤。

4)将食管向下牵引,在食管的前壁和贲门的狭窄处作纵形切口,长约7~8cm。这个切开必须十分小心地单切开肌层而勿伤及粘膜,然后将肌层小心拨开,使下面的粘膜逐渐从肌层的切口中突出。在食管的肌层已经切开、粘膜已经突出后,切口就可以向下延长到胃壁上,同样将肌层切开,并使胃粘膜突出。这样整个切口长约10~12cm,约8cm是在食管上,约4cm是在贲门和胃壁上。

必要时可以先在胃的前壁切开一个小口,并伸一个手指通过贲门到食管中,然后在这个手指的衬垫下切开食管和胃的肌层,可避免伤及粘膜。

在肌层切开后,常可在粘膜上见到有细小的血管。这些小血管必须予以结扎切断,然后方能使粘膜很好地突出。万一有粘膜的破伤,可以用细丝线将伤洞缝合,一般不至发生意外。

5)手术完毕后最好将胃稍加拧挤,使胃内的空气和胃液挤向食管,以确证粘膜并无破损,否则即应小心予以缝合修补。

6)最后缝合腹壁各层。腹腔毋须引流。

本手术也可以通过一个经胸的切口进行,但经腹的切口暴露也很满意,故经胸切开似非必要。手术的疗效一般良好,但X线的检查结果不如临床症状改善显著,食管往往仍有扩大现象。

近年来腔镜技术的迅速发展使贲门失弛缓症的治疗发生了巨大变化,目前经腹腔镜或胸腔镜行改良Heller手术的技术已日趋成熟。这种微创性手术的疗效与开放性手术相似,且创伤小,缩短了手术和住院时间,减少了手术并发症。与传统手术相似,一般认为经腹腔镜手术需加作抗返流手术,其疗效略优于经胸腔镜手术。有报道经腹腔镜行改良Heller术加Dor胃底折叠术治疗142例贲门失弛缓症的5年缓解率达90%。

食管胃底吻合术(Heyrovski法):对手术后因括约肌切开不彻底而复发,或巨食管术后食管仍难排空者,可考虑行食管胃吻合术(Heyrovski或Gron-dahl手术)。

1)~2)与Heller手术相同

3)将食管下端充分游离后,可以将它拉入腹腔达8~10cm之多。用丝线将它缝固在横膈腹膜上以防止其缩回胸腔。将胃底的内侧壁和食管下端作一排间断的丝线缝合,为双层缝合的后层。这层缝线应该缝住肌层,但不应该穿入胃腔内。

4)在上述缝线的两旁各作切口长约6cm。将食管和胃壁的全层用0号丝线作连续的锁线缝合,至前壁用Connell缝合法将前壁作内翻缝合。最后,前壁应再缝一道丝线的间断缝合予以加固,同样的只缝肌层而不缝住粘膜。上、下两个转角的地方,可以再用二针内翻的褥式缝合予以加强。

食道胃吻合术(Grondahl法):为Heyrovski手术的一种变式。其唯一的不同是在于食管上的切口经过贲门后再弯向胃底部,整个切口呈U形,其他的操作步骤与Heyrovski法完全相同。

Heyrovski或Grondahl食管胃吻合术一般也能获得满意的结果。但据文献报道有较多发生并发症的可能,如反胃、食管炎、食管下端溃疡、吻合边缘溃疡,及因此而引起的吻合口狭窄等,均有报道。相比之下,Heller手术既简单而更有效,故后者现已成为贲门失弛缓症的典型术式。

(李　凯)

# 第二节　先天性幽门狭窄

先天性幽门狭窄是因幽门括约肌的肥厚及痉挛,致食物不能通过幽门而产生的一系列临床症状的疾病。在婴儿出生后的最初几周内发生持续性的呕吐、顽固性的便秘;同时并可看到胃的蠕动波和摸到幽门的硬块。若没有及时诊断和正确治疗,病儿将发生严重的营养障碍而迅速衰竭死亡。除了胃与十二指肠溃疡和胃癌以外,本病是胃的病变中较常见的一种。在婴儿出生以后的最初几周,这是需要外科治疗的最常见的病变。

本病的发病率各医院的报道不一,难于肯定,大概在 0.5% 左右。患此病者以男婴为多,两性之比例约为(4～6):1,而且往往家庭中的第一个男孩更易罹患此病。不少外科专家曾经报道同一个家庭中先后有几个婴儿曾患此症。

## 【病因】

先天性幽门狭窄的基本病因何在虽有不少理论试图予以解释,然而至今尚无定论。目前有三种学说:

1.遗传因素　有家族发病倾向。单卵双胎多于双卵双胎。目前认为是一种多基因性遗传,临床上表现为幽门的环状肌有先天性肥大,致幽门的内腔变得狭窄。

2.胃肠道激素紊乱　免疫组化研究提示在幽门环肌层中脑啡呔、P 物质及血管活性肠肽等肽能神经纤维明显减少或缺如,同时患者血清胃泌素水平明显增高。胃肠道激素紊乱可能造成幽门括约肌松弛障碍,括约肌痉挛。

3.幽门肌间神经丛发育异常　因括约肌的神经肌肉丛发育不全,致括约肌不能弛缓,而引起幽门肌肉的代偿性肥大。

看来,括约肌的先天性肥大和继发性的痉挛现象都是存在的,因为有时婴儿出生时即能摸得肥大的幽门肿块,甚至早产儿也幽门肥大;而括约肌痉挛的现象也是客观存在的,例如不少患儿应用阿托品后有效,同一个患儿在不同时期的梗阻程度有差异,手术时患儿在麻醉后往往肿块会消失,均说明括约肌除了真正的肥厚以外还有痉挛现象存在。但在不同的个体中,肥厚与痉挛所占的成分则可能有所不同。至于括约肌何以会肥厚与痉挛的原因,则迄今尚未能作出满意的解释。

## 【病理】

最突出的现象是幽门括约肌、特别是它的环状肌的肥厚增生,较正常的括约肌约厚 2～4 倍以上,使整个括约肌硬得像一块软骨,形如橄榄。整个括约肌的肿块常突出到十二指肠腔中,如像子宫颈突出到阴道中的样子。病变初期括约肌多呈粉红色,后期多呈白色,在病理上并无炎症的现象,但有时可以有程度不同的水肿。胃则常有扩大现象,且常有一定程度的胃炎存在。

幽门部的粘膜,常因外层括约肌的收缩而形成纵行的折皱,致使内腔极度狭窄,有时仅能勉强通过一个探针。但当外层的环形肌切断以后,其粘膜常能张大突出至切断的肌层以外。最后的愈合是靠浆膜和粘膜下层的纤维组织的逐渐收缩,大约 3 个月以后胃和幽门即能恢复正常。但如先天性幽门狭窄患者采用胃空肠吻合术来治疗,有学者曾发现此肿大的幽门括约肌可持续至成人以后;也曾有报道在胃空肠吻合后,随访 37 年发现幽门括约肌肿大的情况仍然存在。

**【症状】**

患此病的婴儿,多数在出生时是属正常。症状的出现多数是在出生后的第二周或第三周,甚至可迟至第十周或更久。偶尔也有在出生后几小时或一、二天内即发病者。所有症状都是因幽门发生阻塞后产生的,包括下列各项:

1.返胃和呕吐　通常是本病的第一个也是最重要的症状。开始时一般仅是一种轻度返胃,多半发生在喂乳以后,因此很容易被认为是喂乳过多之故。但以后呕吐得愈来愈明显,从经常的少量呕吐发展到历时较久的大量呕吐,而且呕吐的性质也逐渐从单纯的返胃发展到喷射性的呕吐;直至病的末期,胃运动机能极度减退时,呕吐又从喷射性再度变为无力的返流。这种呕吐一般不像肠梗阻那样伴有疼痛,患儿也没有啼哭和屈腿的现象。患儿的胃口一般很好,特别是在刚呕吐以后往往更加拼命吸乳,只有在将要呕吐以前,患儿的食欲始有所减退。喷射性的呕吐是本病最常见的症状,约 90%～96% 的患者有此现象。呕吐物中不含胆汁,可与十二指肠的先天性闭塞相鉴别。

2.便秘或腹泻　约 90% 的患儿有明显便秘,其余 10% 的大便可以正常。但有时可以有腹泻,表示患儿的肠道有感染存在。大便量少而呈绿色,且多粘液。

3.脱水和消瘦　因患儿反复呕吐,体重迅速减轻。脱水现象也很严重,如皮肤干燥、弹性消失,面容灰暗、额上发皱、鼻尖削而颧骨高,嘴角瘪而眼眶陷。体重减轻愈多则情况愈加严重。患儿一般没有酸中毒而反出现显著的碱中毒现象,有时甚至会出现搐搦症。

4.腹部膨隆　在体检时常可见上腹部有明显的膨隆,而下腹部则多平坦柔软。

5.胃蠕动出现　典型的胃蠕动波可见其自左侧肋缘部开始,横过上腹正中而消失在右腹直肌的外缘部。蠕动波发生的部位表示胃的位置,而其消失的部位就是幽门的所在。约 75%～85% 的患儿可以看到有胃的蠕动波;在喂乳以后或者轻轻叩击左腹直肌时,蠕动波更加显著。

6.幽门肿块　肿大的幽门括约肌一般是可以摸到的。据统计 95%～100% 的病例可以摸到幽门,但这并不是说肿块是经常可以摸到或者很容易摸得的。胃胀满时肿块可能摸不到,触诊时如手法不当或者不细致耐心也很难摸到。婴儿刚吐过以后,或者在胃蠕动波最明显时,肿块一般能摸得最清楚。如症状疑是先天性幽门狭窄,经反复检查均不能摸到肿块时,应在患儿被麻醉后再作最后的检查。

**【X 线检查】**

如能摸到肿大的幽门,X 线的检查非属必需。但如临床诊断不能肯定时,则 X 线的检查有时能提供有价值的诊断依据。通常平片的价值不大,如遇疑难的病例需要钡餐,但需注意避免发生吸入。在幽门梗阻时,X 线吞钡检查主要有下列表现:①胃的扩张;②间歇性的蠕动亢进;③幽门管异常增长。正常的幽门仅长约 2～3mm,在有幽门括约肌肥大时幽门管可长达 6～7mm;④胃的排空时间迟缓,如在钡餐后 3 小时仍有 75% 的钡剂滞留胃内者有梗阻现象。如在 6 小时后仍有大部分滞留时,应即插入胃管将钡剂抽出,以免呕吐时有被吸入肺的危险。

## 【诊断】

先天性幽门狭窄的诊断,首先依靠能摸得肿块,因为这是婴儿的其他疾患所没有的特征。如有呕吐、便秘和胃蠕动波的出现,再加摸到肿块时,诊断应该更加肯定。有时需要与下列情况鉴别:

1.幽门痉挛　呕吐呈间歇性,时发时愈;且症状能因内科解痉疗法而迅速缓解,也不会摸到肿大的幽门环。

2.十二指肠闭锁　症状在出生后立即发生,在开始哺乳时即有呕吐现象;因闭锁部位大都是在十二指肠降部,呕吐为非喷射性,且呕吐物中常混有胆汁。腹部不能摸得肿块。X线检查,不但胃有扩大,且十二指肠的上段也有扩大。

3.食管闭锁　在每次哺乳后立刻有呕吐,呕吐非为喷射状而为反胃样。X线检查能决定诊断。

4.胃炎或哺乳不佳,内疝或小肠扭转等,有时可能引起诊断困难。

## 【治疗】

总的说来,先天性幽门狭窄的诊断一经确定,手术治疗是唯一有效的疗法。但有时也可以进行内科的保守疗法。

1.保守疗法　如诊断可疑,不能摸得橄榄样的肿块,梗阻有可能是由于单纯的幽门痉挛时;或者症状比较轻微,不但症状发生得较晚,在出生后第10~12周后始发生呕吐现象,而且梗阻是不完全性的,患婴的体重可以维持甚至稍有增加者,可以进行保守疗法。

保守疗法包括饮食的调节,适当的洗胃,注射生理盐水,以及足量的解痉药物等。不少文献曾报道应用阿托品,特别是用硝酸甲基阿托品后有良好的效果。

2.手术疗法　凡幽门梗阻的症状较为显著而保守疗法无效者,或者腹内能摸得肿块者,应即进行手术治疗。由于术前准备的日趋完善,操作技术的日益提高,目前手术的死亡率已不超过1%~2%。术后的疗效也极为显著,病儿能很快地正常进食,因而能迅速地恢复体力和增加体重。因此手术疗法应该是先天性幽门狭窄的根本疗法。

手术死亡率所以能迅速下降,大概是由于下列原因:

(1)手术的早期进行:病症拖延得愈久、体重减轻得愈多,则手术的死亡率愈大。故早期诊断和早期手术是必要的。

(2)充分的术前准备:先天性幽门狭窄的患儿虽然需要早期手术治疗,但决不应该进行紧急的手术治疗,更不应该进行无准备的手术治疗。只有在患儿已有了充分的术前准备以后(通常约需3~4天),包括水分的补充、适当的输血、胃的减压和适当的保暖等,才能安全地进行手术。

(3)常规地施行Fredet和Ramstedt的幽门环状肌切断术。按在手术疗法以前患儿大多应用内科疗法时,死亡率约为80%。既往在施行其他的手术疗法时,幽门切除术的死亡率为100%,幽门成形术的死亡率为80%,胃空肠吻合术的死亡率为50%~60%,只有Fredet和Ramstedt的手术最为简单而安全可靠,其死亡率早年约为10%,现在约为1%~2%,是目前最为理想的手术方法。腹腔镜下施行幽门环状肌切断术可达到传统手术同样的疗效,且手术创伤小,术后恢复快。但对手术操作技巧的要求较高。

(4)术后的妥善护理,对患儿的痊复也有重大的意义。应在小儿内科医师和专职护理人员的密切配合下,进行保暖、饮食、维持生理平衡、防止各种并发症等各项护理工作。

幽门环状肌切断术(Fredet 和 Ramstedt 法):手术目的是在于纵行切开幽门的环状肌而不切伤粘膜,然后分开切断的肌肉环使粘膜从创缘中突出,从而使幽门的内管以扩大而梗阻获得解除。其手术指征为先天性幽门狭窄患者,有梗阻的现象并有肿块可摸得者,均为手术适应证。

1)平卧,肢体用布裹住,仅露出腹部手术野。作上腹部的右旁正中或经腹直肌切口,长约 6cm。

2)进入腹腔以后,应注意防止小肠的脱出,以免增加手术的麻烦。将肝脏向上牵开,找到胃以后就可沿着胃壁追踪到幽门,于是可用左手的拇指和示指夹住幽门将它提出创口以外。

3)用尖头刀将浆膜和肥大的括约肌小心层层切开,直至粘膜自肌层的切口中突出为止;同时用一个小的蚊式钳将切开的肌层轻轻分开,更可以使粘膜向外突出。整个切口长约 1.5～2.5cm,近端始自幽门静脉,远端略弯向下,而分开后的宽度应至少有 1.3cm,方能使幽门部的粘膜充分突出。应该注意把所有的肌纤维完全切断,否则梗阻将不能解除;同时又应小心不要切破粘膜,特别是在幽门肿块和十二指肠相交接的部位,十二指肠壁很像一个穹隆,最容易被切破。

4)在肌肉环已被适当地切断分开后,为了要证实幽门是否已经通畅,可以把留置在胃内的胃管隔着胃壁慢慢把它推进十二指肠腔中,如此即可证明幽门已经通畅。Fisher 主张在胃的前壁作一个小切口,然后用一把弯血管钳探入胃内通过幽门,也可以更确切地证明幽门的畅通程度;至于血管钳拔出后留下的一个小孔,可以很容易地用双层荷包缝合线把它缝闭,不至于发生任何不良影响。然而作者认为这一步骤通常是不必需的。

5)十二指肠的粘膜是否有破伤也应十分注意。通常如粘膜有切破时,会立即看到有几滴血性液体溢出;但最好把胃壁挤压一下,如有粘膜破伤时,会有气体溢出的嘶声。此时应该立即用细丝线将它缝住,这样就不会引起任何不良的影响,否则会发生腹膜炎。

6)切开的创缘用热盐水纱布卷压一下就可止血。若已经肯定幽门是通畅的,创缘并无流血,十二指肠粘膜亦无穿破,即可将幽门放回腹腔。腹壁用丝线分层缝合。

(李 凯)

# 第三节　急性胃扩张

急性胃扩张是一种胃的急性极度膨胀现象,胃内有大量的积气和积液,并伴有溢出性呕吐,进行性的脱水和少尿或无尿及电解质紊乱,偶尔可有搐搦,最后可因衰竭而死亡。早年文献报道手术后急性胃扩张的死亡率高达 75%,近年来由于对急性胃扩张的病理生理有了进一步的了解,早期诊断后及时适当的治疗可使死亡率接近为零。但暴饮暴食所引起的急性胃扩张死亡率仍可达 20%左右。

**【病因】**

急性胃扩张可以在多种情况下发生。约70％的病例是继发于腹腔手术后,也可发生于其他部位手术的患者,如头面部、肢体及泌尿系的手术等。在吸入麻醉后固然常见,但即使是在局麻后也可发生。其他非手术的疾病如急性传染病(肺炎、伤寒、败血症等)或慢性消耗病(如结核、糖尿病、慢性肾盂炎等)也可发生此种现象。甚至在正常分娩或暴饮暴食后,也偶可见到有这种病况。

由此可见,急性胃扩张的病因是多方面的。它可能是由于下列任何一种或几种原因所引起的:

1.无论是对躯体神经或内脏神经的强烈刺激,均能引起胃壁的反射性抑制,造成胃壁的弛缓,并进而形成扩张。

2.在腹部手术或任何其他手术时,甚至在分娩时,可以引起胃的迷走神经的过度抑制和交感神经的刺激,造成胃扩张。

3.某些疾病所产生的毒素以及低血钾等,也能造成上述结果。

4.麻醉过程中面罩加压给氧或吸入大量空气。

5.胃的扩张有时也可以伴有十二指肠近端部分的扩张。在这种情况下,十二指肠第三部分的被压迫可能是一个重要原因。

总之,在胃有急性扩张时,不论其诱因如何,植物神经的不平衡现象是肯定存在的。由于胃原发性的麻痹和胀满,可将横结肠和小肠挤向下方,致小肠系膜紧张而肠系膜上动脉将对十二指肠的水平部发生持续性的压迫,或者胀满的胃直接压迫在十二指肠横部通过脊柱的部分,结果均可同时造成胃和十二指肠降部的急性扩张现象。

**【病理】**

胃有极度扩张时,几乎可以占据整个腹腔,胃壁则变得极薄且十分脆弱,其粘膜也变得很平,完全丧失了它的皱折,粘膜上并有无数细小的出血点或溃疡。胃内则有大量的积气和棕黑色的液体。到后期可因胃壁缺血而导致坏死和穿孔。

少数病例的扩张是至幽门为止。但在多数的病例,则可见扩张直到十二指肠的横部,该处即是肠系膜上动脉横过的部位。有时也可看到空肠的上段同有扩张的情况,对这样病例,则显然肠系膜上动脉的压迫不再是发病的原因。

胃内的大量积液被认为是由于某种毒素的催分泌作用所引起,但显然胃肠的吸收机能也已发生障碍;此种吸收障碍究竟是因神经血管机能的紊乱所造成,还是因十二指肠被肠系膜血管急性压迫之故,未有定论。

**【症状】**

大都发生在术后的第2或第3天,但也可能在手术的时候或紧接着手术以后发生,或者迟至手术后2或3周以后发生。最显著的症状有腹胀、呕吐、脱水及电解质紊乱等。

1.腹胀　可以不自觉地逐渐发生,也可以突然发生。开始时先有上腹部膨胀及恶心,然后可波及整个腹部。因为这种胃胀是麻痹性的,所以不伴有蠕动和肠鸣,也无显著的腹痛。如胃中仅有胀气,则腹部和左下胸均可呈鼓音,而心脏会被推向上且有受压迫现象。如胃中胀满的是液体,则上腹部或者整个腹部的叩诊将呈实音,振水音阳性。

2.呕吐　为一种频繁的、不自主的、无力的呕吐;一般不伴有腹痛,亦不作喷射状。所呕出者主要是大量的液体,但同时也会嗳出大量的气体。呕出物最初是无色的,以后多混有胆汁,最后则常为黑褐色或咖啡色,但不会是粪液样的。口角嘴唇则常被呕出物浸渍得有异样的酸臭感觉。

3.脱水和电解质紊乱　若病人未获及时诊治,病情继续发展将出现脱水、中毒症状等。病人面容苍白、眼眶凹陷、皮肤厥冷、虚汗淋漓。体温低降不升、脉搏快速微弱,呼吸则浅速而呈胸式。由于出汗及呕吐频繁而有多量之体液丧失,故小便量少而浓,且感口渴难禁。此时血液检查常可发现有严重的碱中毒现象,血氯则降低。

【诊断和鉴别诊断】

若手术后早期发生上腹部的膨胀,无力地呕出大量棕黄色或咖啡样的液体,腹部振水音阳性,但没有肌紧张和蠕动波,胃肠减压时胃内可抽出大量的液体和气体,病人迅速发生脱水和中毒的现象,腹部X线平片上可见左膈下有明显扩张的胃泡和液平,或侧位片上有充气扩大十二指肠,以及腹部B超示胃腔大量积液时,则应该考虑急性胃扩张的诊断。但需与下列疾病作鉴别:

1.肠梗阻　除了有腹胀以外,肠绞痛和肠蠕动的亢进是一种显著的症状。其呕吐常呈喷射状,且呕吐物常带粪臭。在术后肠梗阻患者,腹胀最明显的部位是在腹中部,而急性胃扩张的腹胀主要是在上腹部。

2.急性腹膜炎　有时急性腹膜炎本身就可以引起急性胃扩张,急性胃扩张伴胃壁坏死穿孔也可导致腹膜炎。但如急性腹膜炎患者不伴有急性胃扩张时,则二者之鉴别应无多大困难。急性腹膜炎患者的呕吐不如急性胃扩张患者那样剧烈,呕吐物也不多,而发热和白细胞增多则属常见。并有明显的腹部压痛、腹肌紧张和反跳痛等腹膜刺激征。

3.肠麻痹　鉴别比较困难,然而肠麻痹主要是累及小肠下端,故腹胀是以腹中部最为明显。在肠麻痹患者,胃内不会有大量的积气和积液,抽空胃内容物后患者也不会有多大的好转,而这些正是急性胃扩张的特点。

【预防和治疗】

急性胃扩张一旦发生,自行痊愈的机会极少,如不及时治疗,患者几乎都将死亡,治疗不得法的病例死亡率也很高。然而,目前由于处理恰当,以及术前准备及术后护理措施的改进,手术操作方法的进步,特别是术前常规插胃管进行减压,急性胃扩张的发病率也已大为减少,疗效也明显改观。

既往单纯的药物治疗者死亡率高达93%,用各种手术治疗者(如胃造瘘、胃肠吻合术等),其死亡率约为72%,用洗胃的方法治疗者死亡率为50%,平均死亡率当在65%以上。而目前的死亡率则几乎是微不足道的,主要是因为采用下列综合疗法:

1.抽吸和冲洗　将胃内的液体和气体完全抽空,以后再每隔半小时用温盐水予以冲洗,直至24～48小时后胃的情况恢复正常为止。并予持续胃肠减压。情况好转时可以看到抽出的液体将逐渐减少,颜色逐渐变淡,臭味也逐渐减轻.,至完全恢复正常。

2.纠正脱水、电解质及酸碱失衡　由于呕吐和出汗而引起的严重脱水现象,应以静脉注射生理盐水的方式补充,同时并应输入 5%～10%的葡萄糖溶液维持水分的平衡,必要时输入适量的胶体溶液或血浆等,以保持正常的尿量。定期监测血电解质和血气分析,及时纠正电解质紊乱和酸碱失衡。

3.位置疗法　单纯的抽吸和冲洗无效者,应即辅以位置疗法。病人取俯卧位,并将身体下部抬高,可以减轻小肠系膜的紧张并防止十二指肠的压迫。这个体位有其一定的价值,但病人在腹部手术后往往不耐俯卧,头低脚高的位置且会使呼吸循环受到进一步影响;故除非十二指肠横部有显著的受压现象,否则并不必需。

4.暴饮暴食后胃内有大量食物积滞而又不能自胃管抽出时,或已发生胃壁坏死穿孔者,须考虑及时手术治疗,行胃切开术。术后继续胃肠减压或予胃造瘘术。

（李　凯）

# 第四节　胃扭转

胃扭转偶见于 X 线钡餐报告,多数不需要手术处理,临床上应对此有所认识。

## 【病因病理】

胃扭转按发病的急缓分为急性和慢性两类。

急性胃扭转与固定胃的解剖结构异常有关,如较大的食管裂孔疝、膈疝、膈膨出、内脏下垂、胃大小弯的韧带过长、十二指肠外侧腹膜过松等。而剧烈呕吐、急性胃扩张、胃巨大肿块、胸腔负压的急剧改变等则是急性胃扭转的诱因。

慢性胃扭转多继发于膈、胃本身及上腹邻近器官病变,如穿透性溃疡、肝脓肿、膈创伤等造成的粘连可将部分胃壁固定于异常位置而形成扭转的形态。

按扭转方向的不同,胃扭转可分为系膜轴及器官轴两型。前者较常见,胃以从小弯中点至大弯的连线为轴心(横轴)发生扭转,造成胃前后壁对折,使胃形成两个小腔。器官轴型则胃以从贲门至幽门的连线为轴心(纵轴)扭转。两种类型的扭转程度一般在 180°以下。

## 【诊断】

1.临床表现　胃扭转的症状和体征决定于发作为急性还是慢性,扭转程度为完全性还是部分性。急性胃扭转三联征(Borcherol 三联征)为上腹局限膨胀性疼痛、重复性干呕和不能将胃管插入胃内。腹部体征包括上腹可见胀大的胃型,压痛明显,可引出振水音。病情进展急剧,脉搏快速,呼吸急促,可很快陷入休克甚至死亡(有文献报告急性胃扭转的死亡率可高达30%)。慢性胃扭转则可无任何症状,或有类似于胃十二指肠溃疡或慢性胆囊炎的症状,往往有多次反复的急性发作史。

2.X 线检查　急性胃扭转时的 X 线片常可见宽大气液平面的胃泡阴影,有时可见左膈升高(膈膨出、膈疝等),吞钡检查见钡剂停留于食管下段而不能通过贲门。慢性胃扭转可在钡餐检查时偶然发现。系膜扭转型的 X 线特征是两个有液平面的胃腔以及幽门和贲门在相近平面。器官轴扭转型则见胃大小弯倒置,胃底液平面不与胃体相连,胃体变形,幽门向下。有时尚可发现与扭转有关的相应病变。

**【治疗】**

偶然发现的无症状或症状很轻的慢性胃扭转一般不需手术治疗。

急性胃扭转或慢性胃扭转急性发作时应先试行放置胃管。若能置入胃内,则将胃内大量的气、液体吸出,急性症状缓解后再进一步检查确定治疗方案。若不能插入胃内,则应及早手术。

手术方式:若能肯定引发胃扭转的病因,则针对病因处理。如胃病变的胃部分切除术、粘连索带的松解分离术、膈疝的修补术等。胃固定术适用于非此类病变所致者,视术中情况将胃分别固定于前腹壁、肝圆韧带或横结肠系膜等处。最简单的前腹壁固定法为胃前壁置管造口术。

(李　凯)

# 第五节　胃下垂

由于胃支持韧带的松弛,或者是因胃壁的弛缓,致在直立时胃的下端(大弯)位于髂嵴间线下方 5cm 或更下的位置,同时伴有排空缓慢的情况者,称为胃下垂。

**【病因】**

胃下垂有先天性或后天性的。先天性的胃下垂大都是内脏全部下垂的一种表现,主要是由于腹内脏器支持韧带的松弛所致。后天性的胃下垂可能是因严重消瘦或腹肌张力消失后继发的,其结果是胃不能固定在原有位置上,以致直立时有下垂现象。

胃壁本身的弛缓也是一个重要因素。因为在胃壁的运动功能方面,它具有张力及蠕动两种性能,均受植物神经系统的调节。Schle-singe 曾按照胃壁的张力情况将胃分为四个类型。若胃壁的张力减低,则整个胃将呈鱼钩形,胃的低位部分将因纵行肌及环形肌的弛张而显得异常扩大,其下缘常坠入盆腔中。

**【病理】**

下垂的胃其排空常较缓慢,有时甚至会出现明显潴留。由于食物潴留的结果,常会发生食物发酵和继发性的胃炎变化。

**【临床表现和诊断】**

胃下垂可能不出现任何症状,而仅在检查病人时偶然发现。另一些病例则会发生若干综合病症,与胃溃疡颇为相似。患者常感心窝部沉重、食后饱胀、嗳气或呕吐;呕吐物的量很大,常含陈旧的食物残渣,并时带发酵的酸气。振水音有时也很明显。便秘、消瘦也常是患者的主要症状。

确定诊断有赖于 X 线检查。在进钡餐后可见胃呈鱼钩形,其上端细长,两壁较靠拢,而下端则显著膨大,下缘常在髂间线以下数厘米处。胃内常有较多量的残余液体,而排空时间则有显著的迟缓。

**【治疗】**

绝大多数的患者宜用内科疗法。加强营养和一般的强身疗法,如打太极拳,大多可以收到良好疗效。同时进行肾囊封闭或针灸治疗,也可以加强胃的张力;必要时还可以应用腹带或胃托。

上述的保守疗法不能收到预期疗效时,极个别的也可考虑行外科治疗——胃固定术。但应该强调指出:这种手术基本上是非生理的,也很少能获得良好的效果,只有在保守治疗完全无效而症状又极度严重时方可试行。

胃固定术在过去曾经有多种方式。Beyea 法是用间断的丝线将胃的小网膜折叠缝起,使它缩短,因而将胃吊起使之不致下垂。

Perthes 法是利用肝圆韧带在胃的肌层中穿过,然后缝固在前腹壁上将胃吊起。

胃下垂并有慢性胃炎或胃与十二指肠溃疡者,也可以考虑胃部分切除术。

（李　凯）

# 第六节　十二指肠憩室

十二指肠憩室的发生率并不低,尸检统计可高达 22%。由于它很少引起症状,因此,在临床上绝大多数的十二指肠憩室仅是在作 X 线钡餐检查时偶然发现的。

**【病理】**

十二指肠憩室是部分肠壁向外扩张所形成的袋状突起,多为单发,绝大多数的憩室位于十二指肠降部的内侧,特别好发于十二指肠乳头的附近;有的深入于胰腺组织之中,在手术时也难以寻找。少数发生在十二指肠横部或升部。

憩室好发于肠壁局限性软弱处,壁由黏膜、黏膜下肌层和浆膜层组成,没有或几乎没有肌层。

上述原发性憩室不同于由于十二指肠溃疡瘢痕收缩或慢性胆囊炎粘连牵拉所致的继发性憩室。后者属于十二指肠溃疡或胆囊炎的并发症,多见于球部,它的壁是含有肌层的。

十二指肠憩室可大可小。如与肠腔连接的入口部（憩室颈）较狭窄时,则食物进入后不易排出,可导致潴留,引发炎症、溃疡、出血、穿孔等并发症。

**【诊断】**

1.临床表现　绝大多数十二指肠憩室没有任何症状,憩室本身也没有特殊体征。十二指肠憩室引起症状者不超过 5%,症状都继发于有并发症时。如因憩室内食物潴留引起炎症、溃疡时,出现上腹不适、脐周隐痛、进食后饱胀,并可发生恶心、呕吐、嗳气等症状,此时憩室相应部位可有明显压痛;当憩室压迫胆总管和胰管时,可以出现黄疸、胆道感染和胰腺炎症状;憩室合并的出血可以是慢性小量出血导致贫血,也可以是急性大出血引起呕血及便血;十二指肠降段憩室的穿孔常波及腹膜后引发严重的腹膜后感染。

2.X 线钡餐检查　十二指肠憩室的诊断依赖 X 线钡餐检查,小的十二指肠憩室甚至在 X 线钡餐检查时也常难发现。憩室的 X 线表现为与十二指肠腔相连的圆形或分叶状充钡阴影,轮廓整齐,外形可随时改变,阴影内可有气液平面。肠道钡剂排空后憩室内常仍有钡剂残留。

3.鉴别诊断　鉴别诊断的难点在于认定患者的症状是否为憩室所致,这关系到手术治疗的指征。"上腹症状"是常见的,十二指肠憩室在常规 X 线钡餐检查中也是常见的,而有症状的十二指肠憩室却是十分少见的,单纯潴留也很少引起症状。鉴于这"二常二少",不应把"上腹症状"轻率归罪于十二指肠憩室。只有在经过详细深入的检查后,的确没有发现其他上腹器官疾病,而憩室甚大,外观不整齐,钡剂潴留 6h 以上不能排出,压痛明显者,始可下"有症状的十二指肠憩室"的诊断。

**【治疗】**

1.无症状的十二指肠憩室不需治疗。

2.非手术治疗:包括调节饮食,给予抗酸、解痉、抗炎药物,体位引流等,若症状可得以减轻或缓解则不需手术治疗。

3.手术治疗

(1)手术指征:①症状确因憩室所致,且内科治疗无效;②十二指肠乳头旁憩室与胆道、胰腺疾病同时存在者;③憩室发生出血、穿孔、十二指肠梗阻等并发症。

(2)手术方式:

1)憩室内翻缝合术:适用于十二指肠降部外侧和横部、升部的小的单纯憩室。憩室经肠腔翻入后,于颈部结扎或缝合。

2)憩室切除术:较大的憩室以及有炎症、溃疡、结石的憩室以切除为宜。

3)憩室旷置术:对显露困难或切除危险性过大的憩室,可考虑胃部分切除胃空肠吻合术,以转流食物。空肠输入、输出祥间应加侧侧吻合甚或采用胃空肠 Y 式吻合以保证转流完全。

手术中困难的是寻找憩室。手术前服少量钡剂,手术中注射空气入十二指肠肠腔,可能有助于定位。

(3)手术并发症:主要并发症为十二指肠瘘和胰腺炎。手术时要避免损伤胆总管和胰管,术后十二指肠的引流减压要确切有效。

(李　凯)

# 第七节　胃十二指肠溃疡

胃十二指肠溃疡病是极为常见的疾病,因其发病机制中与胃酸及胃蛋白酶的消化作用有关,故又称本病为消化性溃疡。临床也常简称为溃疡病。

顾名思义,胃十二指肠溃疡病发生于胃和十二指肠,前者为胃溃疡,后者为十二指肠溃疡。然而,临床上观察到此类溃疡可发生于任何与酸性胃液接触的部位,包括食管下段,胃空肠吻合口及其附近空肠祥,以及含有异位胃黏膜的 Meckel 憩室中。

## 一、概述

胃十二指肠溃疡病患病率为 2%～5%。综合五大城市(北京、上海、重庆、武汉、广州)16万余例胃镜检查资料,胃十二指肠溃疡的检出率为 16%～32%。欧美资料显示,20 世纪 70 年代以来,溃疡病发病率出现下降趋势,并特别以十二指肠溃疡为明显。但我国部分地区的资料并不与此相同。

胃十二指肠溃疡病中以十二指肠溃疡为多见,一般报告的比例为(4~5):1。

胃十二指肠溃疡病多发于男性,多数报告的男女性别发病的比例为4:1。

胃十二指肠溃疡病可发生于任何年龄。十二指肠溃疡发病年龄多在 30 岁左右,而胃溃疡发病年龄略偏大,在 40~50 岁之间。

胃十二指肠溃疡病的病因与发病机制尚未确定,但总的来说,溃疡病的发生可视为胃十二指肠黏膜自身保护机制与损害因素之间的平衡被破坏的结果。

胃十二指肠黏膜自身保护机制主要为:①黏膜屏障。②黏液-碳酸氢盐屏障。③黏膜上皮细胞的快速更新。④前列腺素。⑤表皮生长因子。

可能的发病因素包括:①胃酸。"没有胃酸就没有溃疡"。胃液酸度过高,激活胃蛋白酶,致胃十二指肠黏膜"自家消化"可能是溃疡发生的重要原因。②胃黏膜屏障受损。药物(阿司匹林、皮质类固醇等)、缺血、反流的胆汁等可损伤胃黏膜的解剖屏障及黏液屏障。③神经精神因素、内分泌腺肿瘤等。④幽门螺杆菌(HP)。近年来发现 HP 在溃疡病患者的胃液中的检出率达 80%,不少实验及临床研究亦证明 HP 与溃疡病的发病特别是复发有关。

胃十二指肠溃疡病的局部病理表现是胃十二指肠壁的局限性圆形或椭圆形缺损。以十二指肠球部、胃窦及胃小弯为好发部位。

胃十二指肠溃疡病临床表现以节律性上腹疼痛为特征,除上腹深压痛外常无其他阳性体征。十二指肠溃疡的疼痛特点是节律性较明显,与饮食关系密切,表现为餐后延迟痛(餐后 3~4h 发作)、饥饿痛和夜间痛,疼痛多为烧灼痛、钝痛、锐痛,也可为剧痛。胃溃疡的疼痛则多无明显节律性,多在餐后 1~2h 内发作,疼痛性质多为胀痛。十二指肠溃疡的疼痛还具有周期性发作特点,一般秋至早春为好发季节,疼痛持续数周后好转,间歇 1~2 个月而再发。

胃镜检查可确认溃疡病变。除罕见的胃底大弯侧溃疡及球后溃疡外,大多数的溃疡均在现代纤维胃镜的良好视角范围内。窥视下溃疡呈圆形或椭圆形;周边规则光整;基底平坦,覆盖白色或灰黄色苔膜;周围黏膜有不同程度的水肿、充血;可见黏膜皱襞向溃疡的纠集。为避免漏诊胃癌,应常规活检。

上消化道 X 线钡餐诊断溃疡的直接征象包括龛影、残存钡点、球部变形,间接征象为球部激惹征。精细的气钡双重对比造影可发现小而浅表的溃疡。

胃十二指肠溃疡病应注意与胆石症、慢性胰腺炎等上腹其他脏器的慢性疾病鉴别。

胃十二指肠溃疡病的现代治疗以内科治疗为主,外科治疗集中于处理溃疡病并发症。

一般内科治疗包括:调整生活规律,饮食宜易消化,避免过甜、过酸及辛辣食物,忌烟酒,避免应用易诱发溃疡的药物等。

药物治疗主要着手于抑酸、保护胃十二指肠黏膜、清除幽门螺杆菌(HP)和调整胃排空功能等。

1.抑酸治疗　①制酸药:即碱性药物,如胃舒平、胃得乐和乐得胃等,每日 3~4 次口服。②组胺 $H_2$ 受体阻断剂:可选用下列一种药物如泰胃美 800mg、雷尼替丁 300mg、法莫替丁 400mg,上述药物剂量分 2 次服用或夜间 1 次服下。③质子泵抑制剂:奥美拉唑 20~40mg,兰索拉唑 30mg,每晚睡前服。一般胃溃疡需治疗 6～8 周,十二指肠溃疡约 4～6 周,吸烟及老年患者可延长至 8～12 周;疗程结束后,维持治疗可防止溃疡复发,维持量可取上述治疗量的半量。也可采用间歇全程治疗,即出现症状时再用 4～6 周全程治疗。

2.黏膜保护剂　硫糖铝每日 4g,分 4 次服;铋剂(De-nol,迪乐,得乐,果胶铋等),每日 3～4 次,每次 120mg。

3.清除幽门螺杆菌　①阿莫西林 0.5～1.0,每日 3～4 次。②甲硝唑 0.2～0.4g,每日 3～4 次;③呋喃唑酮 0.1g,每日 3～4 次;④克拉霉素 0.25g,每日 2 次。所有 HP 阳性的胃和十二指肠溃疡均应进行 HP 根除疗法,根除 HP 的方案很多,一般在用质子泵抑制剂或铋剂基础上酌情选用二联、三联或四联疗法,疗程一般为 7～14d。

4.调整胃排空功能或对症药　如多潘立酮(吗丁啉)10mg,每日 3 次;或西沙比利 5～10mg,每日 3 次。

外科治疗及处理:①溃疡急性穿孔。②溃疡急性大出血。③瘢痕性幽门梗阻。④胃溃疡恶变等并发症外,对所谓内科治疗无效的顽固性溃疡仍还有一定的手术率。一般将下列情况列为适应证:①有多年溃疡病史,发作频繁,病情渐加重,影响生活及全身营养状况者。②至少经一次严格的内科治疗,未能控制发作或短期内又复发者。③过去有过穿孔和多次大出血的病史,而溃疡仍为活动性者。④钡餐或胃镜检查发现溃疡很大、很深,或有穿透征象者。⑤复合性溃疡、球后溃疡、胼胝性溃疡。另外,胃溃疡的手术适应证可适当放宽。在确定手术指征时尚应考虑社会因素,如病人的工作性质、生活环境、经济状况、就医条件等。

手术方式选择目前仍以胃大部切除术为常规手术。经典的胃大部切除术的切除范围包括胃体的大部分、整个胃窦部、幽门及十二指肠球部。由于降酸效果确切,复发率低(5 年内复发率 1%～3%)。该术式一直稳居胃十二指肠溃疡手术之首位。

胃迷走神经切断术治疗溃疡病的机理在于:①切断了迷走神经,消除了神经性胃酸分泌。②消除了由迷走神经引起的胃泌素分泌。胃迷走神经切断术几经进展,现多采用高选择性迷走神经切断术(又称壁细胞迷走神经切断术)。该术式仅切断胃近端支配胃体、胃底部壁细胞的迷走神经,而保留胃窦部的迷走神经。从而在消除神经性胃酸分泌的同时,不会引起胃潴留,不需附加引流性手术。但不论迷走神经切断如何彻底,其再生或早或晚势必发生,因而临床溃疡复发率高(5 年内复发率可达 10%)。在我国大多数医院,目前胃迷走神经切断术一般仅试用于无并发症的十二指肠溃疡。

# 二、胃十二指肠溃疡病的并发症

## (一)胃十二指肠溃疡急性穿孔

胃十二指肠溃疡急性穿孔多发生在慢性溃疡的活动期,但急性溃疡穿孔也可占 20% 以上。穿孔多位于幽门附近的胃十二指肠前壁,尤以十二指肠球部前壁偏小弯侧为最多见。绝大多数为单个穿孔。

恶变的胃溃疡及胃癌发生急性游离穿孔的比率约占穿孔病例的 1%～5%。

溃疡穿孔后,立即表现为急性弥漫性腹膜炎,初期为化学性的,数小时后发展为化脓性的。

临床症状及体征的严重程度与外漏入腹腔的胃肠内容量有关。

临床表现：①80％～90％的病人有溃疡病史。近期有溃疡病症状加重史。②突发上腹剧烈疼痛，很快扩散到全腹。常伴有恶心、呕吐。③常有面色苍白、出冷汗、肢端发冷等休克症状。④全腹压痛及反跳痛，以上腹最为明显。腹肌强直（板状腹）。⑤腹式呼吸消失，肝浊音界缩小或消失，肠鸣音减弱或消失。渗液达500mL以上时可有移动性浊音。

辅助检查：①白细胞计数总数增多，中性粒细胞比例升高。血淀粉酶可轻度升高。②站立位腹部透视或平片约80％病人可见单侧或双侧膈下线状、新月状游离气体影。③腹部B超可发现腹腔积液。④腹腔穿刺可获胆汁着色液或脓性液体。

溃疡病急性穿孔应注意与急性胰腺炎、急性阑尾炎等鉴别。

溃疡急性穿孔的处理原则如下。

**1.非手术治疗**

（1）适应证：①症状较轻，一般情况较好的单纯性空腹小穿孔。②穿孔已超过48h，症状较轻，腹膜炎较局限，估计穿孔已自行粘堵者。

（2）治疗措施：①禁食、胃肠减压。②输液及抗生素。③可配合以针刺等中医药疗法。④密切观察，若治疗6～8h后，症状体征不见好转反而加重者，应立即改用手术治疗。

**2.手术治疗**

（1）单纯穿孔缝合术：适用于穿孔时间较长，腹腔污染重，继发感染重及一般情况差不能耐受复杂手术者。

（2）胃大部切除术：适用于穿孔时间在12h之内，腹腔内炎症及胃十二指肠壁水肿较轻，一般情况较好，且溃疡本身有较强的根除指征者（如幽门梗阻、出血、恶变可能、胼胝性溃疡、顽固性溃疡等）。

（3）迷走神经切断加胃窦切除、穿孔缝合加高选择性迷走神经切断术等术式可视术者经验选用。

术中将腹腔积液尽量清除干净，并用生理盐水作腹腔冲洗（积液较局限时可不冲洗）。一般不需放置引流，但腹腔感染严重或穿孔修补不满意时应放置引流。术后应视腹腔感染程度适当延长禁食及胃肠减压时间。

**（二）瘢痕性幽门梗阻**

十二指肠球部溃疡和胃幽门管溃疡的反复发作及修复所形成的瘢痕的收缩可致胃出口梗阻。本症为胃十二指肠手术治疗的绝对适应证，约占溃疡病手术的10％。

梗阻的发生包括3种病理机制。①幽门痉挛：溃疡活动期幽门括约肌的反射性痉挛。②幽门水肿：溃疡活动期溃疡周围炎性充血水肿。③瘢痕收缩：溃疡修复过程中瘢痕的形成及其收缩；并也可因前2种因素的同时存在而加重。因十二指肠溃疡所致的瘢痕性幽门梗阻远较胃溃疡为多见。瘢痕性幽门梗阻的病理结果为胃壁的代偿性肥厚及胃腔的扩大，主要的病理生理后果为低氯低钾性碱中毒。

临床表现：①突出的症状为呕吐，呕吐的特点为朝食暮吐、呕吐宿食。呕吐量大，1次可达1～2L；呕吐物有酸臭味；吐后自觉舒适，常有病人自行诱吐以缓解上腹胀满之苦。②体征：胃潴留的体征为上腹膨隆，可见胃型及胃蠕动波，可引出胃振水音。长期梗阻者可有消瘦、乏力，皮肤干燥、弹性消失,便秘、尿少等营养不良及失水体征。③合并碱中毒、低钙时,耳前叩指试验(Chvostek 征)和上臂压迫试验(Trousseau 征)可为阳性。

辅助检查:①胃镜检查:胃腔空腹潴留液增多,甚至可见残存宿食;幽门变形及变狭,镜管不能通过;②X 线钡餐检查:胃高度扩大,胃张力减低,钡剂入胃后即下沉。若数小时后胃内仍有 25%以上的残留钡剂,诊断即可成立。

鉴别诊断:①胃癌所致胃出口梗阻:病程较短,胃扩张程度较轻,胃型、胃蠕动波少见;多可触及肿块;胃镜及钡餐检查可资鉴别。②十二指肠球部以下梗阻性病变:十二指肠肿瘤、十二指肠瘀滞症等所致的十二指肠梗阻,呕吐物中多含有胆汁。X 线钡餐可确立梗阻部位。③胃黏膜脱垂症、胃石症等均应在鉴别诊断时考虑。

溃疡病并幽门梗阻的处理原则如下。

1.非手术疗法　适应于因活动性溃疡并发幽门水肿及痉挛所致的幽门梗阻或为手术治疗作准备:①禁食,胃肠减压,必要时温生理盐水洗胃 3～7 天;②抗酸、解痉及胃动力药物;③纠正水、电解质失衡;④全肠外营养支持及适量输血。

2.手术疗法

(1)胃大部切除术:适应于胃酸高、溃疡疼痛症状较重的年轻病人。

(2)胃窦切除加迷走神经切断术及幽门成形加迷走神经切断术:可按术者经验选用。

(3)胃空肠吻合术:适用于年老体弱、全身情况差者。

### (三)胃十二指肠溃疡大出血

胃十二指肠溃疡大出血为上消化道大出血最常见的原因。5%～10%的胃十二指肠溃疡大出血需要手术干预。

发生大出血的溃疡多位于胃小弯或十二指肠后壁,并以十二指肠后壁溃疡为多见。出血是因溃疡的侵蚀导致基底部血管破裂,大多数为中等动脉出血。胃小弯溃疡出血常来自胃右、左动脉的分支,而十二指肠后壁溃疡的出血,则多来自胰十二指肠上动脉或胃十二指肠动脉及其分支。血管的侧壁破裂较之断端出血不易自止。有时由于大出血后血容量减少,血压降低,血管破裂处凝血块形成,出血能自行停止,但约有 30%病例可出现第二次大出血。

临床表现:①急性大呕血和/或柏油样便是胃十二指肠溃疡大出血的主要症状,多数病人可仅有柏油便;大量迅猛的十二指肠溃疡出血,黑便的色泽可较鲜红。可伴有乏力、心慌,甚至晕厥等失血症状。②休克:当失血量超过 800mL 时,可出现明显休克现象,如出冷汗、脉搏细速、呼吸浅促、血压降低等。腹部常无明显体征,可能有轻度腹胀,上腹部相当于溃疡所在部位有轻度压痛,肠鸣音增多。

实验室检查:持续检测血红蛋白、红细胞计数和血细胞比容均呈进行性的下降趋势。

鉴别诊断:无典型溃疡病史者,应与食管曲张静脉破裂所致的大出血、胃癌出血、应激性溃疡出血及急性胆道出血等鉴别。鉴别有困难时应尽力争取作急诊胃镜检查。

溃疡病大出血的处理原则如下。

1.非手术治疗

(1)保证胃管引流的通畅,以便于准确估测出血量及向胃腔内给药。为此,有必要用多达 1000mL 的 10℃的生理盐水反复冲洗胃腔,直至抽出的液体不含凝血块为止,并将胃管调节至最佳引流位置。

(2)可供胃腔内局部给予的止血药物的单一剂量为去甲肾上腺素 8～10mg、凝血酶 2000～5000U、云南白药 3g。视情况可在 3～4h 后重复给予。

(3)全身性用药除常规性止血药外,还可选用立止血、弥凝。

(4)常规给予 $H_2$ 受体阻滞剂,必要时可应用善得定以减少内脏血流量及胃腺的分泌。

(5)有条件及病人情况允许时,可考虑急诊胃镜止血。

2.手术治疗

(1)手术指征:①出血甚剧,短期内即出现休克。②经短期(6～8 小时)输血(600～900mL)后,血压、脉搏及一般情况未好转;或虽一度好转,但停止输血或输血速度减慢后,症状又迅速恶化;或在 24h 内需要输血量超过 1000mL 才能维持血压和血细胞比容者,均说明出血仍在继续,应迅速手术。③不久以前,曾发生过类似的大出血。④正在进行胃十二指肠溃疡药物治疗的病人,发生了大出血。⑤病人年龄在 60 岁以上或伴有动脉硬化症的胃十二指肠溃疡的大出血。⑥同时存在瘢痕性幽门梗阻或并发急性穿孔。

(2)手术方式:尽量采用包括溃疡在内的胃大部切除术。不能切除的出血性溃疡需作腔内旷置式手术时,对出血灶本身是否应作确切的止血处理尚有不同意见。一般而言,对溃疡底部明显喷射性出血必须处理;而对出血已停止者并不一定非要作操作困难、有损伤可能且又非真正确切的缝扎处理。

所谓确切的止血措施,是指对溃疡基底部进行缝扎。一般选用中圆针和 1 号丝线,在显露良好条件下,自溃疡灶的周边对称性地作交叉"8"字形缝合。若溃疡过大,则在溃疡底部围绕出血血管缝扎。

迷走神经切断加引流术(幽门成形或胃空肠吻合术)或迷走神经切断加胃窦切除术可按术者的经验选用,同样应注意对出血灶的贯穿缝扎。

# 三、胃大部切除术及其近期并发症

胃大部切除术是指切除远侧胃的体积在 1/2 以上的胃部分切除术。其治疗溃疡病的机理在于:①切除了胃窦黏膜,消除了由胃泌素所引起的胃酸分泌。②切除了大部分胃体,使神经性胃酸分泌也有所减少。③切除了溃疡的好发部位。④切除了溃疡本身。

## 【适应证】

胃大部切除术用于治疗胃十二指肠溃疡病及其他需切除部分远侧胃的疾病。

## 【手术类型】

按胃远侧大部分切除后胃肠道再建的方式,分为 BillrothⅠ式和 BillrothⅡ式两大类,BillrothⅡ式则包括有 8 种不同的重建方式。

BillrothⅠ式:残胃与十二指肠吻合。

BillrothⅡ式:残胃与空肠吻合。

结肠前-顺蠕动-半口

结肠前-顺蠕动-全口(Monihan 法)

结肠前-逆蠕动-半口（Eiseberg 法）

结肠前-逆蠕动-全口

结肠后-顺蠕动-半口

结肠后-顺蠕动-伞口

结肠后-逆蠕动-半口（Hoffmeister 法）

结肠后-逆蠕动-全口（Polya 法）

注：顺蠕动为空肠输入袢近端对胃残端大弯侧，即近大远小；逆蠕动为空肠输入袢近端对胃残端小弯侧，即近小远大。全口系指整个胃残端与空肠吻合；半口则为残胃大弯侧部分残端与空肠吻合。

胃大部切除术的消化道再建，应以胃十二指肠吻合（Billroth Ⅰ 式）为首选，若受限于局部解剖条件必须作 Billroth Ⅱ 式胃空肠吻合时，应尽量选用结肠后逆蠕动半口吻合（Hoffmeister 法）。输入袢的长度在无张力的条件下应尽量短些。结肠后吻合一般距 Treitz 韧带 6~8cm。

【操作要点】

1.远侧胃的游离　胃结肠韧带的切断有在胃网膜右动脉弓内或弓外进行 2 种方法，可视术者经验及胃结肠韧带脂肪沉积程度选择。胃结肠韧带脂肪沉积过多者宜在弓外切断。靠近幽门时应注意胃十二指肠与横结肠系膜和胰腺之间的粘连，以免误伤结肠中动脉。十二指肠后壁与胰腺之间应细心轻巧地分离胰十二指肠上前动脉的细小分支。胃右血管宜紧贴十二指肠壁于幽门下 1cm 处离断。分离胃网膜左动脉及胃短动脉时应注意腹壁牵开器的正确使用，避免造成脾下极的撕裂。胃左动脉的分离多在十二指肠切断之后进行。尽量不作胃小弯组织的大块结扎，宜将胃左动脉前、后支分别切断结扎。此处应裸露出胃壁 2cm，以便吻合或缝闭。

2.胃切除量的界定　为治疗胃十二指肠溃疡病所作的胃大部切除术的胃切除量视溃疡部位及病人年龄、胃酸的高低等因素而有所不同。对年龄较大的（45 岁以上）胃溃疡患者可能半胃切除就已足够，而对年龄较轻的十二指肠溃疡病例则最少应切除胃的 2/3。胃切除量的估算：①半胃切除：自胃小弯中点（约角切迹之上 2~3cm 处）向大弯胃网膜右、左动脉分界处（所谓无血管区）；②2/3~3/4 胃切除：胃小弯切至胃左动脉食管升支发出之处，大弯切至第 2~3 支胃短动脉处；③4/5 胃切除（次全胃切除）：小弯高切至贲门下，大弯侧的胃脾韧带最少应分离至脾下极以上。精确的切除量的计算是以大小弯长度的测量为佳。正常胃的小弯长度为 15cm，大弯为 40cm。大小弯各相应比例点连接则为各种不同切除量的切除线。

3.十二指肠残端处理方法　①完全切除溃疡组织后残端尚有 1cm 游离缘者，分层连续缝合黏膜、浆肌层，再作浆肌层间断缝合。这样就能做到第二层浆肌层的对合严密，基本上无黏膜组织夹杂其中，有利于残端的愈合。②残端残留部分溃疡组织时，宜采用间断全层缝合法关闭残端，再加浆肌层间断缝合。全层缝合务求针距及做结恰到好处，既保证组织的严密对合，又不失之于过密和过紧。必要时还可用大网膜组织片覆盖残端。③溃疡瘢痕组织多，周围炎症水肿重而不能切除时，作溃疡旷置式（Bancroft）胃大部切除术。④十二指肠已切断，残端因瘢痕组织或严重的炎症水肿关闭困难时，不要勉强缝闭，应作十二指肠置管造瘘术。

4.Bancroft 溃疡旷置法　分离胃窦部时注意保留幽门部的血供。距幽门环 3cm 处切开胃浆肌层，在黏膜下层剥离直至幽门。环形缝扎黏膜后切除胃窦黏膜。浆肌层组织瓣作 1~2 排肌层内对应缝合,注意缝线不要穿透浆膜。最后浆肌层瓣边缘连续缝合。

5.胃十二指肠吻合　胃溃疡应首选此重建方式,十二指肠溃疡在保证足够的胃切除量及吻合能在无明显张力的条件下进行,也可选用。

幽门再造式胃大部切除术:著者设计的"再造幽门"包括4项内容:①相当于正常幽门口径的小吻合口;②胃黏膜瓣;③胃十二指肠-层套入式吻口;④用取自胃窦体交界部的胃浆肌瓣包绕吻合口全周。该方法能较满意地替代幽门功能的解剖学基础是带蒂胃浆肌瓣包绕吻合口所形成的胃十二指肠间狭紧段。这一狭紧段能有效地延缓残胃的食物重力性排空及防止十二指肠逆蠕动的通过。此外,浆肌瓣对吻合口有良好的保护作用。浆肌瓣一方面可承受较大的张力,另一方面它尚有较强的抗消化液腐蚀的能力。约80%的十二指肠溃疡能完成幽门再造式的胃十二指肠吻合。

6.胃空肠吻合　胃良性疾病的胃大部切除术的胃空肠吻合,应常规采用Hoffmeister法,即结肠后半口逆蠕动吻合,吻合口宽约5cm,输入袢长约5cm。具体操作步骤为:①横结肠系膜戳孔,并将其后唇缝固于残胃后壁,缝合线距吻合口2cm左右。②作空肠与残胃后壁的浆肌层间断结节缝合,吻合口两端各留一针缝线不剪去用作标示。③距前缝合线0.8cm切开胃后壁浆肌层,作黏膜下血管缝扎,接着切开空肠及胃腔。④用细肠线自大弯侧开始作吻合口后壁全层的连续(一般不需作缝线扣锁)缝合,直至小弯侧标示线处作一缝线扣锁,并从此处开始作残胃小弯侧前后壁黏膜的连续缝合直至小弯;再转作胃浆肌层连续缝合,至前述小弯侧标示线处则又改作吻合口前壁的胃空肠黏膜连续缝合直至大弯。再由此作胃空肠浆肌层连续缝合至吻合口的小弯标示线处结束做结。⑤在前壁浆肌层连续缝线外再加一排细丝线的浆肌层缝合,特别注意吻合口小弯侧的"危险三角"的掩埋。⑥将吻合口拉至横结肠系膜戳孔下,缝闭该戳孔与残胃间的空隙。

【术后处理】

禁食、胃肠减压至肠道恢复功能为止;输液及营养支持;抗生素的应用视病情而定。

【并发症】

本节只述及术后近期并发症。

1.上消化道出血　胃大部切除术后上消化道出血的80%来自吻合口部,其他较少见的原因包括术中胃黏膜的忽略性损伤、缝线结的继发性脱落、遗漏性病灶以及术后应激性急性胃黏膜病变等。出血量的估计不能只看胃管引流量,因大部分的失血可能下泄至肠道。还应注意有的病例胃腔内全被凝血块充满,而胃管几乎引流不出血液。

胃大部切除术后的上消化道出血多数均可以经保守治疗而自行停止。保守疗法最重要的是保证胃管引流的通畅,以便于准确估测出血量及向胃腔内给药。为此,有必要用多达1000mL的10℃的生理盐水反复冲洗胃腔,直至抽出的液体不含凝血块为止,并将胃管调节至最佳引流位置。可供胃腔内局部给予的止血药物的单一剂量为去甲肾上腺素8～10mg、凝血酶2000～5000U、云南白药3g,全身性用药除常规性止血药外,还可选用立止血、弥凝。$H_2$受体阻滞剂应常规给予,必要时可应用善得定(0.1mg,皮下注射,每8h1次)以减少内脏血流量及胃腺的分泌。对于凶猛的大出血以及常规输血速度不能控制血压、脉搏稳定者,可考虑再次手术止血。急诊胃镜检查常因血凝块的堆积或活跃的出血而不能达到查明出血部位及原因的目的。同样的理由,欲经内窥镜作激光或电灼止血亦多不易成功。

2.吻合口漏及十二指肠残端漏　多见于术后 4～5 天。缓慢发生的渗漏多以局部感染状为主,如发热、局部压痛、引流液增多等。突然发生的急性破裂则以弥漫性腹膜炎为主要表现。术后恢复不顺利,体温爬升,肠麻痹,腹胀,腹部压痛,引流液性状及引流量的改变等均可能是吻合口漏的征象,应注意排除之。必要时可经胃管注入或口服美蓝液,观察能否自引流管流出或经腹腔穿刺发现美蓝着色液体。

吻合口漏的处理原则视临床表现的不同而有所不同。已局限或有局限趋势的应保守治疗:①禁食。②胃肠减压。③肠外营养治疗,其作用除补充热量和氨基酸外,尚可抑制消化液的分泌。有条件时可配合应用施他林、善得定等生长抑素制剂。④保持引流通畅,最好先用持续负压吸引 5～7 天,一俟窦道形成即改为重力引流。⑤维持水、电解质、酸碱平衡。⑥加强护理,保护好瘘口周围皮肤,密切观察病情变化。

对术后短期内发生的急性破裂并严重的弥漫性腹膜炎及腹腔积液多者,应予再次剖腹。手术原则在于清除腹腔积液,建立确切有效的引流、营养性胃或空肠造口。不要企图在炎性水肿严重的胃肠组织上作修补或吻合性缝合,否则结果适得其反,瘘口或许越补越大。术后所有保守治疗的措施均应注重,特别是引流管的管理尤要加强。

3.梗阻性并发症

(1)吻合口梗阻:吻合口梗阻在术后并发症中所占的比例较大,胃-肠吻合口梗阻较为多见,但除 Billroth I 式再建后发生者有小部分可能有器质性狭窄外,Billroth II 式再建后的吻合口排空障碍多是吻合口炎症、水肿、血肿等因素所致的功能性梗阻。

吻合口梗阻应针对病因处理,病因的鉴别过程也是保守治疗的过程。保守疗法主要是调整饮食的恢复程序,再次按禁食-流质-半流质饮食的进程边治疗边观察,并对食物的质与量及更改的速度加以控制,适当使用胃动力药。对症状持续 3 周以上,经钡餐或内窥镜检查确认为器质性狭窄者须作侵入性治疗。采用 Bollon 导管或自制的橡皮气(水)囊进行扩张是简便有效而又损伤最小的方法。经内窥镜作吻合口狭窄段切开适用于狭窄段较短的胃肠吻合口梗阻,但对切开深度的控制技术上较难掌握,切开太浅无效,太深则有出血、穿通等并发症的可能。剖腹作吻合口成形或吻合口部切除再次重建仅在其他治疗无效或无条件时考虑。

(2)输入袢梗阻:为 Billroth II 式再建的多见并发症之一。原因包括输入袢过长或过短、内疝、粘连、吻合部成角、输入袢扭转,以及结肠前吻合时的横结肠压迫,结肠后吻合时的横结肠系膜孔压迫等。本症在临床上有急性及慢性两种类型,急性输入袢梗阻多系内疝所致,临床上少见。慢性输入袢梗阻又称输入袢综合征,症状多在术后 1 周饮食量近乎正常时开始出现,以间歇性呕吐大量含胆汁的液体为临床特征,吐出物基本不含食物。钡餐示钡剂不能或很少进输入袢。若症状持续 3～4 周仍不能消失或渐减轻,应再次手术纠正发病原因。若有足够长的输入袢可供利用,以输入袢与输出袢间的侧侧吻合(Brown 吻合)最为简便有效。

(3)输出袢梗阻:输出袢梗阻发生的原因大致与输入袢梗阻发生的原因类似。其中最应注意避免的是因输出入袢位置的错误(不管是顺蠕动还是逆蠕动吻合,输出袢均应置于输入袢之前)而致的内疝。输出袢的内疝多见于术后 2～3 周,多呈急性发作,表现为高位空肠梗阻,且为闭袢型肠梗阻,腹痛为剧烈的绞痛伴阵发性加剧,呕吐频繁,吐出物多为胆汁性液体,吐后症状并不缓解,需与急性胰腺炎、腹膜炎、肠梗阻鉴别。短暂观察基本明确诊断后应立即剖腹探查,针对发病因素进行处理。发作较缓、症状较轻的不全性输出袢梗阻多因粘连等原因牵拉、压迫所致,反复呕吐含有食物及胆汁的胃内容为其临床特征。保守治疗症状不能逐渐减轻者应手术治疗。

(4)残胃无张力症:症状多在术后5~8天时出现,多与饮食的突然变换有关。表现为上腹部饱胀、恶心呕吐,吐出物主要为食物,含有胆汁,并多有酸腐气味。吐后即觉舒适。口服稀钡造影见残胃的蠕动近乎消失。本症与机械性梗阻所致的胃排空障碍鉴别的一个重要症状是基本无疼痛发作。另外,呕吐也不甚频繁,放置胃管减压的引流量也不足证明有完全性的胃出口梗阻。残胃无张力症的保守观察是需要有耐心的,往往需反复作禁食—流质半流饮食的饮食调整多次。有的病例可持续5~6周。胃张力一旦恢复,症状立即消失。保守治疗期间,肠外营养、胃动力药及精神安慰治疗均应注重。

## 四、迷走神经切断术

该术式的适应证为:①无并发症的十二指肠溃疡;②十二指肠溃疡有穿孔、出血、梗阻等并发症,但可用较简单的方法(如穿孔修补、出血灶缝扎、幽门成形等)处理时,也可慎重考虑;③胃溃疡多不倾向选此术式。

### (一)迷走神经干切断术

本术式为在食管裂孔水平将迷走神经前、后干切断。

胸段迷走神经食管丛向下汇集成左、右两主干穿过膈肌。迷走神经前干有较大的比例分为2支或更多,而迷走神经后干则常为单支。解剖迷走神经的手法为将胃贲门部向下牵拉,绷紧食管下段,以示指沿食管周围边作钝性分离边识别性状有如琴弦样强硬而有弹性的条索状迷走神经分支。注意其前干多紧贴于食管前壁肌层之上,而后干多靠右外侧并略远离食管1~2cm。将游离出的迷走神经——切断,主要干支应切除一小段(可送病理检查证实)。特别要注意各细小分支的切断。

本术式多需辅以胃窦切除或半胃切除以加强降酸效果。否则应附加胃十二指肠吻合、胃空肠吻合、幽门成形等引流性手术。

### (二)选择性胃迷走神经切断术

将迷走神经前干在分出肝支后、迷走神经后干在分出腹腔支后予以切断。本术式保留了肝胆、胰、小肠等脏器的迷走神经支配,但胃的运动功能仍受损,需附加引流性手术。

### (三)高选择性胃迷走神经切断术

保留支配胃窦部的迷走神经分支(即"鸦爪"支),仅切断支配近端胃体、胃底部的迷走神经,从而保留了胃窦及幽门的正常生理功能,不需附加引流性手术。

自贲门部开始,向下——切断 Latarjet 前神经向胃小弯的分支,直至鸦爪支为止。此点距幽门(幽门 Mayo 静脉)一般定为7cm。再于前迷走神经切断平面,向后进入小网膜囊。将胃小弯的小网膜组织——分离切断,注意勿损伤胃壁。食管下段应"骨骼化",即食管下段6~

8cm范围内的所有神经纤维应仔细一一加以离断,并应延及食管胃连接部的左侧。否则易致切断不完全。

## 五、几种特殊类型的胃十二指肠溃疡

### (一)应激性溃疡(急性胃黏膜病变)

应激性溃疡指位于胃十二指肠的急性表浅性黏膜糜烂和溃疡。由于其定义一直存在着争议,故有多种不同的名称:如应激性溃疡综合征、急性消化性溃疡、糜烂性胃炎、出血性胃炎、Curling溃疡(继发于烧伤)、Cushing溃疡(继发于脑外伤)等。纤维胃镜广泛应用以来,发现急性胃黏膜病变并不少见,可占上消化道出血临床病例的20%～25%。由于该症病理上包含了从胃黏膜的充血水肿、糜烂、出血、溃疡等一系列病变,多数学者认为以急性胃黏膜病变命名为宜。

**【病因病理】**

急性胃黏膜病变好发于严重创伤、大面积烧伤、全身性化脓性感染、持续性低血压、休克、慢性肺功能衰竭、多器官衰竭等危重病症,也常见于服用非类固醇性抗炎药如阿司匹林、消炎痛,以及酒精或大量、长期应用肾上腺皮质激素的病人。

急性胃黏膜病变的典型病理改变包括两类:病变未侵及黏膜肌层的黏膜缺损(糜烂)和病变深度超过黏膜肌层的急性溃疡。

继发于严重外伤、有并发症的大手术后、慢性严重疾病者,多发生在胃体和胃底部,呈多数黏膜糜烂或表浅溃疡;继发于脑外伤者,好发部位可从食管、胃到十二指肠;大面积烧伤者则多出现单个或多个的胃十二指肠急性溃疡;在服用非类固醇性抗炎药如阿司匹林、消炎痛等之后的病变多位于胃小弯。溃疡一般较小,多在1.0cm以下。

发病机制与胃黏膜缺血、胃酸分泌过多、胆汁反流、药物等因素所致的胃黏膜屏障损害有关,多种神经、体液因素参与发病;不同诱因所致的发病及病变也不尽一致。

**【诊断】**

突出的临床表现为在严重外伤、烧伤、大手术或严重疾病过程中,突然发生上消化道大出血或出现急性腹痛和腹膜炎症状。大出血较穿孔远为多见,此类出血常不伴有腹痛,且多呈间歇性。

由于溃疡表浅,胃十二指肠钡餐检查阳性率仅为5%～10%。纤维胃镜可明确病变性质及范围,并可确定出血的部位。在纤维胃镜不能确诊情况下,可考虑作选择性胃左动脉造影。

**【治疗】**

1.非手术治疗

(1)积极治疗原发疾病,预防急性胃黏膜病变的发生:纠正缺水,纠正凝血机制紊乱,输新鲜血,常规应用$H_2$受体阻断剂,抽空胃液和反流的胆汁,必要时应用抗酸药物以中和胃酸,慎用可以诱发急性胃黏膜病变的药物如阿司匹林、肾上腺皮质激素等,以及应用大量的维生素A、生长抑素和全肠外营养治疗等。

(2)已经发生胃肠道出血时的治疗措施:①输血。②持续胃肠吸引。③给抗酸药物、$H_2$受体阻断剂。④止血药。⑤用冰盐水洗胃有较好的止血作用。⑥有条件时,可采用选择性动脉插管(胃左动脉、肠系膜上动脉)行垂体后叶加压素灌注疗法。

**2.手术治疗** 如经过积极非手术治疗出血仍不能止住和/或并有消化道穿孔时,应迅速采用手术疗法。如溃疡位于胃近侧或十二指肠,可选用缝合止血后作迷走神经切断加胃空肠吻合术;如溃疡位于胃远侧,可选用迷走神经切断加胃窦切除术,也可作胃大部切除术。全胃切除术仅限于大片黏膜的广泛出血,而第一次手术又未能止血者。穿孔可采用单纯缝合手术。

### (二)球后溃疡

球后溃疡就字面意义来说,包含十二指肠球部后壁的溃疡和十二指肠球部以下(后)即降段后壁的溃疡。但在临床上,这两种溃疡并不易于区分。因为球部后壁溃疡因炎症及瘢痕增生而多与其后的胰腺被膜黏着,且因瘢痕的挛缩,球部与降段之间也不能以正常的解剖长度或位置来区分。因此,作者认为,凡十二指肠后壁 Vater 壶腹(十二指肠乳头)以上的溃疡均可视之为球后溃疡。球后溃疡约占十二指肠溃疡的 $5\%\sim19\%$,因此类患者大多球部正常,故内镜检查时应通过球部仔细窥视,不然常易漏诊。患者夜间痛及背部疼痛较十二指肠球部溃疡更为明显而持久,也较易发生出血和梗阻,少数患者可因瘢痕围绕总胆管而致阻塞性黄疸。

十二指肠的血液供应极为丰富。胰十二指肠前、后血管吻合弓分别在胰头、十二指肠的前面及后面向十二指肠发出许多分支,而这两个血管弓又是胃十二指肠动脉和肠系膜上动脉之间重要的侧副循环通路。

上消化道急性大出血的一半以上为胃十二指肠溃疡所并发的出血,而胃十二指肠溃疡的出血中的 $80\%$ 为十二指肠溃疡出血。因解剖结构及血液供给的原因,十二指肠溃疡出血的大多数来自球后溃疡。不仅如此,在溃疡旷置式胃大部切除术(Bancroft 术式)后的上消化道出血中,旷置的球后溃疡出血亦占相当的比例。因此,球后溃疡出血是溃疡病外科治疗中的一个难点问题。

球后溃疡的术中处理难点集中在两个方面,一是溃疡能否安全切除,二是不能切除的出血性溃疡应作何处理。

溃疡能否安全切除出于两方面考虑:局部解剖条件是否允许将溃疡在不损伤邻近脏器的前提下切除;再者,溃疡切除后,十二指肠残端能否妥善缝闭。

球后溃疡易于发生向胰腺的穿透,位置稍低者即易与胆总管胰腺段粘连甚至黏着在一起。著者经验,溃疡面超过 0.8cm 的球后溃疡往往即有切除上的困难。

能否切除的决断应基于仔细的探查,然而,手术经验的因素又是不可否认的。探查的重点在于溃疡与胰腺之间有否进行分离的间隙,溃疡瘢痕是否已波及胆总管。有必要时,应经胃窦前壁切开,对溃疡进行直视观察。对溃疡部位低、瘢痕组织多、周围炎症水肿重者,应注意切勿勉强分离切除溃疡,以免致成骑虎之势,甚至导致不应有的副损伤。明智的选择为溃疡旷置式(Bancroft)胃大部切除术。

十二指肠残端漏是 B-Ⅱ式胃大部切除术后最严重的并发症,也是术后死亡的主要原因之一。根据溃疡的病理特点及周边组织情况选择既有效又安全的十二指肠残端处理方法是胃大部切除术的关键步骤之一。

(1)对于溃疡能完全切除者,传统的方法是全层缝合后再行浆肌层间断缝合包埋。著者常规采用连续分层缝合黏膜、浆肌层,再作浆肌层间断缝合,这样就能做到第二层浆肌层的对合非常严密,基本上无黏膜组织夹杂其中,有利于残端的愈合。

(2)对残端残留有部分溃疡组织者.可间断全层缝合关闭残端,再加浆肌层间断缝合.并覆盖大网膜片而完成残端的处理。此种情况下,不过分强调黏膜、浆肌层组织的分层对合,可直接作残端组织的全层间断缝合。全层缝合务求针距及做结恰到好处,既保证组织的严密对合,又不失之于过密和过紧。另外,注意将胃管深深置入输入袢甚至引入十二指肠以充分引流减压,有助于减少残端并发症的发生。

(3)对周围瘢痕组织多,炎症水肿严重,又已失去旷置溃疡机会者,只能切除大部分溃疡组织,作十二指肠置管造瘘术。

无法切除的溃疡的旷置手术有两种方法,即所谓的腔外旷置与腔内旷置法。

腔内旷置法的经典方法为 Bancroft 法,即在距幽门约 5cm 处切开胃浆肌层,将胃窦黏膜一直剥离到幽门环后予以缝扎切断,再将浆肌层组织对缝 2～3 排掩盖黏膜断端。手术的原理在于胃内容物改道下行后,旷置于十二指肠腔中的溃疡因不再受到酸性食糜的侵蚀而可渐趋愈合。

所谓腔外旷置法实际上是一种十二指肠残端的处理方法。对后壁无足够的组织供十二指肠内翻缝合,而前壁无瘢痕组织者,可采用 Graham 法或 Nissen 法处理,且以 Nissen 法更为安全适用。操作方法为:离断十二指肠时多保留一些十二指肠前壁的组织,后壁则沿溃疡近侧边缘切断;溃疡面的黏膜组织予以刮除;然后用 3 排缝线闭合十二指肠残端。

不能切除的球后出血性溃疡的术中处理必须注意三个方面的问题。

1.确认出血来自该溃疡 对急性上消化道出血作剖腹探查,不论术前是否已明确出血原因,均应对胃和十二指肠进行全面探查。切勿满足于发现一处可能的出血性病灶即轻易认定为此次急性出血之原因。就球后溃疡而言,经胃窦前壁切开,直视探查十二指肠球部及降段是十分必要的。对术中仍在继续活动性出血,或出血虽已停止,但溃疡面有新鲜血痂覆盖者,不存在确认的困难。然而有部分病例,术时既无活动性出血,溃疡又无血痂,甚至因出血已停止较长时间,胃及十二指肠腔中已无血凝块及血液存留。对这类病例亦不应轻易将偶然或意外发现的球后小而浅表的溃疡归咎于出血原因。

2.术中对溃疡出血的确切措施 不能切除的出血性的球后溃疡需作腔内旷置式手术时,对出血灶本身是否应作确切的止血处理尚有不同意见。一般而言,对溃疡底部明显喷射性出血必须处理;而对出血已停止者并不一定非要作操作困难、有副损伤可能且又并非真正确切的缝扎处理。

所谓确切的止血措施,是指对溃疡基底部进行缝扎。一般选用中圆针和 1 号丝线,在显露良好条件下,自溃疡灶的周边对称性地作交叉"8"字形缝合。若溃疡过大,则在溃疡底部围绕出血血管缝扎。缝合要有一定的深度,缝针穿过组织时要有相当的韧实感,否则做结时易于撕裂。缝扎应力求一次成功,反复缝扎不但副损伤机会增多,且止血的牢靠性也大为降低。缝扎溃疡灶之最可能及最严重的副损伤是伤及胆总管,故而术中应仔细探清溃疡与胆总管的关系,手术操作切忌过深过宽的大块缝扎。有撕裂胆总管(有胆汁外渗)或完全阻断胆总管(有的可在术毕探查胆总管时发现其较前明显充盈且有张力感)的怀疑时,应经肝十二指肠韧带段胆总管切开探查并作相应处理。

另一止血措施是所谓阻断溃疡出血血管的血供。如前所述,十二指肠的血液供应是极为丰富的。完全的阻断意味着胃十二指肠动脉和肠系膜上动脉向胰十二指肠分支的完全阻断。对后者而言是无临床实施可能的。胃十二指肠动脉的阻断可用两种方法,一是将其分离后结扎,二是在其横跨胰腺处予以缝扎。因球后溃疡周围的瘢痕组织及炎症水肿,这二者均不易完全保证成功。有人试图缝扎十二指肠一、二段周边的血管以止血,其临床效果很难估测。

3.术后再出血的处理　出血性溃疡十二指肠腔内旷置法术后有一定的再出血率。Sillen甚至认为:任何炎症区域的动脉性出血,采用缝扎止血的效果并不可靠;十二指肠球部溃疡出血即使做了缝扎止血,但因其继续浸泡于碱性肠液中,炎症不能消退,再出血危险仍然存在。

术后即期的再次大出血,若术中未对溃疡作确切性止血处理,则可能需要再次手术干预,否则应以非手术止血疗法为主。其中以超选择性动脉造影并灌注或栓塞止血最为理想。再出血的间期越长,非手术疗法越易成功。

### (三)胃高位溃疡

关于胃高位溃疡的具体界定,尚无一致的确定定义。有的学者将它限定为位于贲门附近(距贲门 2cm 以内)的良性溃疡;但就其临床意义来说,超越远侧 60% 胃大部切除的断胃线(即胃小弯下 2/3,胃大弯下 3/5)之上的胃溃疡都应视为高位胃溃疡。

1.胃高位溃疡的临床特点

(1)胃高位溃疡临床较为少见,一般认为不超过胃溃疡总数的 5%。随年龄的增长,高位胃溃疡的发病增多。

(2)胃高位溃疡大多数位于胃小弯侧,其次为胃底、体部后壁,胃底、体部前壁,极少发生于胃大弯侧。溃疡形状多为圆形或椭圆形,大而不规则形溃疡多见。但有少数可为裂隙状,隐藏于胃黏膜皱襞纵沟内而难于被胃镜及 X 线检查所发现。

(3)由于胃底、体部黏膜及肌层均较薄,故高位胃溃疡较易发生穿透及出血等并发症。高位溃疡的急诊手术率大大高于其他部位溃疡。

(4)高位胃溃疡多不与高胃酸相伴,加之溃疡并不处于胃蠕动磨擦较频繁的部位,所以其疼痛程度较轻,节律性也不明显。因此临床表现多隐匿,不少病例以上消化道出血为首发表现。溃疡位于贲门附近者,可有吞咽不适甚至吞咽困难。

(5)由于胃高位溃疡无典型的溃疡病症状,亦无特征性体征及实验室检查结果,故其诊断依赖于胃镜或 X 线钡餐检查。但另一方面,尽管当今胃镜检查已广范围地普及,医患双方对胃疾病的警觉性也已大提高,仍有不少胃高位溃疡为手术中的意外或偶然发现。

(6)胃溃疡的良恶性鉴别历来是一临床难题,近侧胃的溃疡性病变则更是难于排除恶性的可能。虽胃镜所见及 X 线征均有鉴别诊断上的描述,诸如溃疡的大小、形态、溃疡边缘特征、有否黏膜纠集现象、腔内或腔外龛影、胃壁蠕动及僵硬现象等。但最终的确诊还是要靠胃黏膜活检的结果。然而,尽管有的病例重复数次胃镜取材送检,仍还有一定的假阴性率。

2.胃高位溃疡的手术方式　鉴于胃高位溃疡以上临床特殊情况,又由于胃良恶性溃疡的手术治疗原则是有区别的,因此有必要在决定具体手术方案前,尽可能认定病变的性质。若术前未能明确诊断,或术前虽诊断为良性溃疡,但术中探查所见与之有出入,则应在术中再次对溃疡进行病理组织学检查。小溃疡可以楔形切除送作冰冻切片检查,大的溃疡可在切开胃后从溃疡四周多处取材送检。最后若仍不能排除恶性可能,则以恶性病变处理为妥,保证足够的胃壁切除范围。

用于处理胃高位良性溃疡的手术方式有以下数种。

(1)幽门成形术:因有的高位胃溃疡的发病与慢性不全性幽门梗阻有关,因此有人以幽门成形术来进行病因治疗,也收到了一定的临床效果。具体地说,幽门成形术适用于年高体弱、有多年十二指肠球部或幽门管溃疡病史、临床或多或少有幽门不全梗阻的表现的病例。幽门成形应足够大以防止胃窦部滞留,因此以选 Finney 法为佳,即在幽门处沿胃大弯到十二指肠作一例"U"字形切开后行胃十二指肠吻合。虽然有些临床经验说明单纯幽门成形术后,高位胃溃疡也可以愈合,但对伴有陈旧性十二指肠溃疡者,应加作迷走神经切断术,以降低溃疡复发率。

(2)高位溃疡旷置、远侧半胃切除术(Kelling-Madlener 手术):溃疡远侧胃部分切除,切除范围约 50%,胃十二指肠吻合。胃远侧部分切除后,溃疡可以自行愈合。若溃疡小,切除及胃壁修复均比较容易,也可以予以切除。

(3)胃小弯高位溃疡切除并远侧胃大部切除术:适用于胃小弯的高位溃疡。胃小弯可高位切除至贲门下,采用边切边缝方法重建小弯,致使保留的残胃形如"香蕉"。另一类似术式为 Pauchet 术(大弯侧中等量胃切除,小弯侧舌形切除溃疡)。采用此类手术方式时应特别注意贲门狭窄或小弯缝合处愈合不良的并发症。

(4)远侧胃次全切除术:即作包括溃疡在内的胃广泛切除,对高位胃溃疡的胃广泛切除术需要切除胃的 80% 以上。术后有可能发生残留胃的血液供应不足、胃壁坏死穿孔并发症。这种并发症多发生在胃左动脉根部结扎和脾同时切除的情况下,因为此时残留胃的血液供应仅来自膈左动脉的回反支和食管下端小动脉。在有动脉解剖异常(膈左动脉起源于胃左动脉)或有动脉硬化时,残留胃的血液供应就会发生障碍。所以,在高位胃溃疡的胃广泛切除时,应保留胃左动脉的上行支,并尽可能保留一部分胃短动脉。另外,极量的胃切除亦易发生胃容量不足——小胃综合征的远期并发症。对此,术中可采用适当的代胃性重建方式予以预防。

(5)近端胃大部切除术:对胃底大弯侧或紧靠贲门的高位溃疡,特别是不能确切排除恶性溃疡者,应积极考虑本式。近代外科治疗技术水平的提高,特别是营养治疗和新型机械吻合器的进展,使得近端胃大部切除术在技术难度、手术时间、术后并发症及术后营养状况等方面与远侧胃大部切除相差不远。著者经验,本术式并不需要附加幽门成形术。

(6)全胃切除术:对溃疡巨大,按一定的安全边缘切除后近端及远端均无法保留足以完成胃肠再建的胃壁量者,可考虑全胃切除。对高度怀疑溃疡为恶性,且有幽门上、下淋巴结和贲门左、右淋巴结肿大者,应积极考虑根治性全胃切除术。

## 六、胃十二指肠溃疡术后远期并发症

胃十二指肠溃疡术后并发症有多种类型,每一种都有各自独立的发病机制,亦各有其特征性的症候群。通常一个病人以一种综合征为主,但一个病人表现几种胃术后综合征者亦不罕见。充分认识这些并发症的适时而合理的再次手术矫治有着重要的临床意义。

## （一）倾倒综合征

倾倒综合征是胃大部切除术和各式迷走神经切断术附加引流性手术后常见的并发症。由于判断倾倒综合征的标准的不一,因而各家所报告的发生率亦相距甚远,5%～75%不等。

### 【发病机理】

倾倒综合征的发病机理至今尚未能完全阐明,比较一致的看法是多种因素的综合作用。其中幽门功能的失却是发病的根本原因,至于有哪些物理的化学的因素(诸如血容量、渗透压、酸碱度、肠管膨胀等)和胃肠道激素及生理活性物质(诸如5-羟色胺、激肽、血管活性肠肽、胰岛素、肠高血糖素、神经降压素、抑胃肽、胃动素、P物质等)参与了发病则众说纷纭。血容量减少和高渗食物倾入空肠是被广泛接受的两大因素.但也有学者观察到:虽然血糖和血容量下降很显著,但其症状可以很轻,甚至完全无症状;并非高渗的食物(如牛奶)也可诱发倾倒综合征;在给患者进食高渗食物的同时静脉输液(包括胶体液)以维持其血容量正常并不能防止倾倒综合征全身症状的发生。

值得注意的是,近年关于幽门结构和功能的认识已有所更新。幽门不再被认为是一消化系括约肌,而主要是作为胃十二指肠之间的一个狭紧段而存在。胃窦十二指肠通道即幽门前胃窦、幽门和十二指肠球部,被认为是一个统一的功能单位。幽门的宽窄改变亦即舒缩活动是这三者相互协调的结果。胃排空的调节是相当复杂的。食物的稀稠、粗细、成分(含糖、蛋白质、脂肪的比例),胃内容的体积、渗透压、酸碱度及成分比例等均是影响胃排空速度的因素。食物在胃内消化时所引起的胃运动是产生胃内压亦即胃排空原动力的根本因素,而十二指肠接受排出的食糜后所引起的对胃运动的抑制是实现胃排空调节的主要方面,它具有自动控制(包括神经及体液两条途径的反馈调节)的性质。

丧失幽门功能之后,几乎所有的病人都或多或少、或早或晚出现过倾倒的症状。但仅其中的5%需就医,而就医者中亦仅有1/5的病例需要治疗。即便是症状较重者,亦会在一般的对症处理下逐渐缓解。因此,倾倒综合征可以认为是机体在丧失幽门功能后,生理上适应新的胃肠通道的过程中所出现的反映在神经系统和消化系统上的一组症候群。这种适应反应发生的强度和适应过程的快慢的个体差异是相当大的,这两者之间的不同组合即构成临床倾倒综合征症状或轻或重、病程或长或短等各种不同的多变的病象。因之是否也可以推断,倾倒综合征的防治根本在于尽量保留或恢复幽门的功能。至于发病机理中涉及的物理的化学的因素和胃肠道激素及生理活性物质可能远不止目前所揭示的那些,就现今的资料而言,还无法对这类因素进行有效的调控。

### 【诊断】

根据餐后出现典型的倾倒症状多可明确诊断。症状可分为消化道症状和全身症状两大类,前者有腹部不适、恶心、呕吐、腹胀、腹痛、腹泻等,后者如乏力、头晕、头痛、心慌、虚汗、气短,甚至虚脱等。对症状不典型者是否有必要作倾倒综合征激惹试验加以证实,意见并不一致。空腹口服50%葡萄糖液200mL,是一种非生理性的强刺激,其所诱发的较强反应并不能反映患者的一般发病情况。

**【治疗】**

1.非手术治疗

(1)一般治疗：

1)体位：餐后适当平卧休息，减少活动，避免因重力作用食物过快从残胃进入小肠。

2)饮食：注意饮食的调节，逐渐增加食量，给予多次少量的高脂、低糖、含水分少的半固体食物，以增加食物的黏滞度，避免流质及含糖、含盐较多的饮食。同时养成餐后半小时方可饮水的习惯。每餐给予 10～15g 果糖可防止出现低血糖症状，果糖的凝胶特性可增加肠内容的黏滞度而延缓糖的吸收。

(2)支持疗法：对病情严重者应加强支持疗法。根据血生化结果，维持患者水、电解质平衡和酸碱平衡，必要时酌情应用复方氨基酸、脂肪乳剂、血浆制品等，以利于患者机体的康复。

(3)心理治疗：神经精神因素对倾倒综合征的发生是很重要的，倾倒综合征患者术前精神状态多属于兴奋型或紧张型。有必要对患者进行耐心的病情解释工作，使患者能正确认识自己所患的疾病，树立信心与医生配合治疗。适当的心理暗示治疗或许亦有意想不到的效果。应当注意，对此类情感不稳定型的溃疡病患者选择手术治疗时应从严掌握。

(4)药物治疗：对减轻发作的症状有辅助治疗作用。X 线钡餐检查证明输出段肠蠕动特别亢进者，可辅用解痉药物，如颠茄类；有时应用抗组胺药或 5-羟色胺拮抗剂赛庚定、利血平等亦可有缓解症状的效果。干扰糖代谢的药物(甲糖宁、α-糖苷水解酶等)及有延缓胃排空作用的甲氧果胶也有试用于临床者。另有人报告应用生长抑素治疗倾倒综合征患者取得满意的效果，可明显改善患者的全身症状及消化道症状，其作用机理可能是与抑制了血管活性肠肽等多种消化道激素的分泌有关。

2.手术治疗　倾倒综合征是极有可能随着时间的推移而自愈的疾病，因此手术适应证的掌握必须十分慎重，仅宜用于极少数经较长时间非手术治疗而症状仍较严重的患者。目前临床上所用的改变原消化道重建方式的手术机理主要是使新的胃肠通道更趋于人体正常生理(如将 Billroth Ⅱ 式吻合改为 Billroth Ⅰ 吻合)和延长残胃排空时间(各式空肠袢间置术及 Roux-en-Y 吻合术等)。常用的手术方式如下。

(1)将 Billroth Ⅱ 式吻合改为 Billroth Ⅰ 式吻合：改为 Billroth Ⅰ 术式后，食物经过十二指肠与胆汁及胰液充分混合，并使食物在十二指肠有一段滞留时间，倾倒综合征的发生率可显著降低。

(2)空肠间置、倒置手术：采用顺蠕动或逆蠕动空肠袢间置于胃十二指肠之间，使食物在残胃滞留时间延长，防止倾倒综合征的效果是较为确切的。选用顺蠕动空肠袢(Henley 空肠袢)的优点是肠段长度限制不太严格，有时甚至可直接利用原输出袢转接至十二指肠残端上以简化手术操作。而在胃十二指肠间间置一段逆蠕动空肠袢，则长度必须严格控制在 10cm，过短无效，过长则有引起胃潴留之虑。另有一法为在输出袢 40cm 以远处倒置一段肠管，效果不及前二者，这段肠管亦应仅取 10cm。

(3)Roux-en-y 吻合：对于严重倾倒综合征患者，可试用残胃空肠 Roux-en-y 吻合，疗效尚可，操作也方便。其作用机制尚未完全明了，除 Roux-en-y 式胃空肠吻合可延缓胃的排空外，还有人认为十二指肠和上段空肠是糖分解的主要场所，胃空肠 y 型吻合将使食物直接进入中段空肠,避免了糖的过分吸收而防止倾倒综合征的发生。

### (二)复发性溃疡

溃疡复发是胃部分切除术的重要并发症。因其多见于吻合口之空肠侧,故多称为吻合口空肠溃疡或吻合口溃疡,也有称之为边缘性溃疡者。

复发溃疡可早于术后即期(1个月之内),亦可迟至术后10余年后,然而多于术后2年之内出现。溃疡多为圆形或椭圆形,最多见于吻合口对侧的空肠壁,其次为吻合口边缘空肠侧,胃壁上的复发少见。复发溃疡易并发出血、穿孔。尤其是慢性穿透多见,由此并发胃-空肠-结肠瘘,甚或外瘘。

1.胃酸过多仍是溃疡复发的基本因素　其原因可为:

(1)手术方法或技术上的欠缺:①单纯胃空肠吻合术。②胃切除量不足。③Bancrof溃疡旷置法残留胃窦黏膜。④空肠输入袢过长,输入输出袢间的侧侧吻合(Brauwn吻合),胃空肠Y式吻合。⑤迷走神经切断术加胃空肠吻合或半胃切除术时迷走神经切断不完全。

(2)患者的强溃疡素质。

(3)胃泌素瘤(Zollinger-Ellison综合征)、多发性内分泌腺瘤病等。

复发性溃疡的诊断依赖于临床表现及胃镜、X线钡餐检查。血清胃泌素测定有助于排除胰源性溃疡,空腹血清胃泌素>1000pg/mL可确诊为胃泌素瘤;可疑病例还可进一步作胰泌素刺激试验。胃放射性核素扫描有助于鉴别胃窦黏膜残留症。胃黏膜有浓集$^{99m}$锝的特性,若原十二指肠残端部位有$^{99m}$锝积聚,提示有胃窦黏膜的残留。

2.手术治疗的指征

(1)原术式或操作方法有缺陷。

(2)有出血、穿孔、内瘘等严重并发症。

(3)有其他致溃疡因素存在。

3.手术方式　取决于前次手术方法、复发溃疡的范围及部位、有无致溃疡损害及病人的状况等。

(1)原单纯胃空肠吻合术:可加作胃迷走神经切断术或改作胃大部切除术。

(2)切除范围不足:再次胃部分切除术或胃肠吻合口切除加迷走神经切断术。

(3)胃窦黏膜残留:十二指肠残端胃窦黏膜切除。

(4)原迷走神经切断术:改作胃大部切除术或再次彻底的迷走神经切断术。

(5)胃泌素瘤:全胃切除术。

### (三)碱性反流性胃炎、返流性食管炎

因幽门功能不全或幽门缺失以致胆汁反流入胃而引起的胃炎称反流性胃炎,因反流液为碱性,故又称碱性反流性胃炎。胃切除术后的慢性浅表性或萎缩性胃炎大多与胆汁反流有关,从而成为一个日愈令人关注的临床问题。

主要致病因素为反流入胃的胆汁中的胆酸,它可溶解胃黏膜屏障结构的重要组成成分——脂蛋白层,致使氢离子易于进入胃黏膜而造成损伤。另外,反流液中的胰液成分与胆酸的损害有协同作用。

反流性胃炎的黏膜损害多表现为充血、水肿、糜烂、点片状出血等。

　　反流性胃炎的诊断主要依靠典型的"三联征"：中上腹或胸骨后烧灼样疼痛，餐后疼痛加重，服制酸剂无效；胆汁性呕吐，吐后症状并无缓解；明显消瘦，并有贫血。胃镜检查所见的胆汁反流程度并不与临床表现及胃黏膜病理改变相平行；与碱性反流性胃炎相应的胃镜下征象是慢性萎缩性胃炎的表现。

　　手术治疗的适应证为典型的临床表现加内窥镜下严重的黏膜病变，且症状持续、不为内科疗法（饮食疗法、解痉抗酸剂、$H_2$ 受体阻滞剂、消胆胺酯等）所减轻者。手术的原则是将十二指肠内容完全转流，使其不进入残胃。

　　可供选择的术式如下。

　　1.输入袢与输出袢间吻合　手术简便但效果较差，对肠袢粘连严重者有一定的实用价值。

　　2.Billroth Ⅱ 式吻合改为 Billroth Ⅰ 式吻合　部分病例效果并不理想。

　　3.顺蠕动 Henley 肠袢间置　取一长 20～25cm 的空肠袢间置于胃与十二指肠之间。

　　4.Roux-en-y 式转流　效果较为确切。对于原为 Billroth Ⅱ 吻合且输入袢较长者，Tanner-19 式转流更为简便。

　　各种转流性手术的同时应加迷走神经切断术，以防止胃肠吻合口及移植肠袢发生溃疡。

### （四）迷走神经切断术后腹泻

　　迷走神经切断术后腹泻发生率较高。迷走神经干切断术后多达 70% 的病例有腹泻或大便习惯改变；选择性迷走神经切断术后腹泻发生率有所下降；而高选择性迷走神经切断术后则尚无严重腹泻的报告。多数此类腹泻病例可望由控制饮食和内科药物治疗得以好转，仅约 1% 因腹泻严重、体重下降过多而需手术治疗。

　　有效的术式是在 Treitz 韧带下 100cm 处反转 10cm 左右的肠段。制作反转肠段，既可直接切取 10cm 肠段逆时钟方向旋转 180°，也可如 Rygick 所介绍的不需旋转肠系膜，四断端两两交叉吻合。

### （五）小胃综合征

　　由于胃切除量过多（高位溃疡、再次胃切除等），残胃容积太小，以致术后发生早饱、餐后饱胀、食后加重的上腹不适以及体重下降等，一般称之为小胃综合征。饮食疗法对多数病例有体重增加、贫血改善的效果，但若长期不能恢复正常饮食或不能坚持饮食疗法者可考虑手术矫治。

　　各式设计于扩大残胃容量的代胃性手术均可选用于治疗小胃综合征。

### （六）几种并发症复合存在时的处理

　　文献中很早即有一个病人有 2 种甚至几种胃术后综合征的表现的报告。Herrington 6 例倾倒综合征与迷走神经切断术后腹泻的经验表明：反转肠段置于残胃与十二指肠之间对控制倾倒综合征有效，而对迷走神经切断术后腹泻无益；而置于 Treitz 韧带下 100cm 处的反转肠段虽能控制迷走神经切断术后腹泻，却对倾倒综合征无能为力。因此，他对这 6 例病人作了两个不同部位的肠段倒置手术而获得成功。这也就意味着，一种矫正性手术只能治疗一种并发症。

　　以下是几种文献中多见的复合综合征的处理术式。

1.迷走神经切断术后腹泻并倾倒综合征　作前述的双重肠段倒置。

2.倾倒综合征并反流性胃炎　Roux-en-y 式转流加胃肠吻合口与 Roux 臂间的短段空肠襻倒置。

3.迷走神经切断术后腹泻并反流性胃炎　Roux-en-y 式转流加胃肠吻合口下 100cm 处的肠段反转。

（李　凯）

# 第八节　小肠梗阻

小肠梗阻是腹部外科常见的急腹症之一。根据临床表现及腹部 X 线检查结果,一般可以明确诊断。但对某些病例,需要借助一些辅助检查、甚至剖腹探查才能弄清梗阻的原因、部位和程度。

小肠梗阻的分类方法很多,但临床上最重要的是区分单纯性肠梗阻和绞窄性肠梗阻。对绞窄性肠梗阻的早期正确诊断,是现代外科治疗中降低死亡率、提高治愈率的关键,但也是临床上的难点所在。

约 30％的完全性肠梗阻及 80％的部分性肠梗阻经非手术治疗后可获得缓解。在保守治疗无效或出现绞窄征象时,要尽早手术治疗。因此对于小肠梗阻的治疗,手术指征的把握和手术时机的选择非常重要。

## 一、小肠梗阻的诊断

### （一）判定是否小肠梗阻

绝大多数病人具有典型小肠梗阻的临床表现,如腹胀腹痛、呕吐、肛门停止排气排便等,结合腹部 X 线检查,诊断一般并不困难。患者腹痛的特点为阵发性绞痛,有绞窄时可发生持续性痛,病人表现为疼痛时坐卧不安。体检时腹部胀气明显,闭襻性肠梗阻时腹部不对称,可见肠型、蠕动波,腹部有触痛,肠鸣音亢进,可闻及气过水声。

有些病人并不具备这些典型表现,特别是病变早期诊断有一定困难,需要与其他一些疾病鉴别,如急性胰腺炎、输尿管结石等。

### （二）判断肠梗阻的性质

小肠梗阻一般分为机械性、动力性及血运性三种。

机械性肠梗阻在临床上最常见,可由下列原因引起:①来自于肠腔内的梗阻,如蛔虫团、异物、干结的大便等。②来自于肠壁的原因,如慢性炎症,结核、肿瘤、肠套叠、先天性肠道闭锁等。③来源于肠管外的压迫,如粘连带、肠扭转、肠管外的肿瘤压迫等。

机械性肠梗阻常有以上疾病病史,腹部胀气明显,腹部透视可见梗阻近端肠管明显扩张,阶梯状液平面。

动力性肠梗阻是指由于神经抑制或毒素刺激以致肠壁肌肉运动紊乱,肠管蠕动减弱或消失导致的功能性肠管运行障碍,这类肠梗阻并无肠管的器质性病变。腹部外伤、手术、腹腔积血、腹膜后血肿、急性弥漫性腹膜炎、慢性铅中毒等均可导致动力性肠梗阻。动力性肠梗阻时主要表现为腹胀、肠鸣音减弱或消失。腹部透视见小肠和结肠胀气、一般无液平面。

血运性肠梗阻系指肠系膜动脉栓塞或肠系膜静脉血栓形成,引起肠管血运障碍,导致肠麻痹,肠蠕动功能丧失,肠道停止运行。这类患者多合并心脏瓣膜病、动脉粥样硬化等,临床表现可有腹痛腹胀、便血,腹部体征和动力性肠梗阻类似。

### (三)判断是单纯性肠梗阻,还是绞窄性梗阻

梗阻肠管无血运障碍是单纯性肠梗阻,有血运障碍称为绞窄性肠梗阻。绞窄性肠梗阻约占小肠梗阻的 10% 左右,但其死亡率高达 10%～37%。单纯性肠梗阻多以保守治疗为主,而绞窄性肠梗阻则应尽早手术,因此如何判断梗阻肠管有无血运障碍,从而选择恰当的治疗原则,确定适当的手术时机,就显得尤为重要,这也是困扰外科医生的一大难题。

有些学者将绞窄性肠梗阻分为"缺血期和梗塞期"两期。缺血期为可恢复阶段、是血液循环障碍的早期,而梗塞期为不可恢复的晚期阶段,事实上两者间并无截然分界。

有以下几点时应考虑绞窄性肠梗阻的可能:

1.临床上起病急骤,腹痛由阵发性绞痛转变为持续性疼痛且阵发性加剧,需要使用强止痛剂才能缓解疼痛者。

2.呕吐频繁、剧烈,呕吐物含血性十二指肠或空肠内容物或便血。

3.Dennis 指出腰背部疼痛是绞窄性肠梗阻的特征。

4.全身中毒症状重,出现脉率增快、变弱,白细胞计数及中性白细胞增高,较早出现休克。

5.腹部有肌紧张、压痛和反跳痛。研究表明:一旦出现腹部压痛,发生绞窄的可能性为50% 左右。

6.腹部不对称为闭祥性肠梗阻的特征,易发生绞窄。

7.发热是肠壁血运发生严重障碍的一种表现。体温超过 38℃者,单纯性肠梗阻占 1%～25%,绞窄性占 30%～50%。

8.腹穿有血性液体。

9.腹部 X 线显示孤立胀大的肠祥,呈咖啡豆征,不随时间而改变。绞窄性肠祥内充满液体,显示假肿瘤样阴影。如为小肠扭转,则可见空回肠倒置。

### (四)辅助检查

1.X 线　X 线为诊断肠梗阻的传统方法,且一致沿用至今。需要强调的是:X 线并不能代替临床检查,其价值仅在于证实临床诊断,并确定梗阻的部位、性质和程度。

腹部平片上,仰卧位最有诊断价值,可观察胀气肠管的全貌,并能追踪肠管的来龙去脉。站立位能观察液平面及肠壁张力。

研究表明:发病 3～6 小时后,肠腔内即可出现液体和气体,X 线检查就能看到典型的肠梗阻征象,但要区分单纯性梗阻和绞窄性梗阻有时还很困难。

有下列征象时常提示绞窄的可能:①在绞窄缺血期,绞窄肠段及其近端肠管内可出现气体和液平,这时与单纯性肠梗阻极为相似,甚难区别。②绞窄梗塞期仅有少量液平,但有肿瘤样阴影。③发病 24 小时内,肠腔横径≥2.5cm;或肠内液平面长度≥6cm,肠壁厚度＞6mm;或肠

间距明显增宽。④Totten 认为积液截断胀气肠管为绞窄性梗阻的特征。⑤当小肠大部分或全部绞窄性梗阻时,肠腔被血性液体充盈,整个小肠并无气体,腹部平片呈现灰白的一片,而无气液平面。

尤其要注意的是:当 X 线检查不能确定诊断,而临床症状又特别明显时,不能除外绞窄性梗阻的可能。因此当临床症状和体征并不一致,诊断困难时,要定期反复复查以尽快明确诊断。

2.腹部超声检查在绞窄性肠梗阻早期诊断中的应用 早在 20 世纪 90 年代初期,日本就对此进行了系列研究,并将腹部超声检查列为肠梗阻患者的常规检查。目前欧美一些国家也已引起重视,并在绞窄性肠梗阻中推广应用,但我国目前应用尚不广泛。

腹部 B 超检查方便、实用,且可随时复查。检查前无需特殊准备,多采用仰卧和侧卧位,以避免肠气干扰,可进行侧、斜、横位多角度探测。

目前,外科医生常满足于临床体检加 X 线检查,行腹部 B 超检查也仅限于排除其他腹部疾病,B 超诊断医生也多以肠内胀气为由,不下“肠梗阻”的诊断,而常作出“肠胀气”的报告。腹部 B 超对肠梗阻,尤其对早期绞窄性梗阻的诊断价值并没有体现出来。

单纯性肠梗阻超声诊断依据:①梗阻近端肠管扩张,内径＞3cm,肠腔内大量积液,远端肠管瘪陷。②扩张肠段蠕动活跃或蠕动不规则、不一致。③肠腔内可见斑片、点状强回声,呈钟摆样或双向运动。④肠管黏膜清晰可见,纵断面可见皱襞水肿、增厚。

绞窄性肠梗阻诊断依据:①肠腔内出现一段蠕动极弱或不蠕动的扩张肠袢。②不蠕动肠袢的近端扩张肠管尚可有蠕动。③腹腔内可见游离液性暗区,绞窄时间越长液性暗区越大。④连续观察该段肠袢 5 分钟以上无蠕动或肠腔内点状回声不运动,则可判定为无活力肠袢。⑤肠系膜上动脉末期舒张压(EDV)减低,同时伴有阻力指数(RI)增加,此二者在单纯性梗阻和绞窄性梗阻之间有明显差异。

超声检查具有以下优点:①可对肠梗阻做出早期诊断。梗阻早期,肠腔内积气不多,症状体征不明显,X 线不能发现液平面,而超声可见近段肠管扩张及相邻远段肠管瘪陷,扩张肠管蠕动增强。早期绞窄性肠梗阻,可见蠕动减弱的肠袢,且近段肠管扩张、蠕动增强,也可出现腹腔积液。②敏感性及特异性均较高。Schmutz 等报道超声诊断肠梗阻的敏感性为 95％,特异性为 82％,总准确率为 92％。③可同时发现部分肠梗阻的病因,如肠套叠、肠道肿瘤、后腹膜肿瘤、肠扭转等。

3.CT 在绞窄性肠梗阻诊断中的应用 20 世纪 80 年代初就有应用 CT 诊断小肠梗阻的零星报道。1991 年 Megibow 等的首次大样本分析表明 CT 对小肠梗阻诊断的敏感性及特异性均为 96％,准确率 95％。随着 CT 的广泛应用及技术的进步,CT 在小肠梗阻诊断中的作用越来越重要。CT 可以显示腹部平片及钡餐不能显示的肠壁血供状况,因此 CT 除应用于判定梗阻的部位、程度、原因外,对判断梗阻肠管是否发生绞窄更具优势。正因如此,有些学者甚至强调将 CT 作为小肠梗阻的首选检查方法。

绞窄性肠梗阻的 CT 征象为:①肠壁对称性增厚,可呈节段性分布,伴或不伴靶征(表现密度轻微不同的同心圆结构)。②CT 增强扫描可见肠壁强化异常(轻微强化、不均匀强化、延迟强化、无强化),肠系膜动脉栓塞或静脉内血栓形成。③肠系膜水肿、积液、出血、密度增高(可达 40~60Hu）。④系膜血管失去正常结构，逐渐变粗并呈放射状。⑤腹水中等量。⑥肠系膜静脉或门静脉内积气，说明已有肠坏死。

对绞窄性小肠梗阻的诊断，CT 的检出率为 63%~100%，特异性为 61%~93%。一般认为 CT 征象越多或越严重，对绞窄诊断的准确率也越高，术中发现的肠缺血程度与 CT 征象的数目及严重程度相一致。因此 CT 检查有助于我们术前即对梗阻肠管绞窄的程度和范围有大致的了解。

4.血生化检查　在小肠梗阻绞窄发生 30min 后，由于肠壁血运障碍，毛细血管通透性增高，肌酸磷酸激酶（CPK）及其同工酶大量释放入血而升高。血清 C 反应蛋白（CRP），在绞窄性肠梗阻时也明显高于单纯性肠梗阻。

其他一些生化指标及酶学也存在一定的变化，如酸性磷酸酶（ACP），碱性磷酸酶（AKP），乳酸脱氢酶（LDH）及其同工酶等，但总的说来，到目前为止尚没有一种酶学改变具有较高的特异性及敏感性，因此都不能应用于绞窄性肠梗阻的早期临床诊断。

### （五）小肠梗阻部位的判断

一般来说，高位梗阻呕吐频繁、腹胀较轻。腹部 X 线检查提示肠腔胀气不明显，无明显扩张胀气的肠袢。低位小肠梗阻腹胀明显，但呕吐次数较少。腹部平片可见明显胀大的肠袢，腹中部呈现多数阶梯状液平面。

### （六）小肠梗阻程度的判断

完全性肠梗阻和部分性肠梗阻的区分并不困难。前者表现为剧烈频繁呕吐，肛门完全停止排气排便。腹部平片示梗阻近端肠管扩张明显，大量积气和液平。后者呕吐较轻，肛门还有少量排气排便。X 线提示肠管扩张不重，结肠内有积气。

### （七）梗阻病因的判断

不同的国家或地区在不同的时期，小肠梗阻的病因并不相同。

在国外，20 世纪 30 年代以前，嵌顿性腹外疝是最常见的病因（占 49%），其次为小肠肿瘤（13%），肠粘连（7%）。随后，嵌顿疝比例下降，肠粘连上升，至 20 世纪 80 年代，粘连性肠梗阻已占 60%。

术前就能明确肠梗阻病因，对手术适应证的掌握、手术方式的选择都具有重要意义。但遗憾的是：即使是有经验的普外科医生，术前结合病史、体检、腹部平片、肠道造影等常规检查，诊断符合率也仅 60.7%，尚有 39.3%的病人术前并不能明确梗阻原因。国外报道约 20%~52%的病人术前经过传统检查不能明确病因。

## 二、小肠梗阻的治疗

小肠梗阻病理变化迅速，对全身影响广泛，治疗的关键在于能否迅速准确地判定病情进展，及时采用恰当的治疗方法，重点在于手术适应证的掌握。

### （一）手术时机的选择

小肠梗阻病因复杂、临床表现变化多，病情发展快，因此选择合适的手术时机，采用相应的手术方式,对减少术后并发症、降低死亡率,具有重要意义。

1.对于疑诊或确诊为绞窄性梗阻者,应在短时间内作好术前准备,紧急手术。绞窄性肠梗阻手术越早,治疗效果越好。绞窄性肠梗阻在发病36h内手术,其死亡率为8%,如将手术时间拖延到36h后,则死亡率可增加到25%。肠梗阻一旦绞窄时间过长,则会造成部分肠管坏死,肠道细菌易位,毒素吸收进入血液循环,造成全身炎症性反应综合征,继而发生器官功能障碍,甚至出现休克。

对于广泛而严重的绞窄性肠梗阻,全身病理紊乱严重,应边抗休克边施行手术,因为只有切除了坏死肠管,解除了梗阻,才能阻断病理紊乱的恶性循环。

2.完全性机械性肠梗阻,时间超过72h仍无缓解迹象者,应积极手术。

30%的单纯性完全性肠梗阻具有绞窄的危险性,有30%的病人经保守治疗,梗阻可获得缓解,因此大多数病人最终需手术治疗解除梗阻。

3.粘连性肠梗阻,经保守治疗48~72h后仍无缓解,应中转手术。

4.粘连性肠梗阻反复发作者,且每次发病时腹痛固定在同一部位,很可能此处就有粘连带诱发梗阻。在此处作探查切口,手术相对简单、安全,同时又解除了病人反复发生肠梗阻的痛苦。

肠梗阻病人多有水电解质平衡紊乱、营养不良、全身状况差,只有手术才能从根本上解除病因。

5.术后早期炎性肠梗阻有别于一般的粘连性肠梗阻,除粘连外,肠管充血肿胀、增厚,甚至粘连成团,这种情况下,不可贸然手术,只要不发生绞窄,都应尽量保守治疗。否则,会使病情更加复杂,处理更为困难。

6.肿瘤引起的小肠梗阻,一旦情况允许,应尽早手术。

### (二)非手术治疗

1.禁饮食。

2.胃肠减压:持续有效的胃肠减压是治疗小肠梗阻的重要措施之一。胃肠减压的优点:①可减轻腹胀,以利于肠壁血液循环的恢复和改善呼吸与循环功能。②若临床症状不能判定梗阻是否缓解时,可通过胃管注入造影剂行对比性胃肠道造影检查。③为了促进梗阻早日缓解,可从胃管内注入石蜡油60~100mL,夹闭1.5~2h后松开。如见到大便中出现石蜡油,则为肠梗阻缓解的佐证。

3.纠正水电解质酸碱平衡紊乱,补充血容量,维持有效循环。为手术创造必要的条件。

4.抗生素的应用:小肠梗阻时,肠黏膜屏障受损,肠道细菌易位,发生的感染多为肠源性,故应选用对革兰氏阴性菌及厌氧菌敏感的抗生素。

### (三)手术治疗

应根据梗阻病因、病人的局部与全身情况决定手术方式。急症手术时,应尽可能选用最简单的方法以解除梗阻、恢复肠道的功能。

1.绞窄性肠梗阻的处理　其目的是解除梗阻,如肠管坏死则应切除。

正确判断绞窄肠袢生理机能成为影响手术成功的重要因素。若在术中发现肠管扩张;浆膜面失去正常光泽、甚至呈暗黑色或紫黑色;肠壁无张力、无蠕动、对刺激无反应;相应的肠系膜小动脉无搏动,则说明该段肠管已无生机,应予切除。对生机可疑的肠管可用温盐水纱布热敷,或 0.5%普鲁卡因溶液 60~70mL 行肠系膜根部局部封闭注射,15~30min 后再观察肠管,如仍无好转,说明肠管已坏死。对难以确定肠管生机时,可使用"荧光素染色法"进行判断。

对生机可疑的肠管,在充分保证患者消化吸收功能的前提下,我们主张尽量予以切除。因为绞窄性肠梗阻可导致肠道缺血和肠黏膜氧合障碍。缺血 5~10min 后,肠黏膜的绒毛顶端便出现缺血性损害。肠梗阻时,肠道的机械屏障、生物屏障和免疫屏障均受到破坏,细菌和毒素经淋巴管及门静脉易位。肠道内毒素可诱发大量炎性介质,通过它们的血管活性作用和对细胞膜的损害而导致多器官功能障碍综合征。

2.粘连性肠梗阻的处理 粘连性肠梗阻是各类肠梗阻中最常见的一种,80%发生在腹部手术后,且 95%发生在小肠,其中发生在回肠者占 70%。粘连性肠梗阻占整个肠梗阻的 40%左右,占小肠梗阻的 60%~70%。虽然腹部手术后再次粘连不可避免,但仅有 3.8%的病人因梗阻需再次手术治疗,这就涉及到术后再梗阻的问题。

(1)粘连带压迫肠管导致梗阻,或肠袢通过粘连带形成的环孔导致内疝,只要未造成绞窄,行粘连带松解后效果很好。

(2)某一段小肠粘连成团。分离这种粘连比较困难,常有分破肠管的可能。分离粘连后的肠管,因浆膜面创面较广泛,术后再梗阻的机会很大。因此,只要能保留足够正常的肠管,不至影响吸收功能,可将该段肠管切除后作吻合。

(3)广泛致密的粘连多为弥漫性腹膜炎或多次腹部手术后的结果。为了防止再梗阻,分离粘连后可采用肠排列术,肠排列术又分为外排列术及内排列术。

Noble 手术:Noble 于 1937 年首先报道了通过小肠外排列术预防粘连性肠梗阻。该法是将小肠平行排列,系膜侧肠壁浆肌层缝合排列。该术式疗效尚可,但操作复杂费时,术后肠麻痹时间长,且处理困难,常出现痉挛性腹痛及不全肠梗阻的症状。此外,肠管因梗阻多存在炎性水肿,术后易并发肠穿孔、肠瘘及腹腔脓肿。

Child-Philips 手术:是将肠管平行排列后,距肠管系膜 3cm 处,用长针将丝线来回穿通折叠排列之系膜后予以结扎,通常用三针缝线即可。该术式避免了 Noble 手术的某些不足,但缝线过紧或过松,都会导致肠管扭转,影响肠壁血液循环,且缝线可腐蚀系膜血管,造成慢性肉芽肿。此外,系膜过短者不宜采用此术式。

Baker 手术:是一种小肠内排列术,或称小肠内支撑术。操作相对简单,具体手术方法:取 Treitz 韧带下方之上段空肠,系膜对侧缘切一小口,插入米-阿氏管,气囊充气,继续插管至回盲瓣处,吸出气囊内气体,待插过回盲瓣后,重新充气。小肠作平行排列。空肠切开处仿 Witzel 造瘘,固定于侧腹膜。肠外的米-阿氏管戳孔引出腹外。术后导管留置两周,待肠功能恢复、排便后分次拔管。拔管前要抽出气囊内的气体,拔管时动作要轻柔,以防肠套叠。由于该术式需在肠管上造口,故有发生肠瘘的可能。此外,拔管时可导致肠套叠。但它的优点是:肠系膜呈伸展位;肠管排列规律,转折处不成角,肠管可自由蠕动;术后腹胀腹痛发生少;即使再粘连,也不易发生梗阻。

(4)粘连性肠梗阻术后肠瘘的预防:粘连性肠梗阻手术多为急症手术,病人一般情况差,肠切除术后容易发生肠瘘。其原因为:其一,吻合口破裂为主要原因,占 70%左右。全身情况较差,吻合技术欠佳,吻合口局部血运不良,水肿、感染,吻合口张力过大均可导致吻合口破裂。其二,术中肠管减压处肠壁水肿、胀气明显。其三,术中操作不慎,分破肠管后处理不当。

总之,这种并发症发生后处理困难,关键在于预防。预防的重点在于:第一,蘑争取在肠管坏死前,或绞窄缺血期进行手术。第二,根据局部及全身情况选择合理手术方式。如肠梗阻近端小肠明显胀气,肠壁炎性水肿严重,腹腔渗液多,感染重,全身状况欠佳,可行肠造口术,待病情稳定后择期处理。第三,分离粘连时,应尽可能远离肠管,多用锐性剥离。第四,切开减压时,尽量在正常肠管处。或不切开肠管,用手将小肠内容物排到大肠,待术后从肛门排出体外。

(5)预防粘连性肠梗阻的复发:为了预防梗阻的再次发作,必须注意:饮食要有规律,避免暴饮暴食;注意饮食卫生,防止肠道感染,避免肠道异常蠕动;餐后不宜进行剧烈体力活动,尤其是突然改变体位的活动,以免诱发肠梗阻。

3.粘连性肠梗阻的腹腔镜治疗　粘连性肠梗阻再次手术者有不少病例粘连并不广泛,而造成梗阻的原因多为一索状粘连带压迫或牵拉肠管所致。腹腔镜肠粘连松解术损伤轻、术中暴露好,术后恢复快,发生再粘连的几率大大小于开腹手术,是术后粘连性肠梗阻较理想的手术方法。但需要指出的是,应严格掌握手术适应证,必要时及时中转开腹手术。

(1)病例选择:腹部手术史,且原手术范围小,对腹腔骚扰少;有典型的急性肠梗阻发作病史;有慢性腹痛腹胀、肠鸣病史,且服用润肠剂有效。

(2)手术时机:应在肠梗阻非急性发作期内进行;同时应在原手术半年以上.腹腔粘连稳定期内。

(3)气腹的建立和穿刺孔的选择:由于腹腔内粘连的不可预测性,因此应采用开放法放置第一穿刺器并建立气腹。由于腹壁肠管粘连几乎都发生在腹壁切口或原引流管疤痕下,因此穿刺点应至少远离疤痕边缘 3～5cm。

(4)分离粘连的原则:应特别注意保护肠管,“宁伤腹壁,不伤肠壁”。

## 三、腹膜粘连的预防

文献报道腹部手术后腹腔粘连的发生率为 60%～94%,而盆腔手术后更高达 97%。值得注意的是,有粘连并不一定就梗阻,不同类型的腹部手术后发生粘连性梗阻占 12.4%～17%。事实上,腹膜粘连本身是机体的一种防御反应,是腹膜受损后纤维蛋白沉积与纤维蛋白溶解间平衡遭到破坏的结果。当腹膜受到物理、化学的刺激后,很快会产生含大量纤维素的渗出液,几小时内纤维蛋白凝固并覆盖在受损的腹膜表面及其附近,形成疏松的粘连带。24～48h,创面在炎症反应的基础上有细胞增生,出现不同形状的成纤维细胞,并逐步形成胶原。在受损腹膜修复的过程中同时伴有纤维蛋白溶解,约 5 天后可形成纤维粘连。炎症损伤可使受损的间皮细胞、内皮细胞和炎性细胞产生纤维蛋白溶解酶原激活抑制物,长时间纤维蛋白溶解活性受抑制,将导致永久性纤维粘连的形成。

预防腹腔内粘连是防止粘连性肠梗阻的关键所在。①要严格规范的无菌操作,动作轻巧,缩短肠管体外的暴露时间,避免组织大块结扎,完善止血。②积极治疗腹腔内感染。③防止腹腔内积血与异物残存。④尽早促进肠功能的恢复。⑤术中或术后使用防粘连的药物。

多年来对于腹膜粘连问题,不少学者作过实验及临床研究,但总的来说还没有明确有效的方法来防止腹膜粘连的发生。大致包括以下几类:①非甾体类抗炎药,如阿司匹林、消炎痛等,可抑制术后腹腔内粘连的形成。②腹腔内注入各种蛋白酶如糜蛋白酶、胰蛋白酶等。③应用各种腹腔润滑剂如几丁糖、右旋糖酐等。④生物隔膜如羧甲基纤维素、透明质酸盐膜等。用可吸收的生物化学隔膜将腹腔与腹膜隔开,以防止粘连带的形成。⑤大网膜。有报道手术结束时,将带蒂大网膜覆盖于腹膜与肠管之间可预防粘连性肠梗阻的产生。⑥我们的研究表明:关腹前将 20mL/kg 体重的氟碳乳剂注入腹腔,可抑制腹腔渗出、改善局部供氧,并在腹膜面形成保护膜,对预防粘连有肯定作用。

(王光新)

# 第九节　小肠良性肿瘤

小肠良性肿瘤虽然少见,但在胃肠道良性肿瘤中,发生于小肠者仅次于大肠。小肠良性肿瘤以平滑肌瘤、腺瘤、血管瘤、脂肪瘤多见,少见的有纤维瘤、神经纤维瘤、淋巴管瘤等。病变部位以空肠最多见(43%),回肠次之(35.9%),十二指肠占 21%。

## 一、小肠平滑肌瘤

小肠平滑肌瘤为最常见的小肠良性肿瘤(也有报道小肠腺瘤为最常见的小肠良性肿瘤),来源于固有肌层,为肠壁间肿瘤。好发于空肠及回肠,十二指肠较少见。肿瘤多单发,直径从数毫米至数厘米不等,大的直径可超过 10cm,瘤体表面光滑。

其临床表现主要取决于肿瘤的类型(如外生型、壁间型、腔内型)、瘤体大小、生长部位、生长方式与并发症等。肿瘤生长至一定程度可压迫肠腔导致梗阻,也可因血供不足而产生糜烂、溃疡,引起消化道穿孔或出血。出血后瘤体变小,其表面张力降低,出血可暂时停止,从而临床上可见患者反复、多次出血。

虽然绝大多数学者都认为小肠平滑肌瘤是良性肿瘤,且这种观点已经写进了教科书,得到广泛接受,但近来的研究表明:在小肠良性平滑肌瘤中,的确有一少部分其组织形态学虽属良性,而生物学行为却表现出恶性:种植、复发、转移,目前临床称之为"转移性平滑肌瘤"。这是一种少见的特殊类型的小肠平滑肌瘤,国内已报告了几十例。周志韶等报道,在 247 例小肠平滑肌肿瘤中有 6 例病理诊断为良性平滑肌瘤,但手术后发生肝转移死亡。张艳仙及郭克建等均报道了小肠平滑肌瘤在形态学上是良性肿瘤,而临床经过却具有侵袭性,手术后出现复发和肝转移。

一般认为病理学诊断为小肠平滑肌瘤,但有下列情况时应考虑"转移性平滑肌瘤":①年龄在 50 岁以上者。②肿瘤直径≥5cm。③肿瘤表面黏膜形成溃疡、出血。④肿瘤为多发或形态不规则者。⑤流式细胞术检查 DNA 含量增高及异倍体率增高,提示恶性生物学行为。在随访中发现有种植、复发、肝转移者则可以确定诊断。

因此当小肠平滑肌瘤难以鉴别良恶性时手术应按恶性处理为妥,尤其是回肠部位的平滑肌瘤。文献报告小肠平滑肌瘤越靠近结肠部位就越易显示出恶性生物学行为。Filippa 等则很果断地指出任何一个小肠平滑肌瘤均应视为恶性肿瘤或潜在恶性肿瘤。因此,为了避免肿瘤种植,就要求术者术中谨慎细致,操作应轻柔小心,以防肿瘤破损。术中分离时以电刀切割为宜,连同肿瘤肠管切除后用纱布包裹或套入胶皮手套内取出术野。

## 二、小肠腺瘤

小肠腺瘤为次常见的小肠良性肿瘤。肿瘤来源于小肠上皮细胞,好发于十二指肠和回肠。可单发,也可多发,可累及一段小肠,也可累及整个小肠。肿瘤一般较小,直径从数毫米至数厘米不等,但很少超过 2～3cm,常带蒂,直径较大的肿瘤常分叶。小肠腺瘤组织学分类有:管状腺瘤、绒毛状腺瘤和混合性腺瘤。有恶变倾向,尤其是直径＞4cm 的绒毛状腺瘤更易恶变。Sellner 调查 185 例小肠良性腺瘤,发现其恶变率为 33.6％,故认为腺瘤与癌的关系密切,并认为腺瘤是癌前病变之一。因此对此种类型的腺瘤手术范围要广。小肠腺瘤常导致肠梗阻、出血。梗阻多由肠套叠引起。

## 三、小肠脂肪瘤

小肠脂肪瘤多来自于黏膜下层,具有纤细的结缔组织包膜。发病部位在胃肠道越往下越多,大肠中越靠近远端越少见,好发于回肠,尤其是回肠末段接近回盲部处,其次是空肠和十二指肠。发病年龄以 50～69 岁最多,女性较男性多见。肿瘤多位于黏膜下,呈圆形或卵圆形,多单发,大小不等,黄色、柔软,表面光滑,有时可呈分叶状,表面可有坏死或浅溃疡。

其临床表现与肿瘤大小及部位有关,瘤体越大者则症状出现越多,直径＜1cm 者一般没有症状,直径＞4cm 者 75％出现症状。瘤体位于黏膜下层者出现临床症状较早,浆膜下脂肪瘤的症状主要取决于肿瘤对脏器的压迫及蒂的扭转程度。肠套叠是最多见的并发症,约 1/3 以上的病人发生肠套叠。

CT 扫描可见形态规则的低密度块影,CT 值为 80～－120Hu,增强后更为清晰。小肠脂肪瘤易被 MRI 确诊,因 MRI 有很好的软组织分辨能力。脂肪的质子密度高,$T_1$ 值为 60～80ms,呈白色强 MR 信号。

## 四、小肠血管瘤

小肠血管瘤大多数来源于黏膜下血管丛,少数可来自浆膜下血管。好发于空肠,肿瘤单发或多发,瘤体大小不等,可小至针尖,大至直径 30cm。

病因学目前尚无定论,但有两点得到证实:此病是能够自主生长的真正肿瘤;是先天畸形。

血管瘤分毛细血管瘤、海绵状血管瘤及混合型血管瘤 3 种病理学类型。胃肠道血管瘤被广泛接受的分类方法是 Kaijsei 分类法:

Ⅰ.多发性静脉扩张。在黏膜下层有多数散在的 1cm 以下的肿物。

Ⅱ.海绵状血管瘤。A.弥漫浸润;B.局限性。

Ⅲ.单个的毛细血管瘤。

Ⅳ.血管瘤病。病变形态多样化,累及肠壁的范围较广,不限于一处。

大多数病人有出血和梗阻,偶尔病人有腹部包块,常伴皮肤及黏膜血管瘤。

(王光新)

# 第十节　小肠恶性肿瘤

小肠恶性肿瘤少见,仅占胃肠道恶性肿瘤的 1％～2％。按郑裕隆的统计,小肠恶性肿瘤国内外均以腺癌最多见(也有作者报告恶性淋巴瘤为最多见),占 50％左右。国内发病顺序为腺癌、恶性淋巴瘤、平滑肌肉瘤、类癌甚少。小肠恶性肿瘤以男性多见,男女之比为 1.64：1,发病年龄多在 40 岁以上。

## 一、小肠腺癌

小肠腺癌来自于小肠黏膜,好发于十二指肠(占 73％),尤以降部多见(升部及水平部依次递减,球部最少),少见于空肠和回肠。空肠癌多见于空肠近端 Treitz 韧带附近,回肠癌多见于回肠末端近回盲部处。据报道空肠癌 77.8％位于 Treitz 韧带 60cm 内,回肠癌 66.7％位于距回盲部 40cm 内。肿瘤常单发,多有明确界限。

小肠癌大体分为 4 型:①息肉型。较常见,癌肿呈息肉状或菜花状突出于肠腔内,基底宽,质软脆,大小不一,血运丰富,易糜烂出血。②溃疡型。也较多见,多单发,呈圆形、卵圆形或不整形,边缘隆起,质较硬,易出血、穿孔、梗阻。③缩窄型。癌肿沿肠壁横轴生长、浸润,导致管壁增厚、僵硬、狭窄。④浸润型。少见,管壁沿黏膜下浸润蔓延,肠壁弥漫性增厚、僵硬。

组织学类型分为腺癌、粘液癌及未分化癌,其中以分化较好的腺癌多见。转移多见于局部淋巴结,肝、腹膜、肺或骨转移也可见。

## 二、小肠平滑肌肉瘤

小肠平滑肌肉瘤来源于肠壁肌层,常见于回肠。肿瘤多单发,呈圆形或椭圆形,边界清楚,瘤体较硬,表面暗红。肿瘤倾向于肠腔外生长,故较少引起梗阻。肿瘤生长迅速,就诊时肿瘤直径多在 4cm 以上,较大的肿瘤由于肿瘤内部血供不足或压迫,常导致缺血、坏死、囊性变。

区分小肠平滑肌瘤与平滑肌肉瘤,除了肉瘤肿块较大,可侵犯周围组织和发生转移外,主要依据为镜下每 10 个高倍视野有 5 个以上核分裂像,瘤细胞异型性,可见幼稚瘤细胞,有明显的出血坏死。但应注意的是:小肠平滑肌肉瘤的组织结构与生物学行为有时不一致,主要表现为组织分化较好,生长迅速,术后短期内复发及转移;而有的肿瘤组织分化性较差,但生长却仍然局限。

小肠平滑肌肉瘤最常见的转移部位是肝、腹膜、大网膜。如转移到肺、脑则预后差。该肿瘤的预后一般较好，即使有转移，有时仍可长期存活。对于术后复发者，仍可再次手术切除，以延长病人生命。

### 三、小肠脂肪肉瘤

小肠脂肪肉瘤并非起源于脂肪细胞，而是来源于原始间叶组织，好发于腹膜后。类似一般的脂肪瘤，也可呈黏液样外观或呈鱼肉样。其生物学特点是易出现肺外转移，肺外转移的部位有肾、脑、骨、肝等。这些与其他软组织肉瘤易发生肺转移的特点有所不同。治疗应采取以手术为主的综合治疗，手术时完整切除病变肠段，一般不必行淋巴结清扫。化疗可选用阿霉素、异环磷酰胺等。

### 四、小肠类癌

小肠类癌来源于肠黏膜腺体中的嗜银细胞。类癌的好发部位依次为阑尾、胃、结肠及小肠。发生在小肠者少见，仅占所有小肠肿瘤的 0.08％。发病年龄为 10 天至 89 岁，平均年龄51 岁。小肠类癌好发于回肠末端，肿瘤多位于黏膜下，呈结节状，较小，>3cm 者少见，50％的病例可出现多发性肿瘤。部分病例呈黏膜下局限性增厚或呈息肉样隆起，甚至环状狭窄，黏膜出血、溃疡少见。由于其生长缓慢常无症状。仅 30％的小肠类癌可引起梗阻、疼痛、出血或类癌综合征，少数可出现肠梗阻症状。

小肠类癌是一种低度恶性的肿瘤，可产生远处转移，但转移晚且转移率较低。文献记载转移率与原发肿瘤大小有关，原发灶<1cm 者有 2％转移，>1cm 者 5％有转移，直径>2cm 者转移率达 80％～90％。

小肠类癌术前诊断不易，对不明原因的消化道出血、贫血、反复发作的腹痛，怀疑小肠肿瘤时应考虑到本病。如伴有类癌综合征的临床表现则更应警惕小肠类癌。应作 24h 尿 5-羟吲哚(5-HIAA)测定，如>30mg/d 有重要意义，如>50mg/d 基本可确立诊断。也可应用血浆chromogranin A(cgA)肿瘤标记表诊断。

小肠类癌的治疗以手术切除为首选。回肠末端的较大癌灶(>2cm 者)需行右半结肠切除，其余位于空、回肠的类癌，要行包括系膜在内的广泛切除。同时术中要反复探查，以防遗漏多发病灶。如伴肝脏转移灶，要争取将原发病灶及转移灶一并切除。对类癌综合征的某些症状，可给予奥曲肽治疗。

### 五、小肠淋巴瘤

原发性小肠淋巴瘤起源于肠黏膜下淋巴滤泡，好发于回肠，尤以末端回肠多见，其原因可能与该段肠管富含淋巴组织有关。原发于小肠的淋巴瘤绝大多数为 B 细胞型，其中又以滤泡中心细胞来源的核裂、无裂及混合型最多见。

淋巴瘤向内侵袭黏膜层，向外浸润肌层，生长迅速，形成息肉状结节突入肠腔，极易诱发肠套叠。Sigmund 报道一组病理性肠套叠中，由淋巴瘤引起的占 17%；Wayne 报道 6 岁以上有病因的肠套叠患儿中，50% 为小肠淋巴瘤所引发。因此对较大儿童的肠套叠应考虑器质性因素所致，除麦克尔憩室外，淋巴瘤是常见原因。

对诊断明确的原发性小肠淋巴瘤，应将肿瘤肠段及受累部位的系膜区域淋巴结广泛切除。如肿瘤已侵犯肠系膜根部及动脉主干者，多主张先化疗 4～6 周，待肿瘤明显缩小后再二期手术切除，能获得较好疗效。对于病灶局限在肠腔内者，手术切除难度不大，应彻底切除，术后行正规化疗。化疗对恶性淋巴瘤有效，常用方案为 MOPP（氮芥、长春新碱、甲基苄肼、泼泥松）及 COPP 方案（将氮芥改为环磷酰胺）。

（王光新）

# 第十一节　炎性肠道疾病

炎性肠道疾病包括溃疡性结肠炎及克隆病这两种病因不明的疾病，也有人采用"非特异性炎性肠道疾病"一词。溃疡性结肠炎和克隆病有许多相似的特点，临床表现近似，肠道 X 线检查有时难以肯定诊断，甚至病理切片检查也难鉴别，临床上约有 15% 的患者不能确诊，但内科治疗措施又相似，故将这两种病放在一起讨论有利于相互比较。

## （一）发病率

溃疡性结肠炎及克隆病在全球范围内均有发病，已成为当今最重要的生物医学问题之一。现有的资料显示各地区发病率的不同，据报道，英国、美国、斯堪的纳维亚在成年白人中此两种病的发病率为 10 万分之 4～6 人。不少报告认为近 20 年来克隆病的发病率有所上升。我国对这两种病的发病情况，尚无确切统计，但肯定不如上述各国多见。溃疡性结肠炎多见于年轻成人，20～40 岁最多，女性略多于男性。克隆病可发生在任何年龄，但也以青年及中年居多，男女性的发病率相近似。

## （二）病因

溃疡性结肠炎和克隆病的病因不明。一般认为有如下病因。①遗传因素：大量资料显示本病存在家族性，单卵孪生在发病率上高度相似，在异地出生的和分开生活很久的犹太人其发病率相同，Farmer 研究了 800 多名 21 岁以前发病患者的家族史，发现 29% 的溃疡性结肠炎和 35% 的克隆病患者有家族史，可见，遗传因素可能为其病因。②自身免疫：自身免疫理论认为循环系统中抗上皮细胞抗体与肠道细胞表面的抗原结合，继而损伤肠道细胞是本病发病的重要原因。尽管证实本病患者血液及组织中有抗结肠抗体，但自身免疫在本病中起主要作用的假设上有争论。③感染：感染可能是本病的病因。Bargen 报道本病由传染性双球菌属引起，Dragstedt 等也认为细菌（坏死厌养菌）及其他因素是本病的重要原因。有人在克隆病组织中发现类结核分枝杆菌的 DNA，65% 的克隆病和 4.3% 的溃疡性结肠炎标本中有类结核分枝杆菌，故有人认为类结核分枝杆菌在克隆病的病源学中起部分作用。总之，目前认为感染是本病的病因之一。④其他:食物,特别是牛奶的过敏、吸烟、口服避孕药、精神刺激因素等可能与本病有关。

### （三）病理

溃疡性结肠炎累及包括盲肠、阑尾、直肠在内的整个大肠,而不影响回肠是其特点。但全结肠受累时可出现所谓的逆流性回肠炎。病变主要局限在黏膜及黏膜下层,仅少数穿透黏膜。肠壁增厚不明显,无肉芽肿形成。呈连续而非跳跃式蔓延,远侧结肠的病变常较近侧者为重。黏膜炎症充血,发展为腺窝脓肿或黏膜下微小脓肿,溃破后形成多数粟粒样溃疡,无数溃疡融合后形成沿长轴分布的纵沟。病变严重者,可有较大面积的黏膜剥脱,形成假性息肉。如病变广泛,可形成中毒性巨结肠。由于溃疡性结肠炎的病变是以黏膜层和黏膜下层为主,肠壁深层一般不受累,因此肌层虽也可以略厚,但全肠壁增厚和纤维化不如克隆病明显。结肠袋可由于炎症及纤维化而消失,但肠腔狭窄一般不重。在很少数病变严重的病例,炎性病变也可自黏膜下层向深部蔓延,甚至造成穿孔。溃疡性结肠炎很少并发肛管、肛周感染。

克隆病也是肠道的一种顽固性炎性疾病,表现为亚急性或慢性、坏死性、瘢痕形成性炎症反应。病变始于黏膜下层,向黏膜层及肌层、浆膜层发展,累及肠壁全层,肠管壁增厚,增厚的肠管引起狭窄导致肠梗阻。病变黏膜增厚,呈结节样,溃疡形成后,向深部发展,使肠壁呈裂沟状。溃疡多为纵行,大多开始于系膜侧肠壁。也可有横行者,纵横行溃疡交叉,愈合收缩,使其间的水肿黏膜突出表面,呈卵石路面状,有人描述为"小溪中的石头"。与溃疡性结肠炎病变限于结肠不同,克隆病可发生于消化道的任何部位,自口腔直至肛管,最常累及的部位是末端回肠。据国外统计,约70%克隆病人在小肠病变的同时,结肠内也有病变存在,其中以末段回肠、结肠,特别是右侧结肠同时受累为最多见。半数以上的病人,直肠未受侵犯。镜下显示为肠壁的全层性炎症和纤维性肉芽肿形成及窄而深的溃疡。增厚肠壁内有大量淋巴细胞及浆细胞浸润,淋巴管闭塞。半数以上病例可见明显肉芽肿形成,有上皮样细胞及巨细胞,但无干酪样变,故此克隆病也被称之为肉芽肿性肠炎。在电镜下,可见自主神经元轴突的坏死,溃疡性结肠炎无此现象。

深裂沟状溃疡、全肠壁炎症纤维化、肉芽肿形成是克隆病的三项主要病理特征,是与溃疡性结肠炎鉴别的重要病理依据。病变肠段全肠壁增厚、纤维化、僵硬、肠腔变窄。克隆病最常见的表现是瘘的形成,瘘可以发生在任何邻近的器官,如小肠、膀胱、阴道。克隆病病变累及结肠时,即使直肠未受侵犯,也可有较广泛的肛管、肛周感染及肛瘘形成。在很少数病人,病变可只限于肛管及直肠,称之为肛管直肠克隆病,这类病人多并发肛周感染。

### （四）溃疡性结肠炎的临床表现与诊断

溃疡性结肠炎的发病缓急和病程进展情况可以分别表现为:①发病急骤,症状很重,病情很快恶化,属暴发型。②发病或急或慢,继之为慢性病程,属慢性持续型。③症状偏轻,病程较缓,间歇发作,有缓解期,属慢性反复发作型。大多数溃疡性结肠炎病人属慢性反复发作型。

消化系统的临床表现。①血便:直肠出血往往在溃疡性结肠炎病程中某个阶段出现,有时会大出血,如果患者不出血,就不会诊断为溃疡性结肠炎。②腹痛:溃疡性结肠炎病人腹部疼痛可能轻微甚至无腹痛,但出现中毒性巨结肠时腹痛极为严重,可伴有腹膜刺激症。③腹泻与黏液便:多数患者以急性腹泻开始,可以表现为一日2~3次稀便,也可以是严重的腹泻,24小时内 20 次以上,有的有里急后重表现,有的为腹泻与便秘交替出现。便中含有黏液或黏液血便,有时为脓血便。

全身临床表现溃疡性结肠炎往往无发热,恶心、呕吐不常见,可有消瘦、贫血、厌食、全身虚弱等临床表现。本病可伴有结节性红斑、关节炎、脊柱炎、虹膜炎、硬化性胆管炎等自身免疫系统疾病。

### (五)溃疡性结肠炎的诊断方法

1.腹部平片　腹部平片对溃疡性结肠炎诊断有一定价值。但当出现中毒性巨结肠时,禁忌钡剂灌肠检查,腹部平片更为重要,可以发现扩张的结肠,多表现为横结肠扩张,动态复部平片有临床价值。

2.钡剂灌肠　溃疡性结肠炎急性期表现为水肿、溃疡、结肠动力性变化。黏膜水肿可导致放射学上被称为"指姆纹"的表现;溃疡开始可能很小,不易识别,但随病情的发展,溃疡增大,可出现"领扣表现";其他表型为肠息肉、肠狭窄。

3.纤维结肠镜　为诊断溃疡性结肠炎的主要手段。结肠红斑为早期表现,典型表现为肉芽颗粒、脆性增加、易出血、结肠间隔增大、溃疡灶、假性息肉等。病变不对称、卵石出现、血管系统正常、肠壁水肿、溃疡之间可见正常黏膜,病变呈跳跃性。活检可帮助诊断。在结肠镜检查时,除活检外,应采取标本做细菌检查以帮助确定诊断。

### (六)克隆病的临床表现与诊断

克隆病的临床表现:克隆病的症状不重,主诉不多,主要是慢性腹泻,伴有腹痛、发热、体重下降等。与溃疡性结肠炎不同,克隆病便血不明显,可仅为隐血阳性,大量便血者少见。当病变发展造成肠腔狭窄时,即出现不同程度的腹胀、腹部绞痛等肠梗阻症状。腹部检查有时可触及增厚、粘连的肠管,或梗阻近侧的胀气胀祥,或炎性肿块。

### (七)克隆病的诊断方法

1.X 线检查　如病变仅限于小肠时,诊断主要依靠 X 线检查,常规钡餐中小肠充盈不够,显示不满意;钡灌肠虽有可能使末端回肠充盈,但显示的长度很有限,因此对小肠克隆病的 X 线检查需要采用特殊的小肠灌钡方法。X 线征可表现为:病变部位黏膜破坏或有溃疡龛影或指压痕;肠腔缩窄,狭窄近侧肠管可有扩张;病变不限于一处,而呈节段性或跳跃式;有时可发现肠与肠之间或肠与空腔脏器之间有内瘘存在。局限于末端回肠的克隆病,其 X 线征很难与肠结核相鉴别。

2.纤维结肠镜检查　如克隆病病变累及结肠,则诊断主要依靠纤维结肠镜检查及活检。结肠镜检查可见直肠黏膜正常,病变结肠部的黏膜充血,轻触黏膜时不像溃疡性结肠炎那样脆弱易出血。可见溃疡,溃疡之间黏膜呈现水肿。病变常为片状散在分布,有时可限于肠壁一侧。最后确诊有赖于切除标本的病理切片检查。

### (八)溃疡性结肠炎与克隆病的鉴别诊断

溃疡性结肠炎与结肠克隆病,特别是在病程早期,病变尚未充分发展时,鉴别诊断可能会出现困难。就临床表现而言,血性大便是溃疡性结肠炎发作时的明显症状,如果无肉眼血便,基本上可以排除溃疡性结肠炎的诊断。克隆病可以仅为大便隐血阳性,即使有肉眼血便,大都均较轻。溃疡性结肠炎腹痛可不明显或为轻度隐痛,只有发生少见的中毒性巨结肠时,才有明显腹痛。克隆病大多有较明显腹痛,腹痛的原因或由于肠腔狭窄引起,或由于肠管浆膜周围炎症引起。溃疡性结肠炎很少并发肛管及肛周感染,而克隆病则较常发生。溃疡性结肠炎一般发热不明显,而克隆病由于肠外腹腔内常有炎症,因而发热不少见。体检时溃疡性结肠炎大多无明显腹部体征,肛门口周围及肛门指诊无阳性发现。克隆病腹部常有局限性压痛,可能触及增厚肠管或炎性肿块,肛门口周围或肛管可以有炎性病变,如肛裂、肛瘘、肛管狭窄等。小肠有病变存在,同时有肛口周围或肛管感染,几乎可作为克隆病的特征。

在病理上,克隆病的最可靠诊断依据是肉芽肿的形成,但在部分标本中不容易找到或找不到此典型病理形态,而需要根据病变累及肠壁的深度以鉴别结肠克隆病或溃疡性结肠炎,前者多累及包括浆膜在内的肠壁全层,而后者病变主要在黏膜及黏膜下层。

### (九)溃疡性结肠炎、克隆病的合并症和并发症

1.肠道外合并症:除肠道本身病变外,溃疡性结肠炎或克隆病病人都可能发生肠道外合并症,这两种病的肠道外合并症相似,包括有。①皮肤黏膜病:如结节性红斑、坏死性脓皮病等。②关节病:为非化脓性,可以表现为亚急性游走性非对称性多发性关节炎,常见于膝及踝关节,也可以表现为强直性脊柱炎。③眼病:为结膜及巩膜表层的炎症、虹膜睫状体炎、葡萄膜炎等。④肝及胆道病:如脂肪肝、肝硬变、胆管周围炎、硬化性胆管炎、胆石症等。⑤泌尿系疾病:包括慢性间质性肾炎、慢性肾盂肾炎、输尿管梗阻、肾结石等。输尿管梗阻大多为克隆病的并发症,与末端回肠的炎性肿块延及右输尿管有关。

肠道外合并症的发生与否及其严重程度与肠道病变本身的严重程度无明显关系,有时肠道外合并症的出现可先于肠道症状,可能是那时肠道病变尚轻,症状不明显。

2.中毒性巨结肠:溃疡性结肠炎急性或暴发性发作时可能出现中毒性巨结肠,病人发热,心率快,反应迟钝,呈重病中毒状态。大便次数减少,便中含水量少,排气也少或不排气,肠鸣音弱或消失,腹胀重,X线腹部平片显示结肠,特别是横结肠显著扩张。出现此种情况表明炎症不局限于黏膜及黏膜下层,而已深及肠壁全层,由于肠壁平滑肌严重受损,致使其张力及收缩能力减弱。

3.癌变:溃疡性结肠炎癌变高于一般人群,其原因可能与慢性炎症黏膜反复破坏、修复有关,但也可能结肠黏膜本身存在有某种不正常因素,溃疡性结肠炎或癌的发生均与此因素有关,癌的发生不一定是溃疡性结肠炎的后果。癌的发生率与溃疡性结肠炎的病变范围、严重程度、病期长短以及发病年龄有一定关系。病变范围广、病情重者癌的发生率明显高于病变范围较局限、病情较轻者。癌的发生大多是在病期超过 7～10 年者,病期越长癌发生率越高,据报告病期达 25 年时,癌的发生率可达 25%～30%;达 40 年时,高达 60%。发病年龄在 25 岁以前者,癌发生率高于 25 岁以后发病者。癌的大体形态倾向于扁平。多为分化差的浸润性黏液癌。克隆病对促进小肠或大肠癌的发生有不利影响,但其影响还远不能和溃疡性结肠炎相比。

4.肠梗阻:肠管瘢痕狭窄引起肠梗阻症状是慢性克隆病的常见并发症,溃疡性结肠炎虽也使结肠腔有所缩窄,但一般尚不足以引起肠梗阻症状。慢性溃疡性结肠炎病人出现肠梗阻症状时,即需考虑并发癌的可能性。

5.腹腔脓肿、腹壁肠瘘、肠腔与肠腔间或肠腔与空腔脏器(膀胱、子宫、阴道)间的内瘘等并

发症在克隆病并不少见。溃疡性结肠炎不发生此种并发症。

　　6.肛管、肛周感染，包括肛裂、肛旁脓肿、肛瘘等并发症常见于克隆病，特别是累及结肠的克隆病，很少见于溃疡性结肠炎。

### （十）溃疡性结肠炎、克隆病的非手术治疗

　　溃疡性结肠炎和克隆病的治疗属内科范畴，两种病的内科治疗方法基本相同。当病情发展、症状重，而内科治疗效果不满意时，或发生并发症时，才需要采用手术治疗。非手术疗法主要包括：

　　1.一般治疗　　充分休息，避免疲劳及精神过度紧张。

　　2.饮食　　严格控制饮食虽不一定能使病情缓解，但调节饮食，给以易消化、少刺激、低渣、营养丰富的平衡膳食是重要的。补充维生素，特别是 B 族维生素以及钙也是需要的。有贫血时，应给予口服液或肌肉注射铁制剂及叶酸。一般多主张暂停服用牛奶及乳制品。

　　3.抗感染　　多年应用的经验表明水杨酸偶氮磺胺吡啶有较好的疗效，应作为首选用药。近年来认为灭滴灵对克隆病，特别是对并发的肛周感染有较好的治疗效果。

　　4.促肾上腺皮质激素及肾上腺皮质类固醇　　用于急性发作或症状重的病人，大多可使症状明显减轻，病情好转。开始时可给予静脉注射，以后再转为口服，待症状减轻后，逐步减少剂量至最低维持量。激素治疗对少部分病人疗效不佳。病变限于直肠、乙状结肠者，可试用氢化可的松溶液或泡沫制剂灌肠作为局部治疗，对缓解下坠感有较好效果。

　　5.止泻剂　　可以减少排便次数及减轻腹痛，常用药为复方苯乙哌啶、可待因、樟脑酊等。止泻药对急性发作的溃疡性结肠炎病人有可能引起中毒性巨结肠，应慎用。

　　6.免疫抑制药　　考虑到自身免疫与溃疡性结肠炎及克隆病的发病可能有一定关系，有人主张给予免疫抑制剂。此类药物虽有一定疗效，但副作用较多，因此除个别情况外，一般不轻易采用。

　　7.肠内、肠外营养　　对腹泻症状很重，药物治疗又不能得到很好的控制，全身情况差的病人，可以给予一段时期的要素膳食（即肠内营养），也可以采用肠外营养治疗，这是近年来对这两种疾病的治疗的一项有意义进展。

### （十一）溃疡性结肠炎与克隆病的手术治疗

　　溃疡性结肠炎的手术治疗适应证是：①结肠穿孔。②大量便血。③中毒性巨结肠。④暴发性发作，病情重，经内科治疗 1 周后效果不满意。⑤慢性病程或反复发作，经内科长期治疗，营养情况很差，难以维持正常工作及生活。⑥结肠已成为纤维狭窄管状物，失去其正常功能以致持续腹泻。⑦已发生或可疑发生恶变。⑧肠外并发症，特别是关节炎不断加重。

　　手术方式的选择溃疡性结肠炎的外科治疗有五种基本的手术方式：①直肠结肠切除及回肠造瘘术，是治疗溃疡性结肠炎最有效、最常用的手术方式。适用于病变已累及直肠或肛管的溃疡性结肠炎以及大多数肉芽肿性结肠炎。②全结肠或大部分结肠切除、回肠直肠吻合术。③全结肠直肠切除、回肠肛管吻合术。④结肠直肠切除、带贮袋的回肠造瘘术。⑤全结肠直肠切除、带回肠袋的回肠肛管吻合术。

　　克隆病的手术治疗适应证是：①肠梗阻。②慢性肠穿孔后形成腹腔脓肿。③腹壁肠瘘或肠内瘘。④重度的肠外合并症，如关节病、疼痛明显的顽固性肛周、肛管感染等。⑤诊断上难

以排除肿瘤或结核病。

　　与溃疡性结肠炎不同,克隆病不是手术所能治愈的,不论何种手术方式或手术范围多大,治疗都是姑息性的,即使切除"全部"病变肠段,也不能肯定防止复发。实际上,克隆病手术后复发是很多见的。因此,手术治疗主要应用于合并症。

　　用于治疗克隆病的手术方式有多种,可根据病变范围而定,如一段小肠切除;多段小肠切除;末端回肠及盲肠切除;末端回肠及右半结肠切除;结肠大部或全部切除;结肠全部及直肠切除。

　　小肠克隆病并发肠梗阻时,切除病变肠段后行端端吻合,切除范围应争取包括远近侧正常肠管5～10cm。对小肠多发病灶,如病变段比较邻近,可以整段切除,否则应分段切除,以保留足够的小肠避免术后发生短肠综合征。如因粘连或炎症重,切除病变狭窄的末端回肠有困难时,可做捷径手术以解除梗阻。对于结肠已被累及的克隆病,如果直肠黏膜肉眼所见较正常且无明显肛管肛周感染时,可以考虑切除末端回肠及全部结肠后保留直肠,做回肠直肠吻合术。此种手术后,约1/3病人迟早因克隆病复发而需要再次手术切除直肠。如果仅做部分结肠切除而不是全结肠切除,复发率更高。

　　对于小肠克隆病慢性穿孔后的腹腔脓肿,除切开引流外,尚需考虑同时做捷径手术。对于腹壁肠瘘,应争取切除,若切除有困难,则需做捷径手术。

　　克隆病所引起的肛管、肛周感染及肛瘘仅限于做必要的、很简单的小范围切开以改善引流,避免做较复杂的手术。如果肛管、肛周感染严重,已形成直肠阴道瘘等并发症,或已严重损害肛门括约肌功能,致使大便失禁,则需要考虑做结肠直肠切除或旷置手术。

（王光新）

# 第十二节　结肠扭转

## 一、概述

　　结肠扭转系指结肠发育异常,如移动结肠,横结肠过长及乙状结肠冗长所引起的一切工作段肠襻沿其系膜长轴旋转而造成的闭襻性肠梗阻。活动性盲肠是盲肠及升结肠的腹膜外部分被较长的系膜代替,与侧腹膜无融合呈游离状,可移动至脊柱附近,分3度:盲肠推至脊柱右缘一度,脊柱前为二度,脊柱左为三度;横结肠或乙状结肠也可因肠管先天性过长,而系膜相对短,形成易扭转因素。在结肠内容物急骤增加的情况下,尤其突然体位改变或腹压增加时,过长的肠管可沿系膜顺时针或逆时针旋转时,引起机械性肠腔梗阻。一般认为180°为生理性扭转,多为单纯性肠梗阻;如整个肠段扭转至360°,则多为绞窄性肠梗阻。结肠扭转以乙状结肠扭转多见,并且以老年男性较多。盲肠扭转较少见,可发生在任何年龄,以20～40岁发病率较高。横结肠扭转如非粘连引起者,属罕见。

## 二、病因

发生结肠扭转必须具备以下条件。

1.有一段较长的可移动的结肠。

2.对应的系膜相对较长。

3.游离肠襻两端的固定点要十分接近。

4.有一个适合于结肠扭转的力存在。

一些慢性便秘的病人肠内容物多、积气使肠襻扩张,妊娠和分娩期肠活动增强腹内器官位置变化,先天或后天因素致远端肠管梗阻,腹腔手术史等,这些都是发生结肠扭转的常见因素;其他可以引起本病的疾病还包括肠腔内蛔虫团、肠肿瘤、肠粘连、南美洲锥虫病、硬皮病、肠气囊肿症等,体位姿态的突然改变亦可引起(剧烈的体育运动,如打篮球等常使身体大幅度扭转和甩动)结肠扭转,但这种情况很少见。盲肠、升结肠或横结肠扭转,青年病人较多,有些是暴饮暴食或者是腹泻后发病,起病急;而乙状结肠扭转老年病人多见,病史较长,多有典型的便秘史及反复发作史,病人对其发作的规律及缓解方式多能较明确描述;而青年病人病史较短,喜运动或活动,常使乙状结肠扭转在不知不觉中缓解,往往没有明确的病史及发病规律。

## 三、病理生理

乙状结肠游离度大,肠襻两端固定点相对较近,所以乙状结肠扭转最常见。乙状结肠扭转多为逆时针方向,少数为顺时针方向,乙状结肠扭转多见于老年男性病人,而青年人乙状结肠扭转多见于女性;盲肠扭转多为先天性盲肠及升结肠系膜游离肠襻冗长,当肠蠕动活跃或剧烈活动可使肠襻发生扭转,以系膜为轴常顺时针方向扭转,也偶见逆时针方向扭转;横结肠扭转常与手术粘连有关。结肠扭转180°~360°为非闭襻性肠梗阻;若扭转360°以上可形成闭襻性肠梗阻。一般情况下结肠扭转360°以下,不容易影响肠管血供和肠腔通畅,>180°常出现梗阻,超过360°结肠扭转后系膜的血管容易受到挤压造成扭转肠襻静脉回流障碍使肠管水肿,腹腔内会有血性渗出液,继而动脉血供不畅导致缺血,甚至坏死,扭转的程度越大造成缺血坏死的机会越多。另外,闭襻性梗阻肠内积气、积液、压力增高也会影响血供,因而闭襻性结肠扭转梗阻往往容易发生肠绞窄,有些病人可因肠坏死出现严重感染乃至休克等,要特别注意发生肠系膜血液循环障碍后短时间内即可出现肠坏死以及严重感染和休克表现。

## 四、临床表现

1.盲肠扭转是移动盲肠的并发症,表现右侧腹部急性绞痛,伴呕吐、腹胀、不排气排便等典型肠梗阻症状。常可在右中腹部或上腹触及压痛性肿块,腹部叩诊呈鼓音,可有不同程度的腹膜刺激征。横结肠扭转,多为功能性,表现为上腹部急性腹痛,待排气排便后好转。而粘连引起的扭转,多为腹部炎症或手术引起,症状为中上腹绞痛,伴恶心、呕吐及便秘,并可在中上腹部扪及胀大肠管并有压痛。

2.乙状结肠扭转,患者过去有多次左下腹部疼痛,排气排便后好转或有多年习惯性便秘的病史。急性发作时,左下腹绞痛伴恶心、呕吐,左下腹部可触及膨胀的肠袢,并有轻压痛,可有腹膜刺激征,叩诊为鼓音。

## 五、诊断

对有腹痛、腹胀、便秘症状,结合病因和病史初步判断结肠扭转并不困难。结肠扭转常伴有恶心、呕吐,查体有腹胀表现,腹部压痛以及腹部不对称肠积气包块、肠鸣音亢进、体温升高、腹膜炎体征、休克等,再结合相关的辅助检查一般可以作出结肠扭转诊断。

1.X线检查　盲肠扭转时腹部平片可见右下腹部有充气或含液气平面的巨大肠袢,钡剂灌肠显示横结肠梗阻;乙状结肠扭转X线片上可见单个胀大的双袢肠曲,自盆腔延至左膈下,占绝大部分或"鸟嘴"形。低压盐水灌肠也有助于诊断,若灌入液体尚不足500ml不能再灌入(正常可灌入3000～4000ml),即可证明梗阻在乙状结肠。

2.纤维结肠镜检查　在扭转的相关梗阻部位可见有狭窄,如扭转无绞窄可借结肠镜将扭转复位(注意不能注气过多,以防增加闭袢肠管内的压力),但如有腹膜刺激征,疑肠绞窄时,切不可行内镜检查。

## 六、鉴别诊断

1.结肠癌　盲肠、横结肠及乙状结肠或直肠癌都有可能表现低位肠梗阻,但病史都较长,往往无突然腹痛史。结肠癌的肿块坚硬,边界清楚。而结肠扭转则是膨胀的肠管,触诊时质地较软,边界不清,较易区别。当然钡剂灌肠可以确诊。

2.结肠套迭　回肠套入盲肠多见,且可延至乙状结肠,发病急,呈低位肠梗阻的表现,多发生在5～6月龄的幼儿,症状为阵发性哭闹、恶心、呕吐,有果酱样大便,触诊右下腹部空虚,右上腹部腊肠样肿块。钡剂灌肠可见钡剂呈杯口状阴影即可诊断。成年人慢性肠套迭,多为肿瘤引起,较少见,显然都易与结肠扭转相鉴别。

## 七、治疗

### (一)一般治疗

1.禁食水,并行胃肠减压。

2.输液纠正水、电解质紊乱。

3.给抗生素预防感染。

### (二)非手术治疗

1.对结肠扭转早期,可试行纤维结肠镜复位,尤其乙状结肠扭转成功率较高。

2.乙状结肠扭转早期,可在明视下把结肠镜插入到梗阻处,一般距肛门15～25cm,该处的黏膜如无坏死和溃疡,可通过乙状结肠镜,插入约 60cm 的肛管,注意插入时不应用暴力,以免穿破肠壁。肛管穿过梗阻部位后,常有稀便和气体猛力冲出,患者立即感到异常轻松,为复位的标志。为防止复发可保留肛管 2～3d。

### (三)手术治疗

盲肠扭转如非手术治疗无效,或有可疑绞窄,应尽早剖腹探查。探查扭转的盲肠(连同升结肠及末端回肠),如无坏死,按扭转的相反方向复位。然后,切开盲肠外侧后腹膜,将其前缘与盲肠外侧结肠带间断缝合 3～5 针。如盲肠扩张明显,先从两条结肠带起始端,间断浆肌层缝合 3～4 针,使盲肠腔缩窄,再与外侧后腹膜缝合固定盲肠。如结肠有绞窄坏死,应行右半结肠切除,回横结肠吻合术。若腹腔渗液较多,必须行腹腔冲洗并行橡皮管引流,以减轻全身中毒症状;手术后还需大量抗生素治疗。

横结肠扭转的处理原则是若单纯机械扭转,可分离粘连后复位。如有坏死,则行坏死肠管切除,横结肠对端吻合术及必要的腹腔引流术。

乙状结肠扭转,若可疑肠绞窄或乙状结肠镜发现扭转梗阻的肠黏膜坏死和溃疡,则应及时手术治疗。剖腹探查时,如肠管无坏死则行扭转复位,肛门排气。肠管扭转坏死,则视病情及腹膜炎的程度,切除坏死肠段行近端结肠造口,远端封闭或近远端肠吻合。如多次复发的乙状结肠扭转,应择期手术切除过长的肠管一期吻合。

## 八、预后

结肠扭转及时治疗,多数预后良好,如有肠绞窄,甚至破裂穿孔则预后较差。处理不及时或不当,其死亡率较高。如结肠扭转非手术治疗好转后,应进一步检查发病原因,必要时,可行择期手术消除病因,以防复发。

(赵文武)

# 第十三节　结肠梗阻

## 一、病因

大肠梗阻病因主要有以下几种。

1.癌性梗阻　为结肠梗阻的首要原因。Buechtor 报道结肠癌梗阻占结肠梗阻的 78%,文献报道脾曲以下癌性梗阻为 72%～88%。肿瘤位置:以左半结肠较多见占 39%,此外依次为横结肠 27%,右半结肠 19%,直肠 15%。

结肠梗阻的常见部位依次为:乙状结肠 38%,脾曲 14%,降结肠 10%,横结肠 9%,直肠 9%,盲肠 6%,升结肠 5%,肛曲 3%。

2.结肠扭转　为第 2 位常见的病因,可发生在盲肠,横结肠和乙状结肠,但以乙状结肠最常见。据美国和西欧统计:1％～7％结肠梗阻由结肠扭转引起,其中乙状结肠占65％～80％,右半结肠占15％～30％,横结肠和脾曲少见。

乙状结肠发生扭转常具备以下3个条件。①乙状结肠冗长;②乙状结肠系膜基底部收缩;③肠段内的重量增加(如大便秘结,暴食)和外力的推动(强烈的肠蠕动)。

3.结肠血吸虫病　在我国血吸虫病流行区,血吸虫肉芽肿或伴发结肠癌仍时有所见;由于大量血吸虫卵沉积在肠壁,反复炎症,破坏和修复,使肠壁组织增生变厚,形成息肉,致肠腔狭窄而梗阻。

4.急性假性结肠梗阻(Ogilvie综合征)　此病由Ogilvie于1948年在英国提出,以后有许多报道,近年来报道本病有增多趋势。本病的确切病因不明,据1948～1980年文献统计,88％为结肠以外原因引起,如手术、创伤、心力衰竭、尿毒症、糖尿病、缺血性肠炎、转移性肿瘤、缺氧和低血压等,12％原因不明。无穿孔者病死率为25％～31％,有穿孔者为43％～46％。Fariano认为本病与骶部副交感神经功能紊乱有关。Matsui报道部分神经传导功能障碍导致此病,且在显微镜下见肠壁内神经节细胞数减少,神经细胞有退行性变。Bode报告22例发病原因以手术为主。

5.盆腔术后粘连致结肠梗阻　本病特点是:①多发生在中年妇女盆腔手术后;②有间歇性腹胀、慢性腹痛及便秘;③钡剂灌肠无特殊病变;④纤维结肠镜检查可见乙状结肠呈角,亦有狭窄,阻止结肠镜进入。

6.结肠外肿瘤压迫或侵犯所致梗阻　如胰腺癌或胃癌侵及横结肠而引起梗阻;女性盆腔肿瘤,特别是卵巢肿瘤压迫乙状结肠引起梗阻并不少见。

7.胆石梗阻　占所有肠梗阻1％～3％,术前确诊率仅15％,胆石进入消化道途径:①胆囊-十二指肠瘘(多见);②胆囊-结肠瘘;③胆囊-胃瘘;④胆总管、十二指肠瘘。个别情况下,胆石可通过扩张的壶腹直接进入十二指肠。

## 二、病理生理

结肠梗阻时,由于回盲瓣关闭,肠内容物只能进不能出,形成闭襻型肠梗阻,由于结肠血供不如小肠丰富,加之壁薄,即使是单纯性梗阻也容易发生局部坏死和穿孔。结肠内细菌含量高,梗阻后细菌繁殖加快,易招致全身感染。Deitch研究表明:肠梗阻后6h,细菌进入肠系膜淋巴结24h后进入肝、脾及血流中,梗阻后期肠壁血流有增加趋势,这使大量细菌及毒素被吸进血循环而加重全身中毒症状,甚至产生中毒性休克。

癌性梗阻的严重性取决于肿瘤侵犯的程度,肠腔不完全梗阻时,其临床表现及病理生理改变并不严重,完全梗阻时,则有严重的肠胀气,过度的肠膨胀使肠壁变薄,血供减少,因此极易坏死穿孔。

肠扭转形成的肠梗阻,也有完全与不完全之分。不完全时,肠襻内积气和积液同时存在;完全梗阻时多为急性扭转,梗阻属闭襻性。由于吞气的来路已被截断,肠襻内积液积气为多,该段肠管高度扩张,远较梗阻以上的肠管为粗大,此段肠腔的过度膨胀,可以造成肠壁的张力性损害,再加上肠系膜血管本已发生血供障碍,结果肠襻出血、坏死、渗液,甚至穿孔。

急性假性结肠梗阻,结肠胀气明显,发生坏死穿孔的并不少见,但多数可经非手术治愈。

## 三、临床表现

结肠梗阻的临床表现与一般小肠梗阻基本相似,临床表现具有下列特点。

1.所有患者都有腹痛,右半结肠梗阻多位于右上腹,左半多位于左下腹,慢性梗阻腹痛轻微,急性梗阻腹痛严重,但不如肠扭转、肠套叠那样剧烈。

2.恶心、呕吐出现较晚,甚至缺如。后期呕吐物呈黄色粪样内容物,有恶臭味。

3.腹胀较小肠梗阻明显,两侧腹部突出,有时呈马蹄形。

4.肛门停止排便及排气,但大部分患者梗阻早期仍可有少量气体排出。

5.体检见腹胀明显,可显马蹄形,叩诊呈鼓音,听诊可闻气过水声。X线平片检查可见结肠明显积液、积气、并有液平面。

总之,结肠梗阻除结肠扭转外,其临床表现没有小肠梗阻典型、严重。

## 四、诊断

结肠梗阻可发生在结肠的任何部位,但以左半结肠为多。癌性梗阻常有典型的慢性结肠梗阻表现,如便秘、腹泻、脓血便、大便习惯和形状改变等病史;右半结肠梗阻的腹痛在右侧和中上腹部,左侧梗阻腹痛多在左下腹。慢性梗阻可逐渐或突然发展为急性梗阻。Beal 提出:老年人有进行性腹胀和便秘是典型的结肠癌梗阻。正常人有 10%～20% 回盲瓣功能不全,部分结肠内容物可返流入回肠致小肠扩张、积气、结液,易误诊为低位小肠梗阻。若回盲瓣功能良好,回盲部与梗阻部位之间形成闭袢肠段;此时,回肠内气、液不断进入结肠,使结肠膨胀,腹胀明显,完全停止排气及排便,但仍可无呕吐。检查时除腹胀外,可见肠型或扪及肿块,应行直肠指诊及 X 线检查。在腹部透视或腹部平片可见梗阻近端肠襻有明显扩张,远端肠袢则无气体,立位可见结肠内有液平。钡剂灌肠有助于鉴别,同时能确立梗阻部位及病因有重要作用。Buechter 报道腹部 X 线平片和钡剂灌肠的诊断率分别为 97% 和 94%。

乙状结肠扭转常有便秘史或以往有多次腹痛发作,经排便、排气后症状缓解。临床表现除腹部绞痛外,有明显腹胀,而呕吐一般不明显。腹部 X 线平片可见异常胀气的双袢肠曲,呈马蹄状,几乎占满整个腹腔。有疑问时,可做钡剂灌肠,在梗阻部位呈鸟嘴状。

胆石梗阻的诊断:①多见于老年肥胖女性;②在胆囊炎、胆石症基础上发病;③有肠梗阻症状;④X 线平片表现为机械性肠梗阻、异位结石(肠内有迷走钙化结石)、胆道内有气体。

钡剂灌肠(一般用低浓度)能明确梗阻的部位,梗阻程度甚至梗阻的性质。所以在诊断为结肠梗阻时,大多数患者都会做稀钡灌肠检查以明确原因。

## 五、治疗

### (一)结肠癌发生梗阻

手术治疗目的是解除梗阻和根治癌肿。对于右半结肠癌梗阻,多数外科医生同意行一期次全切除吻合术。对左半结肠癌梗阻,越来越多的学者主张行一期急诊次全切除吻合术。Matsui 总结 153 例左半结肠癌梗阻行一期次全切除吻合术,认为本手术可一期处理梗阻与肿瘤,术后恢复快,病死率低(10.45%),并发症少(25.6%)和无后遗症等优点。

为了提高手术成功率,许多学者加强了术前术中的肠道清洁工作。Terasaka 报道 5 例用长的气囊管(240cm)治疗结肠癌引起的梗阻,将气囊管送至梗阻部位,5 例术前减压效果均好,减压后腹胀明显好转,通过术前、术中减压和冲洗,可大大提高手术成功率和减少术后并发症。他认为长管的作用有以下几点:①术前、术中均可行肠道冲洗和减压;②变急诊手术为择期手术;③可行术前抗生素肠道准备;④通过治疗使部分切除替代全切除;⑤不行近端造口而能安全切除吻合。但管子进入肝曲时间长是其缺点。有报道,左半结肠癌梗阻在术中应用顺行的结肠灌洗解除梗阻,变急诊为择期手术,效果良好。即从阑尾根部插入 Foley 气囊导管至盲肠内,气囊充气,阑尾则与导管扎紧,然后经导管注入生理盐水 3000ml,最后 1000ml 中还可加入卡那霉素 1g 和 0.5%甲硝唑 200ml,使近端结肠腔清洗干净,肠腔内灌洗液全部排空,去除 Foley 导管,切除阑尾。通过以上处理,不但保证了一期切除的顺利进行,并可避免术中污染和术后感染的发生。不论急症或非急症,应尽量争取一期切除肿瘤,但对危重患者来说,癌性梗阻的有效治疗仍是近端结肠造口术。对那些不能手术切除或复发的结直肠癌引起的梗阻,为了减轻患者痛苦,有肠镜取石,一般不需手术。

### (二)乙状结肠扭转

1.早期乙状结肠扭转的非手术治疗　自 1947 年 Bruusguard 首先介绍经乙状结肠镜插肛管进行乙状结肠扭转复位,成功率 86%,病死率 14.2%,从而为本病开辟了一条治疗途径。非手术复位不但可以减少手术病死率,并为择期手术准备了时间,对年老体弱者尤其适宜。但由于顾虑引起肠穿孔或担心延误手术时期致肠坏死,直到 20 世纪 60 年代本法才广为采用,收到引人注目的效果。目前仍认为,在无肠狭窄者均应经乙状结肠镜插入肛管,肛管通过扭曲部即可迅速排出大量积气和粪水,扭转即可自行复位,病人症状可迅速解除,收到立竿见影的效果。肛管宜留置 2~3d,以防早期复发。扭转解除 10d 后应行一期乙状结肠切除吻合术。近年来用纤维结肠镜行乙状结肠扭转复位较其他非手术复位成功率高,盲目性小,安全度大。它与经乙状结肠镜插管相比具有以下优点:①镜管细,病人易耐受;②镜身软,不易损伤肠壁;③光源强,视野清晰,可观察黏膜水肿程度;④复位成功率高,乙状结肠镜复位失败者用纤维结肠镜复位可获成功;⑤可将近侧结肠内气体完全吸净,减压彻底,一般不需留置肛管。

2.乙状结肠扭转手术治疗　剖腹探查指征:①经非手术复位失败;②有肠坏死或腹膜炎征象者;③插镜时见肠腔内有血性粪水,或肠黏膜有坏死或溃疡形成。若扭转合并坏死时,必须行肠切除术,以做 Hartmann 手术为安全,因并发症少,病死率低,且能充分切除已坏死的肠段。一期切除端端吻合,只适用于扭转结肠水肿与肠扩张不显著的病例。如病人全身情况尚好,无严重的腹膜炎,在血供良好的肠管上行切除吻合是安全的。

Ballantyne 总结 2228 例乙状结肠扭转的病死率,肠管有生机者 12.4%,绞窄者 52.8%。因此,乙状结肠扭转要尽早处理,以免发生肠坏死。

### (三)胆石梗阻

<2.5cm 结石常可由肠道自行排出,3cm 直径结石可产生肠梗阻,有人报道 24 例胆石梗

阻(结石直径 2～4cm),23 例行手术治疗,其中 19 例肠切开取结石 13 例剖腹探查,结石在结肠内,1 例行小肠切除。只 1 例自行排出。

**(四)急性假性结肠梗阻**

1.非手术治疗　如胃肠减压,纠正水、电解质失衡,抗感染及肛管排气等,必要时行盲肠造口术。近年来国内外许多报道用纤维结肠镜治疗此病获得成功。还有人认为,结肠未行肠道准备也可行纤维结肠镜检查,只需用 Nd-YAG 激光行肿瘤局部切除,有短期疗效。对由胆石引起的结肠梗阻可经结检查前 1h 用 1L 水灌肠,冲出粪渣即可,检查时尽量少充气,不要盲目插管。如检查中发现肠黏膜缺血或出血应停止检查改做手术,以免发生穿孔。Gosche 总结了 9 组共 169 例,行结肠镜减压共 209 次,其首次减压成功率平均为 85%,复发率 25%,病死率 2%,需要进行手术减压者占 13%。

2.急性假性结肠梗阻手术适应证　①肠壁坏死及腹膜炎体征;②盲肠直径＞9cm 者,因易穿孔;③非手术治疗失败;④严重呼吸困难;⑤诊断有疑问者。盲肠直径和结肠减压的时机与死亡有直接关系。有一组资料表明,当盲肠直径＞14cm 时,其死亡、穿孔发生率达 23%,病死率为 14%;而直径＜14cm 时,其坏死、穿孔和病死率均为 7%。发病后 7d 以上方进行结肠减压者,其死亡率比发病后 4d 内手术者高出 5 倍。当结肠坏死或穿孔而行急症手术时,病死率高达 10%～50%。因此,早期诊断,及时减压,可降低病死率。

总之,结肠梗阻的治疗方法多种多样,选用何种方式应根据患者全身及局部情况而定,没有固定不变的术式,每个人处理患者的经验和方法也不相同。因此,要结合自身条件,综合考虑,以求最佳疗效。创造条件争取一期切除吻合是当今治疗结肠癌性梗阻的趋势。

(杨学义)

# 第十四节　肠结核

肠结核是结核分枝杆菌侵犯肠道引起的慢性特异性感染。常与腹膜结核和肠系膜淋巴结结核并存。

## 一、发病情况

结核病在我国曾经是临床上少见的病种之一,但近年来,我国结核病的患病呈上升趋势,且形势严峻。据 2000 年全国结核病流行病学抽样调查数据显示,全国人口结核感染率为 44.5%,我国现有活动性结核病人 500 万,每年因结核病死亡者达 13 万,死亡平均年龄为 55.2 岁。目前活动性结核患者中,有 150 万为开放排菌者。结核病发病率的增高,也相应地增加了腹部结核的发病率。近几年来结核病发病率急剧增高的事实,应引起我们临床医生的高度重视。

在全身性结核中,以肺结核最常见;胃肠道结核中以小肠结核最多见。肠结核的发病年龄为 2～72 岁,以 21～40 岁青壮年最多,占 59.7%;女性多于男性,男女比例为 1:1.85。

## 二、病因和病理

1.肠结核分类　　根据是否合并肠外病灶，肠结核分为原发性结核和继发性结核。

原发性结核少见，占 10% 左右。无肠外结核病灶。一般认为是饮用了被结核杆菌污染的牛奶所致，病原菌多为牛型结核杆菌。

继发性结核多见，占 90% 左右。国外统计肠结核合并肺结核者占 28%～40%，国内上海统计资料显示：肠结核合并肺结核或结核性腹膜炎者占 50%；伴发中度以上活动性肺结核及空洞结核者占 25%。有资料表明，在肺结核病人的尸检中，约 70% 发现有肠结核病变。可见肺结核是最常见的肠外病灶。继发性结核 90% 以上都由人型结核杆菌引起。

肠结核的感染途径主要有三种：①来自于肺结核。这是最常见的感染途径，活动性肺结核，尤其是开放性结核的病人，常因吞下含结核杆菌的痰液引发本病。②血行播散。多见于粟粒性肺结核患者。③直接蔓延。来自于邻近器官如盆腔结核、肾结核等。

2.病理　　肠结核可发生在整个肠道，好发于回盲部，占 85%。回盲部发病率高的原因可能与以下因素有关：①结核杆菌被吞入胃内后，在胃中不被消化，进入肠道后首先进入淋巴组织，而回盲部的淋巴组织最丰富。②生理状态下，肠内容物在回盲部停留时间较久，肠内容物中的结核杆菌与肠黏膜接触的机会增加。③该段肠管的蠕动及逆蠕动均较剧烈，易导致局部组织的机械性损伤。

肠结核多为继发性感染，多为咽下带有结核杆菌的痰液所致。感染经由肠黏膜至黏膜下层，因此早期病变为黏膜结核，大体主要表现为黏膜充血、水肿、糜烂、渗出等一般炎症性改变。此时病变较浅，若行内镜检查、活检很容易获得阳性结果。因此，术中对于回盲部的这些改变外科医生要提高警惕。随着病情的发展，可侵犯黏膜下层及浆膜层，表现为溃疡型、增殖型及混合型结核。

溃疡型肠结核：常合并活动性肺结核，继发性结核多属于此型，多见。溃疡型结核是由于结核杆菌侵犯肠黏膜集合淋巴小结或孤立淋巴滤泡形成结核结节。同时病变侵犯肠黏膜血管，引起闭塞性血管炎，肠黏膜缺血坏死，以及结核结节发生干酪样坏死。典型的病理改变为：①肠壁结核结节、干酪样坏死。②环型溃疡形成，与肠管纵轴垂直。③肠腔狭窄。④肠系膜淋巴结也可累及。

增生型肠结核：少见。原发性肠结核以这种类型居多。增生型是因大量结核性肉芽组织形成和纤维组织显著增生，肠壁高度肥厚变硬所致。其典型病理改变是：①肠壁增厚变硬。②肠腔狭窄。③假性息肉形成。④有时肠系膜淋巴结内可见到干酪样坏死。

混合型肠结核：以上两种病变同时存在，也称为"溃疡增生型"。

## 三、临床表现

肠结核多数起病隐匿，病程长，临床表现缺乏特异性。溃疡型多有结核中毒表现，发热、盗汗、消瘦、乏力、贫血、闭经等。发热一般在 38℃ 左右，在病变活动期或并发肠外结核时则可高热。病程长者,可见消瘦、体重减轻。增殖型往往无全身症状。

1.腹痛 为最常见的症状,占 95％以上。腹痛多位于右下腹部或脐周围,常呈阵发性腹痛,并伴有肠鸣,亦可呈右下腹持续性隐痛,腹痛可无规律性,也可因进食而诱发。增生性结核伴肠梗阻时可有腹部绞痛。

2.腹泻与便秘 腹泻是溃疡性肠结核的主要表现之一。每日排便 2～4 次,大便不成形,呈糊状或水样,很少有血便,潜血实验可阳性。不伴里急后重。过去强调"腹泻与便秘交替出现是肠结核特征性的表现",现在看来较少见,实际上只是肠功能紊乱的一种表现而已,也可见于其他肠道器质性病变。增生性肠结核多以便秘、腹块为主。

3.并发症 如出现并发症,部分病人可表现为相应"急腹症"症状。肠结核的并发症有:

(1)肠出血:约占 2.3％,因结核首先在肠壁淋巴滤泡及淋巴集结内引起感染,形成结核结节,随后结节融合发生干酪样坏死,表面黏膜坏死溃破,故可引起少量出血。因肠结核溃疡基底部的小动脉管壁增厚,内膜因狭窄闭塞,形成闭塞性动脉炎,因此大出血少见。

(2)肠梗阻:占 16％,多为不全肠梗阻,因为肠壁淋巴管环绕肠壁分布,病变淋巴管扩展,肠壁明显增厚变硬,并与周围组织粘连,造成肠壁狭窄。

(3)肠穿孔:急性穿孔占 1.6％,慢性穿孔占 2.3％。因病灶周围多有粘连,故穿孔后立即出现弥漫性腹膜炎者少见。

(4)腹腔脓肿:约占 5.6％,多为穿孔后局限所致。

(5)肠瘘:发生率较高,国外报道可达 1/4。以肠内瘘多见。

## 四、诊断

因肠结核无特异性症状,易漏诊、误诊,贻误治疗。若出现腹痛、低热、或腹部包块、消瘦、腹泻,且有肺结核、腹水、血沉快、贫血等,应考虑本病。若不能确诊,可行辅助检查。

1.结核菌素试验 强阳性者有助于诊断。但由于成人一般都受到过感染,故即使阳性对诊断帮助也不大。

2.血沉 增快说明结核处于活动期。

3.X 线检查 气钡双重造影或钡剂灌肠检查对肠结核有重要诊断价值,可疑肠梗阻者钡餐检查应慎重,最好在解除肠梗阻后进行。

溃疡型肠结核主要表现为:病变肠管黏膜皱襞紊乱、破坏,肠管痉挛收缩,造影剂在病变肠段内迅速通过不停留,也可呈细线状,称"跳跃征",是溃疡型肠结核的典型表现。钡剂灌肠可见回盲部无器质性狭窄,但黏膜皱襞紊乱、破坏。

增殖型肠结核主要表现为:盲肠和升结肠肠腔内出现小息肉样充盈缺损,回盲瓣增生肥厚,使盲肠内侧壁凹陷变形;肠腔狭窄、僵硬短缩;黏膜皱襞紊乱、破坏。

4.纤维结肠镜 为目前确诊肠结核最可靠的方法。

由于肠结核病灶好发于回盲部,有时可累及升结肠近端或回肠末端,大都在结肠镜可观察的范围之内,故可直视病灶,并可进行组织活检。但应注意的是,肠结核病变多位于黏膜下层,如活检时抓取组织深度不够,往往活检结果为非特异性炎症,阳性率极低,有 20％～50％不能确诊。近年来,应用在溃疡底部、边缘及增生组织顶部深凿式大数量(8~10块组织)活检,加上抗酸菌检查,使结肠镜对肠结核的诊断率达60%,有的报道达71%。

肠结核内镜下有三大特征性改变:①充血糜烂→溃疡渗出→息肉样增生及疤痕形成的演变过程。②回盲瓣侵犯及鱼口样畸形。③主病灶远端节段性病变。

5.腹腔镜 虽不能观察肠腔内的情况,但可直接观察肠管表面呈灰白色粟粒样结节、腹膜或脏器表面的粘连、腹水、肠系膜淋巴结等,可抽取腹水及取组织进行病理检查。据报道,阳性率可达95%。但对于腹腔粘连较重的病例,进行检查不仅困难,而且有损伤肠管的危险。

6.聚合酶链(PCR)技术 可对肠结核组织中的结核杆菌DNA进行检测,其敏感性75%,特异性96%,准确性87%。可用于与克罗恩病的鉴别诊断。

7.诊断性治疗 临床上如高度怀疑肠结核,但又不能确诊,可行抗结核试验性治疗,一般以6周左右为宜。

肠结核需与溃疡性结肠炎、盲肠癌、克罗恩病、阿米巴性或血吸虫性肉芽肿等相鉴别。有时鉴别甚难,因此肠结核的最后诊断必须符合下列条件之一才能成立:①病变组织经细菌培养或动物接种证实有结核菌生长。②病变组织中找到结核菌。③镜下见结核结节及干酪样坏死。④手术证实有结核病灶,活检有阳性发现。

## 五、治疗

肠结核的治疗主要是消除症状,改善全身情况。促使病灶愈合,防止并发症。包括抗结核治疗及外科手术治疗。

由于溃疡型肠结核多继发于肺结核,故对肺结核的治疗要加以重视。如为开放性或空洞性肺结核且痰菌阳性者,要进行隔离,并嘱患者不要吞咽自己的痰液。先行抗结核治疗,常用化疗药有:雷米封0.3g,口服,每日1次;利福平0.45g,口服,每日1次。联合化疗,疗程6~9月。对严重肠结核或伴有肠外结核者,一般加用链霉素0。75g,肌肉注射,每日1次或吡嗪酰胺0.5g,口服,每日3次或乙胺丁醇0.25g,口服,每日3次。中毒症状过重时,可使用糖皮质激素,待症状改善后逐步减量,6~8周后应停药。若合并有腹水者可使用链霉素、雷米封,糖皮质激素腹腔内给药,同时使用利尿药。此外活动性肠结核患者,须卧床休息,积极改善营养,必要时给以营养支持、输血、补充蛋白质,以增强抵抗力。

以往认为90%的腹腔结核靠内科抗结核治疗即可,但目前发现40%的腹腔结核患者都有腹部并发症,均需要外科治疗。

需要指出的是,除非是急症手术,术前都应进行一段时间抗结核治疗和营养支持治疗(因肠结核患者营养状态一般均较差),以便使患者病情稳定、营养状况得以改善后再手术,以免结核杆菌扩散、病情加重。

其手术指征为:①出现并发症如完全性肠梗阻、穿孔、出血、肠瘘、吸收不良综合征等,内科保守治疗无效的。②肠道大出血经内科治疗仍不能止血者。③诊断不清行剖腹探查。④对怀疑恶性肿瘤,尤其腹部可扪及包块的。

手术方式应根据病人的一般状况及术中探查情况决定。原则上应切除病变肠管并做肠吻合。

1.出现并发症应根据情况决定手术方式。出血的病人应首先明确出血部位,可应用血管造影或核素显像;肠瘘病人应首先找到瘘管位置,其次在充分补充营养(TPN 等支持)后手术。

2.结核肠穿孔一旦确诊,应立即手术。手术中应尽可能切除病变肠管,行端端吻合,不主张作侧侧吻合。对于不能彻底切除病变的患者,应切除其病变的主要肠段及穿孔部位,不主张行简单的短路手术。以防形成肠管盲袢,结核菌在盲袢内的繁殖,导致病灶复发。

实际上合并肠穿孔时,多数患者腹腔污染严重,肠壁充血肿胀明显,此时若强行作肠段切除或穿孔修补术,术后常发生肠瘘、导致治疗失败,而被迫再次手术。这种情况下,可先清理腹腔,放置多根多孔橡皮引流管,穿孔多可自行愈合。通畅引流、术后加强营养支持和抗结核治疗是提高治愈率、降低死亡率的关键。肠结核穿孔的死亡率极高,达 38%～50%,应引起高度重视。

3.病变肠管炎症浸润广泛时,可先行末端回肠横结肠端侧吻合术,二期切除病变肠管。

4.对于较大的容易破溃的肠系膜淋巴结结核病灶,应设法切除或清除其中的干酪样物质,避免以后病灶破溃继发腹膜炎,或以此为支点继发粘连性肠梗阻等并发症。

5.如病变在回盲部,或腹部肿块与恶性肿瘤无法鉴别时,需行回盲部切除或右半结肠切除。

6.关腹前,可用甲硝唑、庆大霉素反复冲洗腹腔后,再以 PAS 液冲洗。这样既减少细菌对腹腔的污染,又可预防结核菌在腹膜和肠壁上的种植。

7.术中肠管多数粘连严重,肠管扩张水肿,因此操作时,动作要轻柔,减少直接用手接触肠管的时间,缩短肠管暴露时间。

8.术后常规应用抗结核治疗。

(李　凯)

# 第十五节　结直肠癌

## 一、结肠癌

大肠癌包括结肠癌和直肠癌,是常见恶性肿瘤之一,在西方国家大肠癌是女性恶性肿瘤死亡的第二位原因。随着我国人民生活水平的不断提高,膳食中蛋白质、脂肪、纤维素的比例结构逐渐西方化,其发病率呈上升趋势,且与西方经济发达国家中结直肠癌的发病情况趋向一致。据 1990 年上海市统计,大肠癌的发病率已由原来恶性肿瘤的第四位上升为次于肺癌和胃癌之后的第三位,而大肠癌中直肠癌的发病率基本保持不变,结肠癌发病率却有所增加,且超过了直肠癌,从而明显改变了我国长期以来大肠癌中以直肠癌为主的格局。在结肠癌中右侧结肠癌的比例呈明显增长之势,但从整个大肠而言,癌肿的好发部位依次为直肠、乙状结肠、盲肠、升结肠、降结肠和横结肠。两性发病率相仿,中位发病年龄在 45～50 岁,但我国发病年龄普遍比西方国家平均提早 10 年左右,30 岁以下的青年人约占 11％～15％,40 岁以下则占 40％左右。以手术为主的综合治疗仍然是当前治疗大肠癌的主要方法,其根治性切除后 5 年生存率约为 60％～80％。

## (一)病因

结直肠癌的发病原因尚未完全阐明,从大量资料来看,导致结直肠发生癌肿的因素总的可归纳为两大类:环境因素和内在因素。

**1.环境因素**

(1)饮食习惯:饮食习惯为近 20 年结肠癌最具影响力的流行病学因素,研究发现在结直肠癌高发国家或地区中,人们以高蛋白质、高脂肪、低纤维素的精制食品为主,而非洲国家结直肠癌的发病率低的主要原因是高纤维饮食。但高蛋白、高脂肪饮食致癌的真正机理尚需进一步研究,一般认为高蛋白、高脂肪食物刺激胆汁大量分泌,肠道内胆汁酸、胆固醇浓度增高,经细菌分解为与致癌物质多环芳香烃的结构相似,很可能为其致癌物质。而高纤维饮食可促进肠内容物的排出,减少致癌物质在肠内停留时间。化学致癌物质:肠癌的发生显然与某些化学致癌物质有密切的关系。亚硝胺是导致肠癌发生最强烈的致癌物质,与食管癌、胃癌和结直肠癌的发生均有密切关系。事实是亚硝酸盐和硝胺广泛存在于食物(如蔬菜)和唾液中,而二级或三级胺还存在于经亚硝酸盐处理的肉类和鱼类如咸肉、火腿、香肠、咸鱼以及腌制食物中,也存在于匹拉米酮、利眼宁、土霉素等药品中。油煎和烘烤的食品也具有致癌作用。另外吸烟、土壤中钼和硒等微量元素缺乏也是结直肠癌发生的危险因素。

(2)肠道细菌:目前认为肠道内细菌,特别是厌氧菌在结直肠癌的发生过程中起一定的作用,也许因为它们是脂肪消化和代谢过程中产生致癌物质的缘故。在肠道细菌中则以厌氧菌尤其是梭状芽孢杆菌极为重要。结肠癌患者不但粪便中厌氧菌明显增加,细菌的 β-葡萄糖醛酸苷酶、7α-脱羟酶和胆固醇的脱氢酶活性均增高。这些酶在胆汁酸的去饱和与多环芳香烃的形成过程中,以及胆固醇环的芳香化中都起着极为重要的作用。Finegold 指出粪便中厌氧菌的数量随着肠内容物自回肠向结肠推进而增多,至乙状结肠时达最高值,因而乙状结肠是结肠癌最好发的部位。反之,回肠内容物虽含有同样多的胆汁酸和胆固醇,但回肠中厌氧菌量仅为乙状结肠中的 1/10000,这也许可以解释为什么回肠癌肿极为罕见和乙状结肠癌和直肠癌却高发的原因。

**2.内在因素**

(1)基因变异:从正常的结肠上皮细胞发展为癌肿是一个多环节、多因素影响的复杂过程,有遗传因素和外界干扰共同导致分子学改变。目前认为在结肠癌发生和进展过程中有两种分子生物学改变(原癌基因和抑癌基因)具有重要意义。根据原癌基因和抑癌基因在腺瘤和腺癌演变过程中的发生频率图示如下:

(2)癌前病变:

1)腺瘤:结肠腺瘤是与结肠癌关系最密切的一种良性病变。Morson 认为结直肠癌都来自腺瘤,虽然争论不少,但腺瘤与癌肿间的密切关系也是毋庸置疑的,因为腺瘤的发病率与结直肠癌发生率呈正相关,已得到流行病学的证实。Gilbertsen 报道在 25 年中对 45 岁以上无症状的人群每年作一次乙状结肠镜检查,并摘除所见到的腺瘤,共为 85487 人次作了乙状结肠镜检查,结果使直肠乙状结肠癌的发病率比预计减少 85%。腺瘤分 3 类,即管状腺瘤、绒毛状腺瘤和管状绒毛状腺瘤(混合型腺瘤),以管状腺瘤最多见。腺瘤越大,恶变的几率也越大;腺瘤结构中绒毛状成分越多,恶变的几率也越大;无蒂或广基腺瘤易恶变;多发腺瘤较单发腺瘤易恶变。现已认识到结肠癌是经过正常黏膜-腺瘤癌变的顺序发展而来的,结直肠腺瘤发展为癌肿平均约需 10 年。

2)血吸虫性结肠炎:大量资料表明血吸虫病与结直肠癌关系非常密切,我国长江中下游血吸虫流行病区,大肠癌的发病率远比非血吸虫病流行区如华北、东北、西北地区高。浙江省嘉善县是严重血吸虫病流行区,也是结直肠癌的高发区,结直肠癌的发病率和死亡率分别为 22.36/10 万和 18.33/10 万,其死亡率占恶性肿瘤死亡的 27.84%,较其他省市高 4~9 倍。一般认为血吸虫引起大肠癌的机理为:①虫卵沉着长期刺激肠黏膜导致黏膜反复慢性炎症、溃疡,组织反复修复、增生,进而形成腺瘤样增生,最终恶变。②从新鲜虫卵可分离出吲哚和胆固醇样物质,前者为 DNA 损伤剂,后者为化学致癌物。③血吸虫致胆汁酸代谢改变,后者具有致癌作用。

3)慢性溃疡性结肠炎:是一种公认的癌前病变,其癌肿发生率为正常人的 5~10 倍。一般在发病 10 年后每 10 年增加 10%~20% 的癌变率,病程达 30 年时,癌变率可达 40%。

4)家族性息肉病:为常染色体显性遗传病,常于青春发育期发病,临床症状多在 30 岁左右出现,息肉最初为良性,如不及时治疗,最终会恶变,且恶变常为多中心性,平均年龄为 35 岁左右。

5)Lynch 综合征:据报道约 5%~10% 结肠癌病人为大肠癌家族综合征或遗传性非息肉性结直肠癌(HNPCC)。该综合征由 Lynch 首先发现,分 Lynch I 型和 II 型,Lynch I 型是指同一家族中有两人以上并持续两代以上患结直肠癌,且具有如下特征:①发病年龄较小。②常染色体显性遗传病。③多个原发结肠肿瘤病灶。④肿瘤多发生在近端结肠,右半结肠癌约占 72.3%。Lynch II 型不仅具有 Lynch I 型特征,还有其他腺癌的表现,如子宫内膜癌、卵巢癌,有人在此范围内还加上胃、小肠、泌尿系恶性肿瘤。

### (二)病理

1.好发部位 结肠癌好发部位依次为乙状结肠、盲肠、升结肠、肝曲、降结肠、横结肠和脾曲。

2.形态学分类

(1)早期结肠癌可分为三型:息肉隆起型(I 型),又分为有蒂型(Ip)和广基型(Is)两种,此型多属黏膜内癌(M 癌)。扁平隆起型(IIa 型),多属黏膜下癌(SM 癌)。扁平隆起溃疡型(IIa+IIc 型),亦有称为 III 型,呈小盘状隆起,中央凹陷为一浅表溃疡,此型亦系黏膜下癌。

(2)一般结肠癌在形态学上可分为三类:肿块型(菜花型),以右半结肠为多见,肿瘤向肠腔内生长,呈球状、半球状、菜花样肿块向肠腔内突出,瘤体较大、脆、易出血,肿瘤表面易发生缺血而引起坏死、脱落、继发感染、溃烂、出血,肿瘤生长较慢,转移较晚,预后较好。浸润型,以左半结肠多见,肿瘤沿肠壁内呈浸润型生长,易引起肠腔狭窄导致结肠梗阻,恶性度高,转移早,预后差。溃疡型,以左半结肠多见。按溃疡的外形和生长情况,病理上又将其分为两类:一类为局限溃疡型,貌似火山口状,由不规则的溃疡形成,溃疡常呈碟形,边缘隆起外翻,基底则为坏死组织,癌肿向肠壁深层呈浸润性生长,恶性程度高。另一类为浸润溃疡型,肿瘤向肠壁深层呈浸润性发展,与周围分界不清,中央坏死,形成底大口小的深在溃疡,溃疡边缘黏膜略呈斜坡状抬高,非肿瘤组织外翻。

3.组织学分类　①管状腺癌:癌组织呈腺管样或腺泡状结构。根据其细胞分化程度,可分高、中和低分化三种。②乳头状腺癌:癌细胞排列成粗细不等的乳头状结构。③黏液腺癌:癌组织中含有大量黏液,并根据黏液所在部位又可分为细胞外黏液和细胞内黏液。细胞外黏液或称为间质黏液,即大量黏液主要位于间质中。细胞内黏液又称印戒细胞癌,其恶性度较细胞外黏液者更高。④未分化癌:癌细胞较小,排列无规律,无管状结构,预后最差。结直肠癌可以同时在一个肿瘤中出现两种或两种以上的组织学类型,在细胞分化程度上也不一定均匀一致。

4.组织学 Broders 分级　按癌细胞分化程度分为四级:Ⅰ级,75%以上癌细胞分化良好,属高分化癌、低恶性;Ⅱ级,25%～75%癌细胞分化良好,属中等分化;Ⅲ级,癌细胞分化良好不足 25%,属低分化癌,高恶性;Ⅳ级,未分化癌。

5.播散和转移

(1)直接浸润:结直肠癌向三个方向浸润:沿肠壁上下纵形方向的扩散较慢,一般局限在5～8cm 范围内,很少超越 8cm;沿肠壁周径呈环状浸润,一般浸润直肠周径 1/4 约需 6 个月,浸润一圈约 1～2 年;向肠壁深层浸润,自黏膜向黏膜下肌层和浆膜层浸润、最后穿透肠壁,侵入邻近组织、器官,例如十二指肠、肝脏、胰腺、输尿管等。

(2)淋巴转移:引流结肠的淋巴结可分为四组:①结肠上淋巴结,位于肠壁的浆膜下或肠脂垂内。②结肠旁淋巴结,位于结肠系膜边缘血管旁的淋巴结。③中间淋巴结,位于结肠系膜中部动脉旁的淋巴结。④中央淋巴结,供应该段结肠的主干动脉根部淋巴结。通常癌肿的淋巴转移是依次通过肠壁内淋巴管由①组向④组扩散,少数可出现跳跃式转移,如①和②组淋巴结阴性,而③组和④组淋巴结却可阳性,在个别情况中可发生左锁骨上淋巴结的转移。

(3)血行播散:肿瘤侵入血道发生远处转移。癌肿易侵入门静脉转移到肝脏,侵入体循环播散至全身,导致肺、骨和脑等脏器转移。

(4)种植播散:癌细胞自原发部位脱落种植在其他部位并生长繁殖。腹膜种植是临床上最常见的一种类型,通常由于癌肿穿透肠壁浆膜层后癌细胞脱落种植于腹膜包括自发性种植和手术操作引起的种植。腹膜种植可弥散至全腹腔,但以原发癌肿附近以及盆腔多见,腹膜转移后易发生腹水;在卵巢上种植生长的肿瘤称 Krukenberg 瘤;吻合口种植则由于癌细胞脱落于肠腔内,然后种植于吻合口上,致吻合口肿瘤复发;脱落的癌细胞种植于腹壁切口致切口转移。

另外,癌肿还可侵袭神经周围间隙或神经鞘后沿供应结肠的神经扩散。

6.临床病理分期　临床病理分期根据肿瘤局部浸润扩散范围,有无区域淋巴结转移及远处转移三项指标来划分。目前常用的分期方法有二:Dukes 分期和 TNM 分期。Dukes 分期:1978 年我国第一次大肠癌科研协作会议提出了大肠癌临床病理分期的改良方案,特点是保留Dukes 原始分期中各期的含意,然后再细分。

A 期:肿瘤局限于肠壁。

A$_0$ 肿瘤局限在黏膜。A$_1$ 肿瘤侵及黏膜下。A$_2$ 肿瘤侵及肌层。

B 期:肿瘤穿透肠壁,侵入邻近组织或器官,但能切除,且无淋巴结侵犯。

C 期:不论肿瘤局部浸润范围如何,已有淋巴结转移者。

$C_1$ 肿瘤附近淋巴结有转移。$C_2$ 肠系膜上或下血管根部淋巴结有转移。

D 期:远处器官如肝、肺、骨、脑等发生转移;远处淋巴结如锁骨上淋巴结或主动脉旁淋巴结有转移;肿瘤广泛浸润邻近器官已无法全部切除或形成冰冻盆腔;腹膜腔有广泛播散者。

TNM 分期表:

T:原发肿瘤。

Tis:原位癌。

$T_0$:临床未发现肿瘤。

$T_1$:肿瘤局限于黏膜或黏膜下层(包括腺瘤癌变)。

$T_2$:癌肿侵犯肌层或浆膜层,但未超越肠壁。

$T_3$:癌肿穿透肠壁侵及邻近组织器官。

$T_4$:癌肿穿透肠壁侵入邻近器官形成瘘管者。

Tx:局部浸润深度不详。

N:区域淋巴结。

$N_0$:无区域淋巴结转移。

$N_1$:1～3 枚结肠周围淋巴结转移。

$N_2$:4 枚或 4 枚以上结肠周围淋巴结转移。

$N_3$:转移至伴随血管根部的淋巴结。

$N_4$:淋巴结情况不详。

M 远处转移。

$M_0$:无远处转移。

$M_1$:有远处转移。Mx:远处转移情况不详。

### (三)临床表现

结直肠癌是一种生长较慢的恶性肿瘤,原发癌肿的倍增时间平均为 620 天,表示在产生临床症状前肿瘤已经历了长时间的生长和发展。早期常无症状或症状缺乏特异性,至出现临床症状常已非早期;后期症状又视其发病部位、病变范围、类型以及有无并发症而异。

1.排便习惯的改变　排便习惯的改变是结肠癌最常见的主诉。表现为排便次数的增加或减少、腹泻、便秘或腹泻与便秘交替等,容易被病人及医生忽视。一般讲结肠远端部分的病变引起的症状比近端部分更明显,主要原因有:①远端肠内大便相对较干燥,通过狭窄的肠腔更困难。②远端肠腔较近端小。③远端肿瘤出现的其他症状如便血、黏液便等容易引起病人的注意。

2.便血　便血是结肠癌病人仅次于排便习惯改变的最常见症状。便血可为肉眼血便也可为镜下血便,可以是鲜红、暗红、紫色或褐色,甚至看不出颜色改变。虽然血便是大肠癌早期临床表现,但容易被误诊为痔疮、痢疾等。

3.黏液便　结直肠癌常表现为黏液便,可以单独排出,也可以与大便混合,常伴血便出现。黏液血便应被看作是对诊断大肠癌有意义的临床表现。

4.腹痛　大肠癌可以出现间歇性或持续性腹痛。前者是由于肿瘤引起的肠腔狭窄、水肿致部分或完全肠梗阻,常伴有腹胀、恶心和呕吐;后者则提示肿瘤侵犯腹膜壁层或躯体神经所致。由于左侧结肠较细,肠腔内容物多呈半固体状,左侧结肠癌以浸润型多见,易导致肠腔狭窄和梗阻。

5.贫血、体重减轻　结肠癌可出现原因不明的贫血、乏力、疲劳、食欲减退、消瘦、消化不良、发热等症状,病人并无肠道症状,偶有腹部隐痛不适。由于右侧结肠以肿块型病变为多见,此类病变恶性度较低,发展缓慢,癌肿向肠腔内生长成较大肿瘤,易导致肿瘤远端缺血、坏死、溃破、出血和继发感染。此类症状以右半结肠癌多见,由于这些症状早期缺乏特异性,常不引起病人注意。

6.肿块　肿块为右半结肠癌最常见的临床表现,约为60%右半结肠癌和25%左半结肠癌病人就诊时的主诉。肿块为肿瘤本身与不全肠梗阻的肠腔及周围粘连和炎性反应的组织。

### (四)诊断

鉴于早期患者常无症状或症状轻微,易被患者和初诊医师忽视,故早期诊断已成为当前全体临床医师的共同努力目标。对具有下列任何一组症状的患者都必须予以进一步检查:①原因不明的贫血、乏力、消瘦、食欲减退或发热。②出现便血或黏液血便。③排便习惯改变,便频或排便不尽感。④腹部隐痛不适。⑤腹部肿块。

对有可疑症状的患者应有步骤地进行检查。

1.大便潜血实验　有资料表明大便潜血实验应用于大肠癌的筛选可早期发现大肠癌,文献报道每年对高危人群进行大便潜血检查已经提高部分地区结直肠癌的早期诊断率。

2.直肠指检　虽然直肠指诊对结肠癌本身的诊断意义不大,但也应列为常规检查,其理由为排除直肠病变及了解盆腔内有无转移肿块。即使直肠指检未扪及肿瘤,但指套染有血性粪便也应高度怀疑结肠癌的可能。

3.纤维结肠镜检查　是诊断结肠癌最主要、最有力的工具。它不仅能直接看到病灶,了解其大小、范围、形态、单发或多发,还能通过活组织检查明确病变性质。但纤维结肠镜检查由于它有盲点,可出现假阴性结果。在少数病人中由于肠痉挛使进镜困难,或因肿瘤引起肠腔狭窄前进受阻使镜检失败,因此肠镜检查结果如能确诊固然价值很大,但如果结果阴性而症状可疑时,应进一步作气钡灌肠双重对比造影X线摄片检查。

4.气钡双重造影检查　是诊断结肠癌最常应用而有效的方法。由于癌肿首先破坏黏膜,继之浸润肠壁,因而X线片上共同显示黏膜紊乱、黏膜纹中断、肠壁僵硬、边缘不规则和结肠袋消失。肿块型常表现为肠腔一侧的充盈缺损;溃疡型则表现为肠壁不规则并有龛影,其周围较透明;浸润型癌肿则可见环状或短管状狭窄。结肠癌与良性腺瘤在X线中的区别主要在于后者不破坏黏膜结构,亦无浸润,故同样充盈缺损但其表面光滑,边缘整齐,结肠袋存在,肠腔亦无狭窄。

5.B型超声波扫描检查和超声内镜检查　B超并不是诊断结肠癌的主要手段,仅在腹部扪及肿块时,对判断肿块属实质性或非实质性有帮助。但结肠癌时腹部B超对判断肝脏有无转移有一定价值,故应列为术前常规检查的内容之一。超声内镜检查可以准确判断肿瘤的侵犯深度和估计肿瘤的局部淋巴转移状况。目前,超声内镜检查被认为是结直肠癌手术前分期的标准方法。

6.CT 与 MRI 检查 CT 与 MRI 检查可以帮助发现肝转移病灶、腹腔淋巴结转移灶及了解癌肿与周围结构或器官有无浸润,判断手术切除的可能性和危险性。近年来已有报道腔内核磁检查对结直肠癌进行术前分期。

7.正电子发射断层扫描(PET) 正电子发射断层扫描实际上是将肿瘤细胞代谢过程中的特异成分进行标记来对肿瘤行为进行体内评估,在体外通过电子计算机评价这种成分来显示肿瘤。目前,正电子发射断层在肿瘤方面的应用包括良、恶性的鉴别;肿瘤分期与预后的判断;治疗效果的评价;残留肿瘤组织的判断;肿瘤复发的判断;肿瘤早期病灶的定位和组织活检的选择。

8.血清肿瘤标志物测定 目前尚无一种特异的大肠癌抗原。癌胚抗原(CEA)是结肠癌在临床上应用最广泛的一种细胞膜糖蛋白,在大肠癌和其他组织中均可测到此种抗原,它在结肠癌和其他非肠道癌肿时均可升高。约 60%结肠癌病人血清 CEA 值高于正常,并且 CEA 值与癌肿的侵袭范围呈正相关。CEA 值主要对术后复发的监测和预后的判断有帮助。糖抗原 19-9(CA-19-9)是 Koprowski 等(1979)从结肠癌细胞株 SW1116 中分离出来的一种肿瘤相关抗原,它对胰腺癌具有较高敏感性和特异性,对结直肠癌的敏感性不及 CEA,但特异性则较CEA 高。CA-19-9 与 CEA 联合检测时敏感性可达 86.36%,特异性为 88.79%,尤其适用于术后监测,有助于早期发现复发和转移,可作为结直肠癌患者术后的常规监测手段。

## (五)治疗

1.治疗原则 至今为止,手术是治疗结肠癌最主要而有效的方法:①对于癌肿尚局限于肠壁内的患者来说,切除病变肠段及其淋巴引流区,可以达到彻底根治的目的。②对癌肿已穿透肠壁或已伴区域淋巴结转移的病例,按照根治手术切除的要求和范围手术及手术前后的辅助综合治疗,有可能取得根治的效果。③对原发癌肿尚能切除,但已有远处转移的病例,首先应争取切除原发肿瘤;如转移病变为单发,则可一期或分期切除转移灶;如转移灶为多发,则应在切除原发肿瘤后进行综合治疗,多发性肝转移病例(4 个以上病灶),可经胃右或胃网膜右动脉插管到肝动脉的注射泵备术后经肝动脉化疗之用。④对局部癌肿确已无法切除的病例,为防止梗阻或解除梗阻,首选内转流术;对无法作内转流术的病例,则可选作近端结肠的造口减压术。

2.手术前准备 病员术前必须进行全面检查,以了解浸润范围和有无远处转移,同时应全面了解重要脏器的功能,包括心、肺、肝、肾功能和凝血机制,有无糖尿病、贫血、营养不良等情况,以便判断有无手术禁忌证和估计手术风险。肠道准备是结直肠手术前极为重要的、保证手术后吻合口一期愈合的关键。由于肠道内充满粪便,含有 100 多种细菌(结肠是人体最大的细菌储存器),故肠道准备包括机械性肠道清洁与抗生素准备两部分。机械性肠道清洁主要是针对结肠内容物而采取的一系列措施,包括术前 3 天起进低渣或无渣半流质,术前 2 天起改为流质,同时口服蓖麻油 60ml 或 50%硫酸镁 60mL 每日 1 次,连续 2 天,或服用番泻叶 10g/d。我院常采用全肠道灌泻法作术前准备,具体为术前一天口服自制灌洗粉稀释成 2000～3000mL,2～3 小时服完。抗生素准备包括手术前一天同时给甲硝唑 400mg 和卡那霉素 0.5g或庆大霉素 8 万 u,每 4h 1 次,共服 4 次。

3.结肠癌根治性切除术 结肠癌根治性切除的范围应包括病变肠段及其系膜和供应血管

及引流淋巴区。

(1)右半结肠切除术:主要适用于盲肠、升结肠和结肠肝曲癌肿。切除范围应包括大网膜、15cm末端回肠、盲肠、升结肠、肝曲和右侧横结肠及其系膜血管和淋巴结。首先分离、结扎、切断胃网膜血管分支和胃结肠韧带、清除胃网膜右血管旁和幽门下淋巴结,将断离的大网膜自横结肠左侧附着处分离至横结肠中部。切开胰腺下缘与横结肠系膜根部返折处浆膜,显露肠系膜上血管,从肠系膜上血管根部清除淋巴结。显露结肠中动、静脉,在其起始部双重结扎并切断之。依次显露结肠右和回结肠血管根部,分别双重结扎切断。清除血管根部淋巴结。沿横结肠向右游离肝曲,最后在横结肠中部切断结肠和距回盲瓣15cm处断离回肠,整块切除右半结肠及其系膜、淋巴结和大网膜、回肠,作回肠横结肠端端吻合术。

(2)横结肠切除术:主要适用于横结肠中部癌肿。切除范围为全部大网膜、横结肠包括肝曲、脾曲及其系膜和淋巴结。结扎切除胃网膜血管分支,切开横结肠系膜与胰腺下缘交界处向下分离至结肠中动脉根部,予以双重结扎后切断之,清除其周围淋巴结,然后沿横结肠向右分离肝曲,向左分离脾曲,整块切除横结肠及其系膜,淋巴结和大网膜,行升结肠和降结肠端端吻合。

(3)左半结肠切除术:适用于结肠脾区和降结肠肿瘤。切除范围为全部大网膜、横结肠左半、脾区、降结肠及其系膜和淋巴结。乙状结肠是否切除视肿瘤部位而定。分离、结扎、切断胃网膜血管分支,沿横结肠系膜根部与胰体下缘交界处切开后腹膜,自上向下清除主动脉周围脂肪、淋巴组织,在结肠左动静脉根部分别双重结扎后切断。并视癌肿部位的高低,决定乙状结肠切除与否,然后切开左结肠外侧后腹膜,游离左侧结肠,分别在横结肠中部和乙状结肠或直肠上端断离,整块切除大网膜和左半结肠及其系膜和淋巴结,将横结肠近端与乙状结肠或直肠上端行端端吻合术。脾曲癌肿和降结肠上段癌肿无需切除乙状结肠,降结肠下段癌则需一并切除乙状结肠。

(4)乙状结肠切除术:适用于乙状结肠癌。切除范围包括乙状结肠及其系膜和淋巴结。沿乙状结肠系膜根部切开两侧后腹膜,游离乙状结肠及其系膜,向上分离至肠系膜下血管根部,清除其周围淋巴结,向下至乙状结肠动脉起始部予以双重结扎后切断之,整块切除乙状结肠及其系膜和淋巴结,行降结肠直肠端端吻合术,如吻合时感到张力,则应游离脾曲。

4.大肠癌的腹腔镜手术　作为微创外科的主要部分,腹腔镜手术自20世纪80年代间世以来迅速发展,1991年世界首例腹腔镜结肠手术实施后,在过去的10余年里,采用腹腔镜或腹腔镜辅助下完成的结肠、直肠手术例数稳步上升。腹腔镜结肠、直肠手术具有创伤小、痛苦轻、住院时间短、恢复快的优点。统计表明,目前国外5%~10%的结肠、直肠手术是在腹腔镜下完成的。腹腔镜下结肠、直肠恶性肿瘤切除术,一直是争议较多的手术。争议的焦点在于这种新技术是否能达到和传统开腹手术一样的根治性。目前,已有较大宗的临床报道认为,采用腹腔镜技术,在结肠、直肠恶性肿瘤的切除标本中,安全切缘、淋巴结切除数、患者的复发率、转移率和生存率与传统手术并没有明显的差异。但是国内开展此类手术的医疗单位并不多。

(1)腹腔镜手术与传统手术的比较:腹腔镜行结肠、直肠切除术为结肠和直肠的良、恶性病变提供了一种创伤小、疼痛轻和恢复快的新型外科治疗方法。目前,绝大多数传统剖腹结肠切除术都可应用腹腔镜技术完成,其中大部分采用腹腔镜辅助下的手术方式完成。文献报道,腹腔镜结肠、直肠切除术的失血量平均在 150～160mL,明显低于同类剖腹手术。但手术平均用时则多于同类剖腹手术,即使术者已有较熟练的腹腔镜结肠切除术的经验,也较剖腹术用时长。腹腔镜结肠、直肠切除术并发症的发生率与术者腹腔镜操作技术的熟练程度直接相关;熟练者的并发症发生率与传统剖腹手术相同。腹腔镜结肠、直肠切除术后的平均住院时间为6～6.5d,较同类剖腹手术者缩短 2.7d;前者术后的切口疼痛较后者明显轻,大部分患者术后无需注射止痛剂。

总之,腹腔镜结肠、直肠切除术在患者对手术的耐受程度、术后恢复速度以及术后住院时间等方面都具有与传统剖腹手术无可比拟的优势。随着术中无瘤技术的不断完善和手术远期效果的不断提高,腹腔镜结肠、直肠切除术在肛肠外科的应用必将有着更广阔的前景。但同国外相比,差距很大,即使是大型医院,中转开腹手术频率也很高。

(2)腹腔镜结肠、直肠手术的关键技术及注意点:

1)腹壁套管穿刺点的选择:腹腔镜结肠、直肠切除术仅通过 4～5 只腹壁套管进行,由于套管位置固定,故其穿刺点的选择非常重要。结肠、直肠切除术的特点是肠系膜分离范围较广,术中视野变换较多,在选择套管穿刺位置时应兼顾腹腔有关区域,各套管间距一般不小于10cm,以免术中手术器械互相干扰;所有套管内径应为 10～12mm,以便术中随视野的移动而变换观察孔的位置;术者和操镜助手一般站立于病变肠段的对侧,但根据手术进程也可随时更换主操作者的位置;由于切除的结肠标本需经一个附加小切口提出腹腔,因此,在选择套管穿刺点位置时也应兼顾取标本和放置引流管,这样可以避免另做额外的切口。

2)运用软性结肠镜辅助手术操作:腹腔镜结肠、直肠切除手术由于是在镜下操作,只能依靠挤压、拨动等来寻找病灶,因此应用结肠镜对肠内病灶定位十分重要,即所谓双镜手术。

3)肠管横断和消化道重建腹腔镜下无法用肠钳控制肠内容物外溢,可用腔内切割吻合器(endo-GIA)在腹腔横断肠管后,用 endo-GIA 行肠管侧侧吻合。

腹腔镜手术的适应证:良性肿瘤、血管畸形、炎性肠病、肠扭转或缺血、憩室、DukesAB 期恶陛肿瘤、小于 6cm 的肿瘤、腹膜反折以上的肿瘤、无肠梗阻。

禁忌证:严重心肺疾病,病理性肥胖,出血性疾病,晚期肿瘤。

5.梗阻性结肠癌的手术处理　癌肿导致梗阻是结肠癌最常见的一种并发症。结肠梗阻形成一个闭锁肠祥,肠腔极度扩张,肠壁血运易发生障碍而致缺血、坏死和穿孔。癌肿部位越近回盲瓣,闭锁肠祥越短,发生穿孔的危险性越大。因此对结肠梗阻病人宜取积极态度,经过短期保守治疗无效时应早期进行手术。右侧结肠癌并发急性梗阻时,如一般情况好、局部浸润或感染不重,应尽量争取右半结肠切除一期吻合术,否则,一般情况差、局部感染重,则应分期手术;对右侧结肠癌局部确已无法切除时,可选作末端回肠与横结肠侧侧吻合术内转流术(捷径手术)。左侧结肠癌引起的急性梗阻在条件许可时应尽量一期吻合,或先行一期肿块切除二期吻合、近端结肠失功性造口术或双端结肠造口或近端造口,远端关闭,二期吻合。对肿瘤已无法切除的左侧结肠癌可选用捷径手术或横结肠造口术。为了避免一期手术后吻合口漏,许多学者认为术中肠道减压灌洗至关重要。我院常采用封闭式肠道灌泻,具体操作为:于回肠末端插入一 Folleys 导尿管通过回盲瓣,再于梗阻近端切断结肠,置入一根直径 22mm 麻醉用螺纹管,螺纹管一端与结肠捆扎在一起,另一端接手术台下一容器,用温热的等渗盐水从 Folleys

导尿管灌入,从螺纹管流出,形成一封闭的灌洗系统。

6.结肠癌的辅助治疗　化疗是结肠癌主要的辅助治疗。化疗药物很多,但 5-氟尿嘧啶(5-FU)仍为胃肠癌化疗的基本用药。但单独使用 5-FU 有效率仅为 21%。但近年来通过改变其给药方式、给药途径、分子结构以及生物修饰的应用和开发,大大提高了其疗效。最具代表性的是醛氢叶酸(Lucoverin LV)的应用。日前,LV 最佳剂量尚未确定,美国 FDA 批准应用两种方案:高剂量 LV＋5-FU(LV:200mg/m²,5-FU:420mg/m²,连续 1～5d);低剂量 LV＋5-FU(LV:20mg/m²,5-FU:370mg/m²,连续 1～5d)。每四周为一个疗程,共六个疗程,两种方案化疗的效果相似。近年来,大肠癌化疗的新药如 CPT-11(开扑拓)、Xel0da(希罗达)、L-OHP(奥沙利铂)在临床上引起了广泛的关注。CPT-11 是特异性 DNA 拓扑异构酶抑制剂,通过与拓扑异构酶和 DNA 形成的复合体稳定结合,引起 DNA 单链断裂,使 DNA 产生不可逆损伤。Rougier 等随机采用 CPT-11(300～350mg/m²)和 5-FU 治疗 267 例晚期结直肠癌,两组中位生成时间分别为 10.8 个月和 8.5 个月,差别有显著性。Xel0da(希罗达)是一种新型口服氟嘧啶甲氨酸盐,是 5-FU 的前体药物。Cox 等报告 605 例晚期结直肠癌病人随机分为 Xeloda 组(2500mg/m²,连续用药两周,休息一周,三周为一疗程)和 5-FU＋LV 组(LV:20mg/m²,5-FU:425mg/m²,连续 1～5d,每四周为一个疗程),结果两组总有效率分别为 23.2%和15.5%,差异有显著性。Xeloda(希罗达)组严重的毒性副反应为手足综合征和腹泻,但总的副反应发生率低于 LV＋5-FU 组。L-OHP(奥沙利铂)是第三代铂类抗癌药,其化学结构与顺铂不同,可引起链内或链间 DNA 交叉连结,抑制 DNA 作用更强。可单独或联合用药,剂量为 130mg/m² 溶于 5%葡萄糖中静脉滴注,常用方案为:L-OHP:130mg/m² 1d、CF(四氢叶酸钙):200mg/m² 1～5d,5-FU:300mg/m²,连续 1～5d,每三周重复。

其他辅助治疗包括放射治疗、免疫治疗、中药治疗、导向治疗和基因治疗等。总之,以手术为主,辅以化学治疗、放射治疗等综合治疗仍然是当前大肠癌治疗的主要方法。

# 二、直肠癌

直肠癌是消化道最常见的恶性肿瘤之一,在我国直肠癌约占大肠癌的 60%～75%。而我国直肠癌的特点又以中下段(腹膜返折平面以下)癌为多发。郁宝铭(1992)报道直肠中下段癌为全部直肠癌的 87.3%。20 世纪 80 年代以来,随着人们对生活质量的要求增高以及直肠癌病理解剖学的研究进展,人们对直肠癌的手术方式相应地作了较多的研究,尤其是对直肠中下段癌的保留肛门括约肌手术日渐上升。但是,直肠癌根治术后的局部复发、远处转移、手术的并发症仍是影响着外科治疗效果的重要因素。这些问题更需要进一步研究,以促进外科疗效提高。

## (一)病因

据研究,与直肠癌发生有关的因素很多,但确切的病因仍不甚清楚。可以肯定不是某单一因素对直肠癌的发生起作用,而是各种因素协同作用的结果。大家公认下列一些因素与直肠癌的发生有较密切的关系。

1.直肠息肉　近年来,认为部分息肉恶变是直肠癌发生的重要原因之一。直肠息肉分为:

①新生物性。②化生性。③炎症性。④错构瘤性。⑤其他等 5 类。除黏膜肥大性赘生物等与癌变关系不大外,上述①②③④类息肉均可能发生癌变。新生物性家族性腺瘤息肉病癌变率达 100%。息肉癌变一般与以下因素有关:①组织学分类:导管状腺瘤性息肉癌变率为 8%～10%,导管绒毛型为 15%～20%,而单纯绒毛状息肉之癌变率为 40%～50%。②息肉的大小:体积越大,癌变危险性亦越大。息肉直径大于 40mm,癌变危险性高达 60%;而直径小于10mm 者,癌变的危险性仅为 1.5%。③息肉形态:有蒂息肉的癌变率远较阔蒂或无蒂广基之息肉者低。后者的癌变率约为前者的 2 倍。此外,随着息肉患者年龄的增长,其息肉的癌变危险性亦增加。

2.膳食　流行病学调查反映出饮食习惯与结直肠癌的发生有一定关系。高纤维素食物使粪量增多,促进肠蠕动,粪便排出较快,缩短致癌物质对结肠黏膜作用的时间,还可冲淡致癌物质浓度,并改变肠道菌群,减少菌群对产生致癌物质的作用。故国人的饮食结构以谷类和高纤维素食物为主,结直肠癌发病率较欧美发病率低。高脂肪和高动物蛋白饮食使粪便量减少,粪便在肠内停留的时间长,还能刺激胆汁分泌量和流动速度,改变了肠内的 pH 值,粪便呈碱性,增加粪内胆酸、胆固醇和厌杆菌的数量,改变了厌氧杆菌与需氧杆菌比例,厌氧菌的 7-a-脱羟基化酶作用于胆酸和胆固醇,形成非饱和多环烃类物质致癌。有人认为胆酸结构与甲胆蒽相似,脱氧胆酸由细菌转变成甲胆蒽和有关混合物。高发区人群中和直肠癌病人的粪内胆酸胆固醇含量增高。长期食用白菜、萝卜和卷心菜可增加器官活动,有抵抗有害化学代谢作用。饮食中增加钙可减少发病率;缺少硒、锌和氟化物则增加发病率。总之,对上述诸因素中有些因素的致癌作用至今尚存有争论。虽然如此,但有一点是可以肯定,即当食物内含有过量的动物性脂肪时,可使人体增加胆汁的分泌,从而增加了胆固醇衍生物在大肠内的积聚和浓缩,这些物质有诱癌、促癌和致癌作用。而高纤维素食物具有保护肠道的作用,可有防癌、减少或降低结直肠癌发生的作用。

3.慢性炎症病变　大量资料表明血吸虫病、慢性溃疡性结肠炎与结直肠癌关系非常密切,它们都可使肠黏膜反复破坏和修复而癌变。

（二）病理

直肠癌的病理包括大体形态分型、组织分型、分级、分期和传播扩散方式,它反映了直肠癌的生物学特征。深入地了解直肠癌的病理变化特征,便于外科医生合理地制定手术治疗方案,术后的综合治疗及对其预后的评估。

1.大体形态分型　①肿块型:肿瘤向肠腔内生长,与周围组织分界较清楚。其组织分化程度高,转移较晚,预后较好。②溃疡型:是最常见的类型,约占 50%。表现为恶性溃疡,边缘硬而整齐、向外翻转,外观似火山口状。表面容易出血、坏死和感染。沿肠壁横向扩展,成环状,向肠壁深层浸润,以致穿透浆膜,侵犯邻近器官,转移较早。③环型或狭窄型:其组织分型多呈低分化腺癌。起初是分离的恶性小溃疡,围绕肠壁蔓延,最后小溃疡灶逐渐融合而成环形大溃疡。沿肠壁纵向扩展,可达 50～80mm。④弥漫浸润型:肠壁弥漫性增厚,硬如皮革,扩展范围至少 50～80mm。大部分覆以正常黏膜,也常有浅表溃疡。结肠镜检及取组织活检时,常因其表面正常黏膜掩盖了真实病变,导致延误了诊断和治疗。慢性溃疡性结肠炎常恶变为这种类型的癌,早期发生转移,预后差。⑤黏液癌:有大量凝胶表现的癌,可有广泛溃疡和浸润,边缘隆起成结节状;生长较慢,转移较晚,局部侵犯广泛,不易彻底切除,常有局部复发。

2.组织分型　腺癌占大多数(75%~80%),由腺上皮构成,有管状、腺泡或乳头状结构。与大体形态分型结合起来,肿块型癌多为高分化腺癌;而溃疡型癌则属低分化腺癌。前者预后较好,后者次之;黏液腺癌预后较差,由分泌黏液的细胞组成,占10%~20%;未分化癌无腺体结构,无细胞外黏液,癌细胞较小,圆形或不规则,排列不整齐,浸润明显,容易侵入小血管和淋巴管,预后最差。此外,还有印戒细胞癌和黏液细胞癌,由很多孤立细胞组成,细胞内充满黏液并有一边缘细胞核,其预后亦很差;腺鳞癌,鳞状上皮癌较少见,多发于肛周皮肤与肛管部位。

3.组织分级　表示癌的恶性程度,并有助于判断预后。Brodes(1925)按分化好的组织细胞多少和分化与未分化细胞的比例,分为Ⅰ~Ⅳ级。即低恶性(高分化),中等恶性,高恶性(低分化)和未分化四级。Dukes(1946)按瘤内细胞结构形成或恶性细胞的排列分低级、中级、高级和黏液癌,即分化良好是低级($G_1$),近似腺癌,但上皮增生活跃,浸润已穿透黏膜肌层;中级($G_2$)分化中等,癌细胞密集在一处,但围绕腺间隙深处1~2层内癌细胞排列仍有规律,核染色深,常见无规律的有丝分裂;分化不良即高级($G_3$),分化好的细胞较少,围绕血管小球间隙深层无规律排列,有丝分裂比中级多,癌细胞有更多间变、无腺结构,侵入邻近组织;黏液癌的分化程度不同,无合适的分级标准。两种分级方式均能表示出癌的恶性程度,但后者似乎更能反映出癌的生物学行为特征。高级恶性的癌更容易发生广泛蔓延、淋巴结侵犯、静脉侵入和远处转移,切除后复发率比中级的高2倍,即使更广泛地手术切除也不能提高5年生存率。

4.临床病理分期与组织病理分期

(1)临床病理分期:根据直肠癌的临床症状、大小、类型、有无溃疡,固定程度,局部扩展占据直肠周径范围,直肠外有无淋巴结转移以及全身情况分期为:1期:癌局限于直肠壁内,完全活动,无溃疡或浅表溃疡,直肠外无侵犯。2期:癌局限或轻度穿透直肠外组织,占据不到直肠周径的1/2,活动,体重减少10%以上,全身虚弱。3期:肿瘤活动度明显减少,占据直肠周径的3/4,或累及直肠全周径,直肠外有侵犯,直肠固定于盆腔内器官或盆壁。4期:癌蔓延广泛,骨盆外有转移。如结合盆腔CT和直肠腔内B超照相,确定癌侵犯直肠壁和对直肠周围器官组织的侵犯范围更为准确。

(2)组织病理分期:现在直肠癌分期是源于直肠癌切除标本的细致的病理研究。Lockha-rummery于1926年第一次确定了直肠癌分期与预后的关系。他通过200例直肠癌切除标本病变在肠壁扩散范围及周围组织和淋巴结内的扩散研究,首先提出了将直肠癌分为A、B、C三期。A期肿瘤小而活动,没有侵犯肌层或淋巴结。B期肿瘤侵犯肌层,但没有与周围组织固定,有时有淋巴结浸润,但不广泛。C期肿瘤大而固定于周围组织和有广泛的淋巴结播散。显然这种分期的主要缺点是B期含义不明。1929年,Dukes指出淋巴结转移只有在癌侵犯直肠壁全层,浸润周围组织时才发生。并于1932年形成了Dukes分期系统,现在仍被普遍采用。最初分为三期。A期:癌局限于肠壁,未穿透肌层,无淋巴结转移。B期:癌侵犯肠壁全层,并扩展到肠外组织,无淋巴结转移。C期:癌转移至附近淋巴结。后来进一步将C期分为$C_1$、$C_2$两个亚期以及D期。$C_1$期淋巴结转移未到结扎血管平面;$C_2$期结扎血管平面已有淋巴结转移。D期:局部有很广泛侵犯或淋巴结转移、远处转移、网膜和腹膜种植,不能治愈。Dukes等统计,直肠癌A、B、C三期5年生存率分别为91%、67%和16%。$C_1$和$C_2$期分别为25%~

45%和10%～14%。证实了这种分期与预后有关系。Dukes分期简单,后经Kirklin等 (1949)和Astler-Coiler(1954)改良分期,对预后的估计更为准确。国内学者根据自己的临床 资料对Dukes分期也作了相应的改良,谓之Dukes分期中国改良法:$A_0$期病变限于肠黏膜及 黏膜肌层;$A_1$期病变侵及黏膜下层;$A_2$期病变侵及肌层。B期病变侵透肠壁或侵犯到肠周围 组织或器官,但尚可切除。$C_1$期伴癌附近淋巴结转移;$C_2$期伴血管周围和肠系膜切缘附近淋 巴结转移,还可做根治性切除。D期已有远处器官转移。Dukes分期在临床的另一重要意义 是可被普遍应用于大肠癌。早在1939年,Simpson和Mayo首先将Dukes分期引用于结肠。 1978年,国际抗癌协会(UICC)推荐和肯定了TNM分期法。T-原发肿瘤:Tis原位癌;$T_1$肿 瘤侵及黏膜下层;$T_2$肿瘤侵及固有肌层;$T_2$肿瘤侵及浆膜或侵及没有腹膜化的结肠、直肠周 围组织;T4肿瘤穿透脏层腹膜,或直接侵及其他脏器或结构。N-区域淋巴结;$N_0$无区域淋巴 结转移;$N_1$ 1～3枚直肠周围淋巴结转移;$N_2$ 4枚或4枚以上直肠周围淋巴结转移;$N_3$转移至 伴随着供应的血管根部的淋巴结;M——远处转移:$M_0$无远处转移;$M_1$远处转移。

### (三)直肠癌的转移与播散

#### 1.直肠癌的转移与播散途径

(1)直接蔓延:直肠癌在肠壁由边缘向各方向扩展。沿肠管周径扩展比沿长轴快,生长速 度每日平均直线生长0.083mm,平均130日瘤体可增加1倍,1年内直径增长10～40mm。直 肠壶腹部癌侵及周径1/4需要6个月,3/4需要1年,全周径至少需要2年。沿直肠长轴扩展 按癌肿发展程度不同。Westhue(1953)报道直肠癌向远侧扩展不超过下缘15～20mm。有报 道晚期癌扩展可达40mm。国内陈泳莲(1990)报道远侧纵向扩展最大范围18～42mm。李福 沛(1992)报道远侧扩展率为63.64%,扩展距离为18mm。当癌由黏膜向黏膜下层、肌层、浆膜 层生长,穿透肠壁全层时,癌栓可加重癌在肠壁的纵向扩展。手术切除病变范围时,应根据肿 瘤在直肠的部位、侵犯的深度以及其组织类型而决定。穿透肠壁的癌细胞可侵及肠周围的组 织或腹膜。直肠后壁癌穿透直肠固有筋膜至Waldeyer筋膜,侵及骶神经、骶骨和尾骨。直肠 前壁癌穿透Denonvillier筋膜,侵犯前列腺、精囊、膀胱或阴道后壁及子宫。

(2)淋巴转移:是直肠癌的主要转移途径。肛管直肠癌的转移输出途径有肛管直肠壁的淋 巴网系统和肛管直肠壁外淋巴系统。

1)肛管直肠壁的淋巴网主要位于黏膜下层和浆膜下层。黏膜内淋巴管并不丰富,所以原 位癌极少发生淋巴转移。肠壁各层淋巴管构成淋巴网,与直肠上、中、下血管伴行的3个途径 输入壁外淋巴系统而进行扩散。

2)肛管直肠外淋巴系统转移是沿其周围引流区域内的淋巴管进行,引流区的淋巴结平均 数因所清除的范围,使用的检查方法不同而有一定差异。文献报道每例14.5～67个,有人报 告10例检出124个淋巴结,总的转移率为43.6%～68%,转移度为6.6%～21.35%。与肠壁 内相应部位的淋巴网相联系的肠壁外的引流区域内的淋巴转移方向是:①向上扩展是最常见 的也是最主要的:直肠旁淋巴结-直肠动脉旁淋巴结-肠系膜下淋巴结-腹主动脉旁淋巴结。除 上述淋巴途径中的淋巴管被癌栓塞外,癌细胞是很少向下方转移的。但在直肠任何部位的癌 肿均可能发生向上方转移,据文献统计的资料表明,直肠各段的癌向上方扩散转移率无明显差 别。②直肠中下段癌可以经肛提肌的表面或其间的淋巴管汇入直肠中动脉旁淋巴结-闭孔淋巴结-髂内、髂总淋巴结。这种侧方转移是直肠癌淋巴转移的第2条重要途径。一般认为癌位于腹膜返折以上,其侧方转移率是很低的。侧方转移仅限于腹膜返折以下的癌。近年来,日本学者报告了侧方转移率达20%,即使直肠上段部的癌,其侧方转移率亦较高,故积极推荐直肠癌根治术的侧方淋巴结清除术。③肛管直肠下段癌的淋巴转移是通过所在部位的淋巴管沿伴随直肠下动脉之淋巴管汇入髂内,或经肛管周围、坐骨窝的淋巴管向前经会阴至大腿内侧皮下组织的淋巴管汇于腹股沟淋巴结。④直肠癌淋巴结的跳跃性转移。直肠癌的淋巴转移有时不按引流方向呈逐级向腹主动脉旁淋巴结汇流,而是近站淋巴结无转移却在远隔一站的淋巴结发现转移癌。此谓之跳跃性转移。这种转移现象的解剖学基础是:隔站淋巴结之间存着直接通路。直肠旁的淋巴结输出管可直接汇入肠系膜下淋巴结。据报道,直肠淋巴引流的这种直接通路有3种情况:最短的直接通路是汇入直肠上动脉分支处;第2种是汇入直肠上动脉和乙状结肠动脉的分支处;最长的直接通路是直接汇入肠系膜下淋巴结。这种跳跃式的转移以第1种途径最为多见。

(3)静脉扩散:恶性程度越高的癌肿,其癌细胞向静脉侵犯的机会越多。有时在未发生淋巴结转移之前,癌侵犯黏膜时可侵犯静脉。癌细胞经肠系膜下静脉到肝,或髂静脉、腹膜后腰静脉分支到体循环,转移到肺和其他器官如骨和脑转移。Goligher(1941)报道直肠癌开腹发现肝转移为11.5%,加上隐匿性肝转移合计是25.8%。

(4)神经鞘传播:癌侵入神经周围,可沿神经鞘扩展,这种传播与手术切除后复发有关系。复发的直肠癌系因神经周围受到侵犯,表现为剧烈疼痛,其预后不良。

(5)种植转移:癌细胞脱落到肠腔,穿透肠壁浆膜,脱落入腹腔可以发生种植转移。

2.临床表现

直肠癌早期常无明显症状,有时有少量血便或大便习惯改变,容易被病人忽视。肿瘤进一步发展可出现如下症状:

(1)直肠刺激症状:肿瘤刺激直肠产生便频、腹泻、里急后重、便不尽感。

(2)肿瘤感染溃破症状:血便、多伴有黏液排出、感染严重时有脓血便,易误诊为痢疾、痔疮等。

(3)梗阻症状:肿瘤引起肠腔狭窄可出现大便变细变形、排便困难,完全梗阻时可产生腹胀、腹痛等。

3.诊断　直肠癌的早期诊断主要是靠临床检查。大多数的直肠癌指诊可以发现。指诊不易或不能够摸到时,直肠、乙状结肠镜检,并取组织活检是比较容易作出正确诊断的。据报道临床误诊率竟高达88.5%,究其原因,除病人自误之外,医源性误诊亦应值得外科医生警惕。首先,对直肠癌应有足够的认识。直肠癌缺乏特异性的症状,直肠肛管的各种疾病均具有相似的临床表现。外科医生应能比较全面地了解直肠肛管常见病的病理变化、临床症状以及其病因和流行病学的特性。通过临床检查和鉴别诊断,误诊率是可降低到最小限度的。郑树(1986)报道,以菌痢、痔所占误诊比例最大,是主要因素,其次是结肠炎、阿米巴痢疾,此四种疾病共计占误诊的75.8%～91.22%。这些疾病绝大部分经体检、镜检、组织活检以及粪便的细菌学检查可以排除。临床上有的系先人为主,沿袭诊断误治.以致许多直肠癌被作为内痔、菌痢治疗数月,甚至数年。

(1)直肠肛管指诊:是诊断直肠癌的首要方法。文献指出直肠癌误诊约 80%～90% 是未行直肠指诊,这应引起临床医师的深思。外科医生对每位直肠肛管疾病患者的就诊,作指检应是责无旁贷的。虽举手之劳,然获益非小。但对于早期、微小、高位直肠癌及时诊断也并非易事。检查前应对病史有详尽的了解,检查时要取得病人的充分合作,还应做到检查有重点。食指要全部插入直肠,按顺序在直肠肛管内仔细触摸各个方位。疑有问题的部位,可改变体位再行检查,方能减少漏诊。一般成人食指长度 7～7.5cm,若向内压,有效长度可增到 9～10cm。如病人改为蹲位,增加腹压下指诊可触及到距肛缘 11～12cm 处的病变。一般女性盆腔出口较宽,指诊时食指进入深度比男性更深。所以,直肠中下部病变完全可以采用指检发现。指检触及病变的范围、大小、质地、形态和活动度,以及与其周围组织、器官的关系,对治疗方案的制定实施是非常有益的。

(2)直肠、乙状结肠镜检:可以发现直肠高位的肿瘤,并通过取组织活检决定病变的性质。应注意的是,活组织检查必须在溃疡边缘取 2～3 块组织。有时还须多次(2～5 次)和多处取材检查才能确诊,1～2 次阴性结果绝不能轻易除外恶性肿瘤。尤其是弥漫性浸润型癌,这类癌其特点是在肠壁内蔓延,不常侵犯黏膜,穿透肠壁到周围组织。肠壁一致性增厚,变硬和狭窄,狭窄部的黏膜皱折消失或肥大,常无溃疡;有时呈浅表性溃疡,显微镜下是分化不良的腺癌,主要是印戒细胞。

(3)钡剂灌肠检查:虽然对直肠癌诊断价值不大,但为排除结肠多发性原发癌或息肉病仍有必要。

(4)B超和CT扫描:直肠内B超照相和盆腔CT扫描对确定肿瘤侵犯肠壁的深度、范围和淋巴结的转移很有价值。常规腹部盆腔B超,可了解有无肝和卵巢内转移病灶。已婚妇女行阴道及双合诊检查,阴道、宫腔内B超可鉴别直肠癌与盆腔肿瘤。

(5)癌胚抗原(CEA):癌胚抗原(CEA)检查对直肠癌的诊断无特异性。因大肠癌以及大肠外很多良性疾病如肝脏疾病、胰腺炎和肠炎等血浆中的 CEA 水平均可升高;胃肠道外恶性肿瘤如乳癌、子宫癌等血浆的 CEA 水平亦可升高。但术前术后的 CEA 检查值对估计病人的预后和判断术后肿瘤的复发仍有一定的帮助。近年,有用单克隆抗体诊断大肠癌。核素标记癌胚抗原单克隆抗体在结肠肿瘤放免显像诊断的应用,可能是直肠癌早期诊断的一种新的满意手段。

### (四)治疗

直肠癌最主要而有效的治疗仍是手术治疗。根据肿瘤情况采用以手术为主,以放疗、化疗为辅助的综合治疗。限于肠壁的肿瘤、侵犯邻近组织尚未固定、肠系膜血管结扎处上方无淋巴结转移的病人,应做根治性切除术;如肿瘤侵犯已超过上述范围不能完全切除的或全身情况不能支持根治性切除的均应做姑息性手术,手术切除肿瘤或肿瘤大部,减轻病人对肿瘤的负荷,有助于提高病人对肿瘤的免疫能力,以达治愈或延长生命之目的,或减轻痛苦,提高生存质量。根治性切除应包括癌肿全部及其两端足够的肠管、周围可能被侵犯的组织以及有关的肠系膜和所属的淋巴结。如癌侵犯子宫、阴道后壁、膀胱壁,可同时行盆腔脏器联合切除,其 5 年生存率为 51%。并发孤立的肝转移者,可在根治性切除的同时行相应的肝叶切除或肿瘤楔形切除术,同样有较满意的疗效,文献报告平均存活 25 个月(10～102 个月)。

手术的选择：

治疗直肠癌的手术术式一般分为三大类：①经腹会阴联合切除（或扩大）、永久性腹壁人工肛门，亦称为 Miles 术。②保留肛门括约肌的直肠癌切除。如经腹前切除腹膜外吻合（AR 术）或低位前切除术（LAR）、拖出术（Bacon Babcock、Parks 术）。③经腹会阴联合切除（或扩大）、原肛门重建术。如股薄肌原位肛门括约肌重建、臀大肌原位肛门重建或结肠套叠式肛门重建术等。自 1988 年 Miles 的腹会阴联合切除术，1938 年 Dixon 的经腹前切除术和 20 世纪 80 年代日本的腹盆扩大的淋巴结清除术以及与之相关的骶前自主神经保存，这种术式的扩大与缩小并存、治愈与功能保存的并存手术，谓之直肠癌外科治疗的四个里程碑。至于每例具体患者的外科治疗最佳术式的选择，一般应基于以下原则：①肿瘤的部位，肿瘤下缘至肛门的距离，肿瘤的大小、侵犯肠壁的深度和周径范围，组织学类型、分化程度，以及对周围组织的侵犯、淋巴结的转移情况。②患者自身的条件，如年龄、性别等反应对手术的耐受性；盆腔的大小影响着手术的视野；患者的社会经济状况影响着手术治疗和综合治疗。③医疗条件，包括医生的经验和技术，医院医疗设备，如胃肠吻合器为低位前切除术在施行结肠直肠或肛管的吻合提供了很大的方便。

**1.腹会阴联合切除术** 直肠癌的腹会阴联合切除术（Miles 术）曾是直肠癌外科治疗的经典术式，适用于直肠的中下部的恶性肿瘤。Miles 按直肠癌向上、下和两侧的淋巴分布，经腹会阴将肿瘤肠段及其可能侵犯的组织全部切除。切除范围包括乙状结肠及其系膜，全部直肠及其周围的血管、淋巴管、淋巴结，肛管和其周围的脂肪组织、肛提肌、括约肌等。目前估计，可手术的直肠癌 Miles 术总的切除率可达 90% 以上。手术死亡率不到 3%，5 年生存率 Dukes A、B、C 期分别可达 90%、50%、70%、30%～50%。此术式问世近 100 年，仍被广泛采用。随着人们对直肠癌的病理类型、分期、生长方式、生长部位等生物学特性的深入研究，Miles 术的适应证中的部分病例将以各种保肛手术所替代。尤其是吻合器的应用，结肠肛管吻合术的推广。所谓直肠癌的低位前切除术及超低位前切除术的开展越来越多，腹会阴联合切除术日趋减少，其适应证仅限于直肠下 1/3 部、肛管的恶性肿瘤。有资料表明，腹会阴联合切除术在欧美国家的直肠癌手术治疗中还不足 10%。为提高手术的根治性，减少并发症，术中应强调注意以下几个问题：①必须要求无瘤术操作。先探查腹腔内有无转移，如肝内有无转移结节、腹主动脉、肠系膜下动脉、乙状结肠系膜的淋巴结有无转移，结肠有无多发性癌灶等。继之探查盆腔腹膜表面有无转移灶，直肠周围器官如卵巢、子宫、膀胱、输尿管是否被侵犯。了解肿瘤的部位、大小及活动度。②首先应解剖肠系膜下动脉根部，清除周围的脂肪、淋巴组织，并在其适当的相应部位结扎切断，防止术中肿瘤经门静脉血行扩散。③在肿瘤近侧用纱布条将肠管结扎，肠腔内可注入抗癌药物，如 5-Fu 20～30mg/kg，防止癌细胞在肠道内种植性扩散。④会阴部手术切口应距肛门缘有足够的距离，至少 5～6cm，以保证对直肠肛管周围组织切除的根治性。⑥会阴切口可行一期缝合。骶前间隙置双腔负压管引流，术后借此管用 0.5% 灭滴灵溶液 200mL 每日 1 次冲洗，连续 3～5 天，可预防或减少盆腔感染，促进切口愈合。如腹主动脉周围和肠系膜下血管根部有淋巴结转移，则表明已有远处转移，即使扩大了根治术也不能治愈和提高 5 年的生存率。

2.保留括约肌的直肠癌根治术

(1)保留括约肌直肠癌根治术的适应证:①肿瘤下缘距齿线 5.5cm 以上的直肠中、下段癌。②早期直肠癌局限于肠壁,直径小于 3cm;或周径受累＜1/2。③肿瘤远侧断端 1cm 内肉眼未见到有癌浸润的迹象。④已有远处转移,而局部病灶仍可根治性切除。⑤虽肿瘤靠近肛管部,但患者坚决拒绝作 Miles 术,可考虑保留括约肌手术。保留括约肌直肠癌根治术的增多,与吻合器的推广应用不无关系。由于吻合器的使用,在盆腔内的结肠直肠或肛管的吻合较之手工缝合方便,缩短了手术时间,吻合口同样可靠,术后并发症减少。采用吻合器的直肠癌低位前切除术,术后盆腔的局部复发,5 年生存率与 Miles 术相比,无明显差异。

(2)前切除与低位前切除术:1939 年,Dixon 首先创用直肠癌经腹切除.并在盆腔行结肠直肠吻合的保肛手术,1948 年,其又进一步推广,称之为 Dixon 术,或前切除术。此手术原则上只限于直肠上 1/3 部位或乙状结肠远端的癌。这种手术完全保留了括约肌和直肠远段感觉以及保留了排便反射功能,是治疗直肠癌位于中上段的理想手术。

对于位于直肠中、下段的癌,在切断两侧直肠侧韧带后,直肠完全游离,只要施以根治术,并于盆腔腹膜外行结肠肛管吻合,称之低位前切除术。由于男性病人的盆腔狭窄和过度肥胖者的特殊解剖关系,致使手术野受限,操作不便。有的外科医生为改善手术野,为手术操作便利创造条件,采用了不同的切口、经路。如耻骨切除经路、经腹骶切除术等。这些术式虽在手术操作的便利方面有所改善,但不乏一些并发症存在。前者创伤较大,术后性功能障碍更加明显,耻骨楔形切除后以及术中牵拉产生分髋痛症;后者尽管使手术野有较好的显露,术后括约肌功能良好,但术中要改变体位,费时间,术后并发症较多,而且手术切除的病灶范围受到限制,影响疗效。

(3)经腹肛切除保留括约肌手术:即 Bacon-Babcock 术:首创者是 Babcock(1932),由 Bacon(1945)推广。主要适用于直肠下段或中 1/3 部位的较大的癌灶患者。腹部手术操作与低位前切除相同,应注意的是在乙状结肠上确定一个良好的供血点为标志,此点下移至骶岬下方距骶岬 12cm,即可经肛门拉出与肛门皮肤缝合。会阴部手术:用牵开器牵开肛门,在齿线下方 0.3cm 水平环形切开肛管内膜,沿内括约肌深面向上分离。通过肛提肌与外括约肌间隙,与腹腔盆腔会师,将直肠经肛门拖出与外括约肌缝合固定,突出肛门外的肠管内置一胶管,7～10d 后切除肛门外多余的肠管,断端与肛门皮肤缝合。此手术近期肛门功能不佳,但经过提肛运动锻炼后可获得较满意的排便自制功能。现有人主张保留齿线上黏膜外肌层套 1cm 和括约肌,称为改良 Bacon 术,术后大便节制功能可明显改善。

Parks 术(结直肠套式吻合术):Parks(1972)改进经腹肛门拖出切除术,不外翻直肠,在肛管上端吻合。我院采用 Parks 改良手术,即腹部游离至肛管上端在肿瘤远侧端切缘处缝闭肠管,于其下方前后左右各缝一针作为牵引线,在预定切除线上切断肠管,近侧结肠由肛门拖出,与保留的肛管间断全层缝合。此手术显露良好、操作方便、吻合可靠、术后肛门功能良好。

3.腹会阴直肠癌根治性切除、肛门重建术　即将 Miles 术后的结肠造口改建于原肛门处,避免腹部人工肛门。有股薄肌肛门成形术、臀大肌替代肛门括约肌、用结肠残端设计直肠角和结肠浆肌层外翻卷替代内括约肌、结肠远端套叠式人工肛门术等,由于排便节制功能有限,目前,此类手术临床已较少使用。

4.直肠癌的局部切除术　　直肠癌的局部切除术指征主要限于:原位癌、分化良好的腺癌、类癌,且直径<3cm、活动、距肛缘<10cm、与肠壁肌层无粘连或未穿透肠壁全层。局部切除应注意以下几点:保证切除有足够的范围,必须在距肿瘤边缘0.5～1cm以外切除全层肠壁;切除标本如病理检查发现已穿透肠壁,则应重新行直肠癌根治术;注意定期随访。

5.与直肠癌保肛手术有关的现代观点

(1)直肠癌保肛手术的解剖学基础:直肠癌外科的解剖学标志:直肠指诊时,临床上仍较多以肛缘为标志记录直肠癌的位置,这种方法显然不够精确。许多学者提倡以齿状线作为直肠癌外科的解剖学标志。直肠癌外科常常涉及到肛管,目前对肛管准确定位仍然有两种不同的说法,解剖学肛管是指齿状线至齿状线下方1.2～1.5cm处(肛门缘),这段管状结构长度约1.5cm。外科学肛管是指肛管直肠环至齿状线下1.5cm,实际上是直肠柱区加解剖学肛管,直肠柱区约1.5～2.0cm,故外科学肛管约3.0～3.5cm。大多数学者推荐使用解剖学肛管的概念。认为解剖学肛管的上界为齿状线,肉眼易识别,描述准确,同时对直肠癌外科也有重要的临床意义。在直肠癌外科中常常使用肛提肌平面或盆膈平面作为保肛的解剖学标志。郁宝铭教授认为肿瘤下缘距肛提肌平面的距离是决定保肛手术的重要因素。

直肠紧贴骶骨尾骨凹行走,在切断直肠两侧的侧韧带以后,直肠完全游离、伸直,可由原来距肛缘的长度向盆腔延伸(提高)2～3cm,故保肛与否要根据术中游离直肠的具体情况而定。

(2)肿瘤远侧肠管切除的安全长度:过去认为作为直肠癌根治性切除,肿瘤远端直肠至少切除5cm,理论上按此要求在低位直肠癌病人中是无法施行保肛手术的,然而这种认识已被否定,大样本的病理学检查发现直肠癌向远侧肠段浸润>2.0cm者不足3%,大量资料表明除非远切端阳性(残留),远切端长度已不是局部复发的重要因素,当前认为远切端长度不少于2cm已足够,而伴远端逆行播散的病例即使作了腹会阴切除术,最后仍免不了复发,其致死原因为远处转移。

(3)直肠癌的淋巴结转移:①向上扩展是最常见的也是最主要的:直肠旁淋巴结-直肠动脉旁淋巴结-肠系膜下淋巴结-腹主动脉旁淋巴结。除上述淋巴途径中的淋巴管被癌栓塞外,癌细胞是很少向下方转移的。但在直肠任何部位的癌肿均可能发生向上方转移。②直肠中下段癌可以经肛提肌的表面或其间的淋巴管汇入直肠中动脉旁淋巴结-闭孔淋巴结-髂内、髂总淋巴结。这种侧方转移是直肠癌淋巴转移的第2条重要途径。一般认为癌位于腹膜返折以上,其侧方转移率是很低的。侧方转移仅限于腹膜返折以下的癌。最近Moriya等报道,他们在448例直肠根治性切除术中发现218例伴淋巴转移,占49%,其中28%伴侧方淋巴转移,72%无侧方淋巴结转移,但单纯侧方转移仅4%,淋巴转移中94%为向上转移,故积极推荐直肠癌根治术的侧方淋巴结清除术。但在单纯向上转移与伴侧方淋巴转移的病例中,无瘤5年生存率差异并无显著意义,他们分析了传统根治术,扩大根治术在手术时间(280miv vs 371min)与失血量(880mL vs 1335mL)间差异有显著意义,p<0.01。他们没有比较传统根治术与扩大根治术在5年生存率间有无不同,但这些结果已表明侧方清扫术的实用价值。如何理解这两方面不符合的矛盾呢?按西方学者观点,侧方淋巴转移是一晚期现象,清扫已无意义。显然对这一手术的益处,目前尚未获证实。③肛管直肠下段癌的淋巴转移是通过所在部位的淋巴管沿伴随直肠下动脉之淋巴管汇入髂内,或经肛管周围、坐骨窝的淋巴管向前经会阴至大腿内侧皮

下组织的淋巴管汇于腹股沟淋巴结。

(4)直肠系膜:直肠系膜是外科学名词,解剖学上并无这一名词。直肠系膜是指盆筋膜脏层所包裹的直肠后方及两侧的脂肪及其结缔组织、血管和淋巴组织。由于骨盆的特殊形状,只在直肠的上 1/3 形成膜状结构,而中下 1/3 是从直肠的后方和两侧包裹着直肠,形成半圈 1.5～2.0cm 厚的结缔组织,外科临床称之为直肠系膜。直肠系膜后方与骶前间隙有明显的分界,侧方由于侧韧带与盆腔侧壁相连,无明显分界,上自第三骶椎前方,下达盆膈,所以外科提出的全直肠系膜切除,是指从第三骶椎前方,沿骶前间隙至盆膈,包括盆筋膜脏层所包裹的直肠后方及两侧连系直肠的全部疏松结缔组织。

(5)TME 技术:大量资料表明,按 TME 原则手术的局部复发率都在 5%～10%。直肠癌 TME 原则的理论基础是建立在盆腔筋膜脏层和壁层之间有一个外科平面,这个平面为直肠癌及其系膜的完整切除设定了切除范围,而且直肠癌浸润通常局限于此范围内。直肠癌时约有 30% 以上的病例直肠系膜中存在着癌细胞沉着,而且还有 20% 在直肠系膜的远侧存在着癌细胞播散,即使在无淋巴结转移的情况下,直肠系膜内也常隐藏着癌细胞巢,成为局部复发的根源,但在直肠系膜内向肿瘤远端的播散一般不超过 4.0cm,这说明直肠癌局部病变均在系膜范围内,通过 TME 即可以完全切除直肠癌及其局部浸润病灶。真正的直肠系膜全切除首先是游离直肠时必须保持盆筋膜脏层的完整与健全,不受干扰,欲达到这一点就要求在游离时必须直视下采用锐性分离的方法在盆筋膜壁层与脏层间进行,然后才是切除肿瘤远端直肠系膜不少于 5cm,没有直肠系膜盆筋膜脏层亦即直肠固有筋膜的完整无损,肿瘤远端直肠系膜切除再多也是枉然的。如果术中直肠系膜不能完全切除,容易导致病灶残留,引起术后局部复发。

TME 具有一定的适应证和原则。TME 主要应用于直肠中下段的肿瘤,对于上段直肠癌则无施行 TME 原则的必要;对于已发生盆壁及远处转移的病人,TME 已经失去意义。TME 的手术技术为:①直视下在骶前间隙中锐性分离。②保持盆腔脏层筋膜的完整无缺损。③直肠肿瘤远端直肠系膜切除不少于 5.0cm。只有这样才能达到全直肠系膜切除术。

(6)传统直肠癌手术与 TME 手术的区别:传统直肠癌手术,不论是否进行保肛术,其直肠后方及直肠周围的分离大多采用钝性的方法,包括用手指非直视下钝性分离,或通过止血钳进行分离、钳夹、切断、结扎等。采用该方法在分离的过程中,一方面在直肠壁一侧常引起直肠固有筋膜的撕裂,使位于系膜内的肿瘤细胞脱落或残留于未被切除的组织内,导致术后盆腔或吻合口的复发;而另一方面在盆腔壁一侧,由于分离过程中解剖层次难以清楚地把握.术中容易引起骶前静脉丛的撕裂或下腹下神经以及盆腔神经丛的损伤,导致术中骶前静脉丛的出血或术后性功能以及排尿功能的障碍。

TME 技术要求直肠周围的游离,包括直肠后方与骶前筋膜之间,侧方的直肠侧韧带以及前方与子宫、阴道壁或男性的前列腺之间全部在直视下沿解剖间隙采用锐性分离,用剪刀或电刀进行,目前大多采用电刀。由于在直视下进行,解剖层次清晰,可以有效地避免损伤直肠固有筋膜、骶前筋膜、下腹下神经、盆腔神经丛以及输尿管等结构,同时由于节省了大量结扎、止血的时间,使整个手术时间明显缩短。

对于肿瘤远端直肠系膜的处理,TME 技术要求沿肛提肌表面将所有远端直肠后方的系膜,即直肠周围的脂肪组织,包括其中的血管全部切除。但随之而来的问题是远端残留的直肠壁的血供受到影响。尤其是如果远端残留的肠管比较长的情况下，术后由于远端肠管缺血坏死引起的吻合口漏的发生率明显上升。

对于直肠系膜切除术应用的适应证目前国际上比较一致的意见是中低位直肠癌，而对于直肠上 1/3 的肿瘤，一般认为在完整切除系膜固有筋膜的同时，保证切除肿瘤远侧 5cm 的系膜已足够，更远侧的直肠系膜不必进行过多的切除，即宽直肠系膜切除。

(7)盆自主神经保留的直肠癌根治术：保留盆腔自主神经的手术(PANP)是保护直肠癌病人性功能和排尿功能的主要措施。1982 年，日本学者土屋首先开展 PANP，目前该术式在日本普遍推广，并成为一种定型的术式，但是在我国尚未普遍开展。

根据手术探查的具体情况，可采用不同的方法保留盆自主神经，包括完全、部分及选择性的保留自主神经。Sugihara 等将其分为四型。Ⅰ型：完全保留盆自主神经；Ⅱ型：切除骶前神经丛，保留双侧盆神经丛；Ⅲ型：切除骶前神经丛，保留一侧盆神经丛；Ⅳ型：完全切除盆自主神经丛。根据病变的部位、肿瘤局部浸润的情况和淋巴结转移的情况决定不同的 PANP 术式，不能一味地保留盆自主神经，而失去根治的原则。

PANP 手术指征目前尚存在较大的争议，但是多数学者认为在根治性的前提下，PANP 手术适合于 DukesC 期以前的病例。PANP 手术的关键在于要熟悉盆腔自主神经的解剖位置及直肠各段淋巴结转移的规律；其次要注意手术中的解剖层次感。腹膜返折以下的手术需充分的手术暴露。国内外文献报道，PANP 术后 5 年生存率和局部复发率与传统术式之间差异无显著意义，但是排尿功能和性功能障碍发生率明显降低，PANP 被认为是既能保证根治又能保存病人生理功能的手术。

由于对直肠癌外科的解剖学、病理组织学的深入研究，直肠癌根治术的术式也在发生变化，TME 和 PANP 在临床上的开展，吻合器的广泛应用，使中下段直肠癌病人的保肛率增加，术后病人的 5 年生存率明显提高，局部复发率和排尿、性功能障碍发生率降低，提高了病人的术后生活质量。

### (五)直肠癌的综合治疗

早期直肠癌经手术治疗是可以治愈的，但大多数就诊时已属晚期。目前外科手术对提高直肠癌的治愈率是相当困难的。为此，除在早期诊断和预防上作出努力外，人们还对改进治疗方案进行研究，注重手术的辅助性综合治疗，直肠癌的综合治疗包括：

1.放疗　是直肠癌的最常用的辅助治疗，目的是消灭盆腔局部区域残存的微小癌灶，以减少局部复发和远处转移，进一步提高生存率。

(1)术前放疗：可以提高手术切除率，减少局部复发，提高对肿瘤的局部区域性控制以减少血性扩散。适应证：主要用于位于直肠中下部的直肠癌，尤有价值者：①高度恶性病例。②手术边缘病例(Dukes B 期和 C 期)。③巨大肿瘤或并发感染。④年龄太大者。方法：多采用体外照射，并加腔内照射。剂量分 3 种：小剂量(20～30GY)，放疗后 1～2d 内手术；中剂量(40GY)，放疗后 2～3 周手术；大剂量(60GY)，放疗结束后 4～6 周手术。一般多采用中剂量。

(2)术中放疗：可提高生存率。剂量：10～20GY。其优点：①可对原发癌扩散性区域进行直接观察和照射。②由于一次大剂量照射到暴露的瘤床，还可避免对敏感组织、器官的照射，并可用外科手术方法使其避开射线束。③定位方便、准确。

(3)"三明治"式放疗：即对直肠癌采用术前放疗、手术和术后放疗。这种放疗法兼有术前、术后放疗的优点，既可使不能切除的肿瘤缩小，转化为可以切除，避免术中扩散，又可对术后残留癌灶及周围亚临床癌灶起杀灭的功效。

(4)姑息性放疗：用于局部晚期肿瘤及术后复发癌，局部癌组织浸润到邻近器官无法切除，或全身状况不能耐受手术者。放疗可缓解症状，减轻痛苦，如减轻疼痛、减少局部的分泌物或肿瘤坏死出血。文献报道有少数病例经放疗肿瘤缩小，幸获手术切除之机，或许可达根治性切除。

2.化疗　尽管近年来国内外学者对直肠癌化疗进行了有关研究，如给药的方法与途径的改进，但总的看来，直肠癌同整个大肠癌一样，其癌细胞对现有的化疗药物敏感性甚差。化疗药物都不能单独治愈，只是暂时有效，而不能持久控制。部分病人可获减轻症状，改善全身状况，提高 5 年生存率。化疗一般与其他治疗合用作为辅助性治疗，如与放疗合用疗效较好。也用于晚期有转移者。对于手术发现阳性淋巴结或穿透肠壁、浸润肠周围组织，无远处转移者，行根治性切除术后是否施以化疗，仍有争论。由于化疗可以改变机体免疫反应，增加残留癌细胞生长能力，大多数学者不主张根治性切除术后的常规化疗。

迄今，国内外比较一致的意见是直肠癌化疗仍较广泛地采用各种抗癌药物包括 5-FU 在内的联合用药方案。单一的 5-FU 化疗的客观有效率为 21%。Vasag 对单纯外科根治的病例与外科手术加用 5-FU 及甲基环己亚硝脲治疗方案对比观察。643 例 Dukes B、C 期病人，其中 B 期病人两组的生存率无明显差异，但 C 期病人及淋巴结受侵犯少于 4 个的病人中，化疗组病人的生存率明显优于单纯外科组。他同样对 Dukes B、C 期病人分成单纯外科治疗组和术后 2～3 周作 5-FU 静脉滴注，每日 12mg/kg，持续 5 天，每 6～8 周重复一次，总的时间为 18 个月的化疗组。对 562 例病人作了随机分组治疗，其中 163 例作姑息外科手术，结果化疗组病人的生存率并没有得到明显的改善。目前，有关直肠癌的术后辅助性化疗问题，如给药方案，联合用药的优化选择，药物剂型与给药途径的改进以及寻求有效的新的化学药物等均有待开展大量的研究，以期提高对直肠癌的治疗效果。

国内在化疗给药途径的改变方面作了一些研究，如术中肠腔内局部化疗；术中盆腔骼内动脉化疗加栓塞；术后经股动脉或腹壁下动脉插管化疗、腹腔化疗等均有所报道，并收到一定疗效。

术前区域性动脉灌注化疗是一种较为有效的术前新辅助化疗，是经肿瘤的供血动脉靶向给药以提高肿瘤组织中化疗药物的浓度的区域性化疗。区域性动脉化疗可使肿瘤组织化疗药物的浓度即刻增高，高度抑制肿瘤细胞的增殖活性，最大程度地杀伤肿瘤细胞，同时高浓度化疗药可导致血管内膜炎，管壁增厚，血栓形成使癌细胞缺血、缺氧，增强癌细胞对化疗药物的敏感性；化疗药物汇流至门静脉，药物在门静脉中浓度也较高，对预防肝转移有一定作用；区域性动脉化疗联合放疗可使部分不能手术切除的肿瘤缩小后二期手术切除。一般采用直肠上动脉为靶血管作区域性动脉灌注化疗。

腹腔化疗是一种对腹膜转移、术前及术中脱落的癌细胞、术中残留的微小病灶有效的区域性化疗。由于腹膜-血液屏障作用仅少量的化疗药物经腹膜廓清进入体循环，使腹腔内含有恒定的高浓度的化疗药，可有效杀灭腹腔游离的癌细胞，预防腹膜转移；化疗药经腹膜吸收汇流至门静脉,可在某种程度上预防肝转移。一般采用术中腹腔温热灌注化疗或术后早期腹腔内化疗。

肝动脉、门静脉化疗为预防和治疗结直肠癌肝内转移的化疗方法。有报道肝动脉、门静脉化疗并非仅预防肝转移,还具有全身化疗的作用。

3.免疫疗法　自20世纪80年代始,细胞生物学、分子生物学及生物工程技术得到迅速发展,对恶性肿瘤的免疫治疗也进入了一个新的阶段。人类恶性肿瘤细胞具有相关抗原已被证实。调控人类免疫反应的途径中各个关键部位亦已经明了。生物反应调节(BRM)研究的进展,使肿瘤的免疫治疗取得了令人鼓舞的成就,给肿瘤的免疫治疗开辟了一个广阔的前景。肛肠肿瘤的免疫治疗同样取得了可喜的成果,然而病例有限。如欲获得科学的治疗结果,必须在今后的临床中开展这方面的大量研究观察工作。

(李　凯)

# 第四章　肝胆胰疾病

## 第一节　肝损伤

在腹部创伤中,肝损伤较为常见,占腹部外伤的 25%。肝脏是腹腔最大的实质性器官,质地脆而缺乏弹性,周围韧带的固定限制了它的退让余地,尽管位于右侧膈下和季肋深面,受到胸廓和膈肌保护,仍可在肋骨无损伤的情况下发生肝创伤。人自高处坠落,暴力虽未直接伤及肝脏,但仍可因惯性的反冲及应力作用,使肝脏发生严重的撕裂伤。在肝脏因病变而肿大或变性时,受外力作用更易受损伤。

肝损伤后常伴有严重的出血性休克,因胆汁漏入腹腔引起胆汁性腹膜炎和继发感染,如处理不及时或不当,后果严重。据报道其总死亡率为 10%,严重肝外伤死亡率高达 50%。因此,严重肝外伤的处理仍是一个重要课题。

### 一、肝外伤分类

1.根据致伤的原因不同可将肝损伤分两大类。①开放性损伤:因锐性外力如利刃、枪弹或弹片贯穿胸腹壁而损伤肝脏。②闭合性损伤:多因钝性外力如打击、挤压、车祸、爆震或高处跌伤等原因使肝脏受到间接冲力作用而损伤。

2.根据肝脏损伤的情况判断、治疗方法、预后及疗效的评定进行分类,目前尚无统一公认的标准。按临床所见我们将肝外伤分为下列五度:Ⅰ度为肝包膜撕裂和实质破裂深度不足 1cm;Ⅱ度为肝实质破裂深度在 1～3cm,包膜下血肿不超过 10cm 或肝周围型穿通伤;Ⅲ度为肝实质破裂深度 3cm 以上,包膜下血肿达 10cm 或更大,或为中央型穿通性伤;Ⅳ度为肝-叶损坏,或较大的中央型血肿;Ⅴ度为肝后腔静脉破裂,广泛的肝双叶损伤。

3.根据临床需要,将下列情况定为严重肝损伤:①肝破裂有重大肝实质破坏长 10cm,深 3cm 以上。②多发性中等度破裂,有或无血肿。③星状破裂。④肝静脉和肝后腔静脉损伤。

### 二、病理

肝外伤的主要病理改变是肝组织破裂出血、胆汁外溢和肝组织坏死。大量出血导致循环量减少,出现不同程度的休克。呼吸动作可以加重创伤组织撕裂出血。胆汁外渗引起腹膜刺激症状和继发性胆汁性腹膜炎。大量血液和胆汁积聚于第三间隙,引起脉速、电解质紊乱,可能有代谢性酸中毒,肾功能衰竭和休克肺等。肝中央型破裂系中央的实质破裂,肝表层组织损伤不明显,因此可以形成巨大的肝内血肿,造成较广泛的肝组织坏死和创伤性胆道出血。肝包膜下血肿大小不等,有时可容纳 2000～3000mL 血液。

一般而言,肝右叶遭受创伤的机会较左叶高出 5～6 倍。因右肝膈面向前上方呈穹隆状,且右肝的表面积和体积均较左肝叶大,下胸及上腹部受挤压伤时,右肝呈向上的折力,下胸部肋骨骨折或前腹壁创伤时,肝右叶首当其冲。在所有的肝损伤中,右膈顶部占 38%～42%。

## 三、临床表现

肝损伤之临床表现取决于肝损伤的病理类型及范围。损伤程度及病理类型不同,肝外伤的临床表现也不尽一致,主要病象是腹腔内出血和腹膜刺激症状。

肝表浅裂伤出血和胆汁外渗不多,甚至无胆汁明显外渗,在短期内多能自行停止,临床上一般仅有上腹部疼痛,可随时间推移症状减轻或消失。

中心型肝挫裂伤或贯通伤,多有广泛的肝组织碎裂和肝内较大的胆管及血管断裂,腹腔内较多的出血和胆汁,病人可有不同程度的休克、腹部剧痛、腹肌紧张、腹部压痛,同时常伴有恶心、呕吐、脉速、面色苍白等。这些症状如不处理,可随出血量的增多、胆汁外溢增加而加重。

严重肝脏裂伤或合并有大血管损伤时,由于大出血,伤员往往在伤后短期内即出现严重休克及意识不清,腹壁逐渐膨隆、脉细速、呼吸困难等,如处理不及时常因失血过多而死亡。

肝包膜下血肿和中心型破裂因血液和胆汁局限在肝包膜下或肝实质内,无腹肌紧张,有时可触及到右上腹局限性压痛包块,肝肿大变形。叩诊肝浊音界扩大,伤员呈进行性贫血。如血肿与胆道相通,可表现为胆道出血。如因肝包膜张力过大而突然破裂,可出现急性腹痛和内出血等症状。如血肿出现继发性感染则出现肝脓肿的临床表现。

肝外伤的同时可伴有右下胸皮肤擦伤和皮下淤血,也可能因肋骨骨折产生皮下气肿。

体格检查时,除有失血性休克外,腹部有不同程度的肌紧张、压痛和反跳痛、肝区叩击痛,以及肠鸣音减弱或消失等腹膜刺激症候群。如腹腔内有大量出血和胆汁,可有明显的移动性浊音。血液、胆汁刺激膈肌可引起呃逆和右肩牵涉痛。腹腔内大量积血时,直肠指检直肠膀胱陷窝饱满和触痛。

在注意肝外伤的同时,要注意检查其他合并伤,否则因漏诊而延误治疗,导致严重后果。

## 四、诊断

开放性肝损伤的诊断多无大困难。闭合性肝损伤伴有严重的腹腔内出血及腹膜刺激征,只要想到有肝损伤的可能,诊断一般也不难。程度较轻的包膜下出血有时与腹壁挫伤较难鉴别。特别当闭合性肝损伤合并有胸、腹部严重复合伤时,由于伤势重,病情复杂,往往不易确定有否肝损伤的存在。因此应结合受伤的情况、临床表现和各种必要的诊断辅助方法迅速作出判断，以便制定紧急治疗方案，避免延误病情。

1.腹腔穿刺　腹腔穿刺是目前临床上最常采用的一种安全、有效和操作简易的诊断方法，诊断阳性率可达90％左右。如为闭合性损伤包膜下出血或腹腔内出血量少时，腹腔穿刺诊断可能有困难。

2.腹腔穿刺灌洗术　Elering和Fischer积极主张采用腹腔穿刺灌洗术，尤其是对少量腹腔内出血者在诊断上很有帮助。其方法是用18号粗针在腹直肌外侧，腹部四个象限内穿刺。如能抽出不凝固血液，即为阳性。如抽不出血液，则用细导管经穿刺针插入腹腔内，进行抽吸。如仍抽吸不出，则用无菌等渗盐水经导管注入腹腔内（每次用量按20mL/kg体重计算），适当摇动伤员腹部，使溶液均匀散布腹腔，2～3min后，再将液体吸出，进行检查。若液体完全澄清为阴性。若红细胞＞$0.1 \times 10^{12}$/L，胆红素＞$2.73 \mu mol$/L，白细胞＞$0.5 \times 10^9$/L者为阳性，说明腹腔内出血可能。诚然，灌注法阳性，少量的腹腔内出血，仅为一种判断方法，并不是手术适应证，是否有手术适应证还需结合外伤、临床表现和其他检查的综合分析而定。

3.B型超声波检查　对于肝包膜下血肿、中央型肝挫伤和腹腔内积血积液的诊断有较确定的价值。

4.实验室检查　定时检查红细胞计数、血红蛋白和红细胞压积容积等。在肝损伤早期，红细胞计数、血红蛋白和红细胞压积容积可能接近正常，但随着病情的发展，腹腔内出血量增多会逐渐下降。白细胞早期即可升高，损伤后10h内，可升高150％～300％。血清GPT、GOT值在损伤后几小时即可升高，因GPT选择性地在肝内浓缩，损伤后大量释放出来，所以GPT较GOT更具有特殊诊断意义。

5.X线检查　对肝损伤的诊断不如腹腔穿刺迅速、简单、直接、可靠，但有些疑难病例，如发现右下胸肋骨骨折、右侧膈肌抬高，肝脏阴影增大弯形，升结肠阴影向内侧移位，均提示肝损伤内出血的可能。

还有一些特殊的检查方法，如选择性肝动脉造影、放射性核素肝扫素、CT、MRI等，对危重伤员不能采用，但对休克不明显、全身状况较好或损伤后有并发症者有一定帮助。如肝内血肿、膈下感染、肝组织缺血坏死、胆道出血、肝脓肿等，常需要借助这些方法作进一步的检查及病灶定位。

对某些病情复杂的伤员，高度怀疑有肝破裂时，应采取积极态度，及时施行剖腹探查，

肝外伤伴合并伤者，可增加诊断上的困难，死亡率亦高。Madding报告肝钝性伤伴有合并伤者占65％，而穿通性伤者仅有5％，因钝性伤暴力较大，损伤广泛，虽然其他器官损伤的表现可掩盖肝外伤，而事实上常因其他器官损伤行剖腹探查手术时，可发现肝外伤。反之，有肝外伤者亦不能忽略其他器官的合并伤。

# 五、治疗

## （一）复苏

肝外伤休克的发生率为15％～16％，因此严重肝外伤治疗的首要步骤是积极复苏。

1.补液　是治疗严重肝外伤的重要措施之一，给林格乳酸盐溶液，经中心静脉或大的肢体

静脉输入,因肝外伤可合并下腔静脉损伤,故输液通道以选择上肢静脉为好。由于低温不利于凝血,手术室准备温篮,使液体经升温至 40℃,然后输入,待血型确定后再输入全血。

2.输血　无疑是治疗肝外伤出血休克的重要措施,由于紧急补血量大,一般常用库血;可以引起输血有关凝血病,大量输库血是凝血机制缺陷的主要原因,成分输血或间断地给予新鲜冰血浆,监测凝血酶原时间和凝血激酶时间,使之维持在正常范围。

3.急诊剖胸阻断降主动脉术　早在 10 多年前已被大力推广应用,开始用于胸部穿通伤的临危病例,逐渐扩大应用于出血性腹部外伤,严重肝外伤大量失血。此种术式对于抢救因大血管出血处于垂危状态的病例是合理的。①使有限的血容量再分配至上半身,改善心脏和脑的灌注;②减少进行性失血;③提供无血的手术野,易于显露腹部出血的血管。

尽管由于这类病例抢救的成功率低,不少人对采角这种手术持批评态度,但大多数作者经实验和临床研究,证实急诊剖胸阻断降主动脉对出血抢救手术的肯定价值和长期效果。但必须严格掌握手术适应证。

急诊剖胸阻断降主动脉的操作方法与注意事项:Elerding 认为急诊室初步复苏失败,应经左侧第五肋间剖胸,于膈上暂时阻断降主动脉,直至补足血容量。必要时可分两组进行手术,一组有经验的外科医师负责腹部显露,另一组剖胸阻断降主动脉。止血后放松主动脉钳是一项临危的操作,放钳前应恢复充足的血容量,以免促发心跳骤停。但是主动脉阻断补给过多液体,将使左心室或右心室过度扩张,影响协调收缩,同时要认识到防治低温、酸中毒和凝血病,与血管修补止血同样重要。

遇外伤性血腹病例,如未行剖胸,收缩压在 10.67kPa 以下,可于横膈主动脉裂孔处,先触扪并压迫腹主动脉,直至血容量得到改善。

## (二)手术治疗

严重的肝外伤必须施行手术治疗,抢救肝外伤的基本原则是:加强复苏;立即手术止血;清除失去活力的组织;积液、积血和胆汁的通畅引流;术后的支持处理。其核心是手术。

Pachter 把手术归纳为 7 个处理步骤:①暂时压迫外伤处以迅速止血,直至酸中毒和低血容量得到纠正。②阻断肝门三联。③指捏法显露肝损伤深部。④直视下结扎和修补损伤的血管和胆管。⑤清除失活的肝组织。⑥必要时用有活力的带蒂大网膜堵塞肝损伤死腔。⑦广泛而通畅引流。

1.切口选择　手术切口最好能避开开放伤口,另作切口进入腹腔,以保证伤口一期愈合。一般多采用右上腹旁正中或上腹部正中切口,以便于处理右肝损伤,可作经右侧第七或第八肋间的胸腹联合切口。上腹正中切口的优点,可以直接向盆腔延长,亦可向上延长,必要时沿胸骨中线劈开胸骨,以更好地显露膈上及肝后腔静脉等。

2.手术处理

(1)探查:开腹后首先吸尽腹腔内积血和胆汁,搜索出血来源,必要时剪开镰状韧带、三角韧带,甚至冠状韧带。在未判明肝伤口前,切忌牵拉或翻动肝脏,否则可使填压在下腔静脉或肝静脉撕裂口上的凝血块脱落或因翻动暴力撕大裂口,导致难以控制的大出血。手术时若肝创面已无出血,仍应探查裂口,因在这些裂口中可能有肝组织碎块、血凝块、深部有活动性出血或胆管的损伤,若不处理,就可能发生一些严重的术后并发症。另外裂口周围有些肝组织是否已失血供,也需将裂口敞开才能查清。发现有活动性出血,可以在吸引器帮助下寻找出血血管,钳夹或缝合止血。如视野不清,可用纱布垫压迫暂时止血或暂时迅速阻断肝门,使手术野清晰以利探查。如阻断肝门后出血仍不能停止,要考虑有肝静脉或腔静脉的损伤,且病人濒危于休克状态,应急速地阻断上腹腹主动脉(腹腔动脉平面以上)。如见有大量静脉出血应阻断下腔静脉,准备进行全肝血流阻断后血管修补或肝切除术。

(2)伤缘整齐的浅刺伤、切伤或浅裂伤:已不出血者仅放置引流即可。如有活动性出血,用单纯间断缝合或间断褥式缝合将伤口闭合止血,一般较浅的肝损伤,均能达到止血目的。

(3)深裂伤:伤口深度在 3cm 以上者称为深裂伤,此深度常累及 Glisson 氏系统管道的三级分支。单纯缝合常不能奏效,缝合后看来表面出血停止,但深部常遗有死腔,极易继发性聚积血液、胆汁,形成人为的中心型爆炸伤,术后可能并发感染和胆质血症。如果腔内有较大的血管和胆管断裂而未处理,血液经死腔进入胆道,便可在临床上发生常见的周期性胆源性消化道出血,给术后的治疗造成极大的困难。深裂伤应在暂时阻断肝门控制出血的情况下,清除失活的肝组织及凝血块,敞开伤口,在直视下将较大血管、胆管一一结扎止血,然后再将伤口对口缝合。为了消灭死腔和压迫小血管的出血,伤口内可用带蒂的大网膜松松填塞固定。我们更多推荐的是边缘缝合可用褥式或间断方式缝合,伤口敞开,不必对合,腔内放置橡皮管引流,可防止死腔的形成和减少感染发生。如直接止血困难,尤其在较大的星芒状裂伤病例,可试行阻断肝动脉,如能控制出血,则可结扎相应的肝固有动脉或其分支(左、右肝动脉),达到止血目的,再以带蒂大网膜松松填塞或将肝伤口分边缝合。

关于肝动脉结扎术,Aaron 结扎肝动脉治疗肝外伤 60 例取得较好效果,随后 Flint 在 540 例肝外伤治疗中,采用肝动脉结扎术 94 例(17%),失败 15 例,死亡率达 47%。肝动脉结扎对低血压的病例,可引起肝灌注减少,导致肝缺血,产生肝坏死或脓毒症。因此不少人并不支持肝动脉结扎术,近年来热衷此手术者已减少。但是对中心型肝破裂和深部穿通性伤,一般止血方法效果不好时,仍可考虑选用选择性肝动脉结扎术。

暂时阻断肝门(Pringle 法)即阻断肝门三联来控制肝实质的大出血,在肝损伤手术处理中有很大的实用价值。阻断肝门可以作为一种寻找出血来源的方法,又可作为在控制肝实质出血下进行无血手术操作的有效措施,目前也广泛用于一般性肝切除手术。阻断肝门最简单的方法是以示指、拇指压迫,也可用导尿管、止血带或腔静脉钳。常温下,阻断肝门时间 15~30min 是安全的。究竟能阻断多长时间是公认安全的,目前还不清楚。有的认为其安全期可达 1h 以上。Feliciano 治疗肝外伤 30 例,平均阻断肝门三联 30min,其中超过 th 的 3 例,术后肝功能提示异常,但均于几天内恢复正常,未发生肝衰竭。但值得一提的是,有不同程度肝硬化病变者,则需据情而定。

(4)隧道状贯通伤:这种损伤的处理,构成外科的特殊问题,入口或出口常位于肝脏的后面、上面或裸区。首先要显露出口、入口。小口径的枪弹损害较小,手术时出血多已停止或有少量血液、胆汁渗出。除出口处明显的失活肝组织应切除止血外,弹道内勿需清创,用吸引器吸去陈旧血块及胆汁后,如无大出血或溢胆汁即证明未伤及大血管及胆道,只需在弹道两端(出、入口)各放入引流管,充分引流,在肝周再加引流即可。如出血不止,且血管较多,应打开死腔或隧道进行直视下止血或结扎相应的血管,或行肝叶切除术。总之,隧道状贯通伤以引流为原则,不得填塞或表浅缝合,以免遗留死腔,增加术后并发症的机会。

(5)肝断裂伤或粉碎性肝挫裂伤:这种肝损伤在临床上并不少见,肝损伤后常因巨大裂口,所剩肝连接部并不多,易于作肝切除,但必须明确切除的目的是为了止血或去除失活的肝组织,切面不需经过正常的肝组织。因而常采取非典型肝叶切除术,严格地说应该称为清创切除术,即切除失活组织,止血,通畅引流。

此类肝损伤伤员,常在外伤、失血、休克的沉重打击下,机体状态差,难以承受较大手术负担,因此手术尽量避免再次大的创伤,采取克制性手术,只要能达到清创切除术的目的即可。事实上,有些肝叶切除术完全可以肝动脉结扎来代替,然后进行清创处理,包括肝桥切断去除,充分引流肝周区。

(6)肝包膜下血肿:肝包膜下小的血肿虽然可以吸收,但也有扩大或破裂出血的危险,而且如不切开,难以估计肝实质的损伤程度和范围,所以,肝包膜下血肿不论大小,均应切开。表浅者用温盐水纱布垫压迫后,渗血可止,难以压迫止血的创面,可用电凝止血,表浅出血一般效果较好;深部裂伤,可按肝深裂伤处理,首先清除失活组织,在直视下结扎止血,缝合创面或创面直接引流。

(7)中心型破裂:剖腹后可见肝脏局部凸起或一叶、一段肿大变形,常合并有包膜下血肿或无,借穿刺造影或术中B超证实诊断。如有死腔存在或肿大变形仍在发展、消化道出血等,应切开探查,在直视下止血,缝合血管和胆管后,以带蒂大网膜充填或敞开后置橡皮管引流。如止血困难,可行肝动脉结扎,仍不能止血时,有必要作肝切除术。

(8)肝门损伤:肝门的肝动脉、门静脉撕裂伤常发生威胁生命的大出血,切开腹膜后即有大量血液及凝血块涌出,往往在尚未弄清情况前,伤员情况已迅速恶化。在此情况下应停止一切程序性腹内操作,迅速用左手经肝下小网膜孔控制肝十二指肠韧带阻断血流,吸尽腹腔内积血后可用静脉钳、导尿管或止血带阻断,阻断时间不超过20min,间歇2~3min,重复阻断,加速输血,待伤员情况好转后判明损伤部位进行处理。如为肝动脉出血,可直接结扎;如为门静脉出血,尽可能予以修补,血管移植或肠系膜上静脉-门静脉吻合。近年来已有报道急性结扎门静脉成功的病例,成活率约80%。一般情况下我们并不推荐此种方法。肝外胆道损伤,一般性裂伤可置"T"管引流,缝合后经"T"管注水检查其他损伤遗漏的胆管。断裂伤时可作胆肠吻合术,重建胆汁的正常排泄出路。

(9)肝静脉和肝后腔静脉撕裂伤:肝静脉和肝后腔静脉损伤可引起致命的出血,这些大静脉壁薄,且被肝组织包绕,止血和修补均很困难,肝外伤伴下腔静脉损伤的死亡率高达60%~100%。

这些大血管损伤的诊断并不困难,当阻断肝门时,若大出血仍持续不止,应考虑到腔静脉或肝静脉的创伤。为显露肝静脉和肝后腔静脉,有人在直视下钳夹肝上、下腔静脉,此法对于已处休克状态的病员不利于静脉回流,心脏充盈,可引起心律失常和停搏。也有人采用单纯腔内分流维持心脏静脉回流,但难以控制出血。近年来人们采用肝后腔静脉气囊分流术,即先用纱布填塞压迫出血处,阻断肝门,迅速游离右半结肠、十二指肠及胰头,向内侧牵拉,暴露并游离出肾静脉以上的下腔静脉,在该处置止血带,在两条止血带间纵形切开下腔静脉,将预备好的顶端有30mL气囊的硅化分流塑料导管沿切口向上插入下腔静脉,顶端置于膈上水平,气囊内充气或注入生理盐水 30mL 以阻断下腔静脉近心端和压迫附近破裂肝静脉,另一端置入下腔静脉内远心端,收紧止血带,至此,即阻断了全部肝血流,身体下半部的静脉血经腔静脉内的分流管回入右心。也可以经大隐——股静脉插气囊导管至肝后腔静脉,导管(24Fr)内径为 4.8mm,外径为 7.9mm,经动物实验证明,此种方法右心房排出量仅减少 30%,气囊导管法是有效的。但此类操作复杂,费时久,出血多,患者难以忍受。有人仍主张采用清创后填塞法,待患者情况稳定后,再改用腔静脉钳钳夹出血处,然后修补损伤血管。

(10)填塞止血法:采用填塞方法用于肝创面止血已有 60 多年的历史,因纱布填塞止血违反外科清创引流原则,虽可达到暂时止血目的,但因纱布容易与创面肉芽组织交织,取出时易出血,取出后遗留下来的空腔又是积液储脓的死腔。在填塞过程中及凝血变硬后可导致周围组织压迫坏死,造成胆瘘、感染及再出血等,故受到许多学者的反对。但临床上至今仍因有些难以止住的出血用纱布填塞治疗取得较满意的效果。我们提出下列情况适用填塞疗法:①肝切开或选择性肝动脉结扎后有渗血。②肝叶切除后有渗血。③广泛性肝包膜下血肿。④广泛性双叶肝损伤。⑤医生的肝手术技能水平及医院的设备条件差。

(11)肝外胆道减压引流术:严重肝损伤破裂时采用肝外胆管减压术,如胆总管"T"管引流或胆囊造瘘术,作为手术处理中的一项原则,以防止胆瘘、胆汁性腹膜炎和继发性的延迟性出血。其理由是肝组织清创时只能将主要的胆管结扎,损伤本身,术后咳嗽、呕吐或使用止痛剂如吗啡等均能引起奥狄括约肌痉挛,使胆道内压力增高,可使未结扎小胆管胆汁溢出,形成胆汁性腹膜炎、胆瘘等。同时还可以通过"T"管注水(用肠钳阻断胆管远端)检查肝伤面有无遗漏未结扎的胆管,可以防止术后胆瘘或胆道出血等严重并发症。而"T"管也可作为日后了解肝胆内部情况的一个造影检查途径。特别要提及的是,肝外伤对口缝合后,最严重并发症是术后胆道出血。主要是创面较大的胆管未结扎,对口缝合后又形成死腔,血块堵塞的血管因血块液化再次出血流入死腔经过漏扎的胆管进入消化道,形成周期性出血。因此,经"T"管加压注水检查创面胆管是一种有效的方法。

(12)引流问题:肝外伤的引流问题已争论 80 多年。反对者认为凡引流者其肝周感染发生率高,肝外伤常规放置引流管是不适当的。但是在大量的临床病例中,我们发现除表浅的轻度肝外伤缝合后无明显渗血者不需放置引流外,一般重度肝破裂均需闭式引流。肝损伤放置腹腔引流是肝损伤手术处理死亡率明显降低的重要因素之一,可以减少渗出血液、胆汁在腹腔内聚积所致的感染,可以减少死腔的形成。引流管以橡皮胶管为宜。烟卷引流只能维持 24h 有效容易堵塞。双腔管负压过大,管壁塌陷,腹腔内组织堵塞内孔,常常效果不佳。引流管在术后 3～4 天无渗出物时拔出,

3.肝损伤的术后处理　除周围性肝浅表裂伤外,肝深部裂伤、断裂伤、广泛肝挫伤而行广泛的清创切除术、肝动脉结扎术、肝叶切除术或纱布、大网膜填塞术后,都有不同程度的代谢紊乱和肝功能损伤,凝血机制也会出现不同程度的障碍。这些与创伤程度,肝切除范围,失血量多少,休克时间长短和术后并发症有直接关系。

代谢紊乱在术后 5～7 天内最严重,一般在 3 周后才基本恢复。因而术后 5～7 天内应积极进行护肝治疗,防止出血、休克、感染、肠麻痹和肝功能衰竭。每天给予 200～250g 葡萄糖,即由静脉输入 10% 葡萄糖液 2000mL 和 5% 葡萄糖盐水 500mL,每 1000mL 液体中加入维生

素 C 1g,每日肌注维生素 K 10～15mg 和维生素 B₁ 100mg。给予广谱抗生素防止感染,持续胃肠减压,减轻腹胀,密切观察引流液中有无血液、胆汁。必要时补充血浆白蛋白、血浆或鲜血,有利于肝功能恢复,注意水、电解质平衡,尤其要防止缺钾症。术后尽量避免给予有损害肝脏的药物。对有出血倾向或渗血严重伤员,除术中创面仔细止血和及时输血外,术后要给大量维生素 K 和止血药物,必要时可输新鲜血和纤维蛋白原,以增加凝血作用。对有肝昏迷早期症状的伤员,应给予谷氨酸钠、谷氨酸钾或精氨酸并控制蛋白的入量。肝动脉结扎及肝叶切除伤员术后要持续给氧。

（李　凯）

# 第二节　肝脓肿

## 一、病因

阿米巴肝脓肿的发病与阿米巴结肠炎有密切关系,细菌性肝脓肿的是由于细菌侵入而引起,细菌经由各种途径感染肝,引起炎细胞浸润及肝组织坏死液化,即形成细菌性肝脓肿。细菌可以下列途径进入肝。①胆道:细菌沿着胆管上行,是引起细菌性肝脓肿的主要原因;②肝动脉:体内任何部位的化脓性病变,细菌可经肝动脉进入肝;③门静脉:已较少见;④肝外伤:特别是肝的贯通伤或闭合伤后肝内血肿的感染而形成脓肿。

## 二、临床表现

1.病史及症状　不规则的脓毒性发热,尤以细菌性肝脓肿更显著。肝区持续性疼痛,随深呼吸及体位移动而增剧。由于脓肿所在部位不同可以产生相应的呼吸系统、腹部症状。常有腹泻病史。因此,应详细讯问既往病史,尤其发热、腹泻史,发病缓急、腹痛部位,伴随症状,诊治经过及疗效。

2.体征　肝多有增大(肝触痛与脓肿位置有关),多数在肋间承隙相当于脓肿处有局限性水肿及明显压痛。部分病人可出现黄疸。如有脓肿穿破至胸腔即出现脓胸,肺脓肿或穿破至腹腔发生腹膜炎。

## 三、诊断

1.血常规及血培养　白细胞及中性粒细胞升高尤以细菌性肝脓肿明显可达(20～30)×10⁹/L,阿米巴肝脓肿粪中偶可找到阿米巴包囊或滋养体,酶联免疫吸附(ELISA)测定血中抗阿米巴抗体,可帮助确定脓肿的性质,阳性率为 85%～95%。肝穿刺阿米巴肝脓肿可抽出巧克力色脓液;细菌性可抽出黄绿色或黄白色脓液,培养可获得致病菌。脓液应做 AFP 测定,以除外肝癌液化。卡松尼皮试可除外肝包虫病。

2.X 线透视和平片检查 可见右侧膈肌抬高,活动度受限,有时可见胸膜反应或积液。

3.B 型超声波检查 对诊断及确定脓肿部位有较肯定的价值,早期脓肿液化不全时,需与肝癌鉴别。

4.CT 检查 可见单个或多个圆形或卵圆形界限清楚、密度不均的低密区,内可见气泡。增强扫描脓腔密度无变化,腔壁有密度不规则增高的强化,称为"环月征"或"日晕征"。

## 四、并发症

肝脓肿可产生三类并发症,即血源播散、继发细菌感染及脓肿穿破。

## 五、治疗

肝脓肿诊断明确,应收住院根据其性质分别采取不同治疗。

1.病情较轻的阿米巴肝脓肿 可门诊服用甲硝唑或甲硝达唑 $0.4\sim0.8g$。口服 $3/d$,疗程 $5\sim10d$,或静脉滴注 $1.5\sim2.0g/d$。哺乳期妇女,妊娠 3 个月内孕妇及中枢神经系统疾病者禁用。氯喹:成年人第 1、第 2 天 $1g/d$,第 3 天以后 $0.5g/d$,疗程 $2\sim3$ 周。

2.细菌性肝脓肿 细菌性肝脓肿是一种严重的疾病,必须早期诊断,早期治疗。

(1)全身支持疗法:给予充分营养,纠正水和电解质及酸碱平衡失调,必要时多次小量输血和血浆以增强机体抵抗力。

(2)抗生素治疗:应使用较大剂量。由于肝脓肿的致病菌以大肠埃希菌和金黄色葡萄球菌最为常见,在未确定病原菌之前,可首选对此两种细菌有效的抗生素,然后根据细菌培养和抗生素敏感试验结果选用有效的抗生素。

(3)手术治疗:对于较大的单个脓肿,应施行切开引流,病程长的慢性局限性厚壁脓肿,也可行肝叶切除或部分肝切除术。多发性小脓肿不宜行手术治疗,但对其中较大的脓肿,也可行切开引流。

(4)中医中药治疗:多与抗生素和手术治疗配合应用,以清热解毒为主。

(李　凯)

# 第三节　急性肝衰竭

急性肝衰竭是原来无肝病者肝脏受损后短时间内发生的严重临床综合征,病死率高。最常见的病因是病毒性肝炎。脑水肿是最主要的致死原因。除少数中毒引起者可用解毒药外,目前无特效疗法。原位肝移植是目前最有效的治疗方法,生物人工肝支持系统和肝细胞移植治疗急性肝衰竭处在研究早期阶段,是很有前途的新方法。

## 一、概念

1970 年,Trey 等提出暴发性肝衰竭(FHF)一词,是指严重肝损害后发生的一种有潜在可逆性的综合征。其后有人提出迟发性或亚暴发性肝衰竭的概念。最近 O'Grady 等主张将 ALF 分为 3 个亚型。

1.超急性肝衰竭型　指出现黄疸 7d 内发生肝性脑病者。

2.急性肝衰竭型　指出现黄疸 8～28d 发生肝性脑病者。

3.亚急性肝衰竭型　指出现黄疸 29～72d 发生肝性脑病者。"急性肝衰竭"一词应该是一个比较宽泛的概念,它至少应该包括临床上大家比较熟悉的暴发性肝衰竭和亚暴发性肝衰竭。

## 二、病因

1.嗜肝病毒感染及其他病原体感染　所有嗜肝病毒都能引起 ALF。急性病毒性肝炎是 ALF 最常见的原因,占所有病例的 72%,但急性病毒性肝炎发生 ALF 者少于 1%。

2.损肝药物　损肝药物种类繁多,药源性 ALF 的发生率有增高趋势。据报道,对乙酰胺基酚(扑热息痛)过量是英国 ALF 的主要病因;印度 4.5% 的 ALF 由抗结核药引起;日本 25% 的特发性 ALF 系服用托屈嗪(乙肼苯哒嗪,todralazine)所致。

3.毒物中毒　种类也很多,如毒蕈、四氯化碳、磷等。美国和法国报道,每年都有业余蘑菇采集者因毒蕈中毒引起 ALF 而死亡。

4.其他　如肝豆状核变性、Budd-Chiari 综合征、Reye 综合征、妊娠期脂肪肝、转移性肝癌、自身免疫性肝炎、休克、过高温及过低温等。

## 三、症状

早期症状缺乏特异性,可能仅有恶心、呕吐、腹痛、脱水等表现。随后可出现黄疸、凝血功能障碍、酸中毒或碱中毒、低血糖和昏迷等。精神活动障碍与凝血酶原时间(PT)延长是 ALF 的特征。肝性脑病可分 4 期:Ⅰ期表现精神活动迟钝,存活率约为 70%;Ⅱ期表现行为失常(精神错乱、欣快)或嗜睡,存活率约为 60%;Ⅲ期表现昏睡,存活率约为 40%;Ⅳ期表现不同程度的昏迷,存活率约为 20%。

## 四、治疗措施

ALF 的临床过程为进行性多器官功能衰竭,除中毒引起者可用解毒药外,其余情况均无特效疗法。治疗目标是维持生命功能,期望肝功能恢复或有条件时进行肝移植。

1.一般措施　密切观察患者精神状态、血压、尿量。常规给予 $H_2$ 受体拮抗药以预防应激性溃疡。皮质类固醇、肝素、胰岛素、胰高血糖素无明显效果。抗病毒药未被用于治疗 ALF,

近期有报道试用拉米夫定者。

2.肝性脑病和脑水肿 肝性脑病常骤起,偶可发生于黄疸之前。常有激动、妄想、运动过度,迅速转为昏迷。有报道氟马西尼至少能暂时减轻昏迷程度。Ⅳ期肝性脑病患者75%～80%发生脑水肿,是 ALF 的主要死因。提示颅内压增高的临床征兆有:①收缩期高血压(持续性或阵发性);②心动过缓;③肌张力增高,角弓反张,去皮质样姿势;④瞳孔异常(对光反射迟钝或消失);⑤脑干型呼吸,呼吸暂停。颅内压可在临床征兆出现前迅速增高,引起脑死亡,应紧急治疗。

过去常规从胃管注入乳果糖,但在 ALF 未证实有肯定疗效。新霉素可能加速肾衰竭的发展。甘露醇可提高 ALF 并发Ⅳ期肝性脑病患者的存活率,有颅内压增高的临床征兆或颅内压超过 2.7kPa(20mmHg)者,可用甘露醇 0.5～1.0g/kg(20%溶液)静脉滴注,20min 内注完;如有足够的利尿效应,血清渗透压仍低于 320mmol,可在需要时重复给药。据报道 N-乙酰半胱氨酸(NAC)对所有原因引致的 ALF 都有效,它能通过增加脑血流和提高组织氧消耗而减轻脑水肿。

3.预防和控制感染 早期预防性应用广谱抗生素无效,而且会引致有多种抵抗力的细菌感染。部分(30%以上)并发感染者无典型临床征兆(如发热、白细胞增多),应提高警觉,早期发现感染并给予积极治疗是改善预后的关键。

4.治疗凝血功能障碍 ALF 患者几乎都有凝血功能障碍。由于应用 $H_2$ 受体拮抗药和硫糖铝,最常见的上消化道出血已显著减少。预防性应用新鲜冷冻血浆并不能改善预后,只有在明显出血、准备外科手术或侵入性检查时才用新鲜冷冻血浆或其他特殊因子浓缩物。血小板少于 $50000/mm^3$ 者,可能需要输血小板。

5.处理肾衰竭 约 50%ALF 患者发生少尿性肾衰竭。对乙酰胺基酚诱发的肾衰竭可无肝衰竭,预后良好。非对乙酰氨基酚 ALF 发生肾衰竭,通常伴有肝性脑病、真菌感染等,预后不良。常用低剂量多巴胺维持肾的灌注,但其疗效未得到对照研究的证实。血肌酐＞$400\mu mol/L$、液体过量、酸中毒、高钾血症和少尿性肾衰竭合用甘露醇者,要选用肾替代疗法。持续性血液过滤(动脉静脉或静脉-静脉)优于间歇性血液过滤。由于衰竭的肝合成尿素减少,血浆尿素监测不是 ALF 肾功能的良好观察指标。

6.处理心血管异常 ALF 心血管异常的临床表现以低血压为特征。其处理措施是在肺动脉楔压和心排血量监测下补液,如补液改善不明显要用血管加压药。肾上腺素和去甲肾上腺素最常用;血管紧张素Ⅱ用于较难治病例。尽管血管加压药有维持平均动脉压的疗效,但减少组织氧消耗,其应用受到明显限制(可同时应用微循环扩张药前列环素等)。

7.处理代谢紊乱 ALF 患者通常有低血糖。中枢呼吸性碱中毒常见,低磷血症、低镁血症等也不少见。对乙酰氨基酚过量代谢性酸中毒与肾功能无关,是预测预后的重要指标。

8.肝移植(OLT) 肝移植(OLT)是目前治疗 AFL 最有效的方法。OLT 患者选择非常重要,O'Grady 等根据病因提出的 ALF 患者做 OLT 的适应证,可供参考。OLT 绝对禁忌证为不能控制的颅内高压、难治性低血压、脓毒血症和成年人呼吸窘迫综合征(ARDS)。

9.辅助肝移植 即在患者自身肝旁置入部分肝移植物(辅助异位肝移植),或切除部分自身肝后在原位置入减少体积的肝移植物(辅助原位肝移植)。移植技术困难,术后并发症发生率高。

10.生物人工肝（BAL）　理论上启用人工肝支持系统帮助患者渡过病情危急阶段是最好的治疗方法。非生物人工肝支持系统疗效不理想。BAL 已试用于临床,疗效显著。

11.肝细胞移植　肝细胞移植治疗 ALT 是可行和有效的。需进一步研究如何保证肝细胞的高度生存力和代谢活力,并了解最适合的细胞来源(人、动物或胎肝细胞)和置入途径(腹腔内、脾内或经颈静脉的门静脉内置入)。

## 五、护理要点

1.卧床休息,开始禁食蛋白质,昏迷者可鼻饲。注意脑水肿,心力衰竭,低血压。

2.按昏迷护理常规进行护理,保持呼吸道通畅,给予氧气,必要时气管切开。

3.密切观察 T、P、R、BP、神志及伴随症状、体征,记录出入量。

4.观察治疗效果,药物的副作用。

5.协助指导患者及家属了解与疾病有关的知识。

6.抑制肠内细菌,口服新霉素、乳果糖、静脉滴注谷氨酸钾。

7.防止出血,可静脉滴注止血药物、维生素 Ki 或新鲜血。

8.必要时将病人放置隔离室,按消化道隔离处理。

（李　凯）

# 第四节　肝移植

以手术方法植入一个健康的肝脏于已患终末期肝病的患者腹腔内,期望获得肝功能的良好复生,称为肝移植。临床上的通常做法是同种异体肝移植,即植入另一个人的肝脏,一般取自新鲜尸体,也有取自亲属活体。

临床肝移植有两种传统类型:原位肝移植与异位肝移植。前者是将整个病肝切除,在原来的解剖位置上,换上一个新肝;而后者则是将新的肝脏植入于体腔内另一位置上,保留病肝,两肝并存,所以又叫辅助肝移植。粗看起来,异位肝移植技术较简单,实际上,腹腔内并无多大的多余位置,植入肝后迫使横膈上升,易致呼吸衰竭;又因新肝的位置缺乏含有营养因子的门静脉血流,难以良好生长,又不适用于肝癌,而原位肝移植由于其效果比较优越,长期以来,成为国际通用的标准术式。但异位肝移植由于其特点,不必切除病肝,还可利用其剩余肝功能,植入肝存活不良可随时切除,也有其适应证,如作急诊肝移植治疗急性肝功能衰竭肝昏迷,则异位肝移植耗时少,技术简易,对全身干扰较轻,可为陷于严重垂危病例所耐受,在临床上仍在应用中。

## 一、适应证、手术时机与禁忌证

从理论上讲,一切肝病用所有疗法不能治愈,而预计在短期内无法避免死亡者,都可作肝移植。总的原发疾病可分两大类:肝恶性肿瘤和终末期良性肝病。在肝恶性肿瘤中首先是原发性肝细胞肝癌(HCC),局限于肝的转移性癌肿、肝门胆管癌(Klatskin癌)、血管内皮肉瘤等。良性肝疾病有先天性胆道全闭锁、各种终末期肝硬化、慢性侵袭性肝炎、硬化性胆管炎、Budd-Chiari综合征及一系列先天性肝代谢缺陷,后者包括肝豆状核变性(Wilson病)、α-抗胰蛋白酶缺乏等,概括地来说,主要适应证在儿童是先天性胆道闭锁和肝代谢缺陷病,实际上都可划入肝硬化范畴;在成人主要也是各种终末期肝硬化的原发性癌。

1.良性终末期肝病

(1)终末期肝硬化:是现在首要的适应证,包括慢性活动性乙型肝炎肝硬化、原发性胆汁性肝硬化、坏死后型肝硬化和原发性硬化性胆管炎所致的肝硬化;肝硬化肝移植的最大困难是决定手术时机。对终末期的确切标准各家理解不一,但一致认为内科与移植外科双方的密切合作,共同商讨治疗方案是必须的。英国Calne认为:肝硬化患者,一旦内科医生认为其继续用保守治疗已无活着的希望,即是外科医生下决心作移植的时刻。德国Pichlmayr主张具体时机是:①肝功能失偿,预计会持续恶化,如血胆红素、γ-GT、碱性磷酸酶、血糖值同时上升,血胆脂酶、凝血酶原时间和凝血因子Ⅱ、Ⅴ同时下降。②复发性但尚可治疗的肝功能失常。③预后严重和不能治愈的并发症(脑病、顽固性腹水)的出现和发展。④高度危及生命的并发症(食管静脉曲张大出血)。目前普遍的看法是预计病人仅有半年到一年的生命,反复出现并发症,但仍处于肝功能代偿期,即"住院依赖期"中施行肝移植,即需抢在进入"监护病房(ICU)依赖期"之前施行为宜。

(2)急性或亚急性肝功能衰竭:急性肝功能衰竭是指肝功能急剧衰退,在6～8周内发展到Ⅲ期或Ⅳ期肝性脑病;而亚急性肝功能衰竭系指病程在8～26周发展至不可逆性损害。两种类型均无明显的慢性肝病史,可能系病毒感染、药物中毒所引起,预后均甚恶劣,有70%～80%的病死率。应用肝移植1年存活率达60%～70%。Munos1993年报道肝移植治疗暴发性肝功能衰竭18例,12例存活(66%),而同期内科治疗存活率仅33%。Starzl报告乙型肝炎肝昏迷作急诊肝移植,5年存活率达80%。急诊肝移植常选用亲属供肝。

(3)先天性胆道闭锁:肝移植适用于不能作肝门空肠吻合术(Kasai手术)的胆道全闭锁型,即先天性胆管消失症;也适用于曾行Kasai手术,但并无效果,肝功能进行性失代偿,患儿发育停滞,或并发门静脉高压症者。一般在患儿1～2岁,肝重iokg左右时施行移植,3年存活率一般可达80%～85%。

(4)先天性肝代谢障碍:这是一组少见的幼儿疾病,包括肝豆状核变性(Wilson病)、酪氨酸血症、α₁-抗胰蛋白酶缺乏症、神经髓鞘磷脂蓄积症(Niemann-Pick病)、半乳糖血症、糖原贮积症Ⅰ型和Ⅳ型、高脂蛋白血症Ⅱ型、新生儿先天性非溶血性黄疸(Crigler-Najjar综合征)、苯丙酮酸尿、海蓝组织细胞综合征、严重复合免疫缺陷、尿素循环酸缺乏症以及血友病甲或乙等。这一组先天性疾病最终将导致肝硬化、肝功能不全,威胁生命,而肝移植是能彻底纠正其缺陷的唯一治疗方法,疗效亦佳。但这类疾病的肝移植也须掌握时机,如肝豆状核变性要在发生神经损害以前施行。如已有严重语言障碍、吞咽困难,则移植后难以口服药物,且易发生误吸而致肺部并发症。

(5)Budd-Chiari综合征:肝上、下腔静脉阻塞伴有进行性肝功能不全而无凝血功能障碍或骨髓增生症时,是此病肝移植的适应证,特别是发生肝静脉炎延至肝小叶,其预后甚差,生存期仅数月至 3 年。

2.肝恶性肿瘤　原发性(肝细胞性)肝癌,英文缩写名 HCC,其移植手术时机是历来争论的热点。首先是早期,国外历经多年的争议后,现在基本统一,早期 HCC 标准是移植手术时机的关键,目前已统一于 Milan 标志,即①单个癌瘤直径＜5cm。②癌灶不超过 3 个,每个直径＜3cm。③不伴有血管浸润,无血管癌栓形成。④无肝外转移。查阅最近文献,早期肝癌肝硬化施行肝移植获得和单纯肝硬化肝移植相似的疗效,据 Gonzalez-Uriarte(2003)报道,符合 Milan 标志的肝病肝移植患者 1、3、5 年移植生存率为 85％、90％、71％,单纯肝硬化肝移植病例为 94％、85％、71％,实际上无统计学上差异。其次是进展期或晚期肝癌,国际上统一观点是肝移植不适用,属禁忌证,但我国看法不同,认为肝移植肯定有较好的姑息治疗功能,因为,事实上有明显症状的晚期肝癌自然生存期仅 2 个月左右,而我国在 20 世纪 70～80 年代施行的 52 例中,有 6 例存活半年以上,华中科技大学附属同济医院有 1 例半年后能作太极拳运动,一般生活质量良好、安定、乐观,结果不亚于其他的根治性手术,而且在心理精神状态远较直肠癌术后带腹部人工肛门者为佳。此外,我国与国外的家庭伦理观念不同,肝癌到了晚期,社会上都知道是绝症,没有任何治愈方法而肝移植可带来一般较好的姑息时间,作为病人的爱人、子女,充满着深情和孝心,不惜千金一掷,只求多活 1d 的愿望,在我国是极为普遍的。

一般认为,肝癌患者已有明显黄疸、腹水、腹腔内或肝外远处有广泛转移则为肝癌肝移植的禁忌证。严重的精神滞呆,不可控制的心理变态、心肺肾脑功能不全、酗酒者都不应做移植。没有并发症的糖尿病是相对禁忌证,HbsAg 和 HbeAg 均阳性者属禁忌证,单一 HbsAg 阳性者多数仍主张肝移植。

从免疫学角度出发,同种器官移植前应进行 ABO 血型、HLA 配型、淋巴细胞毒试验和淋巴细胞混合培养四项选配检查。对肝移植也需要,只是最后一种,由于结果分晓时间太晚,而不具有实用价值。因肝脏具有一定程度的免疫特惠性质,临床应用上主要是 ABO 血型,供受者最好同型,但也可以按照输血规律移植;HLA 配型仅属积累资料,供以后分析用,目前还看不出对效果的影响;淋巴细胞毒试验阳性不至于引起超急性排斥。据说,肝能立时产生可溶性 HLA 抗原,其量甚大,能够中和抗体和提供耐受诱导。

一般要求供者年青,不大于 50 岁,肝健康无病,HbsAg 阴性,无结核,非恶性肿瘤患者,无明显或潜在的感染灶,也没有累及到肝的全身性疾病,如高血压,动脉硬化。最好是"脑死亡"患者,临终前肝有充分的正常血流灌注,而非长期休克中死亡者。受者也要求年青,并且无任何明显感染灶,其他生命重要器官功能良好,还要注意体形,预计供肝宜和原肝相似或略小。

# 二、经典式原位全肝移植术

经典式原位全肝移植手术分两组进行,即供肝切取组和受者手术组。供肝切取组负责将供肝完整切下,作降温灌洗、低温保存,迅速运送,并在植入前作必要的修整。受者手术组则先切除病变全肝,然后即在原位植入供肝,吻合血管和重建胆道。

## （一）供肝切取术

供者系脑死亡或非脑死亡的新鲜尸体。采取腹部大十字切口（直切口自剑突下至耻骨联合，横切口位于脐部水平）。现在都做腹部多器官（包括肝、十二指肠、脾、部分小肠和双肾）联合切取，进腹腔后迅速在肾动脉以下平面切开后腹膜，钝性分离出腹主动脉下段，用粗棉索线结扎远侧端，另一索线绕套近心端后，切开其前壁，插入前端带有气囊的多侧孔 18 号 Foley 导管至膈下处，用生理盐水 20mL 充盈气囊以阻断膈下腹主动脉，扎紧近心端索线，藉重力迅速灌入 1～4℃UW 液 2500～3000mL（非脑死亡尸肝热缺血时间不得超过 5min），水柱高度 0.8～1m，流速呈快速点滴但不成线。同时，迅速切断胃结肠韧带，显露胰颈部下缘，将肠系膜上静脉用弯血管钳钝性分离出来，切开其前壁，迅速插入 3mm 的硅胶管，其尖端的位置以略超过脾静脉汇入门静脉处为佳（术者可以左手食指伸入小网膜孔触摸管的尖端以判定位置），不可插入过深、过高，因为插入过高，灌洗液往往流向右半肝，以致左半肝得不到充分灌洗。随即在同一平面切下肝下下腔静脉，插管放掉血及灌洗液。经此冷灌洗后，肝及腹部所有器官的中心温度可降至 5～10℃。然后应尽快用 16 号粗针穿刺胆囊底部，抽空胆液作细菌培养，继而切开胆囊底部，置入罩状导尿管，切口处环绕一粗线结扎固定，以同样低温溶液和同样方法，作整个胆管树的灌洗。

随着肝的降温灌洗，在第一肝门区切断肝胃、肝十二指肠韧带。术者左手食指伸入小网膜孔，摸清门静脉内的灌洗管作为标志，于其前侧显露并钝性分离出胆总管，此时胆总管多瘪陷无色，应与肝固有动脉区别清楚。

术者转向右侧横膈下方，紧贴肝剪断右肝叶的冠状韧带，直到剪断右侧膈脚，将肝左叶向右翻起，剪断左侧三角韧带，沿左冠状韧带环形切开左侧膈肌，直到切断左侧膈脚，剪开心包膜，用心耳钳于尽可能高处显露，并用宽萨氏钳阻断整个肝上下腔静脉，可能包括部分右心房组织，在心耳钳上缘切断。此时用左手在下腔静脉后壁由上向下作钝性分离。整个肝连同双肾便可搬出腹腔外。将双肾连同肾动、静脉切除，即可获得一个带有完整血管蒂和胆总管的低温全肝。

供肝的低温保存与快速运送：将供肝放入充满 1～4℃UW 保存液（可安全保存活力达 24h）或 Collins 类型的保存液（可安全保存活力 8h）的无菌塑料袋内，扎紧袋口后，再套上两个无菌塑料袋，分别扎紧袋口，放进保温轻便塑料箱中，袋周围放满冰屑或小碎冰块，以保持低温。随即用快速交通工具，直送受者的医院手术室内。

## （二）病肝全切除

技术难度极大，特别是在伴有门静脉高压所致的广泛粘连和丰富侧枝循环患者。上腹双肋缘下"∧"切口，毋需开胸。一般顺次游离胆或肝总管、门静脉、肝动脉直至肝总动脉 0.5cm 处和肝下下腔静脉直到肾静脉平面。由于目前胆道重建多采用胆总管胆总管吻合术式，故可先切断胆囊管，在紧贴肝门处游离肝总管，尽可能保留十二指肠上段胆总管的血运完整。切断所有肝与周围的韧带，在第二肝门处，谨防撕破壁薄的肝静脉和肝静脉浅支。然后细心地用手分离肝后下腔静脉深面。在掀起分离右半肝时，需小心寻找肝实质掩盖的肝短静脉和右侧肾上腺静脉，予以结扎，以免撕断。全肝游离后，分别迅速结扎钳夹肝动脉、门静脉和肝下下腔静脉，分别予以切断。最后处理肝上、下腔静脉。为了防止其滑脱，最好是采用 2 次钳夹整个肝上下腔静脉横径的方法，然后用刀在萨氏钳和肝实质间切断，即可移去全病肝。后腹膜创面，必须在此时严密止血,因为新肝植入后遮住,无法再行缝合。

实际上,在全肝切除前,当门静脉和下腔静脉被完全阻断后,即进入无肝期。患者肠道和双下肢血液,不能再返回心脏,发生严重淤血,从而使病人全身循环血量锐减,发生血压下降,肾功能和肠道损伤。为了不发生这种瘀血,多年来,国际上在此期间多采用门静脉、髂总静脉腋静脉转流法,在全身不肝素化的条件下,通过一压力泵(平均流量 4L/min),将门静脉系统和下肢血液引回心脏,使全身血液循环恢复正常通路和流量。但以后陆续发现该泵有下列缺点,该机价格昂贵,泵每次使用耗时长,易发生局部淋巴肿,血小板聚集,凝血、血栓形成,甚至有可能诱发死亡。华中科技大学附属同济医院不应用转流泵,但提出下列注意点:阻断回流期间,加快输血,输液速度,维持血压 80/50mmHg,阻断时间≤1h,恢复血流前,先从下腔静脉放出高钾、酸性代谢物 150～200mL,即能平安渡过无肝期。

### (三)供肝植入

前二者吻合完毕后,即可开放、恢复肝的血供,以尽早结束约历时 2h 的无肝期。也有先吻合肝下下腔静脉而后吻合门静脉者(Starzl),但最先吻合的必须是肝上下腔静脉,因其位置深、显露差,吻合技术上最困难,吻合后起固定肝的作用。宜先做 2 针角线,从左角开始作一层连续吻合,先前壁、后后壁,比较方便,一般可在 30min 内完成。接着用同法吻合门静脉,随即开放血液。此时必须首先将含有高钾和高酸性代谢物的最初 150～200mL 的经肝血流,从肝下下腔静脉开钳放掉,以避免这些高钾血液流突然直接涌入心脏,引起致命的心跳骤停。然后再夹住下腔静脉作吻合。肝动脉采用端端吻合,如血管口径不符,也可选用供肝的腹腔动脉或胃左动脉。如果供肝动脉有畸形,肝右动脉来自肠系膜上动脉或儿童,则可用腹主动脉袖片作吻合。胆道重建一般都采用胆总管胆总管端端吻合,并置 T 管于病人胆总管内,引出体外。在病人胆总管有病变时,则可行供肝胆总管和病人空肠段作 Roux-Y 式吻合。膈下置放引流,完成手术。如果供肝质量良好,近手术结束时,即有金黄色胆汁不断流出。

历来在作胆总管胆总管端端吻合术后,置放 T 管于吻合口或于受者胆总管引出体外,但对术后并发的胆漏、胆汁性腹膜炎后拔 T 管发生的胆管狭窄及其梗阻性黄疸和肝内胆管炎的原因分析,看法不一,有的认为是置放 T 管所引发,有的认为 T 管必须置放,但置放不当或缝合技术有误可引起上述并发症。目前各家观点不一,有的主张摒弃,但用微创技术改善吻合口的缝合,有的依然主张置放 T 管,但对置放与吻合口缝合技术,以及拔管时间作了改进规范。

## 三、临床常用肝移植的其他术式

由于全球性供肝来源缺乏,术式创制主要着眼于充分利用现有供肝或开拓供者渠道。

1.背驮式原位肝移植　即保留受者下腔静脉的原位肝移植。手术将供肝置于原位,其肝中、肝左静脉共干和受者所保留的同名共干作端端吻合,而供肝的肝下下腔静脉远端则予以缝闭。移植完毕,新移植的肝,外观如被受者下腔静脉驮着,故取该名。后来为了保证静脉回流畅通,又改行供受者的肝右、肝中、肝左共干相吻合,或者供受者肝左、肝中静脉共干残端予以整形扩大。但上述术式都有严重缺点,如供肝较小,静脉共干长,膈下空间大,可造成移植肝摆动或移动,发生静脉干和吻合口扭曲,导致静脉回流不畅,甚至完全阻塞,造成受者生命危险。

为此,放弃供受者肝静脉共干间吻合,而改用直接吻合供受者的肝上下腔静脉。并且最好是两者的侧侧吻合(Belghiti 1993 首例),效果良好,1 年存活率达 93%(Hesse 2000),较传统背驮式 86%为佳。

2.活体部分肝移植 自活体切取部分肝移植历来分 4 种类型(Tanaka):①传统左外叶Ⅱ、Ⅲ段。②左全叶Ⅱ、Ⅲ、Ⅳ段。③带或不带肝中静脉的扩大左外叶,即Ⅱ、Ⅲ部分加部分Ⅳ段。④右半肝(不带肝中静脉,Ⅴ、Ⅵ、Ⅶ、Ⅷ段)。我国香港玛丽医院(范上达)和台湾高雄纪念医院(陈肇隆)相继创制第 5 种类型,即含有肝中静脉的肝右半移植,称为扩大右半肝移植,可以切取供者肝的 60%~65%的体积。活体右半肝移植施行时的注意点是切开肝实质必须用超声刀,功率不能过大,由通常 40W 减少到 30W,术中以超声定位,观察肝中静脉行径,在肝中静脉旁保留 o.5cm 肝实质。2001 年韩国 S.G.Lee 为了既保证供者安全,又提供患者足够供肝,创制第 6 种类型,从两个供者中,分别切取一个左外叶,移植给一个受者,已达 20 余例,并又开展新的改进,即联合切取两个供者肝不限于左外叶,也可以在一个供者中切除更多一点,如肝左全叶,或肝右叶等。Hashikura 与 Makuuchi(2002)报告全球活体肝移植已超过 2000 例次,日本 Shinshu 大学医院共施行 143 例,儿童受者 83 例,成人 60 例,病人存活率 1 年为 87%,3 年、5 年均为 85%。移植后急排用环孢素发生率为 57%,用 FK506 为 28%,血缘亲属供肝为 28.3%,提出该文报道全球活体肝移植 1 年存活率平均约在 90%左右。

总之,活体肝移植有很多优点,可以掌握移植最恰当的时机,不受时间限制,供肝鲜活,功能较尸肝为佳,亲属配型接近,排斥反应少而轻,易防治,供肝的各种血管、胆管可在术前较精确定位。但活体肝移植切肝难度较大,必须由经验丰富手术者主刀,以保证供者安全,但到 2002 年全球活体供者死亡已超过 10 例,必须引起高度警惕。

根据国际有关活体肝移植规定,血缘亲属间移植系指供受者三代以内的血缘关系,不包括此规定以外的远亲;非血缘间移植仅限于配偶,正式结婚并同居一年以上,严禁一切商业和变相商业行为,严禁有偿的器官捐献或器官买卖。如有违反者,即属犯法。活体供肝移植引起兴趣的事实是:亲属供肝,从移植免疫理论来说,供受者组织相容性较好,所以有较好的疗效,而配偶间供肝有着同样疗效,统计学证明无区别,如何加以解释呢?

3.减体积性肝移植 切取成人尸体部分供肝移植给儿童,故称减体积性肝移植。理论上,肝的 8 个段都可作为独立部分加以移植,但实际常用的是(按 Couinaud 分类)带血管蒂的左半肝(Ⅰ~Ⅳ段)、左外叶(Ⅱ~Ⅲ段)和右半肝(Ⅴ~Ⅷ段)。手术时,先将病肝全切除后,施行原位移植,植入肝可带与原位全肝移植时相同的血管:门静脉一级分支、肝动脉主干(也可带腹主动脉瓣)、肝后下腔静脉全段,均与受者同名血管相吻合。胆道则作供肝胆管和受者空肠 Roux-Y 型吻合。据 Otte 报道此术式作择期性移植,其 1 年存活率为 85%,疗效与原位全肝移植相仿。

4.劈离式肝移植 将一个尸体供肝劈割成两半,同时分别移植给两个不同的受者,简称"一肝两受",利用一个供肝做两个减体积性肝移植。通常分割成左半肝和右半肝,但也可分为右半肝和左外叶。右半肝通常带有与全肝移植时同样的血管和胆管蒂;而左半肝则因没有下腔静脉,此时,做病人病肝切除时,应保留肝后下腔静脉和肝左、肝中静脉共干,以备与左半肝或左外叶从肝相应的肝左、肝中静脉共干作端端吻合。胆道重建可作 Roux-Y 空肠吻合。劈离式肝移植是缓和供肝来源困难的极好方式,成人尸体的左半肝可移植给身材较供者小 1/3 的受者,左外叶肝则可供给小 1/10 的受者。

在具体病例中,上述术式常可混合应用,如 Lynch 采用原位肝移植,移植供肝的 Ⅱ 和 Ⅲ 肝段(减体积性),受者切除原肝,但保留肝后下腔静脉(背驮式)共行儿童肝移植 41 例,其中 1 例为母亲活体供肝。其 1 年和 3 年存活率均为 62%。

5.再次与多次肝移植　其疗效有了提高,Starzl 组再次移植 68 例,已存活 1 年以上者 31 例,6 例 3 次移植者,已存活 2～3 年。此种移植都是急诊手术,发现初次植入肝功能急速变差时,即行准备再次手术,不可等到整个肝无功能后才寻觅供肝,那是来不及的。

## 四、术后免疫抑制治疗

已废弃只应用单一药物或实施硬性统一方案的旧观点,近年来大多采用三联疗效,即山地明(环孢素 A 微乳剂)或普乐可复(FK506)加骁悉(MMF)加激素(强的松),少数单位再加 OKT3 构成四联。目前,多数单位已首选普乐可复,已有单位试行用普乐可复的二联用药。如发现有肾功能不良或伴发糖尿病时可改用雷帕霉素,或改用单克隆抗体如 Zenapax(赛呢哌)、Simulect(舒莱)。一般认为,如出现耐激素难治性排斥反应时,则改用 ALG 作冲击治疗或改用 OKT3。但任何方案必须尽早撤除激素或逐步减量,以防止激素引起的众多副作用,如免疫力降低,易发感染,高血压,充血性心功能衰竭,骨质疏松、骨折、消化性溃疡、库欣综合征、青光眼、白内障等。

(朱华年)

# 第五节　急性胆囊炎

## 一、病因

胆囊系一盲囊,通过弯曲、细长的胆囊管与胆管相通。急性胆囊炎的主要原因是由于各种因素造成胆囊管梗阻、胆汁滞留和随之而来的细菌感染或化学性胆囊炎。少数病例未见有明显的胆囊内胆汁滞留现象,细菌感染似为引起急性胆囊炎的唯一原因。

1.胆汁滞留　这是引起急性胆囊炎的一个前驱的、基本的因素,其原因大致可分为两类。

(1)机械性梗阻:一般认为急性胆囊炎患者 90% 以上有结石嵌顿于胆囊颈或胆囊管,导致胆汁滞留;有作者认为,即使手术或尸检时胆囊内无结石发现,也不能证明在病变早期无结石存在,而可能结石已被排至胆总管。除结石外,胆囊管与胆总管连接部亦可因角度较小,胆囊管本身过于曲折、畸形,或异常血管、周围炎症粘连、蛔虫钻入以及肿大淋巴结压迫等造成梗阻和胆汁滞留。

(2)功能性障碍:研究证实,胆道肌肉、神经功能紊乱,胆囊的正常排空活动受阻,可造成一时性的胆汁滞留。当腹内脏器有病变时,如胃、十二指肠溃疡、慢性阑尾炎或肾周围炎等,内脏神经受到病理性刺激冲动传至大脑皮质,引起皮质的功能紊乱,从而反射性地导致胆囊管括约肌和十二指肠乳头括约肌功能紊乱而造成痉挛,致使整个胆道系统胆汁滞留。胆囊内长期胆汁滞留和浓缩,可刺激胆囊黏膜,引起炎性病变,加上细菌感染,即可形成急性胆囊炎。

2.细菌感染　引起急性胆囊炎的细菌大约 70% 为大肠埃希菌,其他的有克雷伯杆菌、梭状芽胞杆菌、葡萄球菌、伤寒杆菌、副伤寒杆菌、链球菌,还有肺炎球菌等。约 50% 急性胆囊炎病人胆汁细菌培养阳性。细菌入侵的路径一般多经胆汁或淋巴管,有时也可以经肠道逆行入胆道或血源性播散。总之,细菌到达胆囊的路径很多。

3.其他原因　临床上有少数病例既无胆汁滞留亦无细菌感染而为其他的原因。主要见于创伤和胰液反流。创伤包括外科手术、灼伤等可导致急性胆囊炎。在创伤时,由于疼痛、发热、脱水、情绪紧张等可使胆汁黏稠度增加,排空减慢。此外,当胰、胆管共通管梗阻时,反流胰液中的胰蛋白酶被胆汁激活,与胆汁酸结合,也可激活磷酸脂酶,使卵磷脂转为溶血卵磷脂,这两者作用于胆囊壁,产生损害。

## 二、发病机制

当胆囊管或胆囊颈因结石突然嵌顿或其他原因而梗阻时,由于胆囊是盲囊,引起胆汁滞留或浓缩,浓缩的胆盐刺激和损伤胆囊引起急性化学性胆囊炎;同时,胆汁滞留和(或)结石嵌顿可使磷脂酶 A 从损伤胆囊的黏膜上皮释放出来,使胆汁中的卵磷脂水解成溶血卵磷脂,从而改变细胞的生物膜结构而导致急性胆囊炎。另外,在炎症的胆囊壁内含有高浓度的前列腺素,认为这也是引起急性胆囊炎的一种介质。如果胆囊管梗阻不及时松解,那么胆囊腔内压力不断增高,胆囊壁因血液和淋巴回流受阻而充血水肿引起缺血,缺血的胆囊壁容易继发细菌感染,从而加重急性胆囊炎的进程,终致并发胆囊坏疽或穿孔;对于老年,患有糖尿病和动脉硬化的患者更容易发生胆囊的缺血坏死。胆囊缺血、炎症加重、胆囊底部坏疽,临床上多见于发病的第 2 周,若不及时治疗,则很快会并发穿孔与腹膜炎。如单纯胆囊管梗阻而无胆囊壁的血供障碍和细菌感染,则发展为胆囊积液。

## 三、病理

根据炎症的轻重和病程长短,急性胆囊炎的病理表现可有很大的差别。

1.单纯性胆囊炎　属于最轻的一型。其特征是胆囊轻度增大、囊壁充血、黏膜水肿,囊壁稍增厚;肉眼观察胆汁较黏稠,略显浑浊或无明显异常,镜下可见白细胞浸润,黏膜上皮脱落,但细菌培养常为阴性。

2.化脓性胆囊炎　胆囊因胆囊管阻塞明显增大,呈蓝绿色或灰红色,囊壁充血肥厚极为显著,浆膜层血管扩张;胆囊表面常有脓性纤维素性沉淀,黏膜上可形成溃疡,整个胆囊内充满脓液。胆囊壁的炎性渗出可致与毗邻腹膜粘连和淋巴结肿大。此时,胆汁的细菌培养多为阳性。镜下可见大量单核细胞浸润,胆红素钙沉淀,胆固醇结晶。

3.坏疽性胆囊炎 病情严重时,有时胆囊胀大过甚,囊壁血供受阻,引起囊壁的缺血坏疽;胆囊内的结石可嵌顿在胆囊颈部,引起囊壁的压迫坏死。上述变化最终均可致胆囊穿孔,甚至胆囊与十二指肠之间形成内瘘。镜下除可有炎细胞浸润、囊壁水肿、渗血外,还可见到局限性或广泛性坏死、缺血、甚至穿孔;有时可见小动脉粥样硬化伴管腔狭窄。

## 四、临床表现

1.突发性右上腹持续性绞痛,向右肩胛下区放射,伴有恶心、呕吐。

2.发冷、发热、食欲缺乏、腹胀。

3.10%病人可有轻度黄疸。

4.过去曾有类似病史,脂餐饮食易诱发。胆囊结石引起者,夜间发病为一特点。

5.右上腹肌紧张,压痛或反跳痛,墨菲(Murphy)征阳性。30%～50%病人可触及肿大胆囊有压痛。

## 五、诊断

对有右上腹突发性疼痛,并向右肩背部放射,伴有发热、恶心、呕吐,体检右上腹压痛和肌卫,墨菲征阳性,白细胞计数增高,B超示胆囊壁水肿,即可确诊为本病。如以往有胆绞痛病史,则诊断更可肯定。需要指出的是,15%～20%的病例其临床表现较轻,或症状发生后随即有所缓解,但实际病情仍在进展时,可增加诊断上的困难。十二指肠引流试验对急性胆囊炎的诊断帮助不大,反而会促使胆囊收缩而加重腹痛,引起胆石嵌顿。故在病程急性期,十二指肠引流应视为禁忌。

### (一)实验室检查

1.白细胞总数及中性粒细胞 约80%患者白细胞计数增高,平均在$(10～15)\times10^9/L$。其升高的程度和病变严重程度及有无并发症有关。若白细胞总数在$20\times10^9/L$以上时,应考虑有胆囊坏死或穿孔存在。

2.血清总胆红素 临床上约10%病人有黄疸,但血清总胆红素增高者约25%。单纯急性胆囊炎病人血清总胆红素一般不超过34mol/L,若超过$85.5\mu mol/L$时应考虑有胆总管结石并存;当合并有急性胰腺炎时,血、尿淀粉酶含量亦增高。

3.血清转氨酶 40%左右的病人血清转氨酶不正常,但多数在400U以下,很少高达急性肝炎时所增高的水平。

### (二)影像学检

1.B型超声 B超是急性胆囊炎快速简便的非创伤检查手段,其主要声像图特征为:①胆囊的长径和宽径可正常或稍大,由于张力增高常呈椭圆形。②胆囊壁增厚,轮廓模糊;有时多数呈双环状,其厚度>3mm。③胆囊内容物透声性降低,出现雾状散在的回声光点。④胆囊下缘的增强效应减弱或消失。

2.X线检查 近20%的急性胆囊结石可以在X线平片中显影,化脓性胆囊炎或胆囊积液,也可显示出肿大的胆囊或炎性组织包块阴影。

3.CT 检查　B超检查有时能替代CT,但有并发症而不能确诊的病人必须行 CT 检查。CT 可显示增厚超过 3mm 胆囊壁。若胆囊结石嵌顿于胆囊管导致胆囊显著增大,胆囊浆膜下层周围组织和脂肪因继发性水肿而呈低密度环。胆囊穿孔可见胆囊窝部呈液平脓肿,如胆囊壁或胆囊内显有气泡,提示"气肿性胆囊炎",这种病人胆囊往往已坏疽,增强扫描时,炎性胆囊壁密度明显增强。

4.静脉胆道造影　对难诊断的急性胆囊炎,血清胆红素如果在 $3mg\%(51\mu mol/L)$ 以内,肝功能无严重损害,可在入院后 24h 内做静脉胆道造影(病人不需要准备,用 30%胆影葡胺20ml)。如果胆管及胆囊均显影,可以排除急性胆囊炎;仅胆囊延迟显影者,也可排除急性胆囊炎。胆管显影而胆囊经过 4h 后仍不显影,可诊断为急性胆囊炎。胆囊胆管均不显影者,其中大多是急性胆囊炎。目前由于超声显像已成为胆系疾病的首选检查方法,口服及静脉胆道造影已很少用。

5.放射性核素显像　静脉注射[131]I-玫瑰红或[99m]Tc-二甲基亚氨二醋酸([99m]Tc-HIDA)后进行肝及胆囊扫描,一般在注射后 90min 内胆囊如无放射性,提示胆囊管不通,大都是急性胆囊炎所致。本法安全可靠,阳性率较高,故有报道[99m]Tc-HIDA 闪烁可做为急性胆囊炎的首选检查法。

# 六、鉴别诊断

1.十二指肠溃疡穿孔　多数病人有溃疡病史。其腹痛程度较剧烈,呈连续的刀割样痛,有时可致患者于休克状态。腹壁强直显著,常呈"板样"、压痛、反跳痛明显;肠鸣音消失;腹部 X线检查可发现膈下有游离气体。惟少数病例无典型溃疡病史,穿孔较小或慢性穿孔者病状不典型,可造成诊断上的困难。

2.急性胰腺炎　腹痛多位于上腹正中或偏左,体征不如急性胆囊炎明显,墨菲征阴性;血清淀粉酶升高幅度显著;B超显示胰腺肿大,边界不清等而无急性胆囊炎征象;CT 检查对诊断急性胰腺炎较 B 超更为可靠,因为 B 超常因腹部胀气而胰腺显示不清。

3.高位急性阑尾炎　其转移性腹痛、腹壁压痛、腹肌强直均可局限于右上腹,易误诊为急性胆囊炎。但 B 超无急性胆囊炎征象及罗夫辛(Rovsing)征阳性(按左下腹可引起阑尾部位的疼痛)有助于鉴别。此外,胆囊炎的反复发作史、疼痛的特点,对鉴别诊断也有参考价值。

4.急性肠梗阻　肠梗阻的绞痛多位于下腹部,常伴有肠鸣音亢进、"金属音"或气过水声,腹痛无放射性,腹肌亦不紧张。X 线检查可见腹部有液平面。

5.右肾结石　发热少见,患者多伴有腰背痛,放射至会阴部,肾区有叩击痛,有肉眼血尿或显微镜下血尿。X 线腹部平片可显示阳性结石。B 超可见肾结石或伴肾盂扩张。

6.右侧大叶性肺炎和胸膜炎　患者也可有右上腹痛,压痛和肌卫而与急性胆囊炎相混。但该病早期多有高热、咳嗽、胸痛等症状,胸部检查肺呼吸音减低,可闻及啰音或胸膜摩擦音。X 线胸片有助于诊断。

7.冠状动脉病变　心绞痛时疼痛常可涉及上腹正中或右上腹,若误诊为急性胆囊炎而行麻醉或手术,有时可立即导致患者死亡。因此,凡 50 岁以上患者有腹痛症状而同时有心动过速、心律失常或高血压者,必须做心电图检查,以资鉴别。

8.急性病毒性肝炎 急性重症黄疸型肝炎可有类似胆囊炎的右上腹痛和肌卫、发热、白细胞计数增高及黄疸。但肝炎患者常有食欲缺乏、疲乏无力、低热等前驱症状;体检常可发现肝区普遍触痛,白细胞一般不增加,肝功能明显异常,一般不难鉴别。

# 七、并发症

1.急性气肿性胆囊炎 这是一种特殊类型的胆囊炎,主要是厌氧菌群中以产气荚膜梭菌造成的感染,往往合并链球菌、大肠埃希菌等造成混合感染。细菌感染的主要原因是由于急性胆囊炎发展到一定程度,胆囊内积脓,胆囊壁缺血坏死,这不仅造成组织内氧分压降低,厌氧菌易于滋生,而且各种细菌不断产生气体,继而向胆囊周围扩散。近年来国内外学者认为胆囊内脓性胆汁刺激胆囊黏膜,释放溶菌体酶,造成胆囊黏膜进一步受损的炎症反应。同时磷酸酯酶 A 也可促进胆汁中的卵磷脂转化为溶血卵磷脂,促进黏膜溶血、出血。

病人的临床表现类似于急性重症胆管炎,有时病人可出现黄疸和黑粪。黄疸主要是由于肿大的胆囊或结石压迫胆管所致。病人多数出现明显的腹胀。如果合并胆囊穿孔,可出现胆汁性腹膜炎征象,严重时可引起多脏器功能障碍综合征。

急性气肿性胆囊炎在腹部 X 线片上,发病 24~48h 或以后,可见胆囊壁增厚并积气,随着病情的恶化,可扩散至胆囊周围组织。如果胆囊坏死穿孔,则可出现膈下游离气体与腹腔积液,在 X 线征象中应注意与胆囊肠道内瘘时胆囊积气相鉴别。B 超检查可见胆囊壁与胆囊腔内积气和急性胆囊炎超声征象。由于该病的病死率较高,病变发展迅速,早期即可出现胆囊坏疽和穿孔,故应及早行胆囊切除术或胆囊造口术,并进行腹腔引流。

2.胆囊穿孔 急性胆囊炎穿孔可以有多种临床表现:①胆汁进入腹腔,引起胆汁性腹膜炎;②继发肝脓肿形成;③与周围组织粘连,最终形成胆囊周围脓肿;④与邻近组织器官形成内瘘,如胆囊胃瘘、胆囊十二指肠或结肠瘘等。在这其中以胆囊周围脓肿最为多见,其次为胆汁性腹膜炎。引起胆囊穿孔的病因较为复杂,主要原因为胆囊壁血循环障碍、胆囊坏疽,其穿孔的发生时间受胆囊内压力上升的速度、胆囊壁厚度及纤维化程度、胆囊的可膨胀性、胆石的机械性压迫作用、胆囊与周围组织的粘连程度等多种因素影响。由于胆囊穿孔一旦发生,并发症较多,且具有一定的病死率,因此主张积极手术治疗。

3.胆囊内瘘 胆囊内瘘主要以胆囊炎、胆石病为主要临床表现出现,由于瘘的部位不同具有不同的临床表现。最多见的为胆囊胃肠道瘘,少数是胆囊与肾盂、膀胱、卵巢或子宫形成内瘘。临床上比较常见胆囊与胃、十二指肠、结肠及胆总管形成的内瘘。形成内瘘后其主要临床表现是反复发作的胆系感染及反流性急性胆囊炎。胆囊结石经十二指肠瘘口排出后,可发生十二指肠梗阻,若运行到小肠,可引起小肠下端的机械性梗阻,临床称之为胆结石性肠梗阻。而胆囊结肠瘘的病人常表现为脂肪泻、低钠血症、营养不良等。综合国内外文献,胆囊炎病人具有以下临床表现时应考虑胆囊内瘘的可能:①突然胆绞痛发作并有发热、寒战、黄疸出现,自行或经消炎处理后症状缓解。②长期腹泻,尤以进食油腻食物后为甚。③呃逆、呕吐胆汁。

④胆道出血。⑤出现肠梗阻。

B超对胆石诊断率较高,但难以发现内瘘。CT检查在口服造影剂后扫描若见到胆囊呈现与肠道等密度的高密度影,则诊断成立。钡剂造影及X线腹部平片是诊断胆囊内瘘重要而又切实可行的临床手段,前者可直接诊断胆囊胃肠道瘘,后者可看到胆囊或胆管内有气体充盈,个别可见到肠道内的结石阴影,但应排除Oddi括约肌松弛、气肿性胆囊炎、胆管炎、胆肠吻合等因素。PTC对胆道的显示较为清楚,如发现造影剂以异常通道进入肠道,即可做出诊断。ERCP发现十二指肠内有异常开口,并有胆汁溢出即可诊断证实。

4.肝脓肿　多发生在紧邻胆囊床的肝Ⅴ段,极少数为肝脏其他部位脓肿。发生原因可为急性化脓性胆囊炎胆囊外侵犯至肝组织,随胆囊炎的缓解肝脓肿出现并加重,亦可为急性胆囊炎穿孔侵入肝组织实质。病人有高热、寒战,肝CT检查可见肝Ⅴ段出现低密度和液性暗区。

# 八、治疗

急性胆囊炎的治疗应针对不同原因区别对待,对于结石性急性胆囊炎一般主张手术治疗,但手术时机的选择目前尚存在争论。一般认为在非手术治疗下,60%～80%的结石性急性胆囊炎病人可以得到缓解,然后进行择期手术,择期手术的并发症及病死率远低于急性期手术。近来,几组前瞻性随机研究表明,急性胆囊炎早期胆囊切除术(在诊断时即进行手术)优于急性发作解除后的择期胆囊切除,其优点是并发症发生率明显降低,住院天数减少,并不再有发作出现。而对于非结石性胆囊炎的病人,由于其情况多数较为复杂,并发症较多,应及早手术。因此对于急性胆囊炎病人手术时机的选择是非常重要的。

手术方法主要是胆囊切除术或胆囊造口术,如病情允许而又无禁忌证时,一般行胆囊切除术。但对高度危重病人,应在局部麻醉下行胆囊造口术,以达到减压、引流的目的。①胆囊切除术是最彻底的手术方式,在当前也是较安全的术式,总体手术病死率<1.0%,但急性期手术病死率要稍高一些。具体方法有顺行切除和逆行切除两种方法。顺行切除法较多使用,先在胆囊管和肝总管交汇处分离出胆囊管、胆囊动脉和肝总管。此时须注意胆囊动脉的解剖变异,查明其解剖关系。胆囊动脉一般自肝右动脉发出,在结扎胆囊动脉的过程须在靠近胆囊壁处理,以防误伤肝右动脉。应注意急性胆囊炎,特别是慢性胆囊炎急性发作者,因胆囊胀大,胆囊颈部可与右肝管和右肝动脉紧贴,甚至粘连。解剖至此时,应仔细分辨,避免损伤右肝管和右肝动脉。如遇炎症严重和解剖关系不清时,则可先寻到胆总管,剖开探查后置导管入肝总管,帮助识别胆囊管。更简单地可采用逆行法分离胆囊,先从胆囊底部开始分离,自肝面剥下胆囊,最后再处理胆囊管和胆囊动脉。胆囊管的残端一般留3～4mm,既可防止滑脱结扎缝线,又可防止术后形成盲袋口。在解剖胆囊中遇大出血时,切勿在血泊中盲目钳夹,以致误伤胆总管、门静脉等重要组织。此时可先用左手示指伸入网膜孔,与拇指一起捏住肝十二指肠韧带中的肝固有动脉,使出血停止,再清理手术野查明出血点所在,予以彻底止血从肝床上剥离胆囊时,须仔细钳夹并结扎直接进入肝床的小血管支,并在胆囊窝放置引流,防止积血和感染。②胆囊造口术适用于少数病情危重,不能耐受较复杂手术的病人。这类病人胆囊局部炎症较重、渗血多、解剖界限不清,若勉强施行较复杂的胆囊切除术,反而可出现并发症或误伤肝门部

的重要结构,增加手术死亡率。胆囊造口的目的是采用简单方法引流感染病灶,防止其坏死穿
孔,至于根治清除病灶,则留待择期处理。手术多采用距胆囊底最近的切口(有条件时经 B 超
定位),如右肋缘下切口。在胆囊底部做双重荷包缝合线后于中心处抽吸减压,剪开小口探查
胆囊尽量取净结石,再插入 F18～22 的蕈状导管,收紧并结扎双重荷包缝线。然后使用温盐
水冲洗胆囊,并观察有无漏液,有可能时将胆囊底固定于腹壁上,胆囊旁放置引流管。

如病人不能耐受手术,可行 B 超引导下胆囊穿刺置管引流术,在一定程度上可缓解病情。
条件允许时也可行腹腔镜胆囊切除术。

## 九、预后

急性胆囊炎经内科治疗,80%～90%可以消退治愈,另 10%～20%患者因病情加剧而行
手术治疗。值得指出的是,所谓"痊愈"的病人以后有可能反复发作,或引致胆石病或胆总管炎
等并发症,而终需外科治疗。急性胆囊炎总病死率为 5%。手术治疗预后较佳,70%～80%的
患者可获痊愈。其预后主要取决于病人的年龄、有无并发症,病情的早晚、术前准备充分与否,
以及手术的方式。

(王光新)

# 第六节　慢性胆囊炎

慢性胆囊炎常为急性胆囊炎的后遗症或因胆固醇的代谢紊乱而引起;它可以伴有或不伴
有胆囊结石,在结石形成以前或在结石形成以后开始有病变;临床上常有上腹部不适和消化不
良,有时或伴有急性发作。

**【病因和病理】**

慢性胆囊炎的病因和病理解剖可分为下列三类,不同的病因常形成不同的病变:

1.感染性胆囊炎　这是最常见的一种,为急性胆囊炎的后遗病变。其程度轻重不一,轻者
仅囊壁纤维增生和肥厚,重者因囊壁极度肥厚,囊腔缩小,胆囊可以完全萎缩或硬化,甚至可以
结成一团瘢痕组织,致使功能完全丧失,故有时称这种情况为"自发的胆囊切除"。此症胆囊周
围常有紧密粘连,并可累及邻近脏器,但一般不含结石。

2.代谢性胆囊炎　是由于胆固醇代谢紊乱,致胆固醇酯沉积在胆囊的粘膜上,引起慢性胆
囊炎。胆固醇酯或其他脂肪性物质在粘膜及粘膜下层中沉积浸润之原理尚未完全明确,可能
是由于胆固醇酯随胆汁进入胆囊后再析出而沉着在胆囊壁上,并非是一种特殊病变,仅为不同
胆囊病变的一种组织表现。

胆囊粘膜一旦有胆固醇酯浸润沉淀,常伴有轻度炎症。约半数病例胆囊内可有胆固醇结
石之形成。胆囊外观多无明显异常,囊壁有时稍增厚,颜色较苍白,不再呈现正常的蓝绿色,胆
囊切开可见粘膜有较明显的充血肥厚,粘膜上有无数黄白色的胆固醇酯沉淀,形如草莓,故本
病亦称"草莓胆囊"。

3.阻塞性胆囊炎　胆囊管如被结石嵌顿或因瘢痕粘连致完全阻塞时,胆汁就滞留在胆囊内,久之胆色素被吸收,胆囊粘膜则不断分泌粘液,遂致胆囊扩大而其中则充满无色透明的粘液,谓之"胆囊积水",俗称"白胆汁"。这种胆囊常扩大成梨状或香肠状,胆囊壁甚薄,内含无色液体,临床上常可扪及。

慢性胆囊炎不论是否伴有结石,约半数可合并有细菌感染,但多数学者认为所谓慢性胆囊炎主要是化学性的刺激,感染性的炎症仅是一种后续变化。

## 【症状和体征】

慢性胆囊炎患者的发病年龄和性别与急性胆囊炎患者相似。临床表现在不同患者则可有甚大差别,且与实际的病理变化也常不一致,有时患者可毫无症状,而死后尸体解剖则发现胆囊有明显的慢性病变;有时患者有剧烈的胆绞痛病史,但手术时发现胆囊病变却并不严重。

患者症状可以明显地从急性胆囊炎第一次发作后即不断出现,也可以发病隐晦、症状轻微,直至诊断确定后才注意有症状存在。它可以有不定期的反复发作,在急性发作时临床症状同急性胆囊炎;不发作时则临床病象模糊不清,类似慢性"胃病";也可以始终没有急性发作而仅表现为经常的上腹部隐痛不适和消化不良,有时则可以全无症状。症状之所以有差别主要是因胆囊炎症程度不同,时有或无胆囊结石,引起的反射性括约肌痉挛的程度亦各异,故胆囊之功能状态亦随之而有不同之故。

患者通常有气胀、嗳气以及厌食油腻现象,饱食以后常感上腹部不适,且不像十二指肠溃疡在食后可减轻疼痛。患者常感有右肩胛骨下、右季肋下或右腰等处隐痛,在站立、运动或冷水浴后更加明显。由于经常隐痛不适,患者很少运动,体重常有所减轻。一旦因结石嵌顿而有急性发作时,右上腹将有经常的钝痛,并有阵发性加剧,且80%的患者可有恶心呕吐(但恶心呕吐在平时则属少见)。25%伴有胆囊结石的患者在发作时还有轻度黄疸,而如结石进入胆总管,黄疸之发生率可高达60%。故在剧烈的胆绞痛后出现深黄疸者,大多表示胆总管内有结石阻塞。但有时也可能虽有结石存在而无疼痛或黄疸出现。此外,据Maingot记述,慢性胆囊炎患者还可以有两种特殊表现:①风湿性的关节痛,特别在颈、背及其他关节,据说是一种特殊的慢性中毒现象;②心脏症状,如心前区痛、心悸、气促等,有时极似心绞痛。据说这两种特殊表现在胆囊切除后均可获得好转或痊愈,因此这种情况非但不是手术的禁忌,且属手术之适应证。

体检除右上腹有轻度触痛外,一般无其他阳性症状。少数患者因胆囊管阻塞而胆囊肿大者,偶尔可在右上腹部扪到圆形肿块。有的还可发现患者略有皮肤和巩膜轻度黄染,提示病变是在胆道系统。更有少数病例在第8~10胸椎右旁有压痛,或在右颈胸锁乳突肌两下脚之间有压痛,后者尤其有诊断意义。

## 【诊断】

慢性胆囊炎患者一般诊断并不困难,因多数患者有右上腹部一次或多次的绞痛病史和消化不良症状。但有时症状不典型者,可与慢性阑尾炎、慢性溃疡病、慢性胃炎、结肠癌、慢性胰腺炎及肾盂肾炎等症混淆。正确的诊断有赖于:①胆囊部X线平片摄影;②胆囊造影;③B超或CT、MR等。其中B超检查是首选。

**【治疗】**

某些非胆石性慢性胆囊炎可能通过饮食的节制及内科治疗而维持不发病,但疗效并不可靠。已伴有结石者急性发作的机会更多,且可引起一系列严重并发症,偶尔引致胆囊癌。故本症不论是否伴有结石,最佳的疗法莫如手术,而最好的手术方法是胆囊切除,只有切除胆囊,才能根本去除感染病灶,防止一切并发症。但症状轻微或长期未曾发作的患者特别是年老并有其他严重的器质性病变者,不宜随便作剖腹手术。以防止因手术带来更为严重的并发症和后果。在胆石症特别是原发性胆管结石的高发地区,约80%的慢性胆囊炎是因胆道结石的反复发作所致。这些病例除胆囊切除以外当然还须并行胆总管切开引流或某种胆肠吻合术。反之,对伴有胆囊内无数小结石(石榴子样的感染性结石),除胆石切除以外也必须作胆总管之切开探查,以免胆囊结石进入胆总管中发生后患。一般说来,凡慢性胆囊炎症状明显,发作频繁而且剧烈者,特别是伴有胆囊结石者,手术切除之效果大多良好;反之如症状轻微,尤其是无结石性慢性胆囊炎,作胆囊切除之疗效可能较差,应予以重视。

(王光新)

# 第七节　胆石症

胆石症是胆道系统中最常见的病变。根据其所在部位不同,可有胆囊结石、原发性或继发性胆总管结石,肝外胆管或肝内胆管结石之分。但临床实际上,单一部位的结石是可能的但并非常见,往往几种部位的结石在同一患者中同时存在。欧美各国的胆石症患者其胆石多发生在胆囊内,仅少数病例(10%～25%)是原发于胆管中。但在东亚、东南亚国家包括我国,特别是我国广大的沿海地区,则大多数的胆石(约50%～90%)是胆管的原发性胆色素性结石。不同部位的胆石,其形态、大小和成分等一般都有明显的差别,因此可以推想其形成的机制也是不同的,而其临床症状和病理表现也将因人而异。

**【发病率】**

胆石症在欧美各国比较常见,在美国约10%的人被证实患有胆石症,其90%的结石为胆固醇结石,患者一般以女子为多,男女之比约为1:3～4,尤以身体肥胖、曾多次怀孕的中年妇女最好发。胆石症在亚洲的发病率也相当高,但非洲其发病率则相对较低,这可能与种族和(或)饮食因素有关。在我国,胆石症同样是一种常见病。西北地区胆囊结石约占80%,并以胆固醇结石为主;而沿海地区原发性胆总管结石占90%以上,绝大多数为胆色素性结石。根据中华医学会胆道外科学组统计全国146家医院1983～1985年间的11367例胆石病例资料,胆囊结石的相对发病率为52.8%,胆囊与胆管结石为10%～90%,肝外胆管结石为20.1%,肝内胆管结石为16.2%。根据上海市1992年分析2355例胆石病,其构成比较之10年前统计的有所变化,即胆囊结石从69.3%上升为78.9%,而胆管结石则从30.7%下降至21.1%。这种构成比的变化说明,随着世界人口构成、居民生活习惯和饮食方式,以及卫生条件的改善与胆道结石的发生发展有着一定的关系。如美国人胆色素结石在升高,而亚洲人的胆囊内胆固醇结石的比例也有所上升、胆总管原发性结石的相对发病率则有明显下降的趋势。

## 【胆石的分类和组成成分】

根据胆石的外观以及化学分析的结果,通常多将胆石分为三种:即胆固醇结石、胆色素结石和混合性结石。但实际上所谓胆固醇结石或胆色素结石都不是纯粹的。因此,严格说来任何胆石都是混合性的,例如所谓胆固醇结石虽然主要是由胆固醇组成,但结石的核心几乎都是胆色素,而所谓胆色素结石更不是全由胆色素组成,任何深棕色或黑色胆石如其胆固醇的成分不超过25%,则不论它是否含有碳酸钙,一般称之为胆色素结石。

通过化学分析的方法理应有助于胆石的分类,但由于胆石中的许多成分是非溶性的,因此化学分析的价值就大受限制。近年来由于固体状态的分析技术如红外线分光镜检查法和X线衍射检查法等新的分析技术发明以后,胆石非活性成分的分析已较简便,且甚精确,可以在短时间内辨别其性质并测定其含量,因而对于胆石的分类可望有很大帮助。

1.胆固醇结石　　胆固醇结石多呈圆形或椭圆形,表面光滑或稍呈结节状。这种结石的特点是其切面有放射状的胆固醇结晶条纹,颜色淡黄,其中心部分则因含有少量胆色素而颜色较深,与一般的混合性结石的切面呈分层状者显然不同。有时胆固醇结石的外面也可因胆囊的炎症而有钙盐沉积,这实际上已成为另一种形式的混合结石。胆固醇结石多数在胆囊内形成,通常大约0.2~3.0cm直径,一般为单数,但也可为多数而与胆囊的胆固醇沉积症同时存在,偶尔也可在胆总管内见到此种结石。

2.胆色素结石　　所谓胆色素结石除胆色素外,尚有少量钙盐和有机物(细菌、虫卵或上皮细胞脱屑等)为其核心。其外形不一,一般有三种形式:

(1)结石呈泥沙样,色棕黄,多位于胆总管中。由于胆道中常有炎症存在,故挖出的泥沙样胆色素结石常伴有粘液。

(2)黑色或深绿色小粒,约0.1~1.0cm大小,呈圆形或不规则形,质地较硬,切面均匀,无核心、分层或外壳之分,这种结石多数是在胆囊内。

(3)大形结石,一般直径约1~2cm,这种结石呈圆形或长圆形,颜色多呈棕黄;虽然表面较光滑,但极疏松易碎,往往很难完整取出。

胆色素结石所以有不同的形态,大概与结石形成时的条件和速度有关。若胆道中有炎症感染,胆色素沉积较快,所形成的结石即较疏松,或呈泥沙样,且其主要成分是胆红素,极少含有胆绿素,故结石呈棕黄色。相反,如胆色素沉积较慢,形成的结石即较坚硬,因胆红素已氧化为胆绿素,故结石多呈黑色或深绿色。从另一个角度看,胆色素结石又可以分为含有及不含有(多量或少量)碳酸钙的二种。人所共知,含钙较多的胆石因X线不易穿透而可以在X线片上显影,而含钙较少者在X线片上将不显影。总的说来,50%的胆色素结石是透光的,而20%的透光结石则又非胆固醇结石。透光的胆色素结石与透光的胆固醇结石有时是可以鉴别的,例如胆色素结石的外形较不规则,缺乏多面性,在胆囊中不会漂浮起,但是否可以根据这些特点无例外地决定其性质,尚待更多的观察。

另外值得提及的是,所谓胆色素结石的有机和无机成分有时是非常复杂的,包括重金属、蛋白质、钙和镁的磷酸盐、碳酸盐和硫酸盐等,另外还有脂肪酸的钙皂。但无论是欧美或亚洲的胆色素结石,都以胆色素钙为其主要成分,而无机盐或蛋白质的含量则有较大差别,是不同地区的胆色素结石所以有不同溶解度的原因。我国幅员辽阔,沿海地区以及内地不少城市都是胆色素结石的高发病区,推想各地胆色素结石之成分不会完全相同,但与日本的胆色素结石大致相似,各地在作胆色素结石之成分分析时可与日本的资料作一比较。

3.混合性结石　一般的所谓混合性结石是炎症和感染的产物,通常在胆囊内,为多面形的不规则小粒,为数众多,有时可达几百粒之多,很像石榴子。其表面光滑,边缘和角也很钝圆,呈深绿色或棕黄色。其切片观颇典型:中心为软质的髓,有时其中有裂隙,外面则由胆固醇、胆色素和钙盐等间隔沉积呈环层状,极似树木之年轮。此环层因其构成之成分不同而颜色各异,钙盐白色,胆固醇淡黄色,胆色素棕黄色。如前所述,严格说来任何结石都是混合性的,因为即使是胆固醇结石或胆色素结石,都不可能是绝对的纯。因此,这里的所谓混合性结石仅是在肉眼观上有别于胆固醇结石和胆色素结石的一种结石而已。

据国外文献报道,结石中以混合性结石为最常见,但胆固醇结石也很普通,而胆色素结石则属罕见。例如据 Maingot 估计,混合性结石约占 65%,胆固醇结石占 25%,而胆色素结石仅占 5.6%,其他占 4.4%。我国胆石症患者以胆色素结石为最多见,而胆固醇结石则较少。例如兰锡纯统计国内 203 例胆石病例,胆色素结石占 40%,混合性结石占 33%,胆固醇结石约占 27%。某些地区胆色素结石所占比例更为突出,如钱礼教授统计温州地区的胆石症成分,胆色素结石占 79%,混合性结石占 21%,在 969 例 1250 处胆道结石中竟无一个典型的胆固醇结石,推测这可能是与本地区的胆道蛔虫病和胆道感染极为常见有关。

## 【胆石的成因和机制】

不同地区的胆石既有不同的类型,则可以推想其形成的原因或发生的原理也是不同的。一般说来,胆石的成因多系胆汁滞留、代谢障碍以及胆道感染所致。这些发病因素在个别病例可以单独地导致胆石之形成,但在多数情况下则是其综合作用的结果,不过一种类型的结石在其形成过程中常以某种特殊病因为主导。

1.胆汁滞留　一般认为胆汁滞留是各种胆石形成的首要条件,在此基础上无炎症感染者将发生胆汁成分代谢变化,终致形成胆固醇结石,有感染炎症者将导致胆色素结石或混合性结石之形成。胆汁滞留后一般又通过两个方面的机制引起胆石的形成:

(1)胆汁的浓缩和成分改变。肝脏分泌的胆汁一般稍呈碱性但在胆囊内因正常之囊壁能吸收氯化物和重碳酸盐,故胆囊胆汁略呈酸性。若胆汁在胆囊内滞留过久,胆囊粘膜将被浓缩的胆汁刺激而丧失其吸收重碳酸盐之功能,于是胆囊内的胆汁也会呈碱性反应,致胆汁中的碳酸钙和胆色素等就可逐渐沉淀出,形成胆囊结石。胆固醇结石之形成也与胆汁滞留和其中的胆固醇-胆盐比例失调有关。正常胆囊中之胆汁,其胆固醇与胆盐之比约为 1:20～30,若因胆汁滞留而粘膜被刺激发炎时,特别当胆囊壁因感染而有炎症时,胆盐之吸收将加速,胆固醇之相对浓度将增高,而至胆固醇-胆盐之比达到 1:13 以下时,胆固醇将沉淀形成结石。总之,滞留胆汁中之胆盐成分一旦减少,胆固醇和脂肪酸之溶解度也将因之降低,遂有胆固醇之沉淀和结石之形成。

(2)胆汁的层化和界面沉淀。众所周知,胆囊收缩时并不能将胆汁一次排空,在胆囊的 X线平片和造影片上有时也可以看到胆汁的层化现象,而胆石则按其本身不同的比重悬浮在适当的胆液面上。Burton 和 Tera 在实验室或手术中证明静止的胆囊胆汁是分层的。层化后的胆汁就可以因界面作用而有结晶析出。Fitzjames 和 Burton 曾进行过这样的实验,将蒸馏水轻轻沿试管内壁注入,使水与试管内原有的胆汁分为二层,静置一周后吸出部分蒸馏水,然后进行胆盐和胆固醇测定,结果证明胆盐的弥散远在胆固醇之前,致使胆固醇可在两层液体的交界面上析出,此即所谓界面沉淀现象。实际上,界面作用不仅发生在静置的无菌胆汁内,也可发生在胆汁中的异物、碎屑、虫卵、线结,以及死蛔虫和 T 形引流管的管壁上,凡此都能导致色素结石的形成,这已被临床所熟知。值得进一步研究的是,功能性障碍(如肠外营养)引起的单纯胆汁淤滞,与器质性梗阻引起的后果似乎有所不同,前者大多仅有结晶体的沉淀而无真正的结石形成,这究竟仅是不同程度的胆汁滞留所致,还是后者因常合并有感染而有本质上的差别,尚难定论。

2.胆道感染　　正常人的胆汁应是无菌的,但切除胆囊中的胆汁有 5%~10% 可得阳性培养,而胆囊壁的阳性培养率为 5%~70%;这些细菌据国外资料,在 19 世纪末期主要是伤寒杆菌,在 20 世纪初期常为链球菌,而在目前主要是大肠杆菌,似乎反映着各个时代的主要感染情况。在我国沿海地区,凡属色素性胆石和化脓性胆管炎好发之地,患者之胆管胆汁至少有半数可得阳性培养,而且主要也是大肠杆菌属感染。温州医学院附属第一医院最近有 50 例胆总管结石并发急性化脓性胆管炎患者进行术中胆道穿刺和胆汁细菌培养,结果 90%(45 例)为阳性,其中大肠杆菌占 31 例,副大肠杆菌和变形杆菌各 4 例,产气杆菌和绿脓杆菌各 2 例,混合感染 2 例。不言而喻,凡是胆蛔症或华支睾吸虫病之流行地区,胆道感染亦为习见之事。

胆道感染除可使发炎的胆囊加速吸收胆盐,致胆汁中的胆固醇浓度相对增加而易于沉淀形成结石外,侵入胆汁的细菌及发炎粘膜上脱落的上皮组织还能直接形成核心,促使胆固醇或胆色素沉淀而形成结石。但也有人认为在胆石中发现有细菌或上皮细胞为核心者,并不一定能证明此胆石是由感染引起。Bockus 在检查手术切除的胆囊时,发现胆囊壁或胆石中之细菌发现率与胆囊功能是否良好有关:胆囊功能完全丧失者其胆囊壁之阳性培养率为 32.6%,胆石之阳性培养率为 20%;胆囊功能不佳者胆囊壁之阳性培养率为 19%,胆石之阳性培养率为 22%;而胆囊功能良好者则不能检得细菌。因此 Bockus 认为,在胆石症伴有胆囊炎时,胆囊炎可能是因胆石阻塞了胆囊管或胆总管后引起的续发变化,或为胆囊粘膜被胆石经常刺激之结果,而未必是胆石形成的原因。但是,虽然胆囊的炎症有时可能是因先有胆石存在而后引起,但无疑胆道感染更可以引起结石形成。我国胆石症患者大约半数是胆管内的原发性结石,在许多沿海地区甚至 90% 以上是胆管的原发性色素结石,胆囊中不仅不含结石,且大多仅有轻度炎症,而胆总管中则不少有蛔虫的尸体或虫卵为结石之核心,此种病例显然是先有胆道感染而后才形成结石。

Maki 认为胆道感染之所以能促使胆石形成,主要是因为胆道中的某些细菌包括大肠杆菌所产生的一种酶,能降解已结合的胆红素使之成为非结合胆红素,进而与钙离子结合成胆色素钙之故。按红细胞破坏后释出的非结合胆红素(间接胆红素)随同循环进入肝细胞后,在肝细胞微粒体内通过一种葡萄糖醛酸转移酶的作用,才与葡萄糖醛酸结合成水溶性的胆红素双葡萄糖醛酸酯(色素Ⅱ)和胆红素单葡萄醛酸酯(色素Ⅰ)。当蛔虫或其他原因将肠道内的化脓性细菌(主要是大肠杆菌)带入胆道后,由于细菌在淤滞的胆汁中大量繁殖,所产生的 β-葡萄糖醛酸酶可使已结合的胆红素双葡萄醛酸酯重新降解为非结合胆红素,后者再与钙离子结合成胆色素钙,并以虫卵、虫骸、细菌和脱落上皮等为核心,逐渐沉积为胆色素钙结石。Makl 等还曾

发现 β-葡萄糖醛酸酶在胆色素结石胆汁中的理想环境是 pH>6.5,这正是细菌性酶的典型活动条件。在体外,若将感染的胆色素结石胆汁或正常胆汁加 β-葡萄糖醛酸酶予以培养,就可以导致胆色素钙的沉淀;而如在培养的同时加入 glucuro-1,4-lactone(为一种强力的 β-葡萄糖醛酸酶抑制剂),又可以防止胆色素钙的沉淀。以上这些事实可以充分说明 β-葡萄糖醛酸酶在胆色素结石形成过程中的重要作用。

在胆囊,感染也是促使形成混合性结石的重要原因。急性胆囊炎往往伴有胆囊管的粘膜水肿,这一方面将导致囊内压力增高和胆囊上皮坏死;另一方面将引起粘液的分泌增多,后者所造成的酸性环境,也会导致胆色素的钙盐、磷酸盐和碳酸盐等的沉淀,先形成结石的核心,继而逐渐增大成胆石。此外,发炎的胆囊粘膜受到胆盐的刺激,还可能释出一种能够分解胆色素或胆酸的酶,与细菌产生的酶有相似作用。发炎的胆囊对胆汁成分的再吸收情况也与正常者不同,钙质的分泌明显增多,这些都是促使形成混合性结石的原因。

3.代谢异常　一般说来,无论胆色素结石或胆固醇结石的形成都与患者的代谢异常有一定关系,但这种关系在不少方面还未了解。要探索代谢异常对胆石形成所起的作用,则无论为胆色素结石或胆固醇结石,主要须从分析一种胆石及其周围胆汁的成分变化人手,继而研究该胆汁成分与血液中浓度之间的消长关系,再与正常人的相应数值作比较,然后才能获得一个比较明确的概念。但迄今为止,许多有关这方面的研究结果并不完全一致,有时甚至有矛盾。所以代谢变化在胆石形成方面的确切作用还未完全了解,但这并不否定代谢异常对胆石形成的影响。

就胆色素结石而言,在溶血性贫血或其他有红细胞破坏过多的疾病中,由于血清中的非结合胆红素浓度大量增加,胆汁中的胆红素含量(主要是结合胆红素,也含有 0.5%~15%的非结合胆红素)也有增加,这些患者易于形成胆色素结石是不难理解的。但在一般无溶血性病变的胆色素结石患者,其胆囊胆汁中的固体成分通常约为 200mg/ml(可有较大的差异,尤其已经层化的胆囊胆汁,即使在同一胆囊的不同分层中的胆色素含量,也可相差达 2 倍以上),其中的胆红素含量与正常人大致相等,甚至反而稍低。胆总管色素结石患者胆管胆汁中的胆红素浓度平均约为 50mg/ml(从 T 形管引流出来的胆汁中的胆红素浓度,在手术后最初 3~5 天内可增高 2~4 倍),这说明在正常胆汁或其胆红素含量仅略有增加或减少的情况下也能形成胆色素结石,胆色素结石之形成与其周围胆汁中的胆红素浓度并无平行关系。例如肝硬化时胆汁中的胆红素排出量一般较低,但患者的胆色素结石发生率却较高,所以胆色素结石的形成不能完全以胆管胆汁中胆红素含量增加来解释。

按胆色素结石的主要成分是胆色素钙,其形成的必要条件是须在胆汁中有较多量的非结合胆红素的存在,然后才可与钙离子结合成胆色素钙。虽然一般认为只有结合胆红素才能分泌到胆汁中,但许多作者发现即使正常胆汁中也有 0.5%~15%的色素是非结合性的(正常胆汁中的非结合胆红素一般应在 1%以内,不超过 4%),随着血液中的非结合胆红素的负荷增加,正常胆汁中的非结合色素的排出量也会有相应增加。非结合色素在缓冲液(pH 6.3~8.2)或水中的溶解度常<0.1mg%,但在胆汁中的溶解度(浓度)可高出 20 倍之多,这可能与胆酯、特别是胆盐的代谢异常有关。Billing 等报道滴注胆盐可增加非结合色素之分泌量;Shull 也认为非结合色素从胆汁中的排出量是与胆盐的排出量呈曲线关系,当胆盐之分泌为零时就不

会有非结合胆色素之分泌。Ostrow 则证明胆酯在保持非结合色素之溶解状态方面有重要作用,当实验鼠的胆酯已经耗尽而非结合色素的分泌有所增加时,胆汁中将出现非结合色素的沉淀。Ostrow 还发现在实验性胆囊炎,胆囊壁对胆盐的吸收增加较之胆色素更为明显,这也可能有利于非结合色素之沉淀。总之,除了胆道感染可导致 β-葡萄糖醛酸酶的增加,促使胆汁中的结合胆色素降解为非结合色素,从而有利于胆色素钙的沉淀以外,各种代谢异常也可以导致胆汁中的非结合色素的含量增加,促使胆色素钙的形成,不过有关这方面的确切机制尚未完全了解。

就胆固醇结石而言,则其成因与胆汁的代谢异常之关系更为密切,机制也较为明确。一般认为,其形成是由于胆汁中的胆固醇与卵磷脂和胆酸的比例失常,胆固醇在胆汁中呈过饱和状态,致胆固醇沉淀析出之故。一般认为,胆汁中胆固醇主要是以混合微胶粒和球泡二种形式溶解在胆汁中。正常情况下,60～70 克分子的胆汁酸(胆盐)和 20～30 克分子的磷脂酰胆碱可溶解 10 克分子的胆固醇。三者处在动态稳固状态而不出现胆石形成。而当胆盐与磷脂酰胆碱的比例为 2～3：1 时,胆固醇的溶解度最大。Adnurand 和 Small 曾绘制一个三角坐标(后经 Holzbach 修改),用以表示胆固醇在磷脂酰胆碱(卵磷脂)和胆盐混合液(含 90％的水和 10％的胆盐,另加磷脂和胆固醇)中的最大溶解度。凡胆固醇结石患者其胆汁中必然含有过量的胆固醇,其胆汁中三种成分的比例之聚合点(P)必然是落在 ABC 线之范围外,胆固醇呈过饱和状态,并可沉淀析出结晶,称这种胆汁为致石性。相反,若在非胆固醇结石者,该 P 点则必定在 ABC 线以下,胆固醇即以微胶粒的形式溶解于胆汁中。

关于胆固醇在胆汁中的溶解和形成结石的机制,除了上述的学说外,Somien 和 Gilat 曾发现在无胆盐的情况下,胆固醇依赖于同等比例的磷脂酰胆碱,以形成球泡(亦称胆固醇磷脂泡)的形式溶解于胆汁中。据认为,这种球泡溶解胆固醇的能力要比微胶粒大 10～20 倍,可溶解 70％～80％的胆固醇;而以微胶粒的形式溶解的胆固醇仅不到 30％。因此,胆汁中球泡愈少,胆固醇则愈不稳定。此球泡的数量随胆盐的浓度增加而减少,当胆汁中胆盐浓度超过 40mmol/L 时,球泡消失,此时,胆固醇以微胶粒形式溶解;当胆盐浓度降低时,胆固醇则以球泡的形式溶解于胆汁中,二者处在动态的平衡。

此外,胆汁中的 Zeta 电位降低,粘蛋白增加,都可促使胆固醇析出而形成结石。

4.其他因素 除胆汁淤滞、胆道感染和胆汁代谢异常以外,胆石的形成与下列因素也可能有一定关系:

(1)年龄和性别:一般说来,胆石症的发生率是随年龄而增长的。Soderland 报告青年患者切除的胆囊中含有色素结石者不到 10％,但 60～70 岁的患者含色素结石者即占多数;而在我国则色素结石之发生率以中年人为最高。胆固醇结石好发于女性,且与妊娠有关,但胆色素结石之性别差异即不显著,无论欧美或东亚地区,男女之发生率基本相等,提示女性激素和胆囊排空与色素结石形成之关系均不明显。

(2)体重和饮食:据李静分析的 101 例胆石症,发现农民患色素结石多于胆固醇结石,工人以胆固醇结石为多,而干部、教师则 80％为胆色素结石,这些差别可能与生活条件和饮食习惯之不同有关。日本人的胆石 2/3 为色素结石,但其发生率近年来随着饮食之西方化已有显著下降。Trotman 报告一组色素结石患者,66％的人较标准体重明显减轻,这提示色素结石与胆固醇结石相反,其形成与肥胖无关。

Dam 用含 10％奶油或人造奶油的食物喂养小仓鼠,结果许多仓鼠形成了胆固醇结石,而生成胆色素结石者仅约 5％;当食物中的脂肪含量减少到 3％时,色素结石的生成就更少。Hashimoto 用含 68％蔗糖、25％乾酪素而不含脂肪的食物喂养田鼠,结果 40％形成了胆固醇结石,20％形成了胆色素结石;但如食物中所含不饱和脂肪的比例增高时,色素结石的形成率可达 40％～100％,但不形成胆固醇结石。其他作者也曾观察到如用极不饱和的亚麻油酸来代替奶油中的油脂酸时,可以防止胆固醇结石之形成,但有 20％～60％的田鼠可形成色素结石。Hashimoto 还曾观察到食谱中加入新霉素(能降低血胆固醇)可防止胆固醇结石的形成,而色素结石的形成率可达 100％;口服可的松也可减少胆固醇结石的发生率,增加色素结石之形成率。总之,一般认为增加胆固醇的饱和度并不会导致色素结石的形成,而不饱和的脂肪酸却可能与色素结石的形成有密切关系。

蛋白质对胆石形成也有一定影响。Hard-Wicke 和 Dive 报道健康人胆汁中的蛋白质浓度约为 100mg％,其中 20％是胆汁所独有的成分,其余的是白蛋白、糖蛋白、转铁球蛋白和免疫球蛋白 IgG、IgA。通过特殊的染色,可以发现所有胆石都有呈网状结构的糖蛋白为其核心,这无论对胆色素结石或胆固醇结石的着床和成长显然都有重要作用。现已证明,糖蛋白不仅在各种胆汁中都有存在,当胆管被阻塞或喂给生胆石饮食后常有增加,而在胆石症患者的胆汁和结石中,以及在患者手术后从 T 形管引流出来的胆汁中,其含量也都有显著增加。动物长期饲以生石饮食后,在形成胆石前其胆道粘膜也都有杯状细胞和粘液分泌的明显增多,然后才逐渐以蛋白质为核心,凝结粘液和钙盐成为碱性的微球结,进而再有其他盐类的沉积,形成含钙的混合性胆石。

(3)神经和内分泌等的影响:Sarles 慢性刺激狗的迷走神经干,结果在 13 只狗中有 9 只产生了慢性胆囊炎,6 只形成了黑的色素钙结石,但胆汁中的脂肪成分则并无改变。Schein 等应用同样方法也使实验动物产生了胆色素沉淀。Wilbur 等切断了狗的迷走神经干(并行或不并行幽门成形术),结果虽能增加胆囊的容积,但对胆汁中的脂肪成分胆色素结石之形成均未见有何影响。内分泌与胆固醇代谢也有关系,实验证明,注射卵巢滤泡的内分泌素可使血胆固醇显著增加,使胆汁之分泌量明显减少,浓度则有增加,但胆汁中的胆固醇含量将减少约 15％～20％,而胆盐则无变化。甲状腺对胆固醇之代谢也有影响,在甲状腺功能亢进时,血中胆固醇含量常有增加。突眼性甲状腺肿的患者则不仅其胆固醇代谢不正常,且其自主神经系统的功能也有紊乱,致胆囊引流不畅而胆汁常有滞留,因此患者有并发胆囊炎和胆石症之可能。脑下垂体与胆固醇之代谢关系虽尚不明了,但鉴于垂体与甲状腺、肾上腺、卵巢等的功能彼此密切有关,相信它对胆固醇的代谢也有间接影响。妊娠对胆石的形成也有促进作用。妇女怀孕期其胆固醇之代谢常有某种变化。初期血胆固醇一般减少,后期则常有升高,而胆汁中的胆固醇浓度则反而减少,至分娩以后则血液和胆汁中之胆固醇均将有所增加,而胆汁也往往非常稠厚。此种怀孕时期与分娩以后胆汁中胆固醇成分的改变,可能在胆石之形成机制中起重要作用。孕妇的胆囊大多有明显胀大,且不易挤空,因此相信在怀孕期胆囊排空不易所引起的胆汁滞留,也是加速结石形成的重要因素。

(4)胃肠道外营养(TPN)的影响:长期的全胃肠道外营养除了有潜在的感染或其它并发

症之外,还会引起一些代谢方面的并发症。同时 TPN 还可引起促胆囊收缩素的减少而使胆囊的动力学改变,造成胆囊胀大和胆汁淤滞,最终形成胆泥或结石。曾有报道发现 TPN 后引发胆囊疾病中有 40%的患者需要急诊手术,其中有一半的病人是因为急性胆囊炎。

**【胆石的部位及其病变表现】**

胆道结石虽有不同的种类,不同的胆石虽各有其不同成因,但对临床医师来说,重要的是要明确胆石所在部位,因为胆石症的临床表现及其病理变化,主要是决定于胆石所在的部位,其治疗的效果也与部位的关系更为重要,而胆石的种类尚在其次。一般说来,欧美等国的胆石症以胆囊结石最为多见,而原发性的胆管结石则较少见,通常每 4 个胆石症中仅有 1 例为胆总管结石。但在我国,据兰锡纯统计上海、杭州、重庆、兰州、南昌等地 1130 例胆石,结石单在胆囊者占 42.0%(474 例),在胆总管者占 42.8%(484 例),兼在二者之内者占 15.2%(173 例)。然而钱礼教授(1979)统计温州地区 969 例患者之 1250 处胆道结石,发现胆总管结石共有 848 例(87.5%),其中 591 例为单纯的胆总管结石,257 例同时尚伴有肝管或胆囊结石(其中肝管结石发现 147 次,胆囊结石发现 110 次),另外尚有 92 例单纯的胆囊结石,26 例单纯的肝管结石,胆总管结石比例之高,颇为突出。结石的性质几乎都是以胆色素钙为主的混合性结石,一般为泥沙样,有时亦可为巨大的疏松块状。我国不少地区特别是沿海城市如大连、青岛、广州等地的情况大致相似,可称是我国胆石症的一个特点。

不同部位的结石将引起不同的病理变化,并有不同的临床表现,其治疗方法也自然随之而异。但是,临床上大多的病人之胆道结石往往是肝内肝外共有之,为了叙述方便,故而分别述之。

# 一、胆囊结石

正如前述,胆囊结石的发病特点与年龄、性别、职业、肥胖、生活习惯、妊娠、肝硬化、糖尿病、高脂血症和胃肠外营养等有相当的关系。目前男女比例为 1:2。我国报道最小的发病年龄为 3 岁,最大 92 岁。70%~90%为胆固醇性结石。

**【病理变化】**

胆囊结石有时是慢性胆囊炎的后续病变,但更多的时候则是先形成了胆囊结石,然后才继发急、慢性胆囊炎。由于结石对胆囊粘膜之刺激,不仅可引起胆囊的慢性炎症,而当结石一旦嵌顿在胆囊颈部或胆囊管中后,还可以因胆汁不能排出而引起继发感染,导致胆囊的急性炎症,进而发生胆囊蓄脓、胆囊穿孔等并发症。偶尔,由于胆石对胆囊粘膜的长期刺激,还可能导致胆囊癌。

**【临床症状】**

结石的临床症状取决于它的大小、位置、有无阻塞与感染等条件。在胆囊,往往较大的结石并无特殊症状,仅偶感右上腹胀闷不适;有的甚至可以完全没有症状,直到剖腹探查或尸体解剖时才被发现,即所谓的"无症状胆囊结石"。而较小的结石因易滑动而阻塞胆囊管,引起急性胆囊炎,反能出现剧烈的胆绞痛,有时甚至可由于胆囊壁血供的障碍而引起急性坏疽和穿孔。如嵌顿在胆囊颈部或胆囊管内的结石因位置移动而解除了阻塞,急性胆囊炎的胆绞痛也可即时获得缓解,仅余右上腹轻度酸痛,不久也可渐次消失。如嵌顿现象不能解除,则不仅有较非阻塞性急性胆囊炎更为剧烈的阵发性绞痛,且不久可引起胆囊蓄脓或坏死穿孔等并发症,因而就有急性胆汁性腹膜炎的表现。有时较小的胆囊结石也可能通过胆囊管进入胆总管中,成为继发性的胆总管结石症。这种结石如不能及时排出至十二指肠,将引起阻塞性黄疸和胆总管炎。偶尔小结石嵌顿在胆囊管,也可以不引起继发感染而形成胆囊积水。

　　在发病的初期,很少有体温升高。偶尔因胆石阻塞引起的急性胆囊炎,则体温必然升高,Murphy征可有阳性;若胆囊发生坏死穿孔,即可有全腹的肌紧张、压痛和反跳痛。也可能胆囊管虽有长期阻塞而不继发感染,仅形成胆囊积水,临床上表现为胆囊肿大,容易扪及,触痛较轻,无腹肌紧张,周身之炎性反应亦不明显。一旦结石进入胆总管,则阻塞性黄疸将为主要症状,有时可以伴有肝脏肿大,如胆管阻塞不能迅速解除,则因继发性感染之产生,患者将有高热或寒战、夏科征等症状出现。

【诊断】

　　有急性发作史的胆囊结石一般不难根据病史作出诊断,无急性发作史的患者则因症状不典型而有时容易漏诊。术前的确诊必须借助辅助检查,B超是诊断胆囊结石的首选检查方法,其准确性可达到95%以上,口服胆囊造影的正确率为90%左右,而腹部X线平片胆囊结石的显示率则在15%～20%。胆囊结石有急性胆囊炎发作时应注意除外胃十二指肠溃疡或穿孔,急、慢性阑尾炎及横结肠癌肿,或作泌尿道静脉造影以除外右肾脏结石或肾盂积水等病变。

【治疗】

　　原则上胆囊有结石都应手术予以切除,以防诱发急性胆囊炎或因胆囊结石而引发其他严重的并发症如急性胰腺炎等。因非手术疗法有时虽能排出较小的胆囊结石,但大型结石无法排出,由结石而引起的慢性胆囊炎或引起胆石的其他胆囊病变,也大都非保守疗法所能治愈。理论上,对有症状的胆囊结石作胆囊切除容易接受;而对无症状胆囊结石病人是否一定要作手术切除胆囊则有不同的观点。后者手术适应证的选择,要根据病人的年龄、有否合并病、结石的大小、多少,以及就医条件情况作全面的分析,权衡其得失,方可作出较为合乎情理的选择。一般而论,无症状的胆囊结石者没有必要即时都作胆囊切除,但若有下列情况时则以及时手术切除胆囊为宜:①合并糖尿病,若并发急性胆石性胆囊炎时病死率高5倍以上;②结石较大(2～3cm),数目较多;特别是较长期的胆囊结石,有诱发胆囊癌的危险;③年龄较大(60岁左右),伴有高血压或心脏功能不全;因一旦发生胆囊结石的并发症,其病死率极高;④瓷化胆囊,50%合并胆囊癌,早期切除为宜;⑤边远地区,医疗条件差,也以早作胆囊切除预防一旦发生急性胆囊炎或急性胰腺炎等严重并发症而招来不测。

　　外科治疗以胆囊切除术为根本疗法。有开腹和腹腔镜下胆囊切除术二种手术方法(手术方法另述)。由于胆囊结石常可伴有胆总管结石,尤其胆囊内有多数小结石或泥沙样结石者,更可能有结石进入胆总管内引起一系列病变,故在施行胆囊切除术时,常须同时检查胆总管有无病变,并作相应的处理。

## 二、胆总管结石

胆总管结石是一种常见病,在外国文献中胆总管结石仅占胆石症之 15%～25%。因其结石的来源和性质不同而有原发的和继发的之分,前者是指原发在胆总管内的,其成分是胆色素或(和)胆色素钙为主的,呈黑色或棕色不定形之胆色素性结石;而继发者其结石是由胆囊排入或胆囊切除术时从胆囊掉入胆总管所致,其中多数是胆固醇或胆固醇性混合性结石。据认为,一般需要切除胆囊的患者,约 10%～20% 可能并有此症。例如 Maingot 的 250 例慢性胆石性胆囊炎病例,在手术时需要探查胆总管者有 44%,其中约半数(20%)发现有胆总管结石存在。我国胆总管结石的发病率远较外国为高,前述兰锡纯统计的 1130 例胆石症,结石单纯在胆总管内者有 42.8%。钱礼教授(1979)统计的 969 例胆石症,经手术证实结石在胆总管内有 848 例(87.5%),其中 591 例(69.7%)是单纯的胆总管原发性结石,257 例(30.3%)尚伴有其他部位的结石,尤其是肝管结石。胆总管内的原发性结石绝大部分(90%以上)是泥沙样或松块状的胆色素结石,半数(50%以上)病例有胆道蛔虫病为其前驱症状,手术中发现胆道内同时有死或活的蛔虫者亦有 180 例(21.2%),这些都可说是本地区胆石症的特点,推想我国广大沿海地区的情况亦大致相似。

### 【病理变化】

本症可能引起的病理变化基本上决定于两个因素:①梗阻是否完全:视结石的大小和部位而有不同,亦与胆总管括约肌的功能状态有关;②有无续发感染:常视结石的成因和性质而异,其炎症的范围和严重性亦有甚大差别。

由结石而引起的胆总管阻塞通常是不完全或间歇性的,因结石在胆道内可以移动或滑动;但有时也可造成完全性的急性梗阻。自胆囊进入胆总管的继发性结石虽然体积较小,但所引起的梗阻常呈急性,特别是当结石嵌顿在壶腹部时,可能造成一时性的完全梗阻。相反,如为胆总管原发性结石,因系逐渐长大,后期虽可至巨大的程度,但因胆总管可有相应的代偿性扩张,一般不到引起完全梗阻,有时甚至可以完全没有梗阻症状,这与结石所处的部位有关,若位于胆总管中段的结石一般仅有不完全梗阻,但嵌顿在壶腹部或阻塞在肝管内的结石有时可引起完全性梗阻。

结石阻塞胆总管后,胆汁的排出首先将受到障碍,于是已经通过肝细胞泌入的胆红素将重新回入血液中,形成阻塞性黄疸。如阻塞是属完全性或长期性,则由于胆道内的压力增高,不仅胆总管有增厚扩大,并将进一步影响胆汁分泌,造成肝细胞之损害。长时期的胆道阻塞也可以使肝内的毛细胆管发生扩张,肝细胞发生坏死,胆管周围有纤维组织增生,形成胆汁性肝硬化。有阻塞性黄疸时由于肠内缺乏胆汁,影响维生素 K 的吸收,且因肝细胞之损害致凝血酶原的制造减少,结果造成凝血酶原时间延长容易发生出血现象。胆汁之分泌作用停止后,滞留在胆管内的胆汁和胆色素也会被吸收而代之以胆管粘膜之透明粘液性分泌,称为"白胆汁"。

此外,胆总管阻塞后由于胆汁滞留,在阻塞部位以上的胆总管内极易发生继发性感染。当然感染的来源不仅是胆汁,与结石的成分和性质亦有关。例如继胆道寄生虫病而形成的结石多数含有细菌,它本身就有感染的因素。感染的范围和严重性亦有甚大差别,它可以仅限于胆总管,形成一般的急性胆管炎;也可以上升而累及肝内毛细胆管和肝组织,形成毛细胆管炎、肝炎甚至肝脓肿;或者如结石嵌顿在壶腹部者,由于共同通路的阻塞而激发急性胰腺炎。感染的程度取决于病程的长短和胆道有否梗阻及程度。一般早期感染较轻,而当胆石的阻塞与胆管粘膜的炎症水肿相互作用,导致胆总管之急性完全性阻塞时,阻塞部位以上的胆管中的脓液和细菌毒素将被迅速吸收入血液循环(所谓胆血反流),导致所谓的急性梗阻性化脓性胆管炎,患者可因严重的中毒性休克而死亡。偶尔,胆总管结石并发感染后还可以导致胆管穿孔发生胆汁性腹膜炎。

【症状】

决定于胆管之梗阻程度和有无感染,多数患者过去曾有一次或多次急、慢性胆囊炎发作史或胆道蛔虫病史,然后在一次剧烈的腹绞痛后出现黄疸,表示结石已进入胆总管,或在胆总管内形成后已发生嵌顿和阻塞。

胆石所致的胆道阻塞通常是不完全和非持续性的,胆石所致的胆道完全性阻塞毕竟属少见,故约20%患者可以不感右上腹绞痛,40%的患者虽有绞痛但无黄疸,其余患者则多数在腹痛发生后数小时至1～2天开始有黄疸,且持续数天后即可逐渐消退。如胆总管内结石不能排出至十二指肠,则腹痛势必再发,并可再度出现黄疸,且复发的次数往往愈趋频繁,程度亦多愈加严重;但也有病例在一次发作后相隔十余年不再复发,至下次发作时胆总管内之结石已大至1～2cm 直径以上,或者发作时仅有轻微腹痛而不复出现黄疸者。少数病例于某次发作后可致胆道完全阻塞,黄疸持续不见消退,颜色甚深呈黄绿色,皮肤瘙痒显著,粪便呈陶土色,且有明显消瘦现象,与胰头癌很难鉴别。此类患者胆道探查时往往可见巨大的结石嵌顿在壶腹部;或有多量之泥沙样结石壅塞在胆总管或肝管内。少数情况术中胆总管内见不到结石,其结石大多系胆管内压力过大而自行排入肠内或由于麻醉后括约肌松弛而有利于结石排出。然而,在结石移动的过程中,患者多有反复的腹绞痛发作史,发作时除阻塞外常并有胆道感染症状,胆囊不肿大,一般仍可与胰头部癌区别。

胆总管结石之另一临床特点为胆道之并发感染,这在胆道阻塞时间较久或阻塞程度较深的患者往往有之。平均约30%的胆道结石患者有胆道感染现象,表现为寒战和发热,体温可达 40℃以上,但常为间歇性热型。寒战和发热的严重性视感染的范围和程度而异,单纯的胆总管炎可无寒战而仅有低度发热,有化脓性毛细胆管炎者往往寒战明显,且体温甚高而波动亦甚剧烈。总之,患者有上腹部阵发性腹痛、黄疸、并有寒战和发热现象者,称为 Charcot 三联征,是胆道严重阻塞和续发胆道感染的表现。如阻塞情况不能解除,患者可因严重的胆管炎或肝脓肿而死亡。

有时,胆总管结石可并发胆道的急性梗阻性化脓性感染,此时胆总管有急性扩张,其中充满脓液,实际上是一种胆总管的急性蓄脓状态。此类患者除病起时有腹痛、黄疸、寒战、高热等一般的阻塞性胆管炎的症状外,突出的表现有感染性休克的表现,往往在起病2～3天内即有神志模糊、皮肤厥冷、血压下降、脉搏细弱等现象,如不及时作胆总管切开引流术施行抢救,患者常因休克致死。温州医学院附属第一医院 848 例胆总管结石并发此种急性阻塞性胆管炎者竟有 253 例(29.8%);胆总管显著扩大,胆管内压高达 $30cmH_2O$ 以上,切开时脓液可涌出如喷泉状,患者因此而致死者有 58 例,故急性梗阻性化脓性胆管炎本身之死亡率为 23.0%,占全部胆道病变死亡总数 114 例之 50.9％,其严重性由此可见。

## 【体征】

患者发作时多无腹肌强直,但上腹部或右上腹可有轻度触痛。肝脏肿大,质地坚实,稍有触痛,但一般胆囊则多不可扪及。脾脏有时也可肿大,多数患者黄疸明显,病容憔悴,神情抑郁,时有消瘦现象。有并发症时则有相应的体征如黄疸和休克征等。

## 【化验】

白细胞和中性白细胞的百分比均增加。粪便中尿胆原减少。小便中的胆红素经常增加而尿胆原则有时减少,如小便中经常无尿胆原出现者表示阻塞是属完全性,可能为癌肿所致。血清胆红素也有增加,范登白定性试验呈直接阳性反应。肝功能在阻塞性黄疸之早期多无变化,如脑磷脂胆固醇凝絮试验应属阴性,碱性磷酸酶则常在 10 个 Bodansky 单位以上。

## 【诊断】

胆总管结石症之具有典型表现者,结合病史和化验检查,特别是腹部 B 超检查或其他的影像学检查(包括 CT、ERCP、PTC 和 MRI、MRCP),诊断一般并不困难。尤其对有胆绞痛的复发,继以黄疸出现,并有寒战和发热者(Charcot 三联征),胆总管结石、胆管炎之诊断即属合理。所谓的胆总管结石之典型表现是:

1.以往有长期胆道病史,主要表现为胆绞痛,有时并伴有黄疸。

2.黄疸呈波动状态,而非持续性或进行性。

3.大便呈陶土色,但有时仍含胆汁。

4.范登白试验呈直接阳性反应。

5.肝脏肿大,胆囊多不可触及,少数病例已有胆汁性肝硬化者脾脏也可肿大。

此外,如在胆囊切除术后又有腹绞痛及黄疸出现,胆总管结石之可能性也很大。胆道手术后如有持久的胆瘘形成,也多表示有胆总管内结石存在的可能。

但某些胆总管结石患者可能无上述典型表现,而有胆绞痛、黄疸史者也未必一定是胆总管结石;故为能达到诊断正确,通常应作 B 超检查,有时还需选择经皮穿刺胆管造影和 MRCP 或 ERCP 检查明确胆道病变情况。术中胆道造影、对可疑者宁愿进行胆总管切开探查,以避免胆总管内有结石遗漏,造成术后症状复发。

## 【鉴别诊断】

下列疾患,凡可出现右上腹疼痛和黄疸者,鉴别诊断时均应加以考虑:

先天性疾患——胆总管囊肿、溶血性黄疸。

炎性疾患——传染性肝炎、慢性胰腺炎、急性胆囊炎。

外伤性病变——手术后胆总管的狭窄。

寄生虫病——胆道蛔虫病、中华分支睾吸虫病。

癌肿——肝癌、胰头癌、胃癌等。

上述疾患,以传染性肝炎、胆道蛔虫病、胰头癌等比较常见,其鉴别要点略述如下。

传染性肝炎患者有传染的接触史。在出现腹痛和黄疸以前常有明显的先驱症状如全身乏力、食欲不振等。其腹痛为肝区的钝痛,多不放散。黄疸出现迅速而消退比较缓慢,程度深浅不定,范登白试验呈双相反应。本症患者起病初期即有体温升高,但白细胞之增减不定,而淋巴细胞常有增加。肝功能试验在病变初期即有明显减退,颇为突出。

胆道蛔虫病:患者年龄一般较轻。多在 30 岁以下。发病突然,绞痛剧烈,有阵发性加剧且有特殊钻顶感。发作时常伴有恶心呕吐,常可吐出蛔虫。黄疸一般多不明显;除非至病程之晚期,通常亦无寒战发热。腹肌强直和腹壁压痛也多不显著。

胰头癌:患者年龄一般较大,多在 50 岁以上。发病隐晦,往往先出现黄疸而后方伴有腹痛(以往无相似的腹痛黄疸史)。黄疸属进行性,可发展至甚深程度而无波动表现。其粪便因缺乏胆汁呈灰白色后,将始终为陶土状;尿中尿胆素原也常为阴性,因阻塞往往是完全性。腹痛不常有,有腹痛者多为上腹部的持续性隐痛,往往向后背牵涉。即使病程已久,通常也多无感染的症状,体温和白细胞将始终正常;但其病变为进行性,至病程晚期常有消瘦和恶病质表现。范登白试验为直接强阳性反应,其他肝功能试验也符合阻塞性黄疸而无肝细胞之损害现象。

总之,对一个黄疸患者,应首先确定黄疸的类型性质,然后再根据各方面的检查确定其病变部位及原因。一般而论,在病变初期结合病史和化验检查确定黄疸的类型应无困难。如已确定为阻塞性黄疸,则病变在胆管内者最常见的是结石或寄生虫,有时可为血块或粘液;病变在胆管壁者多是手术后的瘢痕狭窄,有时可为胆胰管括约肌之痉挛,或为硬化性胆管炎;病变在胆管外者主要是胰头癌,有时可为慢性胰腺炎或因胃癌、肝癌之转移性淋巴结压迫所致。此类不同病变均可引起阻塞性黄疸,通常均有手术指征,确实的病因往往在剖腹探查时即可明确,术前鉴别并不太重要。

需要特别指出,胆道长期阻塞后可引起肝细胞损害,而肝细胞有病变时也可引起肝内毛细胆管阻塞,因此范登白试验二者均可呈双相反应,其他肝功能试验也都表现有一定损害,致使肝细胞性黄疸与阻塞性黄疸之鉴别为难。上述两种不同原因的黄疸,因治疗原则根本不同,前者需要严格的内科治疗,后者必须及时手术,其鉴别诊断尤为重要。临床上必须根据各方面资料全盘考虑,反复推敲,才能得出正确的结论。

## 【治疗】

胆总管结石过去基本上均采用手术治疗。多数病例虽可由此获得痊愈,但少数病例因在手术时未能将胆石取除干净(如泥沙样结石或高位胆管结石),或者在术后结石复发,故其疗效不十分满意。近年来内镜取石为胆总管结石的治疗提供了一种新的治疗方法,并有较好的疗效,从而避免了手术的痛苦。中草药胆道排石也是一种有效的治疗方法,临床有一定的应用价值,但对效果较差或症状特别严重的患者,则仍需采用某种方式的外科治疗。

手术治疗:手术治疗之目的,在于取除胆石以解除阻塞,引流胆道以控制感染;伴有慢性胆囊炎或胆囊结石者,应同时切除胆囊以除去病灶,同时还需设法保证胆道在术后能引流通畅,防止结石和感染在胆道内再发。

手术方式需视病情而定。其方法有胆囊造瘘、胆囊切除(并行各种胆道引流术)、胆总管切开、T 形管引流、胆总管十二指肠前/后吻合(舌样吻合)、乳头括约肌切开/成形、胆总管/肝管空肠 Roux-Y 吻合等。

1.胆囊造瘘术　仅偶尔适用于急性胆囊炎已并有胆囊蓄脓或胆囊穿孔等严重并发症,而患者一般情况又过于恶劣,或局部病理变化复杂,致不能行胆囊切除术的病例,对胆总管结石患者通常无多裨益。但在一定条件下,例如结石位于胆囊管水平以下的胆总管内(或嵌顿在壶腹部),患者情况又过于恶劣,不堪行胆总管之直接切开引流者,也可以考虑先作胆囊造瘘术以解除梗阻,待病情好转后再施行胆总管切开等根治手术。惟在作此手术时有一前提,即胆囊管本身必须通畅,胆囊管水平以上的胆管内也必须没有结石阻塞,否则胆囊造瘘便属无益。

2.胆囊切除术　通常急、慢性胆囊炎是胆囊切除的主要适应证,故胆总管结石患者如在手术时发现并有慢性胆囊炎及胆囊结石者,除需切开胆总管取石外,还需同时切除胆囊;但对原发性胆总管结石病例,其胆囊尚无明显病变者,是否同时切除胆囊,值得思考。

3.胆总管切开引流术　胆总管结石症大多伴有一定程度的胆道感染,同时胆总管及肝管内的泥沙样结石亦未必能在手术时一次取尽,故对此类患者在切开胆总管并取除结石以后,多用"T"形引流管置于胆总管内作术后继续引流,待泥沙样结石已完全排尽,炎症感染已完全消退时,再拔出"T"形引流管。

上述方法在一般结石患者虽不失为一个有效疗法,但 T 形管引流本身亦有缺点,而胆总管探查亦不简单。如探查不慎密,常致结石遗留在胆道内,特别是嵌在肝管中或壶腹部的结石,为日后症状复发之根源。有时胆总管括约肌亦可能有痉挛狭窄,术后胆汁的自然引流仍然不畅,以致结石再生,感染随之继发,或者 T 形管拔除后有形成胆汁瘘之可能。T 形管引流的缺点是,泥沙样结石在手术时很难全部取出,反复冲洗亦难免有遗留,即使长期引流亦不一定能完全消除;而长期引流(数月至 1 年多)不仅对患者是一个精神、肉体及物质上的负担,且引流放置过久可能刺激胆总管的切口,引致瘢痕狭窄,刺激胆管粘膜,可能引起粘膜之溃疡和大出血,引流管周围可因少量之胆汁漏出而致形成胆管周围脓肿或广泛粘连,长期的胆汁损失可能引起消化等方面的障碍,拔管时也有因胆总管撕裂而发生大出血之危险。

因此,胆总管引流术一般仅适用于二种情况:①对于疑有胆道病变的患者,可以切开胆总管查明其真相,并作相应的处理,并放置 T 形管引流;如果探查结果证明胆道内的病变比较单纯,不会有残留结石或残余感染者,胆总管可以一期吻合而不用 T 形管引流,以免给患者带来不必要的痛苦,甚或不良后果;②对于病理比较单纯的病例,例如胆囊内结石不多、壶腹部并无嵌顿,肝管内无多量泥沙阻塞、胆总管内炎症也不严重、胆总管并不过于扩大肥厚、胆总管括约肌也无瘢痕狭窄的病例。此等病例在切开胆总管除去结石后,可先用探条或扩张器探查,上至左右肝管,下至十二指肠,然后再用导尿管直通至十二指肠,用生理盐水冲洗,以证实胆道确属通畅,最后即可安置"T"形引流管,于术后继续引流。待至流出的胆汁不再含有胆色素沙粒,亦无多量云雾样上皮细胞脱屑,细菌培养阴性,造影显示胆道通畅时,即可将"T"形引流管拔除,一般约在术后 14～21 天。至于病变比较复杂的胆石症,估计单纯的胆总管切开引流不能取得满意的疗效者,则必须考虑作某种胆肠吻合术或乳头括约肌切开术,以加强胆道引流的有效性和彻底性。

为了增加胆总管探查的可靠性,避免结石隐藏在肝管内或壶腹部或者有胆总管括约肌狭窄等情况存在,可在术时配合应用胆道直接造影、胆道镜检查取石或测压术。手术台上造影是一种能较全面了解胆道系统有否结石残留的有效检查方法;而胆道镜检查取石则可在直观下检查胆道之同时配以取石,理论上应是一种很好的方法,但惟术中因结石嵌顿过于牢固而取石困难费时过久是其不足。在无造影和胆道镜设备的时候,术中测压法也不失为一种观察胆道之远端有无梗阻的方法,即用注射器的外筒接到已放好的 T 形管的长臂上,将注射筒注满盐水后升降其位置,观察筒内液体不再下降而维持静止时,筒内水平面与胆管间的距离即为胆道内压。通常的胆总管内压约为 $9\sim12cmH_2O$;$15cmH_2O$ 以上即表示胆道有阻塞现象,可能有残余结石或胆总管括约肌痉挛狭窄等情况存在,提示有进一步探查的必要。这个方法虽不如造影术可靠,但如在手术台上不能作胆道直接造影时不失为一种有效的代替法。有时胆总管的造影、测压也可以在胆囊切除后通过胆囊管的插管进行,这样可以避免胆总管的切开,增加切开探查的阳性率,减少胆总管内有结石残留的可能性。

4.胆管肠道内引流术　如前所述,病变复杂的胆石症经胆总管切开引流后有时疗效不佳,术后随访证明约 10％～15％的病例可因结石再生而症状复发。因此,有下列情况者必须考虑作某种方式的胆肠内引流术:①胆总管尤其是肝管内塞满泥沙样结石不易彻底清除者;②有块状结石嵌顿在壶腹部无法去除者;③壶腹部或乳头括约肌有严重痉挛或疤痕狭窄,术中不能用探针通入十二指肠,或测得胆道压力高于 $15\sim30cmH_2O$ 者;④胆总管的管壁已明显肥厚、口径大于 2.0～2.5cm 以上者;⑤曾经胆总管切开引流术而又有结石再生者。

胆道内引流有多种形式,最常施行的是胆总管与十二指肠的侧侧吻合,吻合口一般是做在胆总管前壁与十二指肠球部前上缘之间(前吻合);也可以通过游离十二指肠球部后壁与胆总管前壁之间的间隙到胆总管进入十二指肠肠壁的上方,然后打开或舌形切除胆总管前壁和十二指肠后壁之相应的部位,再将胆总管前壁与十二指肠后壁作相应的吻合(后吻合),后者比前吻合减少盲段。这二种胆总管十二指肠吻合方法操作都比较方便,但有食物逆流入胆管引起胆道上行感染之可能。另一种是胆总管或肝管与空肠的 Roux-Y 式对端或端侧吻合,其突出优点是术后无胆道上行感染之弊,但操作比较麻烦,危重病人有时不能耐受。所以手术者应该根据患者的具体情况,选择最恰当的术式,不宜形而上学地以为某种术式最为优越,于是就不问具体条件而施行于所有的病例。

5.乳头括约肌切开术　当结石嵌顿在壶腹部,或胆总管括约肌有疤痕性狭窄时,可作经十二指肠乳头括约肌切开术。先切开十二指肠降部前壁,暴露位于十二指肠后壁粘膜皱襞中之乳头部,并将 Oddi 括约肌和胆总管括约肌的一部分共切开 1.0～1.5cm,使胆总管引流通畅。此法在理论上说来效果应较胆道与肠道直接吻合为优,因据解剖上的研究,胆总管与胰腺管汇合后注入十二指肠壁的部位有三个括约肌,如仅切开 Oddi 总括约肌而不伤及胆总管末端的环形肌,胆总管仍有部分收缩闭合功能,可以不致引起肠内容物反流和感染上行。

6.Oddi 括约肌切开成形术或胆总管末段成形术　此术与括约肌切开术基本相似而略有不同。在胆总管结石并有慢性胆管炎时,其狭窄部分有时不仅限于乳头和胆总管的肠壁内段,胰腺段也可有相对狭窄,因而单作括约肌切开后胆道仍可能引流不畅。在此情况下,除可作胆总管十二指肠吻合术,也可作括约肌的切开成形或胆总管末段成形术。切开十二指肠降部找到乳头,切开乳头括约肌和胆总管的肠壁内段后,如发现其胰腺后段也呈狭窄,可以延长切口把该段也同样予以切开,但须边切边将十二指肠壁的切缘与胆总管切缘彼此密切缝合,以免发生胆瘘或肠瘘,直到胆总管末段与上段胆道完全畅通为止,一般切开长度自乳头部起应有 1.5～2.0cm,应以能否完全解除狭窄为度,根据狭窄长短有时可达 3～4cm(这实际是胆总管的胰腺后段与十二指肠壁的一种侧侧吻合)。

### 三、肝胆管结石

肝胆管结石（肝内胆管结石）在欧美各国属罕见（0.5%～1.0%），但在东南亚和我国沿海地区则属常见（5%～15%）。

**【病因和病理】**

肝管结石大多是继发性的，即在胆总管结石的基础上因肝内胆汁排出不畅所致；少数肝内结石可以是原发性的，多位于肝脏的左外叶或右后叶内，可能是因该处的胆管弯曲度较大，致胆汁引流不畅之故。

不论是继发性或原发性，肝内结石以位于左外叶者最多见，其次是右后叶。结石大多是以胆色素为主的混合性结石，大小不一。肝管本身常有局限性的狭窄及其上部的囊状扩张，结石即在此扩张的胆管内。病变周围的肝组织常有纤维化和萎缩，而其余的肝组织则可能有代偿性增生。肝内结石大多并有继发感染，因而胆管内的胆汁常显混浊或脓性，有时甚至形成肝脓肿，培养多为大肠杆菌或其他混合感染。

肝胆管结石首先是在胆汁引流不畅和有致结石胆汁的前提下逐渐形成，由于肝内胆管的结石又可引发胆汁的排出更形不畅，形成梗阻与结石之间的恶性循环，最终导致胆管内炎症的反复发作，梗阻的不断加重，结石的不断形成。由于炎症的反复发作，胆管壁炎症糜烂、溃疡甚或出血，其粘膜上皮组织因炎症而不断坏死、脱落和疤痕形成，可在不同的部位出现炎症性纤维增生或狭窄。同时，其狭窄部以上的胆管则扩张囊状变，胆汁淤滞、混浊，甚至可化脓或形成肝内多发性脓肿。一方面，肝内胆管的化脓性炎或肝脓肿可导致胆源性败血症；另一方面，肝脏因受反复的炎症，纤维化而发生局限性的肝萎缩或肝脏代偿性肿大。少数病例可因肝内胆管的多次反复炎症而导致胆管癌的形成。

**【症状和诊断】**

单纯肝内结石的临床表现颇不典型，多数病例因合并有胆总管结石或胆囊结石，常表现为胆总管梗阻或急、慢性胆囊炎的症状。因此，大多数病例可有典型的夏科三联症，甚至五联症。少数病例无典型的胆道症状，仅时常感到肝区轻微疼痛或不适，伴有畏寒发热，体检时可扪及肝脏有不对称的肿大和触痛，临床上常误诊为肝炎或肝脓肿。更有少数病例如术前未作经皮穿刺胆管造影，甚至手术时也没有发现有肝内结石存在，而在术后胆道造影时被发现。所以，手术时仔细检查肝脏，可能时应争取在术前或手术台上作胆道造影或其他的影像学检查，对及时全面而正确地诊断肝内胆管结石有重要帮助。

**【治疗】**

肝胆管结石的治疗仍应遵循"去除病灶、取净结石、解除狭窄、通畅引流"的原则。但实际上因病变复杂多样而术式选取比较困难，疗效欠理想，还有待于进一步研究和改进。特别是因高位的结石不能除尽，且并发的肝管狭窄不易矫治，致手术后易有结石残留或再生；再则患者的体质因长时间的肝功能损害、胆管炎的反复发作或肝硬化等原因而较差，手术死亡率也较高。

　　遵循上述肝胆管结石的治疗原则,就手术方式而论,可根据不同的情况作具体的选择:去除病灶主要是指对肝内胆管结石导致肝脏局部炎症纤维化或萎缩的病灶应争取切除,通常对左肝或左肝外叶的肝胆管结石、特别是有肝实质纤维化或萎缩的可作肝叶或段的切除;右肝内局灶性的病灶也可通过肝部分切除来处理,一般都有较好的疗效。结石的清除彻底与否则是肝胆管结石手术能否有好的疗效的关键,通常可从肝门胆管切开沿肝门剖开左或右肝管,或从相应有结石之肝脏表面剖开打开胆管进行取石;若肝胆管结石在二级肝管以上者,则可采用边切边缝胆管壁切缘止血的方法向肝内剖开二级或三级肝胆管,尽力在直视下取出结石,当有较把握地取净肝内结石的可能;对肝胆管狭窄的处理,特别是肝内胆管狭窄的处理是极其困难的,但对预防术后结石的复发或再生却极为重要。术中应根据具体的病变情况,从肝门向肝内剖开胆管解除其狭窄,或从肝表面剖开有结石之胆管向肝门与肝总管切开处会合,以解除其中的狭窄段。在上述的手术过程中,应配合其他的一些取石方法如冲洗、胆道镜取石或激光器碎石等。至于胆肠内引流则更应视病人的具体情况,针对不同的病变作不同内引流方式的选取。单纯肝叶、段的肝内胆管结石者,因不存在肝胆管狭窄,只要去除了病灶和取净了结石,则没有必要再作内引流(如 Longmire 手术)甚或胆总管 T 形管引流术。而对结石取不净的,或作过胆管狭窄矫治者,大多需要附加某种形式的胆肠内引流术,如肝管空肠 Roux-Y 式吻合或肝门胆管盆与空肠作 Roux-Y 式吻合术。总之,应该选在梗阻的上方建立内引流才能取得较好的疗效。Maki 报道 46 例肝内结石的死亡率为 15.9%,手术后复发者可能更多。北京医学院三个附属医院共手术治疗肝内结石 354 例,结果 31 例肝内结石近期死亡 1 例(死亡率 3.2%),110 例肝总管结石死亡 11 例(10.0%),而 47 例复合结石则死亡 17 例(17.0%);凡肝内结石急诊手术时未能在梗阻以上胆管建立引流者死亡率高(肝内型 1/23 死亡,复合型 17/41 死亡),能在梗阻以上胆管建立引流者死亡率低(肝内型 0/8 死亡,复合型 0/6 死亡);引流的主要手术对左肝病变主要是左外肝叶切除加肝管断端引流,对右肝病变主要是肝脓肿或肝内胆管的切开引流。上述病例有 110 例曾作了随访,随访时间平均 5.5 年,最长 15 年,结果 57 例作胆总管切开取石无复发 21 例(36.8%),复发 36 例(63.2%),49 例作胆管肠道吻合者无复发 15 例(30.6%),复发 34 例(69.4%);118 例作左外叶或右半肝切除者无复发 13 例(73.2%),复发 5 例(27.8%)。另有 49 例作了胆管与十二指肠或空肠的吻合术,其疗效无明显差别。所有复发病例再手术时均证实系由于肝内胆管的梗阻性胆管炎,可见如在手术时未能妥善处理肝内胆管狭窄者,仅作胆管空肠吻合不易取得满意的疗效,而在现阶段,对病变情况较复杂的肝内结石以肝叶切除的疗效最佳。近年来,有个别医院采用肝移植治疗肝胆管结石,从其成本之高和预后难定来说,其适应证应严格掌握。

(蔡治方)

# 第八节　胆道闭锁

　　胆道闭锁(BA)是新生儿和婴儿梗阻性黄疸的常见病因之一,是一种肝内外胆管进行性闭锁性病变,患儿常因肝进行性硬化而死亡,临床疗效欠佳。早期诊断和防止胆管进行性纤维化是改善该病预后的关键。胆道闭锁在亚洲地区较西方国家多见,在我国发病率约占出生存活小儿的 1/14 万至 1/8000。

1828 年 Donop 首次报道了 1 例先天性胆道闭锁。100 年后,Ladd 于 1928 年第一次运用手术方法治疗胆道闭锁。直到 1968 年 Kasai 报告应用肝门肠吻合术治疗肝内型胆道闭锁获得成功,并不断加以改进和完善,才使胆道闭锁治疗效果得到较大的改观。目前国内外广泛采用此术式,使术后胆汁排出率为 70%～95%,长期存活率为 48%～60%。

## 一、病因

胆道闭锁的发病原因尚未完全明了,目前主要有以下几种学说。

1.胚胎发育异常 部分患儿出生时就有黄疸,肝十二指肠内常无胆管残留,且有合并畸形,提示胚胎发育不良可致胆道闭锁。而这种有合并其他脏器畸形的胆道闭锁的原因可能是位置决定基因突变(inv 突变),导致在胚胎发育第 5～10 周,胆道发育障碍,实心胆管的空心化受阻,形成部分以致全部胆道闭锁。

2.病毒感染 研究发现,在胆道闭锁患儿血清中可以检测到 3 型呼肠孤病毒的抗体,并在肝门的残留胆管中发现了该病毒颗粒。乳头瘤病毒、巨细胞病毒、轮状病毒、乙型肝炎病毒等与胆道闭锁的发生有密切的关系,腹腔注射 A 型轮状病毒还可造成胆道闭锁的动物模型。胆道闭锁发病有一定的季节性,也为病毒感染是其原因提供了佐证。另外,有研究结果表明,肝脏的先期损伤是 3 型呼肠孤病毒感染的前提,在该病毒感染之前已有其他因素(包括其他病毒)损伤了肝脏和胆管,这提示病毒在引起胆管进行性炎症病损的过程中可能有协同作用。

但并不是所有的胆道闭锁患儿的血清和肝组织中都能检测到这些病毒,各实验室报告的阳性率相差很大,有的甚至在 10 多例胆道闭锁患儿的肝组织和血清中都没有发现这些病毒,说明病毒感染可能只是引起胆道闭锁的众多原因之一。而且在正常人群中也有这些病毒感染,说明有这些病毒存在并不一定就产生胆道闭锁。因而尚需进一步了解病毒感染与胆道闭锁发生间的关系。

3.免疫和/或炎症反应异常 在无合并其他畸形的胆道闭锁患儿中组织相容性白细胞抗原(HLA)-$B_{12}$ 表达增强。HLA-$B_{12}$ 是最常见的 Ⅰ 类 HLA,表达增强后使得细胞易遭受免疫攻击。同时,胆道闭锁患儿的 Ⅱ 类 HLA 表达也有增强,且与预后成负相关,说明它在细胞毒性 T 细胞介导的肝细胞和胆管上皮的损伤中有重要作用。

炎症黏附分子如细胞内黏附分子-Ⅰ 在胆道闭锁患儿胆管上皮中的表达增强,而在 Byler 病(胆汁淤积)中无表达,说明胆道闭锁中黏附分子的异常表达不是继发于胆汁淤积后的非特异性反应。另外胆道闭锁患儿血和尿中 CD26 的水平升高也为其肝脏和胆管炎症反应异常提供了证据。但引起这些抗原异常表达的原因尚未阐明。

4.其他因素 如孕妇接触有毒物质,患儿局部血液循环障碍,维生素 D 缺乏等。

## 二、病理

胆道闭锁的病理学分类众多,但从实用上考虑,临床外科医师根据病变的范围结合外科治疗的观点,常可分为 3 型。

Ⅰ型:胆总管闭锁。根据闭锁部位有:①胆总管闭锁。②胆总管、胆囊闭锁。③胆总管远端闭锁。其肝内胆管基本正常,多可手术纠正,又称为可矫型,此型只占胆道闭锁的 10% 左右。

Ⅱ型:肝外胆管闭锁,包括:①肝外胆管闭锁、胆囊有腔。②肝外胆管及胆囊闭锁。③肝管闭锁 3 种情况。此型可占胆道闭锁的 90%,过去被视为不可矫正型。现业已证明闭锁的肝外胆管呈纤维索状,由炎性瘢痕组织构成,位于门静脉与肝动脉前方,向上可至肝门,达到门静脉分叉的上方,相当于门静脉后方的水平,形成较大纤维组织硬块,其上方可见扩张的胆管,即所谓"胆汁湖"是手术必须解剖的部位。另有部分病例在肝门处纤维组织中有细小胆管通过,切除这些纤维组织及肝门部表面肝组织,可使盲闭的小胆管开放,引出胆汁,这就是 Kasai 手术成功的解剖学基础。

Ⅲ型:肝内胆管闭锁。此型病例不多。肝内外胆管全部闭锁或肝内及近侧肝外胆管闭锁。目前此型仍不能施行任何引流手术。

胆道闭锁时肝外胆管纤维化,胆管上皮增生,肝内毛细胆管缺损。肝脏严重受累,呈巨细胞样变。肝细胞有空泡形成,细胞肿胀,局灶性坏死及炎性细胞浸润,肝门部纤维化、水肿、急性或慢性炎症等类似新生儿肝炎的病理变化。可以认为这些病变并非是单纯肝外胆道梗阻所致。在早期解除梗阻后,有时肝细胞及肝内胆管病变仍在继续进行。肝脏的损害亦随病程而加重。胆道闭锁 2~3 月后发生胆汁性肝硬化,终致门静脉高压而出现腹水、脾肿大、上消化道出血或肝功能衰竭。

## 三、临床表现

胆道闭锁女婴与男婴之比约为 3∶2。主要表现是进行性黄疸、消化道症状和门静脉高压症。

1.黄疸　患儿生后不久或 1 个月内出现黄疸,并呈进行性加重。粪便色变浅、淡黄,甚至持续白陶土色粪便,尿色深黄。超过 3 个月的患儿黄疸呈深黄色,巩膜、皮肤可表现为深黄绿色。晚期患儿由于少量胆色素通过肠道腺体分泌排入肠腔,加上脱落的肠道上皮细胞可使粪便呈淡黄色。血、尿胆红素进行性升高。

2.消化道症状与腹部体征　患儿出生后精神正常,反应灵敏,食欲良好,生长正常,随后出现食欲不振,营养不良,精神倦怠。肝脏进行性肿大,质地由软且光滑变为硬而呈结节状,2~3 个月肝脏可平脐,甚至达到右髂窝,常伴有脐疝和斜疝。晚期出现脾肿大、腹水、腹部膨隆。

3.门静脉高压症的表现　随着病程进展,患儿出现胆汁性肝硬变和门静脉高压症,出现鼻衄,皮肤、黏膜淤斑,脾大,腹水,食道静脉曲张破裂出血,肝昏迷等表现。未治疗的胆道闭锁患儿,大多数在 1 岁左右因门静脉高压发生上消化道出血及肝功能衰竭而死亡。

### 四、诊断与鉴别诊断

由于病情呈进行性发展,年龄超过 3 个月,肝脏病变不可逆转。因此早期诊断、早期治疗对预后有重要意义。

新生儿期阻塞性黄疸,常见疾病为胆道闭锁和淤胆性新生儿肝炎,早期两者临床表现相似,鉴别困难,治疗和预后又截然不同。胆道闭锁须早期手术,才有生存希望,后者多可通过药物治疗而愈。临床上,需结合病史、体征、实验室及影像学检查等资料进行综合分析,方可作出正确诊断。

1.病史及体征　新生儿肝炎时黄疸一般较轻,并有波动性改变,或药物治疗有明显减轻的情况。而胆道闭锁所致黄疸呈持续性加重,白陶土样粪便。肝炎时肝肿大不及胆道闭锁,一般很少超过右季肋下 4cm。胆道闭锁肝肿大明显质硬边钝,常伴有脾肿大。部分胆道闭锁患儿还合并有其他脏器的畸形。

2.实验室检查

(1)血清胆红素动态检测:每隔 5～7d 测定血清胆红素浓度,并描制动态曲线。肝炎随治疗病情发展,血清胆红素浓度曲线逐渐下降,而胆道闭锁随病情发展,血清胆红素浓度则呈持续性升高。但重症淤胆性肝炎亦可表现血清胆红素浓度曲线持续上升,此时鉴别有困难。

(2)低密度血浆脂蛋白-X(LP-X)测定:在胆道闭锁时,胆汁在肝内淤积,血清 LP-X 则明显升高。新生儿肝炎早期呈阴性。若出生 1.5 个月后 LP-X 仍呈阴性,可排除胆道闭锁的可能。

(3)血清 5S-核苷酸酶测定:血清 5S-核苷酸酶水平标准为 $17～183\mu moL/L$,胆道闭锁病例常高于此标准,而新生儿肝炎常低于此水平。

(4)十二指肠引流液胆红素测定:将一种特制的婴儿十二指肠引流管插入胃内,并抽尽胃液,置患儿于右侧卧位,髋部略抬高,注入温清水 20mL 以刺激胃蠕动,在 X 线荧光屏下继续进管,使金属头达十二指肠第 2 段。抽取十二指肠液,在抽完第 1 管后(胆汁装入试管),从引流管注入 33％硫酸镁液每千克体重 2～5mL,随后每隔 15min 抽取十二指肠液,分别装入"甲"、"乙"、"丙"3 管。动态观察其颜色,检测 pH 值,胆红素测定。此方法可获 90％的确诊率,简单易行,值得推广。

3.影像学检查及其他

(1)B 超:是一种首选无创伤检查。在新生儿肝炎时其肝内外胆管呈正常管腔大小开放图像。在胆道闭锁时肝外胆道不能探出或呈线形条索状。胆囊不显示或呈痕迹瘪小胆囊影像,肝常常增大,并伴有脾肿大。确诊率可达 80％。

(2)$^{99m}$Tc-IDA 闪烁法排泄试验:胆道闭锁患儿注射放射性药物后,连续动态观察 5min 后可见肝脏显影,但不见胆管显影,24h 内皆无排入肠管的影像。而新生儿肝炎可见肠管内显示放射性药物。有文献报道其准确率为 91％。但新生儿肝炎时可由于胆汁稠厚或胆管炎性水肿,出现胆道梗阻,易误诊为胆道闭锁,此时要根据临床表现及其他检查结果分析判断。

(3)MRCP(磁共振胆管系统水成像):其分辨率很高,对肝内胆管及其毗邻关系的成像有助于胆道闭锁与新生儿肝炎的鉴别。

（4）腹腔镜检查：利用微型腹腔镜，可以清楚地观察到肝脏淤胆及肝外胆道、胆囊发育情况，若肝脏呈绿色，淤胆严重，胆囊瘪小或仅有胆囊痕迹，肝十二指肠韧带及肝门无胆管，则可诊断为胆道闭锁，继而中转手术治疗。如果诊断还有困难，可用一细针穿刺行胆道造影，以排除胆道闭锁。若为淤胆性肝炎，可以在腹腔镜下穿刺胆囊，作胆道冲洗术。此法准确，可迅速做出诊断及治疗。

（5）经皮肝穿刺胆管造影或内镜逆行胰胆管造影：虽为一种较可靠的方法，但由于是创伤性检查，且技术条件要求相当高，操作成功率低，故目前临床上已很少应用。

（6）肝穿刺病理学检查：有一定鉴别诊断意义。新生儿肝炎时，以肝实质细胞病变为主，肝小叶结构排列不整，肝细胞坏死，巨细胞性变和门脉炎症。胆道闭锁则表现胆小管明显增生和胆汁栓塞，以门脉区域纤维化为主。有报道 20％左右病例不能凭此做出正确诊断，故需结合其他检查结果分析判断。

## 五、治疗

胆道闭锁的治疗主要是通过手术，重建胆汁引流的通道。要求做到早期诊断，尽早手术。据临床观察，手术迟于 90d，将发展为难以恢复的胆汁性肝硬变。此时即使能够成功施行引流手术，解除胆道的梗阻，患儿也难免死于肝功能衰竭。因而该病确诊后须于日龄 90d 内手术，最佳手术时间为 60d 内。

1.术前准备　尽量缩短术前准备时间，补充葡萄糖，维生素 B、维生素 C、维生素 K 及能量，纠正低蛋白血症及贫血，护肝并作好术中胆管造影的准备。

2.手术的方法依病理类型而不同

（1）Ⅰ型：胆总管闭锁的病人，其闭锁胆管上方的肝外胆管扩张，可供作胆管空肠 Roux-en-Y 吻合术，也可利用含胆汁的胆囊，行胆囊空肠 Roux-en-Y 吻合术，并辅以抗返流装置。

（2）Ⅱ型：肝外胆管闭锁的病人，可行肝门空肠吻合术（Kasai 手术）。Kasai 手术的成功是胆道闭锁治疗上的一大进步。近 20 余年的临床实践证明，影响 Kasai 手术效果的因素有：①早期手术，胆汁引流后使肝脏功能得到有效恢复。②解剖肝门，切除肝门部纤维组织，寻找扩张胆管或找到细小有胆汁流出的胆管是手术成功的关键。③术中肝门处只能用压迫止血，禁止用电灼或缝扎止血，以免损伤小的胆管。④增加抗返流装置，防治返流性胆管炎，可保证胆汁通畅引流，减少吻合口狭窄，以防止手术失败。

若胆囊、胆囊管及胆总管通畅者，可行肝门胆囊吻合术，以保留 Oddi 括约肌功能，可以防止返流性胆管炎，同时较肝门空肠吻合操作简单，创伤较小。

（3）Ⅲ型：肝内胆管完全闭锁以及对以上手术失败的病例，治疗的唯一方法应是原位肝移植术。虽然肝门空肠吻合术后胆汁引流可能满意，但部分病例仍可存在进行性肝硬化及门静脉高压等突出问题，而随着脏器移植技术的不断发展，肝移植治疗胆道闭锁的价值已经明确。目前选择作原位肝移植的原则是：①年龄超过 90d，有明显肝硬化和门静脉高压症。②90d 内曾作肝门肠吻合术，但有极少（或无）胆汁引出，血清胆红素大于 $171\mu moL/L$ 时。③肝门肠吻合术后,胆汁引流良好,但日后出现慢性肝硬化、严重门静脉高压症和肺动静脉分流时应尽快作肝移植。

肝门肠吻合术与肝移植术在胆道闭锁的治疗中是相辅相成的关系,要根据患儿和医疗单位的具体情况选择术式和手术时间。患儿家长和医师均应有作肝移植的思想准备和技术准备。

3.手术并发症

(1)最常见的手术并发症为胆管炎,发生率为50%。最大可能是上行性感染,但败血症很少见。有学者认为是肝门空肠吻合的结果,阻塞了肝门淋巴引流而易发生肝内胆管炎。反复感染胆管炎可加重肝脏损害。术后第1年较易发生,以后逐渐减少。

(2)吻合部纤维组织的再沉积,使胆汁引流停止。

(3)肝内纤维化继续发展,导致肝硬化。

(赵文武)

# 第九节　胆道恶性肿瘤

近10～20年来,胆管癌、胆囊癌的发病率有逐渐升高的趋势。根据1986年1月至1998年12月中华医学会胆道外科学组的调查资料报道,胆囊癌占同期胆道疾病的0.4%～3.8%,男女比例为1:1.98,发生率随年龄增长而增加,平均年龄59.6岁,高峰年龄60～70岁。胆囊癌并非少见。而胆管癌人群分布不同于胆囊癌,男性多见,发病年龄与胆囊癌相似。

胆道恶性肿瘤早期诊断比较困难。对于晚期胆道肿瘤,诊断较为容易,但切除率低,手术后复发率高,5年生存率仍然很低。

## 一、胆管恶性肿瘤

胆管恶性肿瘤主要是指肝门部主要胆管至胆总管下端的原发性胆管癌,一般将肝内小胆管发生的胆管细胞癌归入原发性肝癌范畴。

### (一)病因

胆管癌的病因仍然不清楚,但与以下一些因素有关:①胆结石与慢性复发性胆管炎:据文献统计,6%～37%胆管癌同时伴有胆石症,有人认为慢性复发性胆管炎导致胆管上皮的非典型增生,可能为癌前病变。②感染:有人报告慢性伤寒菌携带者死于肝胆管癌者6倍于对照组,提出细菌对胆盐的降解可能是致病因素。③肝管狭窄、肝内外胆管囊肿致长期引流不畅,也可能与胆管癌的发生有关。④慢性溃疡性结肠炎或原发性硬化性胆管炎可能与肝外胆管癌有关。此外,胆胰汇合部流体力学异常及胰胆返流亦与胆管癌的发生有关,还与其分子生物学特性改变有密切关系。

### (二)临床分型

肝外胆管一般划分为4部分:①上段,胆囊管开口以上直至肝门处的主要肝管。②中段,自胆囊管开口以下至十二指肠上缘。③下段,十二指肠后段与胰腺段胆管。④十二指肠内段包括乳头部。胆管癌可划分为上段胆管癌、中段胆管癌、下段胆管癌,其中以上段胆管癌比例最高,占60％～75％。上段胆管癌亦称肝门部胆管癌指肿瘤发生在胆囊管开口以上的肝外胆管,即发生于肝总管、肝管分叉部、左右肝管的第一、二级分支。中、下段胆管癌指自胆囊管开口至壶腹部以上发生的癌,在临床表现和治疗方法上,中段胆管癌和下段胆管癌有许多相同之处,因而往往将中、下段胆管癌作为一个类型。

根据肿瘤发生的解剖部位,Bismuth和Corlette(1975)将肝门部胆管癌分为4型:Ⅰ型:癌肿位于左、右肝管汇合处以下肝总管,前两者相通。Ⅱ型:癌肿位于左、右肝管分叉处,两者不相通。Ⅲa型:癌肿位于右肝管和肝总管。Ⅲb型:癌肿位于左肝管和肝总管。Ⅳ型:癌肿位于左右肝管和肝总管。发生于左右肝管分叉部的胆管癌有早期出现黄疸和肿瘤发展缓慢的特点,有一定的临床病理特征。此种胆管癌亦称之为Klatskin瘤。

### (三)临床病理特征

胆管癌根据病理大体可分为硬化型、结节型、乳头状和弥漫型。

1.息肉样或乳头状腺癌　可能来源于胆管黏膜的乳头状腺瘤的恶变,较少见。肿瘤表现为胆管黏膜上的息肉样突出至胆管腔内,胆管腔因而扩大,胆管阻塞常不完全,胆管内有时有大量的黏液分泌物。此类肿瘤的特点一般是不向神经周围淋巴间隙、血管或肝组织浸润,但在胆管甚至肝内胆管的黏膜面上可有多发性病灶,若能早期手术切除,成功率高,预后亦良好。

2.结节型胆管癌　结节型胆管癌呈结节状向管腔内突起,瘤体一般较小,表面不规则,基底宽,肿瘤可直接侵犯周围组织和血管并向肝实质扩展,但其程度较硬化型为轻。

3.硬化型胆管癌　在肝门部胆管癌中,此类型最为常见。硬化型癌沿胆管壁浸润,使胆管壁增厚、纤维增生,并向管外浸润形成纤维性硬块。常向肝内方向的胆管浸润、扩展,阻塞肝内胆管的二级分支。此类肿瘤有明显地向胆管周围组织、神经淋巴间隙、血管、肝实质侵犯的倾向。当肿瘤组织已阻塞胆管管腔时,它亦常已侵犯至周围组织或肝组织。神经侵犯是本病的特点。根治性手术切除时常需切除肝叶。硬化型癌与正常胆管壁间的分界一般较为清楚,但有时癌细胞亦可在黏膜下扩展,以致在切除胆管的断端仍可发现有癌细胞。

4.弥漫型(浸润型)胆管癌　癌组织在肝门部和肝内、外的胆管均有广泛浸润,手术时难于确定癌原始发生于胆管的哪个部位,多不能手术切除。

从组织学上可将胆管癌分为:①乳头状腺癌,多数病例为腔内乳头状型,腺癌组织分化较好,有的向管壁浸润生长。②高分化腺癌,在胆管癌中多见,癌组织环绕管壁内浸润生长,癌组织呈大小不等,形状不规则的腺体结构。③低分化腺癌。④未分化癌。⑤印戒细胞癌等。

### (四)诊断和鉴别诊断

肝门部胆管癌早期缺乏典型临床表现。多以进行性加深的无痛性(或隐痛不适)黄疸就医,常伴有皮肤瘙痒、食欲减退、腹泻和消瘦等,合并有感染时可出现寒战与发热等胆管炎的表现。合并胆管结石者可出现胆绞痛。肝肿大,质地较硬,表面光滑,部分病人在未出现黄疸前就可触及肿大的肝脏。肝门部胆管癌胆囊常不肿大,当癌肿向下蔓延阻塞胆囊管开口后,胆囊分泌的黏液不能排出而潴留在胆囊腔内时,也可触及肿大的胆囊。脾脏肿大及出现腹水均属病程晚期。来源于一侧肝管的癌,临床上并没有黄疸。直至肿瘤沿胆管壁浸润阻塞对侧肝管开口或因肿瘤肝门处转移浸润,阻塞肝总管时,临床才出现黄疸。

中、下段胆管癌的临床特点是较早期出现梗阻性黄疸。胆囊的改变则视癌与胆囊管开口的关系,若胆囊管开口受阻,则胆囊不肿大,若胆囊管通畅,则胆囊肿大。位于胆管壶腹部的癌肿,除有胆总管阻塞的临床表现外,尚有胰管梗阻的症状,如血糖过高或过低,脂肪性腹泻。壶腹部癌肿容易发生溃疡出血,表现为贫血、柏油样便。持续背部隐痛。胆管中段癌因不造成胰管梗阻,故临床上无胰腺内、外分泌紊乱的现象,亦可触及肿大的胆囊。

实验室检查:癌胚抗原(CEA)是目前已在临床广泛应用的消化道肿瘤标志物,在胆道癌病人血清中的阳性率为40%左右,对于胆道癌的诊断有一定的诊断价值,也是判断手术后是否有肿瘤残留或复发的有用指标。近10年来发现CA199、CA125、CA50、CA242等糖链群肿瘤标志物,对胆道癌有较高的灵敏度,其阳性率为75%~80%,仅次于胰腺癌。这一类肿瘤标志物也见于其他消化道肿瘤病人,因其特异性较差,在进行临床诊断时,必须结合各种影像学诊断或通过不同方法(如PTC或ERCP等)采集胆汁或肿瘤组织,测定上述各种肿瘤标志物、DNA含量或进行基因诊断等方可确定诊断。最近第三军医大学从人的胆管癌组织中提取和纯化了一种新的胆管癌相关抗原(CCRA),并制备了兔抗CCRA-IgG,建立了检测CCRA的ELISA方法。对308例各种良性及恶性疾病病人血清CCRA浓度进行检测,结果发现,其诊断胆管癌的阳性率为77.78%,特异性为95%~100%,明显优于目前所用的上述肿瘤标志物,为胆道癌的早期诊断作出了有意义的探索。

影像学检查

1.B型超声　超声检查是此病诊断时首先选用的方法。在超声下可显示肝内、外胆管,胆囊肿大的情况,肿块的大小。如肝内胆管扩张、胆总管不扩张(直径小于5~7mm),胆囊不肿大则梗阻应在胆囊管开口以上的肝总管,胆总管及肝内胆管扩张,胆囊肿大则梗阻部位在中、下段胆总管或壶腹部。一侧肝内肝管扩张,表示梗阻部位在同侧肝胆管的开口处。肝门肿块加上扩张的左、右肝管,出现所谓"蝴蝶征"的典型表现。在多普勒超声血流图上,可详细观察肿瘤与肝动脉及门静脉的关系,以及血管受侵犯的情况。超声内镜检查(EUS)在诊断下段及中段胆管癌上,较US的效果为佳。EUS系统十二指肠扫查,能显示乳头部直至上段胆管的状态,尤其在诊断癌浸润深度上甚为实用,又可显示胰腺、十二指肠浸润状态和肿大的淋巴结。近年开发出内径仅2mm的超声探头获得由胆管内腔扫查的方法(管腔内超声检查,IDUS)。此与EUS相同,主要用于检查病变进展程度。

2.CT扫描　可以得到与超声相同的效果和更为清晰的立体断层图像,对肝门肿瘤或肝叶萎缩以及确定肝尾叶与肝门肿块的关系、胰头区有无占位病变很有帮助。双螺旋CT胆管成像和门静脉血管成像,可清晰显示门静脉及胆管系统立体结构,术前可准确了解肿瘤所侵犯范围、部位及血管受侵情况,有利于制定合理的治疗方案。

3.磁共振成像(MRI)　和CT的效果相当,可做不同切面的成像图,更能增加对肝内胆管系统改变的立体构像。通过系列的肝门部体层扫描,可以系统地了解肝内胆管的改变,肿瘤的范围,有无肝实质侵犯或肝转移,肝左、右叶有无程度不等的增大或萎缩。MRCP(磁共振胰胆管成像)对肝外胆管梗阻程度判断和定位诊断准确率为85%~100%,梗阻原因诊断的准确率为64%~95%。

4.经皮肝穿刺胆管造影(PTC) 经皮肝穿刺胆管造影(PTC)能清楚地显示梗阻胆管近端的部位、范围、程度和原因,但肝门部胆管癌时,左、右肝管间交通常受阻,右肝管的 $2\sim3$ 级分支,左内、外肝胆管之间的交通亦常受阻,在肝内形成肝段间的分隔现象。因此,PTC 时需要多处选择性穿刺造影才能显露肝内胆管系统的全貌,因而亦增加并发症的机会。

5.逆行胆道造影 经内镜逆行胆道造影(ERCP)能够显示胆管狭窄、中断、胆管壁不规则或充盈缺损,胆管扭曲与变形。逆行胆管造影可能引起上行性胆道感染。十二指肠镜检查可做壶腹部癌活检。

6.选择性腹腔动脉、肝动脉、肠系膜上动脉造影与经肝门静脉造影 以了解肿瘤是否侵犯门静脉、肝动脉及其分支,门静脉是否闭塞或有无动静脉瘘,也可显示肿瘤的大小与边界。

### (五)外科治疗

1.围手术期的处理 恶性梗阻性黄疸的病人,由于肿瘤本身、高胆红素血症和内毒素血症而导致机体发生一系列变化,如肝、肾、肺、脑及胃肠黏膜等变化和损害,营养不良、免疫功能降低与代谢障碍等。因此,术前应注意恢复血容量,改善营养状况,纠正水、电解质代谢紊乱,低蛋白血症与凝血机制障碍(控制内毒素血症)。胆管梗阻常伴有胆道感染,围手术期预防性应用抗生素可降低术后感染并发症的发生率。减少胃酸分泌,以防止术后发生应激性溃疡而导致的胃肠道出血。

关于恶性梗阻性黄疸术前减黄问题:阻黄病人术后的并发症和死亡率与术前血清胆红素呈正相关。PTCD 有降低血清胆红素,改善肝功能,治疗胆管炎和减少并发症等优点,但也有一些并发症,如胆汁性腹膜炎、腹腔或胆道出血与胆道感染,且易发生堵管或脱管而达不到引流的目的。有人随机对照行 PTCD,发现 PTCD 虽可降低血清胆红质,但未能降低手术死亡率,高位胆管癌时肝内胆管的分隔化,PTCD 不可能起到有效的引流作用,故认为不宜常规来使用。近年来,对拟行手术者,可经 ERCP 置放鼻胆管先行胆道引流(ENBD),通畅的胆汁引流改善因长期阻塞性黄疸而受损的肝脏功能,同时改善全身状况,为手术治疗创造条件。不能手术者,做 ERCP 的同时置放内置金属(或塑料)导管(ERBD),将胆汁引入十二指肠,成为非手术性胆肠内引流术,能有效地减轻黄疸,延长患者的生命。

2.上段胆管癌的治疗 肝门部胆管癌由于早期诊断困难,切除肿瘤时常要连同肝叶或广泛的肝切除,手术的危险性高,以往的手术切除率很低。Alexander(1984)报道切除率仅10%,近年来由于影像诊断技术的发展、手术的改进和手术范围的扩大,切除率已有明显提高,切除率已超过 60%。对不能切除的肝门部胆管癌,应解除胆道的梗阻,延长病人的生存时间和提高病人的生活质量。

(1)肝门部胆管癌根治性切除术:手术前可根据影像学检查,判断肝门重要血管有无侵犯,肝内胆管病变的范围,有无肝内转移等,一般可以估计能否行根治性切除以及切除的范围。但是.确定能否切除尚有待于手术探查后决定。探查左侧肝管时,可沿肝方叶下缘至静脉韧带沟检查左肝管的全长有无肿瘤浸润或肿块,在脐静脉窝处穿刺左肝管,以判断阻塞的上限。扩张的肝胆管很容易穿刺并抽出胆汁。对右侧肝管探查则一般较为复杂,检查的方法有:①检查肝右切迹有无肿瘤硬块或浸润,该处为右后段肝管所在。②穿刺右后段肝管是否能抽出胆汁。③游离胆囊,通过胆囊肝床穿刺右前段肝管,若能抽出胆汁,表示其有扩张。但是,如果不能建立右肝管引流时,便不宜游离胆囊,因为胆囊床处有一些细小的胆管与肝内胆管交通,可以发生手术后胆汁漏及胆汁性腹膜炎。

术前如有以下情况提示肿瘤不能切除:①双侧肝内胆管广泛受累。②门静脉主干受累。③门静脉两侧分支受累。④两侧肝动脉与门静脉支受累。⑤一侧胆管被侵犯,另一侧血管受累。肝门部主要血管受侵犯是影响肝门部胆管癌手术切除的重要原因之一。如何对待血管的病变,认识上尚不一致。由于肝右动脉与肝总管之间密切的解剖学关系,肝管分叉部癌常压迫或包围肝右动脉支,使其血流量大为减少,切除肝管分叉部癌时常不得不同时切除肝右动脉,只要门静脉血流畅通,一般无严重后果。对认为不能手术切除的肝门部胆管癌病人,近年来广泛采用血管移植和整形的方法修复门静脉和肝动脉。如果肝动脉或门静脉分支在入肝处受累时,则血管修复手术常是不可有的。单纯门静脉主干受侵犯,可行截除及修复手术。

关于切除范围与术式的选择,可按 Bismuth 或 Corlette 的肝门胆管癌分型法制定相应的手术方式。

Ⅰ型:切除肝门部胆管、胆总管及胆囊＋胆肠吻合术。

Ⅱ型:切除肝方叶及尾状叶,或加部分右前叶、肝门部胆管、肝外胆管及胆囊＋胆肠吻合术。

Ⅲa型:切除右三叶及尾状叶、、肝门部胆管、肝外胆管及胆囊＋胆肠吻合术。

Ⅲb型:切除左三叶及尾状叶、肝门胆管、肝外胆管及胆囊＋胆肠吻合术。

Ⅳ型:肝移植术。

对无法切除的肝门部胆管癌,采用异体肝原位或异位移植术,但不能解决早期复发和低存活率问题。Pichlmayer(1988)报告了 16 例肝门部胆管癌行肝移植术,手术死亡率为 25％,平均存活 16 个月。其分析结果表明,对尚未出现淋巴结转移的病人行肝移植术可能会延长存活期,但因抗排斥反应与癌复发问题尚未能解决,目前还难以推广使用。

近年来,国内外一些学者强调肝门部胆管癌常侵犯尾状叶的胆管分支,应通过扩大的左半肝切除或扩大的中肝叶切除,将尾状叶完全切除。

肝门部胆管癌根治性切除的标准是肝胆管断端不残留癌细胞。肝门部胆管癌根治性切除是一创伤性大、复杂而较为困难的手术,重度黄疸、广泛肝切除、原有胆道感染等均是增加手术死亡率(手术后 30d 内死亡)的重要因素。

肝门部胆管癌切除术死亡主要发生在兼行广泛肝切除术的病人,特别是在重症梗阻性黄疸行右肝或扩大肝右叶切除术时,手术死亡率最高。因而手术时尽量保存功能性肝组织是降低手术死亡率的重要措施。

(2)肝内胆管引流术:经术前检查或术中探查确定无法行根治性切除者,为了解除黄疸,改善肝功能,可选用胆肠内引流手术或经肿瘤放置"U"形、"T"形或"Y"形管的引流术。

肝内胆管内引流术是首选的治疗方法,它可以减少因长期带管、大量胆汁流失、胆道感染等给病人造成的不便和痛苦,在一定时间内提高病人的生活质量。位于肝管分叉处的肿瘤,若要充分引流肝内胆管系统,需要引流左、右侧的肝内胆管。

1)左侧肝内胆管空肠吻合术:经典的手术方法是 Longmlre 手术,此手术需要切除左外叶肝脏,手术创伤大,不适用于肝管分叉部阻塞。目前常用的方法是圆韧带进路左外叶下段支胆管（Ⅲ段肝管）空肠 Roux-en-y 吻合术。

2）右侧肝内胆管空肠吻合术：常用的方法是经胆囊的肝右前胆管下段支切开空肠吻合。根据肝门部解剖，右肝管前下段支在胆囊床处只有 1～2cm 深度，当有肝内胆管扩张时，很容易在该处切开，并将切口扩大以供吻合。此方法较在右前叶切开肝组织寻找肝内胆管要好。

3）置管引流：即经过将肿瘤阻塞部位扩张后，分别向左、右肝管置入导管，导管远端置于胆总管内，缝合胆总管切口，保存 Oddi 括约肌功能。此手术方法可获得较好的早期效果。但是，内置管经 3～6 个月后，常易被胆色素沉渣所堵塞，以致反复发作胆管炎及黄疸而需再次处理。

"T"管或"U"管引流亦常用于不能切除肿瘤的病人。

经 PTCD 外置管或内外结合置管引流，一般只用于晚期不宜手术探查的病人。在目前情况下，此法尚未能有效地延长病人的生存时间和改善生活质量。

3.中、下段胆管癌治疗　　中、下段胆管癌以手术切除治疗为主，切除的范围应包括胆囊、部分肝胆管、胰头部及十二指肠，同时清扫相应的淋巴结群。局限性的胆管段切除容易留下有癌细胞残留的胆管和淋巴结。

不能手术切除的病例，可经十二指肠内镜内置管引流解除黄疸，经肝穿刺胆管置管或手术引流梗阻以上的胆管。

中、下段胆管癌的手术切除率及预后均优于肝门部胆管癌。

## 二、胆囊癌

胆囊癌是胆道系统中较常见的恶性肝癌，国内统计约占肝外胆道癌的 25％。

### （一）病因

胆囊癌的病因可能与以下因素有关：①胆囊结石与胆囊慢性炎症。由于结石的长期存在及胆囊黏膜慢性炎症的刺激，可促使上皮增生而发生癌变倾向。国内资料报道胆囊癌合并结石占 20％～82.6％，国外为 54.3％～100％。②胆固醇的代谢紊乱。胆汁滞留与刺激，可能为致癌因素。③细菌的作用。有人报道 2/3 的胆石中可发现厌氧菌和其他细菌，从胆汁培养的厌氧菌中有 40％是梭状芽孢杆菌，这种细菌与肠道中产生致癌物质的细菌相同。④胆囊腺瘤恶变。良性腺瘤直径多小于 12mm，而恶性腺瘤的直径多超过 12mm。此外，有人研究认为胆囊腺肌病为胆囊癌前病变。

### （二）病理

胆囊癌好发于胆囊底、体部，其次是颈部与胆囊管。80％为腺癌（硬化性癌约占 60％，乳头状癌占 25％，黏液癌占 15％），其次为未分化癌（6％）、鳞状细胞癌（3％）和混合性癌（1％）。

乳头状的癌组织可呈菜花状，并可发生癌组织脱落与出血，导致胆囊管或胆总管阻塞。黏液癌或癌肿黏液性变时，可见胆囊内有大量胶冻状物质。Nevin（1976）提出根据癌细胞分化程度分为 3 级：Ⅰ级，分化良好；Ⅱ级，中度分化；Ⅲ级，分化不良。并按病变侵犯深度分为五期：Ⅰ期，位于黏膜（原位癌）；Ⅱ期，侵及黏膜与肌层；Ⅲ期，全层受侵；Ⅳ期，侵犯全层加局部淋巴结受累；Ⅴ期，侵犯肝脏或转移到其他器官。

胆囊癌的转移途径可经淋巴、血行、胆管、神经和直接蔓延等方式。局部浸润则以肝脏多见。胆囊癌的淋巴转移多经肌层和浆膜下层转移到胆囊颈部淋巴结、肠系膜上血管周围淋巴结、汇合于主动脉旁淋巴结。因此在胆囊癌的根治术中应注意上述两路淋巴结的清扫。血行转移可至肝、肺、骨等处,分化不良者易于发生腹腔内种植转移。

### (三)诊断与鉴别诊断

胆囊癌早期缺乏临床症状,一旦作出诊断,其病程多已属中晚期。常有以下特征:①长期发作的胆囊炎及胆囊结石病史。②胆囊部肿块质地硬,不规则,若胆囊管阻塞,则胆囊肿大,囊内积液。晚期病人的癌细胞侵犯肝脏,使肝肿大。③当胆囊内癌组织脱落或出血引起胆道阻塞时,继发于胆绞痛之后多可出现黄疸,黄疸的程度较轻,且可消退。亦可因癌组织局部浸润和淋巴转移,压迫肝外胆管而出现黄疸,早期程度较轻,以后逐渐加重。常伴有低热,当胆管发生阻塞和继发感染时,亦可出现高热。在临床上应与胆管的恶性肿瘤、肝癌、胰头癌以及引起上消化道出血的疾病相鉴别。

现代影像学检查可提示早期诊断依据,B超检查为首选的检查方法,影像检查上可发现胆囊黏膜的隆起性改变,胆囊壁增厚,胆囊的内腔消失,胆囊与肝床间的界线消失或变模糊不清,肝脏的转移灶等。影像学检查亦有助于胆管梗阻的定位、淋巴转移的诊断等。

近年来内镜超声检查(EUS)的应用,使早期胆囊癌的诊断率有所提高。

内镜超声检查是采用高频探头在胃或十二指肠腔内对胆囊进行扫描,避免了受腹壁肥厚,肠管积气等影响,对胆囊壁的结构能得到较清楚的图像,使胆囊癌绝大多数可早期得到确诊。

### (四)治疗

本病的治疗以手术为主。手术的方式一般包括:①单纯胆囊切除术。②扩大胆囊切除术,即同时楔形切除距胆囊床边缘2cm无肿瘤的肝组织,清除所属引流的淋巴结。③肝切除术,包括切除肝右叶、肝外胆管和广泛的淋巴结清除。④肝门部胆管与空肠Roux-en-y吻合术,或置U形管引流术,对无法切除的胆囊癌可采用上述方法以解除胆道梗阻。

手术方式的选择取决于:①肿瘤的大小。②胆囊床肝组织侵犯的程度。③胆道周围淋巴结的转移情况。④胆道邻近器官的侵犯范围。

Ⅰ、Ⅱ期胆囊癌手术切除胆囊后结果良好,Ⅲ期以上的胆囊癌预后很差。近年来,胆囊癌的扩大根治术再次受到注意。对尚能手术切除的第Ⅴ期胆囊癌施行扩大根治术,包括扩大的肝右叶切除、淋巴结清扫、胰十二指肠切除、门静脉重建等手术的联合使用,以提高病人5年生存率。此种手术只能用于年龄不太大,健康和营养情况良好的病人,因为手术后并发症发生率和死亡率均较高。

因胆囊疾患仅作了单纯胆囊切除术,术后经病检发现胆囊癌,如肿瘤局限于肌层以下者,切除胆囊后,不需再次手术。而侵及浆膜下者应再手术切除胆囊床肝组织,并清扫区域淋巴结。为避免再次手术,术中应将所有切除的胆囊剖开检查,如有可疑者,即作冰冻切片。

据文献报道,胆囊原位癌和侵犯肌固有层的5年累计生存率分别为82.6%和72.5%,如癌肿浸润浆膜下层和浆膜层,5年累计生存率分别为37.0%和14.7%,侵犯邻近脏器者,5年生存率仅为7.5%。

辅助治疗措施如术中及术后放射治疗、化学治疗等对胆囊癌亦有一定的帮助。

(赵文武)

# 第十节 胆道出血

胆道出血系因创伤、炎症、结石、肿瘤、血管疾病或其他原因造成肝内或肝外的血管与胆道病理性沟通,血液经胆道流入十二指肠而发生的上消化道出血。

胆道出血的临床表现取决于出血的量和速度。临床上所指的胆道出血,一般是指有较大量的出血,以胆绞痛、消化道出血、阻塞性黄疸三大症状为特征,多需急诊外科处理。

胆道出血其发病率占上消化道出血的 1.3%~5%,仅次于溃疡病出血、食管胃底静脉曲张破裂出血与急性胃黏膜糜烂,死亡率较高。我国胆道出血的病因及发病率与西方有着明显的差异,国外较多为外伤所致,少见原因有肝肿瘤、肝血管瘤等。国内胆道出血主要继发于胆道感染。近年来胆道蛔虫与原发性胆管结石的发病率已趋下降,因而继发感染所致的胆道出血病例较前减少。随着经皮肝穿刺诊疗技术的推广应用和肝胆手术的广泛开展,医源性胆道出血的发病率有所增加。

## 一、分类

胆道出血根据出血的部位分为肝内胆管出血和肝外胆道出血。国外文献报道引起出血的部位,约一半位于肝内,胆囊与肝外胆管各占 1/4,只有少数病例由胰腺出血进入胆道。在我国,来源于肝内胆管出血者占绝大多数。各种情况的胆道出血与胆管和血管之间的特殊的解剖学结构有关。

### (一)肝内胆管出血

在肝内,胆管、肝动脉、门静脉分支包裹在 Glisson 鞘内,关系密切,并且肝内胆管的分支稠密,肝动脉分成许多分支围绕着胆管,组成胆管周围血管丛。所以胆道出血多来自肝内胆管。感染性胆道疾病如:急性化脓性胆管炎、胆道蛔虫症、肝内胆管结石是引起胆道出血的常见原因。胆道出血亦可继发于肝脏的外伤、肝脓肿、肝脏肿瘤的破溃。肝内胆道出血多来源于门静脉、肝动脉。出血部位通常是单发的,亦可是多发的。

### (二)肝外胆道出血

肝外胆道出血比较少见,除来源于胆管之外,亦可来自胆囊的病变。肝外胆管的血液供给来自十二指肠后动脉、十二指肠上动脉、肝固有动脉、胆囊动脉,围绕着胆总管,形成胆管周围血管丛、黏膜下血管丛。胆总管的血管走向是呈轴向的,主要的血流从下向上,约占 62%,在胆总管壁的 3 点钟和 9 点钟的位置处,有 2 支较粗的动脉,约有 1/3 的人有-门静脉后动脉,起源于腹腔动脉或肠系膜上动脉,紧贴胆总管的后壁,上行汇入肝右动脉。

### (三)出血部位

根据肝外胆管与邻近血管解剖学关系的特点,肝外胆管出血时,临床上多见于以下部位:
1.肝右动脉从左向右与胆总管或肝总管后壁的交叉处。

2.胆总管的后壁。

3.胆总管壁上 9 点钟与 3 点钟处。

国内所见的肝外胆道出血多见于急性化脓性胆管炎及胆道手术以后的出血。肿瘤或肝动脉瘤向胆道内溃破,肝外的门静脉胆管瘘引起的出血则比较少见。亦可来源于急性出血性胆囊炎时胆囊黏膜面的溃烂,但此时出血量一般不很多。

### (四)胆道出血按病因分类

1.感染性胆道出血　急性梗阻性化脓性胆管炎、肝脓肿、胆道蛔虫症、肝内胆管结石、急性胆囊炎。

2.外伤性胆道出血　肝外胆道外伤、肝破裂。

3.医源性胆道出血　PTC、PTCD、肝穿刺活检、手术后胆道出血。

4.血管性胆道出血　肝动脉瘤破入胆道。

5.肿瘤性胆道出血　胆道肿瘤、肝细胞癌破入胆道。

此外,还有一些较少见的情况引起胆道出血,如急性胰腺炎、胆道造影剂刺激、重症梗阻性黄疸、出血倾向、药物所致等。

## 二、病因病理

### (一)感染性胆道出血

原发性胆管结石与胆道蛔虫所致的急性化脓性胆管炎是我国胆道出血最常见的原因,致病菌多为大肠杆菌。肝内感染可累及 1 个或多个肝叶、肝段。发病机制有:①肝内弥漫性小胆管炎、胆管周围炎、多发性小脓肿型。主要病变在汇管区,小胆管与小叶间静脉相沟通发生多个小胆管血管瘘,广泛的胆道血管沟通可汇集成胆道大出血。②局限性脓肿。多因蛔虫、胆结石阻塞胆道而形成局限性脓肿。集聚的脓液有可能腐蚀附近的肝动脉或门静脉分支而发生胆道大出血。③肝胆管溃疡型。溃疡可穿透邻近肝动脉、门静脉而发生胆道大出血。④肝管内囊状结构。肝胆管炎症波及肝动脉或门静脉分支,形成感染性动脉瘤或门静脉扩张,然后突入肝胆管所致,破裂后血液进入胆道发生胆道出血。

胆囊急性感染后,囊壁可出现多发性糜烂,局灶性或广泛的坏死和出血。也可因结石嵌顿压迫胆管壁或胆囊管壁使之形成溃疡,累及伴行的血管并向胆管穿破,导致胆道出血。动脉血管与胆总管间的沟通可以是血管胆管瘘或是首先形成一假性动脉瘤然后再破溃入胆总管。胆总管探查时,可发现胆总管后壁或一侧壁的穿透性溃疡,并有出血或血凝块。

### (二)外伤性胆道出血

一般指工业生产、交通和其他意外事故所致的肝破裂和肝外胆管系统损伤,意外损伤后致胆道出血的机制有:

1.肝损伤同时伤及肝动脉及胆管,导致动脉与胆管相通,早期即可发生胆道出血。

2.肝脏的中央型裂伤,肝内血肿,严重的肝穿通伤后,未彻底清创、止血和引流,因血肿、坏死组织继发感染,逐渐腐蚀邻近胆管后引起胆道出血,所以常常不是发生于外伤的当时,而是在外伤后一段时间,称为延迟性胆道出血。延迟性胆道出血有下列特点:①外伤后早期无伤口或胆道出血。②有较长时期发热。③肝表面缺少一敞开的引流口,胆汁、血液、血凝块、脓液及坏死组织不能充分流出。肝内血肿机化,形成假性动脉瘤,再溃破入胆管导致胆道出血。

### (三)医源性胆道出血

因各种创伤性诊疗技术或手术所造成的,是外伤性胆道出血的一种特殊类型。

1.施行肝穿刺诊疗技术　近10年来由于肝胆系统穿刺和引流技术的广泛开展,医源性胆道出血的发病率有增高趋势。肝内胆管与肝动脉、门静脉在解剖上关系密切,在有胆道梗阻、感染的情况下,肝动脉的血流增加,胆管周围血管丛增生、扩张,汇管区内的肝动脉支增多,管径增粗,这些都是穿刺置管时容易发生胆道出血的原因。

2.手术后胆道出血　可见于:①胆道手术中游离、结扎或缝合时损伤肝动脉、胆管壁的滋养动脉,可形成假性动脉瘤,后者腐蚀或漏穿入胆管形成胆管动脉瘘。②探查、显露或取石时损伤胆管黏膜或取出结石后胆管壁上的溃疡出血。③强行扩张肝总管、左右肝管的狭窄或癌肿时,损伤胆管与血管,术中即可发生胆道大出血或术后形成假性动脉瘤再向胆道穿破出血。④胆囊切除术时将胆囊管与胆囊动脉或肝右动脉一并结扎或缝扎,术后可因缝线切割或因局部炎症使之直接沟通或形成假性动脉瘤后向胆道穿破。⑤胆肠吻合手术时止血不妥,或缝线损伤了胆管旁的肝动脉,可于术后立即出血或先形成假性动脉瘤后,再向胆管穿破出血。⑥胆管内置"T"形管或"U"形管,压迫胆管壁或因胆管缝线切割松脱引起继发性胆道出血。⑦由于无机碘对胆道黏膜刺激性较强,较用有机碘溶液更易诱发出血。有报道称,经"T"管碘化钠造影可发生胆道出血。

不伴有明显消化道出血的小量胆道出血,或称隐性胆道出血的发病率高,有学者统计,25%的胆囊切除术后及37%的胆总管切开探查后发生便血。

### (四)血管病变

肝动脉及其分支动脉瘤向胆道穿破引起胆道出血。来自肝右动脉瘤破裂者多见,其次为肝固有动脉瘤、肝左动脉瘤、胆囊动脉瘤、胃十二指肠动脉瘤破裂。动脉瘤有动脉粥样硬化引起的真性动脉瘤和胆道感染、胆道损伤性假性动脉瘤。良性海绵状血管瘤发生胆道出血者少见。特发性动脉炎、先天性动脉薄弱等罕见。此外,尚有门静脉高压症胆道黏膜下静脉曲张破裂引起胆道出血的报道,均属少见。

### (五)肿瘤所致的胆道出血

肝细胞性肝癌、肝内外胆管良性或恶性肿瘤、胆囊息肉或胆囊癌均可发生胆道出血。

### (六)其他

有时胆道出血是肝硬化、凝血功能障碍、弥漫性血管内凝血等全身性出血性疾病的局部表现。

## 三、临床表现与诊断

胆道大量出血的典型临床表现为:①剧烈上腹部疼痛。②呕血及便血。③黄疸。④肿大的胆囊。出血常呈周期性,每隔数天至1~2周重复发生,除胆道出血的症状外,病人亦有原发病的临床表现。严重者可出现休克、严重贫血、低蛋白血症、全身水肿、营养不良、全身衰竭。

带有"T"管的手术后胆道出血时,腹痛的同时可见鲜血从"T"管内流出,并很快在管内凝固。

胆道出血周期性发作的机理:大量的血液涌入胆道,造成胆道内高压,引起胆道及括约肌痉挛,表现为剧烈绞痛。由于胆道内高压,胆囊肿大,胆道系统的腔隙有限,出血后血压下降,血液在胆管内迅速凝固,故出血往往能自行停止。停止出血后胆道炎症更因引流受阻而加剧,待血凝块溶解后,出血又可再发,如此可周期性发作。

曾经做过胆肠吻合的病人,发生胆道大出血时,因无括约肌的强烈痉挛,疼痛程度较轻。由于大量血液突然涌入肠道亦可发生肠绞痛,出血往往不能自行停止。来自门静脉的胆道出血,由于门静脉的压力较低,除引起上腹部的胀感不适外,可以不伴有明显的胆绞痛。胆道完全梗阻者可无消化道出血。

诊断胆道出血的临床诊断主要是根据:①病史如肝外伤,胆道病史。②上消化道出血。③胆绞痛。④胆囊肿大及有可能黄疸。⑤周期性发作的典型表现。

胆道出血是上消化道出血的一种,所以诊断胆道出血首先要排除其他引起上消化道出血的原因。出血部位的定位诊断对治疗措施的选择以及治疗结果有重要的意义。目前在胆道出血的诊断和定位诊断上通常采用以下几种辅助检查。

### (一)X线造影检查

1.选择性肝动脉插管造影　选择性肝动脉插管造影现在被认为是胆道出血中最佳的定位诊断方法。在急性出血期,可见造影剂从肝动脉支漏出汇集于肝动脉假性动脉瘤囊内,或经动脉胆管瘘流进胆管或肝内腔隙。间歇期动脉造影多表现为假性动脉瘤。如果出血来源于门静脉或肝静脉,则不能在动脉造影上显示。由于这种检查方法显影率高,定位准确,可重复检查以及能清楚显示肝动脉的解剖,为手术及选择性肝动脉栓塞止血提供依据。

有上腹部手术史者,由于腹腔粘连、解剖结构改变,易造成肝动脉插管失败。选择性肝动脉插管是一种比较安全的方法,它的主要并发症是可能加重出血或引起新的动脉破裂出血和假性动脉瘤形成。

近来有学者推行术中肝动脉造影,用于术中一般探查难以确定的病灶。因为胆道出血患者多起因于胆道感染,对多发性、双侧性或居肝深面病灶常常难于定位,通过胃右动脉或胃十二指肠动脉插入直径2mm聚乙烯导管到肝固有动脉,注入50%泛影葡胺20mL,从注入15mL时开始拍片,摄影时间需2.5~3s,根据造影结果发现的病理改变选择术式,达到止血和处理原发病灶的目的。

2.胆道造影　造影的方法有:①术中胆道造影。②术后"T"管造影。③静脉胆道造影,但是在肝功能严重障碍或黄疸时不适宜。胆道出血的病人在胆道造影中可见:①血凝块堵塞肝胆管,该部位出现特殊性充盈缺损。②造影剂与肝内血肿、动脉瘤或肝腔隙相通。③肝胆管有狭窄、囊性扩张、结石、肿瘤或其他病灶,有助于推测胆道出血的部位。

### (二)纤维内窥镜检查

可在直视下排除食道、胃、十二指肠上段疾病引起的上消化道出血,可经十二指肠乳头明确出血是来源于胆道系统。此外,还可通过逆行胆道造影,显示血管胆道交通的部位,以助出血部位的诊断。然而临床上胆道出血量大时或在胆道出血间歇期内,常常不能清楚分辨出血的来源。

### (三)超声显像、CT、同位素 $^{99m}$Tc 肝胆核素显像

这些检查方法可发现肝内各种原发病灶,如肝内血肿、肝脓肿、良性或恶性肿瘤、胆管有无扩张等。B 型超声显像检查方便易行,无损伤性。CT 的优点在于可以显示肝和肝周器官和组织的断面图像,有助于定位诊断。肝胆核素检查反映是否存在血管和胆道之间的交通。

### (四)手术探查

如果术前未能确定出血部位,病情不允许做进一步检查或观察时,则可考虑手术探查,以明确原因及处理。

依序探查胃、十二指肠、肝、胰,排除其他原因的出血后再探查胆道。仔细探查肝表面质地与周围粘连等,可疑部位可做穿刺,对定位也有帮助。胆道出血时肝动脉扪诊有震颤,这是由于肝动脉管腔狭窄,受压迫,或破裂,引起的血液旋涡所致,在胆道大量出血时可作为参考。胆管增粗,胆总管穿刺吸得血液,诊断即可明确。如胆囊有明显急性炎症,甚至坏疽,则出血可能来自胆囊。有时肝内胆道出血时,胆囊可充满血液和凝块,因此在诊断胆囊出血时需注意探查,认真鉴别,防止遗漏肝内病变。

胆总管探查是术中诊断胆道出血最简单有效的方法。切口应靠近肝门,要有足够的长度,以便观察左、右肝管开口。首先迅速取尽胆管内残留的血液凝块和坏死组织,先探查肝外胆管有无胆石,管壁有无溃疡,肝外胆管有无与血管相通的病灶。如出血已停止,可分别置塑料管于双侧肝管,冲洗和吸尽洗液后,按摩肝脏诱发出血,确定出血来源。

术中胆道造影、胆道镜检查、术中 B 超检查、肝动脉造影和门静脉造影等,这些检查也都有助于定位诊断。

## 四、治疗

近几年来对本病的病因、病理日趋明确,诊断水平逐渐提高,治疗方法的选择亦更为合理,使疗效已有所提高。胆道出血国外报道经治疗后死亡率为 25%～50%,国内报道死亡率为7.2%～33%。

胆道出血的处理主要根据出血部位、出血量、病理特点结合病人全身情况,选择相应的治疗方法。

近期临床研究表明选择性肝动脉栓塞(TAE)是治疗胆道出血的首选方法,尤其是治疗肝内胆道出血。这种方法的优点在于:①它将胆道出血的诊断、定位及治疗结合起来,一次性完成。②高选择性肝动脉分支的栓塞部位接近出血部位,效果满意,并可减少因肝动脉侧支循环引起的复发性出血。③止血速度快。④肝功能损害小,很少发生大面积肝坏死。⑤对肝内感染所致的肝静脉出血,亦因肝动脉栓塞后,肝静脉与门静脉内压降低,常可达到止血目的。⑥对合并胆道损伤、狭窄需二期手术修复的,可提供最佳择期手术时机。此法对病人的全身状况扰乱较小,特别适用于病情重、手术后出血、肝外伤出血、肿瘤性出血、复发性出血的病人。

通常所用的栓塞剂是不锈钢弹簧和明胶海绵。

选择性肝动脉栓塞治疗胆道出血的常见不良反应可有腹痛、发热和 SGPT 升高等,其他少见并发症有肝脓肿和胆道感染以及侧支循环引起的复发性出血。许多报道都认为选择性肝动脉栓塞对治疗胆道出血的近期效果是满意的,至于远期再出血的复发情况尚无明确报道。

## (一)非手术治疗

非手术疗法适应证:

1.出血量不大,且逐渐减少者。

2.胆道大出血的第 1~2 个周期。

3.无梗阻性黄疸或化脓性胆管炎的临床表现。

4.经纤维内窥镜检查、T 形管造影、选择性肝动脉造影或已作手术探查,但出血病灶仍不明确者。

5.全身情况太差,不能耐受手术者。

非手术治疗包括输血、补液、抗休克、营养支持疗法、应用抗生素和止血药物。带有 T 形管的胆道出血病人,可试用肾上腺素或去甲肾上腺素生理盐水,反复冲洗胆道。本病的特点是周期性反复出血,因此非手术疗法止血后,宜继续用药巩固 10d 以上,以防再度出血和促使残余血块排出。血止后仍需作进一步检查,如胆道造影、B 型超声、同位素扫描、CT 等,明确出血病因和病灶部位,以利根治。对胆道大量出血和经非手术治疗仍继续出血的病人,应予手术治疗。

## (二)手术治疗

1.手术适应证

(1)反复大量出血超过 2 个周期者。

(2)伴出血性休克不易纠正者。

(3)经查明出血病灶较严重,需要手术处理。

(4)有梗阻性化脓性胆管炎的临床表现,非手术治疗不能控制者。

2.手术时机　出血量大伴有休克,抗休克治疗又不易纠正,应施行急诊手术,出血期进行手术易判定病灶部位,增加手术止血的确切性。出血病灶定位明确,出血暂停或出血量较少,可择期或出血间歇期施行手术治疗。

## (三)手术方式选择

手术术式的选择要根据病变的部位和性质、病人的全身情况来确定。

1.胆囊切除术　适用于急性出血性坏疽性胆囊炎、胆囊肿瘤、胆囊动脉瘤或肝动脉瘤等所造成的胆囊出血。

2.胆总管探查加"T"管引流　胆总管探查加"T"管引流术因未能处理出血灶,除对部分因胆管黏膜炎性溃疡,引流后出血可渐停止外,对大多数胆道出血不能奏效,仅适用于严重的胆道感染和一般情况差,不能耐受复杂手术的病人。胆总管探查加"T"管引流的作用在于:①探查出血来源,去除梗阻原因。②引流胆汁,减低胆道内压,有助于控制感染、减轻黄疸、促进出血灶的愈合和改善肝功能。③观察术后再出血。④可经"T"管注入抗生素或造影剂或止血药物。⑤部分因胆道黏膜炎症溃疡引起的出血可望治愈。

3.肝动脉结扎术　肝动脉结扎只能阻断出血灶的血供,未处理出血病灶,故其应用范围受到一定限制,仅适用于:①确属肝动脉支破裂引起的活动性肝内胆道出血。阻断肝动脉血流时,震颤消失,出血停止。②双侧肝内胆道出血,肝内没有明显局限性病灶可见者。③手术中出血已停止,不能明确出血灶。④不能切除的肝肿瘤或胆管癌所致的胆道出血,或不能耐受手术者。

结扎部位以肝固有动脉为好,肝动脉结扎术选择结扎越接近出血部位的动脉分支,效果越好。若出血来自一侧肝胆管者,结扎患侧肝动脉止血效果较好,结扎时应细致解剖肝门,如有异常的肝副动脉,应一并结扎。若结扎后仍然出血,应做术中肝动脉、门静脉造影等进一步检查。有重度休克时或门静脉有血栓形成者,不宜采用肝动脉结扎术。

肝动脉结扎术治疗胆道出血的效果,取决于下列因素:

(1)术前必须确定患者胆道出血主要来自肝动脉胆管瘘。虽然肝动脉结扎可降低部分门静脉压力,但对较大的胆道静脉瘘或多发性胆道小静脉瘘难以奏效。

(2)结扎的动脉是否是出血灶的血管,肝动脉结扎后其原有灶区肝动脉震颤消失、出血停止,方确认有效。

(3)肝动脉结扎是否有效:肝动脉震颤消失是结扎有效的依据。

肝动脉结扎术治疗胆道出血,可造成肝功能损害,复发出血较多。肝动脉变异的发生率可高达45%,侧支循环多达26条,术后很快通过小叶间动脉、包膜下动脉及膈下动脉形成广泛侧支循环,一方面可改善肝动脉主干被结扎所致的肝功能损害,而另一方面也是造成肝动脉结扎后胆道出血复发的原因。

4.肝动脉结扎、切除　用于肝外胆管壁的溃疡蚀破肝动脉分支所致的胆道出血,出血来源多为:①肝右动脉胆管后部分,出血处在肝总管后壁。②门静脉后动脉,出血在胆总管后壁。③胰十二指肠上前动脉,出血处在胆总管下段前壁。出血可以发生在胆肠吻合内引流术后或继发于急性化脓性胆管炎。处理的方法应该找出出血相应的动脉支,将出血段的两头结扎并切除,该处动脉壁多已破坏,若切除动脉段有困难,则必须将出血处动脉上、下方妥善结扎。

5.肝部分切除术　肝叶或肝段切除治疗肝内胆道出血,既达到止血目的,又去除病灶,是一种彻底的治疗手段。但手术创伤大、出血量大,对处于失血和感染双重侵袭下的重危病人来说,肝叶切除确有一定的危险性。肝部分切除的指征:①可切除的肝脏良性或恶性肿瘤。②定位局限的肝内感染或损伤灶。③出血来自一侧肝内,但不能明确出血灶的病理性质。④病人全身情况可耐受肝切除手术者。目前多是在选择性肝动脉栓塞失败或肝动脉结扎后胆道出血复发时采用。

其他手术治疗方式:如果胆道出血的原因由门静脉胆道瘘引起,可采用结扎门静脉分支,术中静脉穿刺插管行选择性门静脉分支栓塞。由胰腺假性囊肿引起胆道出血较少见,可采用囊肿切除或切开囊肿、缝扎出血的血管并行囊肿空肠内引流术。

（吕　峰）

# 第十一节　急性胰腺炎

　　自从 1889 年 Fitz 较全面地报道了急性胰腺炎的临床过程至今已有 100 多年的历史,虽然目前对本病病因、发病机制尚未有统一的认识,其治疗观点和方法也有不同的见解,但一般认为,胰腺炎在临床上有急性、慢性之分;急性胰腺炎者则有轻型和重型之别。轻者为水肿性胰腺炎或称轻型胰腺炎,大约占 75%～80% 左右,一般经内科治疗都有较好的预后。重者则为出血坏死型或称重症胰腺炎,约占 20% 左右,因其发病急、发展快、病情凶险、病死率高,至今病死率仍高达 10%～35%,仍是目前临床上一大难题。

## 【发病情况】

　　急性胰腺炎是一种常见的疾病;在外科急性腹痛病症中,其发病率一般仅次于急性阑尾炎、急性胆囊炎(包括胆石症)、急性肠梗阻和胃、十二指肠穿孔。

## 【病因】

　　急性胰腺炎的病因尚未完全明了,但大多数病例是其他病变的继发表现。约 80% 患者有胆道病史或过量饮酒史,可见此二者至少是急性胰腺炎的重要诱因,尤其以前者与急性胰腺炎的关系更为密切。但也有不少病例的发病并不与此有关,故胰腺炎的病因是多方面的,各个不同的病例其病因也可能不同。综观各种观点,急性胰腺炎的病因大约有下列几种:

　　1.胆道疾病　壶腹部结石、胆囊结石或向下移动的胆道结石、胆道蛔虫以及胆道肿瘤可引起胆总管末端的阻塞或乳头括约肌的痉挛,由于"共同通道"的存在,使得感染的胆汁逆流入胰管,或由于胆胰出口的梗阻引起胰管内高压,均可引起胰腺组织直接损伤或腺泡的破裂而发生胰腺的水肿、出血或坏死,引起急性胰腺炎。

　　2.十二指肠液向胰管内反流　十二指肠乳头邻近部位的病变,如异位胰腺、十二指肠憩室、先天性十二指肠环状胰腺、十二指肠炎症狭窄、穿透性的十二指肠溃疡、胰头钩突部肿瘤,以及胃大部切除术后的输入肠袢淤滞症等,均可引起十二指肠内压力增高,致使十二指肠液逆流进入胰胆管,其内含的肠激肽等物质逐一激活了各种蛋白水解酶和磷脂酶 A,从而引起胰腺组织的"自身消化"。

　　3.暴饮暴食或过度饮酒　暴饮暴食包括过度饮酒,大量的高脂和乙醇都能刺激胰液分泌增加,并可增加胰液中的胰酶含量,均可形成小的栓子堵塞小胰管。同时,大量的饮酒可使 Oddi 括约肌痉挛水肿,使胰管内形成高压,导致细小的胰管破裂,引起胰腺的"自身消化"。若乙醇被乙醇脱氢酶的作用下生成乙醛,则后者对胰腺腺泡细胞的直接毒性作用极大,故酒精引发的胰腺炎比之其他原因引发的胰腺炎更为凶险。

　　4.高血脂和高血钙症　约 20% 左右急性胰腺炎的病人有高脂血症,若其血脂高于 11.3mmol/L 极易发生急性胰腺炎,其原因是三酰甘油在胰酶的作用下生成游离脂肪酸,后者对腺泡有损害作用,是胆源性和酒精性胰腺炎之常见原因。而高血钙则系甲状旁腺功能亢进所致,钙能诱导胰蛋白酶原激活从而导致胰腺的自身破坏。同时高钙也能导致胰管结石阻塞胰管引起胰管内高压或刺激胰液分泌增加。

5.创伤　上腹部钝器伤、穿通伤、手术操作,特别是经 Vater 壶腹部的操作,如内镜逆行性胆胰管造影(ERCP)和内镜经 Vater 壶腹胆管取石术等。

6.胰腺微循环障碍　低血压、心肺旁路、动脉栓塞、血管炎以及血液粘滞度增高等因素均可造成胰腺微循环障碍导致急性胰腺炎。

7.其他因素　胰腺炎的致病危险因子还有很多,如饮食、感染、药物、高钙血症、妊娠等等。

除上述病因以外,少数找不到病因者称为特发性胰腺炎。有些病人的发病并不是单因素的,而是由上述两种或更多因素综合作用的结果。

**【发病机制】**

急性胰腺炎的发病机制至今尚未完全阐明,但多数学者认为:多种病因可导致胰酶被不适时地异常激活,激活后的胰酶对胰腺组织产生自身消化,从而启动急性胰腺炎;在这基础上,继发细菌感染、胰腺组织的微循环障碍及促炎细胞因子的过度分泌等诸多因素的参与下,引起腹腔内局部并发症和胰外全身并发症的发生,导致病情恶化。现分述如下:

1."共同通路"学说　胆汁通过胰胆管的"共同通路"的逆流这是现时最通行的学说。最初由 Opie(1901)首先提倡,据其论述多数急性胰腺炎由此而起。在约60%的病例,胰管与胆总管是合成壶腹部以后才开口到十二指肠,因此当壶腹部有结石嵌顿或乳头括约肌有痉挛现象时,胆汁将逆流入胰管,使胰蛋白酶原变为活性的胰蛋白酶,导致引起胰腺本身的消化和坏死;脂肪细胞之细胞膜亦遭到破坏,以后又被脂肪酶所水解和消化,致发生脂肪坏死。

上述"共同通路"的学说是属可信。因不仅在解剖上多数病例(60%~90%)的胆总管和胰管在壶腹部有共同通路,在病理解剖上有时也能见到急性胰腺炎患者有结石嵌顿在壶腹部;Opie(1901)即因在尸体解剖时见到壶腹部确有结石嵌顿,且挤压胆囊时可见胆汁反流入胰管内,故提倡此"共同通路"学说。在临床上,急性胰腺炎患者多数(50%~70%)伴有胆道疾患也确是事实,且不少急性胰腺炎是在胆道疾患急性发作时并发,且急性胰腺炎周围的水肿组织和渗出液中常有胆色素的染色,同时急性胰腺炎患者其血清中之淀粉酶和脂肪酶均有急剧增高,亦为流出道受阻而致胰液积滞在胰管内被吸收或弥散入血的结果;都可以说明"共同通路"是可信的。

值得说明的是,临床上有些急性胰腺炎并非是由于结石嵌顿所致,如 Schmieden 和 Sebening 发现急性胰腺炎病例在壶腹部有结石者仅4.4%,Kelly 在伴有胆石症的急性胰腺炎病例中,也发现仅5%~8%有壶腹部嵌顿结石。因此可以推断,这种情况下所发生的急性胰腺炎的原因则多系胆囊内有结石引起括约肌的功能紊乱或直接是因胆道结石通过壶腹部时引起了乳头括约肌水肿或痉挛致使胆汁经"共同通路"逆流进入胰管所致,而非胆总管内或壶腹部的结石阻塞的结果。正如前述,括约肌水肿或痉挛不仅在胆道疾患常有,在其他情况如十二指肠疾患、在手术后、在一切精神紧张的情况下(争吵、忧虑、工作过劳)或暴饮暴食时也同样可以发生。此外,胆总管引流后作胆道造影时,如自 T 形管注入造影剂之压力过大,有时可见造影剂直接进入胰管,并在1~2天后诱发急性胰腺炎,这些病例其壶腹部一般也无结石嵌顿阴影。鉴于大多数急性胰腺炎病例并未发现局部有器质性梗阻性病变,胆石的通过和乳头括约肌功能紊乱或水肿痉挛可能是最常见而重要的梗阻因素。

但"共同通路"学说也还有若干疑问,如壶腹部梗阻情况尽管常见,但未必都有急性胰腺炎发生；"共同通路"在解剖上是终生一致的，但急性胰腺炎在儿童却属罕见；胰腺分泌压低于肝脏分泌压，作胆道静脉造影时从未见造影剂可流入胰管，即使壶腹部有阻塞，胆汁也难以逆流入胰管；且在急性胰腺炎时，在胰管内发现胆汁的机会并不多，而在胆管甚至胆囊内发现胰液之机会则远为常见。可见"共同通路"的存在虽是事实，但只能说是急性胰腺炎的发病学上的解剖学基础，胰腺炎的发生未必单纯是由于胆汁的反流；有些病例胆总管和胰管是分别进入十二指肠内，并不汇合于壶腹，则急性胰腺炎的发生更与胆汁的逆流无关，大多病例能否发生急性胰腺炎则是由于综合因素作用下的结果。

共同通路的解剖存在是无可否认的客观事实；并有胆石症的急性胰腺炎患者，其发作也肯定与胆石症有关，虽然这不一定是由于壶腹部的结石嵌顿；移动的结石在其通过壶腹部时引起乳头括约肌痉挛水肿或胆囊内结石引发的乳头括约肌功能紊乱或痉挛，同样可以引起急性胰腺炎。但在另方面，结石通过壶腹部、甚至嵌顿在该处时，却又未必都引起胰腺炎，其故安在，值得深思。这可能是由于以下几种原因：①胰管直接注入十二指肠，解剖上不存在"共同通路"；②据 Hand(1963)统计的 30 篇论文中 3000 次壶腹部解剖情况，80％的人有共同通路，但其中 56％的共同通路(壶腹)长度仅 5mm 或更短；而一般认为此共同通路至少应有 5mm 长，胆汁才有逆流入胰管的机会，否则胆汁将直接排入十二指肠。可以想象，如果壶腹部短于5mm 或嵌顿的结石大于 5mm 时，则结石将引起整个壶腹部包括胰管开口处的阻塞，胆汁没有反流入胰管的余地，急性胰腺炎自然也就无从发生。这种病例若发生急性胰腺炎则应是由于括约肌的功能紊乱或痉挛所致；③无论胆汁反流或胰液积滞所造成的胰管内压力，必须达到相当高度才能导致胰腺腺泡的破裂和胰液的外溢，而若其外溢的胰液未被激活也并无消化功能，当然也并不至于引发胰腺的急性炎症，这一点对胰头癌患者为何不发生急性胰腺炎是一种很好的解释；④此外，胆汁虽有逆流只要是非感染的或未经激活的也未必能导致急性胰腺炎。因胆石症患者在术中作胆管造影时，有时也可见造影剂进入了胰管，而临床上却并无胰腺炎的症状。看来，胆道结石或蛔虫的缓慢通过或嵌顿、暴饮暴食、油腻、酗酒所引起乳头括约肌水肿和痉挛，以及肠液反流、细菌的上行感染或反流胆汁的性质和压力，胰腺的微循环障碍和外伤等，都是急性胰腺炎的发病必需的诱因(外因)；而"共同通路"的存在、胰管和壶腹部的解剖特点，以及机体的神经调节障碍，则可以视为发病的内在条件(内因)。发病的内在条件是基础，但发病必需的诱因也很重要。这可以解释很多胆石症患者不一定并发急性胰腺炎，而急性胰腺炎的发生也不单是由于"共同通路"的存在。

2.胰管阻塞和胰液分泌过盛　胰腺的大导管可以因结石、肿瘤、十二指肠憩室的压迫、手术时的误伤结扎等原因而发生梗阻，较小的胰管则可因上皮细胞的增生或上皮脱屑的沉积而引起梗阻。由于胰管梗阻可造成胰管内高压，在此同时，一旦有因饮酒或进食后胰腺分泌旺盛则可使胰管内的压力更为增高，致使小胰管破裂而胰液与胰腺实质相接触，造成胰腺水肿、坏死、出血等病理变化。

3.胰酶的异常激活　从胰腺分泌出来的各种消化酶原，需经相关因素的作用后才具有活力而起到消化作用，现已证明，这些具有活力的消化酶一旦返流入胰管而破入胰腺组织中，则将对胰腺产生强有力的消化，引起胰腺组织的炎症、水肿和出血坏死。另外，实验发现胆汁中的细菌能使结合胆汁酸变成游离的胆汁酸，这种游离的胆汁酸对胰腺也同样具有很强的损伤作用,并可激活磷脂酶 A,这种被激活了的磷脂酶 A 作用于胆汁中的卵磷脂,产生具有细胞毒性的溶血卵磷脂,引起胰腺组织的出血坏死。此外,这种被激活了的磷脂酶 A,除了有上述局部的致炎作用外,对全身还有损害,可破坏肺泡表面的卵磷脂,使肺泡表面张力发生改变,产生急性呼吸窘迫综合征,也可使组胺释放导致循环衰竭。除了磷脂酶 A 之外,还有弹力蛋白酶和胰血管舒缓素以及脂肪酶,前者可引起血管壁和胰腺导管壁的破坏而使胰腺组织出血坏死;后者可使血管扩张,通透性增加,组织水肿和出血,而脂肪酶则可将脂肪分解为脂肪酸后与钙离子结合形成脂肪酸钙(皂化斑)。

4.胰腺微循环障碍  诸多的事实证明胰腺微循环障碍与急性胰腺炎的发生发展关系密切,早在 1862 年,Panum 在胰动脉内注射蜡颗粒造成了胰腺缺血坏死的动物模型;1962 年,Preffer 又报告在胰十二指肠动脉内注射直径 $8\sim20\mu m$ 的微球诱导出典型的胰腺坏死模型;临床上也发现继发于失血性休克的胰腺炎患者。

胰腺微循环障碍可以诱导出急性胰腺炎模型的事实说明胰腺微循环障碍可以启动急性胰腺炎,是急性胰腺炎的发病原因之一,但发生率不高;更重要的是微循环障碍在胰腺炎的发展过程中起着加重胰腺炎病变的作用。在胰腺炎的早期,往往存在微循环障碍,毛细血管先缺血继而血流淤积、毛细血管通透性增加和微血栓形成。巨噬细胞、中性粒细胞和内皮细胞的过度激活引起的促炎细胞因子和炎症介质的过度释放,是胰腺微循环障碍发生的主要机制。实验证实,在牛磺胆酸钠诱导出的急性胰腺炎模型的早期就出现胰腺小叶间动脉收缩,毛细血管内红细胞流速下降,随后可见灌流增加,提示缺血再灌注现象的存在,在再灌注的过程中可见叶间静脉内白细胞粘附,并聚集成团。这说明缺血再灌注参与微循环障碍的过程并发挥作用。急性胰腺炎时血流动力学的改变如血液粘滞度的增高、红细胞聚集度的增加以及红细胞变形能力的下降加重了胰腺微循环障碍,促使病情恶化,使得水肿型胰腺炎向坏死性胰腺炎转化。

新近的解剖学研究结果表明,胰腺小叶内动脉与分支之间无吻合存在,属终末动脉,较易受到缺血的影响;在血液供应方面,胰岛细胞优于腺泡细胞得到血供,且腺泡细胞主要由胰内门静脉系统供血,因此腺泡细胞容易受到缺血的损害。这一发现加深了人们对胰腺微循环障碍在急性胰腺炎发生发展过程所起的作用的认识。

5.感染因素  除了反流到胰管的胆汁中含有细菌外,细菌感染在绝大多数急性胰腺炎病例并不是一个原发病因。但在少数病例,细菌感染也可能是原发的。例如有些急性胰腺炎可单纯用抗生素治疗而获得痊愈;有些急性胰腺炎则单纯为化脓性变并无出血坏死,其胰腺组织的腺泡间充满脓液或形成脓肿。

尽管如此,但绝大多数的感染都是继发的。胰腺组织继发感染是胰腺炎病变加重的最主要原因,同时也是胰腺炎后期死亡的主要原因。轻型胰腺炎患者其感染的发生率低于 $1\%$,而重症急性胰腺炎患者继发感染的发生率为 $40\%\sim70\%$。

现已阐明,胰腺继发细菌感染的主要机制是细菌移位。在病变早期,机体为保证重要生命脏器的血供而减少对肠道的血流灌注,肠道因缺氧而使肠粘膜屏障受到破坏;加上长期禁食使得肠粘膜绒毛的营养状况下降,加剧了肠粘膜屏障的破坏。肠粘膜屏障受损,肠粘膜通透性增高;同时存在肠麻痹,肠道内菌群过度生长,导致肠道内菌群和内毒素移位至胰腺及胰外侵犯的坏死组织内,引起胰腺坏死继发感染。感染的坏死灶可被局限,外周逐渐由渗出的纤维蛋白包绕,形成纤维素性囊壁,与游离腹腔和后腹膜隔开,被包裹起来的感染坏死组织受宿主自身及细菌产生的多种酶的作用而逐渐被溶解成脓液,胰腺及胰周脓肿形成。另外,肠道内细菌还可通过侵入肠系膜淋巴结,形成"亚临床感染";突破肠系膜淋巴结的局部防御屏障,侵入肝、脾等网状内皮系统,可形成血培养阴性的全身感染;当网状内皮系统的抗感染防御屏障衰竭时,细菌进入血液循环导致全身脓毒血症的发生。

　　病原学调查结果提示胰腺继发细菌感染多为混合性感染,其中不少为二重感染者,致病菌多为寄居于宿主肠道内的革兰氏阴性杆菌、厌氧菌和真菌。瑞金医院在 1987 年 10 月至 1993 年 6 月间对 88 例重症急性胰腺炎患者的细菌学调查结果显示 75 例培养阳性,其中 81.3% (61/75)为混合感染,混合感染者中有 75.4%(46/61)为二重感染。

　　6.白细胞过度激活学说　　自从 1988 年 Rindemecht 提出"白细胞过度激活学说"在炎症过程中的重要意义以来,已有越来越多的研究认为,白细胞过度激活与多种促炎细胞因子的过度释放,引起细胞因子的连锁反应,以及免疫系统和凝血、纤溶和激肽等系统的参与介入,对促发胰腺炎发生发展也同样具有重要的作用。一般认为,急性胰腺炎一旦发生之后,巨噬细胞、中性粒细胞、内皮细胞和免疫系统必然会参与介入这一炎症过程,产生多种细胞因子的级联反应(瀑布反应),引起过度炎症反应。参与过度炎症反应的细胞因子有二类:促炎细胞因子和抗炎细胞因子,正常情况下,二者均呈低分泌状态,并处于动态平衡。当胰腺无菌性坏死和感染时,则可使胰腺组织中的巨噬细胞激活,生成和释放多种细胞因子如 α-TNF、IL-1、IL-6 和 IL-8 等,破坏了二者的动态平衡。若促炎因子过度释放,而抗炎细胞因子相对处于劣势时,机体将发生过度炎症反应综合征(SIRS);当抗炎细胞因子处于优势时,机体表现为补偿抗炎反应综合征(CARS);当二者都处于高分泌状态时,机体表现为混合炎症反应综合征(MARS)。参与急性胰腺炎之炎症过程的促炎细胞因子包括 α-TNF、IL-1、IL-6、IL-8 和血小板活化因子,抗炎细胞因子有 IL-2 和 IL-10。总之,急性胰腺炎引起的全身炎症反应是一个非常复杂的过程,涉及单核巨噬细胞、粒细胞、血小板、淋巴细胞、内皮细胞和成纤维细胞等多种细胞的参与,还有凝血、纤溶、激肽和补体等系统的介入。在这个过程中,单核巨噬细胞在损伤因子的作用下合成与释放多种细胞因子,起启动作用;多形核粒细胞的激活并释放包括 PMN-弹力蛋白酶在内大量的破坏性炎症介质,起核心作用;而补体系统与内皮细胞则起促进作用。

　　综上所述,急性胰腺炎的发生原因很多,其启动过程非常复杂,而其发病机制也可能不是单一的,一个病人可有多种病因,其发生急性胰腺炎的发病机制也存在多重性。如胆道结石引发的急性胰腺炎,首先是有胆汁的细菌感染,而使胆汁中的结合胆汁酸转变为游离胆汁酸,这种含有游离胆汁酸的胆汁具备了直接损伤胰腺或激活磷脂酶 A、引起胰腺出血坏死的能力;同时,因"共同通路"之出口被结石嵌顿或 Oddi 括约肌痉挛而发生胆汁返流入胰管,因胰管内压增高和胰液分泌过盛造成腺泡破裂,此时,被激活了的各种酶或含有游离胆汁酸的胆汁即可直接接触和消化胰腺组织,引起胰腺组织的水肿、出血坏死。

## 【病理和分类】

　　急性胰腺炎肉眼观表现不一,其基本的病理变化不外乎胰腺组织的充血、水肿,出血、坏死,以及产生局部并发症如积液、脓肿、假性囊肿、腹内高压和腹腔室间隔综合征(ACS)等:

　　1.急性水肿性胰腺炎　　约占 75%~80%,病变较轻,多局限于体尾部,以间质水肿、炎症反应为特征。胰腺充血、水肿、变硬,被膜紧张,可见被膜下积液。腹腔内的脂肪组织,特别是大网膜可见散在粟粒状或斑块状的黄白色皂化斑(脂肪酸钙),腹水为淡黄色。镜下可见胰腺间质充血、水肿,炎性细胞浸润,可见局限性脂肪坏死。

2.急性坏死性胰腺炎　或称急性出血性胰腺炎、急性出血坏死性胰腺炎,约为 20% 左右,其病变严重,以胰腺实质出血、坏死为特征。胰腺腺体增大、增厚、肿胀明显,呈深红色或紫黑色,坏死灶成散在或片状分布,可见整条胰腺变黑。腹腔内常见脂肪坏死和较多量的皂化斑,腹膜后也可见广泛的组织坏死。腹腔内或腹膜后有咖啡或暗红色的血性液体或血性混浊渗液。镜下可见脂肪坏死和腺泡细胞坏死,腺泡小叶结构模糊不清,坏死分布呈灶状或片状;间质小血管壁坏死、可见大片状出血,或见动脉内血栓形成;大量炎性细胞浸润,合并感染者可见胰腺或胰周脓肿形成。

1992 年,皿特兰大国际胰腺会议根据胰腺病变严重程度将急性胰腺炎分为三型:其中Ⅰ型为主,特点是以小叶周围脂肪组织坏死为中心,边缘血管、腺泡细胞和导管有出血和坏死,同时因腺泡细胞酶原渗入间质引起脂肪坏死。Ⅱ型少见,其特点以胰腺导管坏死为主,并引起导管周围胰腺间质炎,但脂肪坏死和腺泡病变则较少。多见于有较长期休克或昏迷的病人。Ⅲ型为感染性胰腺炎,由细菌直接作用于细胞,引起腺泡细胞急性炎症性改变及坏死,但多无自身消化如脂肪或导管坏死现象。

**【临床表现】**

急性胰腺炎多见于 20～50 岁患者,但儿童和老年人也可患此病。约 50%～70% 的患者过去有胆道病史和酗酒史。由于急性胰腺炎的病变部位、程度和范围不同,其临床症状有很大的差异。

1.症状　不少患者是在饱食或酗酒以后突然发病。初时常表现上腹部剧烈疼痛,伴有恶心呕吐,并有发热或寒战和黄疸等症状。腹痛一般为持续的刀割样痛,有时也有阵发性的加剧,不易为一般镇痛剂所缓解,而进食或饮水后则反有加重。腹痛部位则根据其病变部位不同而有差别,大多在上腹中部,但也可能偏左或偏右,或在脐周围,或及全腹部;特别是在左腹、左腰部或左肩胛骨处的疼痛,对急性胰腺炎之诊断有一定意义。患者常有恶心呕吐,尤其是在病程早期,有时呕吐可呈持续性,与肠梗阻的呕吐颇相似;不同的是其呕吐物多为所进食物,偶含胆汁或血液,而不呈粪便样,呕吐后症状也不减轻。如炎症水肿在胰头部或胆源性胰腺炎时,则可有黄疸,胆道有结石梗阻者黄疸较深,而因胰头水肿压迫引起的黄疸一般较轻。如属出血型胰腺炎,由于腹腔内有渗液,腹膜后有出血,肠袢时有麻痹现象,因此腹胀也可能很显著,尤其在上腹部位,少数病例可有腹泻并偶见血便。

2.体征　水肿性胰腺炎之体征较轻,有时仅为上腹部或剑突下深压痛等。但出血坏死性胰腺炎患者则出现脉搏加快、血压下降、皮肤较冷、面色发绀等休克表现。早期休克多为低血容量所致,后期继发感染,情况更加复杂,休克难以纠正。并发 ARDS 者可出现呼吸困难和发绀。并发胰性脑病者可引起中枢神经系统症状,出现感觉迟钝、意识模糊乃至昏迷等精神症状。血钙降低者,可出现手足抽搐。在极少数严重病例,腰部皮肤出现大片青紫色瘀斑,称为 Grey-Turner 征;若出现在脐周者,称为 Cullen 征。这主要是由于胰液外溢至皮下,溶解皮下脂肪,并使毛细血管破裂出血所致。

腹肌紧张和腹壁压痛亦常有,但程度不如腹痛严重;往往起病时腹部触痛并不明显,数小时后始逐渐加重。腹壁强直和压痛的范围与自觉的腹痛区相符,多在上腹中部,但也可偏左或偏右,或涉及左腰及左侧背部肋脊角处,或累及全腹。典型的急性胰腺炎,其腹壁的紧张压痛大多在脐上偏左部位,强直的程度多属轻或中度,是与胃、十二指肠溃疡穿孔所致的全腹压痛和板样强直有所不同。上腹部可稍显膨隆,肠鸣音则多减低。

患者体温在起病初期大多正常,甚至稍低,第 2~3 天则多上升至 38~39℃,以后又逐渐下降。如高热持续不退,则可能为继发感染的表现。

【实验室检查】

血白细胞计数有中等度增加,严重的急性胰腺炎患者常有轻度贫血现象,最突出的表现是血清淀粉酶的增高。

1.胰酶的测定  血清、尿淀粉酶的测定是诊断急性胰腺炎的主要依据之一。急性胰腺炎时,胰酶的过度分泌加上胰管的排泄受阻,致大量胰酶吸收入血,血清中的胰酶含量急剧增高。临床上最常用的还是血清淀粉酶的测定。血清淀粉酶在发病后 3~13 小时升高,24 小时达到高峰,至起病后 2~3 天内,均有显著增高,4~5 天后迅速下降至正常,其回降的速度常较临床病征的消退为快。有时血清淀粉酶值的下降也可能在十余日后始转正常,或呈时高时低的波动变化。由于其他疾病如胃十二指肠穿孔、小肠穿孔、肠梗阻、急性肠系膜血管血栓形成、病毒性肝炎和宫外孕等也可导致淀粉酶的升高,因此,淀粉酶的测定值要有非常明显的升高才有诊断急性胰腺炎的价值,通常认为发病后 6 小时血清淀粉酶浓度上升至正常值的 2.5 倍、持续数天时间才有诊断价值。如采用 Somogyi 法,正常值为 40~180U/dl,血清淀粉酶在 500U/dl 以上才有诊断急性胰腺炎的价值;若采用 Winslow 法,正常值为 8~32U,血清淀粉酶要在 250U 以上才有诊断价值。血清淀粉酶测定值越高,诊断急性胰腺炎的准确度越高。但是,其升高的幅度与病变的严重程度不成正比。甚至,淀粉酶测定结果正常者不能完全除外急性胰腺炎的可能,因为:①抽血测定时,血清淀粉酶已下降至正常;②高脂血症引起的急性胰腺炎,其淀粉酶测定可以正常;③胰腺过去的疾患可能已损毁了胰腺的分泌功能;④本次发作过于剧烈者,可能破坏了大量胰腺组织;这些都可能使得急性胰腺炎病人的血清淀粉酶没有应有的升高。反之,如果发病后一周血清淀粉酶仍显著高于正常者,常提示胰腺可能有某种程度的坏死,或已发生如胰腺脓肿或假性囊肿等并发症。此时,如腹腔内有渗液,可抽取渗出液作淀粉酶测定,可发现淀粉酶明显升高,这将有助于急性胰腺炎的诊断。

血清淀粉酶可来自胰腺,唾液腺等,还有一种巨淀粉酶血症。这种巨淀粉酶血症是由正常淀粉酶(通常来自唾液腺)与血清球蛋白或免疫球蛋白分子结合所致,因其分子巨大不能被排泄至尿液中,尿淀粉酶值正常或降低,将血尿淀粉酶测定结果相结合有助于巨淀粉酶血症的诊断。淀粉酶同工酶的测定有助于急性胰腺炎的鉴别诊断,人体内有两种淀粉酶同工酶,P 型同工酶占 40%,来源于胰腺,S 型同工酶占 60%,主要来源于唾液腺、输卵管、卵巢、子宫内膜、前列腺、乳腺、肺和肝脏。血清淀粉酶同工酶的测定是鉴别血清中淀粉酶升高来源于胰腺抑或唾液腺的唯一方法。当血清淀粉酶升高,而又不存在 P 型同工酶时可排除急性胰腺炎。

尿淀粉酶的测定也是胰腺炎诊断的一个敏感指针。尿淀粉酶通常在发病后 24 小时才开始上升,下降亦较缓慢,可持续 1~2 周,上升的幅度较血清淀粉酶要高。值得注意的是,单独尿淀粉酶升高不能诊断急性胰腺炎,尿淀粉酶正常也不能排除胰腺炎的诊断。

血清脂肪酶正常为 0.5~1.0 Comfort 单位,在发病 24 小时后可升高至 1.5 单位以上。持续时间较久,对晚期病例有辅助诊断的价值。在酒精性胰腺炎患者,血清脂肪酶水平上升的趋势更高,而胆源性胰腺炎患者血清淀粉酶水平上升的趋势更高,因此测定血清脂肪酶/淀粉酶比值有助于这两种病因胰腺炎的鉴别。但是,血清脂肪酶的测定费时,需耗时 24 小时;特异性也不高是其缺点。

2.血生化检查　血生化检查常提示血糖升高、低钙血症、轻度氮质血症以及肝功能异常。血糖早期升高是由于肾上腺皮质的应激反应,胰高血糖素代偿性分泌增高,一般为轻度升高;后期升高则因胰岛细胞破坏,胰岛素分泌不足所致。若超过 200mg/dl(11.0mmol/L),则反映胰腺广泛坏死,预后不良。血钙降低常于发病后 2~3 天后出现,主要与脂肪坏死分解导致非酯化脂肪酸与血钙结合形成皂化斑以及由于降钙素的作用使得钙由骨骼的重吸收障碍等有关;另外,甲状旁腺功能低下和低白蛋白血症可能参与低钙血症的形成。若血钙水平明显下降,如低于 8mg/dl(2.0mmol/L)常表示坏死严重,预后不良。轻度氮质血症常见,主要与液体隔离、低血容量、血管痉挛及心排出量降低有关。肝功能异常包括一过性高胆红素血症,在非胆源性胰腺炎患者总胆红素水平很少超过 2mg/dl;还可见碱性磷酸酶、γ-GT 和转氨酶的轻度升高。

3.淀粉酶清除率　急性胰腺炎时向尿液中排泄淀粉酶增高,当 24 小时尿液中的排泄总量超过 5000 索氏单位时被认为属于异常,这是由于肾小管对淀粉酶重吸收的下降(正常的淀粉酶重吸收率为 75%)导致淀粉酶清除率的增高。淀粉酶清除率过去曾被认为是一项特异性诊断指征,淀粉酶清除率/肌酐清除率的比值过去曾被作为急性胰腺炎的一项诊断试验。但是,后来的研究发现淀粉酶清除率增高可以由肾小管重吸收尿蛋白的负荷过重所致,在其他的急性病变或创伤中也可见其升高,故未具特异性。

4.C反应蛋白　炎症、感染等引起机体组织损伤的急性期内由肝脏合成的一种蛋白,主要协助器官恢复和维持内环境的稳定。组织受到损伤时,合成增加、血浆内浓度迅速升高。研究发现,急性胰腺炎发病后 24 小时开始明显上升,对急性胰腺炎预后有重要的判断意义,可作为鉴别轻型或重症胰腺炎的依据,其临界点不同文献报告不一,范围是 100~210mg/L 不等。

5.胰蛋白酶原激活肽(TAP)　在胰蛋白酶原的氨基端有一短肽,称为胰蛋白酶原激活肽,氨基酸序列为 DDDDK 和 APFDDDDK。在生理状况下,胰蛋白酶原在肠道内受肠激肽的作用,脱落 TAP 后被激活,TAP 在肠道内被降解。在急性胰腺炎的发病过程中,胰蛋白酶原在肠道外被激活,由于 TAP 分子量小,能迅速吸收入血,并经肾脏排出,因而动态测定血浆和尿液的 TAP 含量可反映胰蛋白酶原的激活情况,是一项早期诊断急性胰腺炎的指征。

6.其他　血清乳酸脱氢酶、中性粒细胞弹力蛋白酶的测定,以及通过测定磷脂酶 $A_2$、中性粒细胞弹力蛋白酶和脂肪酶/淀粉酶计算出来的多酶参数,还有胰腺炎相关蛋白等指征对急性胰腺炎病情严重度有一定的判断价值,但尚在探索之中。

【影像学检查】

1.胸、腹部 X 线检查　约 2/3 急性胰腺炎患者的腹部平片检查有异常的表现,最常见的是邻近胰腺的空肠、横结肠、十二指肠等肠袢孤立性扩张(前哨肠袢),以及由于胰腺炎导致结肠痉挛使得右半结肠气体扩张在横结肠的中部或左侧突然中断(结肠中断征)。但是,这些检查并非特异性,胰腺钙化将提示慢性胰腺炎。上消化道造影显示十二指肠袢扩张、Vater 壶腹肿胀、有时可见胃易激怒征。胸片可显示左下肺不张,左侧膈肌抬高,左侧胸腔积液。

2.腹部 B 超　超声检查简单、方便且经济、安全等优点,目前仍为胰腺疾病的主要检测手段之一,但由于胰腺位于后腹膜,位置较深,且易受肠道气体和腹部脂肪的影口向,分辨率相对较差,诊断准确性不高。但超声检查有时可发现胰腺肿大和胰周液体积聚,胰腺水肿显示为均匀低回声,出现粗大的强回声提示有出血、坏死的可能。B 超检查对急性胰腺炎假性囊肿形成的诊断有很大帮助,但对急性坏死性胰腺炎过程中所形成胰腺脓肿的诊断价值不高。这是因为假性囊肿包含的液体是均质的,而胰腺脓肿的内容大部分为感染的坏死组织及稠密的脓液,B 超难以分辨。B 超检查还可发现胆道有无结石、胆管有无扩张等胆道合并症。近年来随着内镜超声的应用及超声小探头的问世,可对胰腺作十分贴近的超声检查,大大提高了胰腺疾病的诊断符合率。

3.CT 检查　增强 CT 检查是诊断急性坏死性胰腺炎的金标准,实验室检查能解决急性胰腺炎的定性诊断,但要区分水肿性胰腺炎和坏死性胰腺炎非一般的实验室检查所能解决,只有增强的 CT 检查才能在手术前做出准确的诊断。急性水肿性胰腺炎 CT 检查表现为胰腺组织弥漫性增大,边界模糊;出血坏死性胰腺炎在胰腺弥漫性肿大的背景下出现密度高低不一(胰腺水肿的 CT 值低于正常胰腺的 CT 值 $40\sim45Hu$,坏死区域的 CT 值更低,而出血区域的 CT 值则高于正常胰腺,达 $50\sim70Hu$),出现液化和蜂窝状的低密度区,则可诊断胰腺坏死。此密度降低区与周围胰腺实质的对比在增强后更为明显。同时在网膜囊内、胰周、肾旁前或肾旁后间隙、结肠后甚至髂窝等部位发现胰外侵犯。由于 CT 检查能明确胰腺坏死及胰外侵犯的范围,不少学者已采用 CT 的影像学改变作为急性胰腺炎病情严重程度分级和预后判断的标准。现在,CT 扫描不仅用于手术前诊断,且常用于连续的动态观察,以判断疗效和决定下一步治疗方案。

4.核磁共振检查(MRI)　MRI 能提供类似 CT 检查的诊断信息。但因急性胰腺炎病情多较危重,检查时间不能过长,此外,重症患者腹部常有多根引流管,其中不乏金属成分,因此很少进行 MRI 检查。

5.介入性胰腺血管造影　在对重症急性胰腺炎行区域动脉灌注治疗的同时,经胃十二指肠动脉作超选择性的胰腺血管造影,发现胰腺血管造影能反映胰腺血液循环状况,胰腺病变严重程度及胰周侵犯状况,并可据此判断区域动脉灌注治疗的效果。此外,胰腺血管介入造影和栓塞还能对胰腺炎时血管破裂出血做出可靠的诊断和栓塞止血。但是,诸如造影剂能否影响胰腺炎病变严重度、对预后的判断价值等诸多问题,因病例数不多、研究不够深入尚不能做出结论。

【诊断和鉴别诊断】

对急性胰腺炎的诊断,首先应排除其他疾病,然后对其病变的严重程度要有一个较为客观的评价,以指导临床治疗方法的选择。

一般而论,急性上腹部疼痛,位置偏于左侧,向左背或左肩胛部放射,具有左上腹、胁腹、脊肋骨部压痛者应想到急性胰腺炎的可能。对可疑病例应检查血、尿淀粉酶,若发现明显升高者,可以做出急性胰腺炎的初步诊断;腹部B超或CT检查若发现胰腺肿大、胰周液体积聚、腹水等表现者,更可肯定急性胰腺炎的诊断。但是,临床上因存在多种与急性胰腺炎难以鉴别的疾病则需要予以排除,常见疾患有:

1.急性胆道疾患　　无论是急性胆囊炎或胆石症、胆道蛔虫病所致的胆绞痛,有时与急性胰腺炎颇难鉴别。有上述疾患时,并发急性胰腺炎的机会也很多,区别这二类同时存在的病变就更感困难。一般言之,急性胰腺炎的疼痛较胆囊炎剧烈,较胆绞痛持久,不易为镇痛解痉药物所缓解;疼痛的位置偏于左侧,常牵涉到左背或左肋脊柱角部位;脉搏较快。仅从临床表现进行鉴别确实存在困难,需要进一步作血、尿淀粉酶检查,B超、腹部CT检查,将有助于诊断。有近期血糖增高、血钙降低现象者也有鉴别意义。

2.胃十二指肠溃疡穿孔　　典型的溃疡穿孔病例有溃疡病史,突然发生的持续性上腹剧烈疼痛,很快扩散至全腹,向右肩部放射;体格检查有明显的腹膜刺激征,以右上腹为著,特别是木板样腹壁,肝浊音界缩小;X线检查显示膈下游离气体,可以确诊。对于疑难病例可行诊断性腹腔穿刺,对穿刺液性质的分析和淀粉酶浓度的测定将有助于鉴别。

3.急性肠梗阻　　特别是高位的绞窄性肠梗阻,两者具有剧烈的腹痛、呕吐和早期休克现象。急性肠梗阻的腹痛部位常位于脐周,呈阵发性,腹痛时常立即发生恶心、呕吐,吐后腹痛减轻,痛时伴肠鸣。高位梗阻呕吐早而频繁,腹胀不明显;如梗阻非属绞窄性,压痛亦不甚明显。X线摄片可见多数肠袢内有气液面;但在急性胰腺炎病例,有时也可以看到上腹部有少数肠袢因肠麻痹而有充气现象,故仅凭X线检查难以鉴别。

4.肠系膜血管栓塞　　肠系膜栓塞患者腹痛一般位于腹中部,疼痛的程度不如急性胰腺炎剧烈,甚至隔一段时间待肠袢已经坏死后腹痛可以完全消失。腹胀则较胰腺炎明显。压痛主要是在腹中部,而腹壁则通常不甚紧张。患者常有休克现象且较之急性胰腺炎患者更为持久。肠系膜血管栓塞、绞窄性肠梗阻和急性胰腺炎三者均可能有血性腹腔渗液;凡无外伤史的急腹症患者,若能抽得血性渗液,一般多不外上述三种疾患之一。肠系膜血管栓塞者过去可能有心血管病史,绞窄性肠梗阻患者多有手术或疝病史,而急性胰腺炎患者则过去常有胆道病及黄疸史。以病情而论,一般以肠系膜血管栓塞最重,急性胰腺炎次之,绞窄性肠梗阻比较轻。腹腔渗液的肉眼观无显著差别,惟肠系膜血管栓塞和绞窄性梗阻的渗液可能因含有大肠杆菌而有臭味,急性胰腺炎的渗液无臭而淀粉酶含量很高。

总之,上述这些上、中腹部急腹症,与急性胰腺炎的鉴别在临床上常是困难的,而且这些病变的血清淀粉酶有时亦可高于正常值。惟血清淀粉酶在其他急腹症一般均在200~400U,罕有超过500U者,而在急性胰腺炎的早期,则血清淀粉酶多在500U以上。故除个别病例外,血清淀粉酶的测定对急性胰腺炎的诊断具有极大意义。诊断性腹腔穿刺液性质,以及穿刺液淀粉酶的测定将有助于鉴别。由于与急性胰腺炎难以鉴别的上述急腹症若不采取手术治疗可能将是致命的,因此,对于鉴别确有困难的急腹症患者,采取剖腹探查术将是明智的。

## 【临床分型和病情严重程度评价】

确诊为急性胰腺炎之后,为了更好地选择治疗方法,应对急性胰腺炎的严重程度做出较为客观的评价,目前临床上较为一致的做法是对其进行临床分型。

1.临床分型

(1)轻型急性胰腺炎:病理学改变通常为水肿性胰腺炎,不伴脏器功能障碍,局部并发症少见,对及时的液体治疗反应良好,疗效佳,属自限性疾病,死亡率很低。主要的临床表现为上腹痛,伴恶心、呕吐,上腹部局限性压痛,血、尿淀粉酶升高。

(2)重症急性胰腺炎:有脏器功能障碍,或伴有坏死、脓肿或假性囊肿等严重的局部并发症者,或者二者兼而有之。病理学改变多为急性坏死性胰腺炎,也有极少数属水肿性。除上述症状外,腹膜炎范围广,体征重,腹胀明显,肠鸣音减弱或消失,可出现腹部包块,偶见胁腹部或脐周淤斑征,腹水呈血性、浑浊状,腹水淀粉酶很高。病情进展迅猛,病死率高;而一旦发生 ACS 则病死率高达 40%～70%。重症急性胰腺炎按有无脏器功能障碍分为Ⅰ级或Ⅱ级,即无脏器功能障碍者为Ⅰ级,伴脏器功能障碍者为Ⅱ级。

此外,国内外近年来不断有学者提出的早期重症胰腺炎(ESAP)或暴发性胰腺炎(FAP)的概念,认为其发病情况比之通常指的重症胰腺炎更为凶猛严重,其病死率高达 60%～70%,若处理不及时几乎达 100%,应引起临床重视和研究。

2.局部并发症　急性胰腺炎常见的局部并发症有急性液体积聚、胰腺坏死、胰腺脓肿、急性胰腺假性囊肿等:①急性液体积聚:在胰腺炎的早期,胰液的渗出积聚于胰腺内或胰周,无囊壁包裹。大部分急性液体积聚会自行吸收,少数可发展为急性假性囊肿或胰周脓肿。②胰腺坏死:指胰腺实质弥漫性或局灶性坏死,伴胰周脂肪坏死。增强 CT 是目前诊断胰腺坏死的最佳方法,静脉注射增强剂后,坏死区的增强密度不超过 50Hu。根据有无感染又分为感染性和无菌性坏死。③急性假性囊肿:急性液体积聚刺激周围组织器官的浆膜形成纤维组织包裹而形成的囊肿,囊内壁无上皮细胞,常呈圆形或椭圆形,少数可通过触诊发现。④胰腺脓肿:指胰腺、胰腺周围的包裹性积脓,可含少量或不含胰腺坏死碎屑,常发生于胰腺炎发病 4 周以后,多数是由局灶性坏死液化继发感染而形成。有脓液存在,细菌或真菌培养常阳性。⑤腹内高压和腹腔室间隔综合征:由于腹腔内大量渗液,炎症的腹膜后侵犯,肠麻痹所致肠腔积气积液和肠壁水肿等诸多因素使腹腔内容量超过临界值,由于腹壁顺应性的有限性,引起腹内压显著增高,并出现胰外脏器功能障碍者,称为腹腔室间隔综合征(ACS),其发生率约为 31.4%左右,此时可有圆腹征,即腹前后径/左右径大于 0.8,腹内压大于 $20cmH_2O$。

3.病情严重度评价　仅仅根据患者的临床表现来判断急性胰腺炎的临床分型往往是不可靠的,因此,多种评分系统被引入急性胰腺炎严重度的评价,以区别轻型胰腺炎和重症急性胰腺炎。

多因素预后评价系统:分为特异性和非特异性两种评价系统。

(1)特异性多因素预后评价系统:常用的有 Ranson 预后评价指标和 Glasgow(Imrie)评分系统。

Ranson 的预后指标:1974 年,Ranson 等收集了急性胰腺炎病人 48 小时内的临床和实验室资料,分 11 项指标作为判断预后的标准,具有三项以上者为重症,阳性指标越多,预后越差。但是,Ranson 的 11 项指标的权重或者所代表的严重性是不对等的,不能一概而论,仅作为大致估计病情轻重和预后之用。Ranson 指标是目前国际上较为通用的指标之一,对胰腺炎严重度的评价较具特异性,缺点是在病变过程中不能进行反复评分。其敏感度为 94%,准确度为 80％。

Glasgow(Imrie)系统：将 Ranson 预后评价系统简单化，多用于胆源性胰腺炎严重度的评价。其敏感度为 57％，准确度为 90％。在 48 小时内三项或以上指标提示重症胰腺炎。

此外还有改良的 Clasgow(Imne)系统、Bank 临床标准、Binder 合并症评分系统、Beger 生化参数等。

(2)非特异性多因素预后评价系统

1)APACHEⅡ评分系统：由急性生理改变和慢性健康状况两部分组成，包括 12 项常规监测的生理指标，加上年龄和既往健康共 14 项，每项评分是根据入院时或入院后的一个 24 小时内测定值进行评定。生理指标正常值为 0 分，高于或低于正常值都要加分，异常的程度不同，分值也有区别，若 24 小时内数次测定同一生理指标以异常程度最大一次的分值计算。A-PACHE 评分系统最初用于 ICU 重症患者的病情严重程度评价，几经改良发现 APACHEⅡ和 SAPA(简化的急性生理评分指标)在判断胰腺炎病情严重度方面的准确性与胰腺炎特异性评价系统差不多，因此被用于胰腺炎病情严重度的评价，积分大于 8 分者为重症，积分越高病情越重，预后越差。APACHEⅡ评分系统是目前最常用的指标之一，具有可反复进行评分的优点。

2)单一预后评价因素：研究表明有数个生物学参数能提示胰腺炎的预后，但多数不能用于常规检查。在可用常规检查的参数之中，C 反应蛋白被认为最可信，胰腺炎发病后 48 小时内血浆内浓度迅速上升，判别轻型或重症急性胰腺炎的临界点文献报告不一，范围在 100～210mg/L。

3)影像学评价指标：CT 用于胰腺炎的检查被认为是胰腺炎严重度评价系统的一场革命，增强 CT 被认为是诊断胰腺坏死的金标准。Ranson 和 Balthazar 前后描述了两个评分系统，前者主要是以胰腺外侵犯为依据，而后者将胰腺外侵犯与增强后未强化的胰腺坏死区结合起来进行评分，因此 BalthazarCT 评分系统更为准确，应用更广泛。

【病程分期】

为方便治疗方案的制订，基于病程演变的基本规律，国内将急性胰腺炎的病程分为三期：第一期为急性反应期：约发病后二周，以过度炎症反应引起机体的多脏器功能障碍为特征，主要的临床表现为血流动力学紊乱，休克和 ARDS、急性肾衰等多脏器功能障碍。第二期为全身感染期：约在发病后二周至两个月，以胰腺继发感染和由此触发多脏器功能障碍的"二次高峰"为特征，临床表现为全身细菌感染、胰腺组织的混合感染及后期的二重感染，可有胃肠道瘘的发生。第三期为残余感染期：约在二至三个月后，部分病例的感染没有得到完全控制，因引流不畅产生局部感染如腹膜后残余脓腔，往往合并有胰瘘、出血和胃肠道瘘等。国外将急性胰腺炎的病程分为二期：第一期与国内的急性反应期基本相同，主要以过度炎症反应导致的多脏器功能障碍为特征；第二期，胰腺和胰周的自身消化引起局部并发症，主要是以胰腺、胰周的液体积聚和坏死继发感染为特征，实际上包括国内分期法的第二、三期。值得指出的是，病程的分期是人为的，不是绝对的，由于机体间个体差异的存在，有的可能只有第一期，如所谓的暴发性胰腺炎则在发病的 72 小时内即可进入休克死亡；有的三期分别存在，有时则不能截然分开。无论哪一种分期法，其目的都是为了帮助人们掌握疾病的演变过程，以便指导治疗。

## 【预防】

约 80％左右的急性胰腺炎的发生与胆道疾患和饮酒、饱食有关,因此,积极治疗胆道疾患,例如切除病变胆囊和取出胆总管结石可起到预防作用,特别是胆源性胰腺炎后更应及时去除胆道病变。在日常生活中,避免过度的精神刺激,避免过量的饮酒和饱食,也有预防急性胰腺炎的积极意义。在上腹部手术时,尽量避免损伤胰腺组织或结扎有关血管,也可以在一定程度上防止急性胰腺炎的发生。

## 【治疗】

急性胰腺炎的治疗至今仍然争论不休,早在 1889 年 Fitz 就曾报道过 52 例急性胰腺炎的治疗经验,认为早期外科手术对患者有害无益,此后经过 14 年的临床探索,则又提出早期外科手术治疗急性胰腺炎有利于患者康复的观点。1925 年,Moynihan 采用小网膜腔清创引流术治疗急性胰腺炎,至今仍是外科手术治疗急性胰腺炎的基本术式。但在 1938 年,Nordmann 在德国的外科年会上总结了德国的治疗经验,仍主张应以内科治疗为主。此后长达 30 多年的时期内一直多于内科保守治疗,不少病例也因此而死于感染、休克和 MODS。因此,医学界又对急性胰腺炎的治疗重新开始临床研究和探讨,认为清除胰腺坏死组织和引流腹腔是防治感染、休克和降低病死率的关键。自从 Watts(1963)等首次作切除胰腺治疗胰腺炎获得成功之后,20 世纪 70～80 年代,积极采用外科手术从单纯的胰腺被膜切开引流发展到坏死组织清除、部分胰腺切除,甚至于提出了全胰切除治疗重症胰腺炎。但是,通过近十多年经验总结,发现早期外科手术、特别是扩大化手术如胰腺切除术疗效不理想。此后,多次国际胰腺炎会议和国内历届全国胰腺外科会议对手术适应证、手术时机和手术方式等有关问题进行了反复的辩论。直到 20 世纪 90 年代,进一步统一和规范了手术适应证和手术时机。至今,基本达成共识,认为轻型急性胰腺炎不需手术,采取保守治疗的病死率不到 1％;重症胰腺炎可根据病情的需要适时作坏死组织清除和引流,但大多不宜早期手术(在二周内),除个别病例如所谓的暴发性胰腺炎或并发 ACS 者,可根据不同情况早期采用手术清创引流或腹腔减压,协助病人渡过危险期。据有关资料,目前一般重症胰腺炎的病死率约为 10％～35％,而暴发性胰腺炎则仍高达 60％～70％。因此,如何进一步提高重症急性胰腺炎的疗效仍然是目前讨论的焦点与热点。

1.非手术治疗

(1)基本治疗措施

1)禁食和胃肠减压:可减少胃液和食物对胰腺的刺激,降低胰酶和胰液的分泌,使胰腺得以休息。

2)补充输液、纠正电解质和酸碱平衡,防治休克:由于炎症大量的液体渗出,血容量不足需要及时予以补充,以恢复血循环量,并需维护电解质平衡,纠正酸中毒,维持循环稳定,改善微循环,预防和治疗低血压。

3)镇痛解痉:对于诊断明确者,可给予杜冷丁镇痛。一般不用吗啡镇痛,因单独使用吗啡可引起 Oddi 括约肌痉挛。还可同时给予解痉药如山莨菪碱 20mg/天静脉滴注,除能使 Oddi 括约肌松弛,还可抑制胰液分泌。

4)抑制胃酸:应用 $H_2$ 受体阻滞剂如雷尼替丁针 0.2/天静脉滴注,或质子泵抑制剂如洛赛克针 40mg/天静脉滴注,抑制胃酸分泌,减轻对胰腺外分泌的刺激,同时可减少应激性溃疡的发生。

5)抑制胰液分泌和胰酶活性:前述的山莨菪碱和阿托品均有抑制胰腺分泌的作用,但因其口干难忍,加重腹胀;抑制胃酸分泌的制剂如 $H_2$ 受体阻滞剂(如西米替丁)或质子泵抑制剂因能抑制胃酸而减少胰液分泌;胰蛋白酶抑制剂如抑肽酶、加贝酯等具有一定的抑制胰蛋白酶的作用;氟尿嘧啶也能明显抑制胰液及胰酶的分泌,但存在的毒副作用,会引起骨髓抑制和机体免疫力下降。目前对胰液和胰酶抑制作用最强的一类药物是生长抑素,临床应用效果最好,无明显的副作用,常用的制剂有十四肽生长抑素(施他宁)和生长抑素拟似剂八肽生长抑素(善宁)。多年来的临床经验证实应用抑制胰液和胰酶分泌的制剂能明显改善胰腺炎的预后。

6)应用抗生素和抗真菌制剂:胰腺炎继发感染的主要是由肠道菌群移位所致,常见的致病菌为大肠杆菌、绿脓杆菌、克雷白杆菌和变形杆菌等。但目前不主张早期应用广谱抗生素以预防感染,仅在有胰腺坏死或有胰外广泛侵犯和坏死时,经静脉输注或区域动脉灌注,以及通过胃肠道给药,防治肠道内菌群失调引起的细菌感染。

由于长期应用广谱抗生素以及机体抵抗力下降,重症急性胰腺炎患者后期可继发真菌感染,导致病情恶化。因此,在胰腺炎治疗的后期应重视真菌感染的防治,常用的药物有氟康唑和两性霉素 B。

7)营养支持:轻型急性胰腺炎由于病程较短,病情较轻,一般只需在禁食期内根据液体出入量及热量需求由外周静脉输液治疗即可。对于重症急性胰腺炎,由于病程和禁食时间长,机体耗能大等原因,营养支持是不可缺少的治疗手段之一。目前认为,在不影响重症急性胰腺炎总体治疗效果的前提下,应争取尽早恢复肠内营养,以减少肠粘膜屏障功能障碍的并发症。具体措施和方法则应根据个体病情作不同的选择。

8)中药治疗:祖国医学认为急性胰腺炎是脾胃积热、肝邪气滞所致,治以清热解毒、通里攻下为主,对急性胰腺炎有一定疗效。

(2)ICU 重症监护:近二十年来,由于 ICU 重症监护技术的发展,使重症急性胰腺炎早期死亡率明显下降。ICU 重症监护的主要内容包括:①氧代谢动力学的监测,目的在于了解组织细胞的氧合状态以及患者对氧的需求量;②营养代谢监测,主要监测蛋白质代谢,了解氮平衡状况,积极纠正严重持久的负氮平衡,同时检测外源性胰岛素的需求量;③器官和系统功能监测,动态监测的目的在于防治,针对监测过程中出现的血流动力学紊乱、休克、急性肾功能不全、ARDS 等情况。

(3)早期介入治疗:近年来,有不少单位采用早期的介入治疗重症胰腺炎,取得了较好的疗效,分别介绍如下:

1)早期区域动脉灌注治疗:1992 年,日本学者武田和宪和国内学者张肇达等报告了区域动脉灌注 5-FU 治疗急性坏死性胰腺炎的动物实验研究;1995 年,国内顾凤元等报告了区域动脉灌注 5-FU 治疗急性坏死性胰腺炎的临床研究。

早期区域动脉灌注治疗重症急性胰腺炎的过程中需要注意的几个问题:①动脉灌注液的组成成分应包括:胰酶抑制剂、肝素、生理盐水、合并感染者可联合应用抗生素;②动脉灌注液总量:液体总量过大会加重胰腺组织水肿,不利于病变恢复。一般说来,每日液体总量控制在

200ml 以内,每小时液体总量不得超过 50ml;③动脉灌注液输注的速度:一般要求控制其速度为 4~50ml/小时,若低于 4ml,动脉血会回流;若大于 50ml/小时,患者会有不适感觉,并可加重胰腺水肿;④胰酶抑制剂的组合应用方案:第一周,5-FU250mg＋10ml 生理盐水,q12h,联合应用奥曲肽 0.1mg＋20ml 生理盐水,q8h;第二周,停用 5-FU,改单独应用奥曲肽 0.1mg＋20ml 生理盐水,q8h,时间约二周左右,也可将上述方案中的奥曲肽置换成十四肽生长抑素(施他宁)6mg,24 小时维持。

早期区域动脉灌注治疗重症急性胰腺炎的确是一项行之有效的治疗措施,但还需要进一步深入研究,以便制定一个更为规范的治疗方案,让采纳该项技术的单位更加有章可循。

2)内镜下 Oddi 括约肌切开术(EST)治疗胆源性胰腺炎:由于壶腹部结石嵌顿或者小结石通过壶腹部可引起括约肌痉挛、水肿,并有导致感染的胆汁向胰管内逆流,引起胆源性胰腺炎。因此,尽可能早地解除胆胰管内压力对遏制炎症发展具有重要作用。早期采用内镜下 Oddi 括约肌切开术(EST)治疗胆源性胰腺炎是一种解决 Oddi 括约肌梗阻、痉挛、水肿非常有效的方法,较之开腹手术具有明显的优越性:①经 ERCP 可明确看到胆管结石,如有阻塞,可很快经 Oddi 括约肌切开予以减压,不需全麻及手术;②手术损伤小,对操作熟练者而言手术时间短;而胆囊切除、胆总管探查时间长、损伤大,对以前曾行胆囊切除以及全身情况差的老年患者剖腹手术的风险更大;③剖腹手术能增加医源性感染的机会,术后肠麻痹时间更长,继发胰腺感染的机会大大增加。

值得提出的是,ERCP 检查没有发现胆管内结石的重症胆源性急性胰腺炎患者,是否需要 EST 治疗的意见至今难以统一。大多的观点倾向于没有发现胆管结石的患者不必做 EST,其理由是括约肌切开将永久性破坏 Oddi 括约肌功能,使胆囊的存在变为一个憩室;同时将使十二指肠液更易反流至胆胰管内而增加胰腺炎的发生机会。但持反对意见者则认为,括约肌切开可减轻结石通过 Oddi 括约肌引起的括约肌痉挛和水肿;能避免因胆囊内结石再次排出进入胆总管引起梗阻和嵌顿;括约肌切开后虽然增加十二指肠液反流的机会,但反流液也因胆胰管开口畅通而容易返回十二指肠,不会增加胆胰管内压力,因此认为重症胆源性胰腺炎患者无论有无结石嵌顿,仍以作 EST 为宜。

3)短时血液滤过:由于重症急性胰腺炎时促炎细胞因子过度释放,引起过度炎症反应综合征(SIRS)和多脏器功能障碍(MODS)。近年来,人们开始采用血液滤过治疗 MODS 的研究。1994 年,德国 Gebhart 应用持续血液滤过治疗 11 例急性胰腺炎患者,取得较好疗效,但该研究未设对照组,也未探讨病情改善与哪些炎症介质有关。1996 年日本学者采用持续血液滤过治疗包括急性胰腺炎在内的 SIRS 病人,发现经血滤后促炎细胞因子确有下降,但停止血滤后又会显著升高,疗效难以肯定。由于持续血液滤过要持续在 24 小时以上,这不但会影响其他药物的给予和引起出血,而且会过度清除炎症介质,导致"矫枉过正",使促炎细胞因子过度降低而抗炎细胞因子相对升高,人为地引发补偿抗炎反应综合征,使机体的促、抗炎反应难以达到稳态平衡。因此,近年来,国内外多家单位对此作了改进,即采用短时血液滤过取得了较好的疗效。国内上海第二医科大学附属瑞金医院报道了短时血液滤过治疗重症急性胰腺炎的临床研究结果,观察到短时血液滤过结束时,其血中促炎细胞因子显著下降,抗炎细胞因子显著上升。认为主要是因为短时血液滤过可以通过清除促炎细胞因子等炎性介质而调整了复杂的细胞因子网络的非稳态,而促使抗炎细胞因子释放增多。他们的经验认为短时血液滤过的临床应用指征:①腹痛后 72 小时内;②暂时无手术指征;③无严重的房颤和出血倾向;④高脂血症原则上不宜血滤,应改为血液吸附,但是可以通过血滤器吸附部分血脂后,仍可以应用短时血滤。当患者的心率<90 次/分,呼吸次数<20 次/分,体温<38C 时,就应停止血液滤过。短时血液滤过是近年来发展起来的一项治疗重症急性胰腺炎的早期介入措施,可以降低多脏器功能障碍的发生。

4)经皮穿刺腹腔置管引流和腹腔灌洗:重症急性胰腺炎时,腹腔内存在大量的胰性渗液,这些渗液中含有高浓度的胰酶以及各种有毒害作用的炎症介质,它们一方面可加重肠麻痹导致肠腔积气积液和肠壁水肿,引起腹内压显著增高和腹腔室间隔综合征(ACS)。另一方面,毒性物质吸收入血引起机体的全身毒害作用,导致多脏器功能障碍。采用经皮穿刺腹腔置管引流和灌洗减压,可以将大量的腹腔渗出液引出体外,减少局部和全身损害,因此具有较好疗效。经皮穿刺腹腔置管引流通常在 B 超导引下进行,其部位通常在腹腔渗液最集中处或者麦氏点;而腹腔灌洗法是经脐下作小切口向上腹部和盆腔分别置入进水管和出水管,用平衡液灌洗。应用期间要特别注意引流管的管理,防止导管源性腹腔感染的发生。

2.手术治疗

(1)适应证与手术时机:尽管普遍认为早期手术对多数重症急性胰腺炎患者并非有利,但手术毕竟是重症急性胰腺炎治疗中必不可缺的治疗方法。但在什么时候什么情况下采取什么样的手术始终是胰腺外科讨论的焦点问题。但一般认为,急性胰腺炎之治疗手术是必要的,但应遵循"手术宜小不宜大,宜迟不宜早,能不手术尽可能不手术"之原则。此外,急性胰腺炎毕竟是一种复杂性的病变,制定治疗方案时应根据具体病情综合考虑手术的迟早和大小。

1)早期手术适应证:综观各种观点,下列情况则以早期手术为宜:

a.诊断不明确,不能除外胃肠道穿孔、绞窄性肠梗阻、肠系膜血管栓塞等急腹症者。

b.出现胆道梗阻的重症急性胆源性胰腺炎,首选 ERCP-EST 解除胆道梗阻。但对不具备 ERCP-EST 技术的单位,应早期急诊手术解除胆道梗阻,以免错失手术时机。

c.早期并发腹内高压和腹腔室间隔综合征者。重症急性胰腺炎并发腹内高压和腹腔室间隔综合征,不及时处理可迅速导致肾、肺、心血管、肝脏甚至中枢神经系统功能失代偿,必须及时采取早期手术治疗进行有效的腹腔减压,以阻止病变的进一步恶化。

d.胰腺坏死疑有感染者。目前多数观点认为,应在 ICU 重症监护下加强抗感染治疗或区域动脉灌注胰酶抑制剂和抗生素,观察 24～48 小时,若无明显改善者应及时采取早期手术。

e.早期出现休克或多脏器功能障碍,疑为"暴发性胰腺炎",采用非手术治疗手段不能稳定病情并有恶化倾向者。在重症急性胰腺炎中,有一小部分病人来势特别凶猛,发病后很快出现休克或多脏器功能障碍,病情很难控制,恶化很快,死亡率特别高。对于这类病人,文献报告采用常规的非手术治疗难以稳定病情,采用积极的早期手术治疗干预,能挽救一部分患者的生命,但病死率仍然很高,有待进一步探讨。

2)晚期手术治疗适应证:重症急性胰腺炎患者渡过急性反应期后进入全身感染期和残余感染期,出现急性液体积聚伴感染,或急性假性囊肿伴感染,或胰腺坏死伴感染,以及胰腺或腹膜后脓肿等情况,是晚期手术治疗的适应证。此时进行手术因胰腺坏死组织的界限清楚、病情也相对比较稳定,手术比较彻底,效果明显。此外,还需要晚期手术治疗的还有消化道瘘、大血管糜烂出血、假性动脉瘤形成破裂等并发症。

(2)手术方式:对于需要早期手术治疗的重症急性胰腺炎患者,病情多很严重,有的患者血流动力学尚不稳定,对手术的耐受性很差。所以,对于此类患者,手术治疗的原则要求简单和有效,手术宜小不宜大。换言之,针对患者突出的具体情况采取相应的最简单的措施予以解决,力求既能解决患者病情主要矛盾的同时,尽可能减少手术创伤,缩短手术时间。比如说,对于存在胆道梗阻患者,在解决胆道梗阻的前提下,视具体情况适当清除胰腺坏死组织,胰腺被膜切开减压和胰周间隙通畅引流即可。

对于早期并发多脏器功能障碍、腹内高压和腹腔室间隔综合征患者,彻底清除腹腔内渗液和充分冲洗腹腔是关键,对胰腺局部的处理也以从简为原则。

对于早期并发胰腺坏死伴感染者,手术的关键就是针对胰腺局部组织的处理,对胰腺坏死组织的清除要相对比较彻底,适当扩大胰周侵犯的清除,选用合适的部位使用合适的引流,以保证术后引流畅通。由于胰腺坏死组织不可能一次性得以完全清除,而且随着病变的发展胰腺组织会进一步继续坏死。因此,胰周通畅引流是手术最关键的步骤之一,部分患者还需要术后的冲洗,此时可选用双套管引流。对于病变和病情严重,估计病程相当长者,附加空肠造瘘以早期恢复肠道功能是必需的;至于胃造瘘和胆道造瘘则可视具体情况而定。近年来,有不少单位采用腹腔镜下胰腺周围清创引流取得了较好的疗效,腹腔镜手术引流具有较之开腹引流更为简便,创伤更小,这对一些病情危重不能耐受开腹手术引流的病人确是一种值得推广应用的方法。

对于胰腺局部感染并发症需要晚期手术的患者,因已渡过急性反应期和全身感染期,病情相对比较稳定,而胰腺局部组织的坏死也相对比较彻底,其手术方式则以彻底清除胰腺局部或胰周坏死组织并充分引流为目的;对于因大出血和胃肠道瘘的患者,手术方式则需按具体情况而定,不再赘述。

3.常见并发症的处理

(1)成人呼吸窘迫综合征(ARDS):在急性胰腺炎病变过程中就有很多的机会并发ARDS,最易发于急性反应期、胰腺坏死继发感染以及手术治疗后,主要由于肺毛细血管通透性增加,肺间质水肿;肺表面活性物质减少,肺泡易于萎缩;血液高凝状态导致肺微血管栓塞等一系列病变所致。磷脂酶 A2 和促炎细胞因子的过度释放可能是引起这一系列肺部损伤的主要原因。临床表现为呼吸次数加快,呼吸费力、窘迫感;血气分析显示呼吸性碱中毒到严重的低氧血症;后期发展至心力衰竭和周围循环衰竭。若 ARDS 诊断成立,应考虑气管插管或气管切开做机械辅助呼吸;若仍未改善,需要考虑呼气末正压呼吸(PEEP)治疗。ARDS 是重症急性胰腺炎最严重的并发症之一,也是致死的主要原因,若能早期诊断、早期处理,大部分还是可以挽救的。但是,在处理 ARDS 的同时,还要考虑腹腔内的原发病变,若原发病变在恶化,不作针对性处理,ARDS 也是无法治愈的。

(2)出血:表现为消化道出血和腹腔内出血。对于上消化道出血,应立即行胃镜检查,发现有多发弥漫性粘膜糜烂,首先考虑应激性溃疡,应采用冰盐水加去甲肾上腺素局部灌洗,同时全身应用止血剂和制酸剂,包括生长抑素和质子泵抑制剂,多数出血将会停止;若胃镜发现局部炎性糜烂出血或局部溃疡穿孔出血,主要是由胃外感染坏死组织腐蚀胃壁造成,应立即手术治疗,术中不仅要做局部止血,更重要的是要清除感染坏死组织,并行局部灌洗。对于下消化道严重出血,大多数是结肠(脾曲结肠最常见)被感染坏死组织腐蚀穿孔所致,应立即手术切除肠段,并清除局部感染坏死组织和局部灌洗。腹腔内出血常见的有创面肉芽组织损伤导致小血管出血和局部较粗的血管被感染坏死组织腐蚀而继发的大出血。前者出血量多不大,对血流动力学影响不大,可采用局部灌洗或填塞压迫止血;后者出血量大而凶猛,很快导致全身血流动力学改变,应立即手术止血为上策。

(3)瘘:空腔脏器瘘为小肠瘘、结肠瘘及胃瘘;而实质性脏器瘘为胰瘘。对空腔脏器瘘的处理,由于瘘管大多与小网膜腔直接相通,瘘液将加重创口感染。因而,结肠瘘应及早作近端造瘘。胃瘘及小肠瘘先使用局部灌洗引流,大多能自愈;对不能愈合的,要早期手术处理。对胃肠道瘘的病人要加强营养,维护水电解质平衡以及全身使用消化道分泌抑制剂如生长抑素、雷尼替丁、洛赛克等。胰瘘都发生在病程的后期,绝大多数病人大多能自愈,只有极少数长期不愈者,需做加压造影摄片,以了解有无残腔、有无合并其他空腔脏器瘘,以及胰管远程有无狭窄或中断。对有残腔、合并有其他空腔脏器瘘以及胰管远程有狭窄或中断者,需要采用手术治疗,同时全身使用生长抑素,95%病例都可以治愈。

(4)感染:感染分为局部残余脓肿、全身脓毒血症以及真菌感染。局部残余脓肿根据腹部CT或局部造影摄片定位,尽早做手术引流。全身脓毒血症分为经验性用药和根据细菌培养及药敏试验选用针对性的抗生素。惟独深部真菌感染是急性胰腺炎治疗过程中棘手的问题,据文献报告,深部真菌感染呈逐年增加的趋势,是胰腺炎后期死亡的主要原因之一。因此,应该重视深部真菌感染的防治。据有关研究发现,深部真菌感染主要由肠源性致病性真菌所致,其中念珠菌属占90%以上,其余主要为毛霉菌、隐球菌。在念珠菌谱中,白色念珠菌占一半以上,非白色念珠菌依次为热带念珠菌、近平滑念珠菌、光滑念珠菌,以及星形、伪热带和克柔念珠菌等。近十年来非白色念珠菌感染有增加的趋势。

由于深部真菌感染起病隐袭,同时缺乏特征性临床表现,且确定性诊断必须依靠活组织病理学检查和从病变组织中找真菌,其确定性诊断极为困难。若待确定性诊断后再行治疗,大多会因丧失抢救时机,病人难以存活。因此,临床医师要依据诊断线索,结合体液的病原学检查,大胆做出初步临床诊断。对疑为真菌感染的病人则应立即进行经验性治疗,当有助于提高治愈率。由于本病多由念珠菌属感染,且以白色念珠菌为主,氟康唑可以覆盖,因此,一线抗真菌药物采用氟康唑;二线抗真菌药物采用两性霉素B。采用两性霉素B治疗的适应证为:①有血源性感染的证据,且血流动力学不稳定者;②非白色念珠菌感染:因为克柔念珠菌对氟康唑天然耐药,热带念珠菌对氟康唑部分耐药;③毛霉菌感染;④氟康唑治疗无效者,应改为两性霉素治疗。两性霉素B的副作用主要是发热,加用氢化可的松对抗,另外还有低血钾和血肌酐上升,应严密观察和及时纠正。抗真菌治疗的同时,去除病灶至关重要,一旦疑诊为深部真菌感染,应拔除或更换所有留置导管,手术引流胰腺脓肿或清除坏死感染灶。另外,应加强营养和增强细胞免疫治疗,对有真菌与细菌混合感染者应联合应用抗生素治疗;若有确凿证据证实为单纯真菌感染,则停用抗生素。

(5)胰性脑病:胰性脑病是指急性胰腺炎时所并发的中枢神经系统损害综合征,其典型表现为精神异常、视昕幻觉、行为怪异、抽搐发作,甚至可出现谵妄或意识障碍。重症急性胰腺炎一旦继发胰性脑病,常预后不良,病死率很高。

目前认为其发病机制为:①胰酶的作用:由于胰腺炎时血脑屏障通透性增高,逃逸至血液中的大量胰酶致使脑血管病变、静脉淤血、小出血灶、软化灶及神经细胞中毒、水肿代谢障碍等,多见于急性反应期;②严重感染中毒:在全身感染期和残余感染期,由于继发严重感染如感染性休克、败血症及脓毒血症、深部真菌感染等,其病原体的毒素作用于脑组织,引起一系列类似脑炎的神经精神症状;③酒精中毒:乙醇的代谢产物乙醛可直接作用于中枢神经系统也可通过对交感神经末梢或肾上腺髓质游离出儿茶酚胺的作用,造成中枢神经系统功能低下,出现一系列神经精神症状;④维生素缺乏:长期禁食,又得不到足够的外源性补充,导致维生素缺乏,最终影响脑细胞代谢,造成脑组织的损害。习惯上将由于维生素 $B_1$ 缺乏而引起的脑病称为Wernicke 脑病;⑤其他因素:严重的水电解质紊乱、低氧血症,可导致脑细胞代谢障碍及水肿,严重时产生颅内高压及脑疝的临床表现。

胰性脑病的治疗重点在于积极有效地治疗原发病——急性胰腺炎。部分患者可随胰腺炎病情的缓解而好转,尤其是要针对引起的病因而采取相应的治疗措施如抑酶制剂的应用、纠正水电解质紊乱、抗感染及手术清创引流、补充维生素等;其次,采取措施治疗神经精神症状:①精神症状严重者,可应用氯丙嗪、安定等药物;②有脑膜刺激征或颅内高压时,可采取脱水疗法,降低颅内压;③能量合剂有助于神经细胞功能恢复,脑活素对恢复意识障碍、改善语言功能有一定疗效,胞二磷胆碱可减轻对中枢神经系统的毒性反应;④有条件的单位,可采用高压氧舱治疗,能迅速改善脑细胞的缺氧状态。

(王光新)

# 第十二节　慢性胰腺炎

一般所谓的慢性胰腺炎,其实包括两种不同类型,即复发性胰腺炎和真正的慢性胰腺炎,前者主要表现为反复发作的急性或亚急性胰腺炎,在发作过去以后患者仍能恢复健康和正常生活;后者则基本上并无急性发作而仅为持续的慢性病程,主要表现为胰腺功能不足。两者的病因、病理和临床表现虽有大同而仍存小异,因复发性胰腺炎即使经过多次急性发作后也不一定就形成慢性型。而有的病人则可从无急性发作而直接呈慢性型。

## 【发病情况】

通常急性胰腺炎约占外科急腹症不到 1%,慢性(包括复发性)者则仅占外科总住院数的0.3%左右。患者之年龄多在 40～60 岁之间,平均约为 45 岁。Bockus 报道 34 例女性患者过去大多有胆道病史,而 44 例男性患者则多有酗酒史。

## 【病因】

据临床观察,约 2/3 所谓的慢性胰腺炎,实际是急性胰腺炎的反复发作型,其病因自然与急性胰腺炎相同,即与胆道病变(胆囊炎或胆石症)和乳头括约肌功能失常(痉挛或狭窄)有关,以胆汁逆流入胰管为主要的发病原因。另一部分慢性胰腺炎则不一定并有胆道病变,相反,患者常有酗酒史，Maingot 估计英国人患胰腺炎者 20％有酗酒史，美国的患者 40％有酗酒，而 Owens 和 Howard 报道的 32 例慢性胰腺炎全部为嗜酒者。酗酒之所以能引起胰腺炎，推想与长期的酗酒引起十二指肠的痉挛、水肿和炎症，导致胰液的分泌和排泄障碍有关。各种原因造成的胰管部分或完全阻塞，无论是胰管的水肿或炎症，胰管上皮的增生或化生，胰管内的结石或瘢痕性狭窄，都可以导致胰腺炎的反复发作。少数病例是因手术时引起了胰腺损伤，或由胃、十二指肠溃疡等感染病灶直接或经由淋巴管侵入胰腺，从而导致慢性胰腺炎。更有少数病例的病因不明，可能与甲状旁腺功能亢进（高血钙症）或某种遗传因素有关。总之，能导致慢性胰腺炎的原因是多方面的，但胆道病变、酒精中毒和胰管阻塞，特别是胰管内结石梗阻是其主要病因，90％以上的患者其发病都可归因于以上三种病因中的任何一种或其综合。

**【病理】**

在复发性胰腺炎的急性发作期，胰腺的病理表现与一般的急性或亚急性胰腺炎无异。急性发作之后胰腺组织将会因一次次的炎症发作而有进行性的不断增生纤维化，早期限于胰腺外分泌功能的损害，晚期可累及胰岛，并呈不可逆性。至复发性胰腺炎的晚期，特别是真正的慢性胰腺炎，则胰腺本身的病变将转型明显，主要表现在两个方面：

1. **胰腺组织的纤维化**　这种纤维化一般存在于不规则的胰腺小叶间，致胰腺表面呈结节状，质地很硬，主要累及胰腺头部，有时则胰腺体尾部也可受累，因而整个胰腺显得萎缩而硬化。病变的结果可致胰腺外分泌的减少，患者常有脂性下痢和消化不良，以致消瘦明显，而糖尿病则罕见，因胰岛细胞非至病变晚期一般不致受累。另一种纤维化可广泛累及胰腺的实质组织，致整个胰腺呈萎缩硬化状，不仅胰腺的外分泌常呈减少，并且胰岛细胞也早期就有萎缩，因而患者除营养不良和明显消瘦以外，还可发生糖尿病。

2. **胰管的阻塞**　由于胰管上皮的增生和化生、胰管本身的瘢痕性狭窄或者胰管内有结石形成，慢性胰腺炎的胰管常有某种程度的阻塞。胰管结石常与胰管阻塞同时存在，据一般的看法，与其说胰管结石是引起阻塞的原因，不如说结石是胰管阻塞（上皮增生、瘢痕狭窄）后的结果。胰管阻塞可能是单一的，一般多发生在胰头部距乳头约 4cm 处，也可能是多发的，即整个胰管有不止一处的狭窄和结石。狭窄远程的胰管往往反而扩大，有时可形成囊状，以致整个胰管形如串珠，少数病例还可以伴发胰腺的真性或假性囊肿。

值得指出的是，慢性胰腺炎的上述病变，在肉眼观察下有时与胰腺癌很难区别。累及胰腺头部的结节性慢性胰腺炎很像胰头部的腺癌，有时胆总管的十二指肠上段甚至胆囊也因胰腺段的受压而可有明显扩张。累及整个胰腺的硬化型慢性胰腺炎则很像胰腺的浸润型癌，往往须经活组织检查才能确定诊断，有时甚至活组织检查也可能误诊，因早期的胰腺癌位置较深，很可能因活检取材不当而误诊为慢性胰腺炎。至病变晚期，如慢性胰腺炎已发生钙化或已形成结石时则诊断就较容易。

**【临床表现】**

本症在临床上也有反复发作型和慢性型两种。多数病例特别是在病程的早期常表现为急性胰腺炎的反复发作，通常每年发作 3～4 次，大多因饮酒过量、饮食过多或忧思劳累而后发生。发作时的症状与一般的急性胰腺炎相似，以上腹部偏左疼痛为主，程度剧烈，有时可向左肩放散，持续时间一般为 4～5 天，也可能长达数周之久，较单纯的胆绞痛病程为长。在急性发作期,患者也可能出现短时间的黄疸,但血清淀粉酶同时也有升高,因而有助于诊断,不过血清淀粉酶正常者并不能排除此症。急性发作过后患者都能基本上恢复健康和正常生活,不留任何明显的后遗症;但随着病程的进展,特别到病变的晚期,急性发作的次数可能更加频繁,每次发作的持续时间也愈趋长久,甚至可逐渐演变为上腹部的经常性疼痛或持续性隐痛。

另一种慢性型的胰腺炎可能是复发性胰腺炎的晚期表现,但也有病人并无反复的急性或亚急性发作过程,而一开始就表现为慢性型者。这种病人偶尔也有较明显的阵发性腹痛,但一般以上腹部的持续性隐痛或不适为特征,甚至有完全不感腹痛者。患者大多嗜酒成性,因而常致食欲不振和饮食失调,以后又常因消化不良和脂性下痢而致体重减轻、消瘦明显,更后期并可出现糖尿症,均为胰腺内、外分泌不足的表现。不少病例因上腹部的经常隐痛不适,须用麻醉药物(杜冷丁、吗啡等)以资缓解,常有因此而成瘾者。少数晚期病例因纤维化的胰腺引起了胆总管下段的压迫,病人可出现进行性黄疸,大便灰白,皮肤瘙痒;剖腹检查时见胆总管明显扩张,胆囊也可能肿大,但胆道内一般并无结石,而胰腺头部甚至整条胰腺则明显肿大,且呈结节状,极易误诊为癌。亦有患者因脾静脉栓塞而有继发性脾肿大和食管、胃周围血管曲张等区域性门脉高压症表现。

**【诊断和鉴别诊断】**

复发性胰腺炎在急性发作期之症状、体征和化验结果与一般的急性胰腺炎相同,并常有血清淀粉酶值的升高,其诊断一般不难。但如患者是在发作的间歇期来诊,或者是根本无急性发作的慢性型,则其诊断不易,一般须与下列情况相鉴别:①胆石症或胆囊炎;②胰腺癌;③胃癌;④穿透性胃、十二指肠溃疡;⑤亚急性高位肠梗阻;⑥内科病如冠心病和消化不良、脂性下痢等。同时,往往要通过多方面的辅助检查,才能做出正确诊断。

1.实验室检查　主要目的在于检查胰腺功能,其中有:

(1)促胰酶素-胰泌素(P-S):空腹插入十二指肠管,予注射胰泌素和(或)促胰酶素后,从测试管中收取十二指肠液,测定胰液分泌量、碳酸氢盐浓度与胰淀粉酶三个指标。当慢性胰腺炎发展到胰腺腺泡广泛破坏或胰管阻塞时,上述三个指标均异常下降。

(2)Lund 餐试验:同上空腹插管到十二指肠或空肠,嘱患者口服试餐 300ml(含脂肪、蛋白质和糖),然后再从测试管中定时收取十二指肠液或空肠液,测其胰蛋白酶活力。胰功能不全时胰蛋白酶活力低下不足。

(3)葡萄糖耐量试验:病程较长的后期病人,胰岛逐步被破坏而丧失其功能,可出现葡萄耐量试验结果异常。

此外也可测定血清中的胰酶、钙和糖的含量,同时须作血清胆红素的测定,以明确有无胆道阻塞。检查粪便中是否含有脂肪小滴,或者直接测定大便或十二指肠液中的胰酶含量,也具有重要意义。

2.X 线检查　X 线平片可以发现有无胆道结石、胰腺钙化或胰腺结石之存在。十二指肠低张造影检查可以排除胃、十二指肠的侵蚀性溃疡或狭窄,观察有无胰腺囊肿之存在。根据十二指肠的形态,也可以推测有无胰头部病变。胆囊和胆道造影若发现有胆囊不显影提示胆囊有慢性病变,同时还可以观察有无胆囊结石。

3.B超检查　可显示胰腺有无肿大和纤维组织增生,以及胰腺内的钙化点和结石。

4.CT 检查　　可观察胰腺的形态,确定有无钙化灶、胰管有无扩张、狭窄和结石等。

5.逆行胰胆管造影(ERCP)　　可同时显示胆管和胰管,观察其有否阻塞、狭窄和囊状扩张及典型的不规则串珠状扩张。

通过上述的各种检查,一旦发现胆道有某种异常如胆胰管结石、囊状或串珠状扩张、乳头括约肌的瘢痕性狭窄、胰腺本身的硬化或萎缩,以及有胰腺功能的不足,慢性胰腺炎之诊断当可确立。

但需注意,至少有半数以上的慢性胰腺炎同时并有某种胆道病,或是继胆道病变而后有慢性胰腺炎,可见胆道结石与胰腺炎关系之密切所在。此外在诊断慢性胰腺炎时应警惕与胰头或胰体部癌进行鉴别,当然有时即使是术中也很困难。特别是无阵发性腹痛而仅有进行性黄疸和消瘦的患者,其鉴别诊断更属不易,且更具重要性。通常约 20% 的胰腺炎病例可出现黄疸,其中多数是由于肝细胞损害或并发胆道结石,但少数慢性胰腺炎由于胰腺的急性水肿、慢性纤维化或者慢性囊肿之形成,以致胆总管有变形、狭窄或受压现象者,也可以发生无痛性的阻塞性黄疸。如前所述正是此种病人极易误诊为胰腺癌,无论是临床分析、手术探查,甚至是活组织检查,均不易获得正确结论。一般说来,如患者除既往有胆道病史以外,同时尚有酒精中毒或糖尿病症,特别有无痛性的阻塞性黄疸者,是诊断慢性胰腺炎的重要依据;而如患者年龄较大而病程较短,且症状出现较快者,则应疑有胰腺癌之可能。Coulston 曾指出,脂肪性痢是多数慢性胰腺炎病例的最初症状,而胰腺的钙化和糖尿病的出现则是其后期表现。其实,无痛性的阻塞性黄疸也可为慢性胰腺炎的最初表现,而且有时慢性胰腺炎可与胰腺癌同时存在,以致手术前的诊断固然困难,即使通过手术探查和活组织检查有时也不易获得正确诊断。手术探查时慢性胰腺炎不仅可呈结节性肿大,且质地也可很硬,病变范围可仅限于胰头部,也可累及整个胰腺,胆总管甚至胆囊可有扩大,且有时可不伴有胆石,因而不易与胰腺癌相鉴别。活组织检查时,由于胰腺癌可能仅存在于胰腺的中心部位,如切取的组织过浅就不易获得适当的材料,切取过深又可能伤及胰管或引起不易控制的出血。经十二指肠壁的胰腺穿刺活检虽有时可望取得一些病变组织,但在冷冻切片下也不易做出完全的正确诊断。因此,临床上常有可能误将慢性胰腺炎认作胰腺癌,或将早期的胰腺癌误诊为慢性胰腺炎,因而做出错误的处理。Fraster 曾统计 1035 例因胰腺病变而引起的黄疸,67% 是胰头癌,6% 是全胰腺癌,23% 是慢性胰腺炎。他还估计在手术时将慢性胰腺炎误诊为胰腺癌者有 7%,将胰腺癌误诊为慢性胰腺炎者有 16%,可见两者之鉴别诊断确属不易,因此临诊时须格外谨慎从事。

【治疗】

复发性胰腺炎的急性发作期应行保守疗法,包括镇痛、解痉、抗菌、禁食、胃肠减压、静脉输液和中医治疗等措施。待急性发作过去以后,就应该针对各病例的具体情况,择期进行根本的手术治疗。

1.对于以反复急性发作为主要表现的患者,手术的目的是在于根治胆道病变,解除胰管阻塞,保证胆汁和胰液都能自由流入肠道,防止胆汁反流入胰管。根据病变的不同情况,可以选择应用下列各种手术:

(1)如手术探查结果发现有胆道结石存在者,应切除胆囊、切开胆总管,扩张乳头部括约肌,并在胆总管内放置 T 形管引流,为期 3～6 个月,甚至 1 年。此种因胆道病变而继发的胰腺炎,其预后一般最为良好。

(2)如果胆总管切开后不能从上面将乳头括约肌适当加以扩张者(常由于壶腹部之结石嵌顿或括约肌有瘢痕狭窄),应再经十二指肠前壁之切开,在直视下作乳头括约肌切开术。同时最好能找到主胰管之开口,一般在壶腹之内后方,用 3~5 号输尿管导管小心插入胰管约 4~5cm,将胰头部胰管加以扩张;必要时还可从导管缓慢注入造影剂(40%泛影葡胺 Telepague 2~3ml)作胰腺造影,以观察胰管是否通畅或有狭窄。假如胰管并无阻塞,手术完毕时在胆总管内也应放置 T 形管引流,但其短臂不宜深入十二指肠,因恐胰管按压而在术后引起严重的急性胰腺炎。

(3)对不伴有胆道结石的复发性胰腺炎,也可以考虑作胆总管十二指肠吻合术。

(4)如慢性胰腺炎仅局限在胰尾部,而胰腺其他部分是属正常者(这种情况大多继发于上腹部的穿透性损伤,偶见于脾、胃等切除术后),可以考虑作胰腺远端部分切除术。在胰尾切除以后,同样应用输尿管导管或其他聚乙烯管从胰管的切端插入,试探胰管是否通畅。如果导管能够深入十二指肠,表示胰管的其余部分完全通畅者,则胰管切端可先用细丝线仔细缝合(较贯穿结扎为佳),然后再将胰腺切端之前后唇组织相互缝合。如果导管不能插入十二指肠,表示胰管有阻塞者(最好即时从胰管切端注入造影剂以资确诊),应考虑作某种形式之胰腺空肠吻合术(详见下段)。

以上各种术式都曾有报告说能获得满意的疗效,其中尤以经十二指肠之乳头括约肌切开术目前最为通行,因为近年来通过大量病例的随访观察,发现乳头括约肌切开后即使创缘不予缝合,胆总管内不放 T 形管引流,也很少再度发生壶腹之瘢痕狭窄。Doubilet 和 Mulholland 对此手术最为推崇,他们在 1957 年前就曾以乳头括约肌切开术治疗 500 例慢性胰腺炎,据说效果良好者达 89%。据 Doubilet 之见解,如果胰腺炎确是由于胆汁反流引起者,则胰管与胆管在壶腹部必然有共同通道存在,乳头括约肌的张力或阻力必然较大,然后胆汁才有反流入胰管之可能,而乳头括约肌切开后因能使胆汁不再流入胰管,因此可以防止胰腺炎的复发。乳头括约肌切开术较之胆总管空肠 Roux-Y 式吻合一般认为更为优越,因前者基本上可以保存胆道的正常性,而酗酒者的慢性胰腺炎因一般非由胆道结石或乳头括约肌痉挛所致,括约肌切开术之疗效通常就较差。

2.对以黄疸为主要症状的患者,如手术探查和活组织检查的结果能确诊为慢性胰腺炎者,则根据患者的一般情况、病变的具体表现,以及外科医师的技术条件,也可以采取下述几种不同的手术。

(1)胆囊正常者,可行胆囊空肠吻合术:一种是胆囊空肠的 Roux-Y 式吻合,另一种为胆囊与一段空肠袢吻合后再作空肠输入与输出袢之间的侧侧吻合。

(2)如胆囊已经切除,或胆囊已有结石、萎缩等病变而必须予以切除者,则可作胆总管空肠间的 Roux-Y 式吻合,也可行胆总管十二指肠间的侧侧吻合。

(3)因胰腺的假性囊肿压迫而引起的黄疸,可根据囊肿的大小和部位,将囊肿与胃、十二指肠或空肠吻合,一般以囊肿和十二指肠之侧侧吻合较为简便,但不宜企图作假性囊肿的切除术。

(4)如果慢性胰腺炎患者除胆道阻塞引起的黄疸以外,手术时通过乳头括约肌切开和胰管探查(或胰管造影),发现胰管也已在胰头部形成梗阻,甚至整条胰管已有多处阻塞者,则除某种形式的胆道内引流以外,还必须考虑作某种形式的胰腺空肠吻合术,偶尔甚至须作胰十二指肠切除术。

一般而言,胰十二指肠切除术之规模较大,对机体损伤较重,术后并发症较多,对于非属恶性的慢性胰腺炎似非必要;但有时因胰腺癌与慢性胰腺炎之鉴别颇为不易,事实上也偶有将慢性胰腺炎作胰十二指肠切除者。目前对于胰头部胰管的单纯梗阻大多主张作比较简单的胰尾空肠吻合术,而对胰管的多处狭窄则须考虑作较麻烦的胰体空肠吻合;然而这类手术都必须在急性炎症消退以后施行方为安全。

3.对病因不明而又经常疼痛的慢性胰腺炎 ①一般的病例可行上述的胰体空肠吻合术,胰管经此减压手术后其疼痛多数可以缓解;②较剧烈的疼痛可作两侧椎旁神经阻滞(7～10 胸交感神经节),或硬膜外持续麻醉暂时止痛,必要时可行交感神经切除术,以消除患者之痛觉;③有顽固的疼痛或不能排除胰腺癌者,可以考虑作胰体、尾之切除或胰十二指肠全切除术。

4.常见的手术方式

(1)胰尾空肠吻合术:慢性胰腺炎的胰管梗塞,通常多在胰头部距乳头括约肌约 4cm 处。在这种情况下,引流胰液外分泌最简便的办法是切除胰腺尾部(一般都同时将脾脏一并切除),展出胰管,然后作某种形式的胰尾空肠吻合,使胰液得以反流入肠道。胰尾空肠吻合术通常有以下几种形式:

1)DuVal 法:将胰尾切除一段以后,如果通过胰管切端的插管(或造影)证明主胰管仅在胰头部有阻塞者,可将胰管切端吻合到一个空肠袢侧壁上,然后再作空肠输入、出袢之间的侧侧吻合。作胰管空肠吻合时,最好在胰管插入一小段聚乙烯管作为支撑,然后用铬制肠线作胰管对空肠粘膜的间断吻合,再将空肠壁缝固覆盖在胰腺切面上。

2)Leger 法:Leger 主张在胰尾切除一段后,将胰管切端与空肠切端作 Roux-Y 式吻合。如果胰管太细而吻合有困难者,也可将胰管纵向切开一部分,借以扩大吻合口。

3)MeCollum 法:本法在胰尾切除以后不作胰管切端与空肠壁之直接吻合,而仅将胰尾切端单纯地纳入空肠的远切端肠腔内约 1～2cm,亦即将空肠的远切端包在胰腺断端的外面,然后将空肠切端与胰腺包膜作双层缝合,第一层为单纯间断吻合,第二层为浆肌层之褥式内翻缝合。

以上三种胰管空肠吻合法虽都属可行,但一般说来,Duval 法不如 Leger 法,因前者之胰管空肠吻合不如 Leger 法精确可靠,而 Leger 法似又不如 MeCollum 之胰尾植入吻合法简便易行。故外科医师如对小口径的管腔吻合无足够经验或充分把握者,宁愿作 MeCollum 之植入吻合术,较之不正确的胰管空肠吻合远为安全可靠。就胰管空肠直接吻合术而言,可采用 R.Smith 的肝管空肠端侧吻合法,临床医师可按其操作原理,进行同样形式的胰管空肠 Roux-Y 式吻合。

(2)胰体空肠吻合术:如果主胰管的阻塞是多发性的,致整条胰管因多处狭窄而呈串珠状的囊性扩张者,则与其将胰腺体尾部作大部切除,有时不如将受累的胰管完全切开,然后作胰腺体部与空肠间之 Roux-Y 式吻合术,吻合的方法也有二种:

1)胰体空肠的套式吻合:作此手术时须先切除脾脏,充分游离胰腺之体尾部,直达肠系膜上动静脉部位。继将胰尾切去部分，从胰管的切端开始用剪刀将主胰管之前壁连同其前面的胰腺组织一并剪开，直至最后一个狭窄部也已畅开为止。这最后一个狭窄部通常就在胰头部，该处远程部分的胰管往往显然扩大，有时可容纳一手指尖。狭窄的胰管完全切开以后，应可将小导管从胰管中直通到十二指肠。然后就可着手作胰体空肠套式吻合：先将空肠在距屈氏韧带 20cm 处切断，把远段空肠做成一个具有良好血管弧的空肠管，从横结肠系膜的切口中提高到胰腺平面。继将整条胰管已经切开的胰体纳入空肠腔内，作空肠切端与胰腺包膜间的双层吻合；最后再将空肠近切端与远段空肠袢作端侧吻合。

2) 胰体空肠的侧侧吻合：胰体过于肥大，不能纳入空肠腔内者，只能作此胰体空肠之侧侧吻合术。作此手术时无须切除脾脏，亦无须将胰腺体、尾部充分游离或切除胰尾。先将胃横结肠系膜切开，充分暴露胰腺，继用针筒作胰管之穿刺抽吸以确定扩大的胰管位置，随即以此为凭用尖刀将胰管切开，并逐渐使整条凡有囊状扩张的胰管完全畅开，除去其中的一切结石或细胞脱屑，然后就可按上述方法将已切断的空肠远切端从横结肠后面提高到胰腺部位，根据胰管敞开的长度将空肠袢的对系膜缘作同样长度的切开，再把空肠的切端缝到已切开的胰管周围。注意作此胰体空肠的纵向吻合时，应将肠壁缝到胰腺的包膜上，距切缘约 0.5cm，慎勿企图作胰管对肠壁的粘膜缝合，亦不应将肠管缝在胰腺的切开面上，否则必致发生吻合口瘘而使手术归于失败。

以上两种胰体空肠吻合术各有其特点，很难评价其利弊，一般说来两种方法都能获得很好疗效，选择主要决定于手术者之偏好；不过胰体比较肥大、不能套入空肠者，自然只能作胰腺侧面对空肠切端之吻合。总的说来，不论作何种术式其成功的关键取决于下述诸因素：①狭窄的胰管必须首先使之完全敞开，不能有任何囊腔遗漏而未予引流；②吻合应一律取顺蠕动的 Roux-Y 式，不使肠内容物接触胰管。不仅一般的胰腺十二指肠吻合或胰腺空肠吻合均非所宜，即使作 Roux-Y 式吻合时两个吻合口也应有 25～35cm 的距离；③Y 式的远端空肠袢最好从横结肠后面提到胰腺平面，否则一旦横结肠有梗阻或胀满时，可能会导致胰腺的吻合线发生崩裂；如前所述，肠壁只能缝到胰腺的包膜上，切勿作胰管对肠壁的粘膜吻合。

(3) 胸、腰交感神经切除术：按交感神经节链在脊柱两旁平行行走，每一个神经节是通过交通支与相应的体神经干连接；该交通支内既含有带鞘的节前白支，又含有不带鞘的节后灰支，而节前和节后的纤维则在神经节内获得末梢参错。交通支既是传出又是传入的通路，以此与相应的体神经连接，但其确切功能尚未肯定。胰腺的痛觉是经由交感神经传入，通过腹腔神经丛到大、小内脏神经和胸交感神经链的下段，也可能通过虞交感神经链的上段；但上面不超过胸 2 的神经链，下面不低于腰 1 水平，故如胸 2 至腰 1 间的交感神经节连同交通支，以及长约 6～8cm 的内脏神经一并切除，应可解除胰腺痛觉。Mallet-Guy 等认为仅将左侧的大、小及最小内脏神经切除即可止痛，随后相继报道在 30 年内已对 327 例原发性实质性胰腺炎患者作了左内脏神经切除和腹腔神经节切除术，手术死亡率为 3qo，144 例随访了 5～25 年，除 10 例失败、8 例改善外，余 126 例（88％）的效果均称良好，疼痛和功能障碍消失，体力、体重和食欲均有增加。但多数外科专家如 Ray 和 Console 则主张应行两侧切除，包括胸 2 至腰 1 的神经节、它们的交通支，以及三条内脏神经，才能获得完全止痛。交感神经如此切除后，除了可能产生某种程度的低血压以外，对机体一般无大影响；惟以后该部内脏如有其他病变，将不能及时发生疼痛的感觉,患者和医师均应格外警惕,以免贻误病情。有人主张应将胆囊和阑尾作预防性的切除。

胰腺顽固性疼痛需行交感神经切除者,手术多自左侧开始。如左侧切除后尚未完全止痛,隔一星期后再行右侧切除;一侧切除已可止痛者,无需再做另侧切除。切除时的进路有三:①沿第八肋作后外标准胸部切口,进胸后沿脊柱左侧切开壁层胸膜,即可在脊柱左前方找到交感神经节链;②在后背距脊椎棘突约8cm处,以十一肋骨作为中点,作一与脊柱平行切口,切开肌肉后将胸膜及降主动脉向对侧牵开,也可暴露交感神经节链;③经上腹部正中切口,在横膈下切开后腹膜,可以暴露腹腔神经丛及大内脏神经;此切口仅能在腹腔神经丛以上切除大内脏神经一段约3cm,而腹腔神经丛或神经节则不应切除。上述三条进路以经胸切口最为满意,故最常用。

除交感神经切除外,有时尚可行迷走神经之同时切除,以减少胰液分泌。Rienhoff 和 Baker 曾报道 1 例由此获得良好的疗效。

Chahow 和 Hayes 则主张对此种病例除采用交感神经切除和迷走神经切除以外,再同时并行胃窦部切除和胃空肠吻合术。这样不仅可使痛觉减轻,并消除迷走神经对胰腺的刺激作用,还可以消除胃泌素对胰腺的刺激作用,减少十二指肠分泌素的释放,防止壶腹部痉挛和十二指肠内容物反流入胰腺管内,有助于进一步提高疗效和防止复发。

(4)胰十二指肠切除术:上述单侧或双侧的胸、腰交感神经和内脏神经切除术虽然常能缓解腹痛,并增加胰腺的血液供给,因而可望获得满意的疗效,但如神经切除不全或胰腺已损毁过甚者,就不一定有理想的结果。据 Warren 总结美国 Lehey 医院的治疗经验认为胸腰交感神经和内脏神经切除术的疗效一般并不理想,几乎已不值得再试行,而主张以胰十二指肠切除术代替交感神经切除术来治疗病情严重的慢性胰腺炎。至 1969 年 Lehey 医院已有 105 例慢性胰腺炎患者行胰十二指肠切除(其中 11 例为全胰腺切除),这些病例 80% 过去已做过一次或多次手术,33% 曾做过乳头括约肌切开术。切除术的死亡率为 2.9%(3 例),术后疗效优良和良好的约占 2/3,疗效不佳者约有 1/4。看来,对于病情严重且久治无效的慢性胰腺炎,胰十二指肠切除术能有如此成绩尚称满意,不失为本症的一种最后疗法。

1)手术指征:慢性胰腺炎有下例情况者可视为胰十二指肠切除术之指征:①病程较长且病变严重,整个胰腺已因纤维化而明显萎缩者;②胰头部之胰管有多处阻塞者;③整条胰管内有多处结石形成者;④有顽固或持续的剧烈腹痛者;⑤曾经做过乳头括约肌切开或胰管减压手术而效果不佳者;⑥有进行性黄疸,不能排除胰腺癌之可能者。据 Warren 的统计,大概平均每 8 例慢性胰腺炎有 1 例适应作此胰十二指肠切除术。

2)术前准备:严重的慢性胰腺炎由于胰腺功能的损毁,患者的代谢情况和营养状态常有明显缺陷,因此术前必须作多方面的准备,才能使患者耐受此切除术,这包括:①能够口服足量饮食者,应给高糖、高蛋白和低脂肪饮食,辅以大量维生素;②必要时应适当输血以恢复患者之血容量,紧急时可考虑注射白蛋白;③有糖尿病者,应酌情给胰岛素,以满足患者糖代谢之需要;④应研究患者的钙代谢情况,血钙低者可注射适当的葡萄糖酸钙,血钙高者应考虑是否有甲状旁腺瘤存在,通常应在胰腺手术前先予切除。至于术前为了了解病情,确定诊断,应该做的各种试验如胰腺和肝脏的功能测定,胃、十二指肠的 X 线研究,以及胆道系统的口服和静脉造影,更是必不可少的术前准备措施。

至于胰十二指肠切除术步骤则基本与根治术相近,惟慢性胰腺炎者系良性病变则手术范围较小,只以求切除胰腺为目的。具体方法另见胰十二指肠切除术。

(杨学义)

# 第十三节　胰腺恶性肿瘤

## 【分类】

根据世界卫生组织 2000 年的胰腺外分泌肿瘤组织学分类标准,,我们通常所说的胰腺癌,其中约 90% 是胰腺导管腺癌。本节中将详细探讨胰腺导管腺癌的相关临床问题,同时会讨论不同组织学类型的胰腺恶性肿瘤的临床特点。

胰腺导管腺癌是几乎只发生于成年人的来源于胰管上皮细胞的恶性肿瘤,产黏蛋白,表达特征性的细胞角蛋白。腺泡细胞癌主要发生于成年人,肿瘤有相对单一的瘤细胞组成实行的腺泡样结构,并分泌胰酶。胰母细胞瘤是常发生于少年儿童的恶性上皮性肿瘤,分化较好的癌实质细胞组成腺泡结构和鳞状小体,间隔有间质组织带。由于胰母细胞瘤和腺泡细胞癌在组织学上、生物学行为上有很多类似的地方,有学者认为胰母细胞瘤可以看作是儿童期的腺泡细胞癌,但是这一假说并未得到广泛支持。

此外,胰腺以外器官的恶性肿瘤亦有转移至胰腺引起继发性恶性肿瘤的可能。

## 【流行病学及病因】

2002 年全球新发胰腺癌病例 232306 例,占全部恶性肿瘤新发病例的 2.1%。居第 13 位;胰腺癌死亡例数为 227023 例。占全部死亡恶性肿瘤病例的 3.4%,居第 8 位。由于病死率高、治疗效果不佳,胰腺癌的发病率和病死率极其接近。据 20 世纪 90 年代估计,全球胰腺癌世界人口标化发病率男性为 4.4/10 万,女性为 3.1/10 万。北美、欧洲、日本、澳大利亚和新西兰属胰腺癌发病率高的国家和地区,拉丁美洲和中美诸国的发病率也较高。我国的发病率较低,据估计 1990 年代男女性标化发病率分别为 2.5/10 万和 1.2/10 万。根据 2009 年已经公布的资料,上海市胰腺癌发病率为 6.22/10 万。在上海市,胰腺癌占男性恶性肿瘤发病的第 8 位、女性恶性肿瘤的第 7 位,男女发病比为 1.18:1。71.06% 的病例集中在 >65 岁年龄组,80~84 岁组的发病率最高。

随着生活水平改善、生活方式的改变,我国胰腺癌发病率及死亡率有上升趋势,从 1973 年至 2006 年,上海市区男性和女性胰腺癌的标化发病率分别上升 62.20% 和 75.54%。根据 2010 年中国卫生年鉴公布数字,胰腺癌已经进入恶性肿瘤死亡率前 10 位,居第 9 位,死亡率为 2.62/10 万。同时,胰腺癌居城市人口恶性肿瘤病死率第 6 位,病死率为 4.44/10 万。

### (一)胰腺导管腺癌

胰腺导管腺癌占到全部胰腺肿瘤的 85%~90%。发达国家发病率男性为 (3.1~20.8)/10 万,女性为 (2.0~11.0)/10 万,发展中国家发病率为 (1.0~10)/10 万。男性发病率略高于女性。约 80% 的患者发病于 60~80 岁,40 岁以下者罕见。导管腺癌通常是致死性的疾病,未治疗的胰腺导管腺癌平均生存期只有 3 个月,根治性切除术后的平均生存期也只有 10~20 个月,切除术后总体 5 年存活率仅为 3%~4%。

目前已知的胰腺癌发病相关的高危因素涉及很多方面。胰腺导管腺癌的发生与吸烟相关性较强。慢性胰腺炎、既往胃手术史、氯化烃类溶剂等化学物的职业暴露、辐射暴露等被认为与胰腺癌发病相关。突发糖尿病、特别是不典型糖尿病患者是胰腺癌的高危人群之一,但现在更多的观点认为高血糖可能是胰腺癌引起的后果之一。慢性胰腺炎在小部分病人中是一个重要的癌前病变,也有研究提示慢性胰腺炎患者患胰腺癌的长期风险实际上可能与饮酒、吸烟或选择性偏倚有关。遗传性胰腺炎的危险性显著增高。有胰腺癌家族史、患有家族性腺瘤息肉病者胰腺癌的发病率增高。低纤维素、高脂高肉类饮食与胰腺癌发病可能相关。

现在基本确认的胰腺导管腺癌的癌前病变主要有三类:①黏液性囊性肿瘤和导管内乳头状黏液性肿瘤可能进展为侵袭性肿瘤,前者发生的恶性部分通常类似于导管腺癌,而后者发生的恶性部分类似于导管腺癌或者黏液性非囊性癌。②重度导管不典型增生及原位癌。二者不易区分,可能是侵袭性肿瘤的前驱表现,也可能是侵袭性肿瘤在导管内的延续部分。③其他的导管内改变包括黏液细胞肥大、伴黏液细胞肥大的导管内乳头状增生、腺瘤样导管增生、鳞状化生等。这些病变都可表现有轻度的核异型。

胰腺癌相关的遗传学研究资料表明有 3%~10% 的胰腺癌有家族聚集现象,部分病例与已知的遗传性综合征相关,最显著的两个例子是:①遗传性胰腺炎患者在染色体 7q35 发生阳离子胰蛋白酶基因变异,导致早发的复发性急性重症胰腺炎,罹患者一生中约 40% 的概率会发生胰腺癌。②家族性非典型多痣黑素瘤患者在染色体 9p 发生 p16 肿瘤抑制基因的变异,患者一生中有 10% 的概率发生胰腺癌。

**(二)腺泡细胞癌**

腺泡细胞癌占成年人胰腺外分泌肿瘤的 1%~2%。多发生于老年患者,平均患病年龄 62 岁,40 岁以下罕见。8~15 岁发现的病例亦有报道。男性多见,男女比例约为 2∶1。中位生存期 18 个月,5 年存活率低于 10%。曾有带瘤生存数年的病例报道,故可认为预后略优于胰腺导管腺癌。青少年病例预后略好于老年病例。

**(三)胰母细胞瘤**

胰母细胞瘤非常罕见,但是在儿童中占胰腺肿瘤的 30%~50%。多发生于 10 岁以下的儿童,儿童患者的平均年龄是 4 岁。男性略高发,男女比例约为 1.3∶1。胰母细胞瘤属于恶性肿瘤,35% 的病例有淋巴结或者肝转移。未出现转移病灶的儿童病例预后很好,很多患者可以通过手术联合化疗而治愈。出现转移灶的病例和成人病例预后极差,平均生存期仅为 1.5 年。

**【诊断】**

**(一)症状和体征**

胰腺癌最常见首发症状为上腹部不适或隐痛。胰头癌多见腹部不适及隐痛,胰体尾癌常出现上腹部及腰背部显著疼痛。

胰腺癌患者大多数可出现无诱因食欲缺乏及体重减轻。

梗阻性黄疸是胰头癌的突出表现,全身瘙痒。黄疸常呈持续性进行性加重,大便颜色变淡,甚至呈陶土色。除此以外,常致胆囊肿大,可在右上腹扪及。

70％的患者伴有糖尿病,一般糖尿病史在 2 年之内。

晚期的症状与肝转移、邻近器官或腹腔侵犯相关。可出现上腹部肿块、腹水、肝、骨转移、伴发糖尿病、恶病质等,肿瘤侵犯十二指肠可出现上消化道梗阻症。

偶尔患者表现为急性胰腺炎、游走性血栓性静脉炎、低血糖或者高钙血症。

因此临床上对于表现为阻塞性黄疸、难以解释的体重减轻(超过正常体重的 10％)、不明原因上腹痛或腰背痛、近期出现不能解释的消化不良而胃肠道常规检查正常、突发糖尿病而又无肥胖及糖尿病家族史者、突发无法解释的腹泻、自发性的胰腺炎发作等表现者要警惕胰腺癌的可能。

### (二)实验室检查

1.血清肿瘤标记物　　目前应用最为广泛的是 CA19-9,是诊断胰腺癌较为理想的血清标记物,对于良恶性胰腺疾病的鉴别诊断以及胰腺癌术后复发监测和预后预测有指导价值。CA19-9 水平＞100U/ml 诊断胰腺癌的准确性超过 90％。需要注意的是 CA19-9 特异性并不高,其他的消化道肿瘤(特别是胆道肿瘤、结直肠癌)也可能表达。临床上一般同时检测 CEA 水平,在胰腺癌诊断上的敏感性及特异性比 CA19-9 低。

2.血清生化学检查　　血、尿淀粉酶可出现一过性增高,血糖水平可升高,可出现糖耐量试验异常。出现胆道梗阻时,血清总胆红素和直接胆红素显著升高,碱性磷酸酶、转氨酶等一般也有升高。

### (三)影像学检查

1.超声　　超声是胰腺癌的首选无创性检查,特别是由于其无创、方便、价廉的原因可用于高危人群筛查。超声检查可以显示胰腺内的占位病变,病变大小及范围,可观察有无肝转移、淋巴结转移等。根据病变部位不同,可显示扩张的胰管、扩张的胆管以及增大的胆囊等。

2.CT、MRI　　检查可显示胰腺肿块的位置、大小、密度以及有无胰管扩张、胆管扩张、病灶的局部浸润、淋巴结转移情况以及是否伴有肝转移。CT 强调需要应用三期造影剂增强的胰腺薄层螺旋 CT 扫描,是目前胰腺癌术前评估检查中最重要影像学检查方法。CT 检查的缺点除了造影剂的不良反应之外,对于 1cm 以内的腹腔内肿瘤种植缺乏敏感性。并且,如果胰腺周围存在明显的炎症征象可能干扰诊断。磁共振成像,特别是钆增强的磁共振成像提高了动静脉显像,清晰显示肝的小转移灶。MRCP 重建显示胰胆管形态。由于胰腺癌不摄取锰,故应用锰可清楚描绘肿瘤边界。最新的磁共振技术可以媲美多期增强 CT 扫描,特别是可应用于由于造影剂过敏等而不能接受增强 CT 扫描的患者。

3.内镜超声　　在国内近年来不断推广应用,成为多数大型医学中心的必备检查项目。内镜超声检查在胰腺癌的诊断中已经具有特殊价值,特别是对于 CT 等检查未能确定诊断的病例,内镜超声引导下行细针抽吸活检对于鉴别诊断以及新辅助化疗前病理诊断具有重要价值。

4.ERCP　　可观察十二指肠乳头改变。造影可见胆管狭窄和扩张,胰管扩张,中断,管壁僵硬,造影剂排空延迟。可收集胰液进行细胞学,生化和酶学检查。MRCP 能显示胰胆管梗阻部位和扩张程度。ERCP 的优势在于通过置入支架能沟在无法手术或手术必须延迟时减轻胆道梗阻。

## 【临床表现】

1.胰腺导管腺癌　60％～70％的胰腺导管腺癌发生于胰腺头部。胰头部肿瘤主要位于上半部,钩突部少见。异位胰腺也可能发生。联合应用超声、CT、MRI、经皮细针活检、ERCP、EUS(内镜超声)和肿瘤标记物(CA19-9,Du-pan2,CEA,Span-1)等检查,可获得95％的诊断准确率。超声检查时约80％的病例的特征表现为低回声和混合回声肿块,约10％的病例表现为高回声。随着肿瘤体积增大,肿块逐渐出现囊腔以及高回声区域,表现为混合回声。胰管或胆管扩张等间接征象多出现在3cm以上的肿瘤。内镜超声检查时淋巴结转移表现为增大的低回声结节。ERCP可见胰管的移位、狭窄或梗阻。血管造影在术前评估有价值。约92％的胰腺导管腺癌CT显示为低密度肿块。约4％的患者出现胰腺广泛播散,约4％患者表现为不伴有明确肿块的胰管或者胆管扩张。

术中肉眼所见,导管腺癌质硬、界限不清。切面白色或黄色,出血坏死少见,但可出现微囊区域。手术中所见的胰头部肿块直径为1.5～5cm(平均2.5～3.5cm),胰体尾部肿块一般较大。直径<2cm的肿瘤手术中少见,肉眼观察不易发现。胰头部肿瘤通常侵犯胆总管或者胰管引起狭窄导致邻近的管腔扩张。主胰管的完全梗阻可导致胰管串珠样扩张和胰腺实质的萎缩、纤维化。进展期的胰腺癌可侵犯壶腹部、十二指肠壁,导致溃疡形成。

切除的胰腺导管腺癌标本很少见到肿瘤仅仅局限于胰腺内。胰头癌的胰周浸润通常沿着神经鞘侵犯腹膜后脂肪组织、静脉和神经。进展期肿瘤可见肿瘤直接侵犯邻近脏器或者腹膜腔。胰体尾癌由于一般发现较晚,所以邻近脏器侵犯十分常见。胰头癌的淋巴结侵犯,依据发生频率依次是胰十二指肠后、胰头上、胰十二指肠前、胰体下群。这些淋巴结在标准的Whipple手术中将于胰头一并切除。更远的淋巴转移可发生在肝十二指肠韧带、腹腔干、肠系膜上动脉根部、肾动脉平面的腹主动脉旁,这些淋巴结的切除仅在扩大的Whipple手术时清扫。胰体尾癌易转移到胰体上、胰体下、胰尾部和脾门部淋巴结。亦可通过淋巴管道转移到胸腔或者肺。血行转移可依次发生在肝、肺、肾上腺、肾、骨骼、脑和皮肤。

2.腺泡细胞癌　可发生于胰腺任何部位,胰头部略多见。大多数腺泡细胞癌临床表现没有特异性,可表现为腹痛、体重减轻、恶心、腹泻。病灶常常膨胀性生长而非浸润性,故胆道梗阻、黄疸略少见。10％～15％的患者可出现脂肪酶高分泌综合征,常见于有肝转移的患者。特征是血浆中脂肪酶释放过多引起皮下脂肪坏死和多关节痛,外周血嗜酸性粒细胞可增多。少数病例以脂肪酶高分泌综合征为首发临床表现,其他病例往往是肿瘤复发时表现。随着病变的完整切除,血浆脂肪酶水平可恢复正常,临床症状可缓解。近50％患者确诊时已经发生转移,切除术后约25％的病例发生转移。

除了约15％的患者可出现血浆脂肪酶升高外,没有更多的实验室检查有价值。偶尔有病例出现血浆甲胎蛋白升高。

腺泡细胞癌一般体积巨大,平均直径11cm。腹部CT扫描往往显示肿瘤体积巨大而界限清楚,肿瘤与周围胰腺组织密度接近,较易与其他肿瘤区分。

细针抽吸细胞学检查时细胞学检查与内分泌肿瘤类似,免疫组化染色有助于诊断。

术中肉眼观察,腺泡细胞癌往往界限清楚,可为多结节。结节软,切面可为黄色或者褐色,可有坏死及囊性变。偶尔可见外生性生长的瘤体突出胰腺表面。肿瘤可直接侵犯十二指肠、脾及周围大血管。

3.胰母细胞瘤　50%病例病灶位于胰头部。大多数病例没有特异性症状,很多患儿以偶尔发现的腹部包块为首发症状,可伴有腹痛、体重减轻、腹泻。

影像学检查可见胰母细胞瘤病灶体积大,界限清楚,分叶状,CT 扫描可见钙化。没有关系密切的血清肿瘤标记物,有的病例可见甲胎蛋白水平升高。

手术中肉眼观察肿瘤体积 1.5～20cm³。大部分肿瘤为实性,切面可见界限清楚的由纤维组织分割的松软鱼肉样组织构成的分叶状结构,坏死区域显著。较少见的情况是病灶呈现为巨大的囊性,往往伴随着 Beckwith-Wiedeman 综合征。

4.非胰腺上皮细胞的胰腺恶性肿瘤　胰腺淋巴瘤非常少见,不到胰腺肿瘤的 0.5%。临床表现可类似胰腺癌或者胰腺炎,可出现无痛性黄疸。超声显示为低回声病灶。

胰腺淋巴瘤预后较好,甚至于进展期病例都可获得治愈。

5.胰腺转移癌　占全部胰腺恶性肿瘤的 3%～16%,发病无明显性别差异,各年龄段均可发病,60 岁高发。胰腺继发性肿瘤可来自于胃、肝、肾上腺、腹膜后肿瘤的直接侵犯,也可来自于淋巴途径或者血行途径的远隔转移。原发肿瘤可能是消化道肿瘤、肾细胞癌、小细胞癌或淋巴瘤。除了临床表现和影像学表现的特征之外,多发的肿瘤病灶表现为与正常胰腺组织的突然转变,瘤灶周围的胰腺实质组织完全正常而没有慢性胰腺炎改变,这往往提示转移性胰腺癌。

【诊断】

胰腺癌诊断的同时需进行临床分期诊断以便指导外科手术治疗决策和非手术治疗方案。根据患者资料分析,我们将把胰腺癌患者分为三类:①有远隔转移者(肝、腹膜、远隔淋巴结等);②局部病灶进展不能根治切除;③无转移且病灶可获得根治性切除。

出现黄疸的肿瘤位于胰头部,靠近并压迫或者侵犯胆管和壶腹部,可能因为较早期引起症状从而较胰体尾部癌早期获得诊断,所以胰头癌的切除概率高于胰体尾部癌。显著的体重减轻、腹水形成、左锁骨上淋巴结肿大、腹部触及肿块、移走性血栓性静脉炎等往往提示肿瘤进展,往往预示不可切除的可能。

CA19-9 超过 600U/ml 往往提示不可切除的可能性极高,但是这种预期不能替代和排除仔细的影像学评估。很低的 CA19-9 水平(<100U/ml)的病例不需要进行术前腹腔镜分期诊断。

三期增强螺旋 CT 胰腺薄层扫描是目前诊断胰腺癌及评估其可切除性的最重要的检查手段。CT 扫描可以提供包括肿瘤大小、浸润范围、与邻近血管的关系以及肿大的淋巴结等在内的详细的信息。三维重建可以提供更为详细的周围血管形态、血管与肿瘤关系以及胆胰管扩张情况等。所有临床上怀疑胰腺癌或发现胰管扩张或狭窄证据的患者都需要接受三期增强螺旋 CT 胰腺薄层扫描,从而可以获得约 80% 的可切除性预测准确率。具体地说,标准的胰腺标准的三期增强螺旋 CT 胰腺薄层扫描可以清晰的显示是否有无胰腺外肿瘤、是否有肠系膜上静脉及肝门静脉受侵犯以及肿瘤是否侵犯腹腔干或肠系膜上动脉。

对于增强 CT 发现的诸如胰头增大之类的非特异征象,特别是存在胰腺炎的病例,内镜超声检查可以为诊断及分期提供详细的影像学诊断信息,并可在内镜超声引导下行细针穿刺抽吸获得组织细胞学诊断。内镜超声检查也可以通过多普勒技术评估血管受侵犯的情况。就目前资料来看，内镜超声检查仅作为一种重要的辅助方法，能为 CT 扫描未发现肿块或对血管或淋巴结受累显示不清的患者提供额外的分期信息，特别是在需要获得组织细胞学鉴别时采用。由于这些检查依赖于操作者的水平、熟练程度，其结果往往存在系统误差。

诊断性腹腔镜探查可用于增强 CT 确认的无远隔转移的病例，主要作用是发现 CT 未能发现的腹膜、肝等转移灶，尤其适用于病变直径超过 2cm 未发现转移灶、胰体尾部癌以及 CA19-9 显著升高等提示预后不佳的患者。也有单位实施腹腔镜下腹腔灌洗液查找肿瘤细胞，如果获得阳性的结果，在临床分期时认为属于 M1。

剖腹探查将最终确认胰腺癌的分期及切除可能性的判定。术中术者触诊不能完全确认肝转移灶等时需要借助术中超声检查协助分期。探查时发现切除范围之外的可疑的增大淋巴结需要常规快速冷冻病理检查。肝表面的可疑结节必须做快速冷冻病理检查。Kocher 手法探查胰头并除外下腔静脉周围的后腹膜侵犯。评估肿瘤周围的主要大血管，预计切除的技术可行性。

## 【治疗】

胰腺癌确诊后，需要进行手术可切除性的评估，如无禁忌，应该首选手术根治切除治疗。如果不能根治切除，需要根据病情发展决定是否需要行姑息手术治疗（如消化道转流等），同时需要根据具体情况采用放化疗、支持治疗或者参加临床试验。

### （一）术前可切除性评估

根据术前分期诊断得到的临床资料，尤其是三期增强的胰腺薄层螺旋 CT 扫描的结果，仔细研判病变的技术可切除性。简单地说，能够手术根治切除的条件最主要是远处无转移，局部无重要血管浸润侵犯。具体的胰腺癌可切除评估标准如下所述。

1. 可以切除的标准　位于胰腺头部、体部和尾部的肿瘤，符合以下三个条件认为可以切除：①无远处转移；②腹腔干、肝动脉和肠系膜上动脉周围脂肪清晰光整；③肠系膜上静脉/肝门静脉通畅无浸润。

2. 可能切除的标准　①无远处转移；②肠系膜上静脉/肝门静脉与肿瘤接触紧密伴有/不伴有血管侵犯和管腔狭窄，肿瘤包绕肠系膜上静脉/肝门静脉但未包绕邻近动脉，肠系膜上静脉/肝门静脉由于瘤栓或者包绕导致一小段梗阻但血管条件可以安全切除和重建；③胃十二指肠动脉肿瘤包绕、肝动脉肿瘤包绕或侵犯，但未受波及腹腔干；④肿瘤围绕肠系膜上动脉小于血管壁周径 180°。

3. 不可切除的标准　对于胰头癌来说，出现以下情况则认为不可能切除：①远处转移；②肿瘤围绕肠系膜上动脉＞180°，或侵犯腹腔干（任何度数）；③肠系膜上静脉/肝门静脉闭塞且无法重建；④肿瘤侵犯或围绕腹主动脉。

对于胰体部癌，出现以下情况则认为不可能切除：①有远处转移；②肿瘤围绕肠系膜上动脉或腹腔干＞180°；③肠系膜上静脉/肝门静脉闭塞且无法重建；④肿瘤侵犯腹主动脉。

对于胰尾部癌，出现以下情况则认为不可能切除：①有远处转移；②肿瘤围绕肠系膜上动脉或腹腔干＞180°。

同时，只要淋巴结转移范围超出手术所能切除范围均视作为肿瘤不可切除。

### （二）根治性切除术

根治性切除肿瘤以及胰腺周围组织是胰腺癌唯一的治愈方式。手术方式及切除范围取决于癌肿的位置和大小。由于胰体和胰尾的肿瘤往往在晚期才产生症状，这类肿瘤诊断时往往已处于晚期，很少可以切除。而能够切除的胰体尾部癌需要接受联合脾切除的胰体尾部切除术，由于肿瘤体积不大往往手术难度不大。胰头部癌根治切除术的标准手术方式是胰十二指肠切除（Whipple 手术）。

根治性切除是指完全切除肿瘤，避免任何肿瘤组织残余，即达到 $R_0$ 切除（切缘无任何癌残余）。目前认为 $R_1$ 切除（切缘无肉眼可见的癌残余，但有显微镜下可见的癌残余）、$R_2$ 切除（切缘有肉眼可见的癌组织残余）均应该排除在根治切除的范畴之外。这里所说的切缘包括切除标本的所有切缘，如胆管、胃肠、胰腺切缘（包括肝门静脉切迹）、腹膜后结缔组织切缘和淋巴结。

术前评估为可切除或者可能切除的胰腺癌患者，需要在术中再次详细的探查，以便最终确认是否可以获得根治切除。术中探查包括常规手法触诊、术中超声检查以及必要时进行的快速病理检查等方面的内容。探查的主要步骤应该如下所述。①观察并触诊膈肌、腹膜、肠管、肠系膜、盆腔。②探查肝表面，查找微小转移病灶，必要时需要借助术中超声检查。③打开肝胃韧带，检查腹腔干区域，检查肝十二指肠韧带，触诊肠系膜上动脉。④提起横结肠，观察肠系膜根部，观察胰腺钩突是否有肿瘤侵犯了横结肠系膜根部。⑤近横结肠打开胃结肠韧带，显露胰腺颈部、体尾部。游离结肠肝区，Kocher 手法解剖游离十二指肠及胰头部。此步骤将可能判明下腔静脉、腹主动脉旁是否有侵犯或淋巴转移，可确定肿瘤位置及预计胰腺切除线。⑥解剖显露胰颈部下缘的肠系膜上静脉及其上缘的肝门静脉，探查胰腺颈部与肠系膜上静脉/肝门静脉前壁有无粘连、侵犯。至此，可以基本断定患者是否可以获得根治性切除。

胰头癌根治术，即胰十二指肠切除术。经典的胰十二指肠切除术需要在门静脉左侧（建议左侧 2cm 处）断胰颈，完整切除胰腺钩突，切除远端 1/2 胃，胆囊管水平以上横断肝总管，切除胆总管、胆囊及肝门以下结缔组织及淋巴结，将肠系膜上动脉右侧的软组织连同十二指肠系膜一并切除，清除下腔静脉和腹主动脉之间的淋巴、结缔组织。如前所述，若肿瘤仅局部侵犯肠系膜上静脉/肝门静脉时，在保证 $R_0$ 切除的情况下，可联合肝门静脉局段切除及血管重建。有术者在病变未侵犯幽门及十二指肠球部，无幽门淋巴结转移或者恶性程度低的胰头部肿瘤（如囊腺癌、胰岛细胞癌、腺泡细胞癌）时，采用保留幽门的胰十二指肠切除术。

胰体尾癌切除术：需要切除胰体尾（占 80% 左右的胰腺，一般在肝门静脉前方横断胰颈部）、脾、腹腔干周围淋巴结、肠系膜根部淋巴结及腹主动脉前的淋巴、结缔组织。

### （三）姑息性治疗

1.解除胆道梗阻　约 2/3 的胰腺癌患者可能出现胆道梗阻导致的黄疸，甚至于发生胆道感染。如果患者就诊时，经过前述评估判定为不可切除，可以考虑接受胆管空肠 RouX-en-Y 吻合术或内镜下胆道支架置入术。由于患者预期生存期不长且塑料支架更容易发生再梗阻，美国 NCCN 胰腺癌治疗指南推荐应用金属支架胆道置入。对于术前预估可能切除而术中探查后放弃根治切除者，可行胆管空肠 Roux-en-Y 吻合术，根据胃十二指肠受侵情况决定是否同时行胃空肠吻合术。

在无法行内镜下胆道支架置入术治疗,同时无法剖腹手术时,经皮肝穿刺肝胆管引流是很好的选择。部分病例也可能经此通路置入胆道支架达到内引流效果。

2.解除十二指肠梗阻　有10%～25%的胰腺癌患者最终可能发生十二指肠梗阻,导致患者无法进饮食。胃空肠吻合术是可以选择的姑息治疗方法,特别是在剖腹探查后确认无法根治切除的患者。NCCN胰腺癌治疗指南也推荐在适当的条件下应用内镜下置入肠道支架、经皮内镜胃造口导管置入、腹腔镜下胃空肠吻合术。

3.缓解疼痛　胰腺癌后期患者常常出现严重的背痛及腹痛,与胰腺癌浸润腹膜后神经丛相关。因此,可采用腹腔神经丛毁损术治疗,可通过开腹手术、腹腔镜下、超声引导下经皮穿刺、内镜超声引导下穿刺等方式将无水乙醇等药物注射入腹腔神经丛,完成腹腔神经丛毁损术。

4.其他的姑息治疗　有脂肪泻等胰腺外分泌酶缺乏症状的胰腺癌患者,推荐口服胰酶制剂治疗。对于发生静脉血栓栓塞的胰腺癌患者,可应用低分子量肝素治疗。

### (四)辅助放化疗

辅助化疗前必须要获得病理学确诊。并且需要进行腹部盆腔增强CT扫描、胸部正侧位拍片、CA19-9测定、血常规、肝肾功能等检查,获得辅助治疗疗效观察的参照基线。

1.术后辅助化放疗　理想情况下辅助化疗或辅助化放疗应在术后4～8周开始,而具体胰腺癌辅助化疗及放疗尚没有一个疗效特别突出的标准方案。但是术后辅助化疗及放疗仅推荐适用于术后恢复良好的患者。应该在一段足够疗程的吉西他滨全身化疗后再进行化放疗。一般选择吉西他滨作为化疗药物,或者选择吉西他滨联合氟尿嘧啶的方案。术后辅助放疗时,推荐使用CT模拟和三维适形放疗,剂量应在45～54Gy(1.8～2.0Gy/d)。放疗常常和氟尿嘧啶持续静脉输注联合进行。

2.术前(新辅助)化疗及放疗　胰十二指肠切除术后恢复期长,可能使多达1/4的患者失去辅助化疗或放化疗的机会,所以新辅助治疗的作用在胰腺癌手术更为突出。

对于有可能切除的患者可选用新辅助化放疗,但是,新辅助治疗前应该获得确定的病理组织学检查结果。推荐有黄疸的患者在新辅助化放疗开始前置入临时支架。

目前不推荐对于临床分期为肿瘤可切除的患者不应该选用新辅助化放疗。

3.局部进展无法切除胰腺癌的化放疗　局部进展不可切除的胰腺癌患者可以考虑接受化放疗。基于氟尿嘧啶的化放疗被推荐用于肿瘤不可切除、无远处转移、体力状态良好的患者,可选择剂量为50～60Gy(1.8～2.0Gy/d)合同步氟尿嘧啶或者吉西他滨化疗,或者单独使用吉西他滨化疗。吉西他滨单药方案可以作为晚期胰腺癌的一线化疗方案,即吉西他滨1000mg/$m^2$,30min输注,每周1次,共3周,每28天为1个周期。

4.切除术后复发的胰腺癌的化疗　疑诊术后复发的病例推荐首先获得病理组织学确认,然后可以给予相应的辅助治疗方案。

5.其他的辅助治疗　包括各种形式的放疗,如术前放疗、术中放疗、适形调强放疗、放射性核素内照射治疗。此外,射频组织灭活、冷冻、高能聚焦超声及生物治疗等具有临床试验。但尚没有明确证据显示这些措施能够延长生存期。

#### (五)随访

术后定期随访可以早期发现肿瘤复发、进展情况,早期发现并发症,以便及时给予相应处理。在术后 2 年内一般要求每 3~6 个月 1 次随访,内容包括病史、体格检查以及增强 CT、CA19-9 检测等。

### 【诊疗风险防范】

#### (一)关于胰腺癌的活检

1.在术前不强调必须获得胰腺癌的病理学诊断。但是在辅助放、化疗之前必须要获得组织学依据。

2.胰腺癌术前的组织学诊断可以通过超声或者 CT 引导下细针穿刺抽吸获得,有条件的单位应该首选在内镜超声引导下进行。

3.ERCP 时进行胰腺导管细胞刷片或活检常常能获得恶性细胞学结果。

4.术中可以采用切割针穿刺活检。有单位强调经十二指肠胰腺肿块穿刺活检,可以减低胰瘘等风险。

#### (二)关于根治性切除术

胰腺癌切除术后 5 年才生存率很低。根据循证医学资料,手术切缘切缘阴性($R_0$切除)、肿瘤 DNA 含量低、肿瘤局限于胰腺内且直径<3cm、无淋巴结转移是胰腺癌切除术后长期生存的预后因素。在胰腺癌的手术治疗中必须要重视强调 $R_0$ 切除。

切除术后局部复发是决定生存期的主要因素之一。最常见的局部复发部位是肠系膜血管周围组织,因此要达到 $R_0$ 切除必须要强调腹膜后切缘无肿瘤残余。来自淋巴结或者肝内的微小转移灶是引起术后复发的第 2 位的因素,必要范围的淋巴结清扫受到重视。

胰腺癌切除术的切缘范围广泛,包括胆管、胃肠、胰腺断端切缘、胰腺钩突切缘、胰腺腹膜后剥离面的结缔组织和淋巴结等,病理科进行病理标本检查时应该针对如上所述的所有切缘取样来判定是否达到 $R_0$ 切除。

当评估患者是否适合手术切除时,能否 $R_0$ 切除是需要考虑的一项关键标准,估计 $R_1$ 或 $R_2$ 切除可能性较大时,应该界定入可能切除的范畴。

目前通常将 $R_1$ 切除、$R_2$ 切除认定为姑息性切除手术。有资料提示 $R_1$ 切除的姑息性胰十二指肠切除术后 1 年存活率高于仅接受胆肠吻合术及胃肠吻合术的患者,而围术期并发症和病死率并未增加,但没有足够的证据表明应常规使用。而且,有报道 $R_1$ 切除术的生存获益可能和不手术仅行姑息性化放疗相当。

#### (三)关于术前胆道引流

胰腺癌合并黄疸者术前进行胆道引流的必要性还有争议。术前引流胆道的主要目的是缓解胆管炎症状、改善肝功能从而降低手术相关并发症。但是不同的临床资料得到的结果迥异,尽管有的认为术前引流可以降低手术并发症发生率及病死率,但另一些报道却得出相反的结论。因此,大多数专家仅仅在有胆管炎症状、发生败血症,或者由于手术必须明显延后的患者中考虑进行术前胆道引流。对于伴有黄疸且病理组织学确诊的有可能切除的胰腺癌病例,在进行新辅助化放疗前推荐置入临时性胆道支架。

### （四）关于胰十二指肠切除术

**1.胰腺吻合方式**　关于胰腺断端消化道重建的吻合方式的探讨很多,现有的吻合方式主要包括胰管空肠黏膜吻合、胰腺空肠吻合以及胰腺胃吻合等类型。不同的吻合方式关心的最主要焦点都是胰瘘的预防,根据现有的循证医学资料不同的胰腺吻合方式之间胰瘘发生率接近,相比较均没有显著性差异。虽然仍然有专家在推荐各自认为最佳的吻合方式,实际上对于胰腺外科医生来说,最佳的吻合方式就是自己最熟悉、最熟练的那种吻合方式。依靠生长抑素以及生物胶合剂预防胰瘘也没有得到证实可以确切降低胰瘘发生的概率。只有精细操作,注重缝合打结的质量,保护胰腺断端血供有助于减少胰瘘的发生。

**2.扩大的淋巴清扫**　由于胰腺癌切除标本中可见到淋巴结转移率很高,所以数十年来不断有关于是否需要进行扩大的淋巴结清扫的研究及讨论,期望藉此提高根治效果。一般来说,标准的经典胰十二指肠仅清扫胰头旁淋巴结,而扩大性根治性切除手术的范围不仅切除胰腺周围淋巴结,还包括从右肾门至腹主动脉左侧的后腹膜软组织,以及从门静脉至肠系膜下动脉起始部位之间的软组织。有的单位扩大根治切除范围更大,甚至曾经提出需要通过区域性胰腺切除、全胰腺切除等提高局部根治切除率。然而,截至目前,没有循证医学数据支持在标准的胰十二指肠切除术之外加做区域淋巴结清扫可以带来患者生存期的延长。我们认为区域淋巴结切除不应作为标准胰十二指肠切除术的常规操作。

伴有腹膜后淋巴结广泛转移是全身疾病的标志,此时合并广泛淋巴结清扫并不能改变预后,也应该视为姑息性切除。

**3.联合肝门静脉切除**　临床资料表明,合并局部肝门静脉侵犯的胰腺癌在能够确保 $R_0$ 切除的前提下,同时切除肝门静脉并重建肝门静脉可以获得与没有血管侵犯的胰腺癌相同或十分接近的预后,而且没有增加手术并发症及病死率。在技术条件具备的胰腺外科可以在严格管理下开展此术式。肝门静脉受侵范围在 2~3cm,一般情况下均可以直接修补或者端-端吻合。如果受侵犯肝门静脉长度较长,可以采用自体静脉移植修补(常采用颈内静脉或大隐静脉),低温保存的异体静脉供体也可作为修补材料。需要注意的是,国外很多专家指出尽量不应用人造血管做肝门静脉修补以避免感染等并发症。

**4.临床手术量对于手术预后的影响**　在经验丰富大的胰腺外科中心胰十二指肠切除术的手术并发症和病死率较其他单位显著降低。根据美国的研究资料,推荐胰腺切除术应该在年手术量较多(>20 例)的治疗中心实施。

### （五）胰腺癌切除术后常见并发症的防治

胰腺术后外科常见并发症包括胰瘘、术后出血、腹腔内感染、术后胃排空延迟、胆瘘等。

**1.胰瘘**　胰腺术后胰瘘发生率为 5%～20%。胰瘘是指术后 3d 每日的吻合口或胰腺残端液体引流量超过 10ml,引流液中淀粉酶浓度高于正常血浆淀粉酶浓度上限 3 倍以上,并连续 3d 以上;或存在临床症状(如发热等),超声或 CT 等影像学检查发现吻合口周围液体积聚,积液穿刺证实液体中淀粉酶浓度高于正常血浆淀粉酶浓度上限 3 倍以上。胰瘘可分为三级,简单地说,如果胰瘘未合并感染、不需要专门处理、3 周内自行愈合则属于 A 级。合并感染、持续引流 3 周以上、可能需要专门处理或者可能再次入院等者界定为 B 级胰瘘。如果出现了败血症、持续引流 3 周以上、需要手术治疗等时属于 C 级胰瘘。

预防胰瘘需要注意①在术前纠正患者贫血和低蛋白血症,改善其营养状况;②术中注意精细操作,保护胰腺断端血供良好;③术后加强营养支持,可使用生长抑素类药物。

胰瘘的治疗首选非手术治疗,通畅引流,控制感染,加强营养支持和维持体液平衡,可使用生长抑素类药物。当胰瘘出现引流不畅或伴有严重腹腔内感染时采用手术治疗,主要目的是通畅引流感染性积液,促进胰瘘闭合。

2.术后出血　术后出血的定义包括三个要素。①出血部位:腹腔内出血指来自于腹腔内动静脉断端、手术创面、假性动脉瘤等部位的出血,消化道内出血指吻合口出血或应激性溃疡出血。②出血时间:以手术结束后 24h 为界,24h 以内发生的出血称为早期出血,反之为迟发性出血。③严重程度:分为轻、中、重度。

早期出血多与手术操作技术相关,术中应确切止血,关腹前仔细检查手术野。根据严重程度可以给予密切观察,中重度需要考虑再次手术,消化道出血首选内镜治疗。

迟发性出血多继发于吻合口漏、腹腔内感染。及早治愈吻合口漏和腹腔内感染是预防迟发性出血的关键。对于迟发性出血,应采取措施稳定血流动力学,然后考虑血管造影栓塞、内镜治疗、手术等。

3.腹腔内感染和脓肿　通常由胰瘘、胆瘘所致,发生率为 4%～16%。手术 3d 后患者出现感染临床表现,同时影像学检查可见腹腔内液体积聚,穿刺抽出液为脓性或液体中查出细菌可以确定诊断。感染局限且形成包裹,出现边缘清晰的积液灶,则为脓肿。

治疗采用广谱高效抗生素,根据药敏试验结果调整用药,必要时穿刺或者手术引流。

4.术后胃排空延迟　在机械性梗阻因素后,出现以下情况之一者可诊断为术后胃排空延迟:①术后需置胃管时间超过 3d;②拔除胃管后因呕吐等原因再次置管;③术后 7d 仍不能进食固体食物。

对于术后胃排空延迟常规治疗包括维持水电解质平衡、营养支持、应用促胃肠动力药物以及疏导患者情绪、鼓励患者早期下床活动等。

5.胆瘘　胰十二指肠切除术后胆瘘的发生率为 3%～9%,可能与胰瘘同时存在。术后如果腹腔穿刺液或腹腔引流液确定为胆汁,可诊断为胆瘘。胆瘘的预防主要通过提高吻合技巧、预置吻合口内减压支撑管外引流及吻合口周围外引流。胆瘘的关键治疗是通畅引流,大多能自行闭合。

(蔡治方)

# 第十四节　胰腺创伤

## 【概述】

相比于其他腹腔内脏器,胰腺损伤在临床上不多见。胰腺是腹膜后器官,它与腹主动脉、肠系膜上动、静脉,下腔静脉有密切关系,胰腺损伤有时可合并上述血管损伤,从而在短时间内因急性出血导致患者死亡。另外,胰腺损伤的诊断有时比较困难,胰腺损伤在漏诊后,往往导致严重的并发症,甚而死亡。

胰腺损伤在开放性及闭合性腹部损伤中均可发生。开放性腹部损伤如刀刺伤,枪伤等,胰腺损伤往往是腹部多个受损器官之一;在机动车事故,自行车事故,行人意外事故等意外情况下,胰腺损伤往往因上腹部外力引起,致使胰腺受挤压于脊柱从而受损。相应的,胰腺具体损伤部位以胰腺颈部(肠系膜上动、静脉前方)胰腺实质较多见。

【诊断】

胰腺损伤的及时诊断有时比较困难,特别在闭合性腹部损伤患者。在开放性腹部损伤患者,因为有相当比例要进行开腹探查。术中探查时,可以对胰腺是否有损伤进行直观判断,或者可以借助术中超声等新方法辅助诊断,胰腺损伤往往比较容易确定。常用的临床诊断方法及评价如下。

1.腹部 X 线平片 腹部 X 线平片无法对胰腺损伤进行直接显示,但有一些间接迹象提示可能存在胰腺损伤。常见的如左侧肋骨或 $L_{1\sim2}$ 腰椎骨折;腹膜后气泡影,如右侧腰大肌或肾周围气泡影;胃或横结肠位置异常改变等。如果腹部 X 线平片有这些发现,应该考虑合并胰腺损伤可能,可以进一步行其他检查明确诊断。

2.腹部超声与诊断性腹腔灌洗 腹部超声检查可以发现腹腔积液,积血等异常。但因为胰腺位于腹膜后,加上肠管气体影响,超声难以直接发现胰腺本身的损伤。诊断性腹腔灌洗对胰腺损伤本身也难以作出正确判断,甚至在发生胰腺横断伤时,如果后腹膜完整,诊断性腹腔灌洗也没有阳性发现。

3.血清淀粉酶测定 血清淀粉酶在传统上认为是胰腺损伤的可靠指标。但进一步研究发现,不管是血清还是腹腔灌洗液的淀粉酶测定,其敏感性与特异性都不理想。淀粉酶同功酶测定可以区分胰淀粉酶与唾液淀粉酶,但也没有提高胰腺损伤诊断的敏感性及特异性。胰腺损伤后,血清淀粉酶的升高与时间有一定联系,有医生认为这个时间点是伤后 3h,此时测定的血清淀粉酶水平有一定诊断意义;此外,多个研究发现,血清淀粉酶水平与胰腺损伤程度没有必然联系;另外,在合并颅脑损伤患者,亦要谨慎解释血清淀粉酶结果,有相当一部分患者尽管没有胰腺损伤,血清淀粉酶也可以升高。

尽管如此,如果患者血清淀粉酶升高,应该进一步行其他影像学检查或者进行密切临床观察,除外胰腺损伤可能。

4.CT CT 扫描是胰腺损伤首选的无创诊断方法,其敏感度和特异度均高于 80%。胰腺损伤发生时,CT 扫描可以发现下述改变:腹膜腔积液;小网膜囊积液;左肾动脉周围或者脾静脉与胰腺实质间积液;胰腺水肿和(或)血肿;肾前筋膜(后腹膜)增厚等。应该注意,在疾病发生发展的早期,CT 扫描可能无明显异常。间隔一定时间,行 CT 系列扫描,监测病情变化有助于病情判断及治疗决策。

5.ERCP 单发胰腺损伤患者的并发症率及病死率与是否存在胰管损伤直接相关。如果胰管破裂的病情被延误,将大大增加患者的并发症率及病死率。在生理状况稳定的患者,ERCP 是发现胰管损伤的最准确的影像学检查方法。如果对胰腺损伤患者计划行非手术治疗,但患者有持续的腹部症状,CT 扫描图像有可疑发现,血清淀粉酶高,可行 ERCP 观察造影剂有无外溢来确定胰管的完整性。ERCP 对于胰腺创伤后迟发症状者及 CT 扫描遗漏病变的患者也有一定价值。ERCP 不仅能发现胰管损伤,而且能确定其损伤程度,为选择合适的手术方案提供依据。

6.MRCP　与 ERCP 相比,MRCP 最大的优势是其无创性。在检查过程中,不增加患者的痛苦。通过影像重建,可以给临床医生提供三维的胰管影像。在检查的同时,对于胰腺实质本身及胰周病变,也可以作出评价。将来,MRCP 也许会代替 ERCP 成为胰腺及胰管损伤首选的影像学检查。

## 【治疗】

胰腺损伤的部位、程度,术前较难以准确估计,处理不够及时、恰当,将会产生严重的后果。因此,对怀疑有胰腺损伤的病人,除非症状很轻且在严密观察的情况下,都应进行剖腹探查,及时处理损伤的胰腺。也由于术前对胰腺损伤的情况难有准确的判定,术者应能掌握各类损伤的处理原则与方法。

### (一)手术切口选择

最常用的是上腹部正中切口或右旁正中切口,便于上下延伸探查及处理可能同时存在的多处损伤。如果术前已确定为单一的胰腺损伤,亦可采用上腹部横切口,此切口便于处理胰腺各部位的损伤。

### (二)胰腺挫伤或未伤及胰管的胰腺裂伤

胰腺挫伤或部分裂伤是比较常见的胰腺损伤。胰腺挫伤分为包膜完整与包膜破裂两种。包膜完整者是最单纯型的胰腺损伤,一般只需做外引流以减少外溢胰液的腹腔内积聚。引流管多采用双套管设计。包膜破裂者,传统上,一般要行包膜破裂修补,因为曾有报道,按此处理,可减少胰漏的发生。但这个结论在其后的临床实践中未被证实,现在,更多的医生建议仅行外引流术。

### (三)远端胰腺损伤伴胰管破裂

胰腺颈部、体部、胰尾大的撕裂伤或横断伤,伴胰管破裂,可行远端胰腺切除术。如果合并脾脏损伤,可同时行脾切除术。如果脾完整,在技术上可行的话,也可行保留脾的远端胰腺切除术。近侧胰腺残端仔细清创、止血后将胰腺前后缘用丝线间断褥式缝合。胰腺近断端组织可因损伤、缺血而继续坏死,缝合后可能产生胰瘘。有学者建议可将胰腺近断端与空肠做Roux-en-Y 吻合术。但在严重创伤时,胰腺断端损伤严重,胰肠吻合口难以满意完成吻合,术后吻合口漏的发生率很高。不管采取哪种处理方式,应将引流管放置合适位置,保证术后一旦发生胰漏或吻合口漏时引流通畅。我们对胰体尾部断裂的病人施行保留脾动静脉的胰体尾切除术,术后长期随访脾脏功能良好、无区域性门静脉高压症的发生。

### (四)胰腺近端损伤或合并胰管损伤

根据不同损伤程度,有下列几种处理方法。

1.胰头部如仅为浅表挫伤或裂伤未累及胰管,且不伴有其他脏器损伤者,可在小网膜囊或胰头部做双套管引流,一般几周后可自行愈合。

2.胰管部分破裂,可在胰管内放置支架,缝合胰管及胰腺被膜,支架经十二指肠引出体外,以后拔除。

3.胰头部挫裂伤可采用挫裂伤处胰腺伤口与空肠 Roux-en-Y 吻合;位于肠系膜上血管右侧的胰腺完全断裂可采用胰腺两断端与空肠 Roux-en-Y 吻合的术式。最近观察表明,胰腺空肠吻合口漏的发生率比较高,计划行此吻合时,应综合评价胰腺损伤状态,如果胰腺实质损伤严重,无法保证胰腺空肠吻合质量,应选择其他手术方式。如胰十二指肠切除术等。

#### (五)胰头十二指肠合并伤

胰腺损伤合并十二指肠损伤占患者总数 3%～19%,其中以闭合性损伤多见,约占 60%,这种损伤处理十分困难,并发症发生率极高,几乎达 100%;病死率亦高,达 25%～35%或更高。胰腺与十二指肠部分位于腹膜后,且胰腺与十二指肠第 2 段又有胆总管与胰管开口,有胰、胆液直接进入。当胰十二指肠损伤时,胰胆液可从破损的十二指肠流出或因胰管、胆管、胰腺损伤而溢出。胰酶被激活后,将侵蚀周围组织,使十二指肠修补处破裂,产生极其严重的并发症,如大出血、胰瘘、十二指肠瘘等。在处理损伤时,应对这些问题综合考虑,根据损伤的情况选择合适的治疗方法。

1.单纯修补引流术　　适用于十二指肠与胰腺的轻度裂伤,十二指肠予以修补,胰头附近放置双套管引流。

2.十二指肠修补加十二指肠旷置术　　适用于胰腺挫伤较重,十二指肠裂伤亦较重的病例。十二指肠裂伤处修补,缝合阻断胃幽门,行胃空肠吻合术;还可行十二指肠插管造口,减少胰液对修补部的侵蚀,有利于愈合。

3.十二指肠"憩室化"手术　　在胰头挫伤与十二指肠破裂较重时,可考虑行此术式,包括胃窦部切除,结肠前胃空肠端-侧吻合,十二指肠插管造口,十二指肠破裂处修补缝合,迷走神经切断,胆总管造口(T 管引流),双套管引流。此术式优点是,胃窦部切除,胃空肠吻合减少了十二指肠液和胰液的分泌,胰酶激活受到抵制,可减少十二指肠损伤部位再次破裂的机会;十二指肠造口减压,可降低十二指肠局部张力,减少十二指肠内容物对创面的刺激,利于愈合;胆总管"T"管减压后,有利于胆汁引流;迷走神经切断可防止应激性溃疡和胃空肠吻合口溃疡的发生,也减少了胰液的分泌。

4.胰十二指肠切除术　　适用于其他术式不能处理的严重胰十二指肠损伤,手术范围较大,术后并发症多,病死率高,应严格掌握其指征:①胰头严重损伤不能修补或与肠吻合者;②胰头损伤伴有十二指肠血运障碍或坏死者;③十二指肠严重广泛挫伤累及 Vater 壶腹者;④胰管自十二指肠撕脱;⑤胰头挫伤出血难以控制者。

#### 【诊疗风险防范】

##### (一)胰腺损伤的诊断

由于胰腺位于腹膜后,外伤症状并不明显极易造成延误诊断。因此对于腹部有闭合性外伤史尤其是典型的腹部方向盘挤压病史、出现腹痛、动态监测血清淀粉酶对于胰腺损伤的具有重要的参考价值,腹部 CT 尤其是增强扫描不仅可以判断是否存在胰腺损伤,还可以对损伤进行分级并指导手术方式。腹部 CT 检查可见胰腺轮廓异常、胰体尾及脾门可疑积液、胰腺局部/整体肿大密度不均,有低密度灶伴胰周边模糊;CT 增强扫描可见垂直于胰腺长轴胰腺内低密度裂隙影,伴胰腺周边积液积血等,高度疑诊胰腺断裂,应积极开腹探查。

##### (二)术后并发症的风险防范

胰腺损伤患者手术治疗后,20%～40%会出现并发症,胰腺损伤合并十二指肠损伤者,并发率尤其高。但多数并发症是自限或可治愈的。胰腺损伤后死亡的常见原因是感染及多系统器官衰竭,占死亡原因的30%以上。

1.胰外瘘　胰腺外伤手术治疗后最常见的并发症是胰外瘘。如果引流通畅,并给予充分的营养支持治疗,大部分胰外瘘可以在1~2周内自行愈合。胰外瘘较多发生在胰腺头部,这与胰头部主胰管较粗有关。胰头、胰体与胰尾损伤后瘘的发生率分别约为40%、30%与10%。

胰腺损伤手术治疗后放置引流管的患者,引流液中淀粉酶含量持续增高是胰外瘘的第1信号。在这些患者,术后的最初几日原为血性引流液,由于有胰腺组织的损伤,其中含有渗出的胰液,淀粉酶含量可较血清含量为高。随着渗血与渗液的停止,引流液将逐渐转为清亮,淀粉酶含量减少。有胰瘘发生时,引流液虽逐渐转为清亮,但淀粉酶含量持续高于血浆含量。胰外瘘漏出的液体量与瘘的发生部位、瘘口大小,主胰管的流出道是否通畅有关。小流量胰瘘一般每日引流量为100ml以下,中等流量胰瘘每日引流量为500ml左右,大流量胰瘘指每日引流量在1000ml左右者。胰瘘发生后,应设法保持其引流通畅,必要时,可考虑剖腹重置双腔引流管。为防止胰液积留在腹腔内,胰酶被激活消化周围组织引起并发症,如出血、坏死、脓肿、假性囊肿等。将漏出的胰液充分引流到体外是治疗胰瘘的最主要措施。单纯的胰外瘘如果不伴有其他并发症,经充分引流及其他非手术治疗后,一般可以治愈。

支持治疗是治疗胰外瘘的另一重要措施。除维持水、电解质、酸碱平衡外,还应加强营养支持。全肠外营养可减少胃肠道分泌量的50%~70%,胰液的分泌量亦随之减少,有利于瘘的愈合。因此,全肠外营养具有补充营养与治疗的双重作用。肠内营养可增加胃肠液的分泌,胰液量也随之增加。故在胰外瘘的早期宜给予全肠外营养以减少胰液的分泌量。待胰瘘的瘘管已形成,引流通畅但不能自愈时,可应用各种肠内营养制剂以改善患者的营养状况,等待确定性手术治疗。

在应用全肠外营养减少胃肠道分泌的同时,加用抑制胰酶外分泌的药物,则更有利于加速胰瘘的愈合。生长抑素类药物在临床上已得到广泛应用。据观察,给药后24h,胃肠道的分泌量可减少50%~70%或更多。

胰瘘经非手术治疗后,80%~90%均能自行愈合,但仍有些胰瘘持久不愈,其原因主要是主胰管完全断裂,失去连续性,或是瘘管附近有死腔、慢性瘢痕形成等,这些情况可经瘘管造影证实。

胰瘘经非手术治疗3~6个月仍未愈合者,可进行手术治疗。手术方式有:①胰瘘管与空肠行Roux-en-Y吻合术;②切除含瘘的部分胰腺;③瘘管切除术,仅适用于少数瘘小,位于胰腺边缘,主胰管未损伤的病例。

2.胰周感染、脓肿形成　胰腺损伤后,由于有胰液的渗漏,胰酶被激活,胰周组织坏死;更常见患者伴有肠管损伤,及术后经常发生的引流不畅,胰周组织常有感染及其后的脓肿形成,发生率为10%~25%。手术或影像学工具引导下经皮置管引流是主要的治疗方法,并应尽早进行,以免感染扩散并导致其他器官的损害。抗生素虽能协助控制感染,但主要的治疗方法是有效的引流。在引流的基础上再给予抗生素、营养支持等治疗。值得引起重视的是感染、脓肿可能是胰瘘的早期症状。脓肿发生的主要部位是胰腺周围,少见部位如肝下、膈下等脓肿可经CT或超声检查确诊并在其引导下行经皮置管引流术。如形成胰腺假性囊肿、胰周脓肿可行腹腔镜下经胃囊(脓)肿-胃内引流术,我们应用此术式治疗6例患者效果良好。

3.出血　胰腺损伤后,可伴发腹腔出血,发生率为 $5\%\sim10\%$。术后早期出血常见原因之一是由于手术时血压偏低,出血暂时停止,术后血压回升,胰腺创面重新出血;另一常见原因是胰腺损伤重,创面止血有一定的困难,术后继续出血。出血可以来自胰床,也可以来自胰腺周围血管,一般与胰液的自体消化有关。出血量少时可以药物等非手术治疗方法为主;出血量较大时首选的治疗方法是介入血管治疗,经血管造影明确出血部位,继行选择性血管栓塞;如果无效,只能手术处理,缝扎出血血管或者以纱布填塞。

4.胰腺假性囊肿　胰腺假性囊肿可以在胰腺创伤后数周至数月后形成。胰腺损伤后,胰腺周围组织坏死、液体渗出或有渗血未被引流,被邻近组织包裹。其后周围组织逐渐纤维化而形成囊壁,因局部有炎症反应,渗出液不断增加,囊肿亦逐渐扩大。由于是周围组织包裹渗出液而成,其囊壁无腺细胞,所以称之为假性囊肿,发生率为 $10\%\sim30\%$。假性囊肿的处理方法决定于假性囊肿与胰管的关系。通过 ERCP 或 MRCP 检查,如果胰管是完整的,与囊肿不通,那么囊肿穿刺抽液或超声、CT 引导下置管引流是首选的治疗方法,而且在大部分患者治疗效果良好。如果囊肿与胰管联通,上述治疗方式将导致胰外瘘,可选择囊肿内引流术。手术一般在囊肿形成 3 个月后进行,一般采用开腹或腹腔镜下囊肿-空肠或胃吻合术。在囊肿壁尚未形成较坚韧的纤维组织壁时,与胃或肠吻合均可导致吻合口撕裂,从而形成瘘,造成较严重后果。

5.外伤性胰腺炎　胰腺外伤手术治疗后,约 18% 的患者可能出现急性胰腺炎,主要表现为腹痛,血清淀粉酶升高。经药物非手术治疗后,大部分患者可以缓解。而极少数患者可以演变为出血坏死性胰腺炎,此部分患者往往预后凶险,病死率可达 80% 以上。

（蔡治方）

# 第十五节　胰腺移植

## 一、手术适应证

主要适应证是胰岛素依赖型真性糖尿病,即 I 型糖尿病,其病因是胰岛破坏,胰岛素缺如,而外源性胰岛素只能暂时改善症状,但不能阻止病情发展和并发症的发生。

早年认为只有并发肾功能衰竭才适于胰腺移植,现在单纯胰腺移植的时机是:已确诊为 I 型糖尿病者,病程在 2 年以上,伴有:①肾功能不全已到尿毒症前期,如持续蛋白尿超过 0.5g/24h 或肾小球滤过率<30~40mL/min。②视网膜病变,趋向失明。③糖尿病呈难以控制状态,血糖值波动幅度较大,胰岛素治疗难以改善。如果 I 型糖尿病已发展到尿毒症肾功能衰竭,则宜作胰肾联合移植。

临床上,胰腺移植有 3 种术式:单纯胰腺移植(PTA)、胰肾同期联合移植(SPK)和先肾后胰分期联合移植(PAK),多数学者主张施行同期胰肾联合移植,原发性糖尿病和继发尿毒症可以一次予以纠正。而且胰肾可取自同一供体,抗原性单一,肾移植的急性排斥易于察觉,其免疫抑制治疗,又可用作植入胰排斥反应的预防。也有人主张作分期手术,先做肾移植,纠正尿毒症,待患者一般情况好转,手术耐受性增加,再作胰腺移植。从移植后病人1年存活率来看,根据美国2003年5140例统计,三种大致相仿:PTA为98.4%、SPK95%、PAK94.9%。

## 二、胰管处理与移植术式

胰腺移植术中的胰管处理,是胰腺移植的关键性难题。胰腺有外分泌(胰液)和内分泌(胰岛素)两种功能,胰腺移植只要求恢复后者,但如果胰管处理不当,就会使有强大消化能力的胰液腐蚀溶解植入胰和腹内脏器,发生严重并发症,导致移植失败。

见诸文献的胰管处理方法有:单独胰管结扎、胰管开放、胰管堵塞和胰管引流等4种。单独胰管结扎法,极易引起胰管扩张、假性胰囊肿、脓肿、急性胰腺炎、胰漏以至坏死、自溶等并发症,疗效极差,现已摒弃不用。胰管开放法是植入胰的主胰管不作任何处理,任其开放,让其分泌的胰液流入自由腹腔,而为腹膜所吸收。但移植后不少病例出现严重腹水,长期效果不满意,因而应用者日益减少。胰管堵塞法是向供胰的主胰管内注入人工合成粘合栓塞剂,使其堵塞各级胰管小分支腔。由于整个胰管树被堵塞,不会发生胰管内胰液积聚和胰管急性扩张等并发症,但可促使植入胰外分泌腺体萎缩,不再分泌胰液,使具有内、外两种分泌功能的植入胰,变成单一的内分泌腺体。选用的化学栓塞剂有:氯丁橡胶、硅橡胶、丙烯酸凝胶、醇溶氨基酸、Ethibloc、聚异戊二烯等。胰管堵塞法因其简便、耗时短、近期观察临床效果满意,而为大多数单位所采用。但近年来经长期随诊发现,日久植入胰外分泌腺组织发生纤维变性,逐渐增生、硬化,从而压迫胰岛及其血供,影响其远期疗效。

从1984年以来,胰腺移植有一种改用胰管引流的动向。根据胰管引流的器官不同,可以分为胰管空肠、胰管输尿管、胰管膀胱吻合3种术式,其中以胰管空肠吻合术最接近正常生理,可使胰液流入空肠,发挥其消化功能,但需要克服吻合口破裂、胰漏、胰瘘与感染等并发症。为此,有人主张以细长硅胶管一端插入植入胰的主胰管,另一端穿入Roux-Y空肠内作支架的方法,避免胰管空肠直接吻合而招致吻合口漏;更有人将空肠腔内的细导管,经腹壁引流至体外,待1~2个月后吻合口愈合牢固,再予以拔除。事实上胰管堵塞、胰肠引流、胰管膀胱引流3种术式的1年移植腺有功能存活率相似,据1986年的统计分别为43%、42%、47%。最近又出现另一个新的倾向。许多学者发现,胰管膀胱吻合术后,可以动态监测尿淀粉酶值,其突然下降,是胰腺移植急性排斥反应的最早表现(每小时尿淀粉酶正常值1000~8000$\mu$/1,如下降25%即为急排可疑,下降50%即可确诊),早于血糖监测和胰穿刺活检,因而自20世纪80年代末起一跃成为包括武汉同济医院在内的许多单位的首选术式。可以采用胰膀胱直接吻合,也可采用全胰带十二指肠段与膀胱吻合。但是胰膀胱吻合引流有容易发生慢性代谢性中毒的缺点,所以胰管处理尚未最终解决。

## 三、供胰与供胰切取

绝大多数单位,多采用尸体供胰。由于供体来源缺乏,近年Sutherland推荐亲属活体供胰,切取胰体尾节段,术后排斥反应较轻,疗效胜过尸体胰移植。其亲属胰移植的患者存活率和植入胰有功能率 1 年分别达 95％和 48％,而尸体胰移植则分别为 82％和 28％。如果同一亲属先供肾,后供胰作移植,则有功能存活率更高。但是亲属活体供胰,事实上有很大困难,对供者,特别献出 2 个器官者,带来很大的危险性,要有很大的决心和牺牲精神,决非易事。在我国牵涉到的问题更多,更为复杂。看来,尸体供胰还是目前比较可行的办法。临床上,供胰都采用简单低温重力灌洗和低温保存法,最好采用"脑死亡"供体,将切取的胰腺立即经脾动脉插管,用冷(1～4℃)细胞内液型溶液灌洗,至脾静脉流出液清亮为止,供胰中心降温到 4～10℃ 间;通常用的灌洗液在国外为 Collins 液,改良 Collins 液,现多用 UW 液,华中科技大学附属同济医院则用本研究所自制的 WMO-1 号液。将经上述降温处理的供胰,置入内盛平衡液或 UW 液的塑料袋中,扎紧袋口,置入另一塑料袋中,周围围以冰屑,放入铝制容器中,再将其放到塑料保温桶,以快速交通工具送到受者的医院手术室中。将供胰浸泡在 1～4℃平衡液或 UW 液中,根据移植方案,将供胰进行剪修,先结扎远端脾动静脉,再结扎肝左动脉、胃左动脉和肠系膜上静脉。如作节段移植,则切除胰头部,从切面中找出主胰管,如用堵塞法,则注入化学栓塞剂,如硅橡胶 3～5mL。然后缝合断面,以防止以后出血。

为了保证血管吻合口大而通畅,可以选用带腹腔动脉或腹主动脉袖片的脾动脉和带门静脉袖片的脾静脉。

实验证明移植 20％胰腺组织,即足以维持正常血糖值。根据移植的胰腺量和部位,可以分为带十二指肠全胰、全胰、大半胰、半胰和节段胰移植,最常用的移植段是胰体尾段移植,约占总量 1/3,足以恢复正常内分泌功能。由于植入胰的外分泌腺体逐渐发生退化性病变,以致影响其功能,故移植大半胰或带十二指肠的全胰,更具有优点。

## 四、移植部位与植入手术

鉴于 I 型糖尿病不是恶性病变,原有胰腺的外分泌功能完好,且胰腺深居后腹腔,与十二指肠壁和系膜关系甚紧,切除患者原有胰腺,从技术上讲难度很大,从理论上讲并无必要。因此,临床上施行的是异位胰腺移植。有将胰腺放在腹膜外,但多数学者则选择腹腔内左(或右)髂窝部。在供胰运到手术室进行修剪时,可作左(或右)侧面"L"形切口进入腹腔,游离整个髂总、内、外动静脉区,以显露整个手术野。

1.如施行节段胰移植,可将供胰置入髂窝部,胰头端(即胰断面向上,胰尾向下方)。先作脾静脉(亦可带门静脉袖片)与髂总静脉吻合,然后作脾动脉(可带腹主动脉袖片)与髂总动脉吻合。

2.如施行全胰、十二指肠段与膀胱吻合术式,是目前最推崇术式,则将供胰的尾端向病人头侧,十二指肠段向下接近膀胱。先作胰所带的脾动、静脉分别与病人的髂总动、静脉的端侧吻合,然后分别在十二指肠段与膀胱相对处各作切口后,加以吻合。

## 五、免疫抑制治疗和其他并发症的治疗

1.免疫抑制治疗以往采取硫唑嘌呤与强地松类激素联用,但后者本身能影响糖代谢,引起

血糖升高,激发糖尿病;硫唑嘌呤则有较明显的骨髓抑制副作用,疗效不够理想。1978 年应用环孢素 A,疗效有了提高,Sutherland 应用环孢素 A、硫唑嘌呤与类固醇三联方案。目前,最常用的为普乐可复十骁悉,雷帕霉素则显示有一定的联用前景。

2.血栓形成:血栓形成是造成胰腺移植失败的最重要原因之一,其原因主要是胰腺属低压力区,糖尿病患者原多伴有高凝状态,加上手术损伤、组织因子释放以及排斥反应时血小板聚集和血栓素 $A_2$ 增高而发生,防治方法是术后 1～2 周内每日静脉滴注低分子右旋糖酐和肝素,10d 后改用新抗凝片 8～12mg/d,以维持凝血酶原时间在 20s 左右为准,也有推荐移植后用阿斯匹林和潘生丁者。

其他并发症:①高血钾:急性排斥、血管栓塞、胰漏都可使胰腺组织坏死脱落,促进大量钾从细胞内逸出;另外晚期糖尿病患者多伴有肾功能不全,可使血钾突然升高,心跳骤停而死亡。②胰漏与胰瘘:多见于胰管空肠吻合术后,也和糖尿病患者本身组织愈合能力较差有关。③急性胰腺炎。④慢性排斥,移植胰功能减退:其病理学病变基础是慢性血管炎,伴有血管内膜纤维化增生,以致缺血。

(吕绍勋)

# 现代外科
# 危重症监护治疗学

（下）

李　凯等◎编著

吉林科学技术出版社

# 第五章　脾脏疾病

## 第一节　脾外伤

脾位于左季肋部深处,在胃的左侧,膈肌的下方,左肾的前侧和结肠脾曲的上方,其长轴自左后向右前斜行,约与第10肋平行。整个脾被第9、10、11肋所掩盖,在肋弓下难以触及。脾增大时,可向上伸展,抬高膈肌,向下可伸入左上腹;巨大的脾甚至可达左髂部。临床上,将由直接或间接外力作用造成的脾损伤或破裂称为外伤性脾破裂。脾是腹腔内最易因外伤发生破裂的脏器,在闭合性腹部损伤中占20%～40%,开放性腹部损伤中占10%,病理脾则更易破裂。由于外伤使脾脏遭受强烈振动而破裂或撕裂,造成内脏出血,如未得到及时救治,常造成休克、死亡。外伤后脾破裂还有一种特殊类型称迟发性脾破裂(DRS)又称继发性脾破裂、隐匿性脾破裂和脾包膜下破裂,系指脾损伤后48h才出现腹腔出血症像的脾破裂,占脾外伤的12%～15%。

**【病因】**

脾为腹腔内固定性实质性器官,有一定的活动度,除了表面由弹性纤维组织构成的包膜稍微坚韧外,整个实质甚为脆弱,正常脾在左季肋保护之下不易受伤,但强烈振动会致其破裂或撕裂,为腹腔内最易破裂的器官。可由多种致伤因素引起,多为间接性震动伤,极少为直接受力损伤,如:①挤压伤、撞击伤、暴力打伤、坠落伤等累及左季肋部或左上腹部致其损伤;②冲击伤或坐带综合征等,受伤部位虽在左肩、右腹、足臀部,但形成的冲击力可传至脾脏致其损伤;③锐器伤或火器伤等,穿透腹部伤及脾。如为严重闭合伤中的一部分,因此就有可能伤情严重复杂,因伴危及生命的大出血、休克、窒息、脑疝、心搏骤停以及严重的生理功能紊乱而忽略脾破裂,或诊断脾破裂而忽略其他器官损伤。如果脾大而有病变,特别是充血的大脾,暴露于季肋之下,则更易破裂。

**【发病机制】**

因脾膜张力高,破裂后不易对拢,故易出血不易止住。内出血为突出的病理,常因大量出血而引起休克。因脾包膜薄,脾周围缺乏结缔组织,破裂后血流入腹腔,破口处难得保留血凝块而粘连愈合。迟发性脾破裂出血约50%病人最初是包膜下破裂,以后脾包膜再破裂出血,或部分病人开始就是完全性破裂,但局部血凝块与周围脏器粘连形成血肿,经再次外伤后继续出血,亦可能病人伤口破裂较小出血缓慢,持续一段时间后才表现出内出血症状。

## 【病理】

按病理解剖脾破裂可分为中央破裂、包膜下破裂和真性破裂。真性破裂即脾实质损伤和其包膜破裂,最为常见,受伤即刻出现脾周围、腹腔内出血。裂伤多呈横行,深浅不等,若不累及脾实质的中央区和脾门区,出血相对不多并有可能自行停止。纵行裂伤往往出血较多。粉碎性或累及脾门血管的脾破裂出血量大,可迅速导致休克。包膜下破裂表现为包膜下血肿,并无腹腔内出血。中央破裂发生在脾实质内,可以自限,也可以发展到包膜下。这两者包膜完整性未破坏,呈现裂伤、出血或形成血肿,无明显临床征象。但经过一段或长或短的时间,其包膜也可破裂,发展成为真性破裂,表现为腹腔内出血或形成脾周围血肿;可于脾实质损伤部位继发感染,发生脾周围炎、脾脓肿亦或形成脾囊肿。脾脏损伤处愈合后可不遗留痕迹,但也可纤维化形成瘢痕组织。

## 【诊断】

### (一)症状与体征

单纯脾破裂的典型症状为左上腹受直接重击或严重摔伤、撞伤后,伤者不能立刻直立,特别是左腹屈曲。甚至不能立起,卧位喜左侧向下、腰向前弯曲,不敢活动。不久出现腹痛、腹胀,精神不佳,拒食。部分病人可有膈肌刺激征(左肩或左颈部放射痛,头低足高位或摸及左上腹部可诱发疼痛即 Kehr 征阳性)。严重者可伴失血性休克表现如血压下降、脉搏细速、呼吸增快、四肢厥冷、神志变化,中心静脉压下降,尿量减少。脾破裂仅局限于脾周则于左上腹可摸及肿块,叩诊脾浊音区扩大,鼓音区缩小或消失(Balance 征阳性),如腹腔内出血左上腹或全腹触诊压痛、反跳痛、肌紧张、移动性浊音(+)、肠鸣音减少或消失。

### (二)化验检查

血常规检查早期血红蛋白、红细胞计数基本上正常,约 10h 后可见明显贫血。诊断性腹腔穿刺抽出不凝固性血液,腹腔灌洗回流液中 RBC$>0.1\times10^{12}$/L 为血腹,则诊断基本确定。

### (三)影像学检查

1.X 线检查　如伤者情况允许移动,普通 X 线检查可见肋骨骨折(左第 9～10 肋),透视可见左膈肌升高运动受限,脾脏阴影扩大,胃泡向内移位,胃大弯呈锯齿状,结肠脾区受压、下降移位等。

2.超声、CT 检查　可显示腹内积血、脾周血肿以及脾脏破裂征象等,可发现腹腔积血($>$300ml)和脾脏破裂口(需与脾切迹鉴别)。如血液仅积聚于脾周,则脾影扩大或有血肿,为必要时手术前重要诊断方法。影像学检查除可协助脾损伤诊断,发现腹内其他脏器损伤外,尚可监测脾脏损伤愈合、修复情况以及发现相关并发症如脾脓肿、脾囊肿等。

3.其他影像学检查　如 MRI、选择性脾动脉造影也可助于诊断,但多在诊断困难时酌情选用;选择性脾动脉造影还可以对破裂脾叶或脾段动脉的栓塞,暂时止血或确定性止血。如病情允许,腹腔镜可以代替开腹探查。由于脾破裂多为摔伤、撞伤等复杂伤的一部分,因此必须对每个伤者都做全身系统检查,必要时做影像学检查,争取安全、快速确诊。如果考虑为脾自然破裂或病理性大脾破裂,则需进一步诊断脾大的原因,以便止血后进行根治。

### (四)脾外伤的分级

脾外伤的临床分级脾脏损伤的程度是选择保脾手术的病理学依据。

1.AAST 分级　1989 年美国外科创伤学会(AAST)提出的分级具有代表性意义,随着 CT 的广泛应用于 1994 年进行修改分为 5 级。

(1)Ⅰ级:静止性包膜下血肿<10%表面积,包膜撕裂深达实质<1cm,无腹腔出血。

(2)Ⅱ级:静止性包膜下血肿占 10%~50%表面积,静止性实质内血肿直径<5cm,或包膜撕裂出血,实质撕裂深 1~3cm,但未累及小梁血管。

(3)Ⅲ级:包膜下扩张性或实质内血肿,出血性包膜下血肿或包膜下血肿>50%表面积,实质内撕裂深达 3cm 或累及小梁血管。

(4)Ⅳ级:实质内血肿破裂有活动性出血,撕裂累及段或脾门造成游离的无血管脾块>25%总体积。

(5)Ⅴ级:完全粉碎或脾撕脱,脾门撕裂全脾无血管。

2.中华医学会外科学分会脾外科学组脾损伤分级　2000 年中华医学会外科学分会脾外科学组在 AAST 分级的基础上提出了国内的脾损伤程度临床分级,为 4 级。

(1)Ⅰ级:脾包膜下破裂或包膜及实质轻度损伤,手术所见脾裂伤长度≤5.0cm,深度≤1.0cm。

(2)Ⅱ级:脾裂伤长度>5.0cm,深度>1.0cm,但未累及脾门或脾段血管受损。

(3)Ⅲ级:脾破裂伤及脾门或脾脏部分离断或脾叶血管受损。

(4)Ⅳ级:脾广泛破裂或脾蒂、脾动静脉主干受损。

**(五)延迟性脾破裂**

DRS 的特点是外伤后有间歇期,症状大部分缓解,再次破裂多发生在 2 周以内,占 70%~80%,也有迟至数月以后,甚至有 5 年后发病的报道,早期症状不典型,因此诊断较困难,容易误诊。临床怀疑有 DRS 时,应详细询问病人病史,尤其有无腹部、左上腹部、左下腹及后背部外伤史,原有脾增大病史;具有腹痛、缓解、突然腹痛史,缓解期在 48h 以上;腹腔内出血的症状、体征,左上腹肿块及休克征象。间歇期病人并非绝对无症状,左上腹及左肩背部隐痛不适者较为常见。其他有脾区持续性叩击痛、左上腹固定浊音区、里急后重、提睾肌收缩致阴茎勃起、左上腹进行性增大的包块、持续性低热等。

**【治疗】**

**(一)脾外伤的治疗原则**

基于对脾功能研究的日趋深入,各种保留脾手术取得了长足进步。脾虽拥有多种重要功能,但并非生命必需器官。脾损伤、脾破裂多表现为凶猛的大出血、休克,常伴发其他脏器损伤,须迅速果断地采取措施,同时保脾手术亦是难度和风险具存的一类手术,因此在条件允许的情况下尽量保留脾或脾组织才是脾损伤治疗的现代观。目前,临床对脾损伤病人行脾保留手术应遵循的原则如下。①先保命后保脾是基本原则;②年龄越小越优先选择脾保留手术;③根据脾脏损伤程度、类型选择最佳术式;④联合应用几种术式更为安全实际;⑤脾保留手术后要注意严密观察和随访病人;⑥遇有老龄、主要器官功能衰竭、严重感染、腹部复杂多发伤、凝血酶原时间显著延长者,为避免造成意外,可以考虑行脾切除。

**(二)非手术疗法**

非手术治疗保留了脾,维持了脾功能,避免了脾切除相关并发症,理论上讲是外伤性脾破裂最理想的治疗方法。在病例选择恰当,病情监测严密,治疗方法得当的情况下,非手术治疗是安全有效的,近年来治疗的成功率不断增加,国外为30%～85%,国内为4%～44.4%。对于一些包膜下或浅层脾破裂的病人,如出血不多、生命体征稳定又无合并伤,可在严密的动态观察下行非手术治疗。

1.脾外伤后非手术治疗的依据　①脾下极受肋弓保护差是脾最易受损伤的部位,脏面易受冲击传导力损伤,损伤率次之,其损伤多为星状或横行裂伤,横断伤及大血管损伤较少见;②脾破裂出血流经脾脏血液量减少,脾会不同程度收缩,由于全身血容量减少,脾代偿性收缩挤出血液满足全身血容量需要,这种主动和被动收缩可以控制脾血管和脾髓质的出血;③脾破裂后伤口周围会积聚大量血液和凝血块填塞伤口,起到填塞和压迫止血作用,脾脏血供丰富,再生力强,创面很快愈合;④脾无外分泌功能,经脾裂口流出血液接近正常血液,引起腹膜刺激征轻且无腹腔污染,出血停止后肠功能可较早恢复;⑤现代影像学检查可以较准确判断脾损伤的部位、程度并大致估计出血速度和出血量,而血流动力学监测手段的不断完善也为脾破裂成功非手术治疗提供了保障。

2.非手术治疗指征　①按 AAST 分级(或我国脾外科学组分级)标准为Ⅰ级;②病人年龄<55岁;③无腹腔内其他脏器的合并伤;④除外病理性脾破裂,无凝血功能异常;⑤血流动力学稳定,输血量不超过 800ml;⑥影像学(B 超、CT)动态监测血肿不扩大,积血不增加,或脾动脉造影无或极少量造影剂外溢;⑦入院时病人血流动力学稳定无休克表现,或虽有轻度休克表现但输血、补液后休克能较快纠正,收缩压>80mmHg,脉压差>20mmHg,脉搏<130/min;⑧具备中转手术与重症监护的条件。在上述适应证中,血流动力学稳定是最为重要的内容,也是决定是否行非手术治疗的先决条件。经少量输血、输液后,如血流动力学能维持稳定,其他适应证可以适当放宽。小儿网状内皮系统发育不健全,切脾后 OPSI 发生率高,加之小儿脾结缔组织致密、柔韧,非手术疗法成功率高,所以应优先考虑保脾手术。只要病人选择恰当,15%～20%的成年人脾损伤和50%～70%的儿童脾损伤可通过非手术疗法治愈。但多数学者认为,对脾外伤的非手术治疗仍有必要采取慎重态度,尤其在监测手段与抢救措施不够完备的中小型医院,不宜过分提倡,即便在条件具备的大型医院,也应严格掌握适应证。因为就抢救生命而言,脾外伤手术治疗比非手术治疗的把握更大,风险更小。

3.非手术治疗方法　①在非手术治疗中,通过各种监测手段评价病情进展、治疗效果及预后。应持续监测血压、脉搏、心电图、血氧饱和度、尿量,在维持正常输液或输血速度下,脉搏不超过 100/min,收缩压不低于 90mmHg,每小时尿量不<30ml。随时进行体格检查,红细胞压积和血红蛋白、白细胞、血小板计数、血清电解质、尿素氮、肌酐以及凝血功能。定期复查 B超、CT,比较前后检查结果,评价治疗效果。②绝对卧床,限制活动,可给镇静药使伤者安睡。减少增加负压的动作,避免加重出血,因此可予镇咳、通便。肋骨骨折予以固定。禁食,腹胀明显者应持续胃肠减压,待出血停止、胃肠道功能恢复后拔除胃管,逐渐恢复饮食。保持静脉输液开放,在禁食期间注意维持水电解质平衡,适当给予肠外营养支持。应用广谱抗生素和抗厌氧菌抗生素预防感染。使用消化道制酸药如 $H_2$ 受体阻滞药或质子泵抑制药等预防性急性胃黏膜病变或应激性溃疡。③适当补充维生素 $K_1$、新鲜冰冻血浆、凝血酶原复合物等止血药物,亦可应用生长抑素有效减少内脏包括脾血流量,降低肝门静脉及脾静脉压力,使脾脏出血减少

有利于止血。根据血红蛋白水平决定是否输血。④观察期间出现腹部症状加剧、范围加大，甚至腹膜刺激征者，或血压下降、心率增快等血流动力学指标不稳定虽经快速输液、输血不能恢复稳定者，及时准备手术。

### (三)选择性脾动脉栓塞或结扎术

对于脾蒂大血管未损伤，脾或相当部分的脾块保持完整，且血供良好的病例可以选择脾动脉栓塞术与脾动脉结扎术。二者都是通过降低脾动脉压力，减少脾的血流量，达到迅速控制出血的目的。采用介入技术行脾动脉栓塞具有创伤小、对机体干扰小的特点。脾动脉栓塞方法可分为：①脾动脉主干栓塞：使用较大体积的栓塞材料如不锈钢微螺圈、可分离球囊等，于脾动脉主干(导管头须超过胰背动脉开口)进行栓塞。由于栓塞后脾实质可通过胃短动脉、胃左动脉及胃网膜动脉分支形成侧支循环供血，不致产生脾梗死。但对脾功能亢进的影响很小。②脾段动脉栓塞：选用适当大小的栓塞材料如明胶海绵条等栓塞一定大小的脾内动脉分支，使其分支远端的脾梗死。一般通过造影证实使脾梗死范围在 $40\%\sim60\%$。③脾动脉末梢性栓塞：采用细小颗粒性栓塞材料，一般可通过分次超选择插管至某一脾动脉支进行栓塞和反复造影比较，可根据血流速度改变的估计等方法，以控制栓塞范围的大小。其并发症包括栓塞后综合征，脾外栓塞，左下胸腔积液及左下肺炎，脾脓肿等。脾动脉结扎术要稍远离脾门处结扎，且避免损伤胃短血管和胃网膜左血管，以确保来自胃短血管和胃网膜左血管的侧支循环形成。出现阻断脾动脉后有明显缺血表现，脾广泛游离后侧支循环中断，合并其他器官损伤，患者情况不稳定等情况禁忌结扎脾动脉。

### (四)开腹手术治疗

在非手术治疗困难的情况下，应在抗休克的同时，全身麻醉急诊行剖腹探查术，进腹后先捏住脾蒂再用心耳钳或乳胶管控制脾蒂、吸尽积血后，探脾损伤部位及程度，再仔细分离脾门，根据术中探查脾损伤的严重程度决定具体方案。手术同时探查腹腔其他脏器及腹膜后有无合并伤一并处理，最后留置腹腔引流后关腹。

1.黏合止血与凝固止血　黏合止血应用生物胶制品，特别适合于脾包膜撕脱和轻度表浅裂伤，符合Ⅰ级损伤的脾损伤大部分宜用此法。应用时显露损伤部位，尽量保持创面干燥；用胶或网片涂黏覆盖在创面或小血管破裂口上，较深裂口可将胶滴入隙缝处，用手轻轻加压，使部分黏合胶溢满裂口缘，起封住作用，压迫 $5\sim10$min 后，即可止血；如仍有出血可重复使用。凝固止血是借助物理方法使脾破裂处表面凝固而达到止血目的，宜与其他保留性脾手术联合应用。包括微波刀、红外线光凝、激光、高热空气、氩气电凝和透热法等。先压迫止血后再加热凝固，固化止血后，才能松开。止血后观察 $5\sim10$min 确定无再出血，结束手术。

2.脾破裂缝合修补术　游离脾将其提出切口外，并控制脾蒂，清除血块和失去生机的组织。结扎或缝扎破裂口内活动性出血点，破裂口用肠线或可吸收缝线，做"8"字或水平褥式缝合。脾实质较脆，缝线打结易致撕裂，血管丰富易造成出血或血供障碍。缝合的深度及宽度要合适，打结时用力要均匀适度，轻拉慢打。为了防止打一个结后在打第2个结时所致的张力切割脾组织以及第1结滑松，可用弯直止血钳压在结上再打第2个结。预防缝线切割可用明胶海绵为垫，缝在线上后再打结，也可以放入部分网膜组织后再打结。如果缝合修补失败或手术造成新的撕裂而酿成出血，不可一味坚持缝合，应该及时果断地改换成其他术式。

3.部分脾切除术　适用以下情况：①脾上部或下部深而大的裂口，星形损伤或碎裂无法缝合修补保留者，切除损伤部分，行保留性脾部分切除术；②脾上或下部同时重度损伤难以修补缝合者，应切除损伤部分，保留脾中部的脾部分切除术；③局限性脾内血肿；④脾门处的某一叶、段血管损伤无法修补，脾已出现界线明显的部分脾供血障碍，需切除该部分脾；⑤脾实质深而大的裂伤，经缝合后止血不可靠或反而出血尤甚，或缝合后部分脾出现血液循环障碍；⑥脾部分重度破裂，但无危及生命的多脏器损伤，无严重的胸腹联合伤和脑外伤者；⑦部分脾损伤，年龄在 60 岁以下而且重要生命器官功能基本完好，允许保留性脾手术顺利进行。

脾破裂施行部分脾切除术时，先用无损伤的方法暂时阻断脾蒂血管，有利于手术进行。保护相应的脾侧支血管，如在做保留脾上极的部分脾切除术时，不要切断脾胃韧带，以便保留胃短血管和脾上极血管支。由于脾下极血管支有时可从胃网膜左血管分出，在做保留脾脏下极的部分切除时，应保留脾胃韧带下段和脾结肠韧带。一般脾动脉主干在脾门处多分为 2～3 个分支，再分为二级或三级分支后进入脾实质；脾静脉分支常盘绕伴行动脉，操作时易损伤导致出血，辨清脾门血管后依次结扎将切除的脾段、叶的脾动、静脉分支。等待数分钟脾脏出现血供区域与缺血区域的界线后，退向血供区域约 1cm，用刀切开脾包膜。再用手术刀柄切割进入脾实质，切口应由脾前后缘向内略呈 V 形，并逐渐向脾门深入。脾门处切缘应稍远离脾血管分支进入脾实质处，以免缝合后由于组织张力关系，压迫而影响血流通过。在脾部分切除的整个过程中术者应始终以左手拇指和示指握持压迫脾切缘，并固定脾。这样能有效地控制和减少术中出血，从容不迫地进行手术。脾脏切面少量渗血，不必特殊处理；小的动脉或静脉断离后常退缩于脾实质内，由于脾实质很脆，血管壁又甚薄，一般不宜用血管钳钳夹，可用细丝线缝扎，或待缝合切缘后即可止血。呈"V"形的切口有利于脾前后切缘的合拢。脾实质虽脆，但脾被膜仍有一定韧性，只要缝合和打结时操作得当，并不会引起撕裂。通常以距离切缘断面 1cm 处用长的直针或肝针粗丝线做水平褥式缝合和间断对合缝合，一般并无困难，且能获得有效的止血。缝合后的创面如尚有少量渗血，可配合应用生物或合成黏合材料行黏合凝固止血。脾创面也可用大网膜等覆盖固定。

根据脾脏叶、段解剖，部分脾切除可分为 1/3、半脾、大部（2/3）和次全切除。脾破裂时有切除上、下（叶）各 1/3，而仅保留中 1/3 的。保留脾下极者因血管蒂较长，应妥善用大网膜包裹固定，以免术后发生脾蒂扭转。

4.自体脾组织移植　并非所有的脾外伤均可通过保脾手段获得成功，仍有大约 60%的脾外伤必须行脾切除术方能控制出血，挽救生命。对于不能保留全脾、脾粉碎、脾门撕裂伤、脾门血块及脾修补失败的单纯性脾损伤者，合并腹内实质脏器和空腔脏器伤污染较轻者，Ⅲ级、Ⅳ级非病理脾破裂，均可施行自体脾移植而使脾功能得到补偿。需要指出的是，脾组织移植虽然能发挥一定的免疫功能，但其功能远不如正常脾。因此对脾外伤破裂病人在保命的前提下，尽可能保留脾，只有对必须行脾切除的病人，才考虑行自体脾组织移植。全脾切下后用冷生理盐水冲洗脾，清除脾片上的血细胞和其他成分，剥去脾包膜并制备脾组织片。取相当 1/3 脾制成2.0cm×2.0cm×0.5cm 组织片，将大网膜前叶提起，剪一小孔，自小孔置入脾片，缝闭小孔。将各脾片散开铺平置入血运丰富的大网膜间隙，并以缝合固定各脾片。经过 3～5 个月的变性、再生和生长 3 个病理过程后，可以观察到脾功能的恢复。

5.全脾切除　保脾术与脾切除术相比,操作相对杂,有术后再出血的风险。在"先保命,后保脾"的原则下,全脾切除术不失为较安全的手术方案。采用全身麻醉或硬膜外阻滞麻醉。切口的选择以损伤小、捷径、进腹容易、能充分显露脾脏和利于操作为原则。通常取腹部正中切口或左上腹经腹直肌切口,按照脾的长轴确定切口的大小,根据情况酌加横切口。进腹后,探查脾的大小、质地、脾与毗邻脏器的关系,脾周粘连的程度,脾的活动度以及腹腔内有无异常曲张的血管和静脉团,初步判定脾脏切除的安全度并确定拟分离程序。当探查决定行脾切除后,最好先设法结扎脾动脉,以防止在游离脾脏过程中血管撕破而突发大出血的危险,还可减少手术中操作难度、节约血液。但对于急诊脾切除术的病例,该操作不应作为常规。剪开脾胃韧带无血管区,进入小网膜囊内,充分显露胰体尾部。从胰腺上缘切开后腹膜和脾动脉鞘,用直角钳在动脉鞘内分离脾动脉长 1.5cm,从其下缘绕过 2 根 7 号线分别结扎。对循环系统能耐受者,可从脾动脉远端注入稀释的 0.5mg 肾上腺素。在少数情况下,脾动脉位于胰腺组织背后,此时游离较为困难,不必勉强,可待脾游离后再处理。分离动脉时如有困难,勿强行分离,否则可撕破脾静脉招致大出血。充分妥善无损伤地游离脾是成功施行脾切除术的先决条件。应尽量靠近脾分离脾周韧带,同时根据术中情况及时灵活地进行调整。首先分离胃脾韧带,打开小网膜囊前壁,然后向上分离结扎脾胃韧带,直至脾上极,若显露有困难,可留在最后处理。沿脾胃韧带向下分离即为脾结肠韧带。但脾结肠韧带常有小的动、静脉血管,应钳夹后再切断结扎。沿脾结肠韧带向后向上,触及脾的后缘并转向内,移行至脾的脏面与后腹膜相连处,因其后有左肾,故称脾肾韧带,此处血管性粘连最多见,分离显露比较困难。将腹壁和左肋弓向外上方牵开,将脾推向前、内侧,使得脾外侧腹膜紧张并被充分显露,自下向上用剪刀剪开,然后分离脾肾韧带。此处因空间狭小常无法安置止血钳,亦可快速大片分离。继续向上延伸即达到脾上缘的脾膈韧带。此处位置很高,如遇脾上极蜷曲或与肝左外侧叶粘连,则显露更为困难。分离脾膈韧带时可将脾向内向下牵拉,以便在直视下切断结扎。将这些韧带离断后,将脾向下牵拉,此时可清晰显示脾胃韧带。要注意不可撕裂脾和胃壁,应在直视下钳夹、切断、结扎含有胃短血管的脾胃韧带。近端脾胃韧带仅 1~2mm 长,容易将胃壁一起结扎,以致术后发生胃后壁高位坏死穿孔,应予注意。处理完脾周韧带后即可搬脾。术者与助手要注意配合,首先将脾脏下极托出切口,术者在以右手伸入脾外侧搬脾,搬脾时注意以脊柱为中心向前、向内旋转,切忌向外向下以免撕裂脾蒂。助手向脾窝内填塞数块热盐水纱布,既能起到压迫止血,又能防止脾回缩的作用。脾搬出切口后,需处理脾蒂。为防止大出血,可在胰尾部,术者以左手将脾动、静脉捏在手中作暂时阻断,再处理脾蒂。这时可安全地分离胰尾与脾动、静脉。在三者之间常为疏松的结缔组织包绕。应将脾动静脉及其分支血管分离清楚,用三把血管钳(即三钳法)夹住脾蒂,在近脾门的两把钳子之间将脾蒂切断,使近脾门的一把血管钳与脾一同离体,可收集脾血回输。在脾蒂近端用粗丝线结扎和缝扎。更为理想的方法是分别游离出脾血管和胰尾后,对所有血管逐一结扎。结扎脾蒂时应避免块状结扎和损伤胰尾,因块状结扎的远端坏死,易致术后出血、创口愈合障碍和发热等并发症,最好应分别结扎脾动、静脉,甚至分别结扎脾段血管。我国在脾外科方面积累了丰富的经验,在实践中对难以切除的巨脾创造和改进了许多方法,其中包膜下脾切除和逆行脾切除就是两种行之有效的办法。包膜下脾切除是先结扎脾动脉,如有困难可在胰尾上、下缘后腹膜上切一小口,用示指伸入脾蒂和脾肾韧带之间,轻轻地向上分离,在脾动脉上方穿出,并在此隧道内穿一细橡皮筋,控制脾蒂后,在粘连部下方切开脾包膜,于包膜下迅速分离脾实质,若局部粘连太严密时,可残留少许脾组织。逆行脾切除是先切断脾蒂,吸出积血,再行脾包膜下分离,逆行切除脾脏,留于肝、膈的脾包膜渗血可以缝扎或电灼止血。脾切除创面的特点是位置深,范围广,易渗血,应认真检查,仔细止血。重点是检查后腹膜、膈肌创面、胰尾及胃底面,如有活动性出血,宜选用小圆针细线缝扎,对后腹膜的出血可选用大圆针、细丝线缝合,如遇门静脉高压症病人,缝合后腹膜时进针勿过深以免造成已形成侧支的 Reitz 静脉丛出血。在创面止血时,为防止脾蒂反复受牵拉造成新的出血和线结松动,可用大网膜缝在脾蒂的裸面上。对于渗血可用热盐水干纱布压迫 5～10min,继之应用氩气刀、喷以生物蛋白胶。因脾切除后脾窝常有渗血、渗液,或术中胰尾轻微损伤。因此,术后应常规放置腹腔引流。引流管置于左膈下,其上端要放在脾窝最低位,在左肋缘下腋前线另戳孔引出,注意引流管不要压迫结肠脾曲处的结肠,引流管接闭式低负压吸引或用负压球。根据情况可在术后 24～48h 拔除引流管。

#### (五)腹腔镜在脾损伤中的应用

　　腹腔镜可以一次性完成探查和处理病变的目的,并具有创伤小的特点,可用于保脾手术。术前行脾 B 超及 CT 检查,对生命体征相对稳定,损伤较轻的Ⅰ、Ⅱ度脾损伤可采用腹腔镜下保脾手术。可在镜下应用生物胶、超声刀、Ligasure 行脾修补,还可以进行脾动脉结扎、可吸收线脾捆扎、编织网脾包裹、脾切除自体脾组织移植术等多种手术。行腹腔镜手术的病人可于 1 周内恢复,住院期短、并发症发生率低。但腹腔镜脾切除在脾外伤中的作用还存在争论,控制出血和视野不清是两大障碍,某些手辅助装置可以帮助腹腔镜顺利完成手术。腹腔镜对脾外伤的诊断和治疗有一定借鉴意义,继承了微创外科的优点,但应认识到目前微创外科在治疗实质器官大面积缺损上不能替代传统手术。对损伤严重且出血量大的Ⅳ级以上脾破裂采用腹腔镜保脾止血是不明智的,手术的成功率极低。

#### 【诊疗风险防范】

　　1.防止各种外伤和意外,对儿童加强看护,巨大病理脾仍应行预防性脾切除。

　　2.有外伤史和上述临床表现应警惕脾破裂的发生,结合辅助检查可确诊。但脾破裂的表现多种多样,给诊断带来一定困难。在处理外伤性脾破裂过程中,尤其伴多发伤(由单一致伤因素造成的多脏器或组织的损伤)或复合伤(两种或以上的因素造成的多脏器或组织的损伤)以及无明显外伤史病人,容易发生失误导致并发症和病死率增加。因此,必须加强有效预防措施,包括以下几点。①外伤史:简洁、细致、有针对性的病史询问可确切地了解致伤原因、受力方向、受伤机制等,对于确定诊断可以起到不可低估的作用。②临床表现:主要表现为内出血和(或)腹膜炎的症状和体征。此外,季肋部的肋骨骨折常是致脾破裂的原因应予重视。③诊断遇到困难时有意义的辅助检查包括诊断性腹腔穿刺、B 超、CT 检查、腹腔镜检查。诊断性腹腔穿刺具有损失小、简便,准确率较高等优点,B 超及 CT 不仅可以确定有无内脏损伤,同时还可以判断损伤的部位、程度及腹腔内积血、积液情况,对决定手术或非手术治疗有重要意义,腹腔镜技术因兼具诊断和治疗作用,可用于腹部实质性脏器损伤的诊断和治疗。④及时、有效与病人家属沟通交流。

　　3.单纯脾破裂病死率约为 10%,若有多发伤,病死率达 15%～25%。诊断与处理是否及时、准确,是否合并多发伤或复合伤对预后有较大影响。Moore 提出的腹部穿透伤指数的概念,可作为判断其预后的参考。在脾,依伤情定其损伤的危险系数为 3,损伤严重程度分为五级,分别为 1～5 分,将危险系数乘以严重程度之积为其得分,分数越高,预后越差。在腹部开放性多发伤时,各脏器危险系数:胰、十二指肠为 5 分;大血管、肝及结肠为 4 分;肾、肝外胆道和脾相同为 3 分;胃、小肠、输尿管为 2 分;膀胱、骨和小血管为 1 分。依各脏器损伤严重程度从轻到重分别定位 1～5 分。同样,危险系数乘以严重程度之积即为该脏器得分。将所有受伤脏器的评分相加,可算出该病人的腹部穿透伤指数,总分≥25 时,其死亡率和并发症发生率数倍乃至数十倍于 25 分以下者。

(杨学义)

# 第二节 脾破裂

## 【病因】

脾脏实质甚为脆弱,且血运丰富,当受到外力作用时,极易引起破裂出血。临床上,将由直接或间接外力作用所造成的脾脏损伤或破裂,称之为外伤性或损伤性脾脏破裂。外伤性脾破裂又可分为开放性和闭合性。此外还有自发性脾破裂和医源性脾破裂。

外伤性脾破裂其开放性者多由刀戳或弹片伤等所致,往往伴有其他的内脏损伤,而闭合性者则由倾跌、拳击、车祸等直接或间接的暴力所造成,为临床上最为常见的一种腹部损伤。

自发性脾破裂亦称自发性病理脾脏破裂,临床上比较罕见,是脾脏在患有疟疾、伤寒等疾病,而在继发肿大的基础上,由于脾脏被膜薄弱而髓质又较脆,在没有明显外力的作用下所发生的破裂。但实际上任何脾破裂几乎均有外力作用为其诱因,弯腰、侧身、甚至熟睡时的翻身,均可能使脾脏的包膜在一个点上因张力过大而发生破裂;全无外力作用的"自发性"破裂是否存在,确属可疑。医源性脾脏损伤或破裂是指因手术牵拉或操作而引起,较多见于上腹部手术。

## 【病理】

脾破裂与肝脏损伤一样,亦可分为中央破裂、包膜下破裂和真性(完全性)破裂三种。

1.中央破裂 为脾实质的内部破裂,可在脾髓内形成血肿,致脾脏在短期内有明显增大。如所形成的血肿不大,出血又能自停,则血肿也可以逐渐机化而不产生后患;脾实质损伤部位也可继发感染,形成脾周围炎,脾脓肿或形成脾囊肿。但多数的中央破裂将逐渐发展为被膜下破裂乃至完全破裂,绝对的中央破裂是罕见的。

2.包膜下破裂 为被膜下的脾实质破裂出血,由于被膜仍保持完整,故血液积聚在包膜下形成血肿,而暂时可以不发生内出血的现象。包膜下破裂如因继续出血而致血肿内的张力过大,或因患者恢复活动而致被膜破裂,都有可能在初次外伤后经过一段时期(数小时、数天、乃至相隔 2～3 星期)发生腹内急性出血。小型的包膜下血肿偶尔也可能被吸收,形成囊肿或纤维化肿块。

3.真性(完全性)破裂 真性破裂最常见,系脾脏被膜与实质同时破裂,发生腹腔内大出血。破裂部位以在外侧凸面为最多,但有时也可在内侧近脾门处。出血的多少与破裂的程度有关,小的破裂仅为线状裂隙,其出血比较缓慢,临床上多表现为进行性贫血,有时甚至可因裂缝被凝固的血块堵塞而不再出血;大的撕裂或粉碎性破裂,以及破裂在脾门处或脾蒂血管有破裂即可发生急性大出血致患者于短期内死亡。已经被凝血块堵塞的裂伤,以后由于血压升高、体位移动或血块溶解,也可再度出血。

**【临床表现】**

脾破裂的症状与体征,将随出血的多少和快慢、破裂的性质和程度以及有无其他脏器的合并伤或多发伤而有不同的表现。

症状:仅有包膜下破裂或中央破裂的患者,主要表现为左上腹疼痛,于呼吸时可加剧;同时脾脏多有肿大,且具压痛,腹肌紧张一般不明显,多无恶心、呕吐等现象,其他内出血的表现也多不存在。如不完全破裂一旦转为完全性破裂,急性症状将迅速出现,病情也将迅速恶化。

完全性破裂一旦发生后首先将有腹膜刺激症状。出血缓慢而量亦不多者,腹痛可局限于左季肋部;如出血较多散及全腹者,可引起弥漫性腹痛,但仍以左季肋部最为显著。反射性呕吐属常见,特别是在起病的初期。有时因血液刺激左侧膈肌,可引起左肩部(第四颈神经的分布区域)的牵涉性痛,且常于深呼吸时加重,称为 Kehr 征。

随后患者于短时期内即可出现明显的内出血症状,如口渴、心慌、心悸、耳鸣、四肢无力、呼吸急促、血压下降、神志不清等;严重者可于短期内因出血过多、循环衰竭而死亡。

体检:体检时可以发现腹壁有普遍性的压痛和肌肉强直,以左上腹部为最显著。左季肋部之脾浊音区也常有增大。如腹内有多量血液积聚,还可发现有移动性浊音;但因脾周围常有凝血块存在,故患者左侧卧时右腰部可呈空音,右侧卧时左腰部却常呈固定之浊音,称Ballance 征。

由此可见,除所谓自发性脾破裂外,一般外伤性脾破裂在临床上大致可以分为三种类型:

1.立即脾破裂　即临床上通常所说的脾破裂,占外伤性脾破裂的80%～90%,是在外伤时即刻发生脾脏破裂、腹腔内出血、失血性休克,严重者可因急性大出血而于短期内死亡。

2.延迟性(迟发性)脾破裂　是外伤性脾破裂的一种特殊类型,约占闭合性脾脏破裂的10%,在外伤和脾破裂、出血之间有 48 小时以上的无症状期(Baudet 潜伏期)。

3.隐匿性脾脏破裂　脾脏外伤后仅有包膜下出血或轻微裂伤,症状不明显,甚至无明确外伤史可追溯,诊断不易肯定。在出现贫血、左上腹部肿块、脾脏假性囊肿或破裂、腹腔内大出血等才被诊断。此类型少见,在闭合性脾脏破裂中发生率不足 1%。

一般来说脾破裂的病人,临床上又可以有以下三个过程。

(1)早期休克阶段:是继腹部外伤后的一种反射性休克。

(2)中期隐匿阶段:病人已从早期休克中恢复,而内出血症状尚不明显。此期长短不一,短者 3～4 小时,一般 10 余小时至 3～5 天,个别病例如包膜下出血或轻微裂伤也可长达 2～3 星期,才进入明显出血阶段。在此期间,患者轻微的休克现象已经过去,严重的出血症状尚未出现,故情况多属良好;除左季肋部有疼痛、压痛、肌痉挛外,仅局部有隐约肿块,腹部稍有膨隆;左肩部的放射痛不常见。然而此时如不能及时做出诊断,实为多数患者预后不良的主要原因,故切宜谨慎从事,万不可因:①外伤的历史不明确;②患者的情况尚良好;③无明显的内出血症状；④无典型的 Kehr 征或 Ballance 征，而麻痹大意或因循误事。

（3）晚期出血阶段：此期诊断已无疑问，出血症状与体征均已甚为明显，患者情况已经恶化，预后比较严重。

【诊断】

由锐器所致的开放性损伤，多见于战时，子弹或弹片不论从何处进入腹腔，都有可能伤及脾脏。此等开放性损伤通常多伴有其他内脏损伤，需早期进行剖腹探查手术；术前确诊是否已有脾脏破裂既属困难，亦非必要。需注意者，伴有内出血症状的腹部伤员，较之单纯空腔脏器损伤者尤具手术的紧急性。

闭合性脾破裂根据明显的左上腹部或左季肋部外伤史，并可有局部的软组织挫伤与肋骨骨折，以及伤后出现的腹膜刺激和内出血症状，一般诊断并不困难，特别是腹内已有移动性浊音者，可在左下腹试行穿刺，能吸出血液时即可确定诊断。

不完全性的或仅有轻度裂伤而已经被凝血块堵住的脾破裂，诊断实属不易，患者才从早期休克中获得恢复而内出血现象尚不显著者，诊断亦属困难。对于此等可疑病例，惟有提高警惕，严密观察，才能不致延误病情。注意疼痛范围有否扩大，腹壁紧张是否有增加，左肩是否有疼痛，腹部是否有膨隆，肠鸣音是否有减弱，脉搏是否逐渐加快，红细胞及血红蛋白测定是否继续有下降，一般可以及时发现有无内出血情况。并及时行 X 线、B 超、CT 等检查，在诊断困难时可酌情选用 MRI、选择性腹腔动脉造影、肝脾核素显像等，或者进行剖腹探查手术。

血常规化验：红细胞和血红蛋白常有进行性下降，而白细胞则可增至 $12 \times 10^9/L$ 左右，系急性出血的反应。

X 线检查：脾破裂时，由于血液凝结在左上腹腔及脾脏周围，不论透视或仰卧位的平面摄片，都可以看到脾脏部位的阴影增加，左侧膈肌上升，活动受到限制。如在钡餐后作胃肠道检查，则可见胃腔膨胀，有向右、向前和向下移位的情况；有时胃内的气泡与膈肌之间的距离有增加，或者因血液流入胃脾韧带内而胃大弯呈锯齿样的受压残缺现象。如腹腔内有积血，有时可见肠袢间隙增宽。结肠的脾曲也常下降。如腹内有游离气体存在，则表示尚有空腔脏器同时损伤。

B 超与 CT 检查：可见腹腔内积血、脾周血肿、脾脏破裂征象。还可了解其他实质性脏器如肝脏、胰腺的损伤情况。尤其是 B 超检查由于操作简单、方便、经济，可以动态监测脾脏损伤的发展与修复、愈合过程，是临床上对可疑脾外伤病人的首选检查方法。

MRI、选择性腹腔动脉造影、肝脾核素显像：也有助于诊断，尤其在诊断延迟性脾破裂与了解非手术治疗效果方面有一定的价值。

脾脏破裂需与肋骨骨折、脊柱骨折和左肾破裂等情况相鉴别。前两者在 X 线摄片中可获得证实，后者可检查尿中是否有血或经静脉肾盂造影可以确定诊断。必须注意的是，上述损伤有时可与脾脏破裂同时存在，因此证实有上述损伤时并不能除外脾破裂的可能。

此外在诊断脾破裂的过程中一定要注意多发伤与复合伤，以免延误抢救时机，从而影响病人预后。

【治疗】

过去由于片面地认为"脾脏并非生命必需的器官"，且脾脏血供丰富，组织脆弱，止血困难，很长时间以来,脾切除是治疗各种类型脾破裂的唯一选择。然而,现代脾脏研究证明,脾脏具有多种功能,特别是对脾切除术后凶险性感染(OPSI)风险的认识,使外科医生逐步形成了"保脾"的概念,并确立了脾外伤的处理原则:①抢救生命第一,保留脾脏第二;②年龄越小越倾向于保脾手术;③保留脾脏的质和量须具备足够的脾功能;④根据损伤的类型和程度选择恰当的保脾术式或联合应用几种术式。

1.保守治疗 对于一些包膜下或浅层脾破裂的病人,如出血不多,生命体征稳定,又无合并伤,可在严密的动态观察下行保守治疗。具体适应证为:①按 AAST 分级(或我国脾外科学组分级)标准为Ⅰ级;②年龄小于 50 岁;③无腹腔内其他脏器的合并伤;④除外病理性脾破裂,无凝血功能异常;⑤血流动力学稳定,输血量不超过 400~800ml,⑥影像学(B 超、CT)动态监测血肿不扩大,积血不增加,或脾动脉造影无或极少量造影剂外溢;⑦具备中转手术与重症监护的条件。在上述适应证中,血流动力学稳定是最为重要的内容,也是决定是否行保守治疗的先决条件。近年来,随着经验的积累,发现部分 AASTⅡ级脾损伤也可通过非手术治愈,年龄也可放宽至 55 岁甚至更高。但作者认为,对脾外伤的保守治疗仍有必要采取慎重态度,尤其在监测手段与抢救措施不够完备的中小医院,不宜过分提倡,即便在条件具备的大型医院,也应严格掌握适应证。因为,就抢救生命而言,脾外伤手术治疗比保守治疗的把握更大,风险更小。保守治疗的主要措施包括:绝对卧床,禁食、水,胃肠减压,输血补液,应用止血药与抗生素等。约 2~3 周后可下床轻微活动,恢复后 3 个月内应避免剧烈活动。

2.保脾手术 保脾手术方法较多,术者需根据脾外伤的病情、所在医院的条件,术者本人的经验等做出具体选择。应尽量保留不低于正常人的 1/3 脾脏体积和良好血运,才能有效的维持脾脏的正常功能。

(1)局部物理或生物胶止血技术:对那些裂口小而浅的Ⅰ级脾外伤,在开腹后可采用明胶海绵填塞破裂处压迫止血,也可用生物胶粘合止血、微波或氩气凝固止血、脾破裂捆扎、网罩止血术等,如适应证选择得当,不失为是确实可靠、简便可行的处理方法。

(2)缝合修补术:对裂口小,未伤及大血管的Ⅰ、Ⅱ级脾破裂可进行缝合修补术。理由是脾脏破裂口多为横形,与脾内大血管方向一致,不是伤及叶间血管主干而是小梁血管。因此对于裂口小、局部物理或生物胶止血技术无效,且又无血流动力学改变的脾脏外伤病人,应用缝合修补技术进行止血比较安全有效。但此术式要视病人术中出血情况,有无其他合并伤及急诊手术条件而定,对病情危重,缝合止血效果不好,手术技术力量又差,不强调缝合修补,否则,会因失血过多危及病人生命。

(3)脾动脉结扎或术中栓塞术:脾动脉结扎可使脾动脉压力下降 50~60mmHg,脾脏体积变小,具有一定韧性,便于缝合,达到更有效的止血目的。脾动脉结扎后,一般不会引起脾脏梗死,这是由于其血运可由周围韧带的血管进行代偿之故。但亦有研究发现脾动脉主干结扎后,脾脏不能从血流中清除肺炎球菌,病人仍有发生凶险性感染的可能。术中脾动脉栓塞术由于栓塞范围不易控制,且有发生异位栓塞与脾梗死、感染等并发症的可能,临床应用很少。至于 X 线透视下经股动脉穿刺置管的脾动脉栓塞术(SAE)又称内科性脾切除术,应属于保守治疗的范畴,近年来在治疗脾外伤方面虽然积累了一些成功的经验,但出血、感染等并发症的发生率仍较高,且多需栓塞脾动脉主干才能有效止血,其治疗价值还存在争议。

（4）部分脾切除术：适用于Ⅱ级、部分Ⅲ级脾破裂，部分脾血运良好者。尤其适合于脾脏某一部分破裂严重，难以保留者。开腹后按脾段分布将脾脏损伤部分的血管游离结扎，在与正常的组织间即显现一清晰的分界线，用大号针及可吸收缝线，在分界处贯穿正常脾组织边缘行间断或连续交锁缝合结扎，然后用解剖刀或电刀、激光器、超声吸引装置（CUSA）等切除失活之部分脾脏，对断面上遇到的出血应予确切止血，最后用一块大网膜组织覆盖切面。近年来我们用微波组织凝固技术在脾脏的预定切除线形成一凝固带，然后用手术刀分离、切除外伤或病变的部分脾脏，方法简单，止血确切，效果满意，有推广应用价值。

（5）腹腔镜保脾术：腹腔镜不仅可以明确诊断，而且便于判定损伤程度。常规二氧化碳持续气腹，压力维持在12～14mmHg，先了解脾损伤的程度和腹内其他脏器的病变，然后吸尽脾周围积血，显露脾脏。对于Ⅰ、Ⅱ级的破裂，可用生物胶喷洒、电凝止血并加止血海绵填塞止血；对于Ⅲ级脾破裂，则应采用综合止血方法，可在裂口内填入带血管大网膜，再行缝扎。止血后观察15分钟，若无出血可以于脾脏周围置引流管1枚，结束手术。腹腔镜保脾术主要适用于：年龄轻，临床表现及相关检查认定脾损伤较轻、血流动力学稳定、无复合或多脏器损伤的腹部闭合性损伤病人。需要强调的是，对损伤严重且出血量大的Ⅳ级以上脾破裂采用腹腔镜保脾止血是不明智的，手术的成功率极低。

（6）自体脾脏组织移植：并非所有的脾外伤可通过保脾手段获得成功，仍有大约60％的脾外伤必须行脾切除术方能控制出血，挽救生命。对于不能保留全脾、脾粉碎、脾门撕裂伤、脾门血块及脾修补失败的单纯性脾损伤者，合并腹内实质脏器和空腔脏器伤污染较轻者，Ⅲ级、Ⅳ级非病理脾破裂，均可施行自体脾移植而使脾功能得到补偿。脾组织移植可分为网膜囊内、脾床内、腹膜皱褶内、腹直肌内等多种类型，甚至有脾细胞门静脉或肝内注射。其中网膜囊内移植最为常用，方法是，将切下的脾脏切成一定大小的薄片，一般为2.0cm×2.0cm×0.5cm大小左右，固定于网膜血管丰富区，再将网膜游离缘折叠制成网膜囊，周边缝合数针，脾片一次用5～6块或更多，一般认为移植正常脾脏的1/4～1/3以上方能有效。需要指出的是，脾组织移植虽然能发挥一定的免疫功能，但其功能远不如正常脾脏。因此，对脾外伤破裂病人在保命的前提下，尽可能保留脾脏，只有对必须行脾切除的病人，才考虑行自体脾组织移植。

3.全脾切除术　保脾术与脾切除术相比，操作相对复杂，有术后再出血的可能。在"先保命，后保脾"的原则下，全脾切除术不失为治疗脾破裂较安全的手术方案。全脾切除术的指征：①Ⅳ型以上的脾破裂。②老年病人。③伤情危重、尽快结束手术。④保脾术仍不能有效止血。⑤术者对保脾手术操作欠熟练或缺乏经验，没有把握。

正确的术前准备对于手术的疗效关系颇大。如术前无明显休克现象，脉搏不超过100次/分，收缩压不低于100mmHg者，没必要过早地予以大量输血；因考虑其血压升高过多，有促使血凝块脱落致再度大出血的危险，仍应作好输血准备，在切开腹壁时较快地滴入。如术前已有休克现象，则一方面须准备紧急手术，一方面应迅速地给予输血补液，以纠正休克和改善循环，待血压恢复至80～100mmHg时随即进行手术。如病人已有休克、而输血400～800ml后仍不能使血压上升或脉搏转佳，则表示严重的内出血仍在进行；此时应采取动脉输血的办法，加压急速输血，同时应毫不迟疑地及早进行手术，不必等待休克的"好转"。因大出血病人往往只有在进腹止血以后，才能有真正转机；如一定要等到情况"好转"以后再进行手术，无异于守株待兔,徒致误事。

手术时,在切除脾脏制止出血以后,尚需检查其他脏器有无损伤,以免遗漏而影响预后。如腹内无其他脏器损伤,则腹内的积血经收集过滤后,仍可输入作为自身输血之用。

**【预后】**

脾破裂的预后取决于破裂的程度,诊断的早晚以及有无其他内脏损伤;术前准备是否恰当,手术方法与操作是否妥善,对预后也有一定影响。单纯脾破裂者,只要抢救及时,术前准备完善,手术选择正确,操作细致,自能最大限度降低死亡率。

(杨学义)

# 第三节  脾脓肿

脾脓肿一般认为脾脓肿是全身感染的一部分,75%脾脓肿是经血行播散引起的,另一小部分是脾梗死或邻近感染直接蔓延引起,临床上常有发热、左上腹疼痛、白细胞总数及中性粒细胞升高等表现,病灶大多数是多发,也可单发,呈类圆形或不规则影,边缘清楚或不清,增强后病灶无强化,但边缘更加清楚。若低密度灶内有液-气平面,更具有重要的诊断价值,抗感染治疗后病灶缩小为其特点,穿刺抽吸可作出鉴别诊断。

## 一、临床表现

脾脓肿的临床表现多不典型,常因缺乏特异性症状而被误诊,早期诊断困难,其临床表现常见的有以下几种。

1.畏寒、发热。

2.左上腹持续性钝痛或胀痛,可向左肩部放射。

3.脾大伴局部压痛、反跳痛及肌紧张。

4.左上腹或左季肋部局限性皮肤水肿。

5.白细胞增高。

6.血培养阳性等。

7.临床辅助检查常用的有胸腹 X 线平片、B 超、CT 等。其中 B 超、CT 的阳性发现率较高。

## 二、诊断

1.对于既往有过脾区外伤史或近期患过感染性疾病者出现上述症状时应想到本病的可能。

2.常规应用 B 超、CT 等影像学检查。

3.反复的影像学检查很有必要。

## 三、治疗

脾脓肿的治疗包括全身用药和局部病灶处理两个方面。

1.内科治疗　首先选用广谱抗生素控制感染(包括需氧菌和厌氧菌的感染),同时还必须注意全身的营养支持疗法,维持水和电解质的平衡,纠正贫血及低蛋白血症,输注白蛋白或少量多次输给新鲜血均为十分重要的措施。部分早期确诊的单发小脓肿或早期未液化脓肿经内科非手术治疗可以治愈。

2.手术治疗　局部病变的处理原则是做包括脓肿在内的脾切除术加脾窝引流。根据病情及病变局部情况也可行脾脓肿切开引流及经皮穿刺引流术。适应证为:①病情危重,不能耐受过大及长时间手术者;②巨大脾脓肿,脾周围粘连严重,不易分离,解剖关系不清者;③合并其他重要脏器疾病,不能耐受脾切除者;④脓肿破裂,病情危重者。

3.超声引导穿刺或置管引流　经超声检查确定脓肿的位置和大小后即可施行超声引导穿刺。将PTCD管套在18号粗穿刺针上,消毒皮肤,用穿刺探头确定穿刺点,局部麻醉后用尖刀切小口,将套管针经引导槽穿刺脓肿,荧光屏上见进入脓腔拔出针芯,脓液流出后便继续推进导管,同时缓缓退出穿刺针,导管前端则自行弯曲于脓腔内,露出皮肤段用缝针固定,末端连接于引流瓶。

(杨学义)

# 第四节　脾梗死

脾梗死是一种罕见的病理形式,梗死可累及整个器官。这是由于动脉或静脉的损害,与疾病有关。

脾梗死多与血液疾病相关。镰血红蛋白病有脾梗死倾向是众所周知的。镰状细胞病发生脾梗死的机制是异常血红蛋白结晶。僵硬的红细胞导致红细胞叠连形成并闭塞脾循环。慢性粒细胞性白血病和骨髓纤维化脾梗死率分别为50%和72%。系统性栓塞也可导致脾梗死。也有报道脾梗死与产后毒性休克综合征有关。

## 一、病因

1.血液系统疾病恶性肿瘤　白血病、淋巴瘤(即霍奇金淋巴瘤,非霍奇金淋巴瘤)、骨髓纤维化。

2.血液病-良性　高凝状态蛋白C或蛋白S缺乏症,口服避孕药,狼疮抗凝物、促红细胞生成素治疗、特发性静脉血栓形成、真性红细胞增多症、镰刀血红蛋白病。

3.栓塞疾病　心内膜炎、心房颤动、人工二尖瓣、来自右心的反常栓子、左心室附壁血栓以下心肌梗死、受感染的胸主动脉移植、艾滋病毒相关的结核分枝杆菌感染。

4.血管疾病　自身免疫性/胶原血管疾病

5.外伤　钝性外伤、扭转游荡脾、左心导管经股动脉办法、硬化的胃静脉曲张、加压素输液、栓塞治疗脾出血

6.手术病因　胰腺切除术、肝移植。

7.其他病因　脾静脉血栓形成、胰腺炎、淀粉样变、结节病、胰腺癌、成年人呼吸窘迫综合征、产后毒性休克综合征。

## 二、临床表现

临床表现有很大不同,约有1/3的脾梗死在临床上是隐匿性的。最常见的症状是左上腹部疼痛。其他症状包括:发热和发冷,恶心和呕吐,胸痛,左肩疼痛(Kehr征)。化脓性栓子可导致脾脓肿,有脓毒症表现及左上腹部疼痛。

## 三、诊断

1.CT扫描是目前诊断方法的主要选择。CT之前的时代,诊断主要靠剖腹探查。对比增强清楚显示节段性楔状低衰减。偶尔,整个脾梗死,只留下增强对比的包囊性边缘。

2.其他诊断措施包括放射性核素诊断和超声扫描。

3.当血管病变怀疑为致病原因时使用血管造影术。床边超声显像也是有益的,结肠充气或肥胖降低诊断意义。

4.磁共振成像是另一个能明确显示出脾梗死方式。如果使用钆对比,磁共振能很容易地重建三维图像。

## 四、治疗

1.药物治疗　主要目的是镇痛,可用麻醉性镇痛药或者非甾体抗炎药。抗生素和抗血小板药物治疗尚缺乏证据。

2.手术治疗　存在并发症是手术唯一指征。无并发症者,保留脾,并观察。对于有并发症的脾梗死,脾切除术是必要的。

(杨学义)

# 第五节　脾脏肿瘤

## 【分类和病理】

脾脏肿瘤可作如下简单分类:

1.良性　依其组织起源可有不同类型,如血管瘤、淋巴管瘤,或血管淋巴管错构瘤、脂肪

瘤、纤维瘤等。

2.恶性　根据肿瘤的原发部位不同,分原发性与转移性。

(1)原发性肉瘤:如血管肉瘤、淋巴管肉瘤、霍奇金病与非霍奇金病淋巴瘤、网织细胞肉瘤及纤维肉瘤等。

(2)转移性癌肿:如继肺癌、乳癌、卵巢癌、胰腺癌等续发转移。

脾脏的良性肿瘤极为罕见,肿瘤常为单发,大小不一,形态各异。临床上多在病人体检或剖腹探查时偶然发现,仅少数病例因脾脏肿大、疼痛,以及因肿瘤压迫周围脏器出现症状或出现脾功能亢进表现而就诊时发现。

脾脏的恶性肿瘤似较良性肿瘤稍为多见,尤以原发性恶性淋巴瘤(霍奇金病与非霍奇金病淋巴瘤)最为常见。其他的肉瘤如血管肉瘤(内皮肉瘤)、淋巴管肉瘤、网织细胞肉瘤、神经纤维肉瘤等文献中也有报道。

脾脏转移性肿瘤临床上亦非常少见,综合文献脾转移癌的发生率约为9%～16%,明显低于淋巴结、肺、肝脏的转移癌发生率。脾脏转移性肿瘤的原发灶可以是全身各个器官的恶性肿瘤,血行转移而以肺癌、乳腺癌、卵巢癌及恶性黑色素瘤等较为多见,淋巴途径则以腹腔内脏器肿瘤多见,临近脏器肿瘤如胰腺癌侵犯脾脏亦属转移途径之一。脾脏转移性肿瘤既可是全身转移的一部分,也可能是唯一的转移靶器官。

**【症状和诊断】**

脾脏肿瘤的临床表现差异很大,脾脏良性肿瘤可无任何症状与体征,多在其他疾病的诊治过程或健康体检时意外发现,有症状者多为脾脏肿大,同时伴左上腹不适、疼痛、压痛等。脾脏恶性肿瘤的症状则随肿瘤的性质、部位、大小而有不同表现,脾脏显著增大时,则局部疼痛、压迫症状等比较明显;可表现为左上腹部肿块增长迅速,伴有腹胀、恶心、呕吐等消化道症状,以及消瘦、乏力、头晕等全身症状。腹部检查可发现肿大的脾脏可达脐下,质地硬、表面不平,触痛明显,活动度差。当肿瘤合并感染或坏死时,可出现不明原因的发热,若肿瘤破裂出血则表现为突然出现的左上腹疼痛、腹腔内大出血、失血性休克等。并发脾功能亢进者,可出现贫血、粒细胞减少、血小板减少等表现。脾脏转移性肿瘤可仅表现为原发肿瘤的症状。

腹部X线检查,可发现脾影增大及局部压迫征象,但不具特异性。胃底及大弯部于钡餐后见有压迹,横结肠脾曲于钡灌肠后可见被推向右方,左侧肾脏在静脉造影下可见被推向下方。B超检查可作为脾脏肿瘤的首选检查,能显示脾脏大小、区分肿瘤的囊实性、了解肿瘤的包膜情况,对脾脏肿瘤的诊断有很高价值。彩色多普勒超声检查可了解肿瘤内部的血供情况,有助于判断肿瘤的性质。CT是目前诊断脾脏肿瘤最有价值的影像学检查,能比较准确提供肿瘤的大小、形态、与周围脏器的关系,能发现约1cm左右的小肿瘤;还可比较详细了解周围脏器有无其他病变等。MRI对脾脏肿瘤的诊断价值与CT相似,临床应用尚不多。选择性腹腔动脉造影可了解脾脏血管分支的分布情况,可根据肿瘤血管的多寡、压迫、中断和新生血管等来判断其性质,对脾脏肿瘤的诊断与鉴别诊断具有重要价值。

B超或CT引导下脾脏细针穿刺活检,由于受病人呼吸影响,定位比较困难,且可并发腹腔内大出血或脾脏假性动脉瘤,风险较大,应慎重选用。

腹腔镜检查术可以观察脾脏表面的病变,同时可在其指导下进行血管造影、穿刺活检等,对脾脏疾病的诊断或了解脾脏肿大的病因等有一定价值。

值得一提的是,临床上大部分脾脏良恶性肿瘤的确诊有赖于手术探查与病理组织学检查。因此在选择影像学检查时,不必面面俱到,在 B 超与 CT 等获得初步诊断后,即可考虑手术探查。

## 【治疗】

一般认为,脾脏肿瘤一经发现须行全脾脏切除术。对于部分肯定为良性肿瘤的病人,可考虑行节段性或部分脾切除术,或全脾切除后行健康脾组织自体异位移植,以保留脾脏的功能。脾脏原发性恶性肿瘤在行全脾切除术时应注意脾脏包膜的完整与脾门淋巴结的清扫,必要时需行联合脏器切除。但由于脾脏原发性恶性肿瘤很难早期发现,转移很早,且其本身就可能是全身性疾病如霍奇金病等的一个局部表现,故虽经切除亦预后不良;有文献报告全脾切除后辅以放疗与化疗等综合治疗措施,可提高 5 年生存率,部分病例可长期存活。但必须强调的是提高脾脏原发性恶性肿瘤疗效的关键在于早期诊断,根治性切除,以及术后积极有效的综合治疗。脾脏转移性肿瘤若原发灶已根治性切除,又无肿瘤复发与其他脏器转移的证据,则可行全脾切除术。如原发灶尚未切除,而转移灶局限于脾脏内,也可考虑原发病灶与全脾的联合切除,术后辅以放疗与化疗等措施。由于有脾脏转移瘤的病人多有其他脏器的亚临床转移,一般预后极差。

(杨学义)

# 第六节　脾脏囊肿

## 【分类和病理】

脾脏囊肿可作如下分类:

1.寄生虫性囊肿　包虫性囊肿。

2.非寄生虫性囊肿　又可根据囊壁有无内皮或上皮衬里,分为下列两种类型。

(1)真性囊肿:囊壁有内皮或上皮衬里,如皮样囊肿、上皮样囊肿及淋巴管囊肿等。

(2)假性囊肿:囊壁仅由纤维组织构成,如损伤性血肿、炎症或动脉栓塞后形成的局限性液化性病变等。

## 【症状和诊断】

据 Fowler 265 例脾囊肿的统计,寄生虫性与非寄生虫性脾囊肿的比约为 2∶1,在非寄生虫性脾囊肿中,真性囊肿与假性囊肿的比约为 1∶4,即在非寄生虫性脾囊肿中 20％为真性囊肿,80％为假性囊肿。

脾包虫性囊肿仅见于畜牧地区或来自此病流行区的患者,在我国主要见于西北、西南畜牧地区。常与肝、肺包虫病同时存在。小型的囊肿并无症状,大型的可有胃受压现象。体格检查在左上腹部可扪及肿大的囊状肿块,有波动感,但无触痛与腹肌强直。化验检查可见嗜酸性粒细胞显著增加。包虫囊液皮内试验(Casoni 皮肤敏感试验)呈阳性反应。腹部 X 线、CT 检查有时可见囊肿壁有钙化现象,表示包虫已经死亡。临床诊断通常并不困难。

　　脾脏的非寄生虫性囊肿以假性囊肿较为多见,大多是继脾包膜下血肿后形成。此等患者既往史中可有外伤或栓塞的病史,囊肿多为单房性,囊壁仅为纤维组织而无衬里上皮,囊内含有血性或浆液性液体,且常有胆固醇结晶。

　　真性囊肿最为罕见。其囊壁的内壁衬有上皮或内皮细胞;但有时可因囊内压增高,衬里的细胞受压萎缩,致与假性囊肿颇难鉴别。囊腔可为单房,也可为多房性,后者有时需与多囊肝、多囊肾等病变相鉴别。

　　B超常作为脾脏囊肿的首选检查,多表现为边界清楚的囊性占位,内为无回声暗区;而CT、MRI等对进一步了解脾脏囊肿形态、大小、数目,囊腔与囊壁的特点,以及与周围脏器的关系等有重要价值。对诸如脾脏皮样囊肿(畸胎瘤)、内皮细胞性或间皮细胞性囊肿等极为罕见的脾脏囊肿必要时可通过动脉造影等协助诊断。

**【治疗】**

　　由于脾囊肿可逐渐增大,增大到一定程度容易发生破裂,危及生命,因此任何种类的脾囊肿原则上均应行手术治疗。以前全脾切除术是脾囊肿治疗的唯一选择。近年来考虑到保留脾脏对机体免疫功能的重要性,除了囊肿为感染性或位于脾门区之外,一般主张行部分脾切除或囊肿切除术,此术式对儿童病人尤有意义。如脾脏与周围组织粘连重,囊肿为单房又合并化脓性感染时,可应用脾囊肿切开引流术;对体积巨大的单房脾囊肿,可先抽空其内容物后再行脾切除;对化脓性与包虫性囊肿,术中还应注意周围脏器,以免感染扩散。近年来,随着腹腔镜技术的发展,腹腔镜下脾脏切除、脾囊肿切除、脾囊肿开窗术等也成为脾囊肿治疗的重要选择。

(杨学义)

# 第七节　脾脏移植

　　早在1910年Carrel为了掌握脏器移植技术,观察移植器官与血管的变化,施行了世界上首例带血管蒂的全脾移植手术。但由于当时对脾脏功能的重要性认识不足,在此后近半个世纪中,脾脏移植技术几乎无人问津。自1952年,King和Shumaker报告了脾切除后凶险性感染(OPSI)之后,改变了人们对脾脏重要性的认识。自20世纪60年代开始有一些欧美学者对脾脏移植进行了比较深入的研究,且自70年代以后,脾脏移植研究从实验走向临床,以自体脾组织移植为先导,各种脾移植手术如脾组织大网膜内移植、带血管自体半脾移植、异体半脾或全脾移植等相继开展。我国学者在脾脏移植方面也做了大量工作,尤其在亲属供脾治疗血友病甲方面已赶超欧美。但与其他脏器移植相比较,脾脏移植的发展还是比较缓慢,原因是多方面的,其中重要原因是脾脏作为机体最大的周围免疫器官,移植后排斥反应问题没有很好解决。

　　异体脾脏(半脾或全脾)移植的适应证,最初选择的是无丙种球蛋白血症的病人,但移植后效果欠佳,加上激烈的排斥反应,最终均以失败而告终。后来基于脾脏具有强大的免疫功能,改选恶性肿瘤病人如中晚期肝癌等为其适应证,以期延长病人的生命,华中科技大学附属同济医院曾报告尸体脾脏移植治疗极晚期肝癌存活达 11 个月。因此晚期肿瘤在其他治疗效果不理想的情况下,脾脏移植也是一种可以考虑选择的方法。脾脏移植的另一适应证是先天性血友病甲。这是一种性连锁隐性遗传性疾病,致病基因位于 X 染色体上,发病者均为男性,病人体内缺少或缺乏凝血因子Ⅷ而出现自发性出血,反复发作,并随着年龄增长而逐渐加重,反复发生的内脏和关节出血可导致病人肢体残疾或死亡。脾脏移植治疗血友病甲的机制是建立在脾脏能制造和储存凝血因子Ⅷ的基础上。另外脾脏并非生命必需器官,为亲属供脾提供了可能,且从移植技术上讲,将脾脏移植到髂窝部,脾脏血管与髂血管进行吻合困难也不是很大,这些均为脾脏移植治疗血友病甲奠定了基础。

脾脏移植治疗血友病甲的疗效比较满意,有报告亲属供脾移植治疗血友病甲最长有功能存活时间已超过 10 年,尸体供脾移植有功能存活也已近 4 年。长期存活者无或少发生出血,生活质量明显改善。因此对于那些长期依赖输血或输注凝血因子Ⅷ控制病情,且效果不佳的血友病甲病人,脾脏移植是一种较为理想的治疗方法之一。而脾细胞输注移植由于持续时间短,多次输注可产生抗体降低疗效,主要适用于体质较差、病情重,不宜进行脾脏移植者。

脾脏移植后不仅会发生强烈的排斥反应,而且也会发生移植物抗宿主反应(GVHR),因此合理选择与调整免疫抑制剂非常重要。临床上一般应用三联免疫抑制剂(环孢霉素 A、硫唑嘌呤、泼尼松),亦可应用 FK506 作为主要免疫抑制剂。肛肠疾病的主要症状

(杨学义)

# 第六章　肛肠疾病

## 第一节　肛肠疾病的主要症状

肛肠科患者的症状大多与排便有关。常见症状有：大便出血(滴血或喷血)、肛门肿物脱出(感觉有东西脱出肛门外,俗称脱肛或掉碟子,自己能回去或用手送回去)、肛门疼痛(有的长时间痛,有的只是排便时痛,有的像针扎样痛,有的胀着痛)、肛门包块(肛门边上长了个包,发热,肛门旁边反复流脓)、肛周溢液(肛门潮湿,总把内裤弄脏)、肛门赘生物(肛门长了东西)、排便习惯改变[腹泻、腹痛腹胀、肛门下坠、排便排不尽感(排完过一会儿还想排)、便秘(排便困难,粪便到了肛门口就是排不出来,越用力越排不出,女患者有的感觉粪便不向肛门方向走,向阴道方向冲,有的患者需用手指、纸卷、肥皂条、开塞露协助排便]、肛门瘙痒、肛门失禁(兜不住粪便)、粪便性状改变(粪便变细)及粪便里有脓、粪便带黏膜、粪便带血、粪便有腥臭味等。

### 一、便血

凡血液从肛门排出都称为便血。便血是消化道疾病的主要症状之一,通过便血的颜色判断出血位置。便血是由多种肛门直肠疾病引起的,应根据发病年龄、便血的方式、多少、颜色及伴不伴有疼痛等症状综合分析加以判断。如果粪便是柏油状或黑色,大多是由于上消化道出血经消化道的作用而引起颜色变暗,胃和十二指肠出血的居多;如果血色暗红,混有黏液或脓液,并伴有恶臭,应考虑大肠疾病,特别是大肠恶性肿瘤的可能,也就是大肠癌的可能;如果便血呈鲜红色,滴血或喷血,出血部位大多在肛门或距肛门不远的部位。便血常见的原因如下。

1.儿童出现无痛便血,可能是有直肠息肉引起,一般息肉引起的便血,血色鲜红、无痛、血与粪便不混合。儿童出现阵发性腹痛,血便呈果酱状,则应高度警惕小儿肠套叠的发生。儿童由于补充钙剂和不爱饮水及吃青菜,粪便干燥引起的肛裂便血,临床也非常常见,这种便血常伴有肛门疼痛及粪便干燥。有以上症状时,应该及时到医院就诊,以免贻误病情。

2.成年人出现黏液状血便,并伴有腹部疼痛、排便次数增多等症状,多是由于结肠炎或大肠肿瘤引起。便血呈鲜红色,便血时不伴疼痛多是由于内痔出血引起,排便后肛门出现周期性疼痛的,多见于肛裂。

有些疾病引起的便血量很小,用肉眼很难发现,而少量的消化道出血,是早期结肠癌的重要病征,如能尽早发现便血,对确诊疾病及取得治疗的良好时机有着重要的意义。临床上一般以粪隐血试验来检查粪便中混有的少量血液。当病人发现自己有便血的症状时,就应尽早去医院就诊,经临床检查,并通过化验、X 线、内镜等各种检查,确定疾病,及早治疗。

出现便血时有可能患上了痔、肛裂、慢性结肠炎、直肠肿瘤等肛肠科疾病,需到医院就诊,请医师排除是否患上了肛肠科疾病。尤其 40 岁以上的人是肠道肿瘤的高发年龄,如果出现便血,需要排除是否由肛裂引起的出血,一定要常规做指检和肠镜。

## 二、肛门肿物脱出

肛门肿物脱出俗称脱肛,是指肛门内组织或器官由肛门脱出。脱出物有的在便后脱出,有的在咳嗽、行走、运动、用力、下蹲后脱出。脱出物有的可自行还纳,有的需用手还纳。脱出物为单个、几个或呈串环状,其间有明显分界,单个形如杨梅,环状者形如梅花,多为内痔脱出。脱出物表面光滑,可见放射状皱襞,多为直肠黏膜脱垂;如为环状皱襞、层层折叠,为直肠全层脱垂。脱出物有细蒂相连,圆形或椭圆形,如樱桃状,为直肠息肉脱出;短蒂如鼓槌状多为肛乳头肥大脱出。脱出物颜色暗黄或紫红稍带亮光为内痔,淡红色多为直肠脱垂,色鲜红或紫红为息肉,灰白色或淡黄色为肛乳头肥大。内痔、直肠脱垂用手触摸感觉柔软;直肠息肉感觉稍韧且脆,触之易出血;肛乳头肥大质硬、韧,不出血。如果出现肛门肿物脱出需到医院就诊,诊断明确何种疾病,是否需要手术。如果肛门脱出物脱出伴疼痛,无法还纳,那么脱出物可能发生了嵌顿,需要马上到医院就诊,以免脱出物发生坏死。

## 三、肛门疼痛

疼痛是肛肠疾病的常见症状,疼痛大多发生在痔水肿、血栓痔、肛裂或溃疡、肛周脓肿、肛管炎、感染、肛门直肠内异物、外伤、括约肌痉挛、直肠肿瘤晚期等疾病。肛裂疼痛多在肛管正前或正后位,在排便时和排便后疼痛,呈间歇性,为刺痛,便后为灼痛或刀割样疼痛。外痔血栓疼痛位于肛门一侧或两侧,呈持续性。肛周脓肿疼痛为持续性胀痛或跳痛,以夜间尤著。肛管直肠癌晚期疼痛位于肛门直肠、前阴和骶尾部,甚至放射至腰部或大腿内侧,呈持续性坠痛或抽搐样痛。结肠炎痛为坠痛。括约肌痉挛痛为深部持续痛。神经性痛无定时,无定位。瘢痕痛多在天气剧变时。

## 四、肛周包块

肛周包块多种多样。有的位于肛缘,有的与肛门有一定距离;有的位置表浅,有的位置较深;有的有疼痛,有的无疼痛。位于肛缘的包块伴有疼痛多为痔水肿或血栓外痔,需到医院就诊,用药或手术。位于与肛门有一定距离的包块,如果位置表浅可能为疝或表浅的肛周脓肿;如果位置较深的包块,患肛周脓肿的可能性极大,须到医院就诊,有可能需要手术治疗。包块如果有疼痛,有可能是肛周脓肿、疝,或肛周囊肿感染。包块如果无疼痛,有可能是肛周囊肿、皮脂腺囊肿、脂肪瘤等疾病。如果出现肛周包块,应及时到医院就诊。

## 五、肛周溢液

肛周溢液多发生于肛周脓肿破溃后及肛瘘患者,肛周溢液可有脓性、血性、脓血性分泌物由瘘口流出。肛门周围皮肤渗液,甚或糜烂多见于肛周湿疹、接触性皮炎等。肛门溢液指分泌物从肛门排出,多为肠液流出,多为色清液体,可能发生于肛门松弛、肛门失禁时,也可能发生于肠内有炎性疾病,肠液分泌过多时如直肠炎、肛管炎、内痔糜烂等。

## 六、肛门赘生物

肛门赘生物是指生长于肛门外的物质。质软的多为外痔,质硬且如米粒或如菜花状的多为尖锐湿疣,是性病的一种。

## 七、排便习惯改变

排便习惯改变包括便秘、腹泻或二者交替,排便不尽,排便困难等。排便习惯改变常见于慢性结肠炎、肠结核、大肠肿瘤等病。如果发现排便习惯改变,一定要到医院就诊,千万不要忽视,以免延误病情。

1.便秘　是指排便频率减少(7天内排便次数少于2～3次)、排便困难、粪便干结而言。便秘是由多种原因引起,少儿多由喝水少引起,青年多由活动少并且摄入较少纤维素引起,中老年多由于活动量减少、肠蠕动减慢、精神因素等引起。

2.腹泻　腹泻是指排便次数增多,一天可从数次到数十次,粪便可从稀便到水样便。引起腹泻的疾病很多,可以是原发于肠道本身的病变,也可以继发于肠道以外的其他疾病。肠道本身病变引起的腹泻一般分为功能性与器质性两种。肠道没有具体的病变,无阳性体征,无体重减轻及贫血,是由于长期服用泻药、特殊的食物、药物过敏、自主神经功能紊乱等原因引起的腹泻,为功能性腹泻。此类腹泻一般为无痛性黏液性腹泻。器质性腹泻是指肠道本身病变引起的腹泻,肛肠科常见的引起腹泻的疾病有溃疡性结肠炎、克罗恩病、憩室病、肠道肿瘤以及缺血性结肠炎等。

腹泻常常伴有其他的症状,腹泻伴有脐下疼痛、排便后疼痛缓解,常提示为结肠的病变。腹泻与便秘交替者,常见于肠结核、结肠癌及结肠过敏等病。腹泻伴有里急后重常见于慢性菌痢、溃疡性结肠炎、直肠癌等。腹泻伴有腹胀,见于慢性的不全肠梗阻。腹泻伴有腹部压痛,常见于菌痢、结肠癌、肠结核、克罗恩病、结肠憩室炎等。腹泻伴有腹部肿块时,应考虑结肠癌、增生性肠结核及克罗恩病等。有时结肠痉挛导致的腹泻,也出现腹部肿块,但时有时无。老年人便秘患者于左下腹扪及肿块者,多为粪石的可能性为大。

（吕绍勋）

# 第二节　痔

## 一、病因及分类

### （一）病因

1.肛管血管垫下移学说　肛管血管垫是位于肛管和直肠的一种组织垫,简称"肛垫",系出生后就存在的解剖现象。当肛管血管垫松弛、肥大、出血或脱垂时,即产生痔的症状。肛管血管垫由 3 部分组成:①静脉,或称静脉窦;②结缔组织;③Treitz 肌,该肌是指介于肛门衬垫和肛管内括约肌之间的平滑肌,它具有固定肛管血管垫的作用,当 Treitz 肌肥厚或断裂时,肛管血垫则脱垂。正常情况下,肛管血管垫疏松地附着在肌肉壁上,排便后借其自身的纤维收缩作用,缩回肛管。弹性回缩作用减弱后,肛管血管垫则充血、下移形成痔。

2.静脉曲张学说　从解剖上看,门静脉系统及其分支直肠静脉都无静脉瓣,血液易于淤积而使静脉扩张,加之直肠上、下静脉丛壁薄、位浅、抵抗力低,末端直肠黏膜下组织又松弛,都有利于静脉扩张,若加上各种静脉回流受阻的因素,如经常便秘、妊娠、前列腺肥大及盆腔内巨大肿瘤等,都可使直肠静脉回流发生障碍而扩张弯曲成痔。肛腺及肛周感染也可引起静脉周围炎,静脉失去弹性而扩张成痔。

3.遗传、地理及食物因素　遗传是否可致痔的发生,目前无确切证据,但痔患者常有家族史,可能与食物、排便习惯及环境有关。多数人相信发展中的国家痔的发病率低,如在非洲农村患痔者少见,可能与高纤维食物饮食有关。目前,在发达国家多食高纤维饮食,除了预防大肠癌的发生,也可减低痔的发病率。

### （二）分类

痔分为内痔、外痔和混合痔。内痔是肛管血管垫的支持结构、血管丛及动静脉吻合发生的病理性改变和移位;外痔是齿状线远侧皮下血管丛扩张、血流淤滞、血栓形成或组织增生。根据组织的病理特点,外痔可分为结缔组织性、血栓性、静脉曲张性和炎性外痔 4 类;混合痔是内痔和相应部位的外痔血管丛的相互融合。

## 二、诊断

### （一）临床表现

1.内痔　主要临床表现是出血和脱出,无痛性间歇性便后出鲜血是内痔的常见症状。未发生血栓、嵌顿、感染时单纯性内痔无疼痛,部分病人可伴有排便困难,内痔的好发部位为截石位 3、7、11 点。根据内痔的症状,其严重程度分为 4 度。Ⅰ度:便时带血、滴血,便后出血可自行停止,无痔脱出。Ⅱ度:常有便血,排便时有痔脱出,便后可自行还纳。Ⅲ度:可有便血,排便或久站及咳嗽、劳累、负重时有痔脱出,需用手还纳。Ⅳ度:可有便血,痔持续脱出或还纳后易脱出。

直肠出血病人有患结直肠新生物的可能,还需排除其他疾病,包括炎性肠病,其他类型的结肠炎,憩室病和血管畸形。仔细的询问病史和体格检查是应用内镜检查的基础,包括直肠镜和(或)纤维乙状结肠镜。对符合标准的直肠出血病人应做全面的纤维结肠镜检查或纤维乙状结肠镜结合钡灌肠检查。

2.外痔　主要临床表现为肛门部软组织团块,有肛门不适、潮湿瘙痒或异物感,如发生血栓及皮下血肿可有剧痛。

3.混合痔　主要临床表现为内痔和外痔的症状同时存在,严重时表现为环状痔脱出。

### (二)辅助检查

1.肛门视检　检查有无内痔脱出,肛门周围有无静脉曲张性外痔、血栓性外痔及皮赘,必要时可行蹲位检查。观察脱出内痔的部位、大小和有无出血及痔黏膜有无充血水肿、糜烂和溃疡。

2.肛管直肠指检　是重要的检查方法。Ⅰ、Ⅱ度内痔指检时多无异常;对反复脱出的Ⅲ、Ⅳ度内痔,指检有时可触及齿状线上的纤维化痔组织。肛管直肠指检可以排除肛门直肠肿瘤和其他疾病。

3.肛门直肠镜　可以明确内痔的部位、大小、数目和内痔表面黏膜有无出血、水肿、糜烂等。

4.粪便隐血试验　是排除全消化道肿瘤的常用筛查手段。

5.全结肠镜检查　以便血就诊者、有消化道肿瘤家族史或本人有息肉病史者、年龄超过50岁者、粪隐血试验阳性以及缺铁性贫血的痔患者,建议行全结肠镜检查。

## 三、治疗

### (一)非手术治疗

治疗原则:无症状的痔无需治疗。治疗目的重在消除、减轻痔的症状。解除痔的症比改变痔体的大小更有意义,应视为治疗效果的标准。医师应根据患者情况、本人经验和医疗条件采用合理的非手术或手术治疗。

1.一般治疗　改善饮食、保持排便通畅、注意肛门周围清洁和坐浴等对各类痔的治疗都是有效的。

2.药物治疗　药物治疗是痔治疗的重要方法,Ⅰ、Ⅱ度内痔患者应首选药物治疗。

(1)局部药物治疗:包括栓剂、乳膏、洗剂。含有角菜酸黏膜修复保护和润滑成分的栓剂、乳膏对痔具有较好的治疗作用。含有类固醇衍生物的药物可在急性期缓解症状,但不应长期和预防性使用。

(2)全身药物治疗:常用药物包括静脉增强药、抗炎镇痛药。①静脉增强药:常用的有微粒化纯化的黄酮成分、草木犀流浸液片、银杏叶萃取物等,可减轻内痔急性期症状,但数种静脉增强药合用无明显优越性;②抗炎镇痛药:能有效缓解内痔或血栓性外痔所导致的疼痛;③中医药辨证治疗。

3.硬化剂注射疗法 黏膜下层硬化剂注射是常用治疗内痔的有效方法,主要适用于Ⅰ、Ⅱ度内痔,近期疗效显著。并发症有局部疼痛、肛门部烧灼感、组织坏死溃疡或肛门狭窄、痔血栓形成、黏膜下脓肿与硬结。外痔及妊娠期痔应禁用。

4.器械治疗

(1)胶圈套扎疗法:适用于各度内痔和混合痔的内痔部分,尤其是Ⅱ、Ⅲ度内痔伴有出血和(或)脱出者。套扎部位在齿状线上区域,并发症有直肠不适与坠胀感、疼痛、胶圈滑脱、迟发性出血、肛门皮肤水肿、血栓性外痔、溃疡形成、盆腔感染等。

(2)中药线结扎:用丝线或药制丝线、纸裹药线缠扎在痔核的根部,使痔核坏死脱落,创面经修复而愈。

(3)物理治疗:包括激光治疗、冷冻疗法、直流电疗法和铜离子电化学疗法、微波热凝疗法、红外线凝固治疗等。主要适应证为Ⅰ、Ⅱ、Ⅲ度内痔。主要并发症为出血、水肿、创面愈合延迟及感染等。

## (二)手术治疗

1.痔结扎注射术

【适应证】

内痔已发展至Ⅲ、Ⅳ度,或Ⅱ度内痔伴出血严重者;急性嵌顿性痔、坏死性痔、混合痔以及症状和体征显著的外痔;非手术治疗无效且无手术禁忌证者。

【禁忌证】

严重高血压病、心脏疾病、凝血机制障碍、腹泻、瘢痕体质者。

【术前准备】

(1)完善辅助检查,血常规、生化、凝血机制、尿常规等实验室检查;腹部彩超等影像学检查。

(2)清洁洗肠1次或2次。

(3)如采用骶管阻滞麻醉、腰部麻醉、硬膜外麻醉或全身麻醉,需术前禁食水。

【麻醉选择】

可采用局部麻醉、骶部麻醉、腰部麻醉、硬膜外麻醉、全身麻醉等各种麻醉方式,门诊手术以局部麻醉为主,住院手术以骶管阻滞麻醉为主。

【体位】

对体位无特殊要求,侧卧位、膀胱截石位均可。左侧卧位,操作方便,尤其适于年老体弱、合并有心肺疾病的患者。

【手术步骤】

(1)常规消毒,铺无菌巾,消毒肛管,肛检。

(2)用止血钳将痔核牵拉出肛门外,根据痔核大小和数量分为3~5组。

(3)肛后位纵行切开少量括约肌,横行缝扎。

(4)剪开每组痔核之间皮肤组织,剥离外痔部分皮肤。

(5)分别结扎或缝扎每组痔核。

(6)每组痔核结扎后注射少量枯痔液。

(7)剪去痔核残端,加压包扎固定。

【注意事项】

术中应注意合理保留皮肤桥、黏膜桥的部位及数量,可缩短创面愈合时间。

【总结】

痔切除术原则上应将痔核完全或部分切除,常用手术方式有:①外剥内扎创面开放式手术;②创面半开放式手术;③创面闭合式手术;④外剥内扎加硬化剂注射术;⑤环形痔切除术,包括半闭合式环形痔切除术(Toupet手术)、闭合式环形痔切除术(whitehead手术),但因并发症多,目前临床已基本摒弃。

2.痔上黏膜环切钉合术　痔上黏膜环切钉合术(PPH):用吻合器经肛门环形切除部分直肠黏膜和黏膜下组织。适用于环状脱垂的Ⅲ、Ⅳ度内痔和反复出血的Ⅱ度内痔。术后应注意防治出血、坠胀、肛门狭窄、感染等并发症。

【适应证】

(1)环状脱垂的Ⅲ、Ⅳ度内痔,反复出血的Ⅱ度内痔。

(2)导致功能性出口处梗阻型便秘的直肠前膨出、直肠内脱垂。

【禁忌证】

(1)血栓性外痔;炎性外痔;外痔水肿。

(2)内痔嵌顿合并有血栓形成、局部坏死。

(3)非痔本身引起的出血,如合并门脉高压等。

(4)谨慎选择伴发肛乳头肥大、息肉、直肠炎等疾病的患者,治疗前除外恶性肿瘤的存在。

【术前准备】

(1)完善辅助检查:血常规、生化、凝血机制、尿常规等实验室检查;腹部超声、直肠镜或乙状镜等影像学检查。

(2)术前日晚口服药物清洁肠道,或术日晨清洁洗肠1次或2次。

(3)如采用骶管阻滞麻醉、腰部麻醉、硬膜外麻醉或全身麻醉,需术前禁食水。

【麻醉选择】

同痔结扎注射术。

【体位】

同痔结扎注射术。

【手术步骤】

(1)采用局部麻醉、椎管内阻滞麻醉或全身麻醉。取折刀位、截石位或侧卧位。常规消毒,铺无菌巾,消毒肛管,肛检。

(2)用圆形肛管扩肛器进行扩肛,在扩肛器引导下置入透明肛镜并固定。若脱垂的痔组织过多,宜用无创钳向肛管外牵拉以便于置入,固定后将牵出组织复位。应充分显露痔上黏膜。

(3)根据病变情况,在肛镜缝扎器的显露下,于齿状线上2.5~4.0cm做荷包缝合。可行单荷包缝合或双重荷包缝合,若行双荷包缝合,其间距应在1.0~1.5cm。荷包缝线应全部潜行黏膜下层并保持在同一水平,荷包缝针应尽量自出针点原位进针,一般以3~7针为宜。

(4)旋开圆形吻合器至最大位置,将钉砧头导入并使之置于荷包线之上,将荷包线收紧并打结。用带线器将荷包线尾端从吻合器侧孔中拉出。

(5)适度牵拉荷包线,同时旋紧吻合器.将圆形吻合器送入肛门直至 4cm 刻度处。女性患者应注意防止误伤阴道后壁。

(6)击发吻合器,松开手柄,静待 30 秒钟,将吻合器旋开 1/2~3/4 圈后移出,检查切除黏膜的完整性。

(7)仔细检查吻合口,遇有活动性出血的部位必须用可吸

**【注意事项】**

(1)缝扎高度:缝扎在齿状线上 1~3cm 处进行,如遇出血视野不清时注意不要缝在齿状线上,以免术后疼痛。

(2)缝扎深度:从阻断动脉角度上说,缝针深度应结扎动脉黏膜下动脉为度,考虑到对黏膜的固定作用,应将黏膜缝合固定在肌层上。一些病人,术后有阵发痉挛性疼痛,但程度轻,持续时间短。

(3)缝扎数量:大多数在多普勒引导下可以找到 6~8 条动脉分支,直接缝扎即可。个别患者在探测动脉时达 10 条以上甚至更多。

(4)其他:术中出血及时退镜、止血,以免出现退出肛门镜困难的尴尬。结束手术前检查,及时发现出血和缝合过低情况。

**【总结】**

PPH 手术应用于出血性痔的治疗,效果显著,不良反应少,安全高效,治疗范围广,技术简单易学,有利开展,患者痛苦小,乐于接受,丰富了痔的治疗方式,具有重要意义。

3.超声多普勒引导下痔动脉结扎术　超声多普勒引导下痔动脉结扎术(简称 DG-HAL)。是一种集超声波探查、缝扎手术为一体的新的诊疗技术。

手术时将一个特制的外径为 28mm 探头置入肛内,通过探头上的感应器,找出痔上方的动脉血管并进行结扎,结扎直肠上动脉远支痔动脉后,使动脉-静脉分流处于关闭状态,使毛细血管血液交换得以进行。特定的刺激也无法使这种分流打开,减少了因组织灌注减少导致的毛细血管前括约肌痉挛,避免了痔核内部压力增加,减轻痔静脉丛扩张的严重程度;结扎痔动脉后痔核的血流供应减少,痔核开始萎缩,从而出血和疼痛等症状均得到缓解,在痔核病变处的张力降低后痔核内的结缔组织开始再生,这又进一步促进了痔核的萎缩,并且最终使痔核脱垂症状显著减轻;而在齿状线 2~3cm 痔动脉的"8"字缝扎也起到将痔核悬吊固定在肛管直肠肌层的作用,从而减轻了痔核脱出的症状。因手术时结扎部位是在肛门齿状线上进行,此处的神经是自主神经,对疼痛不敏感,所以没有明显的痛觉。术后无需换药,恢复快,住院 2~3 天即可出院。

该手术不用刀,不适感甚微,不用切除痔疮组织,无创伤,无术后并发症,对肛门功能不产生任何影响,安全、有效,是一个低侵袭的微创外科手术。

**【适应证】**

(1)适用于各型内痔,尤其以出血为主要症状的Ⅰ、Ⅱ、Ⅲ度内痔,Ⅳ度内痔在不伴有血栓、坏死等情况下,伴有轻度静脉曲张型外痔,无症状的结缔组织外痔也属适应证。

(2)对年老体弱、合并有内科慢性疾病不能承受其他手术的出血性痔,可作为重要的非手术治疗手段。

【禁忌证】

(1)血栓性外痔;炎性外痔;外痔水肿。

(2)内痔嵌顿合并有血栓形成、局部坏死。

(3)非痔本身引起的出血,如合并门脉高压等。

(4)并谨慎选择伴发肛乳头肥大、息肉、直肠炎等疾病的患者,治疗前除外恶性肿瘤的存在。

【术前准备】

(1)完善辅助检查:血常规、生化、凝血机制、尿常规等实验室检查;腹部彩超、直肠镜或乙状镜等影像学检查。

(2)清洁洗肠 1 次或 2 次。

(3)如采用骶管阻滞麻醉、腰部麻醉、硬膜外麻醉或全身麻醉,需术前禁食水。

【麻醉选择】

同痔结扎注射术。

【体位】

同痔结扎注射术。

【手术步骤】

以截石位为例。

(1)常规消毒,铺无菌巾,消毒肛管,肛检。

(2)多普勒超声肛门镜置入直肠,并将多普勒超声探头置于齿状线上 2～3cm 处。

(3)沿着直肠旋转整个器械,同时找寻所需动脉。

(4)在接收到多普勒超声信号处,在多普勒超声探头上方使用 2-0 的可吸收缝线进行"8字"缝合,完毕后旋转肛门镜寻找下一条动脉。

(5)在完成第一轮缝合后,将肛门镜退出 0.5cm,进行第二轮缝合以确保手术的准确性。在接收到动脉声波时,都应当对之进行新的缝合,不过应当尽量保其距离齿状线至少 0.5cm。在痔核脱出的痔核部位上方另加 1～2 针"8"字缝合固定直肠黏膜;有肛外小皮赘者同时剪除。

(6)治疗后取出肛门镜,纳入黏膜保护栓剂或消炎栓,包扎固定。

【注意事项】

(1)缝扎高度:缝扎在齿状线上 1～3cm 处进行,如遇出血视野不清时注意不要缝在齿状线上,以免术后疼痛。

(2)缝扎深度:从阻断动脉角度上说,缝针深度应结扎动脉黏膜下动脉为度,考虑到对黏膜的固定作用,应将黏膜缝合固定在肌层上。一些病人,术后有阵发痉挛性疼痛,但程度轻,持续时间短。

(3)缝扎数量:大多数在多普勒引导下可以找到 6～8 条动脉分支,直接缝扎即可。个别患者在探测动脉时达 10 条以上甚至更多。

(4)其他:术中出血及时退镜、止血,以免出现退出肛门镜困难的尴尬。结束手术前检查,及时发现出血和缝合过低情况。

【总结】

超声多普勒引导下痔动脉结扎术应用于出血性痔的治疗,效果显著,副作用少,安全高效,治疗范围广,技术简单易学,有利开展,患者痛苦小,乐于接受,丰富了痔的治疗方式,具有重要意义。

4.开环式微创痔上黏膜切除吻合术　此术式是利用开环式微创痔吻合器进行痔病治疗的一种手术方式,简称 TST 手术。TST 手术遵循了人体痔的形成机制,依照痔的生理病理结构设计而成,旨在纠正痔的病理生理性改变,而非将肛垫全部切除,保留了正常的肛垫及黏膜桥,维护了肛门的精细功能,可以减少手术创伤,缩短治疗时间,使痔手术达到更加微创化。

【适应证】

环状脱垂的Ⅲ、Ⅳ度内痔,反复出血的Ⅱ度内痔。

【禁忌证】

(1)血栓性外痔;炎性外痔;外痔水肿。

(2)内痔嵌顿合并有血栓形成、局部坏死。

(3)非痔本身引起的出血,如合并肝门脉高压等。

(4)谨慎选择伴发肛乳头肥大、息肉、直肠炎等疾病的患者,治疗前除外恶性肿瘤的存在。

【术前准备】

(1)完善辅助检查:血常规、生化、凝血机制、尿常规等实验室检查;腹部彩超、直肠镜或乙状镜等影像学检查。

(2)术前日晚口服药物清洁肠道,或术日晨清洁洗肠 1 次或 2 次。

(3)如采用骶管阻滞麻醉、腰部麻醉、硬膜外麻醉或全身麻醉,需术前禁食水。

【麻醉选择】

同痔结扎注射术。

【体位】

同痔结扎注射术。

【手术步骤】

(1)采用局部麻醉、椎管内麻醉或全麻。取折刀位、截石位或侧卧位。

(2)适度扩肛,也可以采用肛门镜内栓外涂石蜡油润滑扩肛,防止肛管损伤。

(3)观察痔核的位置形态、数目、大小,选择合适的肛门镜。TST 的开环式肛门镜分为:单开式肛门镜、双开式肛门镜和三开式肛门镜。若痔核以一侧为主,则选择单开式肛门镜;痔核以两侧为主,则选择双开式肛门镜;痔核在 3 个或以上,须选择三开口的肛门镜。

(4)将表面涂有液状石蜡的肛门镜插入肛门,用手固定肛门镜后拔除内筒,可左右适当旋转肛门镜以调整其位置,充分显露欲切除的痔上黏膜,方便下一步的手术操作。

(5)通过肛门镜外孔和肛门镜边缘皮肤缝合固定,并且在缝合固定后肛门镜仍可以进行适度的旋转调整,利于手术的操作。

(6)选择齿状线上 2.5~3.5cm 分段性荷包缝合或点线牵引,吻合切除后吻合口大概在齿状线上 1.5~2.5cm。

(7)仔细检查 TST-次性吻合器后,旋转 TST 一次性吻合器的尾翼,将吻合器的头部与本体完全分开,取走头体之间的塑料隔板,顺着肛门镜的轴线将吻合器头部纳入直肠内,头部伸入缝合线的上端,让吻合器和肛门镜持续在同一轴线上。

(8)旋紧 TST 一次性吻合器,检查刻度指示,到达保险刻度后进行击发。

(9)将吻合器尾翼反向旋转半圈后取出吻合器,检查切除黏膜组织的数目和大小,与开窗口数目是否对应。

(10)检查吻合口,如有出血或者可疑出血缝扎止血。

【注意事项】

(1)扩肛应适度,不应使用暴力引起肛门括约肌损伤。

(2)分段性荷包缝合或点线牵引也是 TST 手术操作的核心。缝线的选择、缝合的深度、高度以及缝合的方法同样会直接影响 TST 手术的效果。

(3)取出吻合器后要仔细反复检查吻合口,如有出血或者可疑出血必须行"8"字缝扎。

(4)取出肛门镜时需注意应将内栓纳入肛门镜后方可取出,否则肛门镜不易取出并容易损伤吻合口。

【总结】

TST 手术运用特制的肛门镜形成不同的开环式的窗口,只显露有痔区的黏膜,针对性更强。保留了痔核间的黏膜桥以及无症状痔核区的正常黏膜,避免环形瘢痕的产生,有效地预防肛门狭窄减少对 ATZ 上皮即直肠肛管移行上皮域的干扰刺激,减轻术后的坠胀不适感。

5.铜离子电化学疗法　铜离子电化学疗法是建立在肛垫学说的基础上,能够有效地保护肛垫的方法,它是通过微电流将铜离子导入痔核中,改变痔核局部的酸碱平衡,造成痔核内部 pH 降低,同时铜离子与痔静脉丛血管内膜和血管外结缔组织充分结合,形成络合物,络合物作为异物和电流在血管内引起的血栓形成,以及血管壁上皮细胞水肿,促发以淋巴细胞、浆细胞浸润为主的无菌性炎症、组织机化、血管闭塞以及导致周围组织纤维化从而达到消除黏膜下层血管出血性病变。小血管的堵塞导致了对痔供血的断流作用,促进充血、膨胀的痔体萎缩,并从止血意义上起到了痔切除的效果。引起无菌性炎症并进一步促进 Treitz 肌断裂处的纤维化,从而使松弛的支持组织粘连、固定、上提,导致痔组织或肛垫的进一步萎缩。肛垫和直肠壁之间纤维组织的瘢痕挛缩使痔的支撑结构加强,使痔固定在黏膜下肌层,这样在排便时不至于脱出肛门外。痔体充血、淤血的减轻以及痔体的萎缩和上提减少了排便时的阻力,使排便时肛门压力下降。

【适应证】

适用于各型内痔,尤其以出血为主要症状的Ⅰ、Ⅱ度痔是铜离子电化学疗法的主要适应证。以脱出为症状的Ⅱ、Ⅲ度痔也可作为铜离子电化学疗法的适应证。对年老体弱、合并有内科慢性疾病不能承受其他手术的出血性痔,铜离子电化学疗法可作为重要的非手术治疗手段。

【禁忌证】

脱出难以回纳的Ⅳ度痔、以皮赘和外痔为主的混合痔建议不使用铜离子电化学疗法,非痔本身引起的出血,如合并门脉高压等,并谨慎选择伴发肛乳头肥大、息肉、直肠炎等疾病的患者,治疗前排除恶性肿瘤的存在。

**【术前准备】**

(1)完善辅助检查:血常规、生化、凝血机制、尿常规等实验室检查;腹部超声、直肠镜或乙状镜等影像学检查。

(2)清洁洗肠1次或2次。

(3)如采用骶管阻滞麻醉、腰部麻醉、硬膜外麻醉或全身麻醉,需术前禁食水。

**【麻醉选择】**

同痔结扎注射术。

**【体位】**

同痔结扎注射术。

**【手术步骤】**

(1)常规消毒,铺无菌巾,消毒肛管,肛检。

(2)插入喇叭口肛门镜,确定出血及脱出的痔区。

(3)将针电极与痔体呈45°夹角刺入痔体组织深10～15mm,治疗280秒钟。以同样方法逐次治疗各个痔区,同一痔区可根据出血、充血状况同时反复治疗。混合痔外痔部分在治疗开始前给予剪除,部分较大混合痔予以外剥内扎(结扎点不超过3处)。

(4)治疗后取出肛门镜,纳入黏膜保护栓剂或消炎栓,包扎固定。

**【注意事项】**

(1)治疗期间要注意观察患者痔核部位的变化情况。

(2)每1个痔核可同时治疗3次,每次最多治疗4处痔核。

(3)出血为主要症状的患者一般治疗1个痔核即可起到明显作用,而以脱出为主要症状的患者,需要扩大治疗范围,治疗区域一般选择在截石位3、7、11点,脱出严重的可以适当的增加在1或7点的治疗。

(4)出血的患者可以将铜针直接刺入痔核内部,脱出的患者则需要将治疗区域上移,在痔核根部或痔上区域。

**【总结】**

铜离子电化学疗法应用于出血性痔的治疗,效果显著,不良反应少,安全高效,治疗范围广,技术简单易学,有利开展,患者痛苦小,乐于接受,丰富了痔的治疗方式,具有重要意义。

## (三)痔的围术期处理

1.术前应常规做必要的物理和实验室检查　手术前的肠道准备可采用口服洗肠液、灌肠或其他促排便等方式进行。术前可预防性使用抗生素。

2.术后并发症的防治

(1)出血:各种痔手术都有发生出血的可能,部分患者手术后可有迟发性出血。应注意手术中严密止血和术后观察,必要时需手术止血。

(2)尿潴留:术前排空膀胱,控制输液量和输液速度,选择合适的麻醉方式可预防尿潴留的发生。如发生尿潴留可采用针刺关元、三阴交、至阴穴,还可用耳压、中药内服的方法治疗,必要时导尿。

(3)疼痛:采用局部黏膜保护药和使用镇痛药可减轻痔手术后疼痛,包括复方利多卡因、复方薄荷脑、解热镇痛栓剂、硝酸甘油膏等黏膜保护药局部用药和采用自控性镇痛泵;中药熏洗以活血消肿镇痛,还可采用针刺三阴交、二白、白环俞或肛周电刺激治疗。

(4)肛缘水肿:坐浴、药物外敷,必要时手术处理。

(5)肛肠直肠狭窄:由于痔术后有肛门狭窄的可能,手术时应注意保留肛管皮肤。治疗措施包括扩肛和肛管成形术。

(6)肛门失禁:过度扩肛、肛管括约肌损伤、内括约肌切开等治疗后易发生肛门失禁。患者原有肛管功能不良、肠易激综合征、产科创伤、神经疾患等疾病可增加肛门失禁发生的危险。

(7)其他并发症:包括手术创面延迟愈合、直肠黏膜外翻、肛周皮赘、感染等,需注意防治。

### (四)特殊患者的处理

1.急性嵌顿痔　是痔的急症。根据患者情况可选择手法复位或手术治疗。早期手术并不增加手术风险及并发症;对嵌顿时间长、或痔表面糜烂坏死者,可局部应用解除括约肌痉挛的药物;对嵌顿痔手法复位失败、嵌顿时间长而出现绞窄坏死者,应采取手术治疗以解除嵌顿、去除坏死组织、预防感染。

2.血栓性外痔　是痔的急症。对发病早期、疼痛剧烈、肿块无缩小趋势者,可急诊手术。发病超过72小时宜采用非手术治疗。

3.妊娠、产后早期的痔　首选非手术治疗。对痔的严重并发症和药物治疗无效的患者,应选择简单有效的手术方式。禁用硬化剂注射。

4.痔并发贫血　应注意排除导致贫血的其他疾病,应积极采取硬化剂注射、手术等治疗。

5.痔合并免疫缺陷　免疫缺陷的存在(艾滋病、骨髓抑制等)是硬化剂注射和胶圈套扎的禁忌证。在手术治疗时,须预防性使用抗生素。

6.高龄、高血压病、糖尿病患者的痔　以非手术治疗为主,病情严重者,应对相关疾病治疗,待其稳定后酌情选用简单的手术方法治疗。

(景长迁)

# 第三节　肛裂

肛裂是齿状线以下肛管皮肤层裂伤后形成的小溃疡,其方向与肛管纵轴平行,长0.5~1.0cm,呈梭形或椭圆形,常引起剧痛,愈合困难。而肛管表面裂伤因很快自愈,且常无症状,不能视为肛裂。肛裂是一种常见的肛管疾患也是中青年人产生肛管处剧痛的常见原因。肛裂最多见于中年人,但也可发生于老年人及小儿。一般男性略多于女性,但也有报告女多于男。肛裂常发于肛门后、前正中,以肛门后部居多,两侧的较少。初起仅在肛管皮肤上有一小裂口,有时可裂到皮下组织或直至括约肌浅层,裂口呈线形或棱形,如将肛门张开,裂口的创面即成圆形或椭圆形。

# 一、病因、病理及分类

## （一）病因

多由血热肠燥，大便秘结，排便过于用力，使肛门皮肤破裂，反复而发病。《医宗金鉴·外科心法要诀》中说："肛门围绕，折纹破裂，便结者，火燥也。"扼要阐述了因热结肠燥，或因阴虚津亏而致大便秘结，排便用力，使肛门皮肤裂伤，随后又继发感染，逐渐形成慢性、梭形溃疡。但也有因肛管狭窄、肛门湿疹、痔疮损伤等感染而发病。具体地讲，本病的发生主要与下列因素有关。

1.解剖学因素 肛门外括约肌浅部，从尾骨起，向前至肛门后方。分为两束，沿肛管两侧向前围绕，至肛门前方，又相互联合。因此，在肛门前后都留有间隙。并且肛提肌的大部分均附着于肛管两侧，前后较少。可见肛门前、后方不如两侧牢固，容易受损伤。并且向下、向后与直肠形成一近90°角。因此，肛门后部受粪便压迫较重，又因肛管后部血液循环不足，弹性较差，肛门腺分布又较多，这些都是发生肛裂的因素。

2.外伤学说（机械性因素） 干硬的粪便或异物容易引起肛管上皮的损伤，这是引起肛裂的主要因素。由于肛直角限制及括约肌位置，肛管后正中线，尤其男性容易造成创伤。在女性，由于外阴阴道与会阴中心处存在一薄弱区，肛管前壁易发生肛裂。

3.感染学说 主要是肛门后部的肛隐窝感染，炎症向肛管皮下部蔓延，致使皮下脓肿破溃而成肛裂。

4.内括约肌痉挛学说 由于肛管部位损伤或炎症刺激，使肛门括约肌处于痉挛状态，致使肛管张力增强，易损伤成肛裂。

5.肛门狭小学说 肛管皮肤在发育中迟缓，生成肛管狭小，易损伤成肛裂。

6.血管学说 肛管前壁和正中线血供减少，可导致溃疡血栓形成。

## （二）病理

肛裂病理组织变化可分为4个阶段。

1.初发期 由以上各种因素引起的肛裂，初起肛管皮肤浅表损伤，或呈表浅性溃疡，创口周围组织基本正常。

2.溃疡形成期 创口有不良肉芽增生。创底见有环状纤维，创缘皮肤增生。慢性溃疡期，创口陈旧性溃疡，创底可见内括约肌。

3.慢性溃疡合并其他病理改变期 在慢性溃疡基础上有潜行性肛瘘等、慢性肛裂常合并以下病理改变。

（1）肛乳头炎：溃疡上端与齿状线相连，炎性扩散，常引起肛窦炎，最后形成肛乳头肥大。

（2）肛窦炎：由肛窦感染扩散，肛管皮下形成小脓肿，破溃生成溃疡。先有肛裂，后引起肛窦炎。

（3）梭形溃疡：肛管皮肤裂伤，经过感染，形成溃疡。

（4）肛门梳硬结：即栉膜嗜厚和变硬，形成梳状硬结，暴露在溃疡的基底，妨碍括约肌的舒张，影响溃疡的愈合。

（5）潜性瘘管：肛窦基底常见有瘘管于溃疡相通，是因为肛窦感染化脓，形成小脓肿破溃所致。

（6）裂痔：裂口下端皮肤因炎症改变，浅部静脉及淋巴回流受阻，引起水肿，组织增生。形成结缔组织性外痔，又称为哨兵痔。

### （三）分类

本病的分类国内外尚未统一，临床常用的有 2 期分类法和 3 期分类法。

1. 2 期分类法

（1）早期肛裂（急性期）：裂口新鲜，未形成慢性溃疡，疼痛较轻。

（2）陈旧性肛裂（慢性期）：裂口已形成慢性溃疡，同时有肛乳头肥大、皮垂等，疼痛严重。

2. 3 期分类

（1）Ⅰ期肛裂：肛管皮肤浅表纵裂，创缘整齐、鲜嫩。触痛明显，创面富于弹性。

（2）Ⅱ期肛裂：有反复发作史。创缘有不规则增厚，弹性差。溃疡基底紫红色或有脓性分泌物，周围黏膜充血明显。

（3）Ⅲ期肛裂：溃疡边缘发硬，基底紫红有脓性分泌物，上端邻近肛窦处肛乳头肥大，创缘下端有裂痔，或有皮下瘘道形成。

## 二、诊断

### （一）临床表现

肛裂的临床症状表现为疼痛和出血。其痛很有特点，即先于排便时突发刀割样疼痛（由于粪便划破肛管皮肤所致），然后短暂缓解，继而出现长时间肛痛（由于肛门括约肌受刺激后产生痉挛所致）。临床常见患者因怕痛畏惧排便，出现"怕痛-忍便-便干-更痛"的恶性循环现象。肛裂引起的出血也因撕裂血管的程度或多或少，常见因肛裂长期或大量出血而至贫血的病例。

肛裂早期如果得不到及时治疗，会出现肛管溃疡（裂口纤维化，又称陈旧性肛裂）、肛乳头肥大（息肉样瘤）、哨兵痔（皮赘增生）等三种病症，继续发展还可出现肛窦炎（肛门慢性炎症）和肛瘘（肛门化脓性炎症），与前三症合称"肛裂五特征"。也有因长期慢性炎性刺激成肛管癌的可能。

肛裂的典型症状是疼痛、便秘、出血。排便时干硬粪便直接挤擦溃疡面和撑开裂口，造成剧烈疼痛，粪便排出后疼痛短暂缓解，经数分钟后由于括约肌反射性痉挛，引起较长时间的强烈疼痛，有的需用镇痛药方可缓解。因此肛裂患者恐惧排便，使便秘更加重，形成恶性循环。创面裂开可有少量出血，在粪便表面或便后滴血。检查时用双手拇指轻轻分开肛门口，即见溃疡面，新发生的肛裂边缘整齐、软、溃疡底浅，无瘢痕组织，色红、易出血。慢性肛裂深而硬，灰白色，不易出血。裂口下方为"前哨痔"。肛检和肛镜检查会引起病人剧烈疼痛，不宜进行。

### （二）辅助检查

肛裂早期如果得不到及时治疗，会出现肛管溃疡（裂口纤维化，又称陈旧性肛裂）、肛乳头肥大（息肉样瘤）、哨兵痔（皮赘增生）等三种病症，继续发展还可出现肛窦炎（肛门慢性炎症）和肛瘘(肛门化脓性炎症),与前三症合称"肛裂五特征"。

肛裂症状有明确特点,只要详细询问病史病程,以及疼痛、出血特点,诊断并不困难。但在诊断时,为了提高诊断的准确性,防止失误,应严格按问诊、触诊、视诊及活体组织病理检查几个方面加以鉴别诊断。

1.视诊 急性肛裂肛门部可见分泌物,牵开臀部可见肛裂下端,如用探针轻触裂口的下端,可引起疼痛;慢性肛裂常见有结缔组织外痔。

2.触诊 因括约肌痉挛肛门收紧,如用力过猛,常引起剧烈疼痛,有时须在局部麻醉下检查。肛门内摸到的裂口,急性者边缘软,底浅,有弹性,触之敏感;慢性者边硬突起,底深,无弹性。

3.窥器检查 可见卵圆形溃疡,或见细小裂口。急性肛裂的裂口边缘整齐,底浅红色;慢性肛裂的裂口边缘不整齐,底深灰白色,有的严重肛裂者还可看到括约肌纤维。

## 三、鉴别诊断

肛裂须与结核性溃疡、梅毒溃疡、软下疳和上皮癌等溃疡相鉴别。其中溃疡性结肠炎和肉芽肿性结肠炎并发之肛裂极易鉴别。

1.鉴别方法 肛裂可有一个或几个裂口存在,但多数肛裂发生在正中线上,正前或正后,即截石位6点、12点处。由于粪便干结,通过肛门时擦伤肛管皮肤,一般不能称之为肛裂。由于粪便干硬,硬性通过肛管时,把肛管撕裂而成的伤口,才称之为肛裂。其损伤的深度各不相同。肛裂浅则只裂伤肛管皮肤,深则可损伤皮下组织至肌肉组织,甚至损伤肌肉组织。

2.痔疮和肛裂的区别 肛裂多数伴有哨兵痔,特别是被长期忽视肛裂病症的患者,发展为陈旧性肛裂后,常同时伴有外痔、内痔,这时两者在肛门外的表征基本相同。所以,了解肛裂和痔疮的区别,提高肛肠异常的警惕意识对治疗大有裨益。

肛裂是以肛管皮肤裂口,肛管溃疡,难以愈合为主要表现。痔疮则是由于肛门周围静脉形成静脉曲张、静脉血管团,以及直肠下端黏膜滑动而形成的。

(1)肛裂以疼痛、便血为主。痔疮以出血为主,只有外痔发炎肿胀时,痔疮才会剧痛。

(2)肛裂可见肛管皮肤裂开,而痔疮则无。在肛门指检时,即可确定,但肛裂者多不可行肛门指检,或者窥器检查。

(3)肛裂多伴有肛乳头肥大,肛乳头瘤,而痔疮则不伴有肛乳头肥大或乳头瘤。

(4)肛裂者,肛门外观可见狭窄,而痔疮患者则多见内痔脱出、外翻。

3.肛裂须与以下疾病相鉴别

(1)肛门皮肤皲裂:多由肛门瘙痒症、肛门湿疹等继发引起,裂口表浅而短,不到肛管,疼痛轻而出血少,瘙痒较重,无溃疡、裂痔和肛乳头肥大等并发症。在治疗方面,肛门皲裂以外用药物治疗为主,肛裂则以手术治疗为主。

(2)肛门结核:溃疡形态不规则,边缘潜行,疼痛轻,无裂痔,在做病理检查时可见结核结节和干酪样坏死病灶。

(3)肛门皮肤癌:溃疡形态不规则,表面凹凸不平,边缘隆起,质硬,并有奇臭味和持续疼痛,病理切片可见癌细胞。

## 四、治疗

### (一)非手术治疗

1.新鲜肛裂　经非手术治疗可达愈合,如局部热水坐浴,便后用高锰酸钾溶液坐浴,可促使肛门括约肌松弛;溃疡面涂抹消炎镇痛软膏[含丁卡因、小檗碱(黄连素)、甲硝唑(灭滴灵等)],促使溃疡愈合;口服缓泻药,使粪便松软、润滑;疼痛剧烈者可用普鲁卡因局部封闭或保留灌肠,使括约肌松弛。

2.陈旧性肛裂　经上述治疗无效,可采用手术切除,包括溃疡连同皮赘(前哨痔)一并切除,还可切断部分外括约肌纤维,可减少术后括约肌痉挛,有利愈合,创面不予缝合,术后保持排便通畅,热水坐浴和伤口换药,直至完全愈合。近年来采用液氮冷冻肛裂切除术,获得满意疗效,术后痛苦小,创面不出血,不发生肛门失禁等优点。

### (二)手术治疗

1.肛管扩张术

【适应证】

慢性肛裂无并发症者。

【禁忌证】

严重高血压病、心脏疾病、凝血机制障碍者。

【术前准备】

(1)完善辅助检查:血常规、生化、凝血机制、尿常规等实验室检查;腹部超声等影像学检查。

(2)清洁灌肠1次或2次。

(3)如采用骶管阻滞麻醉、腰部麻醉、硬膜外麻醉或全身麻醉,需术前禁食水。

【麻醉选择】

可采用局部麻醉、骶管阻滞麻醉、腰部麻醉、硬膜外麻醉、全身麻醉等各种麻醉方式。门诊手术以局部麻醉为主,住院手术以骶管阻滞麻醉为主。

【体位】

该方法对体位无特殊要求,侧卧位、膀胱截石位均可。左侧卧位,操作方便,尤其适于年老体弱、合并有心肺疾病的患者。

【手术步骤】

以截石位为例。

(1)常规消毒,铺无菌巾,消毒肛管,肛检。

(2)双手示指、中指涂液状石蜡,一只手的示指插入直肠,随后另一只手的示指插入,手指轻柔地向两侧方牵拉30秒钟。进而伸入两手中指参与扩张,用4个手指缓慢谨慎地扩张肛管维持4分钟。

(3)扩肛时,应该可以见到肛裂伤口扩大,纤维性组织断裂,少量鲜血流出,指感肛门松弛。

**【注意事项】**

(1)男性骨盆口出口狭窄,向前后方扩张比较容易。

(2)女性扩张应向左右进行,注意防止破坏前括约肌的支持功能。

(3)应当只用于年轻人,禁用于年龄>60岁的病人。

**【总结】**

肛管扩张术对于缓解肛裂症状非常有效,但如果不注意操作,会造成感染、括约肌损伤、排便失禁等并发症。由于不能同时处理前哨痔和肛乳头肥大,有被内括约肌切开术取代的趋势。

2.肛裂切除术

**【适应证】**

慢性肛裂伴前哨痔、肛乳头肥大或潜行肛瘘者。

**【禁忌证】**

严重高血压病、心脏疾病、凝血机制障碍、腹泻、瘢痕体质者。

**【术前准备】**同肛门扩张术。

**【麻醉选择】**

同肛门扩张术。

**【体位】**

侧卧位、膀胱截石位。

**【手术步骤】**

(1)常规消毒,铺无菌巾,消毒肛管,肛检。

(2)用肛门镜或隐窝钩探查,如发现肛裂与隐窝相沟通或者有潜行的黏膜边缘,给予切开引流。

(3)围绕溃疡边缘,全部切除肛裂及有病变的隐窝、肥大的肛乳头和皮赘。

(4)切断外括约肌皮下部及内括约肌下缘,伤口引流通畅。

(5)压迫或结扎止血后,放置肛管引流,覆盖凡士林纱布包扎。

**【注意事项】**

(1)肛裂切口必须深达溃疡肉芽的基层,才能全部切除肛裂的溃疡,避免遗留潜行皮下盲瘘。

(2)切除创面不宜过大,避免瘢痕过大,继发肛门溢液。

**【总结】**

肛裂切除和后方内括约肌切开是治疗慢性肛裂的经典术式,在治疗肛裂的同时,去除了瘢痕、皮赘、肥大的肛乳头,但有可能产生"匙孔"样畸形。

3.内括约肌切开术(侧位)

**【适应证】**

适用于新鲜、陈旧肛裂。其中后位同肛裂切除术适用于伴哨兵痔、肛乳头肥大、肛窦炎及潜行瘘者;侧位适用于不伴前述继发病变者。

**【禁忌证】**

同肛门扩张术。

**【术前准备】**

同肛门扩张术。

**【麻醉选择】**

同肛门扩张术。

**【体位】**

侧卧位、膀胱截石位。

**【手术步骤】**

(1)侧位内括约肌切开术(开放):即于截石位4点或8点切断部分内括约肌。

(2)侧位内括约肌切开术(闭合)

①常规消毒,铺无菌巾,消毒肛管,肛检。

②指检确定肌间沟位置,注意肌间沟的位置变化很大,当刀插入时可用手指来保护外括约肌。

③与括约肌间沟插入小针刀,刀尖向内侧转动至指向齿状线。将内括约肌的下 1/3～1/2 给予切开。当在完整的黏膜下可见刀片时,拔出刀片。

④用手指的侧面将残留的括约肌纤维折断。

⑤放置肛管引流,凡士林纱布填塞压迫包扎。

**【注意事项】**

(1)应向肛管方向切开内括约肌,若不注意可能切断外括约肌。

(2)括约肌切开时,如果穿破肛管黏膜,可能引起肛周脓肿和肛瘘。

(3)如果肛裂长时间不能愈合,需要再次切断更多的内括约肌。

**【总结】**

闭合式侧位内括约肌切开术避免了"匙孔"样畸形,如果熟练掌握,并发症显著少于开放式手术。

4.V-Y肛管成形术

**【适应证】**

陈旧性肛裂伴肛管狭窄者。

**【禁忌证】**

同肛门扩张术。

**【术前准备】**

同肛门扩张术。

**【麻醉选择】**

同肛门扩张术。

**【体位】**

侧卧位、膀胱截石位。

**【手术步骤】**

(1)常规消毒,铺无菌巾,消毒肛管,肛检。

(2)于肛管后位正中切开瘢痕,上达正常的直肠黏膜,下至肛门皮肤,向切口两侧彻底切除瘢痕组织,扩肛至容 2～3 指,但不损伤肛门内、外括约肌。将直肠黏膜向上游离 2cm。

(3)在肛周皮肤做 V 形皮肤切口,至皮下组织。尖端向外,皮瓣最宽度为 3～5cm。

(4)潜行游离皮瓣四周 0.5～1.0cm,皮瓣中心应与皮下组织相连,以防血供不足。

(5)将皮瓣内缘与拖出的直肠黏膜用可吸收缝线间断缝合。再将皮肤切口做 V-Y 缝合。肛门皮肤即向肛管移动成为新的肛管皮肤。

(6)放置肛管,油纱压迫伤口术毕。

**【注意事项】**

(1)保证皮瓣基底部血液供应是手术成功的关键。

(2)游离皮瓣缝合时保证没有张力。

(3)仔细止血,血肿容易造成局部张力增高,增加感染、坏死的风险。

**5.小针刀肛裂侧切术** 小针刀是由金属材料做成的、在形状上似针又似刀的一种针灸用具。它是在古代九针中的针、锋针等基础上,结合现代医学外科用手术刀而发展形成的,是与软组织松解手术有机结合的产物,是一种介于手术方法和非手术疗法之间的闭合性松解术,是在切开性手术方法的基础上结合针刺方法形成的。

小针刀治疗肛裂是通过切断部分内括约肌,从而解除括约肌痉挛,降低肛管压力,恢复肛管皮肤微循环的正常灌注,使缺血状况改善,使原有伤口拥有安静的愈合环境,解除肛裂带来的出血、疼痛等症状。同时使肛管压力降低,使排便时阻力减少,防止排便时对肛管损伤。小针刀疗法的优点是治疗过程操作简单,不受任何环境和条件的限制。治疗时切口小,不用缝合,对人体组织的损伤也小,且不易引起感染,无不良反应,病人也无明显痛苦和恐惧感,术后无需休息,治疗时间短,疗程短,患者易于接受。

**【适应证】**

单纯性肛裂,非手术治疗无效为最佳适应证;陈旧性肛裂不伴有肛乳头肥大、无症状的哨兵痔、伤口感染的病例,也适合本手术方式;对于合并有肛乳头肥大、有症状的哨兵痔在小针刀治疗的基础上,合并切除肛乳头肥大、哨兵痔,可减少伤口面积,降低手术风险及痛苦,加快治疗周期;年老体弱、合并有慢性心肺疾病不能承受其他手术方式者。

**【禁忌证】**

陈旧性肛裂合并有伤口感染,形成皮下瘘者,合并有其他肛门疾病如多发肛乳头肥大、多发外痔,需同时治疗者,小针刀无显著微创手术意义,建议不采取本手术方式。

**【术前准备】**

(1)完善辅助检查:血常规、生化、凝血机制、尿常规等实验室检查;腹部超声、直肠镜或乙状镜等影像学检查。

(2)清洁灌肠 1 次或 2 次。

(3)如采用骶管阻滞麻醉、腰部麻醉、硬膜外麻醉或全身麻醉,需术前禁食水。

**【麻醉选择】**

可采用局部麻醉、骶管阻滞麻醉、腰部麻醉、硬膜外麻醉、全身麻醉等各种麻醉方式,门诊手术以局部麻醉为主,住院手术以骶管阻滞麻醉为主,但麻醉要求肛门松弛完全,以利于寻找内外括约肌间沟。

**【体位】**

根据术者习惯可采用侧卧位、膀胱截石位、俯卧折刀位等多种体位。侧卧位为有利手术操作、患者舒适等优点，尤其适于年老体弱、合并有心肺疾病的患者。

**【手术步骤】**

以左侧卧位为例。

(1)常规消毒，铺无菌巾，消毒肛管，肛检。

(2)以左手示指在肛门内作引导，确定括约肌间沟位置，其上缘即为内括约肌。

(3)以右手持小针刀在距肛缘约 1.5cm 处刺入，刀刃朝内，即与肛门呈放射状。

(4)针刀进入皮下后缓慢进刀，从外侧向内侧反复 2 次或 3 次切割内括约肌，以切断内括约肌下缘为度，深度至齿状线平面即可。注意切勿刺破肛管皮肤、黏膜，以免造成并发症。左手指可感到黏膜明显松弛及凹陷，然后用手指的侧面按压以折断残留的括约肌纤维。

(5)退出小针刀。乙醇棉球压迫针孔 2～5 分钟，如有前哨痔及肥大肛乳头则一并切除。

(6)再扩肛以容纳 3 指或 4 指。检查肛管皮肤黏膜无损伤，视情况可纳入消炎栓，切口置敷料加压包扎固定，术毕。

**【注意事项】**

(1)入针位置：一般选择后位或侧位，肛裂多在肛管后位，选择侧位可避开伤口，有利操作，防止切破黏膜。

(2)切断范围：切断部分内括约肌，切忌无损伤黏膜、皮肤。

(3)切断后可做常规指扩，以保证切断的内括约肌彻底断裂。

(4)因肛裂术前多不能行直肠镜或乙状镜检查，故麻醉后，手术操作前必须常规指检。

(5)进针前再次彻底消毒，以防止感染。

**【总结】**

小针刀治疗肛裂，效果显著，有效地减少了患者的痛苦，缩短了治疗周期，但由于采用盲视下进行操作，故技术掌握相对复杂，适合有经验的医师开展。

**（三）并发症**

如果治疗不及时，裂口反复发炎感染，向肛缘皮下发展，还会形成皮下脓肿和瘘管。

肛裂是一种常见的肛管疾病，由于它长期的反复感染，给人们的生活带来影响，并且出现一系列并发症。

1.溃疡　初起是肛管皮肤纵行裂口，呈线形或菱形，边软整齐，底浅有弹性，反复感染使裂口久不愈合，边缘增厚、基底硬，逐渐成为较深的慢性溃疡，轻微刺激可引起剧烈疼痛。

2.前哨痔　裂口下方皮肤由于炎症刺激，使淋巴和小静脉回流受阻，引起水肿和纤维变性，形成大小不等的皮赘，称为前哨痔，也属结缔组织性外痔。

3.肛窦炎和肛乳头肥大　是裂口上端受炎症的反复刺激的结果，乳头肥大显著的可随排粪脱出肛门外。

4.肛缘脓肿和肛瘘　裂口炎症向皮下扩展，加之括约肌痉挛，使溃疡引流不畅，分泌物潜入肛缘皮下，形成脓肿，脓液向裂口处破溃，形成皮下瘘。

5.栉膜增厚　栉膜区是肛管最狭窄区，是肛门梳硬结和肛管狭窄的好发区。栉膜区下增厚的组织称为栉膜带,肛裂的炎症刺激可使其增厚、失去弹性,妨碍肛裂的愈合,所以,治疗肛裂时应将增厚的栉膜带切断。

(景长迁)

# 第四节　肛瘘

　　肛瘘又称"肛门直肠瘘",是自有医学史开始就有记载的一种疾病。中国是世界上认识肛瘘最早的国家,其病名最早见于《山海经》。中医关于肛瘘成因的沦述核心思想是体内产生湿热毒火下注于肛门而成。希波克拉底在公元前大约 430 年提出这种疾病是由"骑马造成的挫伤和结节"所引起。2000 多年来对肛瘘的理论和临床研究从未停止且不断深入,我们看到,因肛瘘手术导致的医疗问题比其他任何手术更易使外科医师遭受责难,其手术的并发症很多,包括排出黏液、不同程度的肛门失禁[气体和(或)粪便]以及复发,最有机会提供最好疗效、最少并发症和最小功能损伤的是首次治疗的医师。

　　肛门直肠瘘主要侵犯肛管很少涉及直肠,故常称为"肛瘘",是与会阴区皮肤相通的肉芽肿性管道。患者发病前常有脓肿病史,脓肿可自行破溃或通过外科手术引流,之后,在脓腔逐渐愈合缩小的过程中,常形成纡曲的腔道,引流不畅不易愈合,日久后腔道周围有许多瘢痕组织,形成慢性感染性管道。一般由原发性内口、瘘道和外口形成。内口多位于齿状线附近,多为一个,外口位于肛门周围皮肤上,可为一个或多个,整个瘘管壁由增厚的纤维组织形成,内附一层肉芽组织,经久不愈。其发病率仅次于痔,多见于男性青壮年(20～40 岁),因为肛腺的发育和功能主要受雄激素的影响,雄激素分泌旺盛可使皮脂腺、肛腺发达,腺液分泌增多,若排泄不畅而淤积,细菌感染后则易发病。

## 一、病因、发病机制及形成发展过程

### (一)病因

　　如前所述,肛瘘多由肛周脓肿继发而来,对于肛周脓肿,目前多数学者认同"隐窝-肛腺感染-肛周脓肿"学说,即所谓的隐窝腺体理论,非特异性的肛周脓肿及肛瘘的原因是由于肛腺导管堵塞。Klosterhalfen 通过实验证实肛门肌肉内的腺体与肛瘘有解剖上的联系,6～10 个这样的腺体和导管围绕着肛管并开口于肛窦基底,这些肛门直肠交界处呈杯口向上的漏斗状的肛隐窝容易储留粪便残渣,肛腺经肛导管进入肛隐窝,分泌多糖类黏液从肛隐窝排出。如肠道细菌经肛隐窝引起肛腺感染,则形成始发病灶。炎症沿肛腺导管逆向向肛管、直肠周围有丰富淋巴组织和静脉的各间隙扩散,形成肛周脓肿-肛瘘。Parks 发现肛腺导管的开口常无规律,可开口于肛窦也可向其他方向走行,最常见的走向是在黏膜下潜行,导管分支可进入肛门括约肌,肛腺导管的堵塞或感染可引起脓肿,并向多个方向扩散而最终发展为肛瘘。理论上讲,导管穿行内括约肌可引起括约肌间肛瘘,经括约肌肛瘘则是导管穿行在外括约肌所致。

　　1.直肠肛门损伤:外伤、吞咽骨头、金属,肛门镜检查等损伤肛管直肠,细菌侵入伤口而成。

2.肛裂反复感染形成皮下瘘。

3.其他疾病引起,如结核病、溃疡性结肠炎、克罗恩病、直肠肛管癌、放线菌病、骶尾部骨髓炎等,难以自愈而形成特殊性肛瘘,较少见。

4.直肠炎、腹泻等可使潴留于隐窝内的非特异性防御成分流失,或肛腺上皮内 IgA 分泌细胞减少或缺如使肛腺上皮呈扁平上皮化生,产生黏液能力低下,均易患肛周脓肿及肛瘘。

### (二)发病机制

1.肛门静脉回流不畅,局部经常淤血,组织营养不良,影响愈合。

2.瘘道弯曲或有窦、分支,引流不通畅,脓液潴留,反复感染,造成瘘道不易愈合。

3.直肠内有一定的压力,使直肠感染物质如粪便、气体,可经常不断地从内口进入瘘道,刺激腔壁,继发感染后由外口排出,也是造成瘘道的原因。

4.肛门直肠周围脓肿破溃后,脓液排出,脓腔逐渐缩小,外部破溃口和切口也缩小,腔壁形成结缔组织增生的坚硬管道壁,因而不能自然闭合。

5.瘘道多在肛门括约肌之间通过,由于括约肌经常不断地收缩与舒张,压迫瘘道,影响脓液的排出,容易贮脓感染而难以愈合。

6.肛门直肠周围脓肿破溃或切开多在肛门外,脓液从外口流出,但原发感染多在肛窦。肛窦则是继发感染的门户,反复感染,形成瘘道。

### (三)形成发展过程

由于大部分肛瘘由肛门直肠周围脓肿引起,因此其形成与肛周脓肿的发展密不可分,大致要经过 4 个阶段。

1.第一阶段　肛隐窝、肛门瓣感染发炎。开始仅限于局部的炎症,若未能及时治疗,炎症即可以向肛门周围蔓延。

2.第二阶段　炎症从局部的肛隐窝和肛门瓣开始,逐渐蔓延扩散,形成肛门直肠周围炎。如果炎症不能得到控制,就可能侵入到抗病能力低的组织间隙之中。

3.第三阶段　由于肛门直肠周围组织间隙的抗病能力下降,便成为病菌入侵、扩散、积聚繁殖的地方,致使这里的组织容易感染发炎,形成肛门直肠周围脓肿,因此切开引流可使脓液排泄,控制炎症发展。

4.第四阶段　肛周脓肿自行破溃或经切开引流换药处理后,脓腔逐渐缩小,但溃疮却久不收口,腔壁已形成结缔组织增生的坚硬管道壁,中间遗留之空隙,即是瘘道,脓液经常顺瘘道流出,反复感染发作,经久不能自愈而成为瘘管。

## 二、诊断

### (一)临床症状

1.最常见的主诉　肿胀、疼痛和排出黏液为最常见的主诉;肿胀疼痛常与肛瘘外口或继发性开口闭合时形成的脓肿有关;排出的黏液可能来自肛瘘外口,或者是患者描述的混在大便中的黏液或脓液。

　　瘘管通畅无炎症时常不感疼痛,只感觉局部发胀和不适,行走时加重。当瘘管感染或脓液排出不畅而肿胀发炎时,可引起疼痛,内瘘时常感到直肠下部和肛门部灼热不适,排便时感到疼痛。

　　瘘外口流出少量脓性、血性、黏液性分泌物为主要症状。较大的高位肛瘘,因瘘管位于括约肌外,不受括约肌控制,常有粪便及气体排出。

　　2.其他症状

　　(1)肛周潮湿瘙痒:由于分泌物不断刺激肛周皮肤,常感觉肛周潮湿不适、瘙痒、皮肤变色、表皮脱落、纤维组织增生和增厚,有时形成湿疹。

　　(2)排便不畅:复杂性肛瘘经久不愈,可引起肛门直肠周围形成大的纤维化瘢痕,或环状的条索,影响肛门的舒张和闭合,大便时感到困难,有便意不尽的感觉。

　　(3)全身症状:在急性炎症期和复杂性肛瘘反复发作时,可出现不同程度的发热或伴有消瘦、贫血、体虚等长期慢性消耗症状。

## (二)分类

　　1.Parks分类　复杂但相当全面的分类,也是传统的肛瘘分类,它以瘘管与括约肌的关系为根据,对治疗具有指导意义。分为以下6大类型。

　　(1)括约肌间肛瘘:据文献报道,这类肛瘘的发生率为55%～70%,是最常见的类型①单纯低位肛瘘;②高位盲道肛瘘;③开口于直肠的高位肛瘘;④无会阴开口的高位肛瘘;⑤直肠外或盆腔支管的高位肛瘘;⑥盆腔疾病引起的肛瘘。

　　(2)经括约肌肛瘘:穿过内括约肌和外括约肌到达皮肤,在大多数文章中,这类肛瘘的发生率在20%～25%。①非复杂性肛瘘;②高位盲道肛瘘:有时可见到向肛提肌上方延伸的支管。

　　(3)括约肌上肛瘘:发生率在1%～3%,开始于括约肌间平面,通过肛提肌上方、穿行于耻骨直肠肌和肛提肌之间,终止于坐骨直肠窝。①非复杂性肛瘘;②高位盲道肛瘘。

　　(4)括约肌外肛瘘:是指内口位于肛提肌上方,瘘管穿行整个括约肌系统后终止于皮肤,占2%～3%。①继发于经括约肌肛瘘:经括约肌肛瘘在肛提肌上方的支管破裂进入直肠引起;②继发于外伤(异物、手术操作、刺伤);③继发于肛门直肠疾病(如克罗恩病);④继发于盆腔感染。

　　(5)联合型肛瘘。

　　(6)马蹄形肛瘘:是一种特殊型的贯通括约肌肛瘘,也是一种高位弯形肛瘘,瘘管围绕肛管,由一侧坐骨直肠窝通到对侧,成为半环形故名。在齿状线附近有一内口,而外口数目可多个,分散在肛门左右两侧,其中有许多支管向周围蔓延。又分为前马蹄形肛瘘和后马蹄形肛瘘两种,以后者多见,因肛管后部组织比前部疏松,感染容易蔓延。

　　2.全国肛瘘协作组制定的肛瘘统一分类标准(1975)　临床上较为常用。

　　(1)低位肛瘘:瘘管在肛门外括约肌深部以下。①低位单纯性肛瘘:只有一个瘘管、一个内口和一个外口;②低位复杂性肛瘘:有多个瘘口和瘘管。

　　(2)高位肛瘘:瘘管在肛门外括约肌深部以上。①高位单纯性肛瘘:只有一个瘘管;②高位复杂性肛瘘:有多个瘘口和瘘管。

　　3.根据瘘口和瘘道的位置、深浅、高低以及数目分类　其分类如下。

(1)外瘘和内瘘:外瘘至少有内外两个瘘口,一个在肛周皮肤上,多数距肛门2~3cm,称为外口,另一个在肠腔内,多数在齿状线处肛窦内,少数在齿状线以上直肠壁上,称为内口;内瘘的内口与外瘘相同,并无外口,临床上所见大部分为外瘘。

(2)低位瘘和高位瘘:瘘道位于肛管直肠环平面以下者为低位瘘,此平面以上者为高位瘘。

(3)单纯性肛瘘和复杂性肛瘘:前者只有1个瘘管,后者可有多个瘘口和瘘管。

### (三)辅助检查(瘘管和内口的确认)

临床症状如前所述,进一步的诊断包括肛门局部的体格检查及各种辅助检查的使用,贯穿于一个目的——瘘管和内口的确认,从而了解勾勒一个肛瘘的全貌。

1.体格检查及肛门镜检查　如果瘘管的位置相对表浅,仔细触诊可触及进入肛管的增厚条索,即在外口与肛门之间皮下扪及一硬性条索状物,此为瘘管。这是括约肌间肛瘘最具特征性的发现。两指检查即拇指在肛门外侧,示指在肛管内侧,有助于发现瘘管的行径。没有触及到瘘管则提示位置较深,很有可能是经括约肌肛瘘。

直肠指检时可在内口附近有压痛,亦可触及内口处痛性硬结或凹陷,甚至可扪及近侧瘘管。肛门镜检查可发现自肛隐窝基底部排出的脓性物质。

2.置入探针　用隐窝钩或可弯曲的探针(一般采用球头银针)轻柔地试探,可证实瘘管的存在。这种方法对内外口呈放射状分布的肛瘘较开口于后正中线的肛瘘更易完成。探针可从外口或内口放置,从外口常能更好地显示瘘管。瘘管狭窄或严重成角可能会妨碍探针从任一端顺利通过,探针绝不可强行用力,手法必须轻柔,以免人为造成假内口,未发现内口并不意味着它已经关闭。检查操作过多可引起患者严重的不适,通常在麻醉下检查。

3.Goodsall规则　当瘘管外口位于横径线前方,内口通常呈放射状与外口相连;反之,外口在横径线后方时,内口常常位于后正中线处。此规则在瘘管不明显时可帮助医师发现瘘管,但不能替代精细的技术、瘘管行径的清楚确定和内口定位。

后方的瘘管可能是由于位于后正中线的纵行肌肉和外括约肌融合的缺陷所导致。因此,经括约肌肛瘘很可能发生在此位置,然后瘘管可进入一侧或两侧的坐骨直肠窝。在此基础上,对于经括约肌肛瘘,可经过与肛管后间隙深部和坐骨直肠窝的交通产生多个开口,这就是发生所谓经括约肌马蹄形肛瘘的原因。

4.瘘管的牵引　从继发性开口(即外口)移动并牵引一小部分瘘管,在隐窝水平的内口部位就会出现凹陷。此法仅对内外口呈放射状分布的简单瘘管有帮助。

5.注射技术

(1)染料:注入亚甲蓝或靛红在瘘管内,如果这些染料出现在直肠,则证实了瘘管的存在以及与内口相通。但是在染料污染整个黏膜之前,医师可能只有一次机会观察内口。

(2)过氧化氢:注射过氧化氢可能是证实内口的理想方法。释放的氧气穿过内口时可出现气泡,气体产生的压力足以穿过狭窄的瘘管进入肛管,而且不会发生组织染色。

(3)瘘管造影:从外口处插入小口径导管并注入几毫升水溶性造影剂,拍摄不同部位的X线片。此方法被普遍认为其应用价值有限,且已完全被腔内超声及磁共振所替代。

6.肛管内超声检查(EAUS)　能清晰分辨肛瘘管道走向、支管的分布和数量、内口位置。文献报道它能判断85%~90%的肛瘘类型和内口位置及肛瘘深度。

随着超声检查在直肠癌中的应用,肛管内超声也被建议用于检查肛管和肛周区域的异常病理改变。经过长期临床实践,发现肛管内超声检查与术中所见常常呈良好的一致性,已把它作为肛瘘辅助检查中的一项最重要的基本检查,而且它可以反映瘘管与肛管括约肌结构的关系,并可确认感染的深部区域。特别是在检查以下特定的肛瘘疾病时更为适用。

(1)怀疑为肛瘘患者,但未发现内口。

(2)有肛瘘手术史的复发患者。

(3)克罗恩病患者。

(4)高度复杂性患者。

有待解决的问题是:特定内口的位置及脓腔、肉芽窦道和瘢痕的鉴别等。有文献报道结合注入过氧化氢可提高肛管内超声诊断的准确性。

7.磁共振成像(MRI)　可以解释外科治疗复杂性或复发肛瘘失败的原因。腔内 MRI 是诊断复杂肛瘘的一项新技术,有多平面、多容量和高分辨率,敏感准确描绘肛门内外括约肌、肛提肌、耻骨直肠肌的解剖结果并显示肛瘘与肛门周围肌肉的关系,并对术后疗效作出评估。

8.肛门直肠压力测定(MAP)　准确测量肛门肌肉张力、直肠顺应性、肛管直肠感觉和肛门直肠抑制反射,通过静息压和收缩压提供肛瘘手术前、手术后病理生理学数据,有助于手术方式的选择和确定术后括约肌损伤程度。

9.有关胃肠学研究　在已知或疑有肠道炎症疾病时,应积极鼓励患者进行结肠镜和小肠系列检查。

# 三、鉴别诊断

肛门周围及骶尾部也有许多瘘管,易被误诊为肛瘘,应加以鉴别。

1.会阴部尿道瘘　这种瘘管是尿道球部与皮肤相通,常在泌尿生殖三角区内,排尿时尿由瘘口内流出。瘘外口位置多数与肛瘘相似,但其由瘘外口排出者为尿液。尿道瘘常有外伤史和尿道狭窄,且不与直肠相通,肛管和直肠内无内口。

2.骶骨前瘘　由骶骨和直肠之间的脓肿在尾骨附近穿破形成,无通向肛门的瘘管。

3.先天性瘘　由骶尾部囊肿化脓破裂形成,原发外口常在臀沟中点、尾骨尖附近,瘘内可见毛发,由胚胎发生。

4.骶尾部瘘　常由臀部损伤,如打击、脚踢和擦伤引起,在骶尾部形成脓肿,从而形成瘘管。

5.肛门周围化脓性汗腺炎　该病外口较多,侵犯广泛,但无内口,与肛管无联系,是最易被误诊为肛瘘的肛门周围皮肤病,因其主要特征是肛周有脓肿形成和遗留窦道,窦道处常有隆起和脓液,有多个外口,故易误诊为多发性肛瘘或复杂性肛瘘。鉴别要点是肛周化脓性汗腺炎的病变在皮肤及皮下组织,病变范围广泛,可有无数窦道开口,呈结节状或弥漫性,但窦道均浅,不与直肠相通,亦无内口。

6.结核性肛瘘　内外口较大,边缘不整齐,瘘管常无硬变。

7.先天性直肠瘘　常开口于会阴或阴道,内口在肛管壁上,不在肛窦附近。

8.其他　如直肠尿道瘘、直肠膀胱瘘、直肠阴道瘘等,较易与肛瘘鉴别。

## 四、治疗

肛瘘不能自愈,必须手术治疗。

### (一)手术治疗的原则

将瘘管全部切开,必要时将瘘管周围瘢痕组织同时切除。即:①确认瘘管;②切开瘘管;③切除部分瘘管组织做病理检查(若认为有必要);④外部切口更宽;⑤缝合肛管的切缘;⑥如果怀疑切开内口的安全性,则可采用挂线。

### (二)手术治疗的目的

1.敞开或切除括约肌内脓腔。

2.开放瘘管。

3.引流瘘管分支。

4.最低程度的括约肌损伤以防止术后排便失禁。

5.正确处理好内口和通畅引流是手术成功的关键。

### (三)术前准备

1.术前详细了解病史,认真做好全身检查　注意患者有无心脏病、高血压、糖尿病等全身性疾病。常规行血、尿、粪、胸部 X 线、凝血机制、心电图、肝功能、肾功能等检查,肛门直肠的局部检查包括直肠指检、直肠乙状结肠镜检查和一些特殊检查如钡灌肠、肛管直肠压力测定等。做好患者的思想工作,消除其紧张情绪。

2.饮食　一般不禁饮食。若需用骶部麻醉、鞍部麻醉,于术日晨禁食。

3.肠道准备　一般无必要给予正规的肠道准备,术前仅需排净粪便,术日晨洗肠 1～2 次即可。对个别肛门部手术,如肛瘘切除一期缝合者,术前应行正规的肠道准备。

4.术前用药　一般不需用药。对有精神紧张者,可于术日前晚给予地西泮 10mg 肌内注射或地西泮 2.5～5mg 口服。

### (四)术后处理

1.休息　依据麻醉和病情而定。局麻患者术日适当卧床休息,鞍部麻醉和骶管阻滞麻醉的患者术后 6 小时内平卧。根据病情给予二级或三级护理。

2.饮食　采用局部麻醉的患者术日即可进正常饮食,骶部麻醉者术后 2 小时后进正常饮食。

3.排便　术后 24 小时内控制粪便的排出,以后每日晨排便,保持排便通畅,术后可适当给予润肠通便药物。

4.镇痛　目前常采用长效麻醉,术后切口疼痛一般均可忍受。若疼痛较剧,可口服镇痛药,如索米痛片、布桂嗪(强痛定)片或氨芬待因等,也可根据患者情况给予哌替啶、吗啡等肌内注射。

5.热敷和坐浴　术后 1 天即可开始。常规给予中药泡洗、半导体激光照射理疗,每日 1 次或 2 次。也可采用热水袋外敷,或微波、远红外线理疗热敷。

### （五）手术治疗方法

1.切开挂线　　适用于瘘管累及较大部分括约肌，为避免失禁切开瘘管同时结合采用挂线。是临床长期沿用的基本术式，它具有无可比拟的优越性和普遍适用性，对新方法、新术式的探索及研究仍基于此。

**【挂线原理】**

是一种缓慢切割法，是利用具有拉力的橡皮筋或药线的机械作用，使结扎处组织发生血供障碍，逐渐压迫坏死，同时结扎线又可作为瘘管的引流物，使瘘道内渗液排出。在表面组织切割过程中，基底创面同时开始逐渐愈合，括约肌虽被切断，但已先与周围组织产生粘连，达到逐渐切割并逐渐愈合的效果，紧线几天或几周时间内造成的炎性反应可防止括约肌回缩和分开，括约肌裂断时不致发生肛门失禁。

**【挂线方法】**

首先要切开内外口之间的皮肤和肛管黏膜，然后再通过挂线。材料可使用双丝线、橡皮筋、弹力带（如血管牵引带）或 6mm 橡皮引流管。收紧挂线后确保挂线自身产生对组织的持续性压力；也可先插入多股挂线，仅结扎收紧 1 根，随后，每切开 1 个再结扎收紧另 1 根。通常采用 10 号双丝线或橡皮筋，挂线常在术后 2 周左右随坏死组织一并脱落，若没有脱落，可行紧线术，此时仅需切开剩下的很少组织。

**【适应证】**

适用于上述各种 Parks 分类及全国统一分类中的各种类型的腺源性肛瘘。低位肛瘘可于完全切开管道后不予挂线，或部分切开管道后直接挂线，对于仅行瘘管切开或切除无法完全治愈的高位肛瘘，此法尤为适用，即瘘管累及较大部分括约肌，为避免失禁切开瘘管同时结合采用挂线。

**【麻醉选择】**

通常采用骶管阻滞麻醉，必要时进行全身麻醉或局部麻醉。

**【体位】**

根据瘘管位胃采取左侧卧位或右侧卧位。

**【手术步骤】**

（1）于外口处置入探针，无外口者可于前次手术瘢痕处切开皮肤及皮下组织，无外口及瘢痕者可于皮下条索或硬结处切开，沿探针方向直视下确切探查主管道及其各分支走行，追溯至正确探查内口。

（2）切开瘘管并充分切除外围边缘组织，将腐烂肉芽组织搔刮干净，修剪伤口边缘。

（3）肛管括约肌的切断及挂线：术中应仔细摸清瘘管位置与肛管直肠环的关系。如果探针在肛管直肠环下方进入，虽全部切开瘘管及大部分外括约肌及相应内括约肌，由于保存了耻骨直肠肌，不致引起肛门失禁，如果探针在肛直环上方进入直肠（如括约肌上肛瘘、括约肌外肛瘘），则不可完全切开瘘管，应做挂线疗法或挂线分期手术。第一期将环下方的瘘管切开或切除，环上方瘘管挂上粗丝线，并扎紧；第二期手术待大部分外部伤口愈合后，肛管直肠环已有粘连固定，再沿挂线处切开肛管直肠环。瘘管切开后，管壁肉芽组织可用刮匙刮去，一般不必切除，以减少出血和避免损伤后壁的括约肌。

（4）切口处理：保持伤口由基底部逐渐向表面愈合，每日便后换药 1 次，防止桥形粘连及假愈合。

**【术后切口护理及换药】**

肛瘘的切口愈合分为炎症期、肉芽组织增生期、瘢痕期，中医也将愈合分为提脓祛腐、祛腐生肌、生肌收口 3 个阶段。术后护理及换药常规是：每日便后中药坐浴，之后换药 1 次，一般采用紫草油纱条外敷创面，下午及晚上辅以康复新液湿敷创面。康复新液是美洲大蠊干燥虫体乙醇提取物，具有通利血脉、养阴生肌的作用，起到了良好的促进创面愈合、缩短疗程的作用。

**【注意事项】**

（1）切口应保持引流通畅，药布放置到切口最底部，覆盖好肉芽组织，使其由深部向外生长，但不宜填塞过紧，以免妨碍愈合。

（2）换药同时要检查切口情况，避免外部切口粘连。过早愈合易形成新的瘘管，因此对外部生长较快的肉芽要经常剪切，对已提前愈合的外部组织要提早切除，扩大外部引流口，使引流通畅。

术后早期必须每日换药，其重要性不亚于手术，通过换药应达到以下作用：①去除创面的分泌物和粪便，保持创面清洁，防止污染进而引起感染；②置入切口的药物纱条不仅可以通畅引流，还可起到保护创面的作用；③换药时可以使用一些促进创面生长的药物，如康复新液、藻酸钙敷料贴敷等。

2.肛瘘切开术

**【适应证】**

适用于低位直型或弯型特别是皮下瘘的治疗，也可作为高位肛瘘瘘管位于肛管直肠环以下部分的辅助方法。

**【麻醉及体位】**

同切开挂线术。

**【手术步骤】**

（1）将瘘管全部切开，并将切口两侧组织瘢痕充分切除，使引流通畅，逐渐愈合。

（2）切开时注意准确认定内口，将切口修剪成 V 字形，创面敞开，由基底部开始由深而浅自然愈合。

（3）同时在探针引导下切断括约肌，将瘘管壁肉芽组织刮净。

**【注意事项】**

（1）如果瘘管弯曲，可用有槽探针边探边切，边找内口。

（2）此法最适于有内、外口的低位肛瘘。

3.肛瘘切除术

**【适应证】**

适用于低位肛瘘，能清楚触及条索状管壁者。适用于继发于 IBD、结核等疾病，常与其他术式联合应用。

**【麻醉及体位】**

同切开挂线术。

【手术步骤】

(1)探查内口及管道同前。

(2)将管壁全部切除直至健康组织,修整创缘皮肤,使创面成为内小外大,以利引流。

(3)充分止血。

【注意事项】

(1)切除瘘管时,剪刀贴管壁进行,勿使创口过深过大。

(2)止血要彻底。

(3)必要时可切除瘘管一小部分送病理。

(4)Kronborg等将肛瘘患者随机分为切开和切除两组,切开组愈合时间明显较切除组短,而两者的复发率没有差别。

4.肛瘘切除一期缝合法

【适应证】

低位肛瘘。

【麻醉及体位】

同切开挂线术。

【手术步骤】

(1)用浸有消毒液的纱布系上丝线塞入肠腔以保护伤口。

(2)手术时须全部切除瘘管,留下新鲜的创面,保证无肉芽组织及瘢痕组织残留;皮肤及皮下组织不能切除过多,便于伤口的缝合。

(3)用丝线作全层间断缝合,也可选择"8"字缝合或"U"形缝合法。

(4)取出肠内油纱及敷料,外敷加压包扎。

【注意事项】

(1)缝合应注意全层,不留死腔。

(2)术中即应考虑到术后分泌物的引流问题,设计好创面。

(3)术前术后应用有效抗生素;术中严格无菌操作,防止污染。

(4)缝合前再次以消毒液冲洗,缝合时更换手套及手术器械。

(5)术后还须需禁食,胃肠外营养。

【总结】

由于存在以上诸多不便,且容易导致局部感染,加上引流不畅,常造成创口不能一期愈合,反而延长愈合时间,所以I临床上并不推荐使用此法。

5.马蹄形肛瘘切除法

【适应证】

坐骨直肠窝马蹄形肛瘘,是一种贯穿于括约肌的特殊肛瘘,瘘管呈半环形马蹄状围绕肛管,在肛门两侧可见两个或数个外口,可有两支或数支分别在肛门左右的支管。实质上是双侧的坐骨直肠窝瘘。也可用于单侧肛提肌下瘘。

【麻醉及体位】

同切开挂线术。

**【手术步骤】**

(1)术时先用探针从两侧外口插入逐步切开肛瘘,直到两侧管道在接近后正中线相遇时。

(2)仔细探查内口,内口多在肛管后正中线附近的齿状线处,如瘘管在肛管的直肠环下方通过,可一次全部切开瘘和外括约肌皮下部和浅部。若内口过高,须采用挂线方法。

(3)将两侧外口切除,搔刮瘘道内腐败组织,修剪创缘。

(4)放置油纱条引流,敷料外敷包扎固定。

**【注意事项】**

(1)术中注意充分止血。

(2)对两侧瘘道的搔刮,要彻底刮净腐败组织,使其自然闭合。

6.纤维蛋白胶封闭　早在 20 世纪 40 年代,纤维蛋白已作为手术封闭剂用于伤口,它可刺激成纤维细胞增生和胶原纤维沉积。最初纤维蛋白封闭剂由患者自身的血浆或冷沉淀物中提取,然后被凝血酶激活物激活。目前商业化产品已经被开发,是保存在双连注射器内含有纤维蛋白原溶液。凝血酶和钙离子的混合液,其本质是激发凝血过程最后阶段的级联反应。

**【适应证】**

对于低位单纯肛瘘,生物蛋白胶封闭相对于传统的切开挂线术式没有使用的必要,其积极的作用主要体现在高位复杂性肛瘘的治疗上,特别是管道狭长幽深的情况,按照通畅引流的原则需切开的创面势必会过大,否则难以愈合,使用生物蛋白胶封闭可明显减小损伤,缩短疗程。这点同样适于下述的脱细胞真皮基质填塞。

**【麻醉及体位】**

同切开挂线术。

**【手术步骤】**

(1)一期手术:确认内口、外口,正确处理内口及各分支管道,通畅引流瘘管外围部分,将复杂或弯曲的肛瘘转变成直形肛瘘。

(2)二期手术时:首先用刮匙或纱布条清理瘘管,以生理盐水反复冲洗。

(3)注入纤维蛋白剂直至从内口排出,外口处以可吸收线荷包缝合收紧,将胶体完全埋入窦腔内。

(4)缝合关闭内口(实际上多数情况下,于一期手术后通过伤口生长内口已封闭)。

(5)术后控制排便 3～5 日,禁泡洗,稍晚换药,轻拭表面,待其自然生长愈合。

**【注意事项】**

(1)外口处荷包缝合技巧:注意进针位置,深浅要合适,既能恰到好处地封闭窦腔,又不能影响胶体的附着,如果外口部较宽大,勉强缝合张力过大,可不予缝合,胶体注入后多等待片刻,确认胶体已牢靠后再覆盖敷料包扎。

(2)胶体要在使用前 30 分钟左右准备好,使其各成分充分溶解。

(3)注入胶体前要仔细清创探查,确保不存在未处理的支管或窦腔,确保创面清洁,注入时自底部开始缓慢填满,不能留有气泡。

(4)术后换药及检查伤口时动作要轻柔,轻轻擦拭表面,不可向深部用力捅插。

7.脱细胞真皮基质填塞　2003～2005 年,肛瘘栓填塞治疗得到了学者们越来越多的关

注:2005 年,美国学者 Lynn Oconnor 应用猪小肠黏膜制作的生物材料,通过填塞的方法,治疗 20 例因克罗恩病引起的肛瘘取得了成功(治愈率 80％),之后,来自世界范围不同临床研究中心的结果不断出现,目前,在国内外已经开始设计并使用异体脱细胞真皮基质,剪裁成肛瘘栓进行肛瘘的填塞治疗。脱细胞真皮基质(ADM)取材于人体皮肤组织,经特殊的理化处理,去除了可能引起免疫排异反应的所有成分,但完整地保留了原有组织的纤维立体支架结构,植入后很快有新生血管和成纤维细胞长入,目前在烧伤整形外科及口腔颌面外科、肿瘤修复、尿道再造的应用等,已取得了良好的临床效果。国内王振军等首先将 ADM 材料剪裁为肛瘘栓进行肛瘘的填塞治疗,并推荐目前主要用于非急性炎症期的低位单管肛瘘和简单肛瘘。

【适应证】

同上述纤维蛋白胶封闭。

【麻醉及体位】

同切开挂线术。

【手术步骤】

(1)一期手术:正确探查并处理内口及主管道及各支管,通畅引流瘘管外围部分,将复杂或弯曲的管道转变成相对直行管道。基本同肛瘘切开挂线术。

(2)二期手术:首先用刮匙或纱布条清理瘘管,以生理盐水反复冲洗。

(3)将脱细胞真皮基质补片根据瘘管的长度及走形裁剪成合适的形状(长条形、锯齿形或饭叉形等),使其可充分接触管道周壁同时又不致过于紧密,将裁好的补片栓置入管道内直至基底部,以可吸收线将其底端缝合固定于与管道最深部相同高度的所对应的直肠黏膜上,远端皮片以可吸收线缝合固定于外口处。

(4)缝合关闭内口(实际多数情况下,于一期手术后通过伤口生长,内口已封闭)。

(5)术后控制饮食及排便 3～5 日,之后常规清创换药,注意换药时轻拭表面,勿向深部用力。

【注意事项】

(1)生物性肛瘘栓的形状裁剪根据管道走行要合适,两端特别是近端固定要牢靠。

(2)对于高位复杂肛瘘,不论采用生物蛋白胶还是脱细胞真皮基质填塞,往往需采用分期手术,即一期手术先将复杂或弯曲的瘘管转变成相对直行的管道,同时通过挂线起到引流污物、清洁管道的作用。一期手术的关键是正确处理内口,准确认清瘘管走行,充分探查清理各支管,管道外围部分充分切开,即在内口的远端分开内括约肌和外括约肌较浅部分完成瘘管切开术,包括内口的头部结构应用挂线方法处理,走向较深部位的内口水平以上的管道留待二期填充处理。

【总结】

脱细胞真皮填塞在今后治疗高位复杂肛瘘走向微创方面,将起到重大作用,即减小创伤、缩短疗程,其初步应用所表现的性能明显优于生物蛋白胶,进一步的积累和研究正在进行中,有待更规范程序的制定。

8.其他

(1)加括约肌修补的瘘管切开术:对于多次手术失败的高位肛瘘以及女性经括约肌的前方

肛瘘，有人应用此法。分开整个瘘管，切除上皮内衬，冲洗伤口，以可吸收线逐层缝合，关闭直肠壁，重建括约肌，坐骨直肠窝彻底外引流。如果同时进行瘘管切开及括约肌修补，建议行预防性结肠造口术。

（2）内口关闭加括约肌外瘘管引流：手术过程包括经肛门进行清创和关闭内口，建立充分的外引流，对肛提肌上区域进行彻底刮除、冲洗和填塞，建议同时行结肠造口术以提高手术成功的可靠性，此手术成功率较低，应予放弃。

（3）加直肠内黏膜瓣移进术的括约肌外瘘管切除术，包括：①内口的切除；②切除或刮除瘘管；③用肛门的、肛门直肠的、直肠或肛门皮肤的皮（黏膜）瓣闭合内口；④外引流。

直肠内黏膜瓣移进术在这里被用来关闭肛瘘内口，实际上在治疗某些直肠阴道瘘或直肠尿道瘘时常应用此法有效，用来关闭异常瘘口，目前已进展成 3 种主要方法：垂直舌状皮瓣、半月唇缘状皮瓣和圆桶状袖管状皮瓣，用稀释的肾上腺素溶液浸润有助于游离。

（4）瘘管的转位：国外 Mann 和 Clifton 建议将瘘管括约肌外部分转到括约肌平面，然后马上修补外括约肌，再用随后的手术来处理新转位的括约肌间肛瘘，通过切开和立即修补内括约肌，可将括约肌间肛瘘进一步转到黏膜下，其作者报道了 5 例，均痊愈，但手术如何成功及技术操作如何完成都是难以置信的，自 1985 年发表以后，未见进一步的报道。

（5）低位前切除、腹骶切除和经骶切除：进行修补的同时考虑做回肠造口或结肠造口是合理的。

### （六）手术常见并发症

1.术后复发　一般来讲复发率 4%～10%，原因大致有如下几方面。

（1）大多数是对内口没有正确确认和彻底清除。

（2）肛门腺处理不当：肛门腺感染是肛瘘的主要病因，因此不仅要切除干净内口，还要切除干净内口附近的有炎症的肛门腺及其腺导管。

（3）瘘支管及其空腔清除不彻底。

（4）术后换药不到位，创口过早粘合，形成假愈合。

（5）合并全身性疾病：如糖尿病性肛瘘，这类患者除局部处理治疗外，必须进行降糖治疗，才能取得良好的治疗效果。

2.不同程度的肛门失禁　专家在长期的临床实践及科研的基础上不断总结提炼，一直以来将切开挂线术作为治疗肛瘘的基本术式，因为它是一种完全安全有效的方法，即使对于高位或复杂性肛管直肠瘘，也能完全避免真正意义上的肛门失禁的发生，少数病人出现控制排气困难（10%左右）、经常排出黏液等情况，数月后多可逐渐自行缓解；某些在其他医院已经过多次手术还复发的患者，其控便能力往往已有一定程度的下降，进一步的手术损伤可能会导致更严重的肛门失禁。

3.延迟愈合

（1）正常情况下，肛瘘的愈合时间本身就较长，因其创面需敞开引流，待其自基底部向外自然生长愈合，一般都至少在 2～3 周或以上，特别是对于高位或复杂性肛瘘，有时需反复多次手术，则要 1～3 个月的过程甚至更长，最终得到了较为满意的彻底治愈，同时患者心理上也要承受一个较为漫长的过程。同样，为了减小损伤，加快愈合。

(2)某些情况下,会使肛瘘的愈合更为缓慢而不理想,应尽量避免:①手术时没有准确找到并处理内口,或未彻底清除感染的肛窦、肛腺等原发病灶。②窦道尚未形成时急于手术,使炎症扩散,形成新的窦道或脓腔而影响愈合。③瘘管弯曲,术中造成假瘘道或瘘管被残留,或坏死组织搔刮不干净。④创口内留有异物,如线头、棉絮等,被肉芽组织包埋而影响正常生长。⑤病人体质过分虚弱或伴有糖尿病、肺结核、白血病、贫血等慢性疾病,使创面长久难以愈合。因此,术中要彻底清除病灶,术后预防切口感染,可连续使用抗生素一周,保持切口引流通畅,注意全身情况,积极治疗基础疾病,使肛瘘顺利愈合。

(3)术后出血:肛瘘手术创面一般敞开引流,有时切口较深,且局部血管丰富,有时可发生术后出血,手术中要确切止血,即缝扎或电灼明显的出血点,术后敷料填充、加压包扎止血,对仍有出血者,应打开创面,重新止血。

(4)术后尿潴留:与术后肛门切口疼痛、精神紧张等因素有关,可采用放松情绪、下腹部按摩、热敷及针灸等手段进行治疗,仍未排尿者,可采用导尿方法。

### (七)特殊肛瘘

1.结核性肛瘘　肛门直肠瘘很少继发于结核性疾病。对于结核流行地区和有多年瘘管引流病史、存在多个开口、术后 6 个月切口不愈、有腹股沟淋巴结病变、组织学标本中有干酪样物的患者应保持警惕。确诊需 Ziehl-Neelsen 染色的显微镜检查及分枝杆菌的培养。术后需继续抗结核治疗 2～3 个月,若同时患肺结核,应抗结核治疗 6 个月以上。

2.肛瘘与克罗恩病　肛瘘和脓肿是克罗恩病最难处理的并发症,通常表现为慢性的硬结和发绀,多为无痛性,除非存在脓肿,常有皮肤刺激,这可能是因为腹泻而非肛门本身疾病所致。有学者发现,近 50%的克罗恩病合并肛瘘患者无症状。肛瘘可以是低位的,内口在隐窝水平。更常见的是肛瘘和深溃疡并存,内口可能不明显或在肛提肌以上部位。症状的有无是决定治疗的重要因素。一般认为,治疗原则大致如下:

(1)无症状者,无需治疗。

(2)活动性克罗恩病:全身治疗＋外科引流或仅做长期引流。

(3)静止的克罗恩病未侵及肛门直肠,浅表、括约肌间和低位经括约肌肛瘘:确切的瘘管切开术。

(4)高位的经括约肌肛瘘或复杂肛瘘:长期引流并考虑黏膜瓣移进术或纤维蛋白封闭剂使用。

(5)进行确切的括约肌修补术,特别是黏膜瓣移进术时,可考虑行"暂时性"结肠造口术。

3.婴儿和儿童肛瘘　婴儿肛瘘常常是简单的,瘘管直接从隐窝到外口;在儿童多为浅表肛瘘和括约肌间肛瘘。治疗包括确认瘘管和施行标准的瘘管切开术,对于术后复发和未治愈的患儿,应该考虑克罗恩病的可能性。

相对而言,儿童肛瘘较少,婴儿常会出现肛门肿痛、化脓的情况,但由于小儿肛瘘管道较为短浅,排脓后症状可很快减轻,并多数可自愈,部分患儿随年龄增长而自愈。因此,一般不主张早期行手术治疗,可给予对症处理。每日清洁肛门并坐浴,适当使用抗生素及外用药膏,消炎消肿,控制和减少脓肿的发生,加快自愈。对反复发作不能自愈的患儿要择期至能承受手术时,再进行手术治疗,年龄以 5～10 岁为宜。对于低龄幼儿患该病的原因,以及自愈的原因,尚不明了。

据国内外统计,婴幼儿肛瘘发生在出生后 6 个月以内者占小儿肛瘘的 2/3,在出生后 3 个月内发病率最高,男性多于女性,男性占 80％～90％,部位多在肛门两侧,瘘管多呈浅在、单纯、垂直,有部分患儿未治可门愈,待成人后可再发。

4.肛瘘癌变的问题　归纳如下:

(1)肛瘘和癌没有直接关系,肛瘘不是癌症的前期病变。

(2)可能由于长期的炎症刺激或瘢痕组织变异,慢性肛瘘确实有癌变的病例。

(3)慢性肛瘘癌变的病例十分少见,肛瘘癌变的概率很低。

一般认为,长期站立、肛腺区域的慢性炎症被认为是恶变的因素。肿块、血性分泌物及黏液分泌提示肿瘤的危险性,也有报道,结肠癌种植在已存在的瘘管中。高度推荐病理活组织检查,特别是长期存在的肛瘘,对怀疑有肿瘤的肛瘘患者,推荐进行肛瘘全部组织的病理活检。根治性的治疗常需行腹会阴联合切除及考虑术前放疗化疗。

### (八)肛瘘的预防保健和康复保健

1.肛瘘目前尚无较好的预防方法,宜采用综合措施改善局部血液循环。

2.加强局部清洁卫生,养成良好的排便习惯,每日排便后坐浴或清洗。

3.防治腹泻和便秘,预防肛周脓肿。粪便干结易擦伤肛窦,加之细菌侵入而感染,腹泻者多半有直肠炎或肛窦炎存在,可使炎症进一步发展。

4.及时治疗肛窦炎、肛乳头炎。肛门灼热不适、肛门下坠者,要及时就诊、及时治疗。

5.积极治疗某些全身性疾病,如溃疡性结肠炎、克罗恩病等,因其易引起肛周脓肿。

6.饮食宜多吃清淡富含维生素的食物,如绿豆、萝卜、丝瓜、冬瓜等,少食油腻及刺激性食物。

7.肛瘘一旦形成应立即进行抗感染治疗,注意卧床休息,减少活动,局部可坐浴、熏洗或热敷,发现肛瘘症状后要及时进行治疗,以防病症发展,给治疗带来难度。经久不愈的肛瘘多为虚证,可多吃富含蛋白质的食物,如猪瘦肉、牛肉、蘑菇、大枣、芝麻等。

(景长迁)

# 第五节　直肠脱垂

直肠脱垂常见于儿童及老年人,在儿童,直肠脱垂是一种自限性疾病,可在 5 岁前自愈,故以非手术治疗为主。成年人完全性直肠脱垂较严重的,长期脱垂将致阴部神经损伤产生肛门失禁、溃疡、肛周感染、直肠出血,脱垂肠段水肿、狭窄及坏死的危险,应以手术治疗为主。

直肠脱垂是指直肠黏膜、肛管、直肠和部分乙状结肠向下移位,脱出于肛外的一种慢性疾病,其致使排便时直肠黏膜脱出,下腹坠痛,便之不净;重者可发生直肠黏膜充血、水肿、溃疡、出血等为主要临床表现。其脱垂程度可分为三度。只有黏膜脱出称不完全脱垂;直肠全层脱出称完全脱垂。如脱出部分在肛管直肠内称为内脱垂或内套叠;脱出肛门外称外脱垂。

# 一、诊断

## （一）临床表现

直肠脱垂发病缓慢，早期仅在排粪时有肿块自肛门脱出，便后可自行缩回。随着病情的发展，因肛提肌及肛管括约肌缺乏收缩力，则需用手帮助回复。严重者在咳嗽、喷嚏、用力或行走时亦可脱出，且不易回复。如未能及时复位，脱垂肠段可发生水肿、绞窄，甚至有坏死的危险。此外常有大便排不尽与肛门部下坠、酸胀感，有的可出现下腹胀痛，尿频等现象。嵌顿时疼痛剧烈。

早期排便后有黏膜自肛门脱出，并可自行缩回；以后渐渐不能自行回复，需用手上托才能复位，常有少许黏液自肛门流出，排便后有下坠感和排便不尽感，排便次数增多；再后在咳嗽、喷嚏、走路、久站或稍一用力即可脱出，脱出后局部有发胀感，也可感到腰骶部胀痛，脱出的黏膜有黏液分泌，黏膜常受刺激可发生充血、水肿、糜烂和溃疡，分泌可夹杂血性黏液，刺激肛周皮肤，可引起瘙痒。由于肛括约肌松弛，很少发生嵌顿，一旦嵌顿发生，病人即感到局部剧痛，肿物不能用手托复位，脱出肛管很快出现肿胀、充血和发绀、黏膜皱襞消失，如不及时治疗，可发生绞窄和坏死。

## （二）辅助检查

直肠未脱出时，肛检可见肛口呈散开状，往往发现肛括约肌松弛，收缩力减弱。检查时应排除直肠带蒂息肉和重度内痔脱出，可嘱病人下蹲用力，等肛管全部脱出后，再行检查，确定为部分脱垂或完全脱垂。

在临床上按脱垂程度轻重分成三度：一度为直肠黏膜脱出，二度为直肠全层脱出，三度为直肠及乙状结肠脱出。

# 二、治疗

非手术治疗：幼儿直肠脱垂多可自愈，故以非手术治疗为主。即随着小儿的生长发育，骶骨弯曲度的形成，直肠脱垂将逐渐消失。如纠正便秘，养成良好的排便习惯，排便时间应缩短，便后立即复位。如脱出时间长，脱垂充血、水肿，应取俯卧位或侧卧位，立即手法复位，将脱垂推入肛门，回复后应做直肠指检，将脱垂肠管推到括约肌上方。手法复位后，用纱布卷堵住肛门部，再将两臀部用胶布固定，暂时封闭肛门，可防止因啼哭或因腹压增高而于短期内再发。若患病时间较长，使用上述方法仍不见效，可用注射疗法。其方法为：将 5% 石炭酸植物油注射于直肠黏膜下或直肠周围一圈，分 4～5 处注射，每处注射 2ml，总量 10ml。注射途径可经肛门镜在直视下将药物注射到黏膜下层，使黏膜与肌层粘连；或经肛周皮肤，在直肠指检下做直肠周围注射，使直肠与周围粘连固定。

手术治疗：成年人不完全脱垂或轻度完全脱垂，若括约肌张力正常或稍弱，可行类似 3 个母痔切除术或胶圈套扎治疗，也可使用硬化剂注射治疗。若括约肌松弛，可考虑做肛门环缩小术或括约肌成形术。

成年人完全型直肠脱垂的治疗以手术为主,手术途径有经腹部、经会阴、经腹会阴及骶部4种。手术方法各有其优缺点及复发率,没有哪一种手术方法可用于所有的患者,有时对同一患者需要用几种手术方法。过去手术只注意修补盆底缺损,复发率较高,近年来对直肠脱垂的肠套叠学说进行研究,手术注意治疗直肠本身,现多使用下列手术。

### (一)注射疗法

**【适应证】**

(1)儿童直肠黏膜脱垂,经对症治疗失败者,均可采用此法,疗效较好。

(2)成年人直肠黏膜脱垂,如因体弱、年迈或有其他并发症不能耐受手术时,可以试用,暂时减轻症状。

**【禁忌证】**

黏膜脱垂伴有急性感染、溃烂或坏死时,不应采用注射疗法。

**【术前准备】**

(1)准备好10ml注射器或三环注射器。针头用9号穿刺针或特制穿刺针。此针由扁桃体注射针改制而成,将针的尖端磨短,保留约0.5cm长即成。此针的后部较粗,可免刺入过深,对初学者特别适用。

(2)硬化剂选用5%石炭酸植物油溶液(常用为精制花生油)最合适。遇寒冷天需加温使其液化。

(3)注射前排尿、排便。

**【麻醉选择】**

不需麻醉。

**【体位】**

侧卧位、截石位及俯卧位均可。

**【手术步骤】**

直肠脱垂的注射治疗有黏膜下注射法及直肠周围注射法。前者将药物注射到黏膜下层,使黏膜与肌层粘连;后者将药物注射到直肠周围,使直肠与周围粘连。常用的药物有5%石炭酸植物油及明矾注射液。明矾(硫酸铝钾)水溶液可使蛋白质、胶体变性凝固,产生出血性凝固性坏死、瘢痕增生,形成较强的粘连而达到治疗目的。明矾液中的铝离子主要滞留在注射局部,是产生异物胶原纤维化的主要原因。铝制剂主要作用在局部,少量可被血液吸收,但很快被肾排除。常用的浓度为5%~8%。

(1)黏膜下注射法:经肛门镜消毒注射部位黏膜后。在齿状线上1cm直肠黏膜下层前、后、左、右4个象限各注射5%石炭酸植物油3~5ml。17~10天注射1次,一般需注射2~4次。若用5%明矾,每个部位各注射5ml,总量为20ml,注射方法同上。

(2)直肠周围注射法:即在两侧骨盆直肠间隙和直肠后间隙中注射。取侧卧位或俯卧位,肛门周围常规消毒,在肛门两侧及后正中距离肛缘约2cm处,用0.5%普鲁卡因做皮丘,再于每个皮丘处各注射3~5ml,深度为5~6cm,然后用腰部麻醉穿刺针先在右侧正中垂直刺入皮肤、皮下、坐骨直肠间隙及肛提肌,到达骨盆直肠间隙。通过肛提肌时,针头有落空感。在穿刺前,注射者将示指插入直肠做引导,触摸针头部位,证实针头位于直肠外侧时,再将穿刺针逐渐刺入到 5～7cm，到达骨盆直肠间隙后，将药液缓慢呈扇形注入，一侧 5％明矾总量 8～10ml。注射左侧时，另换一腰部麻醉穿刺针，同法注射。在后正中注射时，沿直肠后壁进行，刺入 4cm，到达直肠后间隙，注药 4～5ml。3 个部位注入药物总量为 20～25ml。

**【注意事项】**

(1)第 1 次黏膜下注射，应注射到脱垂黏膜的最高处，以后逐次下移到齿状线以上。

(2)直肠周围注射前，注射者的示指应插入直肠做引导，保证针头不刺入直肠，防止感染。

**【主要并发症】**

(1)黏膜下注射并发症同"痔注射疗法"。

(2)直肠周围注射偶有低热、下腹胀、肛门痛及排尿困难。若穿刺针刺入直肠内可发生肛门周围胀肿及肛瘘。

## （二）直肠悬吊及固定术

**【适应证】**

成年人完全型直肠脱垂。

**【禁忌证】**

(1)黏膜脱垂伴有急性感染、溃烂或坏死时。

(2)合并严重内科疾病，不能耐受手术者。

**【术前准备】**

(1)与一般腹部手术同，但需肠道准备。

(2)术前放置导尿管，以利术中显露。

(3)按各手术要求，准备 Teflon 网悬吊、Ivalon 或丝绸带。

**【麻醉选择】**

持续硬膜外麻醉。

**【体位】**

头低仰卧位，使小肠倒向上腹，以利直肠前陷凹的显露。

1.Ripstein 手术（Teflon 悬吊）

**【手术步骤】**

(1)经左旁中线切口，长约 20cm，切开皮肤，皮下各层进入腹腔。用温热盐水纱布垫将小肠全部推向上腹部。

(2)将直肠后壁游离到尾骨尖，提高直肠。

(3)用宽 5cm 的 Teflon 网悬带围绕上部直肠，用细不吸收线固定于骶骨隆凸下的骶前筋膜和骨膜，将悬带边缘缝于直肠前壁及其侧壁，不修补盆底。

(4)最后缝合直肠两侧腹膜切口及腹壁各层。

**【注意事项】**

(1)直肠应完全游离到盆底部，抬高直肠，使其固定。

(2)缝合 Teflon 于直肠壁时，不能损伤直肠，若直肠弄破，不宜植入。

(3)分离直肠后壁，要防止骶前出血。

(4)止血要彻底，否则易致感染。

**【主要并发症】**

粪块堵塞、骶前出血、狭窄、盆腔脓肿、小肠梗阻、阳痿、瘘。

2.Ivalon 海绵置入术

**【手术步骤】**

(1)切口及游离直肠同"Ripstein 手术(1)、(2)"。

(2)用不吸收缝线将半圆形 Ivalon 海绵薄片缝合在骶骨凹内,将直肠向上拉,并放在 Ivalon 薄片前面;或仅与游离的直肠缝合包绕,不与骶骨缝合,避免骶前出血。

(3)将 Ivalon 海绵与直肠侧壁缝合,直肠前壁保持开放 2～3cm 宽间隙,避免肠腔狭窄。

(4)有学者主张,置入 Ivalon 海绵时,其内应放量抗生素粉剂,以防感染。

(5)以盆腔腹膜遮盖海绵片和直肠。

(6)最后缝合腹壁全层。

**【注意事项】**

(1)直肠应游离到盆底部,使直肠抬高。

(2)术前要做充分的结肠准备。

(3)术中不慎将结肠弄破,不宜置入。

(4)止血要彻底,否则易致感染。

(5)Ivalon 只能与直肠侧壁缝合,直肠前壁应保持开放 2～3cm,防止直肠狭窄。

**【主要并发症】**

感染、复发。

3.直肠骶骨悬吊术　　早期用大腿阔筋膜两条将直肠固定在骶骨上,近年来主张用尼龙、丝绸带或由腹直肌鞘取下两条筋膜代替阔筋膜。

**【手术步骤】**

(1)切口同"Ripstein 术"。

(2)直肠后壁一般不需分离,避免骶前出血。

(3)用两条丝绸带(医疗用),每条宽约 2cm,长约 10cm,先将一端缝子骶骨隆凸下骨膜及筋膜,另一端缝于直肠侧壁浆肌层。另一条与骶骨处固定后再通过结肠系膜缝合于直肠另一侧,最后将骨膜上之后腹膜缝合。

(4)按常规缝合腹壁各层。

**【注意事项】**

(1)分离骶骨隆凸下骨膜时防止出血。

(2)将丝绸带缝合在直肠侧壁浆肌层处。防止误刺入直肠腔内。

**【主要并发症】**

若止血完善,按要求缝合,一般无特殊并发症(上海长海医院外科曾行 20 余例,除 1 例发生腹部伤口全层裂开外,无其他并发症)。

4.直肠前壁折叠术

**【手术步骤】**

(1)切口,同"Ripstein"。

(2)显露直肠膀胱(或直肠子宫)陷凹,沿直肠前壁腹膜最低处向直肠上段两侧弧形剪开腹膜。

(3)分离腹膜后疏松组织,直达尾骨尖部,再分离直肠前疏松组织,直达肛提肌边缘。将原来切开的直肠膀胱陷凹的前筋膜向上提起,用丝线间断缝合于提高后的直肠前壁上。

(4)将乙状结肠下段向上提起,在直肠上端和乙状结肠下端前壁自上而下或自下而上做数层横形折叠缝合,每层用细不吸收线间断缝合 5 针或 6 针。每折叠一层可缩短直肠前壁 2～3cm,每两层折叠相隔 2cm,肠壁折叠长度一般为脱垂 2 倍(一般折叠以不超过 5 层为宜)。由于折叠直肠前壁,使直肠缩短、变硬,并与骶部固定(有时将直肠侧壁缝合固定于骶前筋膜),既解决了直肠本身病变,也加固了乙状结肠、直肠交界处的固定点,符合治疗肠套叠的观点。

(5)最后按常规缝合腹壁各层。

**【注意事项】**

(1)肠壁折叠的凹陷必须是向下,以免粪便积留其中而引起炎症。

(2)折叠时,缝针只能穿过浆肌层,不得透过肠腔,以防感染。

(3)折叠层数虽视脱垂的长度而定,缩短的长度最好为直肠脱垂长度的 1 倍,但如直肠脱出长度超过 10cm 时,过多的缩短有引起粘连和肠梗阻的危险,故不必强求符合上述缩短长度的要求。

(4)直肠后壁不给予处理,因为直肠前壁的脱出长度较后壁多,且后壁脱垂的发生是后随于前壁者,故仅折叠直肠前壁,足以防止直肠脱垂的发生。

**【主要并发症】**

(1)排尿时下腹痛。主要为术中对膀胱的牵拉及提高膀胱直肠陷凹对膀胱的影响,一般都在术后 1 个月内恢复。残余尿可能与术中分离直肠后壁损伤神经有关,后期均恢复。

(2)腹腔脓肿及切口感染。

(3)早期黏膜脱垂。

### (三)结直肠部分切除术

1.经会阴部脱垂肠管切除术　多数作者主张经会阴部一期切除脱垂肠管,优点是:①从会阴部进入,可看清解剖变异,便于修补;②因不需剖腹,麻醉不用过深,老年人易耐受手术;③同时修补滑动性疝,并切除冗长的肠管;④不需移植人造织品,减少感染机会;⑤病死率及复发率低。

**【适应证】**

(1)老年人直肠脱垂。

(2)脱出时间较长,不能复位或肠管发生坏死者。

**【禁忌证】**

合并严重内科疾病不能耐受手术者。

**【麻醉】**

硬膜外麻醉或骶管阻滞麻醉。

**【体位】**

截石位。

【手术步骤】

(1)将脱垂肠管用组织钳夹住拖出,在齿状线上 3mm 处环形切开黏膜及肌层,将肠壁外层拉向下,显示出内层;切开随直肠脱垂,膀胱直肠窝的腹膜下降而形成的囊,经囊口拖出因脱垂而冗长的部分乙状结肠及直肠。

(2)高位缝合脱出的腹膜囊后,在乙状结肠、直肠前方缝合肛提肌。

(3)在齿状线处切断脱垂肠管,依次结扎出血点,用铬制肠线做间断端-端吻合。

(4)手术完毕后,肛门内置裹有凡士林纱布的肛管 1 根。

【注意事项】

(1)外脱的肠管有内、外两层,其间存有腹膜囊,并与游离腹腔相通。小肠常随之脱出而嵌入其中。切除前做直肠指检以明确有无前述情况。如有小肠嵌入,必须将其挤回。

(2)操作中必须注意无菌技术。

【主要并发症】

(1)早期并发症:会阴部脓肿、膀胱炎、肾盂肾炎、肺不张、心脏代偿不全、肝炎、腹水。

(2)晚期并发症:盆腔脓肿、直肠狭窄、脱垂复发。

2.前切除术　其主要优点是切除了冗长的乙状结肠,不需要悬吊与固定,乙状结肠切除后可消除原来可能存在的肠道症状如便秘,而其他悬吊手术有时可加重肠道症状。切除的缺点是有吻合口漏的危险,但危险性极小。手术要点是直肠应游离至侧韧带平面,吻合应在骶岬平面或其下进行,避免复发。本手术与直肠癌前切除术类似,故有一般大肠切除吻合的并发症。过去 Goldberg 强调将直肠固定在骶骨骨膜上,但 Corman 等认为前切除已足够,无需加做固定,且可避免将远端直肠缝至骶前筋膜时引起大出血的风险。

（四）肛门圈缩小术

1891 年 Thiersch 介绍用银丝放入肛门周围皮下组织内,使松弛的括约肌缩紧,治疗直肠脱垂,以后 Turell 简化此手术。本法优点是手术简单,损伤小,可在局麻下进行,但这只是一种姑息性手术,且有一定的并发症,因此应用者不多。近来有人提出用硅橡胶或尼龙网带,因有一定的弹性,能扩张及收缩,有利于防止排便失禁及直肠脱垂。

【适应证】

(1)肛门收缩无力或肛门已呈松弛的直肠脱垂。

(2)老年和身体衰弱的直肠脱垂。

(3)常与其他治疗脱垂方法相辅应用。

【禁忌证】

肛门周围急性炎症及合并严重内科疾病。

【术前准备】

根据手术要求,准备好 30 号银丝,涤纶或硅橡胶网带。

【麻醉选择】

骶管阻滞麻醉或局部麻醉。

【体位】

俯卧位或截石位。

**【手术步骤】**

(1)在前正中位距肛缘1～2cm做3cm长弧形切口。

(2)用弯血管钳,围绕肛管钝性分离至会阴浅、深肌。

(3)左示指插入直肠,右示指继续钝性分离至盆底(男性在前列腺下缘,女性在子宫颈下缘)时,右示指从肛管左右两侧向后分离,各做一隧道。

(4)换左手手套,在尾骨与肛缘之间做一2cm长纵形切口,用弯血管钳钝性分离外括约肌肌间隙,至肛尾韧带。

(5)用右示指进入直肠后间隙,分离肛门两侧,各做一隧道,成环形,使其能顺利通过示指。

(6)用大弯血管钳从前位切口进入,经右侧隧道,从后位切口穿出,夹住涤纶网带的一端平整地从前切口引出。

(7)按同法将另一端涤纶网带,从后位切口,经左侧隧道,从前切口平整地引出,会合于前切口。

(8)将大号肛门镜(直径2～2.5cm)插入肛管,作为术后肛管直径大小的依据,围绕肛门镜拉紧网带,两端重叠1cm,用丝线将网带做两道间断缝合,然后取出肛门镜。

(9)用拉钩拉开前、后位切口,用不吸收线将网带上、下极与肠壁肌层各固定数针,防止网带移位折叠。

(10)最后用肠线及细不吸收线逐层缝合肛管周围组织及皮肤。

**【注意事项】**

(1)环形隧道要能顺利通过示指。

(2)缝合网带前,要用手指探查隧道内网带是否平整。

(3)术中不能损伤直肠黏膜,以防感染。

**【主要并发症】**

(1)皮下感染:如感染严重,则应取出涤纶网带。

(2)大便嵌塞:多与肛门环缩太紧有关,一般应不小于示指。用肛管扩张和灌肠多可解决大便嵌塞。

## (五)其他治疗选择

直肠脱垂有很多治疗方法,应按年龄、脱垂种类和全身情况选择不同治疗。每一种手术均有其优缺点及复发率,没有一种手术方法可用于所有需手术的病人,有时对同一病人尚需用几种手术方法。如Goldberg对152例完全性直肠脱垂使用了10种(173次)手术方法。上海长海医院1981年以前的8例直肠脱垂也用了11种治疗方法。不论采用何种手术,术后都应尽可能去除引起直肠脱垂的各种因素,使手术固定的直肠及乙状结肠与周围组织产生牢固的粘连。

儿童和老年人不完全性和完全性肛管直肠脱垂都应先采用非手术疗法,如效果不佳,可采用直肠内黏膜下注射疗法,很少需要经腹手术。成年人不完全脱垂可用注射疗法、黏膜纵切横缝术。成年人完全性脱垂则以经腹直肠固定或悬吊术较为安全,并发症、发病率及病死率都较低,效果良好。乙状结肠和直肠部分切除术效果也较好,但术后并发症较多。不能复位的脱垂或有肠坏死的可经会阴行直肠乙状结肠部分切除术。

### （六）述评

直肠脱垂的真正病因仍不太清楚，因此目前尚无理想的手术，一般常按病人的年龄、脱垂类型和全身情况选择不同手术。

直肠内注射硬化剂疗法对儿童和老年不完全性直肠脱垂可取得较好效果，但复发率较高。成年人完全性直肠脱垂不宜行注射疗法。

直肠悬吊及固定术：Ripstein 及 Ivalon 手术是美国、英国常用的手术，但有些出现并发症，如粪嵌顿、骶前出血、直肠狭窄和盆腔感染等，这与植入的异物网带有关，因此术中避免感染极端重要。直肠前壁折叠术不需用异物，是其优点。结直肠部分切除术，目前多主张用前切除术代替经会阴脱垂肠管切除术及经腹冗长乙状结肠切除术，因前切除手术简单，不需要悬吊及固定，也不需用异物网带，手术效果较好。

直肠脱垂常并有肛门失禁、便秘。失禁由于长期受到牵拉，损伤了会阴和阴部神经的结果，一旦出现排便失禁，手术常无法改善排便控制功能。因此，重要的是应在脱垂伴失禁前及早手术。需要指出的是某些病人术前并无排便失禁，术后反而出现失禁，原因是脱垂肠袢掩盖了排便失禁的出现，脱垂纠正后排便失禁症状就明显了。因此，对脱垂严重和病史长久者，即使术前无排便失禁病史，亦应警惕，并向病人及家属说明术后失禁的可能性，以免引起不必要的误会。

直肠脱垂术前可存在便秘，但其原因不清，有人解释是：①直肠内脱垂的肠管阻塞了直肠；②合并有结肠慢传输；③耻骨直肠肌收缩不协调。术后便秘可能与直肠周围的分离致瘢痕形成、直肠变硬，从而损害直肠的功能；分离直肠侧韧带破坏了直肠周围的神经；悬吊术使结肠过长而致梗阻等因素有关。

## 三、预防

直肠脱垂患者要坚持体育锻炼和强壮腹部肌肉锻炼，以改善人体气血亏虚及中气不足的状况，这对于巩固疗效和预防直肠脱垂具有很重要的现实意义。具体预防措施如下。

1.积极除去各种诱发因素，如咳嗽、久坐久站、腹泻、长期咳嗽、肠炎等疾病，婴幼儿尤要注意。

2.平时要注意增加营养，生活规律化，切勿长时间地蹲坐便盆，养成定时排便的习惯，防止粪便干燥，便后和睡前可以用热水坐浴，刺激肛门括约肌的收缩，对预防直肠脱垂有积极作用。

3.有习惯性便秘或排便困难的患者，除了要多食含纤维素的食物外，排便时不要用力过猛。

4.妇女分娩和产后要充分休息，以保护肛门括约肌的正常功能。如有子宫下垂和内脏下垂者应及时治疗。

5.经常做肛门体操，促进提肛肌群运动，有增强肛门括约肌功能的效果，对预防本病有一定作用。

（吕绍勋）

# 第七章 血液系统疾病

## 第一节 输血

### 一、概述

#### (一)安全输血面临的挑战

输血是将全血或血液成分输入患者体内的一种替代性治疗方法。输血可以达到补充血容量,改善循环,增加携氧能力,提高血浆蛋白,增强机体免疫,改善凝血功能及抢救患者生命的目的。通过输血能够最大限度地减少患者的死亡和残疾。然而,输血安全仍面临许多全球性挑战:①血源短缺。②缺少自愿无偿献血者,许多发展中国家仍然依赖家庭成员献血、互助献血和有偿献血。③血液及血液制品存在安全隐患。④降低输血的适应证:在发展中国家,不必要输血所占的比例高达50%,使输血不良反应风险加大。

#### (二)全球血液安全战略

鉴于血液安全面临的严峻形势,世界卫生组织推荐实施血液安全一体化战略。措施如下:

1.招募献血人群 建立稳定、可持续的自愿无偿献血者队伍,严格按照献血者健康要求进行征询和体检,从健康人群采集血液。我国提倡18~55岁符合体检标准的健康公民自愿献血,每次可采集200ml血量,最多不超过400ml。献血后适当补充富含蛋白质和铁的食物,身体健康不会受到影响。

2.组建输血服务机构 建立国家协调、组织良好的输血服务机构(如地方中心血站),以保证安全的血液和血液制品的供应,并对采集的血液进行输血传播感染、血型和血液相容性检测。充分利用血液资源,制备血液成分,满足患者的特殊输血需求。

3.合理安全输血 临床提倡合理用血,即"在最适合的时机将最适量的安全血制品给予最需要的患者"。输血前施行血液相容性检测、输血时床边核对受血者身份、监控输血不良反应并及时对症处理,提高输血安全性。

## 二、合理输血

由于全血的血液成分复杂,输注后易发生各种不良反应。而输注血液成分可避免不需要的血液成分所引起的不良反应。将全血制备成血液成分可使宝贵的血液资源得到充分利用并利于血液保护。同时,血液成分具有高效、安全、易于有效保存等优点。临床提倡输注血液成分,常用的血液成分制品分血细胞、血浆和血浆蛋白三大类。

### (一)常用血液成分

1.红细胞　红细胞(RBC)是血液中数量最多的血细胞,需在 4℃环境中方可保留其生物活性,一般可保存 4~5 周。临床上常分为:

(1)悬浮红细胞:又称红细胞悬液或添加剂红细胞,是目前最常用的血液成分。悬浮红细胞由全血经离心去除血浆后,加入适量红细胞保存液制成,其黏稠度降低,便于输注。

(2)洗涤红细胞:全血或悬浮红细胞经过离心后,将上层血浆去除,再以无菌等渗溶液洗涤 3 次,加入适量无菌等渗溶液或红细胞保存液混匀制成,其特点是血浆蛋白含量很少。

2.血小板　血小板(PLT)是机体止血机制的重要成分,需在 22℃连续振荡保存方可保留其生物活性。可分为:

(1)浓缩血小板:从采集的全血中分离出血小板,并以适量血浆悬浮制成。以 200ml 全血制备的浓缩血小板为 1 个单位,其血小板含量≥$20\times10^9$/L。在普通血袋的保存期为 24 小时,在血小板专用血袋的保存期为 5 天。

(2)单采血小板:采用血细胞分离机在全密闭循环封闭的条件下,直接从献血者的全血中分离和采集血小板,同时将其他血液成分回输献血者体内。1 个治疗量单采血小板的血小板含量为 $2.5\times10^{11}$。单采血小板的保存期为 5 天。

3.新鲜冰冻血浆(FFP)　于采血 6 小时内离心分离出血浆,并迅速冰冻至-30℃以下,制得FFP。FFP 不稳定,其凝血因子(因子Ⅷ、V 等)的含量为正常人血浆的 70%以上,其他成分与正常人血浆相同。FFP 在-25℃以下可保存 24 个月。

4.冷沉淀　冷沉淀是血浆的冷沉淀球蛋白部分,将 FFP 于 4℃缓慢融化后,离心,分离出沉淀物制成。冷沉淀富含纤维蛋白原、因子Ⅷ和血管性血友病因子。冷沉淀在-25℃以下可保存 24 个月。

5.去除白细胞的血液成分　输注含白细胞血液发生输血不良反应的几率较高,如非溶血性发热性输血反应等。可采用白细胞过滤技术去除白细胞,制成去白细胞的红细胞和去白细胞的血小板。适用于:①多次妊娠或反复输血已产生白细胞抗体引起发热反应的患者。②需长期反复输血的患者。

6.辐照血液成分　血液经适量 γ 射线照射后,其中的淋巴细胞被灭活,而其他血液成分仍保留活性。辐照血液用于预防输血相关移植物抗宿主病(TA-GVHD)高危人群,如:①免疫功能低下的受血者,如骨髓移植患者;②亲属为供血者,或是 HLA 配型的血小板。凡是淋巴细胞具有活性的血液成分,如红细胞、血小板和粒细胞,均需要辐照。而冰冻红细胞、FFP 与冷沉淀,因淋巴细胞已丧失活性,不必辐照。

### (二)输血适应证

#### 1.血液携氧能力低下

(1)急性失血:急性失血导致血容量不足时,应首先补充足量的液体,包括晶体液和胶体液,尽快完全纠正血容量不足,必要时适当输血,以提高血液的携氧能力,首选悬浮红细胞。

1)根据循环失血量评估红细胞输血需求:①血容量减少15%(即750ml,按成人估算)以下者,可通过机体自身组织间液向血循环的转移而得到代偿,一般无需输血。除非患者原有贫血、严重的心脏或呼吸系统疾病,无力代偿;②血容量减少15%~30%(即750~1500ml)者,应首先输注晶体液或胶体液,以快速纠正血容量不足。若患者原有贫血、心肺储备功能低下或继续出血时,可按需输注红细胞悬液。③血容量减少30%~40%(1500~2000ml)者,应输注晶体液和胶体液,快速扩容,并输注红细胞悬液及全血;④血容量减少40%(即2000ml)以上者,应输注晶体液和胶体液,快速扩容,需要输注红细胞悬液,必要时同时输注其他血液成分。

2)根据血红蛋白及病情评估红细胞输血需求:①Hb>100g/L,不需要输血;②Hb<70g/L,可输入悬浮红细胞;③Hb介于70~100g/L时,应根据患者的具体情况决定是否输血。成人输注1U红细胞(即200ml全血制成的红细胞)可提升Hb5g/L。

(2)慢性贫血:多见于胃肠溃疡、内痔、月经过多、肿瘤等。应积极治疗原发病,因慢性贫血患者已建立代偿机制,多能耐受低水平Hb。故Hb水平不是决定输血的最好指标,而要以缺氧症状为主。慢性贫血患者输注红细胞的适应证为:①Hb<60g/L,且伴有明显缺氧症状者;②贫血严重,虽无缺氧症状,但需要手术的患者或待产孕妇。慢性贫血患者循环系统已充分代偿,输注液体量不宜过多或过快,以免诱发心功能衰竭,出现急性肺水肿。

(3)红细胞品种的选择:一般情况均应选择悬浮红细胞。但下列情况应选择洗涤红细胞:①患者体内存在血浆蛋白抗体;②器官移植、血液透析、尿毒症的贫血患者;③输血严重过敏的患者。

#### 2.止血功能异常和血浆蛋白成分低下

(1)血小板减少症或功能障碍:血小板输注适用于血小板减少症或血小板功能不良患者出血的治疗或预防。但有些血小板减少症禁忌输注血小板。

1)输注血小板的适应证:①血小板减少所致的活动性出血是治疗性血小板输注的适应证。血小板计数>50×10⁹/L,一般不需输注;血小板计数<10×10⁹/L,应尽快输注血小板以防止颅内出血;血小板计数介于(10~50)×10⁹/L之间,应结合临床决定是否输注,如施行手术则需输注。②大量输注库存血或体外循环手术后,因血小板锐减,应及时补充。③自身免疫性血小板减少症:由于血小板在此类患者体内的存活力降低,因此在大剂量输注血小板的同时,需静脉注射甲强龙和免疫球蛋白才能取得止血效果。

2)输注血小板的禁忌证:①血栓性血小板减少性紫癜:血小板输注可促进血栓形成;②肝素引起的免疫性血小板减少症:输注血小板可导致急性动脉血栓形成。

3)剂量及用法血小板应足量输注:①成年患者通常使用1个治疗量的血小板,可提高血小板计数20×10⁹/L;②年幼儿童(<20kg)的输注剂量为每千克体重10~15ml,年长儿童可使用1个治疗量。1个治疗量的输注时间一般应控制在30分钟以内。

(2)凝血因子异常:先天性凝血异常以血友病最多见,我国以甲型血友病(即先天性缺乏因子Ⅷ)多见。获得性凝血因子异常通常是其他基础疾病的并发症,如肝功能衰竭引起的出血。

1)FFP适应证:①血栓性血小板减少性紫癜;②多种凝血因子缺乏,如肝病患者获得性凝血功能障碍;③大量输血引起的稀释性凝血功能障碍;④口服抗凝剂过量引起的出血;⑤抗凝血酶Ⅲ缺乏;⑥DIC;⑦烧伤;⑧心脏直视手术。

剂量及用法:首次剂量为每千克体重 10～15ml,维持剂量为每千克体重 5～10ml。输注前应在 37℃循环水浴箱中融化,融化后 2 小时内输注。

2)冷沉淀适应证:①遗传性或获得性纤维蛋白原缺乏或者功能障碍;②作为浓缩或重组凝血因子制剂的替代品,用于治疗遗传性凝血因子缺乏症。

剂量及用法:常用剂量为 1～1.5U/10kg。用前需融化,融化后用输血器快速输注。大剂量输注时需警惕出现血栓栓塞。

(3)低蛋白血症:以白蛋白低下为主,常用白蛋白制剂有 5%、20%和 25%三种浓度。20%的浓缩白蛋白液,因可在室温下保存,体积小,便于携带与运输,最为常用。当稀释成 5%溶液应用时,可提高血浆蛋白水平,也用于扩容。如直接应用时尚有脱水作用,适用于治疗营养不良性水肿、烧伤、肝硬化或其他原因所致的低蛋白血症。

3.重症感染　全身性严重感染或脓毒症、恶性肿瘤化疗后致严重骨髓抑制继发难治性感染者,当中性粒细胞低下和抗生素治疗效果不佳时,可考虑输入浓缩粒细胞以控制感染。但因输粒细胞有引起巨细胞病毒感染、急性肺损伤等副作用,故使用受到限制。

# 三、安全输血

## (一)输血基本程序

1.慎重输血　输血之前,必须:①询问患者有无输血史及输血过敏史。②明确本次输血的原因和目的,表明该患者必需输血治疗,无其他替代治疗。③按程序提出输血申请,规范地填写输血申请单。④向患者或家属说明病情及输血风险,并签署输血知情同意书。

2.严格查对　输血前由两名医护人员仔细核对患者和供血者姓名、血型和交叉配合血单,并检查血袋是否渗漏,血液颜色有无异常等。输血完毕后,血袋应保留 2～4 小时备查。

3.注意事项　①输血途径:周围静脉输注,必要时中心静脉置管输注。②使用标准输血过滤器,孔径为 170μm。③输注速度:成人 5～10ml/min;老年及心功能较差者 1ml/min;小儿 10 滴/分。一次输血不应超过 4 小时。④输注前要充分混匀,除生理盐水外,不可加入任何药物及液体。

4.加强监测　严密观察患者有无输血不良反应,测量体温、脉搏、血压及尿液的颜色,发现问题立即对症处理。输血结束后需继续观察,及早发现处理迟发的输血反应。

## (二)输血不良反应

输血不良反应是指在输血中或输血后发生的与输血有关的不良反应。根据其出现的早晚分为急性反应和迟发反应。

1.急性输血不良反应　指在输血开始后 24 小时之内出现的输血不良反应,根据其严重程度可分为轻度、中度和重度反应。

(1)轻度反应:也称过敏反应。多发生在输血数分钟后,也可在输血中或输血后发生。表现为皮肤局限性或全身性瘙痒或荨麻疹,严重者可出现支气管痉挛甚至休克。减慢输血速度并给予抗组胺药可减轻症状。若患者曾有输血后出现荨麻疹的病史,可在输血前30分钟给予抗组胺药(口服苯海拉明25mg或氯雷他啶10mg)加以预防。反应严重者应立即停止输血,皮下注射0.1%肾上腺素0.5~1ml和(或)静脉滴注氢化可的松100mg等。

(2)中度反应:以非溶血性发热反应多见,是最常见的输血不良反应,反复输血或多次妊娠患者好发,常在输血开始后30~60分钟出现寒战、高热,体温可高至39℃~40℃,同时伴有头痛、出汗、恶心、呕吐及面部发红。导致内生致热原释放的原因是:①血液在保存过程中释放出细胞因子;②输注的白细胞和患者血清中的抗体反应。应注意与急性溶血反应和细菌性反应的发热相鉴别。

1)处理原则:①严重者停止输血;②保持静脉输液畅通;③药物(阿司匹林)或物理降温,出现寒战者可给予肌注异丙嗪25mg或哌替啶50mg;④如出现支气管痉挛等,静滴糖皮质激素和支气管扩张药物;⑤密切观察尿液并检测尿血红蛋白,以确定是否发生溶血。

2)预防措施:①如果患者为反复输血者,或有2次以上的非溶血性发热反应病史,可在输血前1小时给予解热药物(血小板减少症患者不应使用阿司匹林类药物),输血开始3小时后重复给药;②应减慢输血速度,注意保暖;③输注去除白细胞的血液成分,如洗涤红细胞等,可显著降低发热反应的发生率。

(3)重度反应:病情发展迅速,常可危及患者生命,应严密监控和及时抢救。

1)急性溶血反应:是输血最严重的并发症,可引起休克、急性肾衰竭甚至死亡。多数因误输ABO血型不相容的血液发生免疫反应,少数由于A亚型不合或Rh等血型不合时发生溶血反应,导致输入的红细胞溶解,输入量越大,病情越重。也可因输注血浆时输入的血浆抗体与受血者的红细胞发生免疫反应,导致受血者的红细胞溶解。

典型临床表现为输入10~20ml血型不合的血液后,患者立即出现沿输血静脉的红肿及疼痛,寒战、高热、呼吸困难、腰背酸痛、头痛、胸闷、心率加快、血压下降、休克,随之出现血红蛋白尿(酱油色尿)和溶血性黄疸。溶血反应严重者可出现DIC、少尿、无尿及急性肾衰竭。对意识不清或处于麻醉状态的患者来说,低血压和手术野渗血可能是唯一表现。输血前使用糖皮质激素者,其症状和体征将推迟出现。

处理原则:①停止输血,保留输血标本立即送检,并立即抽取5ml静脉血,离心后观察血浆颜色,若为粉红色则证明有溶血。更换输血器,以生理盐水保持静脉输液通畅。②抗休克:静滴晶体、胶体溶液和血浆以扩容,纠正低血容量休克。③保持呼吸通畅,可高浓度吸氧。④保护肾功能:可给予5%碳酸氢钠250ml静滴碱化尿液,溶解结晶的血红蛋白;当血容量基本补足,尿量正常时,给予甘露醇利尿,加速血红蛋白排出,防治急性肾衰竭。⑤监测凝血功能,患者若出现DIC,可用肝素治疗。⑥严重者应尽早换血。

2)细菌污染反应:指受血者因输入了含有细菌或者细菌毒素的血液而出现脓毒症等反应。较少见,但后果严重。最易出现细菌污染反应的血液品种是血小板,因其在22℃保存,细菌最易繁殖;其次是红细胞,其4℃保存环境,适宜小肠结肠炎耶尔森菌和假单胞菌生长繁殖。

临床表现:症状可在输血后迅速出现,也可迟至数小时后发生。轻者表现为高热、寒战、烦躁、呼吸困难、发绀、恶心、呕吐,血压下降等症状,易误诊为非溶血性发热反应。重者可因严重脓毒症休克、急性肾衰竭和 DIC 而死亡。

处理原则:立即停止输血,对患者进行紧急支持性治疗和静滴大剂量抗生素。

3)循环超负荷:好发于心功能低下、严重慢性贫血、婴幼儿和老年患者,由于输血量过大、速度过快而导致循环超负荷,引起急性心衰和肺水肿。表现为输血中或输血后突发心率加快、呼吸急促、发绀、咳血性泡沫痰。伴颈静脉怒张,肺内可闻及大量湿啰音。胸片可见肺水肿表现。

4)严重过敏反应:输注含血浆成分的血液时,患者可出现严重过敏反应,如支气管和血管发生痉挛性收缩,心血管功能衰竭和呼吸窘迫。应迅速给予对症处理。

5)输血相关的急性肺损伤:在开始输血后 6 小时内急性发作,出现急性肺水肿或成人呼吸窘迫综合征的表现,胸闷气急、呼吸急促和困难,迅速出现呼吸衰竭,但无心衰表现,胸片可见弥散性阴影。

处理原则:停止输血,支持治疗(气管插管,吸氧,机械通气)。

2.迟发性输血不良反应　指在输血 24 小时以后出现的输血不良反应。

(1)疾病传播:是最严重的迟发性输血不良反应之一。病毒和细菌性疾病可经输血途径传播。病毒包括肝炎病毒、EB 病毒、巨细胞病毒、人类免疫缺陷病毒(HIV)、人类 T 细胞白血病病毒(HTLV)等,细菌性疾病如布氏杆菌病等,其他感染有梅毒及疟疾等。其中以输血后肝炎多见。

(2)输血相关性移植物抗宿主病(TA-GVHD):因受血者输入含有免疫活性的淋巴细胞(主要是 T 淋巴细胞)的血液或血液成分后出现的致命性免疫性输血不良反应,多发生于有免疫功能抑制的患者,发生率为 0.01%～0.1%,死亡率极高,临床症状不典型,以发热和皮疹最为多见。输注辐照血液能有效预防。

(3)迟发性溶血反应:多数为再次输血时,因 ABO 以外血型不相容所致,临床症状一般较轻且不典型。

(4)免疫抑制:输血可导致非特异性免疫抑制,使机体免疫力下降,术后伤口愈合减慢,易于感染;或使潜伏病毒复活以及恶性肿瘤恶化和术后复发。

3.大量输血的不良反应　大量输血后(24 小时内用库存血细胞置换患者全部血容量,或数小时内输入血量大于 4000ml),可出现:①低体温(因输入大量冷藏血);②碱中毒(枸橼酸钠在肝转化成碳酸氢钠);③暂时性低血钙(大量含枸橼酸钠的血制品);④高血钾(一次输入大量库存血所致)及凝血异常等不良反应。预防措施:当患者有出血倾向及 DIC 表现时,应输浓缩血小板。提倡在监测血钙下补充钙剂,每输入库血 1000ml 可缓慢输入 10%氯化钙或葡萄糖酸钙溶液 10ml。快速输血>2000ml,可水浴加热 5～8 分钟,温度以 32℃～37℃为宜。

### (三)自体输血

自体输血又称自身输血,是收集患者自身血液后,在需要时进行回输的方法。因其节约库存血,又可减少输血反应和疾病传播,故逐渐应用于临床。目前,外科自体输血常用的有三种方法。

1.预存式自体输血　适用于身体一般情况良好的择期手术患者,估计术中出血量较大需要输血者。术前一个月开始有计划地分期采血,并妥善存储以备手术之需。术前自体血预存者必须补充铁剂和加强营养。

2.稀释式自体输血 价值优于预存式。一般在术日晨,从患者一侧静脉采血,同时从另一侧静脉输注 3～4 倍的电解质溶液或适量血浆代用品等以补充血容量。采血量取决于患者状况和术中可能的失血量,每次可采血 800～1000ml。采血速度约为每 5 分钟 200ml。血液稀释后不至于因红细胞减少而使组织缺氧。手术中失血量超过 300ml 时,可开始回输自体血,应先输最后采集的血液。

3.回收式自体输血 是将收集到的创伤后体腔内积血或手术中的失血,经抗凝、过滤后再回输给患者。主要适用于外伤性脾破裂、异位妊娠破裂等造成的腹腔内出血,大血管、心内直视手术及门静脉高压症等手术时的失血回输,以及术后 6 小时内所引流血液的回输等。现在多采用洗净回收式,回收浓缩红细胞。

(陈　峰)

# 第二节　红细胞疾病

## 一、缺铁性贫血

### 【概述】

缺铁性贫血(IDA)是临床上最常见的贫血,在育龄妇女和婴幼儿中发病率最高。在大多数发展中国家里,约有 2/3 的儿童和育龄妇女缺铁,其中约 1/3 患缺铁性贫血。在发达国家中,亦有 20％的育龄妇女及 40％左右的妊娠妇女缺铁。

铁是人体必需的微量元素,存在于所有生存的细胞内。铁除参与血红蛋白的合成以外,还参加体内一些生化过程。如果铁缺乏,会造成机体多方面的功能紊乱。故缺铁性贫血除了贫血的症状外,还会有一些非贫血的症状。

缺铁性贫血是指体内贮存铁消耗殆尽,红细胞生成受到影响发生的小细胞低色素性贫血。根据实验室检查结果可将缺铁性贫血分为:

1.缺铁(或贮存铁缺乏)期。

2.缺铁性红细胞生成期。

3.缺铁性贫血期。

临床上缺铁性贫血应与慢性病贫血相鉴别。

缺铁性贫血的病因主要是慢性失血(如痔疮、胃十二指肠溃疡、胃肠道肿瘤、长期使用阿司匹林)。偏食习惯、膳食结构不合理、生长发育迅速而铁补充不足以及妊娠、月经过多,均可引起缺铁性贫血。

### 【临床表现】

1.贫血的症状 头晕、头痛、乏力、易倦、眼花、耳鸣,活动后有心悸、气短。

2.非贫血的症状　儿童生长发育迟缓,智力低下,行为异常,异食癖。

3.体征　皮肤苍白、毛发干枯、无光泽、易折。指甲扁平、易裂,严重者可呈现匙状(反甲),舌炎。

## 【诊断要点】

1.存在缺铁性贫血的病因、症状及体征。

2.实验室检查

(1)小细胞低色素性贫血:血红蛋白男性低于 120g/L,女性低于 110g/L,孕妇低于 100g/L;红细胞平均体积(MCV)小于 80fl,红细胞平均血红蛋白量(MCH)小于 27pg,红细胞平均血红蛋白浓度(MCHC)小于 310g/L;网织红细胞平均血红蛋白量(CHr)小于 28pg/cell,红细胞中心淡染区扩大。

(2)血清铁蛋白(SF)低于 $12\mu g/L$。

(3)血清铁(SI)$<8.95\mu mol/L(50\mu g/dl)$,总铁结合力(TIBC)$>64.44\mu mol/L(360\mu g/dl)$,转铁蛋白饱和度(TS)低于 15%。

(4)骨髓涂片铁染色显示骨髓小粒或块团中可染铁(细胞外铁)消失,铁粒幼红细胞少于 15%。

根据实验室检查结果分期为:①缺铁期(贮存铁缺乏):仅有 2 或 4 项。②缺铁性红细胞生成期:具备 2、3 或 4 项。③缺铁性贫血期:具备 1、2、3 或 4 项。

需注意的是:①单有血清铁减低,不能诊断为缺铁,必须是铁蛋白减低或骨髓涂片铁染色显示细胞内、外可染铁减少,才能诊断为缺铁。②严格掌握缺铁性贫血的诊断标准,注意与慢性病贫血相鉴别。

## 【治疗方案及原则】

治疗原则:去除造成缺铁的病因,补充铁剂,恢复血红蛋白及铁贮存。

1.去除病因　应予营养知识教育和治疗基础疾病。

2.补充铁剂

(1)口服铁剂:宜选用二价铁盐,治疗剂量为元素铁 100~150mg/d。常用的有:硫酸亚铁,琥珀酸亚铁,葡萄糖酸亚铁及富马酸亚铁。疗程一般应在血红蛋白恢复正常后再服用 2~3 个月。如有条件可测定血清铁蛋白,在血清铁蛋白$>30\mu g/L$(女性)或$>50\mu g/L$(男性)后停药。

(2)注射铁剂:如患者不能口服和不能忍受口服铁剂的胃肠道反应,或持续失血一时不易控制时,可用肌内或静脉注射铁剂。用前应计算所需注射的总剂量。所需注射的总剂量(mg)=[150-患者血红蛋白(g/L)]×体重(kg)×0.3,分次使用。

3.输血　缺铁性贫血一般不需要输血,仅在患者出现严重贫血而又有不易控制的出血或组织明显缺氧时应用。

# 二、慢性病贫血

## 【概述】

早在 19 世纪初,就有学者发现某些传染性疾病(伤寒、天花)伴有小细胞性贫血。以后在临床上逐渐注意到一些慢性感染、炎症、肿瘤及外科创伤持续 1～2 个月后可伴发贫血。这类贫血的特征是血清铁低、总铁结合力亦低,而贮存铁是增加的,故早期也称为"铁再利用缺陷性贫血"、"缺铁性贫血伴网状内皮系统含铁血黄素沉着症"。20 世纪后期改称为慢性(疾)病贫血。此名称易与某些慢性系统性疾病(如肝病、肾病及内分泌疾患)继发的贫血相混淆。后者的贫血是由于系统疾病的多种症状所致,应称为"慢性系统疾病继发性贫血",其发病机制与慢性病贫血是不一样的。随着对慢性病贫血发病机制的进一步了解,应该对之有更为恰当的名称。

慢性病贫血(ACD)的发病机制还不是十分清楚。目前认为可能是:①红细胞寿命缩短;②骨髓对贫血的反应有障碍;③铁的释放及利用障碍。

慢性病贫血时骨髓对贫血缺乏应有的代偿能力,可能是慢性病贫血发病的主要原因。慢性炎症时巨噬细胞在激活中产生 IL-1、TNF、IL-6 及 IFN 等细胞因子增多,不单可抑制体内红细胞生成素(EPO)的产生,且使骨髓对 EPO 的反应迟钝,抑制红系祖细胞(CFU-E)的形成,使骨髓红细胞的生成受到影响。目前临床上用 EPO 治疗可使患者的贫血得到改善,也说明 EPO 分泌不足是慢性病贫血的主要病因。

慢性病贫血时铁释放及利用障碍的原因尚不十分清楚。一种解释是机体的"营养免疫形式"。由于细菌及肿瘤细胞均需要铁营养,低铁被认为是机体对细菌或肿瘤组织生长的反应。另一种解释为:当炎症或感染时,巨噬细胞被激活,巨噬细胞过度摄取铁,造成血清铁低而贮存铁增加,以及快速释放铁的通道被阻断。此外,炎症时增多的 IL-1 刺激中性粒细胞释放乳铁蛋白。乳铁蛋白较转铁蛋白容易与铁结合,造成血清铁浓度降低。与乳铁蛋白结合后的铁不能再被红细胞利用,而是进入巨噬细胞,造成巨噬细胞内的铁贮存增多。

慢性病贫血目前在临床上的发病率仅次于缺铁性贫血,在住院患者中是最多见的。

【临床表现】

1.轻度或中度贫血,贫血进展较慢。

2.基础疾病(慢性感染、炎症、肿瘤及外科创伤)的临床表现。

【诊断要点】

1.伴有基础疾病。

2.正常细胞正常色素性贫血,部分患者可表现为低色素或小细胞性贫血。

3.血清铁及总铁结合力均低于正常,转铁蛋白饱和度正常或稍低于正常,血清铁蛋白增高,红细胞游离原卟啉(FEP)亦增高。转铁蛋白受体减少。

4.骨髓中红系细胞可有轻度代偿增生,铁染色示铁粒幼细胞减少,而细胞外及巨噬细胞内贮存铁增多。

诊断时注意:

(1)诊断慢性病贫血需首先排除这些慢性疾病本身造成的继发性贫血(如失血性、肾衰竭性、药物导致的骨髓抑制,以及肿瘤侵犯骨髓或肿瘤晚期时的稀释性贫血等)。

(2)鉴别诊断:主要与缺铁性贫血相鉴别。慢性病贫血时虽然血清铁也低,总铁结合力常低于正常,故转铁蛋白饱和度正常或稍低。血清铁蛋白及骨髓铁正常或增多。FEP 在慢性病贫血和缺铁性贫血时都是增加的,缺铁性贫血时 FEP 增加得更高、更快。慢性病贫血时 FEP

增加常较缓慢,且不明显。

(3)"功能性缺铁"是指慢性病贫血时铁的利用障碍(用 TfR/logSF＜1 或 CHr＜28pg 表示),不是真正的缺铁(此时体内贮存铁并不少),不需要补铁治疗。

**【治疗方案及原则】**

1.慢性病贫血的治疗主要是针对基础疾病。基础疾病纠正后,贫血可以得到改善。

2.一般不需要特殊治疗,输血只在严重贫血时考虑。

3.铁剂的补充无效,除非患者同时伴有缺铁性贫血。

4.补充 EPO 可使部分 EPO 相对减低的患者贫血改善。EPO 的用量为:100～150U/kg,皮下注射,每周 3 次。

# 三、再生障碍性贫血

**【概述】**

再生障碍性贫血是由多种原因(物理、化学、生物或不明原因)、多种发病机制引起骨髓造血干细胞和微环境严重损伤,导致骨髓造血功能衰竭的疾病。

再生障碍性贫血患者的骨髓极度增生不良,外周血全血细胞减少,主要表现为贫血、出血及感染。临床上分为重型再生障碍性贫血(SAA)和再生障碍性贫血(AA)两种类型,二者的发病机制、免疫功能、临床表现、实验室检查及治疗原则均有不同。

诊断再生障碍性贫血必须除外阵发性睡眠性血红蛋白尿(PNH)、急性造血停滞、低增生型白血病和低增生型骨髓增生异常综合征等全血细胞减少的疾病。

**【临床表现】**

1.贫血　头昏、眼花、乏力、面色苍白和心悸等。

2.出血　皮肤、黏膜出血,妇女常有月经过多。严重时可有内脏出血。

3.感染　常见口腔、呼吸道、胃肠道和皮肤软组织感染,严重时可有败血症。

4.肝、脾、淋巴结一般不肿大。

**【诊断要点】**

1.临床表现:再生障碍性贫血主要表现为贫血。重型再生障碍性贫血主要表现为出血和感染。

2.实验室检查

(1)血象:全血细胞减少。网织红细胞绝对值减少。

(2)骨髓象:骨髓涂片检查示增生减低或重度减低,巨核细胞明显减少或缺如。骨髓小粒非造血细胞及脂肪细胞增多。骨髓活检见造血组织减少,脂肪组织、网状细胞、组织嗜碱细胞和浆细胞增多,骨髓间质水肿和出血。

3.必须除外可能引起全血细胞减少的其他疾病,如阵发性睡眠性血红蛋白尿、骨髓增生异常综合征、急性造血功能停滞、骨髓纤维化、低增生性白血病、恶性组织细胞病、巨幼细胞贫血和癌肿骨髓转移等。

4.分型诊断

(1)再生障碍性贫血：

1)发病慢,以贫血症状为主,感染及出血均相对较轻。

2)血象:全血细胞减少,网织红细胞减少。

3)骨髓象:骨髓三系细胞减少,巨核细胞明显减少或缺如,骨髓小粒中非造血细胞及脂肪细胞增加。

(2)重型再生障碍性贫血：

1)发病急,贫血进行性加重,常伴严重感染和出血。

2)血象:除血红蛋白下降较快外,网织红细胞少于 $1\%$ ,绝对值少于 $15\times10^9/L$ ;中性粒细胞绝对值少于 $0.5\times10^9/L$ ;血小板少于 $20\times10^9/L$ 。

3)骨髓象:多部位增生减低,三系造血细胞明显减少,骨髓小粒中非造血细胞及脂肪细胞增加。

(3)重型再生障碍性贫血Ⅱ型:慢性再生障碍性贫血患者的病情恶化,血象符合重型再生障碍性贫血时,称为重型再生障碍性贫血Ⅱ型。

【治疗方案及原则】

1.一般支持治疗

(1)去除可能引起再生障碍性贫血的病因。

(2)控制感染和出血：

1)小剂量多次成分输血。

2)造血细胞因子:G-CSF 5～10μg/(kg·d),皮下注射,每周 3 次,EPO 100～150U/(kg·d),皮下注射,每周 3 次。

3)静滴大剂量免疫球蛋白:0.4～1g/(kg·d),用 3～5 天。

2.再生障碍性贫血的治疗

(1)雄性激素:具有刺激造血作用,但需注意男性化与肝功能异常等不良反应。常用制剂为司坦唑醇(康力龙)2mg,每天 3 次(或与保肝药同时服用),疗程不应短于 6 个月。

(2)环孢素(与雄激素合用或单用):剂量 3～5mg/(kg·d),维持血清浓度在 150～200ng/ml。疗程至少 3 个月。

3.重型再生障碍性贫血的治疗　除积极控制感染、出血、成分输血外,首先考虑异基因骨髓移植或外周血干细胞移植。其他根据患者的情况采用。

(1)抗胸腺球蛋白或抗淋巴细胞球蛋白:2.5～5mg/(kg·d),用 5 天或 10～15mg/(kg·d),用 5 天。

(2)环孢素:3～5mg/(kg·d),用 3～5 个月。

# 四、巨幼细胞贫血

【概述】

巨幼细胞贫血是指由于叶酸和(或)维生素 $B_{12}$ 缺乏,细胞 DNA 合成障碍引起骨髓和外周血细胞异常的贫血。特点为细胞核浆发育不平衡及无效应造血，呈现形态与功能均不正常的典型巨幼改变。这种巨幼改变可涉及红细胞、粒细胞及巨核细胞三系。除造血细胞外，在更新较快的上皮细胞中也存在类似的改变。临床上巨幼细胞贫血表现为全血细胞减少、黄疸及胃肠道症状。维生素 $B_{12}$ 缺乏时，除上述表现外还可出现神经系统的症状。

巨幼细胞贫血的病因除营养性外，还可能由于叶酸或维生素 $B_{12}$ 吸收利用障碍、内因子缺乏及药物影响等所致。

临床上巨幼细胞贫血的特殊类型有：麦胶肠病，乳糜泻，热带口炎性腹泻，乳清酸尿症及恶性贫血。在我国巨幼细胞贫血以营养性叶酸缺乏为主，以山西、陕西及河南等地的农村较为多见。维生素 $B_{12}$ 缺乏者较少，多见于老年人及萎缩性胃炎，由于内因子缺乏所致的恶性贫血在我国极为罕见。

【临床表现】

1.贫血症状。

2.腹胀、腹泻或便秘，以及黄疸、舌痛、舌质色红和表面光滑等体征。

3.维生素 $B_{12}$ 缺乏的患者，可有脊髓后侧束变性、周围神经病变和精神症状。

【诊断要点】

1.有叶酸或维生素 $B_{12}$ 缺乏的病因及临床表现。

2.实验室检查

(1)血常规：大细胞性贫血，MCV 大于 100fl，血涂片中多数呈大卵圆形红细胞，白细胞和血小板常减少，中性粒细胞分叶过多，5 叶者超过 5％，6 叶者超过 1％。

(2)骨髓象：呈典型的巨幼改变，以红细胞系统为主，粒细胞及巨核细胞系统亦可见。

(3)血清叶酸、维生素 $B_{12}$ 测定：血清叶酸低于 6.8nmol/L（3ng/ml），红细胞叶酸测定低于226.6nmol/L（100ng/ml）；血清维生素 $B_{12}$ 低于 74.0～103.6pmol/L（100～140pg/ml）。

(4)如有条件做血清或胃液内因子检查（正常人应为阴性）或维生素 $B_{12}$ 吸收试验（24 小时尿中 [57] CO 维生素 $B_{12}$ 的含量，正常人应＞8％，巨幼细胞贫血患者及维生素 $B_{12}$ 吸收不良者＜7％，恶性贫血患者＜5％），可帮助诊断恶性贫血。

【治疗方案及原则】

1.治疗基础疾病，去除病因。

2.增加营养，纠正偏食及不良的过度烹调习惯。

3.补充叶酸或维生素 $B_{12}$：叶酸缺乏可口服叶酸，每次 5～10mg，每日 3 次，至血红蛋白恢复正常。一般不需维持治疗。维生素 $B_{12}$ 缺乏可用维生素 $B_{12}$ 100μg/d。恶性贫血及全胃切除者，要终身维持治疗。

4.输血：有严重贫血而又有组织脏器明显缺氧时，可输注红细胞。

# 五、自身免疫性溶血性贫血

【概述】

自身免疫性溶血性贫血系人体免疫功能调节紊乱，红细胞吸附自身不完全抗体 IgA、IgG、IgM 及 $C_3$ 补体，导致红细胞易被肝、脾脏内的巨噬细胞识别和吞噬，使红细胞的破坏增速而引起的一种溶血性贫血。自身免疫性溶血性贫血根据抗体作用于红细胞时所需的温度不同，可分为温抗体型(37℃)和冷抗体型(20℃以下)。根据发病原因分为原发性和继发性，后者常继发于造血系统肿瘤、感染性疾病、风湿病(系统性红斑狼疮、类风湿性关节炎等)、免疫性疾病(低丙种球蛋白血症、免疫缺陷综合征、溃疡性结肠炎等)。由于患者常伴有基础疾病，故临床表现多样。抗人球蛋白试验(Coombs 试验)大多为阳性。冷抗体型见于冷凝集素综合征及阵发性冷性血红蛋白尿症。

**【临床表现】**

1.起病缓急不一，多数徐缓，由感染引起者可急骤起病。

2.温抗体型多为女性，主要表现为慢性血管外溶血症状，个别急性病例可发生急性血管内溶血。

3.冷抗体型多见于中老年患者，遇冷后出现血红蛋白尿和肢端动脉痉挛，患者有手指和足趾发绀。

4.基础疾病的表现。

**【诊断要点】**

1.临床表现

(1)慢性血管外溶血症状。

(2)可能伴有基础疾病。

2.实验室检查

(1)不同程度的贫血，网织红细胞增高，白细胞在急性溶血时可增多。埃文斯综合征时血小板亦减少。

(2)血清胆红素增高，以非结合胆红素为主。

(3)直接抗人球蛋白试验阳性。冷抗体型可有冷凝集素增多或冷热抗体。

(4)寻找基础疾病的诊断依据。

**【治疗方案及原则】**

1.治疗基础疾病与诱因。

2.温抗体型首选糖皮质激素治疗，剂量为泼尼松 1mg/(kg·d)，分次口服。待血红蛋白正常并稳定后，缓慢减量至停药。病情危重者，可用甲基泼尼松龙或氢化可的松静滴。

3.脾切除：适用于糖皮质激素治疗有效而所需泼尼松维持量超过 15mg/d 者。

4.免疫抑制剂：用于糖皮质激素或切脾无效者，选用硫唑嘌呤或环磷酰胺。

5.输血：尽可能不输或少输血，必要时可输生理盐水洗涤后的红细胞。

6.其他：可选用环孢素(适用于温抗体型)、免疫球蛋白。达那唑单独或与泼尼松合用。

7.冷抗体型：糖皮质激素及切脾无效。以保暖为主。苯丁酸氮芥(瘤可宁)或环磷酰胺有一定疗效，疗程至少 3 个月以上。避免输血，必要时应输注生理盐水洗涤的红细胞，并要加温至 37℃后输注。

(陈　峰)

# 第三节 白细胞疾病

## 一、急性白血病

### 【概述】

白血病是造血干/祖细胞因发生分化阻滞、凋亡障碍和恶性增殖而引起的一组异质性的造血系统恶性肿瘤。

白血病的分化阻滞可出现在造血干/祖细胞发育的不同阶段,急性白血病是阻滞发生在较早阶段。根据白血病的系别表型特征,急性白血病又分为急性髓系白血病(AML)和急性淋巴细胞白血病(ALL)。

### 【临床表现】

本病的所有临床表现都是因骨髓正常造血衰竭和白血病髓外浸润所引起。而 AML 和 ALL 的主要临床表现基本大同小异,又各有特点。

1.起病 可急骤或较缓慢。起病较缓慢的病例,一旦症状明显,病情常急转直下,与起病急骤的病例相似。

2.贫血 常较早出现并逐渐加重,表现为苍白、乏力、头晕、心悸、食欲不振等。

3.出血 见于约半数病例。程度轻重不一。常见有皮肤出血点、淤斑、鼻出血、牙龈和口腔黏膜出血、月经增多等。严重时可出现血尿(镜下或肉眼血尿)、消化道出血(呕、便血)、视网膜出血(可致视力障碍),若发生颅内出血,常危及生命。AML 中的急性早幼粒细胞白血病(APL)亚型因易合并弥散性血管内凝血(DIC)和纤维蛋白溶解,出血常比急性白血病的其他亚型更严重而多见。

4.发热和感染 发热是初诊尤其是化疗骨髓抑制期患者的常见症状,可为低热或高热,发热的原因主要是感染(包括细菌、病毒和真菌感染)。感染可发生在身体任何部位,其中咽峡炎、口腔炎最多见,呼吸道及肺部感染、肛周炎、肛旁脓肿和胃肠炎较常见,也可发生败血症甚而导致死亡。某些发热患者可无明显感染灶(尤其是中性粒细胞$<0.2\times10^9$/L 时),但不能排除感染;相反,某些发热也可能与白血病本身有关(肿瘤热)。

5.髓外浸润 可发生在全身各脏器、组织和出现在本病的各亚型。如肝、脾、淋巴结肿大,骨关节疼痛,牙龈增生,皮肤浸润,出现原始细胞瘤或中枢神经系统白血病等。浸润还可累及肺、心、胸膜、肾、胃肠、性腺、乳房、腮腺等,可出现或不出现临床症状。两型急性白血病髓外浸润的发生率和浸润程度常不尽相同。如与 AML 相比,ALL 因骨、关节白血病细胞浸润引起骨关节疼痛的发生率较高,肝、脾、淋巴结肿大的发生率较高,肿大程度也更明显,T-ALL 还常有纵隔淋巴结肿大,中枢神经系统白血病和睾丸白血病的发生率更高等。而在 AML 中,急性单核细胞白血病($M_5$)和急性粒单核细胞白血病($M_4$)的髓外浸润较多见。

6.代谢异常 主要有低钾或高钾血症、低钠或低钙血症;白血病细胞高负荷尤其是伴肾功能不全的患者,开始化疗后可发生急性肿瘤溶解综合征,表现为高磷酸血症、高钾血症、高尿酸血症和低钠血症;高尿酸血症在急性白血病中很常见,主要是因白血病细胞破坏增多(尤其是在化疗开始后),尿酸生成增多,可引起肾功能不全及痛风样症状。

## (一)急性髓系白血病

### 【诊断要点】

根据临床症状、体征、血象和骨髓象,急性白血病一般不难作出初步诊断。形态学和细胞化学是本病诊断的基础,但开展免疫表型、细胞遗传学和基因型检查,对提高本病分型诊断的准确性、区分不同危险等级患者以选择适宜的治疗方法和判断预后也是必不可少的。

1.形态学标准

(1)骨髓原始细胞≥20%(原始细胞除指原粒细胞外,还包括急性原始单核细胞/单核细胞白血病和急性粒单核细胞白血病中的原始和幼稚单核细胞,急性巨核细胞白血病的原始巨核细胞,而急性早幼粒细胞白血病的原始细胞则指异常的早幼粒细胞);细胞化学原始细胞过氧化物酶(MPO)阳性率≥3%。

(2)伴有多系病态造血 AML:以多系病态造血的形态学证据作为确认本亚型的标志。诊断标准为治疗前骨髓原始细胞≥20%,且髓细胞系中至少两系≥50%的细胞有病态造血。

(3)急性红白血病中的红系/粒单核系白血病(相当于 FAB 分类的 AML-M6):诊断标准为红系前体细胞占骨髓全部有核细胞(ANC)的比例≥50%,原粒细胞占非红细胞(NEC)的比例≥20%;纯红系白血病的诊断标准为骨髓红系前体细胞≥80%,且红系细胞显示明显的不成熟和病态造血,原粒细胞基本缺如或极少。

2.细胞遗传学和分子生物学特征

(1)伴有重现性遗传学异常 AML:已如前述。但当患者被证实有克隆性重现性细胞遗传学异常 t(8;21)(q22;q22)、inv(16)(p13;q22)或 t(16;16)(p13;q22)以及 t(15;17)(q22;q12)时,即使原始细胞<20%,也应诊断为 AML。

(2)伴重现性遗传学异常 AML 的受累基因对某些化学药物(尤其是拓扑异构酶Ⅱ抑制剂)有易感性,因而可见于某些治疗相关性白血病。凡发现有与伴重现性遗传学异常 AML 相同的染色体核型或融合基因,而 AML 发病前又有肯定的化疗药物治疗史者,应划为"治疗相关性 AML"。

(3)伴多系病态造血和烷化剂治疗相关性 AML 常有特征性细胞遗传学异常,如 3q-、-5、5q-、-7、7q-、+8、+9、11q-、12p-、-18、-19、20q-、+21、t(1;7)、t(2;11)以及复杂核型异常等。继发于拓扑异构酶Ⅱ抑制剂的 AML 常见 11q23(MLL)易位。

### 【治疗方案及原则】

急性白血病的治疗分为诱导缓解治疗和缓解后治疗两个阶段。诱导缓解治疗的目的是迅速、大量减少体内白血病细胞负荷,使之达到缓解,恢复正常造血;缓解后治疗的目的是清除体内残存的白血病细胞,以减少复发,延长生存,乃至治愈。

目前急性白血病常用的治疗包括支持治疗、化疗、诱导分化治疗、髓外白血病防治和造血干细胞移植等。

1.支持治疗

(1)凡 Hb≤80g/L 或贫血症状明显时应输注红细胞,PLT<10×10⁹/L 或有明显出血表现时应输注血小板。输注的血制品需经过滤或照射,以避免产生血小板同种免疫作用,降低巨细胞病毒的感染率,降低免疫抑制患者 GVHD 的发生几率。给拟行 BMT 的患者输注的血制品应进行 CMV 检测。

(2)做好消毒隔离,防止交叉感染。

(3)患者出现发热或感染症状时应及时进行检查,以发现感染灶,或作细菌和真菌培养,并给予适当的抗生素治疗。

(4)对 WBC 异常增高(>100×10⁹/L)或有白细胞淤滞症状者,可进行白细胞分离,或化疗前先用羟基脲 1～3g/(m²·d)使白细胞数下降,以防出现肿瘤溶解综合征。肿瘤溶解的预防主要是使用别嘌醇和碱化利尿。

(5)对采用 HD-AraC 治疗的患者应密切监测肾功能,注意出现神经毒性(尤其是肾功能不全或年龄>60 岁的患者),对因肿瘤溶解血肌酐迅速升高、出现神经系统症状或异常体征的患者,应停用 HD-AraC 或减量使用 AraC。

(6)APL 治疗中出现分化综合征迹象(发热、WBC>10×10⁹/L、呼吸短促、低氧血症、胸腔或心包积液),应密切监测肺脏情况。若患者出现肺浸润或低氧血症,应予地塞米松治疗(20mg/d×3～5 天,后逐渐减量,共 15 天停药),并暂停使用 ATRA;APL 采用 As₂O₃ 治疗者应注意出现心律失常,注意电解质平衡。

(7)治疗前 WBC>100×10⁹/L、急性单核细胞白血病、复发 APL 或 ATRA 治疗后出现白细胞增多的 APL,发生 CNSL 的危险性增加,应注意腰穿监测,并作预防性鞘注。

(8)对化疗后合并严重粒细胞减少(尤其是老年)的患者,可考虑使用 GM- 或 G-CSF。

(9)APL 合并凝血病时,应积极输注血小板、新鲜冰冻血浆(补充凝血因子)和冷沉淀(补充纤维蛋白原)。

2.化疗　常用化疗方案:

(1)诱导缓解治疗:标准诱导缓解治疗采用蒽环类或米托蒽醌、高三尖杉碱联合阿糖胞苷,国内常用的有 HA(HHT＋AraC)、DA(DNR＋AraC)和 IA(IDA＋AraC)方案,在此基础上还可加用 VP16 或 6MP(或 6TG)等。其中阿糖胞苷一般采用标准剂量[SD-AraC 100～200mg/(m²·d)×7 天],亦可采用大剂量[HD-AraC 1～3g/(m²·12h),3～4 天]。

(2)缓解后治疗:常用的缓解后治疗方案主要为蒽环类联合不同剂量 AraC,共治疗 2～6 个疗程,其中包括 HD、ID-AraC[1～3g/(m²·12h),6～12 次]联合化疗 1～4 个疗程。

3.APL 的治疗

(1)诱导缓解:一般采用全反式维甲酸[ATRA 40mg/(m²·d),连续口服]联合蒽环类为基础的治疗;亦可选择砷剂±小剂量化疗或 ATRA＋砷剂±小剂量化疗(砷剂用量为 0.1% As₂O₃ 注射液 10ml,静滴,每天一次或 AS₄S₄ 50mg/(kg·d),分四次口服)。

(2)缓解后治疗:以蒽环类为基础的化疗方案巩固至少 2 个疗程,待证明已取得分子水平完全缓解后,采用 ATRA[40mg/(m²·d),每 3 月用 15 天]加 6MP 90mg/(m²·d)和 MTX 10mg/(m²·W),维持治疗至少 2 年。

(3)诱导治疗不缓解患者的治疗:采用砷剂治疗,或行 HLA 相合同胞/无关供者的 Allo-HSCT。

(4)初次复发患者的治疗:

1)CR1 期<1 年者,采用砷剂再诱导,获形态学 CR2 后,施行 Auto-HSCT(PCR 检测融合基因阴性者)或 Allo-HSCT。

2)CR1 期>1 年者,予砷剂或蒽环类+ATRA 再诱导,获 CR2 或仍不缓解者,施行 Auto-HSCT(PCR 检测融合基因阴性者)或 Allo-HSCT。

### (二)急性淋巴细胞白血病

【分类】

WHO 造血和淋巴组织肿瘤分类方案将急性淋巴细胞白血病(ALL)分为三类:

1.前体 B-急性淋巴细胞白血病/原始淋巴细胞淋巴瘤(前体 B-ALL/B-LBL)。

2.前体 T-急性淋巴细胞白血病/原始淋巴细胞淋巴瘤(前体 T-ALL/T-LBL)。

3.Burkitt 淋巴瘤/白血病(即 FAB 分类中的 ALL-L$_3$ 型,WHO 分类将其划归为成熟 B 细胞肿瘤)。

【诊断要点】

前体 B-ALL 和前体 T-ALL 同为前体淋巴细胞肿瘤,在生物学上分别与前体 B-LBL 和前体 T-LBL 是具不同临床表现的同一种疾病。形态学和免疫表型检测是 ALL 诊断的基础,遗传学特征更是 ALL 重要的预后因素。

【治疗方案及原则】

1.支持治疗　与急性髓系白血病相同。对 WBC 异常增高(>100×10$^9$/L)者,也可使用泼尼松(40mg/m$^2$ 或采用剂量递增)治疗,使 WBC 下降。采用 HD-MTX 治疗的患者应密切监测肝、肾功能。MTX 给药结束后 12~24 小时起定时予四氢叶酸解救;采用 HD-CTX 治疗的患者应注意充分碱化利尿,必要时使用 mesna,以预防出血性膀胱炎。

2.常用化疗药物

(1)前体 B-ALL 和前体 T-ALL:

1)诱导缓解治疗:通常采用 VCR、泼尼松和蒽环类(主要是 DNR)为主的常规诱导缓解方案,在上述三药方案基础上还可加用 L-asp 和(或)CY(T-ALL 亦可加用 AraC),治疗周期一般为 4~6 周。

2)缓解后治疗:联合多种药物(蒽环类、鬼臼类、AraC、MTX、CY、VCR、泼尼松等)进行周期性强化治疗。巩固强化治疗中常使用 HD-CY[如 1200mg/(m$^2$·次)]、HD-AraC[1~3g/(m2·12h),4~12 次,适用于 T-ALL]和 HD-MTX[0.5~6g/(m$^2$·次),适用于 B-ALL],维持治疗使用 6MP(或 6TG)75~100mg/m$^2$,每天一次和 MTX 20mg/m$^2$,每周一次,需历时 2~3 年,其间可加用原诱导方案作定期再强化治疗。

(2)Burkitt 白血病:采用特殊短程强烈化疗。前期治疗先予 CY 200mg/m$^2$ 加 Pred 60mg/m$^2$,共 5 天。继予 HD-MTX(1.5g/m$^2$,第 1 天)、HD-CY(200mg/m$^2$,第 1~5 天)或 if-osfamide(800mg/m$^2$,第 1~5 天),加或不加 HD-AraC 联合 VCR、蒽环类、VM26、地塞米松作短程周期治疗,完成 6~8 个疗程后停药不再维持。

3.ALL 按预后分组的缓解后治疗　　按患者年龄、初诊时白细胞数、达 CR 时间和细胞遗传学特征,将成人前体 B-ALL 和前体 T-ALL 划分为三个不同的预后组。

(1)Burkitt 白血病:

1)推荐使用以 HD-MTX 和 HD-CY 等为主的短程强烈治疗方案。

2)上述短程强烈化疗的 DFS 较高,因此可能无须在 CR1 期选择造血干细胞移植(HSCT)。

3)应继续探索与复发(常在 CR 一年之内)相关的预后因素,对有高度复发可能或连续化疗 2 个疗程仍不缓解的患者,考虑采用 HSCT。

(2)预后良好组:

1)前体 T-ALL 的诱导和缓解后治疗主张使用常规方案加 CTX 和 AraC。

2)本组患者化疗的 DFS 较高,一般不主张于 CR1 期选择 Allo-或 Auto-HSCT。

3)为进一步改善生存,应开展新药、新方案研究,而非一味增加化疗剂量。

(3)预后中间组:

1)本组患者的 DFS 呈异质性,其中某些病例选择 HSCT 可能有助于提高 DFS。

2)本组患者可能有特殊的、目前尚未被认知的白血病生物学特征,应继续探索发现新的预后因素(白血病分子标记、MRD 数量等),以确定有高危复发倾向、需要采用 HSCT 治疗的患者亚群。

(4)预后不良组:

1)应于 CR1 期选择 Allo-HSCT。

2)老年患者需进一步探索适宜的化疗剂量强度,改善支持治疗,考虑使用非骨髓清除性HSCT 和寻找新的低毒治疗方法。

## (三)双表型急性白血病

### 【分类】

WHO 造血和淋巴组织肿瘤分类方案将双表型急性白血病归入系列不确定的急性白血病。双表型急性白血病又进一步分为:

1.双表型　　原始细胞比较均一,但同时表达髓系和 B 或 T 淋巴细胞系特异抗原,或同时表达 B 和 T 淋巴细胞系特异抗原,少数病例原始细胞可同时表达髓系、T 系、B 系三系抗原标志。

2.双系列型　　原始细胞分为两群,分别表达各自的系列表型特征,如髓系和淋巴细胞系(B或 T 系)或 B 和 T 淋巴细胞系,急性双系列白血病可演变为双表型白血病。

### 【诊断要点】

患者有急性白血病的临床表现,骨髓原始细胞≥20%,既可类似 AML 或分化很差的AML,亦可类似 ALL。细胞化学原始细胞过氧化物酶(MPO)可以≥3%,但双表型白血病的确诊需要依赖免疫表型分析。

双系列和双表型白血病的细胞遗传学异常发生率高,但未发现特异性细胞遗传学改变。约 1/3 的患者 Ph 染色体阳性,其原始细胞常有 CD10+的前体 B 细胞成分;某些有 t(4;11)(q21;q23)或其他 11q23 异常的病例常有 CD10-的前体 B 细胞成分,并伴单核细胞分化;T

系/髓系双系列或双表型白血病常有复杂的核型异常;免疫球蛋白重链或 T 细胞受体重排或缺失在双表型急性白血病中常见。

**【治疗方案及原则】**

对双表型急性白血病目前没有标准的治疗方案,国内、外对这类病例的系列研究报道很少。经验上这类白血病的诱导方案采用兼顾髓、淋两系的 DOAP 方案(DNR、VCR、AraC、Pred)较佳,但采用 AML 或 ALL 的诱导方案有时也可获得完全缓解。由于双表型白血病大多预后较差,在获得缓解后,有条件者应尽早行异基因造血干细胞移植。

# 二、慢性髓系白血病

**【概述】**

慢性髓系白血病(CML)是造血干细胞克隆性增殖所致的骨髓增殖性疾病。临床特征为进行性外周血白细胞增多,可见到各阶段的不成熟粒细胞,嗜碱及嗜酸性粒细胞增多,骨髓有核细胞极度增多,以粒细胞系为主,幼稚中性粒细胞及成熟粒细胞明显增多,肝、脾肿大;骨髓细胞具有特征性的 Ph 染色体[t(9;22)]和 BCR/ABL 融合基因。中位生存期 3~4 年。

CML 还可以和其他骨髓增殖性疾病(原发性血小板增多症、真性红细胞增多症、原发性骨髓纤维化症)共同存在或互相转化。

**【临床表现】**

CML 的自然病程可为慢性期、加速期、急变期。个别患者可以急性变为首发症状。

1.若白细胞数低于 $30 \times 10^9$/L 时多无症状,仅在体检或血常规检查时能发现。

2.可有乏力、低热、多汗、体重减轻、上腹部胀满不适、左上腹部肿块。脾肿大的程度不一,可肋下及边至脐部,甚至达盆腔,质硬有明显切迹。有时可有脾区疼痛。肝脏可轻至中度肿大。淋巴结肿大罕见。

3.剧烈的骨及关节疼痛,不明原因高热,皮肤、黏膜或内脏出血,进行性脾脏迅速肿大,多见于加速期及急变期。

**【诊断要点】**

1.慢性期起病隐袭,病程进展缓慢。

2.可有乏力、低热、多汗、消瘦、轻微贫血。但进入加速、急变期则病情进展急骤,有重度贫血或出血症状。

3.体征:脾脏肿大,脾肿大与白细胞增多成正比。急变期巨脾可达盆腔,可发生脾梗死或脾周围炎。肝轻至中度肿大。淋巴结多不肿大。若淋巴结肿大明显,多为急性变或并发恶性淋巴瘤。

4.实验室检查

(1)血象:慢性期血红蛋白及红细胞早期多正常或稍低于正常,白细胞总数明显增多,多在 $50 \times 10^9$/L 以上,分类以成熟粒细胞为主,可见部分中性晚幼粒细胞及中幼粒细胞,原粒细胞和早幼粒细胞少于 5%,嗜碱性粒细胞及嗜酸性粒细胞增多,可见有核红细胞。血小板增多或正常,有时可高达(1000~2000)×10⁹/L。加速期或急变期可出现严重贫血,外周血中原粒细胞及早幼粒细胞比例增多,血小板减少或显著增多。

(2)骨髓象:有核细胞极度增多,以粒系为主,各阶段粒细胞比例增多,以中、晚幼粒及成熟粒细胞为主,原粒细胞<5%~10%,嗜碱性及嗜酸性粒细胞比例增多,巨核细胞可增多,可见小巨核细胞。骨髓活检示细胞极度增生,粒系显著增生,以中、晚幼粒及杆状核为主。可合并骨髓纤维化,多见于晚期。加速期或急性变期骨髓中原始粒细胞、早幼粒细胞明显增多,也可以原始及幼稚淋巴细胞或原始及幼稚单核细胞为主,也可以原始红细胞或原始巨核细胞为主。急变期原始细胞>30%或原粒细胞、早幼粒细胞>50%。

(3)成熟粒细胞碱性磷酸酶阳性率和阳性指数(积分)明显减低。

(4)染色体检查:染色体核型分析显示患者的白血病细胞具有 Ph 染色体,即第 9 号染色体长臂与第 22 号染色体长臂发生易位,呈 t(9;22)(q34;q11)。90%以上的患者骨髓中期分裂细胞都具有 Ph 染色体。若用荧光染色体原位杂交技术(FISH)检测 Ph 染色体,敏感性更高。慢性期多为单纯 Ph 染色体,加速期和急变期还可出现双 Ph 染色体或附加其他染色体异常。

(5)融合基因检查:用 DNA 印迹或逆转录聚合酶链反应可发现 BCR/ABL 融合基因,绝大部分 CML 为 M-BCR/ABL 型(P210$^{BCR/ABL}$融合蛋白),个别为 m-型(P190$^{BCR/ABL}$融合蛋白)或 μ-型(P230$^{BCR/ABL}$融合蛋白)。所有的 CML 患者 BCR/ABL 融合基因检查均为阳性。

**【治疗方案及原则】**

CML 患者的生存期与治疗相关,治疗目的为改善健康状况,提高生活质量,尽可能延长生存期。所有的 CML 患者应采取个体化治疗措施。根据起病时临床特点(贫血程度、脾脏大小、血中原粒细胞数、嗜碱及嗜酸性粒细胞数、血小板数及年龄)判断高、中、低危组,然后选择适合患者的不同治疗方案,并根据治疗反应及时调整治疗方案。

1.药物治疗

(1)分子靶向药物格列卫(伊马替尼、STI571):格列卫为一种酪氨酸激酶抑制剂,对 BCR/ABL 融合基因的酪氨酸激酶有特异性抑制作用,它能抑制所有的 ABL 激酶。慢性期剂量为 400mg/d,加速期、急变期为 600mg/d。慢性期患者多数可取得细胞遗传学缓解,明显高于 α-干扰素。

(2)α-干扰素:应早期、大剂量、持续不间断(>6~10 个月,甚至数年)应用。剂量为 300 万 U/m²,每日或隔日皮下或肌内注射。干扰素可与羟基脲、高三尖杉碱或阿糖胞苷联合应用。

(3)羟基脲:通常剂量为 1.5~2.0g/d,也可加大至 3.0~4.0g/d,能使白细胞数下降,副作用较轻。

(4)白消安(马利兰):常用剂量为 4~8mg/d,尤其适用于血小板增高的 CML 患者。此药有明显的后继作用,即停药后一段时间内白细胞或血小板还可继续下降,甚至发生骨髓严重抑制,应该避免过量使用。

(5)靛玉红及其衍生物甲异靛:剂量为 75~150mg/d,应由小剂量开始,逐步加大剂量。缩脾效果较好,与羟基脲等有协同作用,也可作为维持缓解用药。可有骨、关节疼痛。

(6)联合化疗:用于急变期或加速期,可用 COAP、DOAP、DA、HA 等方案。CML 高、中危组患者慢性期也可以用一些联合化疗。

2.造血干细胞移植　是唯一治愈 CML 的方法,青少年或儿童应尽早进行。

3.脾切除术　一般情况下不宜切脾,若巨脾合并脾功能亢进可选择切脾。发生脾破裂或严重脾梗死可紧急施行脾切除术。

## 三、慢性中性粒细胞白血病

### 【概述】

慢性中性粒细胞白血病是一种少见类型的白血病,以外周血及骨髓中持续性成熟中性粒细胞增多为特点,多见于老年人。

### 【临床表现】

初起可无临床症状,病情进展后可有低热、贫血、乏力或消瘦。

### 【诊断要点】

1.老年患者。

2.起病缓慢,肝、脾轻中度肿大。无引起反应性中性粒细胞增多的病因。

3.实验室检查

(1)血象:白细胞持续增高,$(20 \sim 50) \times 10^9 / L$,甚至 $>100 \times 10^9 / L$,以成熟中性粒细胞为主(80%以上),偶见幼稚粒细胞。血红蛋白轻度下降,血小板数正常。

(2)骨髓象:增生明显活跃,粒系明显增多,以成熟粒细胞为主,有的患者中、晚幼粒细胞比例增加,巨核细胞多正常。

(3)其他:外周血中性成熟粒细胞碱性磷酸酶染色阳性率及阳性指数(积分)明显增高。细胞遗传学检查 Ph 染色体阴性。BCR/ABL 融合基因阴性。

### 【治疗方案及原则】

本病可有指征地进行治疗。白细胞增多进展迅速,且有贫血、出血、脾肿大时可按慢性粒细胞白血病的相似治疗,服用羟基脲、白消安等。

## 四、毛细胞白血病

### 【概述】

毛细胞白血病(HCL)是一种慢性 B 淋巴细胞克隆性增殖疾病,其特征是外周血中出现有毛状突起的淋巴细胞(毛细胞),骨髓和脾脏红髓中有弥漫性毛细胞浸润。本病罕见,约占所有淋巴细胞白血病的 2%左右,主要发生于中、老年人,男女之比约为 5:1。

### 【临床表现】

本病起病隐袭,病程进展缓慢,患者肝、脾肿大,特别是脾脏可发展成巨脾,但无周身淋巴结肿大。患者由于全血细胞减少,可有贫血相关症状及出血、感染、体重减低、盗汗等。

### 【实验室检查】

1.血象示全血细胞减少,外周血涂片中可见到数量不等的毛细胞,单核细胞减少或缺如。

2.骨髓穿刺常为"干抽",如抽吸成功,涂片中也可见到毛细胞。

3.骨髓活检切片呈现特征性毛细胞弥漫浸润的"海绵样"组织象。脾脏病理示红髓侵犯。

4.毛细胞抗酒石酸酸性磷酸酶(TRAP)阳性。

5.透射电镜检查,毛细胞中可有核小体板层复合物。

6.毛细胞免疫表型

(1)泛 B 细胞抗原(slg、CD19、CD20、CD22、CD79a)阳性。

(2)CDllc、FMC7、CD25、HC2、CD103 阳性。

(3)CD5、CD10、CD23 阴性。

(4)组织切片中毛细胞 DBA44 阳性。

【诊断要点】

1.外周血涂片中见到毛细胞。

2.脾脏显著肿大。

3.血象示全血细胞减少。

4.毛细胞呈现前述的免疫表型。

5.骨髓组织切片呈现前述的特征性组织象。

【治疗方案及原则】

1.除少数无症状而且基本上无外周血细胞减少的 HCL 患者可暂不予特殊治疗外,绝大多数 HCL 都需要治疗。

2.首选核苷类似物 pentostatin(DCF)或 cladribine(CDA)治疗。

3.也可使用 α-干扰素或瘤可宁。

4.巨脾有压迫症状或显示继发性脾功能亢进时,可行脾切除术。

# 五、中枢神经系统白血病

【概述】

常用化疗药物由于不能透过血脑屏障,于是循环中的白血病细胞进入中枢神经系统后受到"庇护",并逐渐增生而形成明显的中枢神经系统白血病。中枢神经系统白血病多见于急性淋巴细胞白血病,儿童比成人多见,且常发生在白血病缓解期患者。

【临床表现】

1.重症者可出现头痛、呕吐、颈项强直、视乳头水肿,甚至抽搐、昏迷等颅内压增高的典型表现。若发生脊髓被压迫,则出现截瘫。

2.轻症者仅诉轻微头痛、头晕。脑神经受累(常见Ⅱ、Ⅲ、Ⅳ、Ⅵ、Ⅶ、Ⅷ等对脑神经受累为主)可引起视力障碍和面瘫等。

【诊断要点】

1.有中枢神经系统症状和体征(尤其是颅内压增高的症状和体征)。

2.有脑脊液的改变:

(1)压力增高(>200mmH₂O),或脑脊液滴速>60滴/分。

(2)白细胞数>0.01×10⁹/L。

(3)脑脊液离心沉淀涂片见到白血病细胞。

(4)蛋白>450mg/L,或潘氏试验阳性。

3.排除其他原因造成的中枢神经系统或脑脊液的相似改变。

附注:

1)符合(3)及(2)中任何一项者为可疑中枢神经系统白血病,符合(3)及(2)中涂片见到白血病细胞或任两项者,可诊断为中枢神经系统白血病(CNSL)。

2)无症状,但有脑脊液改变,可诊断为 CNSL。如只有单项脑脊液压力增高,暂不确定 CNSL 的诊断。若脑脊液压力持续增高,而经抗 CNSL 治疗后压力下降并恢复正常者可诊断 CNSL。

3)有症状而无脑脊液改变者,如有脑神经、脊髓或神经根受累的症状和体征,可排除其他原因所致,且经抗 CNSL 治疗后症状有明显改善者,可诊断为 CNSL。

## 【治疗方案及原则】

1.ALL 鞘内化疗

(1)白血病缓解后尽早开始。常用 MTX 10～15mg(或 AraC 40～50mg),每 2～3 天鞘注 1 次,共 4～6 次,以后每 1～2 个月 1 次,连续治疗 1～2 年。亦可采取 MTX、AraC(剂量同上)加地塞米松三联鞘注,效果更好。

(2)放射治疗:一般在缓解后巩固化疗期进行。放射部位为单纯头颅或头颅加脊髓。总剂量 1800～2400cGy,分 12～15 次完成。

(3)大剂量全身化疗:常用的有 HD-MTX,参考剂量为每次 3～5g/m² 或 HD-AraC 1～3g/(m² · 12h),6～12 次。

为提高疗效,提倡鞘内化疗加全身大剂量化疗(或加放疗),颅脑放疗有导致患者(尤其是儿童)生长停滞、智商低下或继发脑肿瘤的可能。

2.AML 鞘内化疗　NCCN 不建议在诊断时即对无症状的患者行腰穿检查。对有头痛、精神混乱、感觉改变的患者应先行放射学检查,排除神经系统出血或感染,这些症状也可能是由于白细胞淤滞而引起,可通过白细胞分离等降低白细胞计数的措施解决。若体征不清楚、无颅内出血的证据,可在纠正凝血病和血小板支持的情况下行腰穿,脑脊液中发现白血病细胞者,应在全身化疗的同时鞘注 AraC 和 MTX。

对大多数 CR 患者也不建议进行常规的 CNSL 筛查(但治疗前 WBC>100×10⁹/L 或单核细胞白血病患者例外),脑脊液阳性者应予鞘注化疗。

3.腰穿阳性,诊断时有 CNS 症状

(1)无局部神经损伤:每周鞘注化疗 2 次,直至脑脊液正常,以后每周 1 次×4～6 周。

(2)局部神经损伤和(或)放射检查发现引起神经病变的绿色瘤:主张放射治疗;若采用鞘注,则每周鞘注化疗 2 次,直至脑脊液正常,以后每周 1 次,4～6 周。

4.CR1 后腰穿检查阳性但无症状　每周鞘注化疗 2 次,直至脑脊液正常。若接受 HD-AraC 治疗,应定期查脑脊液至恢复正常。

## 六、多发性骨髓瘤

### 【概述】

多发性骨髓瘤属恶性浆细胞性疾病的一种。由于单克隆浆细胞恶性增生、广泛浸润并分泌大量单克隆免疫球蛋白,从而引起广泛骨质破坏、反复感染、贫血、高钙血症、高粘滞综合征及肾功能不全等一系列临床表现。本病主要发生在中老年人,男性多于女性。

### 【临床表现】

1.骨骼疼痛　常常是 MM 患者最常见的症状,常见的疼痛部位为腰背部、肋骨或四肢等,突然出现的严重疼痛常常预示骨折,常见的骨折部位包括胸、腰椎、骨盆、肋骨和锁骨等。

2.贫血及出血倾向　疾病进展到中晚期主要和常见的临床症状。

3.反复感染　这可以是一些患者的首发症状,也是 MM 患者的主要死因之一。感染的部位多为肺部、上呼吸道、泌尿道、鼻窦区、喉或皮肤等。

4.肾功能损害　是 MM 的重要特征。高粘滞综合征:由于血中单克隆免疫球蛋白增多导致血液粘度增加,从而引起循环障碍或出血的表现。

5.高钙血症引起的头痛、呕吐、多尿、心律紊乱等。

6.神经系统损害　通常是由于瘤体或骨折压迫脊柱或神经根所造成,多表现为神经根综合征,外周神经损害多为淀粉样变性所致。

7.淀粉样变　M 蛋白的轻链可变区或整个轻链与多糖的复合物沉积于组织、器官所致,可引起相应器官的功能障碍,常见症状包括舌肥大、腮腺肿大、皮肤苔藓样变、心脏扩大、腹泻或便秘、外周神经病、肾功能损害、肝脏肿大等。

### 【实验室检查】

1.血象:早期正常,中晚期后呈进行性加重的贫血,白细胞或血小板减少。红细胞呈缗钱状排列。

2.骨髓中浆细胞增多,出现异常浆细胞(骨髓瘤细胞),比例＞5%。

3.血免疫球蛋白量增高。血或尿免疫球蛋白电泳出现异常沉淀弧。血清蛋白电泳可出现特征性 M 蛋白。

4.尿本周蛋白阳性。尿轻链定量可有 $\kappa$ 或 $\lambda$ 链含量显著增加。

5.肾功能检查可有不同程度的血肌酐和(或)尿素氮升高。

6.血钙常升高,血磷一般正常。血尿酸水平常升高,部分患者血粘度升高。

7.X 线检查有弥漫性骨质疏松、溶骨性病变、病理性骨折和骨质硬化等改变。

### 【诊断要点】

1.主要指标

(1)骨髓中浆细胞明显增多(＞30%)。

(2)组织活检证实为骨髓瘤。

(3)单克隆免疫球蛋白(M 蛋白)的出现:IgG＞35g/L;IgA＞20g/L;尿中出现大量单一

（单克隆）轻链（本周蛋白）＞1.0g/24h。

2.次要指标

(1)骨髓中浆细胞增多(10%～30%)。

(2)血清中有单克隆免疫球蛋白(M蛋白)的出现,但未达到上述标准。

(3)出现溶骨性病变。

(4)免疫球蛋白水平降低(＜正常50%),IgG＜6g/L;IgA＜1g/L;IgM＜0.5g/L。

【分型】

1.IgG型　最常见,约占全部骨髓瘤的50%～60%,具有典型MM的临床表现。

2.IgA型　约占15%～20%。瘤细胞呈火焰状。易发生高脂血症、高胆固醇血症及髓外骨髓瘤。

3.IgD型　约占5%～10%。发病年龄早,易见髓外浸润和骨质硬化。本周蛋白尿多为阳性。

4.轻链型　约占15%～20%。血清蛋白电泳无M成分,血和尿中可检出大量单克隆免疫球蛋白轻链,尿本周蛋白阳性,骨破坏及肾功能损害严重。

5.IgE型　罕见。

6.双克隆型或多克隆型　少见,双克隆常为IgM和IgG或IgA联合。

7.IgM型　少见。易发生高粘滞血症及雷诺现象。

8.不分泌型　仅有典型MM表现,但血和尿中无M蛋白或其他肽链亚单位。

【临床分期】

对MM的正确分期有助于对病情和预后作出判断以指导治疗。目前最常用的分期系统为Durie-Salmon分期系统,它是依据血红蛋白浓度、血清钙浓度、M蛋白水平、溶骨性病变的程度等参数对总体肿瘤负荷作出评估,将MM分为Ⅰ、Ⅱ、Ⅲ期。每期又可根据肾功能水平再分为A组和B组:A组肾功能正常(血肌酐＜176.8μmol/L);B组肾功能异常(血肌酐＞176.8μmol/L)。

除了Durie-Salmon分期系统外,大量临床研究表明,血清$\beta_2$微球蛋白水平与体内MM细胞总数密切相关,而血清白蛋白作为负性急性期蛋白,其血清水平与MM细胞的生长因子IL-6活性呈负相关。因此,由Bataille提出依据血清$\beta_2$微球蛋白水平和白蛋白水平进行分期的简易分期,现已被国际预后分期系统(IPSS)采纳。其标准如下:

1.Ⅰ期　血清$\beta_2$微球蛋白＜6.0mg/L,血清白蛋白＞30g/L。

2.Ⅱ期　血清$\beta_2$微球蛋白≥6.0mg/L,血清白蛋白＞30g/L。

3.Ⅲ期　血清$\beta_2$微球蛋白≥6.0mg/L,血清白蛋白＜30g/L。

【治疗方案及原则】

目前对于MM治疗的总体原则是:对于年轻患者的治疗应以最大限度地延长生命甚至治愈为目的,而对于老年患者则以改善生存质量为主。因此,对于年龄60～65岁以下、一般状态较好的患者,在制定治疗方案时应该将AHSCT作为整体治疗的一部分进行考虑;对于年龄较大、临床状态较差、进行性肾功能不全、不能行干细胞移植的患者,主要进行支持治疗和常规化疗治疗。MM开始治疗的时机,多数作者认为除少数无临床症状的Ⅰ期患者可以无须治疗观察外,多数患者一经诊断就应进行积极治疗。

1.支持治疗　MM 存在的贫血、高钙及高尿酸血症、溶骨性骨破坏、肾功能不全及高粘滞血症等并发症严重影响患者的生存与预后,因此应积极予以处理以提高患者的生存质量。主要治疗措施:

(1)纠正贫血:一般情况下应通过输注红细胞使血红蛋白维持在 80g/L 以上,应用 EPO(3000IU/次,隔日一次或每周 2～3 次,皮下注射)有助于改善贫血。

(2)缓解骨痛:每月一次应用双膦酸盐可以明显减轻骨质损害及缓解骨痛,改善生活质量,因此对于有骨痛的 MM 患者应常规推荐使用。经常而适当的活动有助于患者改善症状,疼痛严重时可适当服用止痛剂。服用钙剂或维生素 AD 亦有助于减轻骨质破坏。

(3)肾功能损害的防治:保证液体的输入量,有利于轻链、尿酸、钙等物质的排除,及时纠正泌尿系感染。对急性少尿和急性肾小管坏死的患者应行血液透析。

(4)高尿酸血症及高钙血症的治疗:黄嘌呤氧化酶抑制剂能够减轻血和尿中的尿酸水平,高尿酸血症者口服别嘌醇 300～600mg/d,可有效降低血尿酸水平。高钙血症常合并肾功能不全和脱水,因此首先要纠正脱水,应充分补液,也可以给予中等剂量的利尿剂,保证每天尿量在 2000ml 以上。

(5)高粘滞血症:血浆置换可以迅速减轻高粘滞血症的症状,但血清粘滞度常常同临床症状和体征不相平行,因此要根据体征和眼底检查决定是否应该行血浆置换,而不能根据血液粘度水平。

2.诱导化疗　化疗仍然是本病基本和主要的治疗手段。近年来,一些新的化疗药物的应用和用药方法的改进,以及联合其他治疗方法进行综合治疗,使得 MM 的疗效有了较明显的提高。常规的化疗方案有 MP(美法仑、泼尼松)、VAD(长春新碱、阿霉素、地塞米松)、HD-DEXM、M2(卡莫司汀、长春新碱、美法仑、环磷酰胺、泼尼松)等,缓解率(PR＋CR)为 40％～70％。有文献报告在这些方案的基础上联合沙利度胺可以提高缓解率。对于拟接受自体造血干细胞移植的患者,在采集自体造血干细胞特别是外周血干细胞动员前应尽可能避免应用烷化剂,特别是大剂量和长期应用。

3.造血干细胞移植　HSCT 能够使 MM 患者的 CR 提高,中位生存期和 OS 显著延长,异基因干细胞移植(Allo-HSCT)具有潜在治愈 MM 的可能。美法仑可以影响外周血干细胞动员的效果,如行自体外周血移植,应避免使用美法仑。

4.平台期维持治疗　初诊患者经过一段时间的化疗后会进入一个平台期,这段时间肿瘤相对静止。平台期持续的长短决定了患者生存期的长短。目前尚无标准的维持治疗方案用于延长平台期,也没有确切的证据表明在平台期进行维持治疗可以延长平台期。可采用的维持治疗方案为:泼尼松 50mg,qod;干扰素-α300 万单位,皮下注射,2～3 次/周。此外,沙利度胺也被逐渐应用于平台期治疗,剂量一般为 200～300mg/d。

5.复发和难治性 MM 的治疗　如果患者在停止治疗期间复发,尤其是缓解期超过 3 个月后复发,半数患者可能对原来的治疗重新获得反应,但第二次获得缓解的持续时间要短于第一次的时间。难治性病例是指应用标准 MP 或多药联合化疗治疗 2 个疗程无效的病例,其中初治无效者称为"原发性难治性 MM",初治有效而复发后再治无效则为"继发性难治性 MM"。

VAD方案是烷化剂治疗复发或耐药的首选治疗方案,其他复发或难治病例可采用的化疗方案有 DVD(用脂质体阿霉素取代 VAD 方案中的普通阿霉素)、C-VAD(在 VAD 方案基础上加CTX)、大剂量美法仑($80\sim110mg/m^2$,HD-MEL)、HD-CTX、EDAP、DECP 及 DT-PACE 等,可获得 30%~60%的有效率。亦可应用一些新的药物如沙利度胺、蛋白酶体抑制剂如 PS-341(商品名,velcade)及 $As_2O_3$ 等。

6.新药治疗　目前主要用于 MM 治疗的新药包括沙利度胺及由沙利度胺衍生出的其他免疫修饰药物,如 revimed(CC-5013)、actimid(CC-4047)、蛋白酶体抑制剂如 PS-341(商品名,velcade)、$As_2O_3$ 等。

7.放射治疗　主要用于改善骨痛等局部症状。

# 七、浆细胞白血病

## 【概述】

浆细胞白血病(PCL)是一种以骨髓和外周血中恶性浆细胞增高为特征的少见白血病,可分为原发性和继发性两种,后者由多发性骨髓瘤演变而来,也有少数继发于原发性巨球蛋白血症、淋巴瘤和淀粉样变等疾病。本病对治疗反应差,预后不良,中位生存期 2~7 个月。

## 【临床表现】

原发性 PCL 的中位发病年龄约 45 岁,临床除有发热、出血、肝、脾、淋巴结肿大及胸骨压痛等白血病的常见临床症状和体征外,部分病人还有骨痛、淀粉样变引起的脏器肿大或功能障碍、高钙血症、高粘滞血症,以及周围神经病或神经根综合征等浆细胞病,常见症状和体征。

## 【诊断要点】

1.外周血浆细胞>20%或绝对值≥$2.0\times10^9$/L。

2.骨髓中浆细胞明显增多,不成熟浆细胞比例明显增高且有形态异常。异常原、幼浆细胞细胞化学染色示 POX(-)、SBB(-)、ACP(+)、PAS(+),NSE 可呈阳性。免疫表型分析CD38(+)、CD45(-),HLA-DR、CD19 和 CD20 常呈阳性,浆细胞抗原1(PC-1)和 PC-2 也可阳性。

3.血清出现 M 成分并经免疫电泳或免疫固定检测证实,正常免疫球蛋白减少。常有血钙升高。血清 $\beta_2$-微球蛋白、血清乳酸脱氢酶、血尿酸水平升高。血清尿素氮和肌酐可以升高。

4.影像检查有骨质疏松、溶骨性病变、病理性骨折和骨质硬化。

## 【治疗方案及原则】

1.目前尚无取得共识的有效治疗方案,多采用与多发性骨髓瘤相类似的治疗策略。

2.支持治疗:对肾衰竭者必要时可进行透析治疗。骨骼破坏较重者加用双膦酸盐。慢性肾功能不全致肾性贫血者可用重组红细胞生成素(rEPO)。

3.联合化疗:常用化疗方案有 MP 方案[美法仑,泼尼松]、VAD 方案[长春新碱,阿霉素,地塞米松]和 M2 方案[卡莫司汀,环磷酰胺,美法仑,泼尼松,长春新碱]。

4.试验性治疗:以下方案已有个案或小系列临床病例研究报道,可在严格设计的临床试验中进行探索性治疗：DVD方案（脂质体阿霉素，$40mg/m^2$，iv，第1天；长春新碱，2mg，iv，第1天；地塞米松$40mg/d$，iv/po，第1～4天，第9～12天，第17～20天）；沙利度胺（初始剂量一般为100～200mg/d，以后逐周递增，每周增加50～100mg，最终剂量可根据个体差异选择能耐受的最大剂量，一般400～800mg）联合地塞米松或其他联合化疗（如VAD方案）；中剂量的美法仑（$80mg/m^2$）联合地塞米松。

5.造血干细胞移植：如果患者一般状况允许，自体或异基因造血干细胞移植可作为巩固治疗手段。

6.维持治疗：对化疗或造血干细胞移植治疗有效的患者用干扰素、沙利度胺进行维持治疗。

## 八、恶性组织细胞病

### 【概述】

恶性组织细胞病（MH）是组织细胞及其前体细胞的恶性增殖性疾病。其特点为恶性组织细胞或分化程度较高的组织细胞在肝、脾、淋巴结及骨髓等器官和组织中灶性增生，常伴有明显的噬血细胞现象。随着免疫组化染色、细胞遗传学、分子遗传学研究的进展，近来国外学者发现过去诊断的MH中很多病例实际上是噬血细胞综合征或间变性大细胞淋巴瘤，从而认为MH极为罕见。本病病情凶险，预后极差。

### 【临床表现】

高热伴进行性全身衰竭，淋巴结、脾、肝进行性肿大以及脏器功能受累的表现。病程中可出现黄疸、皮肤黏膜出血、皮肤损害以及胸水、腹水、心包积液等症状。

### 【诊断要点】

1.症状和体征　高热；伴淋巴结、脾、肝进行性肿大以及脏器功能受累；皮肤损害、黄疸，进行性全身衰竭。

2.实验室检查

(1)血常规：全血细胞减少，涂片可有少量异常组织细胞和(或)不典型单核细胞。

(2)恶性细胞形态学：发现数量不等的多形态异常组织细胞和(或)多核巨组织细胞，是诊断本病的主要细胞学依据。

1)异常组织细胞：胞体大(直径20～50$\mu m$)，外形多不规则，常有伪足样突起；胞浆丰富，呈蓝色或深蓝色，深蓝者常无颗粒，浅蓝者可有少数嗜苯胺蓝颗粒，可有空泡；核圆形、椭圆形或不规则形，有时呈分支状，偶有双核；核染色质呈网状；核仁常较大而清晰，1～3个不等。

2)多核巨组织细胞：胞体直径达50$\mu m$以上，外形不规则，胞浆蓝或灰蓝，无颗粒或有少数小颗粒；含有1～10个或多叶核。

3)吞噬型组织细胞：形态与一般分化的组织细胞相似。体积大，外形不规则，单核或双核，呈圆形或椭圆形，偏位，染色质疏松；核仁隐约可见；浆丰富，含被吞噬的细胞或其碎片。但该形态的组织细胞常被认为是反应性组织细胞增生的证据。

3.组织病理学检查　骨髓、肝、脾、淋巴结及其他受累的组织病理切片中出现片状或散在分布的异常组织细胞。

符合上述1加2或1加3并排除反应性组织细胞增生性疾病（如噬血细胞综合征、间变性大细胞淋巴瘤等），可确定本病的诊断。

## 【治疗方案及原则】

本病目前尚缺乏有效的治疗方法，现采用的主要措施是抗癌药物的联合化疗。也有同种异体骨髓移植治疗本病的成功报道，治疗方案与恶性淋巴瘤基本相同。

1.联合化疗：应用的主要方案有 COPP 方案（环磷酰胺、长春新碱、丙卡巴肼、泼尼松）；CHOP 方案（环磷酰胺、长春新碱、阿霉素、泼尼松）；MOPP 方案（丙卡巴肼、长春新碱、氮芥、泼尼松）；VPMP 方案（替尼泊苷、丙卡巴肼、氮芥、泼尼松）；CVBP（环磷酰胺、长春新碱、平阳霉素、泼尼松）方案等。

2.对巨脾产生压迫症状或显示脾功能亢进的患者，可在适当的时机行脾切除术。

3.对症治疗：控制感染，应在细菌学监测条件下选择敏感、有效的抗生素治疗，以达到控制感染的目的。若白细胞低于 $2 \times 10^9$/L，中性粒细胞小于 $0.5 \times 10^9$/L，应予以造血因子治疗（G-CSF5μg/kg，皮下注射）至白细胞恢复后停药。严重贫血应予以输血。

# 九、慢性特发性骨髓纤维化症

## 【概述】

慢性特发性骨髓纤维化症（CIMF）也称骨髓纤维化伴髓样化生，是一慢性克隆性骨髓增殖性疾病，以不同程度的骨髓纤维化、脾脏肿大并髓外造血和幼红、幼粒细胞贫血为特征。尽管骨髓病理的突出表现为纤维沉积，但其实为造血干细胞克隆性增殖的继发性反应，异常造血细胞在骨髓中释放某些细胞因子和生长因子，导致骨髓成纤维细胞过度增殖。异常造血细胞尚可随血流定植于其他髓外器官或部位，表现为髓外造血。本病的病因未明，约60%的患者可有骨髓造血细胞遗传学异常，最常见的异常包括 del(13q)、del(20q)等，Ph 染色体阴性，BCR/ABL 融合基因阴性。临床呈慢性疾病经过，早期为前纤维化期，也称细胞期，骨髓造血活跃，网状纤维沉积不明显；后期为骨髓纤维化期，骨髓网状纤维和胶原纤维明显增多，经常伴发骨硬化，此期外周血出现幼红、幼粒细胞，成熟红细胞异形性明显，可见较多泪滴形红细胞。另外，髓外造血明显，肝、脾明显肿大并随疾病进展而加重。晚期患者表现为骨髓衰竭，或转化为急性白血病。

## 【临床表现】

本病好发于中老年，中位年龄60岁，偶见于青年或儿童，发病无性别差异。起病潜隐，30%的患者诊断时无明显症状，由常规体检发现脾大或血常规检查出现贫血或血小板升高等而进一步检查得以诊断。多数患者病程进展缓慢，早期可表现为乏力、气短、体重减轻、盗汗、低热等高代谢症候群。随病情进展渐出现脾大，左上腹隐痛、胀满不适，稍进食即感饱胀。后期以骨髓衰竭和髓外造血症状为主，贫血、出血，明显消瘦，肝、脾肿大，偶可出现肝、脾、淋巴结以外其他部位的髓外造血,呈相应的临床表现。患者的病程依疾病诊断早晚而差异极大,可1～20年,平均4～6年。主要死因为骨髓衰竭、血栓、门脉高压、心功能衰竭,约5%～30%的患者最终转化为急性白血病。

**【诊断要点】**

主要根据骨髓活检,病理显示网状纤维及胶原纤维增生,并除外继发性骨髓纤维化可诊断本病。典型病例常不难诊断,早期患者的临床症状和外周血象变化不明显,常易被忽略。凡中年以上伴有脾大,外周血出现幼红、幼粒细胞,红细胞大小不均和泪滴形红细胞者,均应考虑骨髓纤维化的可能。早期,血红蛋白、白细胞及血小板可轻度增高或减低,中性粒细胞碱性磷酸酶积分正常、增高或减低;明显纤维化时出现全血细胞减少,幼红、幼粒细胞及泪滴形红细胞增多、易见,有时外周血尚可见巨核细胞。骨髓穿刺常"干抽",活检示增生活跃,粒系及巨核系明显增生,HE染色胶原纤维增多,银染显示网状纤维增多。明显纤维化时骨髓造血细胞减少,但巨核细胞仍较多,形态不典型(巨大巨核细胞、小巨核细胞、核分叶异常及裸核巨核细胞等),或可成簇出现。粒细胞也可形态不典型,骨髓血窦扩张。骨骼X线在骨密度均一增高背景下可见弥漫性细小对称光亮区,也可出现粗糙骨膜新生骨或弥漫性骨硬化的影像学改变。

1.脾明显肿大。

2.贫血,白细胞、血小板计数高低不定。

3.外周血出现幼红、幼粒细胞,有数量不一的泪滴形红细胞。

4.骨髓穿刺"干抽"。

5.骨髓活检病理切片显示纤维组织明显增生,巨核细胞增生、形态异常。

6.Ph染色体和(或)BCR/ABL融合基因阴性,并除外其他继发性骨髓纤维化,包括真性红细胞增多症、原发性血小板增多症、骨髓增生异常综合征、急性白血病、毛细胞白血病、骨髓转移瘤等。

**【治疗方案及原则】**

除异基因造血干细胞移植治疗外,目前其他治疗方法仅能减轻患者的临床症状,改善生存质量,不能治愈本病,甚至也并不能延长患者的生存期。如患者病情稳定,临床症状不明显,无发生严重并发症的高危因素(如血小板计数明显增高),则可密切观察,不予积极治疗干预。

1.贫血治疗 在纠正可能存在缺铁、叶酸和维生素 $B_{12}$ 缺乏及自身免疫性溶血性贫血因素后,贫血患者可采用雄性激素治疗,如康力龙、达那唑等,能刺激骨髓造血。剂量 600～800mg/d,至少应用6个月。有效率30%～60%,骨髓造血功能严重衰竭及伴有克隆性细胞遗传学异常者疗效差。轻、中度贫血伴有红细胞生成素不适当分泌者可采用重组 EPO 治疗,初始剂量10000U,每周3次;1～2个月治疗无效者剂量加倍,再经3～4个月仍无效则停用。严重贫血和贫血症状明显者可输注红细胞。

2.化学治疗 对于早期骨髓呈"高增生性"患者伴有脾脏肿大压迫症状,白细胞、血小板计数明显增高或全身症状明显者,可采用化疗。常用羟基脲、白消安和美法仑等,一般以小剂量开始应用,以免导致或加重贫血。干扰素治疗本病的疗效有限,且不良反应较大,"高增生性"患者其他治疗不佳时可考虑应用。2-CDA对于缓解脾切除后进行性肝脏肿大和血小板增多有效。

3.脾切除和放射治疗　脾脏肿大引起明显的症状,尤其巨脾或脾脏疼痛,严重全身症状、不能控制的严重溶血、严重贫血需输血支持、并发明显门脉高压、重度血小板减少经其他治疗无效可考虑脾切除治疗,血小板计数增多的患者不应施行该疗法。脾切除术的风险及可伴发的近期、远期并发症应予充分考虑。有脾切除适应证而存在手术禁忌状况者可行脾区放射治疗,一般采用小剂量放疗。放疗也可用于某些部位的髓外造血、骨粒细胞肉瘤和肝脏明显肿大。

4.造血干细胞移植　目前异基因造血干细胞移植(Allo-HSCT)是唯一可能治愈本病的疗法,移植失败率及移植相关死亡率较高,仅在 45 岁以下高危患者中可考虑实施。无合适供者的难治性骨髓纤维化患者可行自体造血干细胞移植。

5.其他治疗　糖皮质激素、环孢素可用于伴有免疫性溶血性贫血的患者;沙利度胺能抑制 VEGF 和 bFGF 依赖性骨髓血管新生和肿瘤坏死因子,与小剂量糖皮质激素合用能改善患者的贫血和血小板减少,缩小脾脏。

(陈　峰)

# 第四节　出血性疾病

## 一、单纯性紫癜

### 【概述】

单纯性紫癜是一种常见的、不明原因的皮肤出血点与淤斑而无其他异常的良性出血性疾病。

### 【临床表现】

本病好发于儿童及青年女性,男性少见。临床特点为皮肤自发出现淤点或淤斑,常位于双下肢。淤斑或淤点大小不等,分布不均,不高出皮面,压之不褪色也不疼痛。不经治疗可自行消退,易反复发作,常于月经期出现。

### 【诊断要点】

1.皮肤黏膜出血倾向,以淤点、淤斑为多。

2.血小板计数正常。

3.出血时间和束臂试验可能异常(少数病例正常)。

4.可有服药史或导致血管性紫癜的基础疾病。

5.血小板功能、凝血功能、纤维蛋白(原)溶解活性正常。

### 【治疗方案及原则】

本病无须特殊治疗,可用维生素 C、芦丁等药物改善血管壁的通透性。

## 二、过敏性紫癜

【概述】

过敏性紫癜是多种原因引起的血管性变态反应性疾病,又称出血性毛细血管中毒症。由于机体对某种致敏原发生变态反应,导致毛细血管的脆性及通透性增高,血液外渗,产生皮肤紫癜、黏膜及某些器官出血。

【临床表现】

1.起病方式多种多样,可急可缓。多数患者发病前1～3周有全身不适、低热、乏力及上呼吸道感染等前驱症状。成人的过敏性紫癜往往与免疫性疾病有关。

2.典型的皮肤改变紫癜呈对称性分布,猩红色,分批反复出现,以四肢多见,可同时出现皮肤水肿、荨麻疹、多形性红斑或溃疡坏死。

3.临床分型根据病变主要累及部位的不同分为单纯型、腹型、关节型、肾型和混合型。

【诊断要点】

1.皮肤特别是下肢伸侧、臀部有分批出现、对称分布、大小不等的丘疹样紫癜,可伴有血管神经性水肿。除外其他紫癜性疾病。

2.在皮肤紫癜出现之后或之前可有腹痛、血便、关节痛、血尿及浮肿等表现。

3.血小板计数与功能以及凝血因子检查均正常。应定期做尿常规检查,注意本病的肾脏损害。一般不需做骨髓检查。

4.病理检查见受累皮肤或组织呈较均一的过敏性血管炎表现。

5.分型

(1)单纯型:为最常见的类型,主要表现为皮肤紫癜。

(2)腹型:除皮肤紫癜外,因消化道黏膜及腹膜脏层毛细血管受累,而产生一系列消化道症状及体征,如恶心、呕吐、呕血、腹痛、腹泻、便血等。

(3)关节型:除皮肤紫癜外,因关节部位血管受累而出现关节肿胀、疼痛、压痛及功能障碍等表现。

(4)肾型:在皮肤紫癜的基础上,因肾小球毛细血管炎性反应而出现血尿、蛋白尿及管型尿,偶见水肿、高血压及肾衰竭等表现。肾脏损伤是影响过敏性紫癜预后的最主要因素。

(5)混合型:皮肤紫癜合并以上两项临床表现。

【治疗方案及原则】

1.去除病因,控制感染,避免接触或服用可能致敏的物品、药物及食物。

2.抗组胺类药物:苯海拉明、息斯敏、异丙嗪、扑尔敏等。

3.肾上腺皮质激素:有抗过敏及降低毛细血管通透性的作用,主要用于有严重皮肤紫癜、混合型及有肾脏损害者。可用泼尼松口服。重者可静滴氢化可的松或地塞米松,显效后改口服治疗。病情控制后激素应逐渐减至最小维持量,疗程视病程而定,一般不超过4～12周。

4.免疫抑制剂:多用于治疗肾型及疾病迁延不愈者,常与激素联用。常用药物有硫唑嘌呤、环磷酰胺、环孢素等。

5.其他治疗:卡巴克络、维生素 C 及芦丁等可降低毛细血管的通透性,减轻出血倾向。也可用紫草等中药治疗。

## 三、血友病

### 【概述】

血友病是一种 X 染色体连锁的隐性遗传性出血性疾病,可分为血友病 A 和血友病 B 两种。前者为凝血因子Ⅷ(FⅧ)的质或量异常所致,后者系凝血因子Ⅸ(FⅨ)的质或量异常所致。

### 【临床表现】

1.血友病 A 和血友病 B 的临床表现相同,主要表现为关节、肌肉和深部组织出血,也可有胃肠道、泌尿道、中枢和周围神经系统出血以及拔牙后出血不止。若不及时治疗可导致关节畸形和假肿瘤等。

2.外伤或手术后延迟性出血是本病的特点。

3.轻型患者一般很少出血,只有在损伤或手术后才发生;重型患者则自幼即有出血,身体的任何部位都可出血;中间型患者出血的严重程度介于轻型和重型之间。

### 【诊断要点】

1.血小板计数正常,凝血酶原时间(PT)、凝血酶时间(TT)、出血时间等正常,纤维蛋白原定量正常。

2.重型血友病患者的凝血时间延长,活化部分凝血活酶时间(APTT)延长,轻型血友病患者 APTT 仅轻度延长或为正常低限。

3.血友病 A 的 FⅧ:C 减低或极低,FⅧ:Ag 正常或减少,vWF:Ag 正常,FⅧ:C/vWF:Ag 明显降低。血友病 B 的 FⅨ:C 减低或缺乏,FⅨ:Ag 正常或减少。若患者 FⅧ:C(或 FⅨ:C)降低而 FⅧ:Ag(或 FⅨ:Ag)正常则称为交叉反应物质阳性(CRM+),若 FⅧ:C(或 FⅨ:C)和 FⅧ:Ag(或 FⅨ:Ag)均降低则为 CRM-。

分度:根据 FⅧ或 FⅨ的活性水平可将血友病分为 3 度:重度(<1%)、中度(1%~5%)和轻度(5%~25%)。

### 【治疗方案及原则】

血友病患者应避免肌内注射和外伤。禁服阿司匹林或其他非甾体类解热镇痛药,以及所有可能影响血小板聚集的药物。若有出血应及时给予足量的替代治疗。

1.血友病 A 的替代治疗可选用新鲜血浆、新鲜冰冻血浆、冷沉淀、因子Ⅷ浓制剂和重组因子Ⅷ等。要使体内因子Ⅷ保持在一定水平,需每 8~12 小时输注一次。

2.血友病 B 的替代治疗可选用新鲜血浆、新鲜冰冻血浆、凝血酶原复合物、因子Ⅸ浓制剂和重组因子Ⅸ等。要使体内因子Ⅸ保持在一定水平,需每天输注一次。

3.轻型血友病 A 和血友病 A 携带者,首选 1-去氨基-8-D-精氨酸加压素(DDAVP)。每次

剂量一般为 $0.3\mu g/kg$ 体重,静脉滴注。因该药有激活纤溶系统的作用,需同时合用氨甲环酸或 6-氨基己酸。

4.其他药物治疗

(1)抗纤溶药物:常用药物有 6-氨基己酸、止血芳酸等;

(2)肾上腺皮质激素:对控制血尿、加速急性关节出血的吸收、减少局部炎症反应等有辅助作用。

血友病患者应尽量避免各种手术,如必须手术时应进行充分的替代治疗。

(李同磊)

# 第八章　泌尿系统疾病

## 第一节　泌尿外科常见症状

### 一、排尿异常

#### （一）尿频

【定义】

排尿次数增多,每次尿量减少,而 24h 尿量正常,称为尿频。排尿次数增多,每次尿量减少,24h 尿量增多,为多尿而非尿频。大量饮水、精神紧张、天气寒冷时,排尿次数会相应增加。正常人白天排尿 3～5 次,夜间睡眠中不排尿,或仅 1 次,每次尿量 300～500ml。

【病因分类】

1.炎症性与机械性刺激　各种原因所致的泌尿系炎症,特别是膀胱炎时,黏膜神经感受阈降低,尿意中枢一直处于兴奋状态;膀胱内结石、异物、肿瘤、留置导尿管机械性刺激,通过神经反射而引起尿频。

2.膀胱容量减少　如妊娠子宫、盆腔肿瘤压迫膀胱、膀胱内占位性病变、膀胱挛缩及膀胱部分切除术后,致使膀胱容量减小或有效容积减少而出现尿频。

3.排尿障碍　如尿道狭窄、结石、异物、肿瘤、憩室、前列腺增生及膀胱颈挛缩等致膀胱及颈部以下部位发生梗阻,继发膀胱肌肉增厚,顺应性降低,导致膀胱在尚未扩张到正常容积以前即产生了尿意而排尿,形成尿频。

4.精神神经因素　精神紧张,与排尿有关的神经病变等均可引起排尿反射紊乱而出现尿频。如精神性烦渴症、神经性膀胱等。

#### （二）尿急

【定义】

尿急是指一有尿意即迫不及待要排尿,往往容易尿湿衣裤,常与尿频、尿痛同时发生。多由下尿路炎症、膀胱容量缩小所致。此外,精神因素或神经性病变亦可引起尿急。

【病因分类】

1.泌尿系炎症　如膀胱炎(特别是膀胱三角区黏膜炎症)、后尿道炎症、结石、前列腺炎等,此类疾病引起的尿急常伴有尿痛。膀胱结石、肿瘤或异物刺激亦可引起尿急。

2.膀胱容量缩小　如前列腺增生症、前列腺癌、前列腺纤维病变、膀胱挛缩、先天性病变、部分膀胱切除术后、长期耻骨上膀胱造口术后、妊娠、盆腔肿瘤、腹疝等外在压迫等。

3.精神、神经因素　如精神紧张、焦虑、神经源性膀胱或脊髓损伤等,此类疾病引起的尿急不合并尿痛。

### （三）尿痛

**【定义】**

排尿时或排尿后尿道内疼痛称为尿痛,常与尿频、尿急合并存在,合称为尿路刺激症状。

尿痛多由于下尿路炎症所致。由于炎症对尿道黏膜或深层组织的刺激,引起膀胱或尿道的痉挛性收缩神经反射,表现为会阴部、耻骨上区挛缩样疼痛,或由尿道结石、异物所引起,从膀胱颈至外尿道口任何部位的阻塞均可引起尿痛。

**【病因分类】**

1.泌尿系炎症　膀胱炎、前列腺炎、尿道炎及结核等。

2.前列腺结石与异物　膀胱结石、输尿管下段结石、尿道结石、前列腺结石;膀胱异物与尿道异物等。

3.尿路梗阻　膀胱颈肥厚、先天性尿道瓣膜、肿瘤阻塞、前列腺增生、尿道狭窄、尿道肉阜、尿道黏膜脱垂、尿道外口先天性狭窄及包茎。

4.肿瘤　如膀胱、前列腺及尿道肿瘤。

5.憩室　如膀胱及尿道憩室。

6.尿路周围疾病　盆腔或直肠疾病引起膀胱及尿道反射性痉挛。

### （四）排尿困难

**【定义】**

膀胱内尿液排出障碍为排尿困难,可有尿线变细、无力、射程缩短、排尿时间延长或尿滴沥等不同表现。

**【病因分类】**

1.机械性排尿困难　主要是由于膀胱颈部以下梗阻所致。常见于膀胱颈挛缩,膀胱内结石、异物、肿瘤、血块阻塞尿道内口,前列腺增生症,尿道结石、肿瘤、异物、息肉、炎症、精阜肥大及包茎等。女性尿道短,机械性梗阻较少见,但因阴道前壁囊肿、子宫肌瘤、子宫后位、妊娠子宫、子宫脱垂等外来压迫亦可引起排尿困难。

2.功能性排尿困难　由于脊髓反射弧或大脑皮质功能发生障碍所致。如神经性膀胱、会阴术后,麻醉后、脊髓损伤、肿瘤、隐性脊柱裂等引起的膀胱功能障碍,均可导致排尿困难。亦可由于精神紧张、老年人膀胱松弛、女性生殖器官炎症、损伤所致括约肌痉挛等引起。

### （五）尿潴留

**【定义】**

尿液潴留于膀胱内不能排出谓之尿潴留。常由于排尿困难发展而来。

【病因分类】

1.急性尿潴留　又称为完全性尿潴留。为突然发生,膀胱胀痛,尿液不能排出。常见于尿道损伤,尿道结石嵌顿,前列腺增生。其次见于脊髓损伤、急性前列腺炎或脓肿、急性尿道炎及腹部、盆部、会阴部手术损伤膀胱神经所致。腰麻后亦可引起手术后暂时性尿潴留。某些药物,如阿托品、溴丙胺太林(普鲁本辛)、冬眠药物等亦可引起尿潴留。

2.慢性尿潴留　即膀胱内较多残余尿,又称部分性尿潴留。起病缓慢,膀胱无胀痛,经常有少量持续性排尿,或呈假性尿失禁。常见于前列腺增生、尿道狭窄、神经源性膀胱、膀胱膨出及其他尿路梗阻性疾病。

## (六)尿失禁

【定义】

尿液不受主观控制而自尿道口溢出或流出,称之为尿失禁。

【病因分类】

1.真性尿失禁　由于膀胱逼尿肌过度收缩,括约肌松弛或麻痹,膀胱失去贮尿作用,尿液不自主地由尿道流出。常见于下列括约肌或支配神经损害的疾病。

(1)膀胱病变:急性膀胱炎、结核性膀胱炎、间质性膀胱炎、膀胱结石、漏斗形膀胱颈及内括约肌松弛。

(2)神经病变:脊髓损伤、隐性脊柱裂、多发性硬化症、神经源性膀胱、昏迷及痴呆等。

(3)括约肌损伤:前列腺摘除术后、子宫脱垂、膀胱外翻、严重尿道上裂等。

2.假性尿失禁　膀胱经常在膨胀状态而尿液不断滴出,此种情况也可称为充盈性尿失禁。

## (七)尿线异常

【定义】

正常尿线应有一定的粗细和形状与射程,尿线应呈圆柱状喷射而出。滴状排尿,尿线变细,尿流分叉,尿流中断,两段排尿及尿终滴沥等统称尿线异常。

【病因分类】

1.尿流分叉　系指排尿起始或终了时,尿流自尿道口分散排出,而出现分叉现象,可呈喷泉状。尿流分叉常因尿道狭窄、结石、炎症、前列腺中叶肥大或精阜肥大等使尿道口径不整齐或前尿道黏膜不平整所致。

2.尿线中断　系指排尿时尿线时断时续或突然停止伴阴茎头部剧痛的现象称为尿线中断。其主要由尿道梗阻和尿道炎所致。多见于下列疾病。

(1)膀胱结石,膀胱颈部有蒂肿瘤,输尿管囊肿或膀胱异物、血块,于排尿过程中,尿道内口突然被阻塞,尿线骤然中止。

(2)前列腺增生,致使膀胱逼尿肌疲劳,尿线不能维持而发生尿线中线。

(3)尿道炎症,排尿时引起尿痛,刺激膀胱括约肌收缩而发生尿线中断。

3.两段排尿　系指排尿全过程分为两个阶段,即中间有一次非自主性暂停,而且并无排尿困难,谓之两段排尿。两段排尿见于较大的膀胱,尿道憩室及巨输尿管症。在一次排尿后,憩室内或巨输尿管内的尿液即流入膀胱而又产生尿意,再次排出相当量的尿。

4.滴状排尿　系指排尿时尿不成线滴于足下。滴状排尿是排尿困难的严重表现,常先由尿线变细,尿线无力,射程缩短逐渐形成滴状排尿。其常见于下列疾病。

(1)膀胱颈痉挛。

(2)前列腺增生或急性炎症。

(3)后尿道狭窄。

(4)尿道外压迫。

5.尿终滴沥　系指排尿完毕后仍有尿液点滴而出。少则数滴,多则数毫升。其主要是由于膀胱收缩无力或后尿道内尿液尚未排尽,而尿道外括约肌痉挛,当括约肌痉挛解除后,积于后尿道的尿液即点滴而出。

尿终滴沥多见于尿道憩室、前列腺炎、前列腺肥大及尿道狭窄。

### (八)遗尿

【定义】

系指 3 岁以上儿童,醒时能控制排尿,在入睡后不由自主地排尿于床上,俗称"尿床"。遗尿次数不一,一般每晚一次,亦有数晚一次或每晚 2～3 次者。个别病员除了夜间遗尿外,白天睡眠亦有遗尿。

【病因分类】

1.功能性遗尿　泌尿系统及神经系统异常,常因神经系统发育不全或排尿训练不够,条件反射不完善所致,亦可因熟睡后大脑皮质抑制,盆底肌肉松弛所致。大多数儿童遗尿属于功能性的。

2.器质性遗尿　多由于神经系统或泌尿系统疾病所致。

(1)神经系统疾病:如癫痫,脑肿瘤,脑血管意外,多发性脑脊髓硬化症,脊髓肿瘤,外伤性脊髓炎,脊柱裂,脑脊膜膨出等。

(2)泌尿系疾病:多见于尿路梗阻,如包茎尿道外口狭窄,尿道瓣膜,精阜肥大,膀胱颈梗阻及远端尿道缩窄,泌尿系统及阴道炎等。

(3)其他:如胃肠道功能紊乱,肠道寄生虫等。

# 二、尿量异常

## (一)少尿与无尿

【定义】

24h 内尿量＜400ml 或每小时尿量＜17ml 者称为少尿;24h 尿量＜100ml 或 24h 内完全无尿者称为无尿(或称尿闭)。少尿或无尿常同时伴有氮质血症以及尿毒症,水、电解质及酸碱平衡紊乱。确定少尿或无尿前,应首先排除尿潴留。

【病因分类】

根据少(无)尿的病因和发生机制,可分为下列三类。

1.肾前性　少尿是因有效血循环量不足,肾血流量突然减少,肾小球滤过压及滤过率降低,而致尿量减少;同时继发性醛固酮、抗利尿激素分泌增多及交感神经兴奋,使肾小管重吸收增加,均可导致少(无)尿。多见于严重脱水,电解质紊乱,心力衰竭,休克,低血压,重度低蛋白血症,肾动脉栓塞或邻近器官的肿瘤压迫等。

2.肾源性　是因肾实质损害所致。常见于严重创伤、肾中毒等引起的急性肾衰竭;慢性肾炎、慢性肾盂肾炎、肾结核、多囊肾等引起的慢性肾衰竭。

3.肾后性　是因各种尿路梗阻所致。多见于泌尿系本身病变,如结石、肿瘤、前列腺增生等,亦可见于肾外压迫(粘连或肿瘤)引起的梗阻。由于尿路梗阻引起肾盂及肾小管内压升高,致使肾小球有效滤过压降低,终因肾小球滤过率下降而发生少尿。

### (二)多尿

**【定义】**

患者 24h 尿量持续多于 2500ml 以上时谓之多尿。正常人饮水过多或食用含水分较多的食物时,可出现暂时性生理性多尿现象;水肿病人应用利尿药或巨大肾盂积水突然通畅时,亦可出现暂时性多尿现象。

**【病因分类】**

多尿主要由于肾浓缩尿液功能障碍所致,其常见于下列几类疾病。

1.内分泌与新陈代谢性疾病　如糖尿病、尿崩症、原发性甲状旁腺功能亢进症、原发性醛固酮增多症、巨人症、缺钾性肾炎、尿崩症等。

2.肾疾病　慢性肾炎肾功能不全、肾盂肾炎、肾硬化症、急性肾功能不全多尿期等。

3.精神神经疾病　癔症性多饮、多尿症。

对多尿症状首先要确定是否为真正多尿,应注意与尿频而尿量不多相区别。

## 三、尿液异常

### (一)血尿

**【定义】**

正常尿液中无血红细胞,或者偶尔有 2~3 个红细胞。如尿内红细胞增多,称为血尿。或收集 3h 尿行尿沉渣细胞计数,男性每小时红细胞排出数目>3 万,女性>4 万,应视为血尿。

**【病因分类】**

1.临床上根据血尿的程度把血尿分为肉眼血尿和显微镜下血尿。如患者的新鲜尿液呈血红色或洗肉水样,甚至有血块,称为肉眼血尿。而仅在显微镜下发现较多的红细胞,就称为显微镜下血尿。血尿可以是持续性的,也可以是间歇性。一般来说,泌尿系肿瘤多表现为间歇性肉眼血尿,泌尿系感染、结核常表现为持续性显微镜下血尿。

2.根据血尿在排尿过程中出现的时间不同,把血尿分为以下几类

(1)初始血尿:血尿出现在排尿开始,提示病变在前尿道。

(2)全程血尿:排尿全程均有血尿,提示病变在膀胱颈上部位。

(3)终末血尿:排尿终末有血尿,则提示病变在膀胱出口部或后尿道。

3.血尿与疼痛的关系:无痛性血尿,小儿以肾炎多见;成人尤其是老年患者以肿瘤多见。血尿伴有肾绞痛多为泌尿系结石。血尿伴有腰部隐痛及膀胱刺激症状多见于泌尿系感染。

4.血尿的颜色:颜色新鲜者,多为下尿道出血;颜色陈旧者,为上尿道出血。膀胱内大出血

可伴有血块形成,血块呈细条状,出血可能来自输尿管和肾。

5.血尿与运动的关系:泌尿系结石、肾下垂等疾病,往往在运动过多或活动后血尿加重。有损伤史者,血尿可能与损伤有关。

6.前尿道损伤表现为尿道流血而不是血尿。全身性出血疾病可以出现血尿,但并非泌尿系统疾病引起的,应注意区别。

## (二)血红蛋白尿

【定义】

是指不含红细胞的血色尿。其特点为尿色红,但澄清通明,不似血尿浑浊。隐血试验阳性,但镜检时红细胞不多。

【病因】

常见于挤压伤,急性传染病,输异型血和其他溶血性疾病。

## (三)脓尿

【定义】

正常人尿液中允许出现少量白细胞和(或)脓细胞。尿沉渣显微镜检查,未离心尿白细胞每高倍视野超过 5 个、尿每高倍视野超过 10 个列为异常,若白细胞或脓细胞成堆称脓细胞满视野,以上情况出现在尿路感染时。

【病因分类】

1.泌尿生殖系器官的病变

(1)炎症:为脓尿最常见的病因,如肾盂肾炎、肾脓肿、肾积脓、坏死性肾乳头炎、膀胱炎、急性前列腺炎、尿道炎、尿道旁腺炎或脓肿等。

(2)结核:肾结核、膀胱结核等。

(3)异物:膀胱异物、尿道异物等。

(4)结石、肿瘤与憩室:肾、输尿管及膀胱的结石、肿瘤和膀胱尿道憩室等。

(5)尿路梗阻:包茎、后尿道瓣膜、精阜增生、输尿管狭窄或扭曲、前列腺增生、膀胱颈痉挛、尿道狭窄等均可引起尿路继发性感染。

2.泌尿系统邻近器官的病变　肾周围脓肿、阑尾周围脓肿、输卵管及卵巢脓肿、盆腔炎及脓肿等。

【鉴别诊断】

1.滴白　是指在排尿前或后,或排大便时,尿道口流出的少量白色分泌物,这种分泌物叫做前列腺液,也可称之为前列腺溢液,多见于前列腺炎患者。

2.遗精　是指在无性交活动时的射精。睡眠时发生的遗精称梦遗,在清醒状态下发生的遗精称滑精。

## (四)乳糜尿

【定义】

尿液含有乳糜或淋巴液,使尿液呈乳白色米汤样,称为乳糜尿。如乳糜尿混有血液,则称为乳糜血尿。

乳糜尿主要是由于血丝虫病引起淋巴系统阻塞及破坏,导致淋巴管液动力学改变,使腹膜后淋巴管于泌尿系形成病理性交通,乳糜进入尿路而形成。

【病因分类】

1.先天性　先天性淋巴管或其瓣膜功能异常、先天性淋巴管畸形导致淋巴回流受阻。

2.继发性　多见于丝虫病,纵隔、腹腔、腹膜后结核,肿瘤,胸腔部手术,创伤及炎症引起的淋巴管内外纤维化亦可发生乳糜。

### (五)残渣尿

【定义】

排尿时尿中出现固体残渣谓之残渣尿。残渣可为血块、脓块、组织碎块、干酪样物质及粪块等。

【病因】

是由于胃肠道与尿路有瘘管相通,致使胃肠道内容物排入尿路,或尿路本身疾病形成所致。可见于肠道肿瘤、结核、局限性结肠炎、憩室炎等引起的病理性瘘管及泌尿系统感染、结核、结石及肿瘤等。

### (六)气尿

【定义】

排尿时尿中出现气体谓之气尿。

气尿多由于肠道与尿路有瘘道相通所致,致使尿路外气体进入尿路;或尿路有产生气体细菌感染所致。另外,膀胱镜检查后,肾造口时气体亦可进入尿路。

【病因分类】

1.病理性瘘道　肿瘤、结核、严重感染、局限性回肠炎、窒息性及创伤、手术、分娩损伤所致,泌尿道与肠道或阴道形成病理性沟通。

2.先天性异常　如穴肛残留、尿直肠隔缺损,致使膀胱、尿道与直肠相通。

3.尿路产气细菌感染　如糖尿病患者尿液,有时因乳酸菌或酵母菌等使糖分解发酵而产生气体;陈旧性膀胱炎,因为大肠埃希菌或乳酸杆菌使尿中蛋白分解而产生气体。

## 四、疼痛

### (一)肾区疼痛

【定义】

是指发生在腰部肋脊角外侧区域的疼痛。

【病因分类】

按其性质分为钝痛、剧痛及绞痛三种。

1.肾区钝痛　常见于肾非化脓性炎、肾盂积水、多囊肾、肾肿瘤、肾下垂、肾结核及肾炎等。钝痛是由于肾肿胀时肾包膜或肾向下牵扯,或病变侵犯腹后壁结缔组织、肌肉、腰椎或腰神经所致。

2.肾区剧痛　常见于肾脓肿、肾周围感染、急性肾盂肾炎、急性间质性肾炎等。剧痛是由于肾实质或肾周围的急性化脓性炎症所致,常伴有畏寒、发热、恶心及呕吐等症状。

3.肾区绞痛　即肾绞痛,又称肾、输尿管绞痛,其主要因是肾盂、输尿管发生急性阻塞,引起阻塞部位以上急性积水,肾盂内压力急剧增高,诱发肾盂、输尿管痉挛,而发生的极其剧烈的疼痛。多见于肾、输尿管结石,肾肿瘤及肾结核的血块、脓块、脱落的腐烂组织等向下移动。

### (二)输尿管区和会阴部疼痛

输尿管区疼痛的性质与肾绞痛相似。绞痛位于一侧腹部外侧呈阵发性,多向会阴部、股部内侧部放射。输尿管绞痛主要是由于输尿管梗阻引起输尿管痉挛所致。多见于输尿管结石、肾肿瘤组织、血块脱落等。

会阴部疼痛是指会阴部的灼痛、刀割样痛或跳痛。常见病因为前列腺炎、精囊炎或有脓肿形成时所致。

### (三)膀胱区疼痛

【定义】

是指耻骨上部的疼痛。其性质呈烧灼或刀割样疼痛,排尿和排尿终末时加重,常伴有尿路刺激症状。

【病因】

由于感染、结石、肿瘤等对膀胱黏膜的刺激,引起膀胱痉挛性收缩及神经反射所致。亦可因膀胱过度膨胀或强力收缩引起。常见于膀胱炎症、结石、较大的肿瘤;尿道梗阻疾病,如尿道狭窄,前列腺增生症、尿道结石等。

### (四)尿道疼痛

【定义】

是指排尿时尿道常为烧灼痛或刀割样痛。

【病因】

尿道疼痛是由于感染对膀胱或尿道黏膜或深层组织的刺激,引起尿道痉挛性收缩或神经反射所致。常见于尿道急(慢)炎症、尿道周围炎、尿道结石、异物及肿瘤等,亦可因肾、输尿管、膀胱及前列腺病变引起的疼痛放射至尿道。

### (五)阴囊部疼痛

【定义】

是指阴囊内容物不同性质和不同程度的疼痛。其疼痛性质可有胀痛、坠痛及剧痛。可见于损伤、感染、睾丸及精索扭转所致。此外,肾、输尿管、膀胱、前列腺病变产生的疼痛亦可放射至阴囊部。

【病因分类】

1.外伤性阴囊痛　阴囊肿大,可呈持续性坠痛或胀痛。如睾丸扭转时,可突然发生非常剧烈的疼痛,有时甚至会虚脱休克。

2.感染性疼痛

(1)急性感染:常表现为持续性胀痛或跳痛。如急性睾丸炎、急性精索炎、附睾炎。

(2)慢性感染：疼痛多不严重，有阴囊坠胀痛，尤以在站立、行走或长途骑车后加重。如附睾炎、附睾结核及丝虫性炎症。

3.肿瘤性阴囊痛　起病缓慢，疼痛不明显，一般待肿瘤发展到较大体积时，方有坠胀痛，多见于睾丸肿瘤。

4.其他　外睾丸鞘膜积液、精索静脉曲张、腹股沟疝亦可引起阴囊痛，应注意鉴别。

# 五、肿块

## （一）肾区肿块

正常情况下肾不能触及，瘦弱的人可触及右肾下极。肾区肿块常见于下列原因。

1.肾先天性异常

(1)蹄铁形肾与异位肾：可在中下腹或脐旁触及。

(2)多囊肾：两侧肾体积增大，无波动感。

(3)肾下垂：肿块活动度大，直立位、坐位或侧卧位时亦触及。

2.肾代偿性增大　一侧肾有缺如或有功能丧失或发育不全时，则对侧肾代偿性增生，肾体积增大，无压痛。

3.肾周围炎、脓肿及血肿　肾区饱满，局部有压痛。

4.肾疾病

(1)肾积水和囊肿：肿块质软有囊性感。

(2)肾积脓和肾脓肿：患侧有明显疼痛及压痛。

(3)肾与肾上腺肿瘤：恶性肿瘤质硬，如肾癌、肾盂癌及幼儿肾母细胞瘤等。

## （二）输尿管肿块

正常情况下输尿管一般不能触及，当输尿管发生病变时，如输尿管结石、肿瘤积水及先天性巨输尿管症等，有时能摸到条索状肿物及压痛点。女性输尿管下端结石可于阴道触知。

## （三）膀胱区肿块

膀胱充盈时可在下腹部耻骨上触及膀胱顶部，排尿后膀胱缩小，无肿块可触及。膀胱区肿块主要是由于膀胱颈部以下尿路梗阻和神经性膀胱功能障碍所致。

## （四）腹股沟部肿块

正常情况下腹股沟部仅能触及表浅淋巴结。腹股沟部肿块多由于疝、隐睾、鞘膜积液、淋巴囊肿和肿瘤所致。

## （五）阴茎肿块

【定义】

阴茎发现或触及异常包块。

【病因分类】

1.阴茎皮肤病变　如皮脂腺囊肿及乳头状瘤等。

2.阴茎皮下硬结　阴茎背侧皮下索状硬结多见于静脉血栓或淋巴管炎。

3.阴茎龟头肿块　　以阴茎癌多见,肿块常呈菜花样。

4.尿道口肿块　　以尿道旁囊肿多见。

5.阴茎海绵体部肿块　　如硬结症、梅毒及阴茎结核等。

6.阴茎腹侧尿道部肿块　　多见于尿道结石、肿瘤、息肉及憩室等。

### （六）阴囊肿块

**【定义】**

是指当阴囊内容物发生病变或腹腔内容物进入阴囊时所致肿块。

**【病因分类】**

1.腹股沟疝　　以斜疝为多。

2.鞘膜积液　　如睾丸和精索鞘膜积液,肿块光滑,有波动感,透光试验阳性。

3.精液囊肿　　位于附睾头部,呈圆形或椭圆形肿块。

4.睾丸附睾性病变　　如睾丸及附睾炎、结核、肿瘤、梅毒及输尿管结扎术后致附睾淤积。

5.精索和输精管病变　　如精索静脉曲张,一侧精索触及蚯蚓状曲张之肿块。输精管结核时呈串珠样改变。

6.阴囊本身病变　　如水肿、血肿及象皮肿以及炎症、脓肿等。

7.丝虫病　　附睾和精索肿大或有结节,而输精管正常。

（侯东亚）

# 第二节　先天性畸形

## 一、输尿管先天异常

### （一）重复输尿管

肾及输尿管重复畸形是泌尿系常见的先天畸形病。重复肾及输尿管畸形,可以为单侧,亦可以是双侧。单侧较双侧者多,右侧较左侧多4倍,女性较男性多。其发病率各家统计数字不一。

**【临床表现】**

1.不完全的重复输尿管畸形,或完全型的重复输尿管畸形,输尿管均开口于膀胱内,且没有合并症。这类病例完全没有临床症状,只有在进行泌尿系全面检查时才被发现。此类患者约占60%。

2.重复肾伴有合并症,出现肾盂肾炎、肾结石、结核、肿瘤、积水等症状表现而进行泌尿系全面检查时所发现。

3.完全型的双重输尿管畸形,输尿管开口于外阴前庭、阴道等处,致患者自幼年就有遗尿史,夜晚尿湿床铺,白天也经常短裤不干;但患者又有正常的排尿活动。如有此种病史,仔细检查外阴,常能查见异常输尿管开口。即使找不到异常输尿管开口,静脉肾盂造影亦常能证实此种先天畸形问题。

**【辅助检查】**

1.尿路造影　显影的下肾盂类似正常肾盂,但肾盏数目减少,位置偏低。上肾盂多呈萎缩变小或如囊状。此外,亦可显示有肾盂积水。这一畸形有各种不同类型,其 X 线表现为:①重复肾盂但仅有单一输尿管;②肾盂和部分输尿管重复;③肾盂和输尿管全部重复,可并有输尿管开口异位,或一端为盲袋;④单一肾盂但有重复输尿管,重复输尿管一端可为盲袋。

2.B 超　一般只能显示重复肾,除肾长径增长外,可见强回声的收集系统光点群明显分成两组。但重复输尿管除非合并积水扩张,超声显示不清楚。

3.CT　显示一侧肾有两套肾盂输尿管系统,上肾盂往往发育不良并偏内。下肾盂发育正常具有大小盏,位置偏低偏外。重复肾合并上肾盂输尿管扩张积水常见于输尿管异位开口,追踪扫描至盆部可见上肾盂的引流输尿管全长扩张,下端不进入膀胱。但 CT 不能明确指明开口位置。

4.MRI　冠状位可更清楚显示肾盂输尿管重复畸形。除重复肾较正常长外,上肾段因积水呈囊状扩张时,其扩张的引流输尿管段也可部分显示,并可见下肾段受积水肾盂压迫向外移位。

**【治疗措施】**

1.无并发症或无症状不需治疗。

2.输尿管开口异位、有尿失禁、如果肾功能尚好则做输尿管膀胱再植术。

3.如重复肾并发结石、结核或肾积水感染、肾功能损害时,应针对病因、重复肾各部分的功能及病变情况而采取不同方式的手术治疗。

### (二)巨输尿管

先天性巨输尿管是由于输尿管末端肌肉结构发育异常(环形肌增多、纵形肌缺乏),导致输尿管末端功能性梗阻、输尿管甚至肾盂严重扩张、积水。该病的特点是输尿管末端功能性梗阻而无明显的机械性梗阻,梗阻段以上输尿管扩张并以盆腔段为最明显,又称为先天性输尿管末端功能性梗阻。

**【临床表现】**

1.先天性巨输尿管症并无特异性的临床表现,大多以腰酸、胀痛为主诉就诊,偶有因腰部包块、血尿、顽固性尿路感染、肾功能不全就诊者。

2.其确诊有赖于影像学检查。

**【辅助检查】**

1.实验室检查　伴有尿路感染及结石时尿液检查可有红细胞、白细胞及致病菌。

2.膀胱镜检查　三角区和输尿管开口位置一般正常,成人尤为如此。输尿管导管插入可毫无困难。

3.尿路造影　早期病例 X 线造影片仅见输尿管下段呈纺锤状或球状扩张;注射造影剂后立即拔出输尿管导管拍摄排空片,可见造影剂滞留和(或)延迟排空,也可见到输尿管内造影剂有逆蠕动反流到肾的现象。

4.B 超　可见患侧输尿管扩张,有肾积水或无明显肾积水。

5.CT 及 MRI　CT 可见到全程输尿管扩张,可有不同程度的肾积水,输尿管膀胱交界处可见到狭窄。MRI 可见到扩张输尿管全貌,下端狭窄,可伴有肾积水。

**【治疗措施】**

成人先天性巨输尿管的治疗取决于输尿管扩张和肾功能损害的程度。

1.对输尿管扩张程度较轻而肾积水不明显者可随访观察,有文献报道约 40% 的病例可选择非手术治疗。

2.如输尿管扩张明显而肾功能损害不重可行输尿管裁剪整形后膀胱再植术。术中应注意必须切除末端 1~2cm 的病变输尿管。裁剪时应部分切除输尿管下段外侧壁,长度相当于输尿管全长的 1/3,但不能超过 1/2,以免发生缺血坏死。必须行抗反流的输尿管膀胱再植术,可于膀胱顶侧壁切开浆肌层达黏膜,长为 3~4cm,于远端剪开黏膜成一小口与输尿管黏膜吻合,将输尿管下段包埋在肌层内缝合浆肌层。

3.对重度肾积水、肾功能损害严重者应行肾输尿管切除术,伴有感染时可先行肾造口引流,待控制感染后再行肾输尿管切除术。

### (三)下腔静脉后输尿管

下腔静脉后输尿管又称环绕腔静脉输尿管,是下腔静脉发育异常的一种先天性畸形。

**【临床表现】**

该病的主要病理改变是梗阻所致,由于输尿管受压梗阻造成尿液引流不畅,导致患者腰部或腹部钝痛,甚至绞痛;血尿是常见症状之一,一部分患者伴有泌尿系结石。虽然下腔静脉后输尿管是先天性畸形,但大多数患者都在成年后才出现症状。

该病临床表现多不典型,约 25% 的病例无显著症状或仅有轻度和可忍受的腰痛,明确诊断需依靠静脉尿路造影和输尿管逆行造影。

**【辅助检查】**

主要依靠静脉尿路造影与逆行输尿管插管造影,显示输尿管移位,向正中线越过第 3~4 腰椎而形成镰刀状或 S 形畸形。在受压的近侧段输尿管呈现扩张和肾盂积水。Randell 指出,在 X 线斜位摄片上,正常输尿管与腰椎之间有一定的距离,但下腔静脉后输尿管则紧贴腰椎。超声、CT 及 MRI 对诊断血管畸形有价值。

**【治疗措施】**

应根据肾功能受损害的程度而制定。对于无显著的临床症状者,则无须手术。如患肾有严重积水、反复感染而又久治不愈,合并结石和肾功能严重受损而同时对侧肾功能良好,则可做肾、输尿管切除术。如肾功能尚佳,应保留肾,在肾盂与输尿管连接处上方切断,游离输尿管,并套过下腔静脉,使之复位后再做吻合。在某些情况下,受压处和梗阻以上的输尿管往往因感染及纤维性变而与下腔静脉紧密粘连,以至无法剥离时,只能做肾切除术。输尿管下段切断和游离复位后,做输尿管-输尿管端-端吻合术者,易产生吻合口狭窄或损伤供应血管,最后有可能导致第 2 次手术而将肾切除。

### (四)输尿管开口异位

输尿管开口异位是指输尿管开口于正常位置以外的部位。男性多开口于后尿道、射精管、精囊等处,女性则可开口于前尿道、阴道、前庭及宫颈等处,约 80% 输尿管开口异位见于双输尿管中的上输尿管。双肾双输尿管并输尿管开口异位 80％以上见于女性,单一输尿管开口异位则较多见于男性。约 10％输尿管开口异位是双侧性。

【临床表现】

男性异位输尿管口大多在外括约肌以上,一般没有明显的临床症状。以尿路感染为主,也可产生不同程度的腰骶部疼痛和反复发作的附睾炎;女性则主要表现为有正常排尿的同时有持续性尿失禁和尿路感染,并导致外阴部皮肤湿疹、糜烂。仔细检查可在女性的前庭、阴道和尿道等处找到针尖样细小的开口,尿液呈水珠样持续滴出。

除一般的外科常规检查外,还需特别注意耐心检查外阴部,仔细寻找输尿管异位开口,如将输尿管导管插入可疑的异位开口的输尿管后行造影检查,但一般很难发现。

【辅助检查】

1.有尿路感染时尿常规检查可见白细胞,尿培养可有致病菌生长。

2.静脉尿路造影:可了解输尿管开口异位的类型及开口的位置、异位输尿管开口的相应的重复肾上肾部的发育及积水情况,还可了解并发重复肾双输尿管情况。

3.CT 检查:可了解患肾的大小、形态、肾皮质厚度,特别是 IVP 未显影的病例。

4.膀胱尿道镜检及逆行肾盂造影,了解是否有开口于膀胱内的异位开口。

【治疗措施】

手术是治疗输尿管开口异位的唯一方法,国内刘文善与国外 Gross 认为,输尿管开口异位属于重复畸形的部分组织,且常伴有不可恢复的病理变化。因此,不应将输尿管移植于膀胱或与正常输尿管吻合,但 Dodson 认为,如肾功能尚未受损,采用输尿管膀胱吻合甚为合理。应根据各种不同异位开口类型和肾、输尿管病变的严重程度制订具体的手术方案。

1.患侧有严重感染,肾盂、输尿管显著积水,肾功能基本丧失,而对侧肾功能又证实良好者,则可行患侧肾切除术,如为重复肾,则行重复肾的上肾段切除术,两者均应尽量将输尿管大部切除,以免发生输尿管残端综合征,苯酚烧灼残留的输尿管内黏膜或电凝烧灼残端黏膜,可防止结扎残端输尿管感染。

2.如肾功能尚好或受损不严重,应保留肾,可选做输尿管-输尿管端侧吻合术或输尿管膀胱再植术加抗反流术。

### (五)输尿管开口囊肿

输尿管开口囊肿是由于输尿管口先天性狭窄或功能性挛缩及输尿管壁发育不全,以致输尿管下端各层形成一囊肿突入膀胱之内。故囊肿的外层为膀胱黏膜,内层为输尿管黏膜,两者之间为很薄的输尿管肌层。

【临床表现】

最常见的临床表现是上尿路扩张积水和尿路感染。

【辅助检查】

影像学检查可明确诊断。B 型超声检查可显示膀胱内有薄壁囊性肿块。静脉尿路造影典型者表现为输尿管末端"蛇头"状膨太,伴或不伴肾输尿管扩张积水,合并重复畸形时亦可显示。膀胱镜检可见输尿管开口处呈囊状扩张,开口呈针尖样随输尿管蠕动时张时缩。

**【治疗措施】**

治疗方法选择根据病变程度、对上尿路的影响及是否伴有其他尿路畸形而定。治疗目的是解除梗阻、根除感染和保护肾功能。常用手术方法有经尿道切除及抗反流的输尿管膀胱再植术。

## (六)膀胱输尿管反流

膀胱输尿管反流(VUR)是指各种原发或继发原因引起的膀胱尿液反流至输尿管或肾盂、肾盏的非正常生理现象。VUR易造成输尿管和肾积水,继发性感染和结石,损害肾功能,进而可导致肾瘢痕、肾萎缩、肾衰竭等一系列反流性肾病(RN),严重者进展为终末期肾病(ESRD),是小儿透析和肾移植的主要原因之一。

**【临床表现】**

尿路感染为最常见临床症状,5岁以下的小儿反复发生尿路感染要考虑VUR发生的可能性。患儿可表现为尿频、尿急、尿痛、发热。发生无菌性反流时患儿可表现为肾绞痛和膀胱充盈或排尿时腰部疼痛。部分患儿以急性肾盂肾炎症状就诊,表现为患侧腰部疼痛、发热。双侧严重VUR患儿易发生肾性高血压。

**【辅助检查】**

1.尿常规和细菌培养　尿常规可判断患者有无尿路感染,细菌培养＋药敏有助于选择抗生素进行合理的治疗。

2.排泄性膀胱尿道造影(VCUG)　VCUG是确诊VUR的基本方法及分级的标准技术。根据VCUG的检查结果,国际反流研究委员会将VUR分为5级。Ⅰ级:尿液反流到不扩张的输尿管。Ⅱ级:尿液反流至不扩张的肾盂肾盏。Ⅲ级:输尿管、肾盂、肾盏轻、中度扩张,杯口轻度变钝。Ⅳ级:中度输尿管迂曲和肾盂肾盏扩张。Ⅴ级:输尿管、肾盂肾盏严重扩张,乳头消失;输尿管扭曲;肾实质内反流。VUR反流的分级有助于选择治疗方案。

3.肾闪烁显像　锝-二巯基丁二酸($^{99m}$Tc-DMSA)闪烁显像可评估双肾皮质功能,作为间接的手段以诊断反流本身、检测反流相关的肾损害、急性肾盂肾炎的变化和随访及有无肾瘢痕。根据$^{99m}$Tc-DMSA扫描摄影征象将肾瘢痕分为4级。Ⅰ级:一处或两处瘢痕。Ⅱ级:两处以上的瘢痕,但瘢痕之间肾实质正常。Ⅲ级:整个肾弥漫性损害,类型似梗阻性肾病表现,即全肾萎缩,肾轮廓有或无瘢痕。Ⅳ级:终末期、萎缩肾,几乎无或根本无DMSA摄取(小于全肾功能的10%)。

4.尿动力学检查　尿动力学检查用于尿失禁或残余尿阳性的病例,以便证实下尿路功能性异常。在因骶椎裂或VCUG证实有后尿道瓣膜所致的继发性反流时尿动力检查更为重要。

5.膀胱镜检查　膀胱镜对于诊断VUR的价值不大。对于拟非手术治疗的患者,膀胱镜检查可了解其他解剖异常如双输尿管畸形和异位输尿管开口。

6.超声检查(B超)　通过B超可初步评估双肾形态及实质厚度、肾输尿管积水情况。但B超对肾瘢痕检测具有局限性,对VUR不能分级。

7.静脉肾盂造影(IVU)　IVU可显示肾和输尿管积水情况,评估肾实质厚度和有无泌尿系畸形,但诊断肾瘢痕的敏感性低于放射性核素扫描。

**【治疗措施】**

VUR 治疗原则为预防尿路感染,防止肾功能持续损害和相关并发症的发生。应根据患者临床症状、VUR 反流程度、患侧肾功能、年龄、是否存在尿路畸形、并发症等选择具体治疗方式。

1.观察等待　对于<1 岁的患儿,可观察等待。因为随着年龄增长,81%的Ⅰ～Ⅱ级和48%Ⅲ～Ⅴ级的患儿,VUR 有自然消退的可能。反流患儿应定时排尿;避免憋尿;鼓励二次排尿,因反流的存在,第一次排尿后,反流到输尿管的尿液又回到膀胱,因此在 2～3min 后患儿需再次排尿。男性患儿如存在包皮过长,可行包皮环切术。

2.药物治疗　对于 1～5 岁患儿,反流级别在Ⅰ～Ⅲ级,可先行药物治疗。治疗原则为预防感染,防止感染对肾的损害。患儿应长期预防性服用小剂量、肾毒性低、广谱、高效的抗生素,以控制感染。药物治疗应坚持服用到反流消失。治疗过程应定期进行影像学检查。

3.手术治疗　手术适应证。①1～5 岁患儿,反流级别为Ⅳ～Ⅴ级;②>5 岁的女性患儿;③Ⅰ～Ⅲ级患儿在随访过程中,反流级别加重者;④药物治疗不能有效控制尿路感染或尿路感染反复发作;⑤存在尿路畸形如异位输尿管开口。

手术治疗包括开放手术、腹腔镜手术、内镜治疗。

(1)开放手术:手术原则为延长膀胱黏膜下输尿管长度,重新建立抗反流机制。目前较常用的术式有 Lich-Gregoir 术、Politano-Leadbetter 术、Cohen 术、Psoas-Hitch 术等,手术成功率可高达 92%～98%。以 Cohen 膀胱输尿管再吻合术最为常用,即切开膀胱后,充分游离一段病变输尿管,将此段输尿管埋入膀胱黏膜,形成一新的隧道,使膀胱黏膜下输尿管延长,达到抗反流目的。

(2)腹腔镜手术:有一些小样本利用腹腔镜手术治疗 VUR。虽然随访表明术后疗效与开放手术相当,但腹腔镜手术学习曲线长,手术时间明显长于开放手术。因此目前不推荐将腹腔镜手术作为常规手术治疗。

(3)内镜治疗:近年有一些报道采用生物材料如聚四氟乙烯凝胶、聚二甲基硅氧烷、聚糖酐/透明质酸共聚物等,经内镜注射到膀胱黏膜输尿管下,改变输尿管口形态或缩紧输尿管开口达到抗反流目的。最近一项 Meta 分析表明,经内镜注射治疗后,Ⅰ～Ⅱ、Ⅲ、Ⅳ、Ⅴ级 VUR 患儿的治愈率分别达到 78.5%、72%、63%、51%。虽然内镜治疗近期疗效尚可,但远期效果还有待进一步研究。

(4)术后并发症:常见并发症有术后 VUR 无改善、术后输尿管狭窄、血尿、脓毒血症、术后无尿等。

## 三、肾及输尿管重复畸形

重复肾是指有共同被膜,但有一浅分隔沟,有各自肾盂、输尿管及血管的先天性肾脏畸形。若在某一侧有两条输尿管则为输尿管重复畸形。国内资料表明,此病发病率占泌尿外科住院病人的 0.16%～0.7%,女性发病高于男性。

## 【病因】

在胚胎期,午非管上如同时发出两个输尿管原基,或由一个原基分为两个原基,到胎儿后期即发展成重复肾和重复输尿管。

## 【病理】

重复肾上肾段的肾盂及输尿管多并发发育不良、功能差或积水甚至感染,不完全性输尿管畸形的输尿管呈 Y 形,其汇合处可位于输尿管任何部位,常并发输尿管反流。完全性畸形时,两根输尿管分别引流两个肾盂的尿液。

## 【诊断】

1.临床表现　一般无明显症状,若重复肾的上半肾有结石,感染时可有腰痛、不适、血尿等情况。若重复输尿管开口位于膀胱内,可无症状;若开口于外阴前庭、阴道等处,患者从小就有遗尿及异常排尿情况,对此类患者要注意检查有无异位开口。

2.膀胱镜检查　膀胱镜检可发现膀胱内病侧有两个以上的输尿管开口,诊断即可成立。

3.特殊检查　IVU 检查有重要诊断价值,大部分病人可由此检查明确诊断,逆行性肾盂造影可清楚显示病变情况,B 超及肾扫描对诊断亦有帮助。

## 【治疗】

1.无症状者无需治疗。

2.有合并症者做上段病肾切除。

3.有尿失禁者将异常的输尿管移植于膀胱内。

## 【随诊】

定期复查 IVU、B 超及尿常规和肾功能。

# 四、先天性肾发育不良

肾先天性异常是指胎儿出生时已有的肾发育不正常。在泌尿生殖系疾病中,它占有一定比例,其中有些疾病在临床上虽无症状,但可以导致其他疾病在其基础上产生。因为许多先天性异常可采用外科手术矫治而获痊愈,故早期发现、及时诊断与治疗有重要临床意义。

## (一)重复肾及重复输尿管诊治路径

所谓重复肾系指结合成一体,有一共同被膜,表面有一浅沟,但肾盂输尿管及血管都各自分开的一种肾先天畸形。其发病率 2%～3%,女性多见,多为单侧,以右侧多见。

### 【临床表现】

大致分为以下三种情况。

1.不完全的重复输尿管畸形,或完全型的重复输尿管重复肾畸形,输尿管均开口于膀胱内,且没有合并症。这类病例完全没有临床症状,只有在因其他病或体检行泌尿系检查时才被发现,此类患者约占 60%。

2.重复肾伴有合并症,如上半肾常伴有积水、结石、结核等合并症,可因此出现腰腹部肿块、持续性腰部隐痛或不适、血尿、发热等症状;下半肾则易有反流,常致泌尿系感染症状,此时行泌尿系全面检查即可发现此症。

3.为完全型的重复输尿管重复肾畸形,输尿管开口于外阴前庭、阴道等处,致患者幼年就有遗尿史,夜晚尿湿床铺,白天也经常短裤不干,但患者有正常的排尿活动。此时仔细检查外阴,常能查见异常之输尿管开口,即使找不到,静脉尿路造影异常亦能证实此种先天畸形问题。

【诊断方法】

1.影像学检查

(1)膀胱镜检查:可发现多一个输尿管开口,高位肾盂之输尿管口一般位于低位肾盂之输尿管口的内下方。

(2)KUB:肾轮廓增大,肾长轴增长,有时可发现结石影像。

(3)IVU:可见上下排列的双肾盂和双输尿管。高位肾盂狭小,肾大盏短小或缺如,肾轴变长,向外下方偏移。或肾影上半无肾盂肾盏显示,低位肾之肾盏下压、移位。大剂量静脉滴注尿路造影或延迟摄片会显示更清楚,并可显示原来显影不清或不显影的上半肾盂肾盏。

(4)逆行尿路造影:可更清楚地显示上述改变。如寻及输尿管异位开口,则应尽可能插入输尿管导管,注入造影剂摄片,这样可清晰显示上半肾情况。

(5)B超检查:肾影像增长,可见高位肾有积水改变。

(6)核素肾扫描:肾影像增长,核素分布均匀。

2.实验室检查

(1)尿常规:可见镜下血尿、白细胞,严重时可有肉眼血尿。

(2)血常规:感染严重时白细胞总数和分类可增高。

【治疗措施】

1.对无并发症、无症状的患者无需手术治疗。即使有轻度感染表现也宜用药物控制感染,不必手术。

2.对有症状或并发症或部分肾段(常是上半肾)功能已基本丧失的患者,则可行患病肾连同所属输尿管一并切除的手术。

## (二)单纯性肾囊肿

单纯性肾囊肿在肾囊性疾病中最多见,其发生率超过 50%。发病机制尚不明确,一般为单侧单发,也有多发或多极者,双侧发生少见。单侧和单个肾囊肿相对无害,临床上常被忽视。任何年龄均可发病,多见于>60 岁以上者。

【临床表现】

多见于成年男性左侧,不常产生症状,一般直径达 10cm 时才引起症状。主要表现为侧腹或背部疼痛,当出现并发症时症状明显,若囊内有大量出血使囊壁突然伸张,包膜受压,可发生腰部剧痛;继发感染时,除疼痛加重外,可伴有体温升高及全身不适。一般无血尿,偶因囊肿压迫邻近肾实质可产生镜下血尿,有时会引起高血压。

【诊断方法】

1.影像学检查

(1)B超检查:为首选的检查方法。典型的 B超表现为病变区无回声,囊壁光滑,边界清楚;当囊壁显示不规则回声或有局限性回声增强时,应警惕恶性变;继发感染时囊壁增厚,病变区内有细回声;伴血性液体时回声增强。当显影为多个囊性分隔时,应注意与多囊肾、多发性肾囊肿及囊性肾癌相鉴别。

（2）CT:对 B 超检查不能确定者有价值。囊肿伴出血、感染、恶性肿瘤存在时,呈现不均性,CT 值增加;当 CT 显示为囊肿特征时,可不必再做穿刺。

（3）IVU:能显示囊肿压迫肾实质、肾盂或输尿管的程度。在与肾积水的鉴别诊断中有价值。

（4）MRI:能帮助确定囊液的性质。

（5）囊肿穿刺和囊液检查:当 B 超和 CT 等不能做出诊断,或疑有恶变时,可在 B 超引导下穿刺。囊壁继发肿瘤时,囊液为血性或暗褐色,脂肪及其他成分明显增高,细胞学阳性;炎性囊肿穿刺液为浑浊,暗色,脂肪及蛋白含量中度增加,淀粉酶和 LDH 显著增高,细胞学检查有炎性细胞,囊液培养可确定病原菌。抽出囊液后注入造影剂或气体,若囊壁光滑表示无肿瘤存在。鉴于 B 超、CT、MRI 的应用,对囊肿性质及有无恶变几乎都能确定,穿刺已较少采取。

2.实验室检查　囊肿继发感染合并出血时,血象可见白细胞总数升高,尿常规可显示有白细胞和镜下血尿。

**【治疗措施】**

1.无肾实质或肾盂肾盏明显受压,无感染、恶变、高血压,或症状不明显时,只需密切随访。

2.继发感染时,首先采用抗生素治疗和超声引导下穿刺引流再注入抗生素的治疗方法,稳定后,可采用囊肿切除。

3.证实囊壁有癌变或同时伴发肾癌,选择开放或后腹腔镜下根治性切除术。

4.囊肿直径＞4cm 时,可行穿刺及硬化剂治疗。四环素具有硬化和预防感染的双重作用,疗效达 96％;无水乙醇疗效亦佳。

5.当上述处理无效,症状或囊肿感染明显时,可行后腹腔镜下囊肿开窗术或囊肿切除术。

6.如因囊肿导致患肾严重感染、肾功能已严重受损而对侧肾功能正常时,或合并有恶性肿瘤时,可行肾切除术。

单纯性肾囊肿的治疗必须综合考虑囊肿对肾和全身的影响,并视囊肿的发展而定。

## （三）成人型多囊肾

成人型多囊肾系指常染色体显性遗传性疾病,有家族史。表现为肾实质中弥散性进行性形成囊肿,可同时伴有肝、肺等脏器内囊肿。病情严重可致高血压和肾功能损害,最终发展为尿毒症,其发病率为 1/1000,多为双侧性,男女发病率相等,多数在 40～50 岁发病。

**【临床表现】**

1.泌尿系统表现

（1）疼痛:为最早期的症状,疼痛多为肋腹部、腰背部钝性隐痛、胀痛,可向上腹部、背部、耻骨周围放散。如有囊内出血或合并感染,可使疼痛加剧。血块或结石阻塞输尿管时则可有绞痛。

（2）血尿:25％～50％患者病史中有血尿,常由于并发症所致。

（3）感染:50％～75％患者迟早发生尿路感染,感染发生于肾实质或囊肿内,表现为体温升高、寒战、腰痛和尿路刺激症状。

(4)结石:约 20%患者合并有肾结石,为钙盐和尿酸盐结石。

(5)腹块:为主要体征,双侧占 50%～80%,单侧为 15%～30%。肾可十分肿大,呈结节状,伴感染时有压痛。

(6)肾功能受损:表现为头痛、恶心、呕吐、软弱、体重下降等慢性肾功能不全症状,严重时可出现急性肾衰竭表现。

2.心血管系统表现

(1)高血压:可为首发症状。约 60%以上患者在肾功能不全发生之前已出现高血压。

(2)可伴有左心室肥大、二尖瓣脱垂、主动脉瓣闭锁不全、颅内动脉瘤等。

3.消化系统表现　30%～40%患者伴有肝囊肿,一般较肾囊肿晚 10 年出现。10%患者有胰腺囊肿,5%左右有脾囊肿。结肠憩室的发生率约为 38%。

【诊断方法】

1.影像学检查

(1)KUB 显示肾影增大,外形不规则。若囊肿感染或有肾周围炎,肾影及腰大肌影不清晰。

(2)IVU 显示肾盂肾盏受压变形,呈蜘蛛状特殊影像,肾盏扁平而宽,盏颈变细拉长,常呈弯曲状。

(3)B 超能清晰显示双肾有为数众多之暗区。

(4)CT 显示双肾增大,外形呈分叶状,有多数充满液体的薄壁囊肿,亦可同时发现肝、脾、胰腺囊肿。

2.实验室检查

(1)尿常规:中晚期时有镜下血尿,部分患者出现蛋白尿。伴结石和感染时有白细胞和脓细胞。

(2)尿渗透压测定:病程早期即可出现肾浓缩功能受损表现。

(3)血肌酐随肾代偿能力的丧失呈进行性升高。肌酐清除率亦为较敏感的指标。

【治疗措施】

1.一般治疗　一般不必改变生活方式或限制活动,肾明显肿大者应注意防止腹部损伤,以免发生囊肿破裂。

2.囊肿去顶减压　可采用囊肿穿刺硬化、腹腔镜囊肿去顶减压或经腹双侧肾囊肿去顶减压术。术中应注意尽可能多的破坏囊肿,缓解症状。但减压后其余小囊肿易迅速增大。

3.透析与移植　一般进入终末期肾衰竭时,应立即予以透析治疗。肾移植前原肾切除的指征是:①反复尿路感染;②难以控制的疼痛;③伴发肾肿瘤;④持续性血尿;⑤脓尿;⑥压迫下腔静脉。

4.血尿治疗　减少活动或卧床休息,同时对因、对症处理。

5.感染治疗　病原菌以大肠埃希菌、葡萄球菌为主,也可能有厌氧菌感染,应联合应用抗生素。

6.结石治疗　根据结石部位及大小,按尿路结石处理原则治疗。

7.高血压治疗　肾缺血和肾素血管紧张素醛固酮系统的激活,是发生高血压的主要原因,应依此选择降压药物并限制钠盐的摄入。

【预后】

本病预后不佳。成年病例发病后,一般生存期 4～13 年,50 岁以上者较差。高血压是影响预后的重要因素,尿毒症出现后生存期为 2～4 年。

## (四)海绵肾

海绵肾为先天性,可能有遗传性倾向的良性肾髓质囊性病变,系指一侧或双侧肾内单个或多个锥体内集合小管的病理性扩张。临床上不常见,常于 40 岁以后被发现,可无症状或表现为反复结石形成与尿路感染,故常致误诊。有的可导致肾衰竭。该病虽为散发,但有家族倾向。

【临床表现】

一般病变局限,轻微者无症状,常在误诊为肾结石及尿路感染发作行进一步检查时被发现。病变严重时,常见症状有反复发作的肉眼或镜下血尿、尿路感染症状、腰痛、肾区酸痛及排石史,这些系因扩张小囊中尿液滞留继发感染、出血或结石所致。当反复有结石形成和尿路感染时,可导致慢性肾盂肾炎,直至肾衰竭。

吸收性高尿钙症是海绵肾最常见的异常,发生率为 59%。肾排泄钙增多所致之高尿钙症仅占 18%,提示海绵肾与肾结石患者有相同的代谢异常。尿路结石患者中海绵肾发生率3.5%～13%。

【诊断方法】

1.KUB　显示钙化或结石位于肾小盏的锥体部,呈簇状,放射状或多数粟粒样。

2.IVU　显示肾盂、肾盏正常或肾盏增宽,杯口扩大突出,于其外侧见到造影剂在扩大的肾小管内呈扇形、花束状、葡萄串状和镶嵌状阴影。囊腔间不相通。由于结石密度不均匀,边缘不整齐,环绕于肾盂肾盏周围的多数囊腔似菜花样。大剂量 IVU 更能清晰显示上述特点,而逆行尿路造影常不能显示其特征。

【治疗措施】

髓质海绵肾的治疗主要是针对并发症,可将患者分为三期:第一期无钙化结石;第二期有囊腔内结石;第三期有严重的单侧或节段性病变和游离的尿路结石。

第一期患者无特殊临床症状,不需特殊治疗,鼓励其多饮水,定期随访。

第二期患者除应多饮水,保持每天尿量 2000ml 以上,以减少钙盐沉积,还应服用药物治疗,以免尿路感染和结石。如高尿钙者应长期服用噻嗪类利尿药;尿钙正常者,可口服磷酸盐类药物。

第三期患者可考虑行肾切除或肾部分切除术和相应的结石手术。由于此症一般为双侧性,故必须仔细检查证实病变确系单侧,且对侧肾功能正常时,手术方能施行。

## (五)孤立肾

孤立肾又名单侧肾缺如。发病率为 1/(1000～1500),男女之比约为 1.8∶1,多见于左侧,一般不影响健康,不易被发现。

【临床表现】

代偿性肥大之孤立肾完全可以负担正常之生理需要,生活不受影响,可无任何不适,常终身不被发现。偶因体检、感染、外伤及并发结石、积水、肾结核时,做深入的泌尿系检查后才被发现。

**【诊断方法】**

1.膀胱镜检查　可见膀胱三角区不对称,一侧输尿管嵴萎缩平坦,输尿管口缺如,有的虽有管口,但插管受阻;另侧输尿管口多在正常位置,也可异位在中线、后尿道或精囊。

2.KUB+IVU　一侧肾影缺如,不显影,腰大肌影增宽,对侧肾影增大,并可发现孤立肾的其他畸形。

3.B 超、肾图、肾扫描、CT、DSA 等均可协助诊断。

**【治疗措施】**

无需治疗。如因旋转不良造成肾积水等其他并发症或有合并症,则按具体情况处理,但总原则是保护肾功能,维持生命是首要的,在此前提下决定处理方案。

在采取肾手术处理以前,必须考虑到存在孤立肾情况的可能。以免在切除患肾或因手术对患肾功能造成严重损害后,才发现对侧肾缺如。

## (六)马蹄肾

马蹄肾是先天性肾融合形成的一种,指两肾下(上)极在脊柱大血管之前互相融合,形成马蹄形异常。其发病率为 1/(500~1000),男女比例为 4:1,任何年龄都可发现。

**【临床表现】**

患者可全无症状,亦有误诊为腹部肿瘤、阑尾炎、胰腺炎、十二指肠破溃等,或因并发症就诊。另有病例是在手术探查时发现。其临床症状可分为三类:①腰部或脐部疼痛,下腹部肿块;②胃肠道紊乱症状,如腹胀、便秘;③泌尿系合并症,如感染、积水、结石引起的尿频、脓尿等。80%病例可发生肾积水,原因有:输尿管高位开口、肾盂受融合肾限制,不能正常旋转,输尿管越过融合部时向前移位,导致尿流不畅;并发输尿管膀胱反流,这些同时也是易发结石的因素。

**【诊断方法】**

1.KUB 可见轴线不正常的肾及峡部的影像。

2.B 超:可见畸形的马蹄形肾。

3.IVU 和 RPG:可见肾区异常影,肾位置较正常低,两侧肾盂阴影下垂、靠拢,自外上方向内下方倾斜。

4.肾核素扫描可了解峡部有无肾实质组织。

**【治疗措施】**

如无症状和并发症,无需治疗。有尿路梗阻伴有严重腰胁部疼痛等症状,影响工作和生活者,考虑行输尿管松解、峡部切断分离、两肾肾盂输尿管整形与固定术。合并症根据具体情况处理:UPJ 狭窄行肾盂成形术,BU 反流行输尿管膀胱再吻合。

## (七)异位肾

正常肾应该位于第 2 腰椎水平,肾门朝向内侧。如不在正常位置即称为异位肾。它也可以是获得性的,如肾下垂。先天性异位肾是指肾上升过程的停顿或过速。大致可分为:盆腔肾、胸内肾、交叉异位肾等。

【临床表现】

异位肾本身无症状,主要是合并症引起的临床症状。

1.下腹部疼痛:为持续性隐痛或不适,系肠道受压所致。

2.消化系统功能紊乱:因压迫,可有恶心、呕吐、腹胀、便秘等表现。

3.腹部包块:为不随体位改变而移动、表面光滑、边缘圆钝、质地均一的实性肿块。行阴道和(或)直肠指检更可明确肿块特点。

4.尿频、尿急:多为异位肾压迫膀胱所致。

5.如并发膀胱输尿管反流或UPJ,则可有结石、感染、积水等合并症,可表现为腰腹痛、血尿和脓尿。

【诊断方法】

1.B超检查　正常肾区无明显肾影,在盆腔位置可探及光点均匀一致、呈椭圆形的肾影像。

2.KUB+IVU　在盆腔位置可见一肾影大小和形态、症状、不随体位改变而移动的异位肾。肾盂位置向前,提示肾转位不良。逆行肾盂造影可清晰显示异位肾输尿管较正常短。

3.放射性核素肾扫描　当肾影因受骨质或膀胱遮掩不能分辨时,此检查可清晰显示一位置位于盆腔,呈椭圆形的光点均匀一致的异位肾影像。

【治疗措施】

本病的手术治疗常较为困难,如无症状不需任何处理,如有合并症则行相应的处理,如并发症严重,无法控制,可选择肾切除术,但需了解对侧肾是否正常。

### (八)肾旋转不良

肾旋转不良指肾蒂不在正常位置而造成的先天性异常。可发生于单侧和双侧。

【临床表现】

1.血尿为镜下血尿,剧烈活动可诱发或加重。

2.腰痛为持续性胀痛或不适,因肾引流不畅所致。

3.易并发结石、感染、积水,进而出现相应的症状。

【诊断方法】

IVU显示肾盂向前或向外,肾盏绕其周边排列或向内侧,肾长轴与中线交角变小(正常约16°)或与中线平行;输尿管径路较正常者更偏离中线;有时可见肾盂输尿管交接部狭窄、扭曲或异位血管压迫现象。

【治疗措施】

在临床上肾旋转异常无重要意义,如无并发症存在,则无需治疗。

### (九)肾盂输尿管连接部狭窄

先天性肾盂输尿管连接部狭窄(UPJO)因先天性肾盂输尿管连接部发育不良、发育异常或受到异位血管纤维索压迫等因素引起肾盂输尿管连接部梗阻,导致肾盂内尿液向输尿管排泄受阻,伴随肾集合系统扩张并继发肾损害。肾集合系统的扩张并不等于存在梗阻。如何准确界定是否存在梗阻非常困难,一般认为梗阻是指尿液排泄受到影响,如不加以处理将出现肾损害的状况。

**【诊断措施】**

1.病史询问

(1)UPJO 的临床表现根据确诊年龄而异。儿童期患者常有疼痛,可伴有肉眼血尿及尿路感染,绝大多数患儿能陈述上腹或脐周痛,大龄患儿还可明确指出疼痛来自患侧腰部。伴恶心、呕吐者,常与胃肠道疾病混淆。

(2)成人的先天性 UPJO 常因慢性腰背部疼痛或急性肾绞痛检查而发现,部分患者因腹部或脊柱区域的其他疾病进行影像学检查时偶然发现。

(3)大量饮水后出现腰痛是该病的一个特点,因利尿引起肾盂突然扩张所致。

(4)婴儿阶段常以扪及上腹部肿物为主要临床表现。

(5)部分患者可合并肾结石,出现肾绞痛、血尿等症状。

(6)扩张的肾盂受到外力作用发生破裂,表现为急腹症。

(7)扩张的集合系统压迫肾内血管导致肾缺血,反射性引起肾素分泌增加,可引起高血压。

(8)双侧肾积水或单侧肾积水晚期可有肾功能不全表现。患儿生长缓慢、发育迟缓、喂养困难或厌食等。

2.B超　是最常用的筛查手段,推荐项目。

(1)产前 B 超:多数先天性肾积水可以用超声检出。通常在妊娠 16～18 周时能够通过超声检查发现胎儿肾,在妊娠第 28 周是评价胎儿泌尿系统的最佳时期。

B 超测量胎儿肾盂横断面的前后径(APD)是评价肾积水的一项常用指标,多数文献以妊娠任何阶段 APD≥5mm 诊断为肾积水。

(2)出生后 B 超:胎儿期 B 超诊断肾积水者应在出生后密切复查。新生儿的 B 超检查一般推荐在 48h 后进行,以避开因暂时的生理性脱水而导致的无尿期。但对于严重病例如双侧肾积水、孤立肾、羊水过少等,则应出生后立刻行 B 超检查。B 超检查应观测以下指标:肾盂径线、肾盏扩张程度、肾大小、肾实质厚度、皮质回声、输尿管、膀胱壁及残余尿量。出生后的 B 超检查如未发现肾积水,也应该于 4 周后复查再次评价。

3.肾图　肾图是最常用的评价肾排泄功能受损严重程度的诊断方法,可测定肾小球滤过功能和显示上尿路是否存在梗阻。正常情况下,核素在肾内浓集达到高峰后下降至一半所需时间(即半量排泄时间,$T_{1/2}$)为 4～8min。$T_{1/2}<10min$ 可视为正常;$10min≤T_{1/2}≤20min$ 提示肾盂出口可能存在梗阻;$T_{1/2}≥20min$ 提示肾盂出口存在梗阻。

普通肾图难以区分功能性排泄缓慢与器质性梗阻,当排泄期 C 段曲线持续上升达 15min 而不降时,可行利尿性肾图,以鉴别梗阻性质。当注射利尿药后,短时间内尿量增加,尿流加快,若淤积在肾盂中的尿液不能加快排出,原来的梗阻型肾图曲线没有迅速出现下降段,则存在器质性梗阻。

4.排尿性膀胱尿道造影(VCUG)　为推荐项目。新生儿肾积水中,需要与 UPJO 相鉴别的疾病还有膀胱输尿管反流、后尿道瓣膜、输尿管疝、膀胱憩室及神经源性膀胱等。约有 25% 的 UPJO 患儿同时存在与肾盂扩张无关的膀胱输尿管反流。当患儿 B 超发现肾积水伴输尿管扩张或双侧肾积水时应进行 VCUG。但这项检查可能会带来逆行尿路感染,需加以注意。

5.静脉尿路造影(IVU)　IVU 可显示扩张的肾盂肾盏,造影剂突然终止于 UPJ,其下输尿管正常或不显影。当患侧肾集合系统显影不佳时,可延迟至 60min 或 120min 摄片,必要时还可延至 180min 摄片以提高诊断率。当 UPJO 合并肾结石时,应进行 IVU 检查。

6.CT 血管造影(CTA)  CTA 对于异位血管骑跨 UPJ 诊断的敏感性 91%～100%,特异性 96%～100%。但费用昂贵,不作为常规。当考虑施行 UPJ 内镜下切开术时,应进行 CTA 检查以明确是否存在异位血管。

7.MR 尿路造影(MRU)与 MR 血管造影(MRA)  可以显示尿路扩张情况,对是否存在异位血管骑跨 UPJ 准确性达 86%。特别适合于肾功能不全、对碘造影剂过敏或上尿路解剖结构复杂者。但费用昂贵,不作为常规。

8.肾盂压力-流量测定  经皮肾穿刺造影、输尿管肾盂逆行造影具有一定的创伤性,可能诱发尿路感染,对于婴幼儿实际操作也较繁琐,仅作为协助诊断的备选手段。

**【治疗措施】**

1.产前治疗  肾积水在产前阶段得以诊断之后,最重要的是让患儿父母充分理解病情。积水很严重的肾仍然能够具有相当的肾功能;但严重发育不全或者发育异常的肾则预后较差。

胎儿期肾积水程度的定量评估可能有助于预测出生后是否需要干预治疗。妊娠晚期 APD>7mm 预测出生后泌尿系统异常的阳性预测值为 69%。文献表明 APD<10mm 的患儿出生后无需抗生素治疗或外科手术等干预治疗;而 APD10～15mm、APD>15mm 者分别有 23% 和 64% 需要干预治疗。一项前瞻性研究显示 APD>15mm 者至少有 80% 出生后需要外科干预。

子宫内干预治疗基本不予推荐,仅在有很好经验的中心进行。

2.非手术治疗  当 UPJO 合并尿路感染时,需选用敏感抗生素控制尿路感染。内科非手术治疗对于 UPJO 本身是无效的。Sidhu 的一项 Meta 分析发现Ⅰ、Ⅱ度肾积水病例非手术治疗有 98% 可以得到改善;Ⅲ、Ⅳ度肾积水仅有 51% 得以改善。非手术治疗者,B 超检查应于出生后 3 个月、1 岁、2 岁、5 岁、10 岁进行复查,发现肾积水加重或肾皮质变薄需复查核素肾图以评价肾功能。一旦肾功能受损进行性加重或肾发育不良,就需要采取干预治疗。

3.手术治疗

(1)手术目的:解除肾盂出口梗阻,从而最大限度地恢复肾功能和维持肾的生长发育。

(2)手术指征:诊断 UPJO 的患者,发现如下情况之一时应手术治疗:$T_{1/2}>20min$;单侧肾功能受损(患侧 GFR<40%)、在非手术治疗随访中发现 B 超下肾盂前后径(APD)增大以及Ⅲ、Ⅳ度扩张。当合并患侧腰痛、高血压、继发结石形成或是反复尿路感染也应考虑手术治疗。若肾功能完全丧失或合并肾积脓应考虑行肾切除术。

(3)手术方式

①离断性肾盂成形术:Anderson-Hynes 离断性肾盂成形术应用最为广泛,是 UPJO 修复手术的金标准,适合于包括腔内梗阻、腔外压迫、高位连接等各种类型的 UPJO 病例,这种手术的总体成功率为 90%～99%。该术式的基本要求是形成漏斗状肾盂,无渗漏的缝合,吻合口无张力,保证肾盂输尿管连接部位的通畅排泄。一般术后放置输尿管支架管 2～6 周。开放性手术与腹腔镜手术的成功率及并发症发生率相似,可以根据学者本身的经验及掌握技术情况选择。腹腔镜手术可以采用经腹腔入路或经腹膜后入路手术。有条件的单位也可采用机器

人辅助的腹腔镜手术。

②腔内肾盂切开术：腔内肾盂切开术主要适用于狭窄段＜2cm且肾盂无过度扩张的患者，以及离断性肾盂成形术失败患者。总体成功率低于肾盂离断成形术，介于76%～90%。可以顺行经皮肾镜途径进行肾盂内切开，也可逆行经输尿管镜进行狭窄段切开。术中要求将狭窄部位全层切开，推荐采用冷刀或钬激光在直视下将狭窄段朝后外侧方向切开，以尽量避开可能存在的异位血管。与冷刀或钬激光内切开相比，Acucise气囊扩张的成功率最低，并发症也更多。若术中发现肾盂内有脓性液体引流出，应暂停手术，待感染控制后再行内切开术。

腔内肾盂切开术一般术后放置输尿管支架管6周，经皮肾镜手术者可放置或不放置肾造瘘管。

腔内肾盂切开术不适用于：狭窄段较长（超过2cm）、异位血管骑跨UPJ、患侧肾功能严重减退，或是肾盂过度扩张需行肾盂修剪成形的患者。

1.适用对象　第一诊断为肾盂输尿管连接部梗阻性肾积水，行离断式肾盂输尿管成形术。

2.诊断依据　根据《2011版中国泌尿外科疾病诊断治疗指南》、《临床诊疗指南——小儿外科学分册》、《临床技术操作规范——小儿外科学分册》、《小儿外科学》。

(1)临床表现：多数新生儿及婴儿以无症状腹部肿块就诊，年龄较大儿童可出现上腹部或脐周腹痛伴恶心、呕吐。患儿可出现血尿，偶见尿路感染。近来由于产前和生后超声广泛应用，无症状的肾积水病例显著增加。

(2)体格检查：积水严重的患儿患侧腹部能触及肿块，多呈中度紧张的囊性感，表面光滑而无压痛，少数质地柔软，偶有波动感。经超声检查发现的患儿可没有阳性体征。

(3)辅助检查

①超声显示患肾的肾盂肾盏扩张，但同侧输尿管和膀胱形态正常。

②IVU显示肾盂肾盏扩张，造影剂突然终止于肾盂输尿管连接部，输尿管不显影，或部分显影但无扩张。

③如有条件可行肾核素扫描检查，进一步明确分肾功能和梗阻肾引流情况。

④CT和MRI可用于复杂病例检查。

⑤有尿路感染史者需行排尿性膀胱尿道造影以排除膀胱输尿管反流。

3.选择治疗方案的依据　根据《2009版中国泌尿外科疾病诊断治疗指南》、《临床诊疗指南——小儿外科学分册》、《临床技术操作规范——小儿外科学分册》、《小儿外科学》。

行离断式肾盂输尿管成形术。

4.标准住院日　10～14d。

5.进入路径标准

(1)第一诊断必须符合肾盂输尿管连接部梗阻性肾积水疾病编码。

(2)当患者合并其他疾病，但住院期间不需特殊处理，也不影响第一诊断的临床路径实施时，可以进入路径。

6.术前准备（术前评估）　2～3d。

(1)必需的检查项目

①实验室检查：血常规、C反应蛋白、血型、尿常规、肝肾功能、电解质、凝血功能、感染性疾

病筛查。

②心电图、X线胸片(正位)。

③泌尿系统超声。

④利尿性核素肾图或 IVU。

(2)根据患者病情可选择的检查项目

①超声心动图(心电图异常者)。

②排尿性膀胱尿道造影(有尿路感染者)。

③CT 或 MRI。

7.预防性抗菌药物选择与使用时机　按照《抗菌药物临床应用指导原则》执行,并结合患者的病情决定抗菌药物的选择与使用时间。

8.手术日　为入院第 3~4 天。

(1)麻醉方式:气管插管全身麻醉或椎管内麻醉。

(2)预防性抗菌药物:静脉输入,切开皮肤前 30min 开始给药。

(3)手术内置物:双 J 管或支架管(必要时)。

9.术后住院恢复　7~10d。

(1)术后需要复查的项目:根据患者病情决定。

(2)术后用药:抗菌药物使用按照《抗菌药物临床应用指导原则》执行,并结合患者的病情决定抗菌药物的选择与使用时间。

10.出院标准

(1)一般情况良好,饮食良好,排便正常。

(2)伤口愈合良好,尿引流通畅。

(3)没有需要住院处理的并发症。

11.变异及原因分析

(1)围术期并发症等造成住院日延长和费用增加。

(2)存在其他系统的先天畸形或不能耐受手术的患儿,转入相应的路径治疗。

# 五、尿道先天性异常

## (一)尿道下裂

尿道开口于阴茎腹侧正常尿道口后部,即为尿道下裂。

【病因】

为常染色体显性遗传疾病,妊娠期应用雌、孕激素可增加发病率,雄激素的缺乏可使尿道沟两侧皱褶发生融合障碍,使尿道腹侧壁缺如,形成下裂。

【病理】

按尿道海绵体发育所到部位,本病分为阴茎头型、阴茎型、阴囊或会阴型。阴茎头型多见,由于尿道口远侧的尿道海绵体不发育,而在腹侧形成纤维索带,造成阴茎下曲,影响排尿和生殖功能。

**【诊断】**

体检时即可作出诊断。

**【鉴别诊断】**

主要与两性畸形相鉴别,必要时行性染色体与性激素检测,以及直肠指诊、B超和CT检查,以便鉴别。

**【治疗】**

1.阴茎头型除尿道外口狭窄需要扩张者外,一般无需手术。

2.手术分下曲矫正术及尿道成形术,前者应在学龄前进行,待瘢痕软化后再施行成形术,亦可采用游离膀胱黏膜形成新尿道。本法可一期施行。

**【随诊】**

定期随访,了解有无尿道外口狭窄及阴茎发育情况,必要时可扩张尿道外口。

## (二)尿道上裂

先天性尿道发育不健全,以致尿道开口于正常位置的上端、阴茎背侧的任何部位,多伴有阴茎背曲。病因不清,与遗传、环境等因素有关。

**【分型】**

分为不完全型(阴茎头型和阴茎型)、完全型(耻骨联合下型)和复杂型(伴有膀胱外翻)。

**【临床表现】**

1.异位尿道开口,尿道口可出现在正常尿道口近端至耻骨联合下缘的任何部位。

2.阴茎发育短小,多数合并阴茎向背侧弯曲。

3.包皮分布异常,阴茎头腹侧包皮帽状堆积。

4.其他:还可伴有耻骨分离、腹壁缺损、膀胱黏膜脱出、睾丸下降异常或隐睾等。

**【诊断方法】**

先天性尿道上裂的诊断比较容易,根据查体的外观特点即可确定诊断。

**【治疗措施】**

1.男性尿道上裂外科治疗目的是修复尿道裂口,治疗尿失禁和矫治阴茎畸形,达到外阴形态、排尿功能和男性性功能恢复正常。

(1)不完全型:裂口未达到冠状沟者,因无症状多无治疗要求,超过冠状沟者需做阴茎伸直术,不做抗尿失禁手术。

(2)完全型:做阴茎延长术和抗尿失禁手术。

(3)复杂型:做阴茎延长术、抗尿失禁和修复膀胱外翻与腹壁缺损。

2.女性不完全型尿道上裂因无自觉症状而无治疗要求。手术治疗主要是完全型和复杂型,目前尚无标准术式。手术治疗目的是矫治尿失禁和修复女性外生殖器畸形。

**【术后并发症】**

1.膀胱颈部膜状梗阻。

2.尿道瘘和尿道狭窄。

3.阴茎头血供障碍。

4.阴茎扭转。

5.逆行射精。

### （三）后尿道瓣膜

后尿道瓣膜是男童先天性下尿路梗阻疾病中最常见的,为发自后尿道精阜处的瓣膜组织,绝大多数造成排尿困难。病因不清,可能是尿生殖窦发育不正常或中肾管迁移的遗迹异常。

【临床表现】

由于年龄和后尿道瓣膜梗阻的程度不同,临床表现各异。新生儿期可有排尿费力、尿滴沥,甚至出现急性尿潴留。有时可触及膨大的膀胱、积水的肾、输尿管,即使膀胱排空也能触及增厚的膀胱壁。如合并肺发育不良可有呼吸困难、气胸。腹部肿块或尿性腹水压迫横膈可引起呼吸困难。因尿路梗阻引起的尿性腹水占新生儿腹水的 40%。尿性腹水多来自肾实质或肾窦部位的尿液渗出。婴儿期可有生长发育迟缓、营养不良、尿道败血症。学龄儿童多因排尿异常就诊。表现为排尿困难、尿失禁、遗尿等。

【诊断方法】

产前可用超声检查;产后除临床表现外,排泄性膀胱尿道造影、尿道镜检查最直接可靠。造影可见前列腺尿道长而扩张,梗阻远端尿道极细;膀胱边缘不光滑,有小梁及憩室形成。40%～60%合并膀胱输尿管反流。尿道镜检常与手术同期进行。于后尿道清晰可见瓣膜从精阜两侧发出走向远端,于膜部尿道呈声门样关闭。

【治疗措施】

治疗原则是纠正水电解质紊乱,控制感染,引流及解除下尿路梗阻。若患者营养情况差,感染不易控制,需做膀胱造口或膀胱造瘘引流尿液。极少数患者用以上方法无效,需考虑输尿管皮肤造口或肾造瘘。一般情况好转后大部分患儿可用尿道镜电切瓣膜。术后定期随访,观察排尿情况、有无泌尿系感染及肾功能恢复情况。

## 六、隐睾

睾丸未下降至正常阴囊内位置者,称为隐睾。

【病因】

胚胎早期睾丸位于膈下平面的腹膜后间隙,随胚胎的发育而逐渐下降,此下降过程受垂体作用和睾丸引带牵引而完成。若垂体功能不足、下降过程中有解剖异常或睾丸引带终止位置不正常者,均可产生隐睾。

【病理】

睾丸不在正常位置,在 3 岁左右将停止发育,曲精细管的细胞停留于单层细胞,无造精功能。至青春发育期,睾丸虽不发育,但间质细胞仍继续发育,所以其第二性征是完善的。隐睾患者常发生睾丸萎缩、恶性变,易受外伤及引起睾丸扭转和并发腹股沟疝。

【诊断】

1.体检可见单侧或双侧阴囊内无睾丸,阴囊发育差。多数隐睾可在腹股沟部扪及隐睾,但不能推入阴囊。

2.检查尿中 17-酮类固醇、FSH 及血清睾酮有利于寻找病因。

3.B 超探测腹膜后和腹股沟区,有时可发现异位的隐睾,并可测定睾丸大小。CT 对检查腹内隐睾也可能有帮助。此外,辅助检查还有腹腔镜探查等。

【治疗】

1.内分泌治疗:使用 HCG 或 LHRH 进行治疗,对 10 个月的小儿可采用 LHRH 制剂喷鼻,0.2mg,每日 3 次。若不成功,可用 HCG1000 单位,每周肌内注射 2 次,共 4～5 周。

2.手术治疗:其目的是游离松解精索,修复疝囊及将睾丸固定于阴囊内。手术应在 2 周岁前进行。对青春期前睾丸萎缩不明显者,也可施行睾丸下降固定术,必要时做自体睾丸移植。对经活检证实有原位癌、睾丸萎缩、成人单侧隐睾而对侧睾丸正常者,可行睾丸切除术。

【随诊】

术后随诊,了解睾丸发育情况。

# 七、马蹄肾

两侧肾的下极或上极在身体中线融合形成蹄铁形。

【病因】

在胚胎早期,两侧肾脏的生肾组织细胞在两脐动脉之间被挤压而融合的结果。

【病理】

蹄铁肾的融合部分大都在下极,构成峡部,峡部为肾实质及结缔组织所构成。其位于腹主动脉及下腔静脉之前及其分叉之稍上方,两肾因受下极融合的制约使之不能进行正常的旋转。

【诊断】

1.临床上表现为三项症状,即脐部隐痛及包块,胃肠道功能紊乱,泌尿系症状如感染、结石、积水等。

2.腹部平片可显示峡部阴影或结石,静脉或逆行性肾盂造影对诊断本病有重大意义,可见两肾下极靠拢及肾轴向内下倾斜,输尿管在肾盂及峡部前方,常有肾积水征象,膀胱造影可发现有反流。

3.CT 显示出肾上或下极的融合部,肾门位于前方,B 超及肾放射性核素扫描均有一定诊断价值。

【鉴别诊断】

由于一侧肾功能较差或技术因素未显影,往往将显影侧误诊为肾转位不全,仔细分析病史,辅以其他检查当可避免之。

【治疗】

本病肾功能常无异常,若无合并症,无需特别治疗。手术治疗主要是针对并发症而施行,对肾积水如为输尿管反流者可行输尿管膀胱吻合术,有狭窄者行肾盂成形术。峡部切除对缓解腰部疼痛及消化道症状可能有一定效果,但目前持谨慎态度。对一侧有恶性肿瘤、脓肾、严重积水、严重感染或导致高血压病者,可行经腹病侧蹄铁肾切除加对侧肾位置调整固定术。

【随诊】

定期做 IVU、肾功能或 B 超等检查。

## 八、多囊肾

肾实质中有无数的大小不等的囊肿,肾体积增大,表面呈高低不平的囊性突起,使肾表现为多囊性改变。

【病因】

在胚胎发育期,肾曲细管与肾集合管或肾直细管与肾盏,在全部或部分连接前,肾发育中止,使尿液排泄受到障碍,肾小球和肾细管产生潴留性的囊肿。

【病理】

肾表面为大小不等的囊泡,囊壁与囊壁及肾盂之间互不相通,囊壁内面为立方形上皮细胞覆盖,肾小球呈玻璃样变,肾小动脉管壁硬化,故常有高血压症状。肾功能随年龄增长而逐步减退。

【诊断】

1.多在 40 岁以上两侧发病,上腹部可发现包块及局部胀痛或胃肠道症状。由于肾功能不良往往出现面部浮肿、头昏、恶心及高血压,还常有贫血、体重下降、血尿等临床表现。

2.尿常规一般变化不大,部分患者可有蛋白尿及脓细胞,尿渗透压测定可提示肾浓缩功能受损,血肌酐呈进行性升高。

3.B 超表现为肾形增大,肾内无数大小不等囊肿,肾实质回声增强,IVU 显示肾盂、肾盏受压变形,盏颈拉长呈弯曲状,且为双侧性改变,CT 显示双肾增大、分叶状,有较多充满液体的薄壁囊肿,往往可同时发现肝囊肿等。基因间接连锁分析方法有可能在产前或发病前作出诊断。

【鉴别诊断】

本病要与双肾积水、双肾肿瘤、错构瘤相鉴别,B 超、IVU 及 CT 检查有助于鉴别。

【治疗】

目前无有效的治疗方法,一般对饮食及水、电解质摄入不过分强调限制,但要避免腰腹部外伤,防止感染,对早、中期患者可行减压手术,在患者处于肾功能衰竭尿毒症时,做相应的处理及肾移植,对合并结石而又不能自行排出者,可考虑手术治疗,选用恰当的降压药物对控制高血压亦有帮助。

【预后】

本病预后不佳,如早发现、早治疗及对晚期病例采用透析及肾移植术,有望延长生存时间。

【随诊】

定期复查肾功能。

## 九、两性畸形

两性畸形是指一个个体的性器官有着男女两性的表现,其发生原因在于性染色体畸变,雄激素分泌异常导致胚胎期性器官发育异常。

### 【分类】

两性畸形可分为真两性畸形和假两性畸形。真两性畸形是在机体内同时存在卵巢和睾丸组织染色体核型,可以为正常男性型、女性型或嵌合型,生殖导管和外生殖器往往为两性畸形。真两性畸形生殖腺必须是完整的即睾丸必须有正常的结构,有曲细精管、间质细胞及生殖细胞的迹象;卵巢必须有各种卵泡并有卵细胞生长的现象。至于仅有卵巢或睾丸的残遗组织,不属于真两性畸形。

1.真两性畸形

(1)一侧为卵巢,另一侧为睾丸,称为单侧性真两性畸形,此种类型占40%。

(2)两侧均为卵睾(即在一个性腺内既有卵巢组织又有睾丸组织),卵巢组织与睾丸组织之间有纤维组织相隔称为双侧性真两性畸形,此种类型占20%。

(3)一侧为卵睾,另一侧为卵巢或睾丸,此种类型占40%。

2.假两性畸形

(1)女性假两性畸形:这是一种较常见的两性畸形,患者的性腺为卵巢、内生殖道为正常女性,但外生殖器有不同程度的男性化特征,如阴蒂肥大,形状似男性的尿道下裂,阴唇常合并在中线,近似男性阴囊,但其中无睾丸,阴道口小。性染色体组型为XX,性染色质为阳性。

(2)男性假两性畸形:患者的性腺只有睾丸,其外生殖器变化很大,可以表现为男性的外形,也可以表现为女性的外形,或性别难辨。性染色体组型为XY,性染色质为阴性。

### 【临床表现】

患者出生时外阴部男女难分但比较倾向于女性,约3/4的患儿被当作女孩抚育,阴囊发育不良似大阴唇。性腺大多可在腹股沟部位或阴囊内摸到。患者在发育期一般都出现女性第二性征,如乳房肥大,女性体型,阴毛呈女性样分布,可有月经来潮。这是因为任何核型的真两性畸形都有卵巢组织,而卵巢的结构比较完善,所以大多数真两性畸形的卵巢在发育期可分泌雌激素,有排卵时还分泌孕激素,故可出现女性第二性征,但乳腺的发育较晚。患者大都有子宫及阴道,阴道开口在尿生殖窦,常见的子宫发育障碍是发育不良和子宫颈缺陷。

如果性腺是卵巢,则显微镜下一般正常,而睾丸在显微镜下都无精子生成,因此患者可有正常卵巢功能,极少数患者甚至可妊娠。卵睾是最多见的性腺异常,约50%卵睾在正常卵巢位置上移,其余50%或在腹股沟或在阴囊内。卵睾所在的部位与其成分有关,睾丸组织所占比例越大越易进入腹股沟或阴囊内。在卵巢一侧的生殖管总是输卵管,睾丸一侧的生殖管都是输精管,至于卵睾一侧的生殖管既可是输卵管也可是输精管,此与卵巢和睾丸组织的成分有关,一般以出现输卵管为多见。

**【诊断方法】**

患儿出生后若发现外生殖器异常,不能简单地做出单纯性尿道下裂合并隐睾或阴囊分裂的错误诊断。应做性染色质检查,多数呈阳性。若此项检查不符合正常男性,做染色体核型分析,组织细胞染色体较血细胞染色体核型分析对发现嵌合体更有帮助。对核型为 XX 者应仔细寻找女性男性化表型的来源,测定各种肾上腺激素、17-酮类固醇、孕三醇、17-脱氢黄体酮,以除外常见类型的先天性肾上腺增生。组织学检查发现兼有卵巢和睾丸组织即可明确诊断,但有时因性腺发育不正常造成诊断困难。

**【鉴别诊断】**

1.女性假两性畸形单纯从外生殖器难以确定性别,染色体组型亦为 46XX,与真两性畸形表现相似,但 24h 尿 17-酮类固醇及孕三醇增高,B 超、CT 检查常可见双侧肾上腺增大或有占位。

2.男性假两性畸形单纯从外生殖器难以确定性别,与真两性畸形表现相似。但 5α-二氢睾酮偏低,性腺活检只有睾丸组织,无卵巢组织。

3.克氏综合征只从外生殖器难以确定性别,与真两性畸形表现相似。但染色体组型为 47XXY,性腺活检只有睾丸组织,无卵巢组织。

**【治疗措施】**

治疗时所取性别是否恰当对患者身心健康发育至关重要,一般认为 2～3 岁前确定性别可避免发生心理异常。以往对真两性畸形性别的取向主要根据外生殖器的外形和功能来决定是否行男性或女性矫形手术,而不是根据性腺、内生殖器结构或染色体组型。近年来对真两性畸形,特别是核型为 46XX 者,多倾向改造为女性较好。因为:①真两性畸形患者的卵巢组织切片,大多能观察到原始卵泡,50%有排卵现象,而双侧睾丸曲细精管有精子发生者仅占 1.2%;②真两性畸形患者中 70%乳腺发育良好,24.5%发育较差,不发育者仅 5.5%;③男性尿道修补外生殖器成型较为困难,且效果不理想,而女性成形术的成活率较男性为高;④核型为 45X/46,XY 患者的隐睾约 30%可发生恶变,睾丸需予以切除。

（韩宏勇）

# 第三节　泌尿、男性生殖结核

## 一、肾结核

结核杆菌侵入肾脏,首先在双肾皮质毛细血管丛形成病灶,但不产生临床症状,多数病灶由于机体抵抗力的增强而痊愈,此时称为病理性肾结核。如侵入肾脏的结核杆菌数量多,毒力强,机体抵抗力低下,病变进一步侵入肾小管,抵达肾髓质继而肾乳头,到达肾盏、肾盂,产生临床症状,此时称为临床肾结核。

## 【病因】

病原菌为人型和牛型结核杆菌。由原发结核病灶如肺、骨、关节、淋巴结等经血管播散至泌尿生殖器官,肾脏最先发生,然后蔓延到输尿管、膀胱、前列腺、附睾等处。

## 【病理】

泌尿系结核的病理变化和其他器官相同,为淋巴细胞浸润,并有上皮细胞及多核巨细胞积聚。病变可纤维化愈合,也可发生干酪样坏死。

肾结核早期为结核结节,可彼此融合、中心干酪样坏死、液化并向肾盏、肾盂破溃形成空洞,还可扩大或发展为多个空洞和肾积脓,使整个肾脏破坏。肾结核病理的另一特点是高度的纤维化,使肾脏皮质缺血萎缩,称为梗阻性肾皮质萎缩。晚期肾结核可发生钙化,这是严重肾结核的标志,先呈斑点状出现于较大脓腔的边缘,而后累及全肾,形成贝壳样钙化。

结核菌可经肾向下尿路蔓延,侵犯输尿管和膀胱的黏膜和肌层,形成溃疡并逐渐发生纤维化,使输尿管增粗、变硬,形成一僵直的索条,最后完全闭锁。膀胱的结核结节最先出现在患侧输尿管开口周围,然后向其他区域扩散,蔓延至三角区并逐步累及全膀胱,结核结节融合形成溃疡,进而引起严重而广泛的纤维化,使膀胱挛缩,容量缩小。膀胱壁的病变可导致健侧输尿管开口狭窄或关闭不全,形成梗阻或反流,引起健侧肾脏积水。尿道结核多发生在男性病人,主要病理变化为尿道黏膜溃疡和纤维瘢痕,可引起严重的排尿困难。

## 【诊断】

1.早期有血尿和脓尿,病变蔓延至膀胱,引起结核性膀胱炎,产生尿频、尿急、尿痛等膀胱刺激症状,并可有低热、盗汗、腰痛。晚期可有尿毒症。

2.尿常规镜检可见红、白细胞。24 小时尿沉渣找抗酸杆菌阳性率较低,应反复检查。尿结核杆菌培养一般需两个月才有结果,对疑难病例有价值。

3.血沉和肾功能检测。

4.X 线检查:胸片可见肺结核病灶。排泄性尿路造影可见肾盂肾盏破坏,边缘模糊,不规则,部分可见空洞形成。当肾脏病变严重丧失功能时,不能显示出典型的结核破坏性病变。部分病例出现患肾功能严重损害,对侧肾盂积水及挛缩性膀胱。

5.膀胱镜检:可见黏膜充血、溃疡或结核结节。必要时做逆行性肾盂造影。

## 【治疗】

### (一)肾结核的保守治疗

病变局限,肾外有活动性结核病灶,或晚期肾结核(双侧),均应使用抗结核药物治疗,常用药物有异烟肼 300mg,每日 1 次;利福平 600mg,每日 1 次;吡嗪酰胺 1.0g,每日 1 次;或乙胺丁醇 750mg,每日 1 次。一般选两种或三种药物联合应用,3～6 个月为一疗程。同时注意休息和加强营养。

### (二)肾结核的手术治疗

凡药物治疗 6～9 个月无效、肾脏破坏严重者,应在药物治疗的配合下行手术治疗。肾切除术前抗结核治疗不应少于 2 周。

1.肾切除术　一侧肾脏严重破坏或功能完全丧失,而对侧肾功能良好者;患肾广泛钙化,丧失功能,输尿管已闭塞,即所谓"肾自截";结核肾合并感染形成脓肾,均应切除患肾。

2.肾部分切除术　局限在肾脏一侧的病灶,长期药物治疗无好转,或有区域性的病变,肾盏颈狭窄引起积水,药物难以控制者。

3.肾脏病灶清除术　局限性的肾结核空洞,可手术清除干酪样物质和坏死组织。

上述手术的术前、术后均应使用抗结核药物治疗。

### (三)肾结核并发症的手术治疗

1.对侧肾盂积水肾功能较差者,应先行肾造瘘,待肾功能好转后,切除患肾,再处理积水侧输尿管下端的梗阻。

2.挛缩性膀胱者,应先切除患肾,使用抗结核药物,待膀胱结核病变控制后再做结肠膀胱扩大术。

### 【疗效标准及预后】

肾结核的治疗应持续 1 年以上,当症状完全消失,血沉和尿化验正常,泌尿系造影检查病灶稳定或已愈合,全身无其他结核病灶,长期多次尿浓缩查找抗酸杆菌均为阴性,尿培养结核杆菌阴性,方可停药。

肾结核未及时治疗,可经膀胱侵入对侧上尿路,引起双侧肾结核,也可发生对侧肾盂积水和挛缩性膀胱等并发症。

# 二、男性生殖系统结核

男性生殖系统结核与泌尿系结核关系密切,临床上 32%～58% 的泌尿系结核合并有男性生殖系统结核。在病理检查时,最常发生结核的部位是前列腺,而临床上最易被发现的是附睾结核。

### 【病因】

男性生殖系统结核多来源于肾结核,结核杆菌感染膀胱、尿道,再侵入前列腺和输精管,最后引起附睾结核。

### 【病理】

前列腺的结核病变靠近腺管开口或射精管开口,也可在黏膜下血管附近开始,结核结节融合发展成结核干酪样变和空洞,最后波及整个前列腺和精囊。

附睾结核主要为干酪样变、空洞形成和纤维化。输精管可增粗变硬成串珠状,还可蔓延到睾丸和阴囊。

### 【诊断】

1.发病年龄与肾结核相同,多见于 20～40 岁。

2.临床上最常见的男性生殖系结核是附睾结核,表现为局限性硬结,输精管出现串珠样改变。结核病灶可形成寒性脓肿并向皮肤溃破形成窦道,合并有前列腺、精囊结核可出现血精。

3.应进行尿液检查及排泄性尿路造影,了解有无肾结核。

**【鉴别诊断】**

非特异性慢性附睾炎,通常有急性附睾炎病史,疼痛较明显,附睾肿块不如附睾结核硬和大,不形成窦道,无皮肤粘连和输精管串珠样改变。此外,应与淋菌性附睾炎和阴囊丝虫病等鉴别。

**【治疗】**

1.附睾结核早期经抗结核药物治疗常可使结节消退,并不都需要手术切除。

2.局部干酪坏死严重,侵犯睾丸,病变较大并有脓肿形成或药物治疗后硬结持续存在者应行附睾切除术。

3.靠近附睾的睾丸被结核侵犯时,可将附睾和部分睾丸切除,但应尽量保留睾丸组织。

**【疗效标准及预后】**

附睾结核病变可蔓延至对侧,形成双侧附睾结核,导致不育。附睾结核切除后,精囊和前列腺结核多能逐渐愈合。

# 三、膀胱结核

输尿管开口炎症和水肿,随着炎症范围的逐渐扩大,输尿管周围会形成肉芽肿而变得模糊不清。膀胱内很少出现结核性溃疡,但这种溃疡可出现在膀胱内任何位置。有时出现膀胱内弥漫性的炎症、绒毛状肉芽肿,并伴有溃疡。如果继续发展,就会出现膀胱壁纤维化和挛缩,输尿管开口出现典型的"高尔夫球洞"。由于现代药物治疗的进步,现在这种晚期病变已很少见到,病变的黏膜愈合后可出现星状外观。

膀胱结核的诊断除依赖其他的结核诊断方法外,主要依靠膀胱镜检查,能够在直视下观察黏膜的变化,早期膀胱结核的典型变化为黏膜浅黄色的粟粒样结节,多数位于输尿管口附近及三角区,较重者可见黏膜充血、水肿和溃疡。溃疡处的肉芽组织易误认为肿瘤,需取活组织做病理检查。B超检查可了解膀胱容量的变化。CT检查可了解膀胱壁增厚和新生物。而IVU的膀胱期可以得到关于膀胱的许多有价值的信息,包括膀胱容量、挛缩程度、外形、是否对称、是否充盈缺损。

对于膀胱结核的治疗,常规药物治疗是必需的。手术方法如下:

1.膀胱扩大成形术 因为膀胱既是排尿器官,又是储尿器官,除要解决疼痛、尿急和血尿外,还要解决膀胱挛缩引起的尿频,所以要考虑是否需要做膀胱扩大成形术。病变严重时膀胱失去弹性和顺应性,容量小于100ml扩大术的目的是增加容量。膀胱炎症并非是手术禁忌证,尽可能多地保留膀胱,用两层吻合并常规使用大网膜包裹吻合口来减少并发症。膀胱扩大成形术根据患者的条件可利用回肠、胃、结肠。术后可能出现下尿路感染,通常无症状,且难以根除,可用小剂量抗生素,至少连续应用6个月。

2.尿流改道术 尿流改道术指无法经原尿道排尿,或经原尿道排尿痛苦无法改善者。与膀胱扩大术不一样,需选择合适的患者。永久性尿流改道指征:①有精神病史或智力显著低下;②遗尿与膀胱容量小无关;③白天无法忍受尿失禁症状,对结核化疗无反应。回肠段或结肠段都可作储尿袋,部分患者也有恢复尿道的要求,可以将尿流改道患者的尿路解剖恢复正常。但在这之前,要对原膀胱的功能进行仔细评估,以确定结核处于静止期,膀胱出口没有梗阻,膀胱有足够的顺应性,逼尿肌能有足够的压力,尿流动力学全套检查是必要的。

3.原位新膀胱术　原位新膀胱术主要用于膀胱恶性肿瘤膀胱全切后尿路重建。目前也尝试用于结核性膀胱,取得令人鼓舞的治疗效果,但仍需更长时间随访和进一步研究。

## 四、前列腺结核

1.概述　结核病是一种可以侵犯全身的传染性疾病,临床上常见的男性生殖系结核是附睾结核,前列腺结核临床报道较少,但从病理学检查结果来看,前列腺是最常发生结核的部位。近年来,随着肺结核发病率的上升,前列腺结核的发病也呈上升趋势。患者多为中老年,大多数发生于 40～65 岁,70 岁以上者未见有该病发生。

前列腺结核发病率虽高,但因临床表现、影像学检查缺乏特异性,诊断较困难,故临床上误诊率高,早期常被误诊为前列腺癌或前列腺炎,确诊有赖于前列腺穿刺活检,但因其是有创性检查而难以常规进行。尤其是当前列腺结核与前列腺炎、前列腺增生合并存在时更容易忽略结核的存在,故临床见到的病例远较实际为少。另外,由于目前有抗结核作用的喹诺酮类药物的广泛使用可能部分掩盖了病情,而使症状出现了不同程度的好转,从而忽略了结核的存在,因此临床医师更应对前列腺结核有足够的认识,对难治性尿路感染、持续性无菌性脓尿、久治不愈的慢性前列腺炎及一些前列腺增生尤其前列腺直肠指检有韧硬结节者应排除前列腺结核或合并前列腺结核的可能。

2.病理　前列腺结核可见于前列腺的任何部位,大多同时侵犯双侧中央腺体及外围叶,早期为卡他性炎症,可在血管周围形成细密的结核结节,病变进一步发展,可导致腺体组织破坏,形成结核肉芽肿,中央可发生干酪样坏死,周围有类上皮巨细胞围绕,最后可液化并形成空洞。

前列腺结核的感染途径有两种:一是经尿路感染,泌尿系其他部位有结核病灶,带有结核杆菌的尿液经前列腺导管或射精管进入腺体;二是经血液感染,身体其他部位(如肺等)有结核病灶,其结核杆菌随血液循环进入到前列腺内。目前,对于男性生殖系结核究竟来自肾结核还是主要因原发感染经血行播散引起仍有争论。前列腺结核大多同时侵犯双侧。结核杆菌进入前列腺内组织后,早期在前列腺导管及射精管部位形成结核结节,然后向其他部位扩散,可扩展到前列腺两侧叶、精囊或附睾。也可能在前列腺包膜下组织内形成结核结节,再向其他部位扩散。前列腺结核一般可形成结核肉芽肿,干酪化形成空洞,最后形成纤维化硬节。致使前列腺增大,呈结节状且不规则,与周围器官紧密粘连,坚硬度与癌肿近似。病变严重时可扩展到前列腺周围组织,使精囊正常组织消失,结核组织密集,干酪样病变广泛,并可使输精管末端狭窄。如脓肿形成,可向会阴部溃破,成为持久不愈的窦道。也可向膀胱、尿道或直肠溃破。最终前列腺结核将继发感染,或经钙化而愈合。

前列腺结核的确诊依赖组织病理学检查。典型的病理改变为上皮样肉芽肿、郎罕斯细胞和干酪样坏死。但穿刺活检存在假阴性,有时需要反复穿刺才能得到确诊。

3.诊断　泌尿生殖系结核的诊断首先依靠临床表现,当病变局限于肾脏时仅表现为无痛性血尿和无菌性脓尿,随病情发展可出现膀胱刺激症状。前列腺结核表现不典型,患者仅有长时间尿频,最长达 15 年,部分患者有排尿不适。直肠指诊前列腺质硬,表面不光滑有结节,体积无明显增大;可合并附睾结核。

实验室检查可提供前列腺结核的诊断线索。尿常规检查出现红、白细胞,尿呈酸性,血沉增高者,可做进一步的检查,如尿沉渣找抗酸杆菌和尿 TBDNA 检测。关于 TBDNA 的阳性率,国外报道远较国内高(高达 94%),且特异性较高,可反复进行。放免法检测肾结核患者血清特异性抗结核抗体 IgG 的阳性率可达 100%,但未见有用于前列腺结核检测的报道。血清前列腺特异性抗原(PSA)值是诊断前列腺癌的重要指标,但前列腺结核亦可致 PSA 值升高,经抗结核治疗后 PSA 值下降,PSA 值升高可能与合并排尿困难、尿路炎症、前列腺指诊等因素有关,因此,PSA 值升高对诊断本病有无意义还待进一步研究。

影像学检查对前列腺结核的诊断具有重要的参考价值。经直肠超声探查是诊断前列腺结核的有效方法之一。前列腺结核声像图可表现为外腺区结节状低回声,病程长者可呈强回声。前列腺结核的声像图与其病理特点有关,结核病变早期由于结核结节的形成,则形成强弱相间的混合性回声,其周边血流丰富;空洞前及空洞期则形成弱回声,偶尔可探测到周边散在的血流;当结核病变为纤维化期时,则形成较强的高回声。同时经直肠超声探查还可引导前列腺穿刺活检,是确诊前列腺结核的有效手段之一。CT 能反映前列腺结核的慢性炎症改变,当出现干酪样变时,显示腺体内密度不均,可伴钙化。

文献报道前列腺结核磁共振成像(MRI)检查的 $T_1WI$ 同一地带呈空洞,$T_2WI$ 同一地带低信号强度。前列腺结核 MRI 表现临床报道较少,Tajima 等报道了 1 例前列腺结核的 MRI 表现,病灶呈弥漫性分布,$T_2WI$ 显示结核病灶呈低信号影。Wang 等研究报道 MRI 自旋回波序列 $T_1WI$ 不能显示前列腺结核病灶,$T_2WI$ 显示结核病灶呈低信号区,Gd-DTPA 增强后前列腺结核病灶显示清楚,但与前列腺癌鉴别困难。MRI 具有较好的软组织分辨率和三维成像的特点,MRI 功能成像可提供前列腺的病理、生化、代谢信息,因此 MRI 检查目前被认为是前列腺疾病理想的影像学检查方法,对于前列腺结核及前列腺癌的鉴别诊断有待于进一步研究。结核菌素实验阳性对诊断有一定参考。

有人曾报道膀胱尿道镜检时发现前列腺结核有 3 种典型变化:①精阜近侧端尿道扩张,黏膜充血增厚;②前列腺尿道黏膜呈纵行皱折,前列腺导管周围因瘢痕收缩而呈高尔夫球洞状;③前列腺尿道黏膜呈纵行小梁样改变。但亦有研究发现前列腺结核患者行尿道镜检 12 例,仅发现 1 例前列腺导管开口呈高尔夫球洞样,认为其检出率低,亦无特异性,仅对晚期病变的诊断有参考价值,不宜常规实施。

前列腺结核的诊断多数是通过病理检查最终确诊,因此值得提倡。

4.鉴别诊断 虽然前列腺结核的发病在男性生殖系统结核中占第一位,但是早期诊断比较困难,容易被忽视,需要与一些常见病进行鉴别。

(1)与非特异性前列腺炎相鉴别:前列腺结核又称结核性前列腺炎,其早期临床症状与慢性前列腺炎相同,也可见前列腺液中脓细胞增多,因此临床上难以区别。尤其对年轻患者,需结合病史及直肠指诊、前列腺液常规仔细分析,常需做尿液结核菌涂片及培养,以及精液和前列腺液的结核菌检查。除尿频外,慢性前列腺炎患者有尿不尽感,伴会阴以及腰骶部不适,直肠指诊前列腺不硬无结节感,前列腺液常规白细胞＞10 个/HP,卵磷脂体减少。前列腺结核由于腺体受损纤维化,前列腺液不易取出。应注意的是,对前列腺结核患者做前列腺按摩要慎重,以防引起结核病变扩散,应先做精液结核菌检查。在应用抗结核治疗后方可考虑做前列腺按摩,以行前列腺液结核菌涂片检查。

（2）与前列腺癌相鉴别:对年龄较大的患者需与前列腺癌相鉴别,前列腺癌患者 PSA 检查一般偏高,前列腺结核也可引起前列腺增大、有坚硬的结节且固定,不易与前列腺癌区别,但二者最终鉴别有待于前列腺病理活检。实际上,直肠指诊时,前列腺癌的肿块质地较结核更为坚硬,且有大小不等的结节。若癌肿已侵犯至前列腺包膜外,则肿块固定。

（3）与前列腺结石相鉴别:在 X 线平片上,可见前列腺钙化影,这可以是前列腺结核的表现,也可以是前列腺结石的表现。但前列腺结核常伴有附睾、输精管结核,可扪及附睾肿大或输精管有串珠状结节病变。再结合前列腺液检查,两者不难鉴别。

5.治疗　前列腺结核的治疗和全身结核病的治疗方法相同,必须包括全身治疗和抗结核药物治疗。前列腺结核用抗结核药物治疗有较好的效果,一般不需手术治疗。前列腺结核一旦确诊,除了休息、适当营养、避免劳累等,还应正规抗结核治疗。目前国内多采用异烟肼（INH）＋利福平（RFP）＋吡嗪酰胺（PZA）方案,而国外采用异烟肼（INH）＋利福平（RFP）＋乙胺丁醇（EMB）方案,疗程半年。术前 2 周的控制性治疗应以标准短期抗结核药物作为首选,采用异烟肼（INH）＋利福平（RFP）＋吡嗪酰胺（PZA）＋乙胺丁醇（EMB）治疗 2 周,对经抗结核治疗 2～4 周症状改善不明显者,可改行手术治疗。鉴于手术中存在结核杆菌扩散的危险,应选择创伤小的手术方式,一般不主张作前列腺切除术,因为前列腺结核用现代抗结核药物治疗大多能控制病变,而且这类手术需将前列腺连同附睾、输精管、精囊等一并切除,手术范围大,有一定危险,甚至术后会引起结核性会阴尿道瘘,伤口不愈合。可以采用经尿道前列腺切除术（TURP）或 TVP 治疗,治疗效果良好,术后继续抗结核治疗,排尿症状均可以得到改善。只有当前列腺结核严重、广泛空洞形成、干酪样变性或造成尿路梗阻,用一般药物治疗不能缓解时,或者前列腺结核寒性脓肿已引起尿道、会阴部窦道时,可考虑作前列腺切除术。前列腺结核伴有附睾结核的病例,如果药物治疗无效,可考虑作附睾切除术,对前列腺结核的治疗也有好处,附睾切除后,前列腺结核多可逐渐愈合。

治愈的标准是尿液或前列腺液结核菌涂片和培养均为阴性,泌尿生殖系统结核症状及体征全部消失。

## 五、治疗

临床肾结核为进行性疾病,不经治疗不能自愈,死亡率很高。但目前的观点有改变,因为发现"自截肾"的患者是可以自愈的。在有效的抗结核药物问世以前,肾切除术为治疗肾结核的主要方法。1944 年随着链霉素的发现及其后对氨基水杨酸、异烟肼和利福平的相继问世,开创了结核治疗史上的新纪元。近年来,作为肾结核治疗的主要手段,药物治疗不仅使一些早期的肾结核病变获得痊愈,而且可使许多患者免于手术治疗或缩小了手术范围。然而,药物治疗不能替代手术,对于一些有手术指征的病例,手术前后的药物治疗作为整个治疗过程中必不可少的组成部分,仍需值得强调。

## (一)药物治疗

1.一线抗结核药物 (1)异烟肼(INH):1952年问世,对细胞内外生长旺盛的结核杆菌具有很强的杀灭作用,最低抑菌浓度为$0.05\sim0.2g/ml$。其作用机制可能与异烟肼干扰结核菌核酸的生物合成有关,此外,还通过影响结核菌体内独一无二的霉菌酸酶合成酶的活性而抑制霉菌酸的合成,达到杀灭结核菌的目的。异烟肼口服后70%经肾脏排泄,其中部分以原形排泄,但大多数以非活化形式。可广泛分布于体内组织,浓度与血清浓度相当。肾衰患者不需调整剂量,但对肝功能衰竭者需调整剂量。一般10%~20%的患者应用异烟肼会出现肝毒性,且为GPT升高,通常发生在用药后6~8周。还有发生周围神经炎,而神经炎的发生与药物剂量有关,因此,长期服用异烟肼时,应同时服用维生素$B_6$,每日20mg,以预防周围神经炎的发生。

(2)利福平(RFP):是从地中海链霉菌中分离出来的抗生素。通过抑制敏感细菌中DNA介导的RNA多聚酶的活性,从而抑制结核菌的RNA合成,对结核菌具有很强的杀灭作用。由于其为脂溶性,能穿透细胞膜进入巨噬细胞,杀死细胞内的细菌。口服吸收良好,组织穿透力强,组织中的浓度常超过血浆浓度,主要经尿液排泄。口服600mg,8小时后尿中可达峰浓度$100g/ml$,且在尿中维持灭菌所需浓度达36小时,肾功能不良者不引起蓄积,无需减量。但利福平可与100多种药物发生相互作用,包括口服避孕药、肾上腺皮质激素和多种抗反转录病毒药,且可以引起血小板减少、紫癜等。因此,服药期间应定期复查肝功能和血小板。女性可引起月经紊乱。

(3)链霉素(SM):于1944年由灰色链霉菌分离出来,属于氨基糖苷类抗生素之一。通过与结核菌的特殊蛋白质或其内30S单位的核糖体相结合,从而干扰细菌蛋白质的合成,达到杀灭结核菌的目的。链霉素经肌内注射后,能快速分布到身体内各处组织,能通过结核性脓肿壁,甚至能够进入干酪样坏死组织内。最后经肾小球滤过后自尿中排出,使尿中可达到较高的浓度。链霉素的主要毒性作用为第Ⅷ对脑神经的损害。链霉素的耳毒性出现症状后马上停药,还是可以逆转的。如出现耳聋则往往为永久性的。此外,少数患者可发生过敏反应。

(4)吡嗪酰胺(PZA):为烟酰胺的衍生物,1952年合成。对结核菌具有杀灭作用,尤其在酸性环境中作用更强。吡嗪酰胺对巨噬细胞内酸性环境中的结核菌具有特殊的杀灭作用。吡嗪酰胺的主要毒性反应为肝脏损害;大约15%的患者出现肝毒性。因代谢产物可与尿酸竞争,抑制尿酸的排泄,故可使体内尿酸增高,引起关节疼痛。

(5)乙胺丁醇(EMB):于1961年合成,抗结核作用主要是抑菌,尤其对耐异烟肼和其他常用抗结核药的菌株具有很强的抗菌作用。其作用机制可能与其进入结核菌体内抑制结核菌的生物合成有关。口服后吸收良好,大约80%以有活性的药物原形从尿中排出。因此,尿中可达到很高的药物浓度。乙胺丁醇的主要毒性反应为球后视神经炎,表现为视物模糊、中心暗点、不能辨别颜色,多发生在治疗2个月以后。

2.其他二线药物 包括乙硫异烟胺和环丝氨酸以及卡那霉素、卷曲霉素、阿米卡星、环丝氨酸等。此外,以往曾作为第一线药物使用的对氨基水杨酸(PAS),由于其不良反应较大,已被乙胺丁醇(EMB)所取代。

新的抗结核药物如利福喷汀,服药后血液中半衰期较长,可达14~18小时,适用于间歇疗法,口服每周 1～2 次。

### （二）特殊病例的治疗

对于急性结核性膀胱炎伴有严重膀胱症状者,可使用肾上腺皮质激素泼尼松龙(强的松龙)至少 20mg,每日 3 次,与 4 种第一线抗结核药物共同使用,一般用药 4 周,可大大减轻膀胱刺激症状。由于利福平可以减低泼尼松龙(强的松龙)的生物利用度,降低其疗效,因此,与利福平合用时,泼尼松龙(强的松龙)的剂量应加大。

孕妇合并肾结核者,除了因严重肾功能衰竭需终止妊娠外,一般可继续妊娠,因大部分动物实验报告抗结核药物致胎儿畸形所需的剂量要比应用于人类的多得多。虽有报道利福平可以增加胎儿肢体缺陷的发病率,但迄今未得到证实。孕妇合并肾结核,只要肾功能和血压正常,很少有证据表明他们患毒血症和胎儿死亡率的危险性比一般人群增加。由于三联以上的药物联合使用时,很难评价其中某一种药物的毒性作用,因此,建议在妊娠头 3 个月的抗结核药物治疗时,利福平应每周 3 次给药,且在应用异烟肼的同时,每日加服维生素 $B_6$ 20mg。链霉素应禁止使用,因此药可经胎盘血液循环造成胎儿的耳肾毒性。

### （三）手术治疗

手术治疗的患者在手术前后均需以抗结核药物配合治疗。肾切除术前应行药物治疗 2～3 周,保留肾脏的手术如肾病灶清除术、肾部分切除术、肾盂输尿管整形术以及肠膀胱扩大术等则术前用药至少 4 周。在新的短程抗结核药物治疗下,外科手术必要时可以提前,但如果患者同时存在其他器官结核时,手术治疗前应有更充分的药物治疗。

1.肾切除术 由于结核化疗药物的进展,短程化疗改变了过去肾结核的外科治疗方案,过去认为必须手术的患者,现在采用药物治疗即可能治愈;必须行肾切除术的患者,现在通过整形手术即可能将肾脏保存下来。肾切除适应证是:①伴或不伴钙化无功能肾。②病变累及全肾,合并高血压和(或)肾盂输尿管连接部梗阻。③合并肾癌。

施行肾切除术前应了解对侧肾功能情况。肾结核一般不需要做紧急手术,只要全身情况稳定,其他器官的结核并不是肾切除的禁忌证,肾结核的治愈有利于其他部位结核的恢复。

2.肾部分切除术 由于现代短程抗结核药物的治疗,使得肾脏的局限性病灶能够很快治愈,因此目前肾部分切除术已很少用于治疗肾结核,其适应证是:①局部钙化性病灶位于肾上极或下极,6 周强化治疗后无明显变化者;②钙化病灶逐渐增大有破坏整个肾脏危险时。无钙化结核病灶的肾脏不宜行肾部分切除术。

3.病灶清除术 随着影像学进步,能够在荧光屏或超声指导下对肾脏的结核性脓肿进行穿刺吸脓,注药,引流脓液吸取后也可向脓腔内注入抗结核药物效果良好,此种方法已取代病灶清除术。

4.输尿管狭窄时处理 在急性期可以留置双 J 管或经皮肾造瘘,因为狭窄部位在输尿管中 1/3,所以手术一般要根据狭窄段部位和长度确定,可以经内镜扩张或内切开置管术,或狭窄段切除输尿管吻合术、膀胱瓣术等。

（韩宏勇）

# 第四节　泌尿、男性生殖器感染

## 一、前列腺炎

### （一）急性细菌性前列腺炎和前列腺脓肿

由细菌引起的前列腺组织的急性炎症称为急性细菌性前列腺炎，如炎症进一步发展形成脓肿则称为前列腺脓肿。

**【病因】**

常见致病菌株有大肠杆菌、变形杆菌、克雷伯杆菌及肠杆菌等，感冒、疲劳、酗酒、性欲过度、会阴损伤及痔内注射药物均能诱发急性细菌性前列腺炎和前列腺脓肿。

**【病理】**

前列腺局部或全部呈显著的炎症反应，腺泡内和四周可见大量的多形核白细胞浸润。基质弥漫性水肿充血，早期可见小脓肿，后期有大脓肿形成。急性前列腺炎常与急性膀胱炎有关，并导致急性尿潴留。

**【诊断】**

1.突然发热、寒战、后背及会阴痛，伴有尿频、尿急、尿道灼痛和排尿困难。

2.直肠指检：前列腺肿胀，触痛明显，腺体坚韧不规则。脓肿形成后，患侧前列腺增大，并有波动感。

3.前列腺液有大量白细胞或脓细胞以及含脂肪的巨噬细胞，培养有大量细菌生长（但急性期不应做按摩，以免引起菌血症）。

4.做尿培养可了解致病菌及药敏。

**【鉴别诊断】**

1.急性肾盂肾炎　直肠指检时前列腺炎的特征性表现可资鉴别。

2.急性非特异性肉芽肿性前列腺炎　好发于有严重过敏史或支气管哮喘者，是全身脉管炎的一种表现，血中嗜酸粒细胞增多。

**【治疗】**

1.采用有效的抗菌药物迅速控制炎症，并持续至症状消失后至少1周。

2.全身支持疗法，补液利尿，退热止痛，卧床休息。

3.前列腺脓肿时可在局麻下经会阴穿刺抽吸，但常需经尿道或经会阴切开引流。

4.有急性尿潴留时应做耻骨上穿刺造瘘。

**【疗效标准及预后】**

症状完全消失1周以上可认为已治愈。本病经及时诊断和正确治疗，预后较好。

### （二）慢性前列腺炎

慢性前列腺炎包括慢性细菌性前列腺炎和无菌性前列腺炎。前者前列腺液内有大量脓细胞,培养有细菌生长,后者又称前列腺痛,培养无细菌生长。

【病因】

细菌性前列腺炎的致病菌以大肠杆菌、变形杆菌、葡萄球菌、链球菌等多见。无菌性前列腺炎病因不明。

【病理】

慢性前列腺炎的组织学无特异性,腺泡内或腺泡周围的基质内可见浆细胞、巨噬细胞和淋巴细胞。

【诊断】

1.排尿不适,轻度膀胱刺激征,腰骶部疼痛,排尿终末时尿道口有白色分泌物,有时出现血精。

2.细菌性前列腺炎的前列腺液内有大量脓细胞,镜检每高倍视野超过 10 个以上,卵磷脂减少或消失。

3.分段尿和前列腺按摩液细菌培养可区分细菌性和无菌性前列腺炎。

【鉴别诊断】

急性和慢性尿道炎、膀胱炎等可与前列腺炎同时存在或分别发生,分段尿和前列腺按摩液细菌培养可确定炎症部位。

【治疗】

1.加强身体锻炼,禁忌刺激性食物。

2.使用前列腺液内浓度较高的药物,如复方新诺明、氧氟沙星、罗红霉素等。

3.前列腺按摩,每周 1 次,热水坐浴每晚 1 次。

4.前列腺射频理疗。

5.中药治疗。

6.对症状严重、久治无效的病人可行抗生素局部注射治疗。

7.对伴有神经官能症和不育症病例,应酌情对症处理。

【疗效标准及预后】

细菌性前列腺炎迁延不愈,反复发作,可引起腺体纤维化和后尿道狭窄。

# 二、肾盂肾炎

肾盂肾炎是常见病,女性明显多于男性。感染途径有上行性感染和血行感染两种。由于感染途径不同,炎症的首发部位也不一样,但肾实质和肾盂都先后发生炎性病变,故临床上称肾盂肾炎。根据病程可分为急性和慢性两种。

## (一)急性肾盂肾炎

急性肾盂肾炎是细菌侵犯肾盂和肾间质引起的急性感染性疾病。

【病因】

主要的致病菌是革兰阴性菌,最常见的是大肠杆菌和变形杆菌。其次是克雷伯杆菌,以及革兰阳性球菌中的表皮葡萄球菌、腐败寄生葡萄球菌、金黄色葡萄球菌和 D 组链球菌(肠球菌）。厌氧菌引起肾盂肾炎罕见。

**【病理】**

肾脏因炎症水肿而肿大，被膜下可见细小突起的黄色小脓肿，周围可见出血点。在肾脏剖面上，细小的脓肿主要在皮质，局部呈楔形分布，充满脓液的黄色条纹状集合管从皮质开始，经过髓质，终于肾乳头。肾盂肾盏黏膜充血变厚，并有渗出物覆盖。

组织学改变为肾实质特别是皮质的间质和肾小管之间广泛的炎性细胞浸润，主要为多形核白细胞，此外，还有淋巴细胞、浆细胞和嗜酸性细胞。肾髓质、肾盂肾盏黏膜也有类似改变，但肾小球一般无改变。

**【诊断】**

1.常有寒战，中、重度发热，持续腰痛和尿频、尿急、尿痛，还常伴有全身不适、虚脱、恶心、呕吐甚至腹泻。

2.患侧肾区叩痛。

3.血白细胞升高，血沉加快，尿中有大量脓细胞，尿培养菌落计数大于 $10^5$ cfu/ml。

4.X线检查：腹部平片因肾脏和肾周组织水肿使肾脏轮廓显示不清。无并发症的急性肾盂肾炎 IVP 检查常无明显变化，病情重者显影延迟或不显影。合并结石和梗阻时有相应表现。

**【鉴别诊断】**

1.胰腺炎：因与急性肾盂肾炎疼痛的部位和性质相似，可造成误诊。血淀粉酶升高，尿液检查正常有助于胰腺炎的确诊，并可排除急性肾盂肾炎。

2.基底部肺炎：因引起肋下疼痛可致误诊。但其呼吸道症状和胸部 X 线的异常表现可资鉴别。

3.急腹症：急性阑尾炎、胆囊炎、梅克尔憩室炎等早期的症状和体征相似，但尿液分析和 B 超等检查有助于鉴别。

4.急性盆腔炎：体格检查的特征性体征和尿液培养阴性提示急性盆腔炎。

5.急性肾盂肾炎还需与肾脓肿、肾周脓肿、急性前列腺炎和急性睾丸炎鉴别。

**【治疗】**

1.抗菌药物治疗：根据血和尿标本的细菌培养及药敏试验结果选用敏感抗生素。药敏试验之前可先做经验用药，一般选一种氨基苷类加氨苄西林静脉给药，治疗 1 周后改口服抗生素 2 周。

2.一般治疗：卧床休息，多饮水或静脉补液，以保证有足够的体液和尿量。

3.对症治疗：解痉、止痛、降温等。

4.症状顽固者应检查有无尿路梗阻存在，并做相应处理。

**【疗效标准及预后】**

有效的治疗应在 48～72 小时后使症状明显改善，但应注意 1/3 的患者在症状消失后仍然有病原菌的潜伏。因此，治疗期间和治疗后必须重复进行多次尿培养，随访半年以上阴性方为治愈。

无尿路梗阻等不利因素存在的急性肾盂肾炎患者，如诊断及时，经适当治疗可迅速痊愈，而不留任何后遗症。有尿路梗阻和高龄等不利因素时预后较差。

### （二）慢性肾盂肾炎

慢性肾盂肾炎是肾盂肾间质受致病菌侵袭所致的慢性感染性疾病。通常是由于急性感染期间治疗不当或者不彻底而转入慢性阶段，部分成年患者的慢性肾盂肾炎是幼年时代的肾盂肾炎逐渐演变而来，因为婴幼儿肾脏发育不完善，发生尿路感染时易引起肾瘢痕形成。

**【病因】**

致病菌与急性肾盂肾炎相同。

**【病理】**

肾脏萎缩，表面瘢痕形成，凹凸不平，被膜苍白且难以剥离，组织学见肾实质内大量浆细胞和淋巴细胞浸润，肾小管退行性变。部分扩张的肾小管内含蛋白分泌物。

**【诊断】**

1.小儿（偶尔成人）患者可出现慢性肾盂肾炎急性发作，此时有发热，无急性发作的患者可能无症状，晚期且累及双侧肾脏时可有高血压、贫血和氮质血症。

2.除非急性感染发作，否则无特异体征。

3.化验：无急性发作、无氮质血症时血液检查正常。部分病例可有脓尿和菌尿。明显的蛋白尿意味着病情严重，累及肾小球。

4.X线检查：腹部平片示肾脏缩小，有时有结石。尿路造影的特征性表现有肾盂扩张，肾实质瘢痕萎缩变形，显影延迟或显影不良。

5.膀胱镜检：活动性感染时有膀胱炎的征象，输尿管开口形状和位置异常提示瓣膜功能不全。输尿管插管分侧收集尿液做细菌培养可确定感染部位。

**【鉴别诊断】**

在无急性肾盂肾炎发作时，鉴别上尿路和下尿路感染很困难。慢性肾盂肾炎患者在排泄性尿路造影时有典型的肾脏瘢痕，而下尿路感染时肾脏正常。

**【治疗】**

1.有慢性肾盂肾炎证据的各个年龄组患者应根据细菌培养和药敏试验结果，选择适当抗生素治疗。如果为重新感染，则需长期连续使用抗生素治疗。

2.手术治疗：通过手术矫正解剖缺陷，解除梗阻，取出结石。

**【疗效标准及预后】**

发病年龄、解剖缺陷、肾脏病的严重程度和尿路感染的疗效等决定着慢性肾盂肾炎的预后。但除了治疗不彻底的婴幼儿慢性肾盂肾炎外，一般不会发展到慢性肾功能衰竭。

## 三、膀　胱　炎

膀胱炎是膀胱黏膜发生的感染，常伴有尿道炎，统称为下尿路感染。

**【病因】**

细菌多由尿道外口逆行进入膀胱，因此女性多发，病原菌以大肠杆菌和葡萄球菌多见。

## 【病理】

急性膀胱炎时,黏膜弥漫性充血水肿,呈深红色。黏膜下多发性点状出血或淤血,偶见表浅溃疡,表面有脓液和坏死组织。组织学见黏膜水肿脱落,毛细血管扩张,白细胞浸润。

慢性膀胱炎黏膜苍白,粗糙增厚,组织学见黏膜固有层和肌层有成纤维细胞,小圆形细胞和浆细胞浸润。

## 【诊断】

1.急性膀胱炎可突发尿频、尿急、尿痛,可有终末血尿,膀胱区有压痛。慢性膀胱炎有轻度的膀胱刺激症状,但经常反复发作。

2.尿内有白细胞和红细胞。

3.尿培养可明确病原菌,并做药物敏感试验。

## 【鉴别诊断】

1.急性肾盂肾炎　除膀胱刺激征外,还有寒战、高热和肾区叩痛。

2.结核性膀胱炎　慢性病程,抗菌药物疗效不佳,尿液中可找到抗酸杆菌,尿路造影显示患侧肾脏有结核病变。

3.间质性膀胱炎　尿液清晰,无白细胞,无细菌,膀胱充盈时有剧痛。

4.腺性膀胱炎　靠膀胱镜检和活检鉴别。

## 【治疗】

1.急性期应卧床休息,大量饮水。

2.使用抗菌药物。急性膀胱炎可用单次剂量或 3 日疗程。慢性膀胱炎还需解除梗阻,控制原发病等治疗。

3.碱化尿液:服用枸橼酸合剂。

4.使用解痉药物,如颠茄合剂或普鲁苯辛。

## 【疗效标准及预后】

急性膀胱炎经及时和适当治疗后,都能迅速治愈。慢性膀胱炎如能清除原发病灶,解除梗阻,并对症治疗,大多能获得治愈,但需较长时间,且易复发。

# 四、睾丸附睾炎

## (一)急性附睾炎

急性附睾炎是致病菌侵入附睾所致的急性炎症。

### 【病因】

急性附睾炎的致病菌多经后尿道侵入,以大肠杆菌和葡萄球菌多见。

### 【病理】

感染由尾部向头部扩散,附睾肿胀、变硬,附睾切面可见细小脓肿形成。睾丸鞘膜有恶臭的分泌物,并可化脓。组织学表现为一种蜂窝织炎。

**【诊断】**

1.突发附睾肿胀、疼痛,有时出现寒战、发热。

2.附睾触诊有肿大或硬结,压痛明显。

3.常因并发前列腺炎和精囊炎而反复发作。

4.化验:血白细胞升高。初段和中段尿细菌培养可检出附睾炎的致病菌。

**【鉴别诊断】**

附睾结核很少有疼痛、发热,输精管可有串珠样改变。尿液或前列腺液培养可找到结核杆菌。

**【治疗】**

1.应用抗菌药物。

2.托高阴囊可减轻疼痛,早期冰袋冷敷可防止肿胀,晚期热敷可加速炎症吸收。

3.反复发作,或硬结持续存在引起疼痛者可做附睾切除术。

**【预后】**

及时诊断和治疗,急性附睾炎可在两周内完全消退,附睾大小和硬度恢复正常需4周以上。炎症累及双侧可导致生育能力低下或不育。

### (二)慢性附睾炎

慢性附睾炎指急性附睾炎在急性期后经常反复轻度发作,是急性附睾炎不可逆的终末阶段。

**【病因】**

同急性附睾炎。

**【病理】**

纤维组织增生使附睾局部或整体变硬,组织学见瘢痕组织,输精管狭窄阻塞。组织中有淋巴细胞和浆细胞浸润。

**【诊断】**

除轻度发作期有局部不适外,一般无特殊症状,附睾内可触及肿块,有或无触痛,精索增粗。

**【鉴别诊断】**

同急性附睾炎。

**【治疗】**

1.炎症活动期可用抗生素治疗。

2.必要时可做附睾切除。

**【疗效标准及预后】**

慢性附睾炎除反复发作和引起不育外,很少有其他后遗症。

### (三)睾丸炎

睾丸炎是各种致病因素引起的睾丸炎性病变。可分为特异性睾丸炎和非特异性睾丸炎两类。

**【病因】**

特异性睾丸炎主要是病毒引起(腮腺炎性睾丸炎)或螺旋体引起(梅毒性睾丸炎)。非特异性睾丸炎的致病菌主要有葡萄球菌、大肠杆菌、肠球菌和变形杆菌等,多由附睾炎蔓延而来。

**【病理】**

特异性睾丸炎时睾丸高度增大并呈蓝色,切开睾丸时由于间质的反应和水肿,睾丸小管不能挤出,组织学表现为充血、水肿,大量中性粒细胞、淋巴细胞和巨噬细胞浸润。愈合时,睾丸变小,曲细精管严重萎缩,但保留间质细胞。

非特异性睾丸炎时睾丸不同程度充血、肿大,切开时见有小脓肿,组织学见有灶性坏死、组织水肿和中性粒细胞浸润。

**【诊断】**

1.局部有睾丸疼痛、肿胀,可触及肿大的睾丸并有压痛。

2.全身有畏寒、发热及恶心、呕吐。

3.非特异性睾丸炎时附睾也有肿大、触痛,睾丸、附睾界限不清。腮腺炎性睾丸炎时可触及肿大的腮腺。

**【鉴别诊断】**

1.急性附睾炎　早期易与睾丸炎鉴别,后期因睾丸被动充血而易误诊。如有尿道分泌物、脓尿,尿液化验异常,前列腺液培养阳性可认为是急性附睾炎。

2.精索扭转　发病急骤,附睾于睾丸前方被扪及,且局部疼痛显著,B超可协助诊断。

**【治疗】**

1.腮腺炎性睾丸炎　抗菌药物是无效的,可用1%的利多卡因20ml做低位精索封闭,以缓解睾丸肿胀和疼痛,亦有改善睾丸血运、保护睾丸生精功能的作用。

2.非特异性睾丸炎　用抗菌药物控制感染。

3.一般治疗　卧床休息,抬高睾丸,早期冷敷,后期热敷,可减轻疼痛不适和肿胀。

**【疗效标准及预后】**

腮腺炎性睾丸炎如为双侧病变,可引起生精功能不可逆损害,导致不育。急性期一般为1周,两个月后可观察到睾丸萎缩。

## 五、肾周围炎和肾周围脓肿

肾周围炎是发生于肾包膜与肾周筋膜之间的脂肪组织中的炎症,如感染发展为脓肿,则称为肾周脓肿。在住院病人中,发生率为0.1%～0.4%,占泌尿外科手术的0.2%。以单侧多见,右侧多于左侧,男性较多,年龄常在20～50岁。

**【病因】**

病原菌可来源于肾脏的感染灶,也可由血行或淋巴播散而来。常见病原菌为葡萄球菌和大肠杆菌。

**【病理】**

肾周围炎如原发病灶经抗菌药物控制感染后,炎症可消失仅留纤维组织。如炎症继续发展则形成脓肿,并根据脓肿位置不同引起患侧胸膜腔积液、肺基底部炎症、支气管胸膜瘘及膈下脓肿等。

**【诊断】**

1.临床表现:肾周围炎起病缓慢,有腰部钝痛和肾区叩痛。脓肿形成时有寒战、高热,患侧腰部和腹部明显叩痛和压痛,腰大肌试验阳性。

2.血白细胞总数及中性分叶核粒细胞升高,感染如系血行播散,尿中一般无脓细胞和细菌尿。

3.腹部 X 线平片显示肾外形不清,肾区密度增加,腰椎凹向患侧,腰大肌阴影模糊。

4.B 超和 CT 对肾周脓肿有定位诊断价值。

**【鉴别诊断】**

肾周脓肿有时需与急性肾盂肾炎、胸膜炎、膈下脓肿、腹膜炎和腰椎结核所致的腰大肌脓肿等鉴别,B 超和 CT 检查有助于鉴别。

**【治疗】**

1.早期肾周围炎未形成脓肿时,及时应用抗生素治疗和局部理疗,炎症可吸收。

2.脓肿形成后,应做切开引流或 B 超引导下穿刺置管引流,并配合有效抗菌药物治疗。体温和血白细胞降至正常,引流管无分泌物,B 超或 CT 复查证明脓肿消失,可作为拔除引流管的指征。

3.肾周脓肿若继发于尿路结石合并的脓肾,或感染的肾积水,患肾功能严重损害,应考虑做肾切除。

**【疗效标准及预后】**

本病及时治疗预后良好。若延误诊断和治疗,可向上穿破形成膈下脓肿和支气管胸膜瘘,向下沿腰大肌表面蔓延,破入髂腰间隙、腹腔或肠道,死亡率可高达 57%。

(韩宏勇)

# 第五节　泌尿、男性生殖器损伤

## 一、膀胱损伤

膀胱为腹膜间位空腔脏器。膀胱空虚时完全位于骨盆腔内,在充盈时其顶部高于耻骨联合,若下腹部受到暴力作用,膀胱易受创伤。骨盆骨折时,骨折断端可刺伤膀胱,也都发生在膀胱充盈时。膀胱创伤的发生率在平时次于肾脏及尿道创伤,随着现代化交通发展将会增高。

根据不同原因引起的膀胱损伤分为以下几类:

1.闭合伤　膀胱充盈时,下腹部遭受直接暴力或骨盆骨折均可造成膀胱损伤,多见于交通事故或房屋、土坡倒塌等挤压伤。

2.开放伤　多见于战时火器伤,常合并腹内脏器创伤。

3.医源性创伤　膀胱内器械操作如膀胱镜检查、输尿管镜操作,腔内碎石等均可造成膀胱损伤。盆腔内手术,输卵管结扎及疝修补术均有误伤膀胱可能。难产时胎头的压迫亦可造成膀胱阴道瘘。

4.自发性破裂　已有病理改变的膀胱如结核、肿瘤等,在患者腹压突然增高时,常在膀胱壁耐膨胀较差的病变部位发生破裂。

## 【临床表现】

膀胱挫伤的损伤较轻,由于膀胱壁的连续性未受到破坏,可无明显症状,或仅有下腹部的隐痛不适及轻微血尿,有时由于膀胱黏膜受到刺激而出现尿频症状,一般短期内可自愈。

膀胱破裂合并其他脏器损伤或骨盆骨折出血严重者,易发生失血性休克;发生腹膜内型膀胱破裂时,外渗尿液刺激腹膜引起腹膜炎,产生剧烈腹痛,感染性尿液刺激作用更强烈,亦可导致休克。腹膜内型膀胱破裂时,尿液渗入腹腔,疼痛由下腹部开始随着尿液扩散至全腹,并出现腹肌紧张、压痛、反跳痛等腹膜炎体征。腹膜外型膀胱破裂时外渗尿液与血液一起积于盆腔内膀胱周围,患者下腹部膨胀,疼痛位于骨盆部及下腹部,并出现压痛及肌紧张,有时疼痛可放射至直肠、会阴及下肢。伴有骨盆骨折时疼痛更加剧烈。患者出血常和尿液一起自破裂口外溢,外渗尿液刺激膀胱可出现尿意频繁,但一般不能自尿道口排出尿液或仅能排出少量血尿,很少出现大量血尿。

开放性膀胱损伤患者可见尿液从伤口流出,若同时见伤口处有气体逸出或粪便排出,或者直肠或阴道内有尿液流出,则说明同时合并有膀胱直肠瘘或膀胱阴道瘘。

膀胱挫伤患者常无明显体征。膀胱破裂者在体检时则会发现相应体征。触诊下腹部压痛、肌紧张,叩诊呈移动性浊音,直肠指诊触到直肠前壁饱满感,但前列腺固定不动,则提示腹膜外型膀胱破裂。全腹压痛及反跳痛提示腹膜内型膀胱破裂。发现尿液自伤口处流出,则提示开放性膀胱损伤。

## 【辅助检查】

1.膀胱导尿及测漏试验　膀胱破裂时导尿一般仅能流出少量血尿。导尿管插入顺利,但无尿液流出或仅有少量血尿。注入定量的无菌盐水后,再抽回盐水量明显减少或增多均提示膀胱破裂。此法会造成一定的假阳性或假阴性,可作为膀胱损伤的辅助诊断方法。

2.膀胱造影　经尿道置入导尿管,注入造影剂 400ml 后摄前后位片,放出造影剂后再次拍片,根据有无造影剂外漏判断是否存在膀胱破裂。两次拍片有助于减少假阴性。亦可行膀胱充气造影,若出现膈下游离气体,则可判断为腹膜内膀胱破裂。膀胱造影是诊断膀胱破裂最可靠的方法。

## 【诊断与鉴别诊断】

1.诊断

(1)病史:下腹部或骨盆骨折外伤史,手术或器械损伤史。

(2)临床表现与体格检查。

(3)辅助检查:如膀胱导尿及测漏试验、膀胱造影等。

2.鉴别诊断　医源性膀胱损伤由于有明确的膀胱误伤史而易于确诊。膀胱损伤的鉴别主要是鉴别膀胱损伤不同病理改变。

(1)膀胱挫伤:暴力不大,膀胱壁未破裂,仅伤及黏膜或肌层,无尿外渗,经休息后可自愈。

(2)外伤性膀胱破裂:膀胱壁连续性遭到破坏,有尿外渗,并出现其相应症状。膀胱破裂按破裂口与腹膜位置关系,又可分为三类:

1)腹膜内破裂:膀胱充盈时,下腹部受直接暴力,使膀胱内压力骤然增高,导致膀胱壁最薄弱处破裂,常多发生于腹膜所复盖的顶部后方,大量膀胱尿溢入腹腔,引起腹膜刺激症状。

2)腹膜外破裂:多由骨盆骨折所引起。破裂口均在无腹膜覆盖的前壁或颈部,故外渗尿均在腹膜外膀胱周围。

3)混合型破裂:多见于火器伤或刀刃伤,腹膜内外破裂同时存在。大多有其他脏器合并伤。

(3)自发性膀胱破裂:无外伤史,且具有发病急、病情复杂的特点,故易误诊为胃或十二指肠溃疡穿孔、急性阑尾炎穿孔、急性胆囊穿孔等其他急腹症。但自发性膀胱破裂患者多有膀胱原发疾病或下尿路严重梗阻病史,且在腹内压急剧增高时发生,而其他急腹症则有其相应消化系原发病的临床表现。

(4)与肾损伤、输尿管损伤等其他泌尿系统损伤相鉴别。

【治疗】

1.膀胱破裂合并骨盆骨折或多发脏器损伤或外渗尿液引起严重腹膜炎时,会出现不同程度的休克症状,应及时输血输液补充血容量,并应用镇静止痛药物,同时应及早应用抗生素预防感染。

2.非手术疗法:膀胱挫伤患者仅需短期置管引流并使用抗生素预防感染,损伤处一般数天可自愈。腹膜外型膀胱破裂口较小时,膀胱造影显示仅有少量尿外渗,患者症状较轻,损伤在12h 以内且无尿路感染者,可用大口径导尿管持续导尿 10～12d。保持尿管通畅,同时使用抗生素预防感染,破裂口一般亦可自行愈合。

3.手术疗法:手术应先探查腹腔,检查有无腹膜破裂或其他腹内脏器损伤。如无异常,关闭腹膜后,再切开膀胱进行探查。手术原则是缝合裂口、膀胱造瘘和腹膜外引流外渗的血和尿。腹腔内的外渗尿和血清除后不用引流。如腹膜外破裂的裂口较小,缝合又困难时,可单用膀胱造瘘或留置导尿,裂口不加缝合。开放伤须手术探查,除处理膀胱,创伤外,对合并伤作相应的处理。对于膀胱破裂严重、修补困难或估计修补后膀胱容量过小者,可用带蒂大网膜覆盖,以扩大膀胱容量或再生膀胱。

# 二、肾损伤

肾脏为腹膜后器官,受到腹肌、椎体、肋骨、前面脏器保护,不易受到损伤,但肾实质脆弱,被膜薄,受暴力打击时会发生破裂。

【病因及病理】

(一)开放性损伤

因刀、枪、弹片贯穿致伤,常伴胸、腹部损伤,伤情重而复杂。

(二)闭合性损伤

闭合性损伤分直接暴力损伤和间接暴力损伤。

1.直接性损伤　上腹部和腰部、肾区受到外力的打击或腹侧受到挤压,肋骨和横突骨折时骨折片可刺伤肾脏。

2.间接暴力　由高处跌下,足跟和臀部着地时发生的对冲力,引起肾脏或肾蒂损伤。

闭合性损伤临床上最为多见,可分为下列病理类型:

(1)肾挫伤:肾实质轻微受损,肾被膜、肾盂、肾盏完整,可有被膜下局部淤血或血肿形成。

(2)肾部分损伤:部分肾实质裂伤伴有包膜破裂,致肾周血肿。

(3)肾全层裂伤:实质深度裂伤,外及包膜,内达肾盂肾盏黏膜,常引起广泛肾周血肿、血尿和尿外渗。

(4)肾蒂损伤:肾蒂血管或肾段血管的部分和全部撕裂;也可能因为肾动脉被牵拉,致内膜断裂,形成血栓。

【临床表现】

1.休克　严重肾实质损伤,常合并有其他脏器损伤,表现有创伤性休克和出血性休克,甚至危及生命。

2.血尿　可镜下或肉眼血尿,若输尿管、肾盂断裂时可无血尿。

3.疼痛及腹部包块　疼痛可由肾被膜张力增加引起,亦可由输尿管血块阻塞引起肾绞痛、肾周围血肿和尿外渗使局部肿胀形成肿块,腹肌及腰肌强直。

4.发热　由血、尿外渗后引起感染所致。

【诊断】

1.病史　有明显外伤史。

2.临床症状和体格检查。

3.特殊检查

(1)动态监测血常规、尿常规及血清肌酐。

(2)X线检查:KUB、IVP可了解骨折及肾实质破裂及肾周血肿情况。

(3)B型超声波:①可初步了解肾实质的伤情;②连续监测腹膜后血肿及尿外渗情况。

(4)CT检查:为无创伤性检查,可精确了解肾实质及血、尿外渗情况。

(5)肾动脉造影:IVP不显影,疑有肾蒂损伤可进行肾动脉造影,但应在病情稳定时施行。在肾动脉造影后,可对肾动脉分支行栓塞,以控制出血。

【治疗】

可分为非手术治疗和手术治疗。

(一)非手术治疗

非手术治疗适用于损伤较轻的单纯性肾挫伤或轻度肾裂伤,主要包括:

1.绝对卧床休息至少两周,严密观察血压、脉搏和呼吸。

2.密切观察患者的一般和局部情况的变化,必要时输血、输液,补充失血量,碱化尿液。

3.尿液比色测定:每次排尿标本留置一部分于试管内比色,并注意血红蛋白测定,观察失血程度。

4.使用抗生素预防与治疗感染。

（二）手术治疗

1.适应证

(1)急性大量出血,腰部肿块继续增大,血流动力学不稳定。

(2)Ⅳ、Ⅴ级肾损伤。

(3)伴有其他脏器损伤出血或有腹膜炎症状。

(4)肾周围血肿发生感染,药物不能控制。

(5)开放性肾创伤。

(6)严重继发性出血。

2.手术方式的选择

(1)肾检查一般采用经腹入路,这样有利于肾蒂的控制和腹腔合并伤的处理,注意伤处留置引流。

(2)肾修补术和肾部分切除术:闭合性肾裂伤较局限,可将创口缝合,肾的一极严重损伤者则施行肾部分切除术,对孤独肾及对侧肾功能不全患者,应多保留肾实质。

(3)肾切除术:肾损伤严重,无法控制出血,若对侧肾功能良好,可采用肾切除术,以挽救生命。

# 三、输尿管损伤

输尿管损伤较为罕见,多为医源性损伤,偶见于枪伤或外来暴力损伤,损伤后易被忽略,多延误至出现症状时才被发现。

【病因】

1.手术损伤,如子宫、直肠手术误伤输尿管。

2.腔内器械操作损伤,如输尿管镜、腔内弹道碎石损伤输尿管。

3.贯穿伤,锐器或子弹所致的损伤,常伴有血管和腹部脏器损伤。

【诊断要点】

1.有损伤史,如盆腔手术损伤输尿管和输尿管内器械操作史。

2.双侧输尿管被完全结扎,术后即出现无尿症状,易被发现。

3.单侧输尿管被完全结扎或部分缝扎,术后可无症状或仅有肾区胀痛,此种情况多见于妇科手术后,可形成输尿管阴道瘘。

4.输尿管被切断或切开未被发现,术后可发生尿外渗、尿瘘、腹胀等。

5.排泄性尿路造影或逆行性尿路造影,可确定损伤部位及范围。

【治疗要点】

1.输尿管部分损伤可立即插入双J导管,1～2周后拔出。

2.输尿管完全断裂、部分切割或严重夹钳伤,如果新鲜损伤,可立即施行输尿管端端吻合术或输尿管膀胱吻合术。

3.输尿管被切除一段,缺损较长,当时又无做成形手术条件,可结扎输尿管断端,行肾盂造瘘,3~6个月后施行输尿管膀胱壁吻合术或回肠代输尿管术。

4.输尿管剥脱面积大,血供不佳,可考虑行自体肾移植。

无论采用何种修补方法,都应彻底引流尿外渗。

## 四、尿道损伤

尿道损伤是泌尿系统最常见的损伤,以男性青壮年居多,男性尿道在解剖上以尿生殖膈为界,分为前、后两段,前尿道包括球部和悬垂部,后尿道包括膜部和前列腺部,尿道损伤多发生在球部(前尿道损伤)和膜部(后尿道损伤)。尿道损伤未即时处理或处理不当,可发生严重的并发症和后遗症。

Goldman 分类:

Ⅰ.后尿道被拉伸但无破裂。

Ⅱ.后尿道位于尿生殖膈上的部分断裂。

Ⅲ.损伤同时累及尿生殖膈上下的前后尿道,两者同时出现部分或完全性的断裂。

Ⅳ.膀胱损伤延伸到后尿道。

Ⅳa.后尿道损伤同时伴膀胱底部损伤。

Ⅴ.部分或完全性的前尿道损伤。

### (一)前尿道损伤

【病因及病理】

男性前尿道损伤多发生于球部,当骑跨伤时,会阴部压在硬物上,将尿道压在耻骨联合与硬物之间,引起尿道挫伤、裂伤或完全断裂,可引起尿道周围血肿和尿外渗,血、尿外渗使会阴、阴囊、阴茎肿胀。

【诊断】

1.有典型骑跨伤史,可出现休克。

2.尿道出血。

3.排尿困难及尿潴留。

4.有血、尿外渗至会阴、阴囊、阴茎及下腹壁。

### (二)后尿道损伤

【病因及病理】

当暴力(挤压伤)引起骨盆骨折时,尿生殖膈移位,而膜部尿道穿过尿生殖膈,产生剪切样暴力,使薄弱膜部尿道撕裂(断裂),排尿可出现尿外渗,血、尿浸润至膀胱周围。

【诊断】

1.有骨盆骨折史,X线片显示有骨盆骨折伴尿潴留。

2.尿道外口无出血性分泌物,会阴部不肿胀,有排尿困难。

3.肛门直肠检查前列腺明显上移,有柔软浮动感伴压痛。

### (三)尿道损伤的治疗

尿道损伤的治疗分全身治疗和局部治疗两方面:

全身治疗:包括防治休克、防治感染及预防损伤并发症如血气胸、腹腔器官损伤、颅脑外伤等。

局部治疗原则:①恢复尿道的连续性,尿道损伤不严重或者在合并伤需要立即开放手术进行的同时可以进行尿道会师术。②耻骨上膀胱造瘘。③预防控制感染,防止尿道狭窄。

1.球部尿道损伤的治疗

(1)有急性尿潴留而致膀胱过度充胀,可做耻骨上膀胱穿刺术抽尿以防膀胱破裂。放尿时必须缓慢。

(2)轻微尿道损伤会阴部血肿者,在无菌技术下,可轻轻试插 14～16F 导尿管,留置 6～7 天,拔管后定期进行尿道扩张术。

(3)尿道损伤较严重者,应立即做耻骨上膀胱造瘘术,并清除会阴部血肿,尿道端端吻合。尿道留置导尿管常于术后 48～72 小时拔出,10～14 天行尿道扩张术。

(4)若患者入院较迟,有明显感染或有尿外渗,应做尿外渗部位多处切开引流及耻骨上膀胱造瘘术,控制感染。待伤口愈合后,再施行二期尿道修补术。

2.后尿道破裂的防治

(1)后尿道牵引法:以会师法将气囊导尿管从尿道插入膀胱,充胀气囊,并做膀胱造瘘术,术后将气囊导尿管置于躯干成 45°角度位置,用 0.5kg 的重力牵引,利用气囊使尿道近侧断端对合膜部尿道。3 天后将重力减半,再过 4 天后取出重力,继续留置气囊导尿管 2～3 周,尿道断端可对合愈合。

(2)前列腺固定法:以会师法将气囊导尿管从尿道外口插入膀胱,再经耻骨后膀胱前区,用粗尼龙线或 2 号铬制肠线和弯针经前列腺尖端,缝线不穿过尿道,再将缝线的两头各穿一长直针,分列于膜部尿道的两旁穿过尿生殖膈从会阴皮肤穿出,将线拉紧使前列腺拉向下方,两头线结扎于小块纱布上作持续牵引,以保持尿道断端的对合和促使愈合。

(3)严重的创伤性尿道损伤二期修复手术应在伤后至少 3 个月以后进行。

3.创伤性尿道狭窄的治疗

(1)球部尿道狭窄经会阴切除尿道狭窄段,行尿道对端吻合术,并做耻骨上膀胱造瘘,留置导尿管至少 1 周。吻合满意,愈合良好者,术后一般不需做长期多次尿道扩张术。

(2)后尿道狭窄切除对端吻合术:操作较困难,应注意彻底切除尿道瘢痕、部分尿生殖膈,游离前列腺尖部尿道,使球部尿道走捷径与前列腺尖部尿道对端吻合,留置导尿管常于术后 3～4 周拔出,定期行尿道扩张术。

(3)对多次修补失败或者有瘘管的复杂性后尿道狭窄及尿道直肠瘘患者,有时可行经耻骨途径或会阴切开肛门直肠途径行尿道吻合口修补术。

(4)经尿道行尿道内切开术治疗尿道狭窄。

(5)尿道损伤后狭窄的处理时间以伤后 3 个月以后较为适宜。

## 五、男性生殖系统损伤

### (一)阴茎损伤

1.概述　　阴茎创伤是泌尿外科急症,自1924年首例阴茎创伤报道以来,其发病率呈逐渐上升趋势,阴茎创伤修复已成为泌尿外科医生面临的挑战。

阴茎创伤分为钝性伤和锐性伤两类。由于两类创伤的机理不尽相同,临床治疗亦各有特点。

钝性伤所致的阴茎破裂(折断)可用非手术疗法治愈,有人联合应用经验性抗生素、导尿、安定(降低勃起的强度和频率)以及冰敷加压包扎等处理成功治愈阴茎损伤。但近期的文献推荐手术疗法,手术疗法包括早期探查和修复被膜撕裂。

锋利物体所致的锐性阴茎伤应尽早手术修复。伴有血管和神经损伤的阴茎断裂及深的撕裂伤可用显微外科方法修复。显微外科修复与普通的修复不同,能有效改善畸形、纤维化、持久疼痛、皮肤坏死和感觉障碍等并发症。非显微外科方法修复阴茎创伤时,阴茎背动、静脉的修复至关重要,因为其是阴茎皮肤、龟头和软组织血供的主要来源,且与勃起功能的修复密切相关。

阴茎皮肤的缺失可用附近有活力的皮肤或中厚皮片移植修复。

2.病因学和发病机理

(1)钝性伤

①挫伤:单纯的挫伤通常是阴茎处于松弛状态时由外力所致,伴血肿和瘀斑。

②破裂(折断):阴茎破裂(折断)常发生在勃起状态下。引发的原因包括:勃起的阴茎被强力弯曲、与坚硬表面发生撞击、搓揉阴茎以减轻勃起和在床上滚动等。不同地域阴茎破裂的病因亦不同,在西半球,阴茎破裂主要由性交所致,占30%～50%;中东地区主要由手淫和揉搓阴茎以减轻勃起所致。目前没有肛交、口交致阴茎破裂的报道。

阴茎破裂常表现为血肿形成、肿胀、变色和阴茎偏位。阴茎破裂时,右侧海绵体损伤较常见。双侧海绵体同时受损时,尿道损伤概率高。阴茎背侧邻近耻骨的部位是损伤易发之处,但损伤也可发生在阴茎体的任何部位,甚至是海绵体固定的位置。

③头发、环、带子及其他收缩性装置引起的阴茎缢勒伤也属阴茎钝性伤,缢勒伤最先引起软组织和皮肤的损伤,如不及时解除勒压,还可伤及阴茎体和尿道。

(2)锐性伤:阴茎锐性伤发生时常常导致阴茎断裂、撕裂和穿孔等,主要病因包括:刀伤或枪伤、工业或农业机械损伤、自残、动物咬伤、车祸或化学试剂引起的烧伤以及医源性损伤等。迷幻剂和神经错乱亦是阴茎锐性伤发生的重要病因。伴发尿道损伤的阴茎锐性伤会加重创伤程度;阴茎锐性伤如有异物残留会导致感染和继发组织损伤。

3.临床表现和诊断

(1)钝性伤:病史和物理检查可诊断阴茎破裂。勃起状态阴茎损伤时,患者及患者的妻子或伴侣可听见清脆的声响,如同折断玉米秆或玻璃棒,并伴有勃起消退、肿胀、变色(由血液外渗所致)、中到重度疼痛以及阴茎偏位,形成典型的"茄子畸形"。损伤部位可触及柔软而有韧性的隆凸表现为"滚动征"。会阴部出现蝴蝶形血肿提示尿道损伤。阴茎破裂如未及时治疗，晚期可表现为勃起功能障碍、阴茎偏位，形成 Peyronie 病样斑块，尿道海绵体瘘和尿道皮肤瘘，以及尿道狭窄引起的症状。

阴茎破裂伤时也可出现阴囊、耻骨上区和会阴肿胀等不常见的症状。

阴茎钝性伤常伴发尿道部分破裂。如尿道口有血并伴有肉眼血尿，就应高度怀疑尿道损伤，所有病例皆应做尿道造影。另外，阴茎钝性伤引起的血肿和水肿会压迫尿道进而加重排尿困难。海绵体炎或海绵体纤维化亦可引起阴茎破裂，但皆缺乏无创伤史及损伤时的断裂声响。

海绵体造影可以确定外渗的位置，对可疑病例的诊断有帮助。如果早期海绵体造影未能显示病灶，一定要再做延时造影（10 分钟），因为只有等造影剂充满血肿后才能显示渗漏。虽然海绵体造影有助于阴茎折断的诊断，但其假阳性率和假阴性率较高；同时该种有创检查还可导致海绵体纤维化和造影剂反应等并发症。

超声检查虽然无创，但诊断率有赖于检查者的技术水平，小撕裂伤和被血凝块堵塞的缺口，可能不易与正常白膜分辨开。

磁共振成像（MRI）可能是海绵体损伤最好的诊断方法。在 $T_1$ 加权像上，显示高信号的血管窦状隙，容易与血管较少显示低信号的白膜区分开来。由于 MRI 检查费用高，还不能作为常规的检查手段，但对那些需要较好影像质量的病例可进行 MRI 检查。

（2）锐性伤：阴茎离断时残端应低温保存并与患者一起送至急诊室。正确的保存可降低移植反应提高成活率。

阴茎枪伤首先应确定损伤的程度。根据武器的口径和类型可估计发射物的速度。低速飞弹导致的病灶只在其运行轨迹上；高速飞弹可造成远离其运行轨迹一定距离的组织的损伤。尿道造影（逆行尿道造影）有助于诊断潜在的尿道损伤。

阴茎锐性伤入院后可记录到阴茎疼痛、肿胀和捻发音；偶尔可发现明显的皮肤坏死。较大阴茎锐性损伤伴发的皮肤缺失，在尿道和软组织修复后应立即进行重建。重建的皮肤可阻止感染向他处蔓延，还可阻止其他生殖区与筋膜面相通。

4.治疗

（1）阴茎破裂（折断）：保守治疗适用于白膜破口较小、海绵体损伤但白膜完整的病例，包括冰敷加压包扎、抗感染、应用纤溶剂、抗雄激素抑制勃起等内容。手术治疗是大多数阴茎破裂伤常用的处理手段，因为持续的血肿会引起感染，并且二期修复所引起的纤维化会导致阴茎畸形或者疼痛，从而损害勃起和性交。手术切口有去颏套切口、直接纵向切口、腹股沟阴囊切口、高阴囊中线切口和耻骨上切口等多种选择。

外科治疗包括清除血肿、控制出血、伤处清创后用 3-0 的可吸收线间断缝合创面。阴茎破裂伴尿道部分或全部横断的，应尽早手术并留置导尿管。无尿道损伤的阴茎破裂术后当晚留置导尿并轻度加压包扎。

（2）阴茎断裂和撕裂：不管何种原因导致的阴茎锐性伤，都应先用 0.9% 的无菌生理盐水充分冲洗，然后进行保护阴茎血供的清创，取出异物和去除无活力组织。在阴茎根部上止血带或者结扎血管可减少出血。修复创伤后根据具体情况决定是否放引流管。

对于阴茎断裂伤，如果断裂的远端保存良好，可用显微外科方法进行再植。断端应浸入冷盐水或林格氏液中冰上运输。一般阴茎完全离断在 18～24 小时以内,再植成功率较高。伤后 48 小时以内仍可手术治疗,但术后并发症的发生率会升高。

阴茎断裂重建时将尿道断端修整成舌状,置入硅胶导尿管,用 5-0 可吸收线双层吻合尿道;用 3-0 的可吸收线间断缝合白膜;阴茎背动脉用 10-0 的尼龙线吻合;9-0 的尼龙线缝合背深静脉;9-0 的尼龙线缝合背神经鞘。一般无需吻合阴茎海绵体中央动脉。Buck 筋膜和 Colles 筋膜用 30 的可吸收线间断缝合,以降低吻合口的张力。皮肤用 4-0 的可吸收线缝合。阴茎体部轻度加压包扎。必要时做耻骨上膀胱造瘘,留置 2 周行排尿期尿道造影,无外渗时拔除造瘘管。彩色超声监测术后动、静脉开放状态。

虽然显微外科手术能降低感觉障碍、狭窄等常见的并发症,但一定程度的皮肤坏死仍会发生,此情况下可用自体中厚皮片植皮。精神心理原因导致的阴茎创伤,特别需要全面而细致的护理。

较深的阴茎部分撕裂伤的处理和阴茎断裂伤处理相同,只要条件具备都应用显微外科手术修复创伤。

(3)阴茎枪伤:低速枪伤应仔细探查并修补损伤。依据出血的强度选用缝合或手工压迫止血。高速枪弹导致的损伤修复较困难。如果尿道造影显示尿外渗,应立即设法留置尿管并修复损伤,清创进口和出口后按单纯撕裂伤缝合之。

(4)阴茎咬伤:用 0.9% 的生理盐水冲洗、清创后,注射破伤风抗毒素并使用广谱抗生素。通常情况下,表浅的咬伤清洗后包扎,每天换 2 次药。对于伤情延搁并有感染迹象的患者,应住院并静脉应用抗生素,对该类患者有时需要再次手术以减少感染扩靓,一旦感染控制伤口清洁了,即可行重建治疗。

(5)阴茎撕脱和皮肤缺损:完全撕脱的或仅余少许残端与机体相连的阴茎撕脱伤应清洗后复位。如果皮肤不能成活,应连同肉芽组织一起切除。大多生殖区皮肤的缺损由感染所致,一旦感染发生,应湿敷创面并每日换药 2 次,彻底清创以及应用广谱抗生素,为日后的重建创造条件。阴茎撕脱伤导致的阴茎裸露会引起一定程度的情绪紧张,应注重心理方面的治疗。

年轻患者的大腿前外侧是常用的皮片供区,由于该处易于显露且取自该区的中厚皮片愈合时收缩率较小。筛孔状中厚皮片由于能良好的引流移植片下的液体,其覆盖创面和修复外观俱佳;虽收缩率较高,但对勃起功能修复并非首要目标的患者而言,仍不失为一种最佳材料。

中厚皮片较适用于部分或全部阴茎撕脱伤(全厚皮片是另一种选择,但供区需移植才能修复),为避免术后水肿引起的狭窄,所有远端阴茎皮肤都应在冠状沟水平切断。优先缝合移植片的腹侧,以保持正中外观和避免痛性勃起。用 5-0 的铬线将移植片边缘分别固定于阴茎根部、冠状沟和腹侧中缝。用矿物油纱布包扎移植片,外加套管以制动,再加保护性弹性外包扎。最后,留置尿管或耻骨上膀胱造瘘管和应用抗生素。

(6)阴茎烧灼伤:三度烧伤须立即切除损伤的皮肤并进行移植。一度和二度烧伤经清创和一般的包扎,通常能获得满意的恢复,不需要移植重建。高压电流在组织内传播导致电灼伤属凝固性坏死,首先应进行必要的处理,待正常组织与坏死组织界限分明后再进行清创和修复。

(7)阴茎缢勒伤:应及时解除勒压,一般可用砂轮锯断缢勒物,否则将导致阴茎坏死。

### （二）睾丸损伤

1.概述　睾丸悬垂于大腿之间并受到大腿和白膜的保护,能承受 50kg 的钝性损伤而不破裂。但中度钝性损伤即可引起睾丸实质出血并伴小血肿的形成,更重的损伤会引起白膜破裂导致肉膜内血肿。阴囊损伤时如伴有睾丸鞘膜破裂血肿会波散至腹股沟和会阴。

睾丸锐性伤发生时常常导致睾丸撕裂或破裂、穿孔等,主要病因包括外伤、刀伤或枪伤、工业或农业机械损伤、自残。创伤性阴囊内精索完全断离较为少见,离断后睾丸能否再植成功不仅取决于睾丸血管吻合是否通畅,也取决于睾丸缺血时间的长短,因为再植成功的标志是恢复睾丸的内分泌和生殖功能。

2.病因　睾丸损伤包括钝性伤和锐性伤两类:钝性伤的主要病因包括:体育运动、暴力袭击、摩托车事故以及自残等。50％的严重阴囊钝性伤伴有睾丸破裂,但大多数是单侧睾丸损伤,只有 1.5％的病例发生双侧睾丸损伤。睾丸钝性伤的发病机制还不清楚,可能的解释是外力将睾丸抵于骨盆或大腿导致其破裂。

锐性伤的主要病因包括:暴力袭击、自残以及枪伤等。锐性伤导致双侧睾丸损伤的概率 15 倍于钝性伤。

3.临床表现和诊断　睾丸锐性伤常伴有大腿、阴茎、会阴和尿道损伤。31％的双侧睾丸锐性伤由阴囊穿通伤所致。睾丸钝性伤导致睾丸破裂往往伴有疼痛、阴囊淤血和血肿;少数睾丸钝性伤伴有血管横断;但极少病例同时伴有附睾破裂。超声检查是除体格检查外对睾丸损伤有诊断价值的辅助检查,但其不能确定白膜破裂的具体位置且有较高的误诊率。超声检查对于少数伴发睾丸扭转和肿瘤的病例可提供有价值的信息。

无外伤史的睾丸疼痛可进行核素扫描以查找可能的病因。

4.治疗

(1)手术探查和修复:所有伴有明显阴囊血肿、睾丸内血肿或睾丸白膜破裂的病例皆应尽快进行手术探查和修复。拖延手术治疗只会增加睾丸切除比例,既往的研究发现,睾丸损伤后 71 小时内进行手术治疗睾丸切除率仅为 20％,但 9 天以后睾丸切除率则上升到 67％。近期的研究显示即刻进行手术探查者睾丸切除率为 6％,延期手术者睾丸切除率约为 21％。

双侧睾丸损伤者应尽力挽救功能性睾丸组织并进行良好的止血和清洁伤口,预防感染。钝性伤伴睾丸内血肿者应进行引流减压以防睾丸萎缩。睾丸修复手术中应清除血肿及失活的睾丸组织,强行还纳被挤出白膜外的组织只会升高睾丸内压力增加组织坏死。手术后适度加压包扎可减轻水肿减少出血。

(2)睾丸再植:创伤性阴囊内精索完全断离较为少见,离断后睾丸能否再植成功不仅取决于睾丸血管吻合是否通畅,也取决于睾丸缺血时间的长短,因为再植成功的标志是恢复睾丸的内分泌和生殖功能。Smith 根据动物实验研究资料指出,睾丸缺血 6 小时,生精细胞消失,部分间质细胞损害。而 Giuliani 在钳夹睾丸血管 60 分钟后就发现生殖上皮发生严重损伤,表面冷却和冷灌注均不能避免损伤的发生。徐月敏报道 1 例再植睾丸的总缺血时间为 6 小时,术后 16 天睾丸活检的病理组织学检查显示除曲细精管精原细胞形态正常,其他各层细胞均坏死。术后 120 天再次活检电镜观察,结果显示各层生殖细胞均恢复正常,这说明睾丸缺血 6 小时其生精功能仍属可逆。手术过程介绍如下:

①将离体的睾丸迅速冷藏,不要浸入生理盐水中或放在冷冻室。

②将睾丸放入 4℃灌洗液和抗生素的混合液中,轻轻挤压睾丸,尽量将睾丸内残留的血液挤出,睾丸表面呈灰白色。

③将带有精索的睾丸与近心端精索做再植。先用 3-0 丝线将离断的精索固定数针,用 11-0 尼龙线将睾丸内动脉间断缝合 4 针,用 9-0 尼龙线间断缝合静脉 8 针后开放血供。

④血循良好后用 9-0 尼龙线按两层法缝合输精管。

⑤术后加强抗凝、抗菌治疗,预防感染。

(侯东亚)

# 第六节　泌尿、男性生殖系统寄生虫病

## 一、血吸虫病

埃及血吸虫病是人类最早发现的一种血吸虫病。公元前 1900 年埃及医生已认识本病,19 世纪末,一位在开罗工作的德国病理学家第一次通过尸检对寄生于肠系膜静脉的成对寄生虫进行了描述。埃及血吸虫的形态、生活史及感染方式和日本血吸虫或曼氏血吸虫大同小异;但由于其寄生部位不同,病理及临床表现亦有不同。

### (一)病原学

埃及血吸虫成虫长为 10～15mm,寄生于膀胱和盆腔静脉丛,并在宿主的小静脉中产卵。成虫寄生于人体的膀胱和盆腔静脉丛,偶亦可寄生于门脉系统。雌虫和雄虫交配后,吸附于血管内皮,与血液直接接触,每天产卵 200～500 个并沉积在血管内。成虫在人体存活时间为 3～6 年,个别可活 30 多年(平均 3.4 年),一对成虫一生中产卵 25 万个至 60 万个不等。

埃及血吸虫有有性生殖及无性生殖两个阶段,前者在人体中进行。雌虫将虫卵排出后,部分沉积人体组织内,部分排出体外,虫卵在体外遇水则很快孵化出毛蚴,并游入水中,很快找到其特异的中间宿主钉螺(膀胱螺),并从螺的软组织钻入螺体发育为母胞蚴、子胞蚴和尾蚴,每个母胞蚴可产生 20～40 个以上子胞蚴,每个子胞蚴产生 200～400 条尾蚴,毛蚴钻入螺体到尾蚴逸出所需的时间为 5～6 周。

尾蚴从螺体逸出后,浮于水面寻找终宿主,遇到哺乳动物后,依其头部钻入皮肤角质,靠其尾部摆动及体部伸缩等作用,尾蚴于数秒至数分钟内钻进皮肤黏膜,并依其分泌物协助虫体进入毛细血管或淋巴管随后进入肺部,穿过肺毛细血管进入体循环,最后定居于膀胱及盆腔的静脉丛,成虫合抱。埃及血吸虫及其他血吸虫都有其独自的寄居部位,其机制尚未阐明。

血吸虫虫卵对人体的致病作用明显,各种血吸虫致病部位不同,实验动物中证实,约 20% 的埃及血吸虫虫卵存在于中空器官,部分虫卵可从尿或粪便中排出,其余的虫卵或沉积于局部或随血流抵达肺、肝等处,并于局部小血管形成微小栓子,沉积于局部者则在宿主的肉芽组织反应中被破坏。其他虫卵则被钙化,并积聚于器官中,每条雌虫计算每天大概会形成 90～100

个钙化的虫卵。

此外,通过临床和尸检研究结果发现,感染的流行情况和严重程度与虫卵的排出量以及组织中的卵负有关,组织中的卵负反过来也与疾病严重程度和并发症发生率有关。

### (二)流行概况

全世界有 2 亿人被血吸虫病所困扰,其中 1.8 亿为埃及血吸虫病,有 8000 万～9000 万感染了埃及血吸虫,其中 1000 万～4000 万人具有尿路梗阻及其他血吸虫病引起的并发症。

埃及血吸虫在中东和非洲 53 个国家流行,也在亚洲西南部的也门、沙特阿拉伯、黎巴嫩、叙利亚、土耳其、伊拉克、伊朗流行。在我国,20 世纪 60 年代,已基本消灭,但进入 21 世纪,部分地区又出现新的感染病例,预防为主是其关键。

### (三)发病原理和病理

当感染埃及血吸虫后,机体很快会产生各种免疫反应。人体对之发生的反应是形成肉芽肿以包围虫卵,肉芽肿内含巨噬细胞、淋巴细胞和嗜酸性细胞,这些细胞反应是依赖 T 淋巴细胞完成的,肉芽肿的体积于第 8 天时最大。除上述各种细胞外,肉芽肿内还有免疫复合物及浆细胞等,并有组织水肿。产卵后第 5～6 周,肉芽肿开始缩小且有破坏,此时属免疫调整时期,这期间抑制性 T 淋巴细胞增多,抗原特异性的辅助性 T 淋巴细胞则减少。在泌尿道血吸虫病中,可测出高浓度的干扰素(INF)及白介素-2(IL-2),儿童患者中,IL-4 及 IL-10 含量高。

埃及血吸虫的成虫广泛分布于盆腔静脉丛及肠系膜静脉丛,但排卵则主要在盆腔的下泌尿道。新产的卵成堆存在。急性尿路血吸虫病的特点就是宿主产生强烈的肉芽肿炎症。显微镜检查发现,在息肉斑块可见大量的嗜酸粒细胞、淋巴细胞和浆细胞浸润,并且这些息肉中间可见水肿的肉芽组织。导致形成大块状的充血息肉并突入腔内。膀胱血吸虫息肉由两部分组成,一部分是炎性息肉,另一部分为严重的虫卵负荷。随着排卵的停止,虫卵破坏或钙化炎症逐渐减弱,代之以纤维化的组织,产生沙粒样的斑块,这是慢性尿路血吸虫病的病理特点。

活动期诊断有赖于尿液的检查,尿虫卵计数可用来评估病情的严重程度及预后。成虫虽然只能活 3～4 年,而病情的活动期则可持续 12～13 年,但后期的活动程度变小。在这期间,虫卵的钙化逐渐增多。

活动期患者在传播疾病上有意义,在此期间进行治疗则见效快,一般药物治疗后 35 天,梗阻症状可解除。

血吸虫成虫发生死亡后,尿路血吸虫病进入静止期,其特征是组织液或尿液没有活的虫卵,并可见较为平坦的棕黄色黏膜病变,并且深浅不一,一般无明显界限。后期可经尿液排出死亡或钙化的虫卵,但这种情况比较少见。因为膀胱壁内含有大量的钙化虫卵,所以在腹部平片上可显示膀胱的轮廓,钙化膀胱看上去呈环状,很肥厚是许多"沙斑"融合在一起的结果,这些"沙斑"由大量钙化虫卵组成,X 线上可呈贝壳状分布,也可呈云雾状,形如船帆。慢性血吸虫病可以引起尿路梗阻。本期患者对传播疾病的意义不大,诊断依靠活检或 X 线检查。

埃及血吸虫在下尿路产卵方式有 3 种:第一种是产卵开始于膀胱的圆顶部,然后向后侧壁延伸,累及输尿管和精囊,感染度重;第二种是产卵开始于膀胱三角区和后下壁以及精囊,然后向上向中心部位延伸,累及精囊及膀胱壁内输尿管,感染为中度;第三种是混合型,产卵有随意性,这种区别可能与膀胱静脉丛间之差异或成虫的习性有关。

慢性血吸虫病可以引起尿路梗阻。这种尿路梗阻包括两个方面,机械性梗阻和对其末端输尿管的影响。通常并不是双侧对称性的,约 1％发生于输尿管开口,30％～60％发生于输尿管末段,往往有多个临近梗阻部位。而梗阻导致输尿管积水有 3 种类型:节段型＜圆柱状或纺锤状)强直性和无张力性。所以,肾盂积水通常发生在输尿管积水后。

### (四)临床表现

埃及血吸虫病大体可分为 5 个阶段,即:①游泳痒症,或称血吸虫皮炎、尾蚴皮炎等,与尾蚴钻入皮肤有关;②急性期;③泌尿道血吸虫病活动期,乃与大量的产卵有关;④慢性活动性泌尿道血吸虫病,与再感染有关,机体可产生免疫反应;⑤慢性非活动性尿路血吸虫病。

1.游泳痒症　人接触含尾蚴的疫水后 3～18 小时,在尾蚴钻入皮肤的局部出现奇痒的斑疹及斑丘疹,可持续数小时至数日。但患者很少能提供该病史。

2.急性血吸虫病　很少发生于流行区的居民,大多是初到流行区首次接触大量疫水所致,可出现发热、淋巴结肿大、脾肿大、嗜酸性细胞增多,荨麻疹及其他血清样反应等。也称"钉螺热",急性血吸虫病多发生在感染后 3～9 周,也有在 4 个月以后者。急性血吸虫病可同时伴虫体异位产卵,如在胸腔、阴囊、阴茎、附睾、脊髓及神经根等处。诊断较难,常由活检证实感染。感染血吸虫病的妇女中 30％会出现生殖系统疾病,宫颈炎和阴道炎可无症状。在孕妇中,胎盘和羊水中可找到血吸虫卵。但尚未发现胎儿血吸虫病的报道。

3.泌尿道血吸虫病活动期　此期内虫卵沉积于膀胱或乙状结肠组织中,尿排卵较粪便排卵多见。潜伏期 2～3 个月,也有长至 7 个月者。典型的表现为血尿和排尿困难。在流行区,活动期的患者以儿童和青春期青年为主,终末段血尿为常见主诉,此外,可有尿急、尿频、排尿困难与排尿后尿道烧灼感等。排尿困难的程度不一,轻度感染可仅引起轻微排尿障碍,有报道约 40％以上合并衣原体感染,血尿、脓尿及蛋白尿乃随病情变化而异,与感染程度有关。血尿可导致贫血,儿童患者的碱性磷酸酶及前列腺组织分泌的酸性磷酸酶均可增高。

4.慢性活动期　上述活动期过后数年,疾病进入相对静止时期,临床上较急性期更为多见。可有尿量减少,但患者可无明显症状,在某些地区约 30％的患者可以自愈,尽管如此,大多数患者的尿路梗阻乃继续进展,"沙斑"和纤维组织替代了膀胱和输尿管息肉样变,这种变化常不可逆。血吸虫性"膀胱挛缩"综合征多发生于慢性活动期晚期.沉积在组织间的虫卵达到高峰,临床表现频发的小腹和盆腔痛,尿急、尿频和尿失禁。

随着病情缓慢发展,逐渐出现输尿管积水和肾积水。在重疫区,常可见到无功能肾的患者。流行区内有泌尿系统症状的患者中,85％有尿路钙化灶,80％有近期或模糊不清的血吸虫病史,60％有排尿困难,25％因尿路血吸虫病进行过手术,肉眼血尿及肉眼脓尿各占 30％。

5.慢性非活动性血吸虫病　此期于尿及组织中均无活动的虫卵,该期的体征与症状均由后遗症及并发症引起。血吸虫阻塞性尿路病变是由于纤维组织所致,导致输尿管张力减少、动力减弱。这种患者易并发其他细菌感染。有时可有上行性尿路感染,与无阻塞性病变者一样,致病菌以大肠杆菌为主。在运用膀胱镜或导管时,肺炎克雷伯杆菌及假单孢杆菌可引起感染。

6.并发症　急性期可并发沙门菌感染,如伤寒杆菌及副伤寒杆菌。沙门菌附着于血吸虫皮层,条件合适时,细菌在尿及血中增殖,患者出现间断发热、难治性贫血、脾肿大等,免疫复合物沉积于肾小球则引起肾病综合征。

## （五）诊断

诊断目的有以下几个方面：即患者是处于现症感染还是属于以往感染过；是埃及血吸虫病还是曼氏血吸虫病；确定是活动期还是非活动期；明确感染程度；评价后遗症的严重程度以及并发症情况。

1.感染的诊断

（1）病原学诊断最有力的证据是找到虫卵，尿沉渣有活的、顶部呈尖梭状虫卵即可确诊。中至重度感染者尿沉渣常规检查中可找到虫卵，而轻度感染者则否，除常规检查外，还可采用大量尿液过滤的方式查卵，必要时也可收集 24 小时尿。尿中排卵的高峰时间在晨 10 时至下午 2 时之间，所以该时间段的尿液很重要。

不能找到虫卵后再考虑活组织检查，直肠中的虫卵数也多，直肠活检较膀胱活检方便。标本做成压片并行组织病理学检查，该法敏感，且可判断虫卵是否存活。切片 Ziehl-Neelsen 染色及组织通过 Cheever 介绍的方法进行处理后可确定虫种，尚可定量。

（2）免疫学检查环卵沉淀试验仍很有用，取自尿中的埃及血吸虫卵，经一系列处理后，可用来诊断，当加入患者血清后，虫卵周围可以产生透明、折光的沉淀物，属抗原抗体沉淀反应。

一种埃及血吸虫所特有的丝氨酸蛋白酶抑制物已提出，用以测定人体的抗体，以检测是否为病变的活动期，血及尿标本均可供检测。另外测定阳极抗原（CAA）及阴极抗原（CCA）可确定血中循环抗原及尿内抗原，且可定量，用以评定其感染度，但目前还未商业化。

现在还有一些好的抗原可供检测抗体，但可惜还难以与曼氏血吸虫病鉴别。

（3）感染程度的检测，尿液通过滤纸后再做茚三酮染色可计算虫卵数，算出 24 小时尿的虫卵数，该法首先用于 1963 年，后以核孔或尼龙网过滤法用于流行病及临床实践，也有用茚三酮加氯化三苯基四氮唑染色以计算活虫卵者。

虫卵的排出量每日不同，但严重感染患者的排卵量总是高于轻度感染者，用虫卵计数可以很有把握地估计感染度，前述虫卵的排出高峰在中午前后，但长期的夜班工作者则排卵高峰移至半夜，而运动员及长期大量接触疫水者例外。检测 24 小时尿虫卵则是误差最小的方法，但流行病学调查及儿童的检测时要准确收集尿液则比较困难，所以又有一种标准的方法是采集中午 10ml 尿液，通过核孔及尼龙刚滤过计数，如发现 1～10 个虫卵属轻度感染，101～250 个为中度，＞250 个为重度，许多作者推荐此法。

与排卵高峰时间相平行，中午时尿蛋白排出量也高，红细胞排出则有两个高峰时间，即中午 12 时左右及下午 6 时，在流行区，下午可见终末血尿者，97％是埃及血吸虫病。某些报告称，中午尿白蛋白量＞1.0g 时，通常是尿路梗阻。在流行区，患者每 10ml 尿中含 200 个虫卵以上或蛋白尿含量在 30mg/L 以上者应立即给予治疗。

上述用来评估感染度的方法适用于早期活动性及早期慢性活动期患者，而后期慢性活动期及非活动期患者，和患病年数长者，若每克组织含虫卵 $10^6$ 个以下时，以上各种方法都查不出虫卵，此时放射线检查的效果较好。

2.后遗症及并发症的诊断　放射学诊断最为重要，平片上可以发现泌尿系统钙化灶，膀胱钙化时看上去像一个位于盆腔的胎儿头，这是慢性埃及血吸虫病的象征；精囊、前列腺、后尿道、输尿管远端以及少数结肠可有钙化；尿道及肾盏最早的变化是呈条纹状改变，然后在输尿管及膀胱沿着尿流区的部位出现钙化。

3.静脉尿路造影　虽然不适合在流行区采用,但疑为埃及血吸虫病者应予检查。输尿管积水、肾积水、无功能肾、尿路狭窄、膀胱及息肉样病变等,均可在尿路造影片中发现。严重的尿路阻塞时须辨别一些延迟显影的病变,如输尿管及肾扩张等。若不显影,第 2 天应进行灌注造影,排空后摄片可见膀胱颈阻塞伴尿潴留。荧光屏可以区分紧张型及非紧张型输尿管。膀胱尿道造影术可以发现后尿道反流,在有输尿管病变者中,25％有此现象。

4.超声检查　应用很广,可用以发现膀胱壁局部增厚、尿道内大的息肉样变、输尿管积液、肾积水及重度钙化的"沙斑"。

5.CT　CT 可用来检查尿道阻塞、尿路及结肠钙化灶。CT 能作为静脉造影的补充或替代。

6.膀胱镜　膀胱镜过去广泛用于埃及血吸虫患者的诊断,既直观又可做活检。如果多次尿检未发现虫卵,在进行膀胱活检前应该先进性直肠活检,因为通常直肠存在的虫卵可能与膀胱接近,且可以避免尿路感染的风险。

7.放射性核素检查　用于估价治疗效果,但只是处于研究阶段尚不能作为诊断工具。

并发症:埃及血吸虫患者并发肾盂肾炎时,其诊断方法和标准与非埃及血吸虫病者相同。镜下脓尿常见,但并一定意味有细菌感染,必须对尿白细胞进行鉴定后,方可下结论。埃及血吸虫病合并细菌感染者的尿中白细胞,以中性为主,血中的中性粒细胞也增多,而无细菌感染者的尿液白细胞乃以嗜酸性为主。

### (六)治疗

埃及血吸虫病治疗前需要先确定病情的活动情况,确定有无后遗症及并发症,制定随访计划,以期了解疗效并观察有无医源性问题存在等,然后再开始治疗。

治疗埃及血吸虫病时较好的药物有美曲膦酯(敌百虫)、海恩酮、尼立哒唑、奥替普拉及吡喹酮等,锑剂已不再用,但目前国际上推荐的是吡喹酮。治疗的目的是减少虫载量,但不一定达到寄生虫学治愈。治疗原则是越早越好,因为病程的延长,病损逆转的机会会减少,实践证明,急性期及儿童期进行治疗可以防止不可逆的病理变化。

目前在有对照的现场研究中证明,美曲膦酯及吡喹酮的疗效区别不大。出现胆碱样症状,可用阿托品。

1.吡喹酮　其作用机制是干扰虫体离子传递机制,引起 $Ca^{2+}$ 及 $Na^+$ 反流到虫体之内部,造成虫体的挛缩,对埃及血吸虫病的治愈率为 83％～100％,在埃及血吸虫与曼氏血吸虫混合感染时,吡喹酮作为首选药物。动物实验证明,血浓度高于治疗有效浓度的 20 倍时,动物仍可耐受,感染者及非感染者中吡喹酮的药代动力学数据均相似,不良反应仅有上腹痛、腹部不适、恶心、腹泻、眩晕、头痛或荨麻疹、皮疹及发热等,但持续时间不足 24 小时,可能与死虫引起的反应有关。治疗剂量可单剂口服 40mg/kg,孕妇禁忌。

2.美曲膦酯　属有机磷化合物,是治疗埃及血吸虫病的首选药物。口服片剂 100mg 以后,该药缓慢地代谢为敌敌畏,后者为抗胆碱酯酶化合物,作用于埃及血吸虫时,敌敌畏可阻断虫体的胆碱酯酶,使虫体麻痹,该药可同时作用于埃及和曼氏血吸虫,能杀死膀胱静脉丛的虫体,但不能杀死肠系膜静脉丛的成虫。人体内的胆碱酯酶及红细胞的胆碱酯酶虽然也能减少,但会恢复正常且无毒性。实验证明,虫体对该药的敏感性与虫体表面乙酰胆碱酯酶的活力有关。

剂量为 7.5～10mg/kg,每 2 周给药 1 次,共 3 次。但也有报道 5mg/kg,1 日内服 3 次,两种方法的效果相似。疗效为 70%～80%,无明显不良反应。孕妇禁用,农业工人接触有机磷者也禁用。复发者少,复发时可复治,有治疗 4 个以上疗程者,若出现胆碱样症状可用阿托品。

这类患者在治疗后也应随访,每 3 个月 1 次,共 1 年,以评估疗效,计算虫卵的排出数。

一般而言,外科手术主要是针对并发症,必须在适当药物治疗后且经随访证实无法改善时。手术的目的是消除或减轻梗阻,阻止并发症发展,输尿管狭窄段切除还是扩张,则取决于输尿管狭窄段的部位及长度。肾移植虽然不是埃及血吸虫病者的禁忌证,但是患者必须移居至非感染区,在手术前 2 周供者及受者均应接受药物治疗。对伴有尿路梗阻、结石、癌变或生殖器官血吸虫病变者,应予相应的手术治疗,如肾盂造口、取石、电凝、电切除和器官切除术等,但必须结合药物治疗。

**(七)预后**

大多数患者都属于轻症感染,其预后良好,但埃及血吸虫病的发病率及病死率取决于感染度,在发生率低、尿路阻塞少的尼日利亚,病死率为 0,而在过去埃及的感染率高时,病死率可达 10%,在严重病例及无功能肾的患者中,病死率可达 50%。患者可死于双肾积水伴尿毒症。

新的有效药物改善了埃及血吸虫的预后,儿童的活动性感染及息肉病变可以很快治愈,息肉所致的尿路阻塞在治疗后的 2～6 周内可完全缓解。

外来的企业人员及旅游者往往是单次少量接触疫水,即使他们排出虫卵量很大,但患者对治疗的反应却很好。

# 二、丝虫病

## (一)泌尿生殖系统班氏丝虫、马来丝虫病

丝虫病可分为淋巴和非淋巴感染两大类。班氏丝虫病在人类淋巴丝虫感染者中占 90%,并在热带和亚热带地区广泛流行。它是一种以人为唯一宿主的寄生虫。马来丝虫和 B.timoti 占人类引起非淋巴丝虫感染的寄生虫,主要分布在远东地区。

所有的淋巴丝虫病均由蚊子传播,临床表现为急性高敏性、发热以及短暂的淋巴结肿大、局部淋巴管炎以及生殖道水肿等。随后的复发会导致精索附睾炎、睾丸炎,或淋巴结炎,可间断发作。淋巴组织的破坏可导致乳糜尿、象皮肿或阴囊鞘膜积液。在非洲微丝蚴可能在感染严重的患者中存在,但在疾病后期出现后遗症时,则血中可以无微丝蚴,称为隐性丝虫综合征。

1.病原学　淋巴丝虫体形细长(班氏丝虫雌虫体形为 100mm×0.3mm),属胎生线虫纲。它们的生活周期是从人到蚊子,然后再从蚊子到人,如此循环。

当蚊叮咬丝虫患者时,人血中丝虫的幼虫——微丝蚴被吸入蚊胃,脱鞘后的微丝蚴穿过胃壁经腹腔进入胸肌,在胸肌内有 2 次蜕皮,6～14 天发育为感染幼虫。后者离开胸肌,移行到蚊吻下唇,在蚊虫咬人时进入人体。班氏丝虫感染的潜伏期长于马来丝虫,为 53～131 天。蚴虫经血到达宿主的肺,最后在成虫寄居部位的淋巴结内蜕皮。这些蜕皮会刺激局部产生炎症

并且引起早期的临床综合征。

丝虫成虫寄居于较大的淋巴管内,少数在淋巴毛细管或淋巴结窦内。班氏丝虫成虫寄居在髂窝、腹股沟和阴囊内的淋巴管,锁骨下和腋窝淋巴结则较少,而马来丝虫主要累及腹股沟和更远端的淋巴结,以及腋窝和肱骨内上髁淋巴结群。

大多数成熟的雌性班氏丝虫为子宫孕育从卵到成熟微丝蚴胚胎的各个阶段。微丝蚴入血引起恒定的微丝蚴血症。虫的数量和微丝蚴血症的严重度之间无恒定关系。30%～40%的感染人群中可以发现微丝蚴血症。

微丝蚴能存活数月,微丝蚴先释放至毛细血管床如肺、脾等处然后进入外周循环。许多药物和麻醉剂能很快和短暂地改变这种分布,产生微丝蚴血症昼夜分布节律的调节机制目前尚不明确。然而,产生高峰微丝蚴血症的时间随各地蚊子媒介的不同而异。

丝虫幼虫在 16.6℃时即开始缓慢发育,在 25～32℃、相对湿度 70%～90% 时,其发育加速。因此,丝虫病感染的季节主要为 5～10 月份。但在终年温暖的南方常年都有感染和流行。

2.流行概况 人群易感性:男女老幼均可感染,以 20～50 岁之间的感染率与发病率为最高,1 岁以下者极少。男女的发病率无显著区别。患病后产生的免疫力低,可反复感染。按感染率高低,可将流行地区分为超高度流行区(感染率为 30% 以上)、高度流行区(感染率为 20%～29%)、中度流行区(感染率为 5%～19%)和低度流行区(感染率为 5% 以下)。

3.发病机制和病理 流行病学调查和动物实验清楚地表明宿主对微丝蚴的反应与对成虫引起的反应不同。微丝蚴血症与嗜酸细胞增多有关。虽然高发区和非高发区所见的病理变化和临床特征不尽相同,但两者都会发生显著的体液和细胞免疫反应。丝虫特异 IgE 滴度均上升,可检测到嗜酸细胞介导的参与杀死微丝蚴的 IgE,T 淋巴细胞敏感性参数也上升。然而,有些患者显示有 $IgG_4$ 的阻断抗体且存在有对抗原特异的 T 抑制细胞,现认为后遗症缺如者与免疫下调有关。而对丝虫的过强反应会形成"隐性"丝虫综合征,如热带嗜酸细胞增多症和嗜酸细胞间质性肺炎。

人类隐性丝虫病的特征表现为血中的嗜酸细胞增多症。嗜酸细胞能浸润淋巴结或肺,肉芽肿围绕在被破坏的微丝蚴周围,微丝蚴由星状透明蛋白沉淀物所围绕,有 M-K 小体,以及抗原抗体沉淀类似 splen-dove-Hoppli 现象。脾内可见肉芽肿围绕着微丝蚴并形成感染结节。

丝虫成虫对人体的侵犯进程分为潜伏期、早期和后期感染,临床表现随虫体的部位和并发症的不同而异。

(1)潜伏期的病理:从马来丝虫感染动物(如猫、犬和鸟)后获得一些资料,淋巴管因虫体的侵入而膨胀或曲张,管内仅仅有一些轻微的嗜酸细胞和淋巴细胞浸润。受犯组织有水肿、内管扩张和炎症细胞浸润,淋巴结中有淋巴网状组织增生和嗜酸细胞浸润。但在人类活组织中则很少发现成虫。

(2)早期感染的病理:由于感染可产生瘢痕和淋巴阻塞。成虫居留区域有精索附睾炎、睾丸炎、丝虫淋巴结炎、丝虫脓肿等。在切除组织中常可发现死亡的成虫,这说明死亡虫体产物会引起炎症反应。

损伤的表现可多种多样,可为结节性炎症,也可是赘生物或化脓,急性细菌性疾病,反应中心有大量的淋巴管消失或结节性病变,可合并无菌性炎症,也可合并化脓性细菌性疾病,结节性病变显示大量肉芽肿围绕着虫体表皮碎片或坏死的丝虫,而在引流的淋巴结内则存在内容相似而体积较小的肉芽肿。若病变缺少丝虫碎片则易误诊为结核。肉芽肿中经常可见一部分虫体及虫体片段被钙化。组织内嗜酸细胞增多是诊断线索,强烈的反应为纤维蛋白及血栓沉淀在淋巴结内,或导致出血,邻近的静脉也出现红肿和血栓形成。

丝虫可引起急性渗出性损伤,尤其在皮下,形成波动的脓肿,常出现在死亡虫体周围并有无菌的脓性渗出液。炎症沿着淋巴管分布并形成条索状增厚,淋巴管的远端也有渗出,局部淋巴结有白细胞浸润。

丝虫炎症最终缓解,此时围绕淋巴结的肉芽肿数减少,代之以瘢痕组织,死虫体所在体的淋巴结萎缩,内有轻度炎症和钙化虫体。瘢痕体积小。与之相反的是,炎症持续发展可形成可触摸的团块或变硬的条索,造成淋巴阻塞。导致含大量蛋白和胆固醇的水肿液。淋巴管阻塞初期有侧支循环形成,当这些侧支逐渐被阻塞时,就会导致淋巴管扩张。

(3)后期感染的病理:丝虫淋巴阻塞的病理生理学尚不明、淋巴阻塞在有成虫存在时会加重,并引起继发感染,病变大多位于远端淋巴管。这样,最初感染时,虫体局限于腘部的主干,后因继发感染虫体移居至更远的淋巴结。静脉硬化和静脉栓塞可发生于淋巴水肿之后,尤其在精索静脉。长期应用抗凝的双香豆素治疗,丝虫水肿和象皮肿可以缓解。

尽管细菌对引起乳糜尿作用甚微且丝虫性鞘膜积液很少会发生二重感染,但象皮肿和阴囊淋巴扩张常会发生二重感染。当淋巴水肿的患者采用杀菌皂并应用抗生素进行治疗时,会阻止典型象皮肿的发生。

大量尸检研究显示,附睾尾部和精索下端是成虫最常见寄居和感染部位,所以精索附睾炎和阴囊鞘膜积液是丝虫病最常见后遗症。此外,常见的还有乳糜池或胸导管异常,但该两部位不一定有成虫。

综上所述,丝虫病后期或称慢性期,突出的特点是大量的纤维组织增生,淋巴结变硬,淋巴管纤维化,甚至形成实心的纤维素,即为闭塞性淋巴管内膜炎。当淋巴管及淋巴结发生阻塞,远端淋巴管由曲张而破裂。当阻塞位于主动脉侧淋巴结、腰干淋巴管等时,出现淋巴尿及淋巴腹水;当阻塞位于精索及睾丸淋巴管时,出现阴囊鞘膜淋巴积液。阻塞位于浅表腹股沟淋巴结或淋巴管时,出现阴囊淋巴肿;当阻塞位于股部淋巴结及其主干时,出现下肢淋巴肿。当胸导管受到阻塞时,使肾盏内淋巴管的薄弱处溃破,是形成乳糜尿的原因之一。

淋巴液长期滞留在组织内,由于淋巴液内蛋白成分较高(自正常的 0.49% ~ 0.69% 增至 3.03%),不断刺激纤维组织的大量增生使皮肤及皮下组织显著增厚、变粗、皱褶,形成临床上所见的各种类型及各个部位的象皮肿。由于局部血循环不良,皮肤汗腺、脂腺及毛囊功能受损,抵抗力降低,易继发细菌感染,使象皮肿加重或恶化,甚至形成局部溃疡。

一般认为微丝蚴在人体各脏器内不引起明显反应,但有人发现在脾脏和脑组织内可发生由微丝蚴引起的肉芽肿,系由大量嗜酸性粒细胞、上皮样细胞、成纤维细胞及异物巨细胞等所组成,并可找到微丝蚴。

此外,尚有颈、胸、背、乳房等部位丝虫性肉芽肿,以及丝虫性心包炎等。

4.临床表现　淋巴丝虫的临床表现有 5 种形式,决定于宿主的寄殖部位和免疫反应:①地方流行正常型;②无症状微丝蚴血症;③急性期;④慢性期;⑤热带嗜酸细胞增多症。

(1)隐匿性感染:在疾病流行区,血清学或皮肤反应测试丝虫抗原呈阳性,但没有微丝蚴血症和丝虫病的临床表现。隐匿性感染常在免疫反应低下的患者中出现。他们的体内可以产生抗原特异性 T 细胞效应机制和 IgE 抗体。但这些都由于丝虫抗原特异抑制性 T 细胞亚型和阻断性 $IgG_4$ 抗体的作用而失效。其特异 IgE 抗体显著高于无症状微丝蚴血症,但低于热带嗜酸细胞增多症患者。可能为潜伏期感染。

(2)急性期:亦称丝虫热。患者表现为间断的发热,淋巴管炎、淋巴结炎、丝虫热、精索炎等,表现为发热,一侧阴囊内疼痛,部分病例表现为绞痛,并可放射至大腿内侧。局部检查可触及附睾、肿大的睾丸、精索结节性肿块,有明显压痛,持续数日后由于局部炎症消退,肿块变小而较硬,可重复发作,局部肿块亦随每次发作逐渐增大。由于丝虫病变极少引起输精管病变,精子不减少,因此阴囊内丝虫病很少引起不育。它们的特点是有周期性地发作,每隔 2~4 周或每隔数月发作。每次发作多在运动或疲劳之后。有时亦见不定期地发作。发作季节以夏秋为多。

淋巴结炎与淋巴管炎:淋巴结炎与淋巴管炎发作常见部位为腹股沟、股部、肘后及腋下等。腹腔、盆腔等亦可被侵犯,但临床常见者则均属于肢体淋巴结炎,尤以腹股沟及股部最为常见,局部淋巴结肿大疼痛,其肿大程度与感染轻重有关,反复发作及同时伴有逆行性淋巴管炎为其特点。皮内微细淋巴管炎引起丹毒样皮炎,发作时间较淋巴结炎、淋巴管炎持续时间为长。肢体淋巴结炎、淋巴管炎及丹毒样皮炎常同时存在。

(3)慢性期:由于反复炎症,淋巴结及淋巴管为增生的肉芽组织及纤维组织所阻塞,产生临床症状和体征。

1)淋巴结与淋巴管曲张:淋巴结肿大和淋巴管与淋巴结曲张,淋巴窦扩张,常见于精索、阴囊及大腿内侧,上肢偶见。精索淋巴管曲张可同时有静脉曲张,阴囊淋巴管曲张可与淋巴阴囊同时存在。

2)鞘膜积液、淋巴尿、淋巴腹水:由精索及睾丸淋巴管阻塞,淋巴液流入鞘膜腔内所致。阴囊部的皮肤及皮下组织常因淋巴液回流受阻而发生水肿,形成阴囊淋巴积液。由于精索及睾丸淋巴管阻塞,淋巴液流入鞘膜,引起鞘膜积液,如鞘膜极度增厚并伴有阴囊象皮肿者,透光试验呈阴性。淋巴尿偶可出现,尿液带血色,内含淋巴液。如有淋巴液流入腹腔,形成淋巴腹水。

3)乳糜尿、鞘膜乳糜积液、乳糜腹水、乳糜腹泻:乳糜尿为班氏丝虫病晚期常见症状之一。乳糜尿患者淋巴管破裂部位,常见在肾盂及输尿管,而不在膀胱。

乳糜尿发作常骤然出现,发作前可无症状,但亦可有畏寒,发热,腰部、盆腔及腹股沟等处酸痛,继则出现乳糜尿。高脂饮食可加重症状。鞘膜乳糜积液远较鞘膜淋巴液为少见。乳糜腹泻及乳糜腹水极为少见。在乳糜腹水时可有急性腹膜炎症状,并较易继发细菌性腹膜炎。丝虫病乳糜性关节炎、乳糜胸腔积液偶有所见。

4)象皮肿:象皮肿为两种丝虫病晚期最常见的症状,自感染后 10 年左右发生。因淋巴阻塞部位不同,发生部位亦异。发生部位依次为肢体、阴囊、阴茎、阴唇、阴蒂和乳房等。最多见的部位为下肢。

5)其他:眼部丝虫病极为少见,可引起虹膜睫状体炎、角膜炎、视网膜出血、视神经萎缩、眼压增高、房水混浊等。在眼内可检出微丝蚴。

班氏丝虫偶可异位寄生于身体任何部位的淋巴管内,形成类似肿瘤的块物,可位于颈部、胸大肌部、腹壁后、脾脏等处。发现有丝虫性心包炎患者。

(4)热带肺嗜酸细胞增多症:乃因对微丝蚴抗原有超敏反应所致,患者并无微丝蚴血症,以显著而持续的外周嗜酸细胞增多为特征。使用皮质激素可减轻症状,对抗丝虫药物敏感,不伴有典型的丝虫损害,如淋巴水肿、附睾炎、淋巴结肿大等,肺浸润可表现为哮喘。患者有高浓度丝虫特异IgE和肺部胸片的网状结节,活检提示嗜酸细胞间质肺炎。常没有泌尿系统的表现,本病多见于南印度和新加坡等地。

5.诊断

(1)丝虫感染的诊断:在外周血、乳糜尿或阴囊水肿中发现微丝蚴有诊断意义。当微丝蚴血症在高峰期时易检出,需用厚涂片法,Giemsa染色,对无症状患者可用超声直接观察成虫,能见到丝虫舞蹈症。

(2)微丝蚴血症的诊断:丝虫病的确诊有赖于微丝蚴的发现,至目前为止,检查血液中微丝蚴,乃是早期诊断丝虫病的唯一可靠方法。通常采用外周血液的检查,在大多血中自夜10时至次晨2时最易找到微丝蚴,如夜间血中超出150条/60µl时,白昼亦可找到。采血方法可采用采集外周血找微丝蚴,例鲜血法,涂片法,浓集法,微孔膜过滤法,微丝蚴白天诱出法等。还可以通过鞘膜积液、乳糜液、淋巴或乳糜腹水、心包积液、眼前房水等液体中检查直接找微丝蚴方法。

(3)免疫学诊断:通过应用皮内试验,间接免疫荧光抗体试验,酶联免疫吸附试验(ELISA),循环抗原检测等免疫学诊断法检测循环中抗体和抗原,达到诊断目的。

(4)超声波检测:采用超声波能够直接在淋巴管观察到成虫,而在无症状的患者中也能够看到活跃运动("丝虫舞蹈症")。淋巴造影能够将丝虫病和其他原因的淋巴管阻塞鉴别。X线片上显示钙化的虫体也具有诊断意义。

(5)活组织检查:将疑似的病变组织,如下肢浅表淋巴结、附睾结节切取小块,进行病理检查,可找到成虫。也可排除恶性病变。

6.治疗

(1)病因治疗:乙胺嗪即海群生,本品在体外并无直接杀灭微丝蚴作用,但对感染丝虫的人或动物,则能迅速清除血液中微丝蚴。所有感染丝虫的患者不管有没有症状都要进行乙胺嗪治疗。患者按6mg/(kg·d)剂量分3次服用,共2周。或采用1.5g疗法:用乙胺嗪1.5g,晚上一次顿服;或每日0.75g,连服2天;或每日0.5g,连服3天。副作用包括发热、头痛、恶心、呕吐、关节痛,在开始治疗后的1~2天内会出现。这些副作用的出现主要是由溺死的虫体引起,严重程度与微丝蚴的数量成正比。所以,当血中微丝蚴量较多时,乙胺嗪开始用低剂量,以降低副作用。提前应用皮质激素和抗组胺药物可减轻副作用。伊维菌素初步研究表明本品能有效地清除班氏微丝蚴,单剂口服200~400µl/kg,能够达到与乙胺嗪相似杀灭微丝蚴的作用,但对于成虫是无效的。

(2)对症治疗

1)淋巴管炎、淋巴结炎、睾丸炎的治疗:在乙胺嗪治疗的基础上,卧床休息,抬高下肢。并可口服保泰松0.1~0.2g,每日3次,连服2~3天,淋巴管炎消退后立即停药。泼尼松或复方阿司匹林亦可应用,应用抗菌药物治疗继发感染。

2)象皮肿的治疗:下肢象皮肿的治疗可采用烘绑疗法,患肢用辐射热或微波透热。烘疗后用弹性绷带包扎或使用弹力袜。在进行烘绑疗法的同时,配合小剂量长疗程乙胺嗪治疗,可制止流火发作。

对少数巨型下肢象皮肿,可采用大面积的全皮移植术,并加压包扎。

3)乳糜尿的治疗:乳糜尿初发时,应平卧休息加腹压带并抬高骨盆部,降低淋巴压力,可能促使已经形成的通道闭合。限制含有脂肪及蛋白的饮食。可用中链油(MCT)代替普通食用油脂,MCT用量成人每次服4～5g,每日3次,连服1个月为一疗程,可间隔2～3个疗程。经长期休息或内科久治不愈,仍排乳糜尿者,可考虑1‰～2‰硝酸银灌注或手术治疗。如有乳糜血尿者可酌用止血药物。

4)鞘膜积液的治疗:目前多采用手术疗法,疗效比较满意,一般术后应给乙胺嗪3g疗法1～2个疗程,作为病原治疗。

7.预后 早期丝虫病能产生生理或心理不适、组织肿胀、显著瘙痒、生殖道局部病变等,这些常影响患者自信心。但长期跟踪调查发现早期感染患者形成阴囊水肿或象皮肿不常见。象皮肿预后较差。

8.预防 DEC作为预防用药,小剂量1个月。预防应用伊维菌素也同样有效,每2～6个月口服1次,剂量为150μl/kg,杀死残余丝虫及微丝蚴,灭蚊是预防的关键。

### (二)泌尿生殖系统盘尾丝虫病

盘尾丝虫是非洲河盲病的病原,盘尾丝虫病盘尾丝虫寄生于人体皮下组织所致的寄生虫病,临床上以皮炎、皮下结节、角膜炎及失明为特征。可引起腹股沟淋巴结大量肿大和阴囊象皮肿。本病借助蚋属黑绳传播,流行于非洲和中美地区。

1.病原体 丝虫寄生于皮下结缔组织中,虫体线状,白色,角皮有明显横纹。

2.流行病学 本病流行于非洲西部和中部,处于北纬15°和赤道间的国家流行比较严重,我国赴非工作人员亦有感染本病者。

传染源为患者,家畜保虫宿主尚未发现,但自然感染可见于猴及猩猩。本病借雌蚋叮咬传播,不同流行地区蚋有其特殊种属。

3.发病机制和病理 成虫及微丝蚴均有致病作用。成虫寄生于皮下组织淋巴管汇合处,引起局部组织反应,将虫体包围,形成皮下结节。微丝蚴可自结节进入皮肤、皮下淋巴管和血管,到达眼球、淋巴结以及脏器,微丝蚴抗原、代谢产物或裂解产物引起的宿主过敏反应导致各种病变。角膜中微丝蚴可引起点状角膜炎或角膜混浊,微丝蚴也可导致虹膜炎或虹膜睫状体炎,使瞳孔变形甚至闭锁。脉络视网膜炎和视神经萎缩也可发生。淋巴结病变表现为各种细胞浸润和纤维增生,多见于盘尾丝虫炎附近的淋巴。感染严重者可有微丝蚴尿和类似坏死性肾脏病变。

4.临床表现 感染后全身反应少见,患者也可有低热、头昏、头痛、乏力、腰背痛以及胸部、肩髋关节痛等主诉。数月后开始出现本病特征性皮下结节。结节质硬,圆形或长形,不痛,边缘清楚,直径小者为0.5cm,大者可达10cm以上,可推动,也可固定于骨膜、筋膜或皮肤。

盘尾丝虫皮炎重要临床表现为皮炎,开始为间歇性或持续性瘙痒,程度轻重不一。瘙痒可伴有非特异性斑疹、丘疹或脓疱疹。晚期患者皮肤增厚,呈苔藓化,呈豹皮样。皮肤病变依次见于臀、腰、下肢和躯干,头部少见。皮肤瘙痒明显者微丝蚴检出率高,数量也多。

严重眼部病变发生率在中美和非洲分别达 30％和 85％,失明者甚多。早期表现为结膜炎、流泪、畏光等,以后出现点状角膜炎、虹膜炎或虹膜睫状体炎、角膜混浊、瞳孔变形甚至完全闭锁。裂隙灯检查可在眼前房中发现微丝蚴,眼底检查可发现脉络视网膜炎及视神经萎缩。

淋巴结炎见于浅表淋巴结。在非洲地区由于腹股沟部皮肤萎缩和腹股沟或股部淋巴结肿大,在腹股沟部形成一悬吊的囊块状物,"悬挂的腹股沟"为本病特异体征之一,也可阴囊象皮肿样改变。此病变也可导致腹股沟疝。

微丝蚴偶可在尿中及血液中找到,可出现全身微丝蚴栓塞现象。微丝蚴也可自泌尿生殖道、肺以及肝、脾等器官中发现。盘尾丝虫病伴生殖器皮肿者见于非洲扎伊尔和乍得。外周血液中嗜酸粒细胞常增多。

5.诊断　流行地区有持久性,刺激性的各类型皮疹、皮下结节和眼部病变者即考虑本病可能。以植皮刀刮取薄片皮肤,加上生理盐水,将皮肤撕碎,覆以盖玻片,在显微镜下观察活动的微丝蚴。也可将浅表皮肤切开,挤出血液和淋巴液作涂片染色寻找微丝蚴。盘尾微丝蚴在皮肤有昼现周期性,在中美和非洲微丝蚴密度最高时分别为上午 10 时和中午。免疫荧光抗体试验和酶联免疫吸附试验特异性强,可用于流行病学检测。

6.治疗

(1)伊维菌素:伊维菌素为 20 世纪 90 年代初试用于治疗盘尾丝虫病的新药。每 2～6 个月口服 1 次伊维菌素,剂量为 $150\mu g/kg$,直到患者症状消失,使用该方法能成功地杀死盘尾丝虫,而且副反应较少。乙胺嗪不能用于该病的治疗,因为使用该药后溺死的微丝蚴会在皮肤及其他部位发生严重的过敏反应。伊维菌素治疗的少数患者出现轻度反应,如发热、瘙痒、淋巴结疼痛等。孕妇忌用此药。

(2)多西环素:6 周治疗能够通过降低雌虫体内与其共生的沃尔巴克体属细菌数量,从而使雌虫不孕。

(3)苏拉明:能杀灭成虫,对微丝蚴也有一定作用。应用时以新鲜配制的 10％药物水溶液作徐缓静脉注射,自小剂量 0.1～0.2g 开始,逐渐增至 1.0g,每周给药 1 次,总剂量为 5.5～7g。由于本品有肾毒性,给药不便,现已应用较少。

(4)美曲膦酯(敌百虫):美曲膦酯对墨西哥盘尾丝虫成虫和微丝蚴有杀灭作用,治疗后皮肤结节缩小、皮炎改善,但对非洲盘尾丝虫无效。甲苯达唑、氟苯达唑等苯并咪唑类药物以及 amocarzine CGP6140 皆在临床试用。

皮下结节应尽量摘除,尤其是头部结节更需尽早切除,以减少或防止眼部病变的发生。

7.预后　盘尾丝虫病对生命威胁不大,但持续的刺激性皮疹对人的健康影响较大,严重眼部病变常致失明。

8.预防　普查普治患者和消灭传播媒介蚋为预防本病的主要关键。流行地区全民每年服用伊维菌素 1～2 次或可成为控制本病流行的有效措施。

## 三、泌尿、男性生殖系统阿米巴病

### 【病因】

阿米巴病由溶组织阿米巴感染引起的疾病。慢性期病人、恢复期病人及包囊携带者是主要传染源。人误食被包囊污染的水、食品即可能被传染。

### 【临床表现】

原发病在结肠,表现为痢疾样症状,可经血流引起肝、皮肤、脑等脏器脓肿。泌尿生殖系阿米巴很少见,可因肝脓肿破溃传播到周围,形成肾周围脓肿;穿透肾盂致肾阿米巴病,再随尿下行至膀胱;也可由血液循环或淋巴途径感染泌尿系。症状如同细菌性肾盂肾炎,但尿可呈米汤样或呈果酱样,有时还可有烂鱼肉样腐败组织。阴茎皮肤有时出现表浅溃疡。

### 【检查与诊断】

1.分泌物中找到含有红细胞的滋养体。

2.尿中出现红细胞、白细胞、组织碎屑、滋养体和包囊。

3.膀胱阿米巴病,可行膀胱镜活检找滋养体。

4.血清试验以间接血凝、酶联免疫吸附试验敏感性较高,而间接荧光抗体对流免疫电泳、琼脂扩散沉淀有较高的特异性。

### 【鉴别诊断】

泌尿生殖系阿米巴病应与细菌泌尿系感染鉴别。阴茎阿米巴感染应与阴茎结核和阴茎癌鉴别,在分泌物或组织中找到阿米巴滋养体及血清学试验有助于鉴别。

### 【治疗】

#### (一)药物治疗

1.甲硝唑(灭滴灵)600～800mg,每天 3 次,共 10 天。

2.磷酸氯喹 0.5g,每天 2 次,共 2 天,以后改为 0.25g,每天 2 次,20 天一个疗程,甲硝唑合用疗效更好。

#### (二)手术治疗

肾阿米巴脓肿或肾周围脓肿必要时需切开引流。

## 四、泌尿、男性生殖系统血吸虫病

人感染血吸虫后所引起的疾病称为血吸虫病。日本血吸虫病是我国唯一的一种血吸虫病,其侵犯泌尿生殖系少见,只是有时沉积于睾丸鞘膜、阴囊壁、附睾、精索和阴茎海绵体,引起局部病变。泌尿生殖系的病变主要由埃及血吸虫引起,病变主要在膀胱,肾及生殖系很少累及。

## 五、与泌尿外科有关的其他寄生虫病

肺孢子虫病，又称卡赖肺孢子虫肺炎，是由卡赖肺孢子虫引起的一种感染。卡赖肺孢子虫主要有包囊和滋养体两种状态，广泛分布于哺乳动物。推测传播途径主要通过空气和飞沫经呼吸道传播，宫内感染也有报道。医院工作人员带虫状态可能是院内感染的重要来源，病变绝大多数局限于肺部，系一种间质性肺炎。

弓形虫病是由专性的细胞内寄生虫弓形属刚地弓形虫引起的一种原虫病。该虫生活史中可出现五种不同形态，即滋养体、包囊、裂殖体、配子体和卵囊。在终末宿主猫及猫科动物中进行肠上皮和肠外循环，在中间宿主哺乳动物及鸟内进行肠外循环。当人和动物食入包囊和卵囊后发生初次感染，人和动物吃进任何动物的感染组织或由猫科动物排出的卵囊，生活史即完成。弓形虫沿血液和淋巴循环扩散到全身各器官引起病变，主要侵犯单核吞噬细胞和各种脏器的实质细胞。病变好发部位为中枢神经系统、眼、淋巴结、心、肝和肌肉。

肺孢子虫和弓形虫病均为机会性感染寄生虫病，如先天性免疫缺陷、获得性免疫缺陷、抗癌化疗、免疫抑制剂治疗时。在泌尿外科中主要为肾移植后感染。

（韩宏勇）

# 第七节 泌尿、男性生殖系统肿瘤

## 一、输尿管肿瘤

输尿管肿瘤少见，分原发性及继发性两种。一般认为肿瘤必须侵犯输尿管壁或紧贴输尿管周围的淋巴和组织存在肿瘤才能诊断为输尿管肿瘤。邻近器官肿瘤对输尿管的浸润不属输尿管肿瘤的范围，肿瘤为多中心性发生，多发生于50～70岁的病人。95%为单侧发生，左右发病率无差别。

【病因】

病因尚未明了，一般认为能引起肾盂肿瘤、膀胱肿瘤的致癌物质，均可引起输尿管肿瘤，可能与亲和于移行上皮的致癌物质有关。

【病理】

输尿管良性肿瘤少见。移行上皮细胞癌占93%，鳞癌、腺癌少见。移行上皮细胞癌呈绒毛乳头状，肿瘤细胞核浓染，核分裂，50%～73%的移行细胞癌发生在输尿管下1/3的位置，有多发倾向。鳞癌一般认为与黏膜上皮鳞状化生有关，常伴有结石或者尿路感染。

【诊断】

1.临床表现 主要症状为血尿及腰痛，偶尔可触及肿块。

(1)血尿：最为常见，多为肉眼血尿，常呈间歇性反复出现，有时尿中可见条索状血块。

(2)疼痛：为腰区钝痛或绞痛。

(3)肿块：多为输尿管梗阻，可发生肾积水而扪及包块。临床上肿瘤本身难以扪及。

2.实验室检查　尿脱落细胞检查诊断正确率为60%～70%，应用流式细胞仪（FCM）可以敏感地发现肿瘤细胞，但不能确定肿瘤部位。近年来，尿脱落细胞荧光原位杂交（FISH）检测有效地提高了阳性率，临床上逐渐得到广泛应用。

3.特殊检查

(1)膀胱镜检：21%的输尿管肿瘤病人同时合并有膀胱肿瘤，膀胱镜检常可发现患侧输尿管口喷血及观察膀胱内有无肿瘤。

(2)静脉或逆行肾盂输尿管造影：80%的病人可发现输尿管充盈缺损、输尿管扩张及肾积水。充盈缺损不规则，病变处输尿管轮廓消失，肿瘤上方呈杯状扩张。

(3)逆行刷洗活检：用输尿管刷在肿瘤可疑部位刷洗，将冲洗液沉渣和刷毛黏附组织进行病理检查，诊断率可达90%。

(4)B超检查：直接发现输尿管肿瘤较困难。

(5)CT扫描：早期小肿瘤难以发现，对于直径大于1cm、$T_3$～$T_4$期输尿管肿瘤，约80%的病例可以确诊并了解肿瘤浸润的范围。

(6)输尿管镜检：输尿管镜可直接到达肿瘤部位，观察肿瘤的形态、大小和取活检，86%～92%的病例可以确诊。

4.手术探查　由于术前诊断困难，往往需手术探查，术中取组织快速病理切片，以明确肿瘤性质及进一步确定手术方案。

【鉴别诊断】

1.结石　阴性结石位于输尿管可见到充盈缺损，也可产生输尿管及尿内细胞异型性改变，因此易误诊。B超可见结石伴有声影，CT平扫有助于鉴别结石和肿瘤。

2.输尿管息肉　也可见到充盈缺损，但息肉的充盈缺损呈边缘光滑长条状，其病程长，尿脱落细胞检查阴性。

3.血块　也可见到充盈缺损，但血块可在数日后排出或吸收，复查IVU充盈缺损可消失或变形。

【诊断标准】

1.明显的间歇性肉眼血尿伴条索状血块。

2.尿脱落细胞中发现肿瘤细胞。

3.影像学检查发现输尿管充盈缺损。

4.病理证实为肿瘤。

【治疗】

传统的基本治疗方法是根治性肾输尿管全切术，切除范围包括：患侧肾脏、全段输尿管以及输尿管在膀胱的开口。是否行区域性淋巴结清扫尚有争议。对于低级别低分期的原发性输尿管肿瘤，可行经输尿管镜电灼或切除术，也可行保留器官的开放性手术如输尿管节段切除再吻合或输尿管膀胱吻合。对于孤立肾或者双肾病变,有时候只能采取保守手术以尽可能保留原有功能。

原发性输尿管肿瘤化学治疗或放射治疗效果均不理想,但术后辅以化疗可提高 5 年生存率。

## 【疗效标准及预后】

1.*疗效*　肿瘤切除,临床症状消失,对侧肾功能代偿完全(根治术后),生存期延长。

2.*预后*　原发性输尿管肿瘤术后生存率与 TNM 分期和肿瘤细胞分化的程度相关。术后 5 年生存率为 67%,有转移者生存率低于 3 年。

## 【随访】

由于输尿管肿瘤复发率较高,且有肿瘤种植及多中心性病灶的特点,术后随访同膀胱肿瘤,应定期做膀胱镜检及 IVU 等检查。

# 二、膀胱肿瘤

膀胱肿瘤是泌尿系统最常见的肿瘤之一,可发生于膀胱的各层组织。按组织发生学分为上皮性和非上皮性两大类,其中 95% 以上为上皮性肿瘤,包括乳头状瘤、尿路上皮细胞癌、鳞状上皮细胞癌及腺癌,其中尿路上皮细胞癌占 90% 以上。好发年龄为 40～60 岁。多为单发,部分为多发,呈多中心性发生。可先后或同时伴有肾盂、输尿管、尿道肿瘤。非上皮性肿瘤起源于膀胱间叶组织,良性非上皮性肿瘤有膀胱平滑肌瘤、膀胱血管瘤、膀胱嗜铬细胞瘤、膀胱畸胎瘤、膀胱神经纤维瘤、膀胱横纹肌瘤等。恶性非上皮性肿瘤有膀胱平滑肌肉瘤、膀胱横纹肌肉瘤、膀胱血管肉瘤、膀胱恶性淋巴瘤、膀胱黑色素瘤等。

## 【病因】

目前病因尚不清楚,可能与下列因素有关。

1.*职业及化学物质*　染料、橡胶、皮革、塑料、油漆、农药等工业的产业工人,接触过多的化工日用品及其原料。

2.*吸烟*　统计学上发现吸烟者发生膀胱癌较不吸烟者多 4 倍以上,但吸烟导致膀胱的特异性致癌物至今尚不清楚。

3.*药物*　某些药物如止痛剂非那西丁用量过大可诱发肾盂癌或膀胱尿路上皮细胞癌。

4.*慢性炎症*　膀胱黏膜局部慢性刺激,膀胱壁长期慢性刺激,如慢性膀胱炎、结石、长期异物存留等,可诱发鳞状上皮细胞癌。其他机制尚不清楚。

5.*其他*　咖啡、茶叶、甜味剂、病毒等与膀胱癌发生有关。

## 【病理】

1.*乳头状瘤*　肉眼观呈红色,形如蕈状或乳头状,有细长的蒂,表面被覆正常尿路上皮,肿瘤细胞位于正常细胞下,分化良好。

2.*尿路上皮细胞癌*　肉眼观呈粉红色或灰色,可单发或多发,蒂细长。可呈结节或团块状,乳头短且融合,蒂粗短、基广。也可无蒂,仅表现为局部隆起、境界不清,瘤体表面可坏死形成溃疡而覆有绿色脓苔或钙盐沉渣,呈浸润性生长。

3.鳞状上皮细胞癌　又称角化性癌、棘细胞癌。镜下可见单个或斑片状的角化细胞。

4.腺癌　又称膀胱黏液癌,呈广基、质地坚硬的山丘状肿块,表面可有溃疡、钙化,并附有坏死物或有分泌黏液的杯状细胞和卵形细胞,常产生黏液蛋白。

5.膀胱平滑肌瘤　肿瘤由分化良好的平滑肌细胞构成。

6.膀胱血管瘤　常见的病理类型为海绵状血管瘤、毛细血管瘤及静脉血管瘤,镜下呈网团状血管结构。

7.膀胱嗜铬细胞瘤　局部有完整尿路黏膜覆盖下的结节、外压性包块或向腔内生长的肿瘤组织。病检可发现嗜铬细胞。

8.膀胱畸胎瘤　由三胚层组织构成的混合瘤,以卵巢和睾丸多见。

9.膀胱神经纤维瘤　起源于膀胱壁的神经纤维组织,镜下分为硬性及软性瘤,前者以纤维组织为主,后者细胞较丰富,可发生黏液变性。

10.膀胱横纹肌瘤　瘤体内有丰富的横纹肌成分。

11.膀胱平滑肌肉瘤　肿瘤细胞呈束状编织排列,有异型核或核分裂象,偶可见平滑肌过度增生现象。

12.膀胱横纹肌肉瘤　表面常被覆尿路上皮,上皮下有数层与表面平行排列的未分化间叶细胞。

13.膀胱血管瘤　毛细血管内皮细胞呈乳头状突起、增生,血管通道扩张。

14.膀胱癌肉瘤　含有恶性间质成分和上皮成分。间质成分通常是软骨肉瘤或骨肉瘤,上皮成分可以是尿路上皮细胞癌、鳞状上皮细胞癌或腺癌。

15.膀胱恶性淋巴瘤　起源于黏膜下层淋巴滤泡。肿瘤为表面有正常黏膜覆盖的半球状隆起,也可有坏死或白苔附着。

16.膀胱恶性黑色素瘤　镜下可见黑色素细胞。

## 【诊断】

### (一)临床表现

1.血尿　85%以上的病人有典型的间歇性、无痛性肉眼血尿,多为全程血尿,偶伴有血块,少数病人为初始血尿。有的为镜下血尿。

2.膀胱刺激征　如肿瘤发生坏死、感染,或肿瘤发生在膀胱三角区及膀胱颈附近时,则排尿刺激症状可较早出现。另外也提示肿瘤为多灶性原位癌或浸润性膀胱癌可能。

3.异常排尿　肿瘤过大或肿瘤发生在膀胱颈部或出血形成血块,可以发生排尿困难,排尿中断甚至尿潴留。肿瘤坏死脱落,尿中可发现"腐肉"样物排出。若尿中发现黏液,可能为腺癌。

### (二)实验室检查

1.尿脱落细胞检查　其阳性率与肿瘤分化程度密切相关,可出现较多的阴性和假阳性结果,价值有限。

2.流式细胞仪　可快速定量分析尿内肿瘤细胞的 DNA 含量或倍体类型,估计肿瘤的分级、分期及预后,但也可出现假阳性。

3.荧光原位杂交(FISH)　收集尿液中脱落细胞,通过荧光探针特异性结合肿瘤细胞,研究发现对有肉眼血尿的患者采用该方法检测尿路上皮癌,特异性高达99%以上,灵敏度约60%,其中假阴性主要出现在低级别尿路上皮癌患者。

(三)特殊检查

1.膀胱镜及肿瘤组织活检　膀胱镜检查是目前诊断膀胱肿瘤最重要的手段,可以明确肿瘤的存在与否,肿瘤的形态、大小、部位、活动度、数目等,以及初步判断肿瘤的良、恶性。活检在膀胱肿瘤的诊断中有特殊作用,可以明确肿瘤的性质、恶性程度、浸润深度及局部扩散范围。窄带光成像(NBI)技术通过光色过滤,使黏膜表层的毛细血管表现为深棕色和绿色,可以增强膀胱肿瘤和正常膀胱黏膜的对比度,从而提高膀胱肿瘤的诊断率。

2.影像学诊断　①IVU:可了解上尿路是否同时合并有肿瘤,当膀胱肿瘤直径大于1cm时,膀胱内可见充盈缺损;②超声检查:超声显像可检出直径0.5cm以上的肿瘤,对肿瘤的浸润深度也能作出可靠的判断;③CT扫描:可估计肿瘤的部位、大小及浸润深度,判断有无盆腔或腹主动脉旁淋巴结肿大,肝、肺等脏器有无转移;④MRI:能提供盆腔和腹部准确的解剖图像,可判断膀胱壁炎症,也可判断膀胱肿瘤的大小、范围、浸润深度、淋巴结及远处脏器转移。

【鉴别诊断】

血尿为膀胱肿瘤的主要症状,其鉴别诊断主要是血尿的鉴别。膀胱肿瘤血尿可能伴有膀胱刺激症状或影响排尿,血尿在排尿的开始或终末时有加重,可能伴有血块或"腐肉"。肾、输尿管肿瘤无膀胱刺激症状,排尿无影响,血尿全程均匀,可能伴有血丝,无"腐肉"。B超、CT、MRI、IVU也有助于鉴别。

能引起血尿的泌尿系其他疾病还有:

1.非特异性膀胱炎　多发生于已婚妇女,尿频、尿急、尿痛症状较重,血尿多在膀胱刺激症状后发生。

2.泌尿系结核　尿频时间较长,尿量少,尿中有结核杆菌,膀胱内有肉芽肿,可通过活检与膀胱肿瘤鉴别。

3.腺性膀胱炎　为癌前病变,活检可以与膀胱肿瘤鉴别。

4.尿石症　血尿较重,发作时常伴有绞痛。

5.前列腺增生　血尿为一过性,间歇期长,尚有其他排尿异常症状。

6.前列腺癌　经B超、CT、MRI、可以鉴别。

7.其他　如肾炎、出血性疾病、药物反应等均有不同的症状及病史可以鉴别。

【诊断标准】

1.临床出现无痛性、间歇性的肉眼血尿,有时伴有血块及"腐肉"。

2.B超、CT、MRI、IVU证实膀胱内占位性病变。

3.膀胱镜检及活检证实。

【治疗】

原则上非肌层浸润性膀胱肿瘤行保留膀胱手术,肌层浸润性膀胱癌行全膀胱切除＋尿流改道术。

1.非肌层浸润性膀胱肿瘤可采用　①经尿道膀胱肿瘤电切术(TURBT);②激光烧灼;③光动力学治疗;④膀胱部分切除;⑤术后膀胱灌注治疗,包括灌注免疫治疗和灌注化疗。灌注免疫治疗包括卡介苗(BCG)或 A 群链球菌制剂;灌注化疗包括表柔比星、吡柔比星或丝裂霉素等。

2.肌层浸润性膀胱癌可采用　①根治性膀胱全切除术＋尿流改道术,对不能耐受或不愿接受全膀胱切除术的患者,可考虑行保留膀胱的综合治疗;②全身化疗:静脉化疗常用顺铂、阿霉素、甲氨蝶呤等联合用药,动脉化疗常用顺铂、阿霉素注入安置在皮下的埋藏注射器定时行动脉内灌注;③放射治疗:并发症多,目前已不采用。

【疗效标准及预后】

1.标准　肿瘤切除,全身情况改善,存活期延长。

2.预后

(1)浅表性膀胱肿瘤:复发率高,其预后与肿瘤的浸润程度及 TNM 分期有关。无论采用何种方法治疗,其复发率平均为 45%～70%。

(2)浸润性膀胱尿路上皮癌:患者行根治性膀胱切除术后 5 年总生存率为 54.5%～68%,10 年总生存率约为 66%。患者行保留膀胱的综合治疗 5 年总生存率为 45%～73%,10 年总生存率为 29%～49%。

(3)非上皮性恶性膀胱肿瘤:预后极差,多在术后 2～3 年内死亡。

(4)非上皮性良性膀胱肿瘤:预后良好。

【随访】

膀胱肿瘤复发率较高,因此定期随访十分重要。随访主要内容包括膀胱镜检＋组织活检、IVU 及尿脱落细胞学检查等,必要时行 B 超、CT、MRI、骨放射性核素扫描复查。其中膀胱镜检查最为重要。随访时间依次为:第 1 年:1 次/3 个月;第 2 年:1 次/4 个月;第 3～5 年:1 次/6 个月;5 年以后:1 次/年。若发现肿瘤复发,治疗后应重新按上述方案随访。

# 三、阴茎肿瘤

阴茎肿瘤为发生在阴茎的常见肿瘤。良性肿瘤有乳头状瘤、尖锐湿疣、巨大尖锐湿疣(又称癌样乳头状瘤)、凯腊增殖性红斑、阴茎角、黏膜白斑。恶性肿瘤有阴茎癌、基底细胞癌、黑色素瘤、肉瘤、Paget 病、转移性肿瘤等,其中阴茎癌占阴茎肿瘤的 90%～97%。

【病因】

良性阴茎肿瘤中除尖锐湿疣的病因为人类乳头瘤病毒(属性传播疾病)感染所致外,其余阴茎肿瘤原因尚不清楚,但与包茎、包皮过长、包皮垢刺激有关。

【病理】

(一)良性肿瘤

1.乳头状瘤　乳头表面有尖刺状物,棘细胞形成细而长的上皮脚及细小分支,结缔组织少,有空泡形成。

2.尖锐湿疣 表皮过度角化,角化不全,上皮呈乳头状增生,网钉向下增厚、延长,上皮细胞呈空泡样改变,细胞体积增大、核浓缩、核周有透亮晕。

3.巨大尖锐湿疣 角质层和棘细胞层明显增厚,网钉下延加深,鳞状上皮分化良好,无退行性变,网钉周围有炎性细胞集带包绕。

4.凯腊增殖性红斑 细胞表皮不规则肥厚,网钉延长伸入真皮层,增生细胞呈异形性,有空泡形成,核染色深或多核。

5.阴茎角 上皮细胞广泛肥大角质化。

6.黏膜白斑 表皮细胞过度角化,不规则增生,网钉延长,真皮层水肿,淋巴细胞浸润。

(二)恶性肿瘤

1.阴茎癌 ①乳头状癌:浸润表浅,分化程度高,恶性程度较低。癌细胞大多呈多边形,异型性较轻,癌巢呈不规则乳头状或团块状。②浸润性癌:浸润程度深,分化程度低,甚至未分化,恶性程度高。癌细胞异型性明显,癌巢呈不规则条索状或团块状。

2.阴茎基底细胞癌 表面内基底细胞呈融浆状团块,边缘呈栅栏状排列,可有角质样囊肿。

3.阴茎恶性黑色素瘤 为肉瘤样肿瘤,基底部黑色素浸润。

4.阴茎肉瘤 类似肉芽组织,可见间质细胞、淋巴细胞、组织细胞浸润,可见较多的纤维组织。

5.阴茎 Paget 病 可见典型的 Paget 细胞。

6.阴茎转移肿瘤 可见相应转移细胞。

【诊断】

1.临床表现 局部发现肿块,有分泌物或溃疡形成,伴疼痛、腹股沟淋巴结肿大、低热及贫血等症状。

2.检查 主要依靠病理学诊断。

【鉴别诊断】

主要为鉴别阴茎肿瘤的良性及类型、分化程度,以便决定治疗方案。鉴别方法依据病理学检查。

【诊断标准】

1.临床发现局部肿块。

2.病理学检查证实。

【治疗】

1.良性肿瘤 局部切除,电灼、冷冻或激光治疗,包皮过长者应同时切除包皮。

2.恶性肿瘤 施行根治性阴茎切除,加腹股沟淋巴结或盆腔淋巴结清扫为主。术前、术后辅以放疗或化疗治疗。

【疗效标准及预后】

1.标准 肿瘤切除,存活期延长。

2.预后

(1)良性肿瘤预后良好。

(2)恶性肿瘤:①阴茎癌局限者 5 年生存率达 70%～100%.有转移者 5 年生存率仅 20%。②阴茎基底细胞癌预后好,可长期存活。③阴茎恶性黑色素瘤和阴茎肉瘤恶性程度高,多在数月内死亡。④阴茎 Paget 病预后尚好。

【随访】

应定期复查,一旦发现肿块,必须取材活检。

# 四、睾丸肿瘤

睾丸肿瘤可分为原发性肿瘤和继发性肿瘤。在原发性肿瘤中 95% 为生殖细胞肿瘤(精原细胞瘤或非精原细胞瘤),其余为非生殖细胞肿瘤(睾丸间质细胞、支持细胞、性腺胚胎细胞瘤等),原发性睾丸肿瘤占绝大多数。

## (一)睾丸生殖细胞瘤

睾丸生殖细胞瘤为常见的发生在睾丸的恶性肿瘤。左、右均可发生或同时发生,20～39岁为发病年龄高峰。占睾丸肿瘤的 95%。

【病因】

病因尚不清楚,可能与睾丸外伤、内分泌障碍、遗传、睾丸下降不全(隐睾)、局部温度升高等因素有关。包括精原细胞瘤、胚胎癌、畸胎瘤、绒毛膜上皮癌。

【病理】

1.精原细胞瘤　病理切片中肿瘤细胞一致,为大圆形或多角形,胞膜清楚,胞质透明,核大、球形,居中,胞质浓染,瘤细胞排列成巢状分散排列。

2.胚胎癌　镜下组织结构复杂多变,完全不分化细胞呈片状排列,细胞质色淡,呈颗粒状;染色质较淡,核圆形或卵圆形,核分裂象明显。

3.畸胎瘤　根据分化程度可分为三型。

(1)成熟型:镜下可见到正常形态的细胞、组织和器官,可含有软骨、胰腺、肝、肠、骨骼、平滑肌、横纹肌、神经及各种结缔组织。

(2)未成熟型:瘤细胞核大、染色深、分裂活跃,形态明显异形。

(3)恶性型:除含有分化良好及分化不良组织外,还有胚胎癌样组织或灶性恶性上皮组织及间叶组织。

4.绒毛膜上皮癌　镜下见全体滋养细胞,大而形态不规则。

【诊断】

1.临床表现　询问病史时应对存在睾丸肿瘤发病因素者高度注意。睾丸生殖细胞肿瘤发病的危险因素包括:隐睾、曾经患过睾丸肿瘤、有家族史、真两性畸形、男性不育、外伤或感染造成睾丸萎缩、母亲妊娠期曾用外源性雌激素。有睾丸沉重感及(或)出现急性睾丸炎、附睾炎的症状,部分病人可有内分泌失调症状,如男性乳房增大。体检注意阴囊内或腹股沟部有肿块,且一侧睾丸缺如,有无锁骨上淋巴结肿大,下肢有无一侧或两侧水肿(髂静脉、腔静脉受压或栓塞所致),若有水肿,则体检时应小心,以防止栓子脱落引起栓塞。

2.实验室检查　肿瘤标记物:①亚单位绒毛膜促性腺激素(β-HCG):非精原细胞瘤15%增高,绒毛膜上皮癌100%增高,胚胎癌73%增高。②血清甲胎蛋白(AFP):卵黄囊肿瘤和胚胎瘤AFP增高者占70%～90%,绒毛膜上皮癌和精原细胞瘤AFP正常。③乳酸脱氢酶(LDH):特异性较低,可作为临床分期参考及晚期精原细胞瘤的监视。④胎盘碱性磷酸酶(PALP):95%精原细胞瘤PALP增高。

3.特殊检查

(1)B超检查:正确率可达97%,可直接而准确地测定睾丸的大小、形态及有无转移。

(2)放射学检查:①胸部X线检查排除肺、纵隔转移。②IVU除外泌尿系及肾脏功能情况。③CT及MRI检查腹膜后、盆腔及其他器官有无转移。④PET检查。

【鉴别诊断】

1.附睾结核　有结核病史,肿块偏小,主要侵犯附睾尾部,常有输精管串珠状结节。

2.鞘膜积液或精液囊肿　透光试验及B超可以鉴别。

3.睾丸炎或附睾炎　发病急,多伴有发热及明显压痛,抗炎后可缓解。

【诊断标准】

1.临床症状:阴囊或腹股沟肿块,睾丸呈实质性沉重感,抗炎后不消失。

2.B超:发现肿块及其位置、大小、范围。

3.肿瘤标记物提示。

【治疗】

根据睾丸肿瘤的临床分期及组织类型而制订治疗方案。

1.手术　首先应经腹股沟途径行根治性睾丸切除,根据病理检查以及影像学资料,决定是否施行腹膜后淋巴结清扫。腹膜后淋巴清扫的适应证为:

(1)Ⅰ期非精原细胞瘤。

(2)Ⅱ期A、B非精原细胞瘤。

(3)ⅡC、Ⅲ期精原细胞瘤或非精原细胞瘤,先行化疗,待肿块缩小再行手术。

(4)$N_1$、$N_2$未分化精原细胞瘤。

2.化疗　采用顺铂、长春新碱、博来霉素及依托泊苷(VP-16),常联合用药。

3.放疗　精原细胞瘤对放疗高度敏感,剂量为3～4周内照射25～30Gy。非精原细胞瘤对放射线不敏感,疗效差。

【疗效标准及预后】

1.疗效标准　肿瘤及相应淋巴结清扫,存活期延长。

2.预后　精原细胞瘤5年生存率为40%～94%,非精原细胞瘤5年生存率为40%～98%。

### (二)睾丸非生殖细胞肿瘤

睾丸非生殖细胞瘤少见,主要有间质细胞瘤及支持细胞瘤、性腺胚胎细胞瘤、睾丸网状腺癌、睾丸类癌等。

【病理】

1.间质细胞瘤　肿瘤色黄、表面光滑,镜下见肿瘤由间质细胞构成,多角,核大而圆,有核仁,胞质内含 Reniks 结晶(嗜酸性棒状结晶)。

2.支持细胞癌　肿瘤色黄或灰白,常有囊性变。镜下主要为上皮小管与间质,也可混有生殖细胞瘤成分。

3.性腺胚胎细胞癌　肿瘤大小不一,黄色或灰色。镜下可见间质细胞、支持细胞及生殖细胞。

4.睾丸网状癌　病灶位于睾丸纵隔的睾丸网内。镜下表现为多发性囊性乳头状腺癌。

5.睾丸类癌　肿瘤呈圆形或卵圆形,黄褐色。肿瘤细胞较小,核小而圆、核仁细小,分裂象少见,具有嗜银性特点。

【诊断】、【鉴别诊断】、【诊断标准】及【治疗】

均与睾丸生殖细胞癌相同。

【疗效标准及预后】

1.标准　肿瘤及相应淋巴结切除,存活期延长。

2.预后

(1)间质细胞瘤:预后差,多于 2 年内死亡。

(2)支持细胞癌:预后尚可。

(3)性腺胚胎细胞癌:预后较良好。

(4)睾丸网状腺癌:预后差,多于 1 年内死亡。

(5)睾丸类癌:单纯性类癌预后尚可,继发性或有转移者预后差。

# 五、前列腺肿瘤

前列腺癌为发生在前列腺腺泡、腺管上的恶性肿瘤,多发生在前列腺外周带,约 3% 的病例可同时发生在外周及中心带。前列腺癌发病率具有明显的地理和种族差异。在美国和欧洲,前列腺癌是成年男性发病率最高的恶性肿瘤。亚洲前列腺癌发病率远低于欧美国家,但近年来随着人们生活方式的改变和诊断水平的提高,我国前列腺癌发病率明显上升。前列腺癌患者主要是老年男性,新诊断患者中位年龄为 72 岁,高峰年龄为 75～79 岁。在美国,年龄小于 40 岁的个体患前列腺癌的可能性很低,40～59 岁年龄段患病率增至 2.2%,60～79 岁年龄段患病率增至 13.7%。

【病因】

病因尚不完全清楚,可能与下列因素有关:

1.地理差异和种族因素　美国、欧洲发病率较高,亚洲发病率较低。美国黑人发病率明显高于白人,非洲黑人很少发生前列腺癌。

2.遗传因素　直系亲属中,前列腺癌发病率较非直系亲属为高。

3.饮食因素　过多热量、脂肪、动物蛋白摄入,易患前列腺癌。亚洲人发病率低而移居美国的亚洲人发病率较高。

4.内分泌失调　与性激素失调有关。

5.前列腺增生　可与前列腺癌同时发生,但没有因果关系。

6.其他　与淋病、病毒或衣原体感染、慢性前列腺炎、环境污染等有关。

【诊断】

1.临床表现　早期无症状,病情发展后可出现下列症状。

(1)下尿路梗阻:表现为尿频、尿急、排尿困难,且尿程短而快。

(2)血尿:血尿不常见,一旦出现,应考虑为前列腺导管癌或尿路上皮癌。

(3)直肠阻塞现象:肿块向直肠突出或侵犯直肠,可引起排便困难。

(4)转移症状:肿瘤转移可引起会阴部疼痛或坐骨神经放射性痛及骨转移后的相应症状。

(5)其他:下肢浮肿、淋巴结肿大、肝肿大、贫血等。

2.检查

(1)直肠指诊:指诊表现为腺体增大,可扪及高低不平、大小不一的坚硬结节,中央沟消失,诊断符合率可达 70%～80%。

(2)前列腺特异性抗原(PSA)检查:作为单一检测指标,较直肠指诊和经直肠前列腺 B 超具有更高的敏感性,大大提高了前列腺癌早期发现、早期治疗的概率。在我国,PSA≤4.0ng/ml 为正常。对 45 岁以上的住院男性患者推荐查血 PSA。

(3)经直肠前列腺 B 超(TRUS):在 TRUS 上典型的前列腺癌征象为外周带的低回声结节,且通过超声可初步判断肿瘤的体积大小。但 TRUS 对前列腺癌诊断的特异性和灵敏度均较低,目前 TRUS 最主要的作用是引导进行前列腺的系统性穿刺活检。

(4)前列腺系统性穿刺活检:前列腺系统性穿刺活检是诊断前列腺癌最可靠的检查。推荐经直肠 B 超引导下的前列腺系统性穿刺活检,除特殊情况不建议随机穿刺。

(5)MRI:MRI 检查可以显示前列腺包膜的完整性、是否侵犯精囊及前列腺周围组织,还能显示淋巴结转移及骨转移病灶,对前列腺癌临床分期有重要参考价值。怀疑前列腺癌的推荐行 MRI 检查。

(6)CT 扫描:可发现癌肿部位、大小、侵犯范围及显示盆腔淋巴结、肝、肺、脊柱等处的转移情况。

(7)全身核素骨显像检查(ECT):一旦前列腺癌诊断成立,推荐进行全身核素骨显像检查,对发现前列腺癌骨转移有重要参考价值,敏感性较高,但特异性较差。

【鉴别诊断】

需与前列腺癌相鉴别的有前列腺增生(尤其是结节性前列腺增生)、前列腺囊肿、脓肿、前列腺肉瘤、结核等。结合病史、临床症状,经各项物理检查、活检及肿瘤标记物测定可以鉴别。

【诊断标准】

1.明显的临床症状,如排尿困难、血尿及转移引起的症状。

2.肿瘤标记物证实。

3.经直肠指诊、B 超、CT、MRI 等发现肿块。

4.前列腺系统性穿刺活检后病理证实。

## 【危险因素评估】

在前列腺癌的病理分级方面,推荐采用 Gleason 评分系统。前列腺癌组织分为主要分级区和次要分级区,每区的 Gleason 分值为 1~5 分,Gleason 评分是把主要分级区和次要分级区的 Gleason 分值相加,形成癌组织分级常数。

## 【治疗】

主要有手术治疗、内分泌治疗、化学治疗、放射治疗、免疫治疗等,具体方案应根据全身情况、肿瘤 TNM 分级而定。

1.手术治疗

(1)根治性前列腺切除术,手术范围包括前列腺腺体、前列腺包膜、精囊等。

(2)盆腔淋巴结清扫术及扩大盆腔淋巴结清扫术。切除前列腺后,清扫双侧髂总血管远端、髂内外血管主干及闭孔淋巴结,扩大清扫术还包括髂总血管周围、骶骨前方和两侧的淋巴结。

(3)经尿道电切术,仅能暂缓梗阻症状。

2.内分泌治疗

(1)药物:①雌激素类药物己烯雌酚:3~5mg/d,维持量 1~3mg/d。②抗雄激素药物有,非类固醇类包括比卡鲁胺、氟他胺;类固醇类包括黄体酮、醋酸氯羟基孕酮、氟他胺(缓退瘤)等。③促性腺释放激素类药物(GnRH-A),多选用亮丙瑞林、戈舍瑞林、曲普瑞林等,每月皮下注射一次。

(2)去势手术:切除双睾丸以除去体内雄性激素的来源。

3.化学治疗　前列腺癌为"化疗抗拒肿瘤",化疗仅仅只能作为晚期前列腺癌的辅助治疗。

(1)多西他赛,75mg/m², 每 3 周 1 次,静脉用药,加用泼尼松 5mg,2 次/日。

(2)雌莫司汀,280mg/d,分两次口服。

(3)米托蒽醌,12mg/m², 每 3 周 1 次,静脉用药,可同时联用泼尼松治疗。

4.放射治疗　疗效较好,肿瘤可明显缩小,症状明显减轻,但并发症较多。放射治疗方法主要有内放射治疗及外放射治疗,体内照射用 $^{125}$I 钛囊,总量为 $(28\sim100)\times10^4$Bq,体外照射,先行盆腔 45Gy 照射,后前列腺区照射,总量达 60~70Gy。

5.冷冻治疗　局部降温至 −150℃,可使大多数 $T_3$ 期前列腺癌的肿瘤生长得到控制。

6.免疫治疗　可用于清除其他方法治疗后残存的极微量的癌肿组织。常用药物为 β 干扰素,200IU/d,连续 5 次。

## 【疗效标准及预后】

1.标准

(1)临床症状改善。

(2)存活期延长。

2.预后　早期前列腺癌自然病程较长,患者可长期存活。晚期激素非依赖型前列腺癌缺乏有效的治疗方法,预后较差。

# 六、肾肿瘤

## （一）肾细胞癌

肾细胞癌（RCC）简称肾癌，为发生在肾脏实质的恶性肿瘤。肿瘤多起源于近曲小管（透明细胞癌和乳头状癌），而嫌色细胞癌和集合管癌则可能来源于肾单位的远端结构。左、右肾及双肾可同时发生。多见于中老年病人。

【病因】

病因尚不清楚。吸烟是肾癌唯一公认的环境因素，有家族发病倾向，常见的家族性类型是 von Hippel-Lindau 综合征。

【病理】

绝大多数 RCC 瘤体呈圆形或椭圆形外观，为假包膜所包裹。质地较硬，多为实质性，10％～25％可出现囊性变。切面呈黄色、黄褐色或者棕色，可见坏死或出血灶散在分布，有时可见钙化灶。传统上，RCC 的细胞类型有透明细胞癌、颗粒细胞癌、管状乳头状细胞癌和肉瘤样癌。现在新的分类方法将颗粒细胞癌归入其他类型，而且增加了嫌色细胞癌这一新的细胞类型，同时还确认肉瘤样癌不是一种独立的肿瘤类型。肾癌大多数为透明细胞癌，也可同时有颗粒细胞癌或主要以颗粒细胞为主。典型的透明细胞呈圆形或多角形，胞质丰富、浅染、透明，甚至为空泡，核小有规则。颗粒细胞的胞质为毛玻璃状，均匀；细胞和核大小不一，巨细胞和分裂象较多见。乳头状肾细胞癌是第二常见的病理类型，占 10％～15％。

【诊断】

1.临床表现 早期可无任何症状，晚期典型症状为肉眼血尿、腰痛及腹部肿块（三联征）。

（1）血尿：最常见的症状，多为间歇、无痛、全程性肉眼血尿。

（2）肿块：肿块坚硬，表面光滑，无明显触痛。

（3）疼痛：肾区多有钝痛，如血尿较严重，凝集成块堵塞输尿管，可发生绞痛。

（4）发热：部分病人有持续性低热，或有间隙性突然升高，多示预后不良。

（5）贫血：继发出血及晚期恶病质引起。

（6）精索静脉曲张：肿瘤侵入肾门区压迫精索内静脉所致，多见于右侧。

（7）胃肠道症状：食欲不振、恶心、呕吐。

2.实验室检查

（1）尿及血中癌细胞检查：阳性率不高。

（2）癌胚抗原：持续升高表示已有转移。

3.特殊检查

（1）超声波检查：最常用且经济无创的检查方法。可发现肾肿瘤及其大小、部位、范围、与周围组织及器官的关系，以及局部有无淋巴结转移。

（2）静脉及逆行性肾盂造影：可发现患肾一个或数个肾盏受压变形，肾盂可有充盈缺损或变形。同时可观察对侧肾的形态及功能。

（3）计算机 X 线体层摄影（CT）：目前肾癌最重要的诊断方法。可了解肿瘤大小、部位、范围,肝脏、腹主动脉旁、腹腔、盆腔等有无转移,准确度极高,能清楚地显示0.5cm以上的肾实质内肿块。

(4)MRI:可十分清楚地显示肾实质性肿瘤,对肾癌的诊断准确率高达90%。对直径小于3cm的肿瘤,其敏感性不如CT,但显示肿瘤侵犯的范围尤其对于肾静脉和下腔静脉癌栓要优于CT。可用于肾肿瘤的术前分期和术后随访。

(5)放射性核素检查:对于脏器功能的了解有重要价值,对不能做X线造影者,对肾功能较差或行保留肾组织手术者或需排除骨转移者,均需做此项检查。

(6)肾动脉造影:对恶性肾肿瘤的正确诊断可达92%~95%,表现为病理血管池、肿瘤染色、侧支血管及血管中断现象。决定手术前,可行肾动脉栓塞术,以减少术中出血。

【鉴别诊断】

最主要为与肾囊肿相鉴别,尤其是囊肿恶性变,CT扫描可与肾血管平滑肌脂肪瘤相鉴别。肾癌与肾腺瘤和肾嗜酸细胞瘤难以鉴别。与黄色肉芽肿性肾盂肾炎的影像学相似,常需手术摘除病理确诊。

【诊断标准】

1.临床症状明显。

2.体检发现肾实质性肿块。

3.病理学诊断确诊。

【治疗】

肾癌对放、化疗均不敏感,根治性肾切除术是标准治疗方案。

1.根治性肾切除　切除患肾及大部分输尿管、肾周筋膜、脂肪、淋巴结及肾上腺,开放或者腹腔镜手术都是可选方式。

2.保留肾单位的手术　对于4cm以内的小肾癌、双侧肾癌、孤立肾癌或者对侧肾功能不全者可以考虑保留肾单位的肾癌切除术,比如肾部分切除术或肾肿瘤剜除术。

3.放射治疗　放疗作用不肯定,不能改变肾癌患者的生存率,对转移及局部复发没有明显作用。放射剂量为5000cGy/5~6周。

4.化学治疗　疗效较差。以前常用UFT(优福定)600mg/d,分3次口服,总量30~40g为1个疗程。现在有学者将5-Fu与干扰素或者白细胞介素结合应用,疗效较前为好。

5.激素治疗　曾经认为肾癌对激素有明显的依赖性,但现在研究发现不能证明激素如黄体酮等可以治疗肾癌。

6.免疫治疗　肾癌是一种能诱发宿主产生免疫功能的肿瘤,患者体内存在细胞免疫和体液免疫,使用增加机体免疫功能的药物对肿瘤的发展有一定的抑制作用。常用药物包括干扰素、白细胞介素2或联合用药。以自体肿瘤疫苗为基础的治疗方案尚未证实有明确疗效。

7.生物靶向治疗　近年来逐渐兴起的治疗方式,其中舒尼替尼和索拉非尼已经在临床应用于转移性肾癌的治疗。

【疗效标准及预后】

1.标准　肿瘤及转移病灶彻底切除,临床症状改善,存活期延长。

2.预后　非手术者3年生存率不足5%,5年生存率在2%以下;手术治疗后5年生存率可达 30％～50％,10 年生存率为 20％左右。

【随访】

肾癌的随访方案为,在手术后第 1 年内每 3 个月复查 1 次。除全身体检外,应做血常规,肾、肝功能,血 AKO,尿常规,胸片,B 超等检查。如发现复发,应做腹部 CT、MRI 及放射性核素骨扫描。若 1 年内无复发,可逐渐延长随访时间,如第 2 年可半年复查 1 次,第 3～5 年复查 1 次。一般来讲,术后的随访应当是终身的。

## (二)肾盂肿瘤

由肾盂黏膜发生的上皮性肿瘤,包括移行细胞乳头状瘤、移行细胞乳头状癌、鳞状上皮细胞癌及腺癌。可单发或多发及有多中心性发生的特点。可同时或先后伴发输尿管、膀胱或对侧肾盂肿瘤。多见于 40～60 岁的成人,儿童少见。

【病理】

1.乳头状瘤 局限于黏膜,无黏膜下浸润。一般带蒂,瘤体较小,仅为数毫米,呈乳头状或绒毛乳头状突起。由纤细的分支状结缔组织毛细血管束被覆良好的移行上皮构成,为良性肿瘤。

2.乳头状癌 来源于肾盂黏膜移行上皮的恶性肿瘤,是肾盂癌最常见的组织学类型。肿瘤呈乳头状或菜花状。镜下见肿瘤以纤细的纤维血管束为核心,呈分支状排列,外被覆未分化的多形性移行上皮。

3.鳞状上皮细胞癌 肿瘤扁平隆起,质地硬实,常在肾盂内扩展形成溃疡,多伴有钙化及感染。

4.腺癌 由高柱状、分泌黏液的细胞形成腺泡状结构,腺泡周围有增生的平滑肌。

【诊断】

1.临床表现

(1)血尿:为间歇、无痛性全程血尿。

(2)疼痛:出血多时血块堵塞输尿管可产生肾绞痛。

(3)肿大:除可扪及并发的积水肾外,难以触及肾盂肿瘤包块。

2.特殊检查

(1)静脉或逆行性肾盂、输尿管造影,可见肾盂充盈缺损。

(2)超声波检查:可发现肾盂内肿瘤,表现为肾实质回声分离,内为低回声区,可显示肿瘤表面形态。

(3)肾动脉造影:可发现肿瘤血管变化,动脉分支缺失、肿瘤血管细小,肾实质侵犯时肾实质期呈不规则密度减低区。

(4)膀胱镜检查:可观察到患侧输尿管口喷出血尿,并除外膀胱肿瘤及尿道肿瘤。

(5)尿脱落细胞检查:阳性率为 40％～60％,但需反复多次检查。

【鉴别诊断】

1.肾盂内充盈缺损的鉴别 肾细胞侵入肾盂与肾盂肿瘤侵犯肾实质的肾盂内占位性病变,采用 B 超及 IVU 很难鉴别。CT 及其增强,根据密度的对比,可以明确诊断。选择性肾动脉造影可根据其肿瘤阴影的强度及肿瘤血管湖的情况得以鉴别。

2.阴性结石　肾盂内阴性结石所致的充盈缺损,边缘较肾盂肿瘤光滑,呈圆形或卵圆形,复查时结石可因转移或结石排除而阴影消失。B超可见结石下伴声影。若结石与肿瘤同时存在,则需手术方能确诊。

3.肾盂内血块　血块的B超检查变化较大,复查时可见其声影变形或位置改变,甚至消失。血块的CT值为60～70Hu,增强后不强化,而肾盂肿瘤的CT值为30～60Hu,增强后被强化。

4.其他

(1)结核:临床表现有膀胱刺激征、酸性无菌性脓尿、尿内有抗酸杆菌。

(2)炎性疾病:临床表现有膀胱刺激征,尿液检查有炎性细胞。

【诊断标准】

1.临床表现有间歇性、无痛性全程肉眼血尿。

2.IVU、B超、CT、MRI发现肾盂内占位性病变。

3.尿脱落细胞检查发现肿瘤细胞。

【治疗】

手术切除为肾盂肿瘤的主要治疗方法,标准手术方式为根治性手术。切除的范围包括肾脏、肾周脂肪囊、同侧肾上腺、输尿管全段及膀胱袖套状切除。是否做区域性淋巴结清扫尚有争议。

有浸润的高级别肿瘤,可在术后辅助放、化疗,以提高生存率。

【疗效标准及预后】

1.标准　患侧及有关器官及组织全部切除、临床症状改善、存活期延长。

2.预后　肾盂肿瘤的预后与手术方式有关。根治性手术5年存活率为84%,非根治性手术为51%。40%可发生膀胱肿瘤。另外,肾盂肿瘤的预后与细胞分化程度、病理分期有密切关系,$G_1$级5年存活率为75%,$G_2$为55%,$G_3$为27%。鳞状上皮细胞癌和腺癌预后不良,5年存活率为0。

【随访】

应定期体检,每3个月做尿脱落细胞检查。另外,应做胸片及膀胱镜检,并按膀胱肿瘤治疗原则定期行膀胱灌注化疗药物及应用免疫抑制剂治疗预防复发。1年后可适当延长复查时间及膀胱灌注次数,一般来讲,随访观察应是终身的。

## (三)肾良性肿瘤

### 1.肾血管平滑肌脂肪瘤

肾血管平滑肌脂肪瘤亦称错构瘤,起源于肾间质细胞,过去认为是少见的良性肿瘤,但随着影像学的发展,临床上已很常见。极少数有恶变可能,80%为40岁左右女性。

【病因】

病因尚不清楚。

【病理】

肿瘤是圆形或卵圆形,向四周扩张性生长。病理切片可见血管、脂肪及平滑肌。

【诊断】

早期常无症状,多在体检时偶然发现。肿瘤过大时可有腰痛或腹部慢性胀痛、钝痛或隐痛,偶有绞痛以及血尿,腹部偶可扪及包块。B超检查肿块为强回声、边界清晰、后方无声影。CT检查可见瘤体界限清楚、包膜完整、瘤体密度不均,CT值为负值,即脂肪组织的特点,一般情况下容易与肾癌鉴别。肾动脉造影可见有不规则的肿瘤血管,多数为小动脉瘤,无动、静脉瘘,多中心和双侧病变。

【鉴别诊断】

主要与肾癌鉴别。KUB及IVU征象与肾癌无区别。B超、CT、MRI及肾动脉造影可以从形态学上相鉴别。

【诊断标准】

(1)体检、B超、CT等发现肿物。

(2)病理切片检查可见血管、脂肪及平滑肌等组织。

【治疗】

肿瘤小于4cm或双肾均有肿瘤时,采用严密观察下的保守治疗,肿瘤大于4cm,可考虑选择性肾动脉栓塞术、肿瘤剜出术或部分肾切除术,一般不宜行肾切除术。如瘤体较大或伴有严重出血者应行肾切除。另外,术前不能排除恶性病变者,术中应行快速冰冻切片,若证实已有恶性病变者,应行根治性肾切除术。

【疗效标准及预后】

肿瘤切除、肾功能正常、无复发者,预后良好。

【随访】

该肿瘤虽属良性肿瘤,但可侵犯多器官、组织,因此,不论手术与否,均应长期随访观察,其中B超检查最为常用。

2.肾血管瘤

肾血管瘤为起源于血管内皮或淋巴管的先天性血管畸形,多为单侧、多发。

【病因】

先天性血管畸形。

【病理】

位于肾髓质黏膜下,瘤体小的如针尖,大的直径可达10cm以上。镜下血管内皮不规则,内腔大小不一,管壁由成纤维细胞和血管母细胞组成。

【诊断】

多无临床症状,于体检中偶然发现,有时表现有间歇性无痛性肉眼血尿。肾动脉造影、B超及CT有助于诊断。肾动脉造影的特征为:动脉后期可呈局限性扭曲成团,异常走向的输出静脉提早充盈。

【鉴别诊断】

需与肾癌、肾盂癌鉴别,临床上也应与创伤、手术、穿刺肿瘤引起的动静脉瘘相鉴别,鉴别方法以肾动脉造影的特征最为直接及可靠。

【诊断标准】

检查发现肾脏占位性病变、肾动脉造影较小者可保守观察治疗;若有出血而不严重者,可考虑应用止血药物,或者试行逆行输尿管插管用1%硝酸银或去甲肾上腺素溶液冲洗肾盂,对不能排除恶性肿瘤或保守治疗无效、肿瘤较大或出血较严重者,可考虑肾部分切除或肾切除,也可考虑行选择性血管栓塞术。

【疗效标准及预后】

出血停止,肿块切除,无肾功能损害,无复发。预后良好。

【随访】

择期 B 超检查有无复发。

（韩宏勇）

# 第八节　女性泌尿系统疾病

## 一、尿道炎

尿道炎为临床常见病,感染途径以上行性为主,女性解剖结构特殊,尿道较短,距离阴道和肛门较近,容易被污染而发病。因此,尿道炎的预防很重要,女性应注意会阴部清洁卫生。

【诊断方法】

1.尿频、尿急、尿痛明显,排尿终末时尿痛加重或呈里急后重。

2.局部症状发生急剧,全身症状较轻或不明显。

3 部分患者出现血尿,终末血尿为常见,也可见肉眼血尿或全程血尿。

4.菌尿或脓尿明显时可发现尿液浑浊。

5 尿常规白细胞数每高倍视野超过 10 个或呈脓血尿。

6.清洁中段尿沉渣涂片镜检细菌数每高倍视野超过 15～20 个。

7.清洁中段尿培养阳性。

【治疗措施】

1.抗感染治疗:可根据细菌药物敏感试验选用适当抗生素,或选择尿液中药物浓度较高的广谱抗菌药物,争取彻底治愈。

2.一般治疗:注意休息,增加饮水量。

3.对症治疗:可选用黄酮哌酯（泌尿灵）、酒石酸托特罗定、琥珀酸索利那辛、山莨菪碱(654-2)等药物解除痉挛,减轻排尿刺激症状。

4.对疗效不佳者,应寻找膀胱炎的局部原因,有下尿路梗阻、膀胱异物、肿瘤等病变,应及时解除。若无梗阻、,应根据细菌药物敏感试验结果调整抗菌药物。

## 二、尿道综合征

女性尿道综合征是女性常见的临床征象。表现为反复发作尿频、尿急、尿痛、耻骨及肾区疼痛、下腹坠胀、尿量减少,每次只排出少量尿液或滴血而尿常规化验正常,中段尿培养阴性。

尿道综合征是一组症状群,不应将其视为一个疾病。

**【诊断方法】**

1.症状 尿频、尿急、尿痛、排尿困难、尿道烧灼感,症状轻重不一。耻骨上压迫感或疼痛,其次在尿道内或阴道入口处局限性不适、性交疼痛或困难等。

2.体检

(1)除外妇科疾病。

(2)除外尿道外口因素。

①尿道外口距阴道距离过近。

②尿道外口狭窄:处女膜异常;尿道肉阜、尿道黏膜脱垂。

③尿道远端周围组织纤维化。

(3)尿道两旁的阴道前壁软组织进行点状触诊,除外尿道旁腺感染。

3.化验室检查

(1)尿常规:尿常规检查一般均正常,少数患者有少许白细胞及脓细胞,但每个高倍视野一般不超过 5 个。

(2)尿培养:该病的诊断是排除法,只有排除了其他可以导致尿道刺激症状的疾病后才可以确定诊断。为排除尿路感染,多次尿培养是必要的,标本应在用药前采集。

4.放射影像检查 包括静脉尿路造影(IVU)和膀胱造影,除外泌尿系肿瘤、结石、特异性炎症等。

5.尿流动力学检查 除外下尿路功能障碍。

6.膀胱镜检查 膀胱镜观察到的尿道和膀胱三角区的红斑、水肿不能作为尿道综合征的诊断依据,所以膀胱镜的目的是为了排除有相同症状的其他疾病,如间质性膀胱炎等。

**【治疗措施】**

目前的治疗,一是针对症状,二是针对发病因素。

1.一般治疗 休息、锻炼、坐浴、下腹部治疗、物理治疗、针刺治疗、抗胆碱能药物、α 肾上腺素能受体阻滞药和骨骼肌松药(可控制本病发生的尿流动力学异常)、镇静药和心理治疗。

2.抗感染治疗 发作时,应适当选用抗生素治疗。常用药有:磺胺类药物、呋喃妥因、红霉素、甲硝唑等。

3.手术治疗

(1)尿道扩张术:在尿道黏膜麻醉下,扩张尿道至 F30,每 2 周 1 次,可多次重复,适用于尿道外口或尿道远端狭窄者。

(2)尿道松解术:切除尿道、阴道隔间远端 1/2 弹性纤维索或多处环形切开弹性组织索。尿道狭窄经扩张无效者,可在局麻下行此术,待伤口愈合后可配合每周 1 次尿道扩张术。

(3)尿道外口成形术:处女膜融合型、处女膜伞型、处女膜堤坝型矫形术;尿道肉阜、憩室切除术等。

# 三、压力性尿失禁

## 【定义】

压力性尿失禁(SUI)指喷嚏、咳嗽或运动等腹压增高时出现不自主的尿液自尿道外口漏出。

症状表现为咳嗽、喷嚏、大笑等腹压增加时不自主漏尿。体征是在增加腹压时,能观测到尿液不自主地从尿道漏出。尿动力学检查表现为充盈性膀胱测压时,在腹压增加而逼尿肌稳定性良好的情况下出现不随意漏尿。

诊治风险:女性的压力性尿失禁应区别于小儿尿失禁、神经源性尿失禁、急迫性尿失禁、充盈性尿失禁及各种男性尿失禁。

## 【流行病学特点】

尿失禁的流行病学调查多采用问卷方式。调查结果显示该病患病率差异较大,可能与采用的尿失禁定义、测量方法、研究人群特征和调查方法等都有关系。女性人群中23%～45%有不同程度的尿失禁,7%左右有明显的尿失禁症状,其中约50%为压力性尿失禁。

1.较明确的相关因素

(1)年龄:随着年龄增长,女性尿失禁患病率逐渐增高,高发年龄为45～55岁。年龄与尿失禁的相关性可能与随着年龄的增长而出现的盆底松弛、雌激素减少和尿道括约肌退行性变等有关。一些老年常见疾病,如慢性肺部疾病、糖尿病等,也可促进尿失禁进展。但老年人压力性尿失禁的发生率趋缓,可能与其生活方式改变有关,如日常活动减少等。

(2)生育:生育的次数、初次生育年龄、生产方式、胎儿的大小及妊娠期间尿失禁的发生率均与产后尿失禁的发生有显著相关性,生育的胎次与尿失禁的发生呈正相关性;初次生育年龄为20～34岁的女性,其尿失禁的发生与生育的相关度高于其他年龄段;生育年龄过大者,尿失禁的发生可能性较大;经阴道分娩的女性比剖宫产的女性更易发生尿失禁;行剖宫产的女性比未生育的女性发生尿失禁危险性要大;使用助产钳、吸胎器和缩宫素等加速产程的助产技术同样有增加尿失禁的可能性;大体重胎儿的母亲发生尿失禁危险性也大。

(3)盆腔脏器脱垂:盆腔脏器脱垂(POP)和压力性尿失禁严重影响中老年妇女的健康和生活质量。压力性尿失禁和盆腔脏器脱垂紧密相关,两者常伴随存在。盆腔脏器脱垂患者盆底支持组织平滑肌纤维变细、排列紊乱、结缔组织纤维化和肌纤维萎缩可能与压力性尿失禁的发生有关。

(4)肥胖:肥胖女性发生压力性尿失禁的概率显著增高,减肥可降低尿失禁的发生率。

(5)种族和遗传因素:遗传因素与压力性尿失禁有较明确的相关性。压力性尿失禁患者患病率与其直系亲属患病率显著相关。白种人女性尿失禁的患病率高于黑种人。

2.可能相关的危险因素

(1)雌激素:雌激素下降长期以来被认为与女性压力性尿失禁相关,临床也主张采用雌激素进行治疗。但近期有关资料却对雌激素作用提出质疑,认为雌激素水平变化与压力性尿失禁患病率间无相关性。甚至有学者认为雌激素替代治疗有可能加重尿失禁症状。

（2）子宫切除术:子宫切除术后如发生压力性尿失禁,一般都在术后半年至 1 年。手术技巧及手术切除范围可能与尿失禁发生有一定关系。但目前尚无足够的循证医学证据证实子宫切除术与压力性尿失禁的发生有确定的相关性。

（3）吸烟:吸烟与压力性尿失禁发生的相关性尚有争议。有资料显示吸烟者发生尿失禁的比例高于不吸烟者,可能与吸烟引起的慢性咳嗽和胶原纤维合成的减少有关。也有资料认为吸烟与尿失禁的发生无关。

（4）体力活动:高强度体育锻炼可能诱发或加重尿失禁,但尚缺乏足够的循证医学证据。

其他可能的相关因素有便秘、肠道功能紊乱、咖啡因摄入和慢性咳嗽等。

【病理生理机制】

1.膀胱颈及近端尿道下移　正常情况下,在腹压增加引起膀胱压增加的同时,腹压可同时传递至尿道,增加尿道关闭能力,以防止压力性尿失禁的发生。各种原因引起盆底肌肉及结缔组织退变、受损而薄弱,导致膀胱颈及近端尿道下移、尿道松弛、功能性尿道变短时,增高的腹压仅传至膀胱而较少传递至尿道,以致尿道压力不能同步升高,从而引起尿失禁。

2.尿道黏膜的封闭功能减退　正常尿道黏膜皱襞有密封垫作用,可阻止尿液的渗漏。随着年龄的增长等因素,尿道黏膜萎缩变薄、弹性下降,可导致其封闭功能减退。尿道炎及尿道损伤等原因造成尿道黏膜广泛受损,导致黏膜纤维化,也可使尿道黏膜的封闭功能减退或消失。

3.尿道固有括约肌功能下降　尿道平滑肌、尿道骨骼肌、尿道周围骨骼肌功能退变及受损,导致尿道关闭压下降。

4.支配控尿组织结构的神经系统功能障碍　尿道本身的结构、功能,尿道周围的支撑组织相关的神经功能障碍均可导致尿道关闭功能不全而发生尿失禁。关系最为密切的是膀胱颈近端尿道的解剖位置,尿道固有括约肌功能和盆底肌肉功能。但对于具体病例,常难以准确区分是哪种或哪几种因素,时常是数种因素共同作用的结果。

【诊断】

压力性尿失禁诊断主要依据主观症状和客观检查,并需除外其他疾病。本病的诊断步骤应包括确定诊断(高度推荐)、程度诊断(推荐)、分型诊断(可选)及合并疾病诊断(高度推荐)。

1.确定诊断　目的是确定有无压力性尿失禁。主要依据为病史和体格检查。

（1）高度推荐

①病史:全身情况,一般情况、智力、认知和是否发热等。压力性尿失禁症状,大笑、咳嗽、喷嚏或行走等各种程度腹压增加时尿液是否漏出;停止加压动作时尿流是否随即终止。泌尿系其他症状,血尿、排尿困难、尿路刺激症状或下腹或腰部不适等。

其他病史,既往病史、月经、生育史、生活习惯、活动能力、并发疾病和使用药物等。

②体格检查:一般状态,生命体征、步态及身体活动能力、精细程度及对事物的认知能力。

全身体检,神经系统检查包括下肢肌力、会阴部感觉、肛门括约肌张力及病理征等;腹部检查注意有无尿潴留体征。

专科检查,外生殖器有无盆腔脏器膨出及程度;外阴部有无长期感染所引起的异味、皮疹;双合诊了解子宫水平、大小和盆底肌收缩力等;肛门指检检查括约肌肌力及有无直肠膨出。其他特殊检查。

（2）推荐

①排尿日记：连续记录72h排尿情况，包括每次排尿时间、尿量、饮水时间、饮水量、伴随症状和尿失禁时间等。

②其他检查：实验室检查，血、尿常规，尿培养和肝、肾功能等一般实验室常规检查；尿流率；剩余尿。

（3）可选检查

①膀胱镜检查：怀疑膀胱内有肿瘤、憩室和膀胱阴道瘘等疾病时，需要做此检查。

②侵入性尿动力学检查：尿道压力描记；压力-流率测定；腹压漏尿点压（ALPP）测定；影像尿动力学检查。

③膀胱尿道造影。

④超声、静脉肾盂造影、CT。

2.程度诊断　目的是为选择治疗方法提供参考。

（1）临床症状（高度推荐）

①轻度：一般活动及夜间无尿失禁，腹压增加时偶发尿失禁，不需佩戴尿垫。

②中度：腹压增加及起立活动时，有频繁的尿失禁，需要佩戴尿垫生活。

③重度：起立活动或卧位体位变化时即有尿失禁，严重地影响患者的生活及社交活动。

（2）尿垫试验：推荐1h尿垫试验。

①轻度：1h漏尿≤1g。

②中度：1g＜1h漏尿＜10g。

③重度：10g≤1h漏尿＜50g。

④极重度：1h漏尿≥50g。

3.分型诊断　分型诊断并非必须，但对于临床表现与体格检查不甚相符，以及经初步治疗疗效不佳患者，建议进行尿失禁分型诊断。

（1）解剖型/尿道固有括约肌缺陷（ISD）型：影像尿动力学可将压力性尿失禁分为解剖型/ISD型。

也有学者采用最大尿道闭合压（MUCP）进行区分，MUCP＜20cmH$_2$O或＜30cmH$_2$O提示ISD型。

（2）腹压漏尿点压（ALPP）结合影像尿动力学分型

①Ⅰ型压力性尿失禁：ALPP≥90cmH$_2$O。

②Ⅱ型压力性尿失禁：ALPP60～90cmH$_2$O。

③Ⅲ型压力性尿失禁：ALPP≤60cmH$_2$O。

目前认为，大多数女性压力性尿失禁患者可同时存在盆底支持功能受损和尿道括约肌缺陷，以上分型可能过于简单。此外，确诊ISD的方法尚存在争议，MUCP和ALPP的检测有待规范，其临界值也需进一步验证。

4.诊断风险　女性压力性尿失禁患者常合并其他疾病，需要进一步鉴别诊断以防范误诊。

（1）膀胱过度活动症：怀疑合并有膀胱过度活动症者参照OAB诊治指南进行评估，推荐行尿动力学检查。

（2）盆腔脏器脱垂：压力性尿失禁常与盆腔脏器脱垂合并存在，盆腔脏器脱垂诊断主要依靠妇科检查。

（3）排尿困难：对有排尿困难主诉的患者，高度推荐尿流率及剩余尿测定。对尿流率低及有较多剩余尿者，推荐行侵入性尿动力学检查，以确定是否存在逼尿肌收缩受损或膀胱出口梗阻。主要检查方法及指标有：压力-流率测定、影像尿动力学检查、最大逼尿肌收缩压和等容逼尿肌收缩压测定等。由于女性膀胱出口梗阻发生机制及病理生理演变在许多方面均有别于男性，而现行膀胱出口梗阻尿动力学评估标准主要来源于男性病例资料，时常不能满足诊断需要。因此，在深入分析尿动力学检测结果的同时，详细的病史、妇科检查、骶髓相关神经系统检查、泌尿腔镜检查及影像学检查亦具有重要的参考价值。

**【治疗】**

1.非手术治疗

（1）高度推荐：盆底肌训练。盆底肌训练（PFMT）对女性压力性尿失禁的预防和治疗作用已为众多的荟萃分析和随机对照研究（RCTs）所证实。此法方便易行、有效，适用于各种类型的压力性尿失禁。停止训练后疗效的持续时间尚不明确，缺乏长期随机对照研究。

治疗风险：目前尚无统一的训练方法，共识是必须要使盆底肌达到相当的训练量才可能有效。可参照如下方法实施，持续收缩盆底肌（提肛运动）2～6s，松弛休息2～6s，如此反复10～15次。每天训练3～8次，持续8周以上或更长。盆底肌训练也可采用特殊仪器设备，通过生物反馈实施。与单纯盆底肌训练相比，生物反馈更为直观和易于掌握，疗效与单纯盆底肌训练相当，或优于单纯盆底肌训练，并有可能维持相对长的有效持续时间。

（2）推荐：减肥。肥胖是女性压力性尿失禁的明确相关因素。减轻体重有助于预防压力性尿失禁的发生。患有压力性尿失禁的肥胖女性，减轻体重5％～10％，尿失禁次数将减少50％以上。

（3）可选

①戒烟：吸烟与尿失禁相关的证据仍不充分，有证据显示吸烟能增加发生压力性尿失禁的风险，但目前却无证据表明戒烟能缓解压力性尿失禁症状。

②改变饮食习惯：尚无明确证据表明饮水量、咖啡因、酒精与压力性尿失禁的发生率有明确关系，但改变饮食习惯可有助于治疗压力性尿失禁程度。

③阴道重锤训练

原理：阴道内放入重物（20g或40g），为避免重物脱出而加强盆底肌收缩，以训练盆底肌。

治疗风险：疗效尚有争议，有学者认为可能与盆底肌训练基本相当。此类治疗一般依从性较差，对重度尿失禁疗效不佳。不良反应为腹痛、阴道炎和阴道出血等。

④电刺激治疗

原理：电流反复刺激盆底肌肉，增加盆底肌的收缩力；反馈抑制交感神经反射，降低膀胱活动度。

治疗风险：报道差异较大，尚需大样本、长期随访的随机对照研究。不良反应为阴道感染、出血、会阴部不适及皮疹等，部分患者不易接受。

⑤磁刺激治疗

原理:与电刺激治疗原理基本相似,不同之处在于本治疗是利用外部磁场进行刺激。

治疗风险:可以有效改善患者的主、客观症状。但应用时间较短,仍需大样本随机对照研究。

**2.药物治疗**　主要作用原理在于增加尿道闭合压,提高尿道关闭功能,目前常用的药物有以下几种。

(1)推荐:选择性 $\alpha_1$ 肾上腺素受体激动药。

①原理:激活尿道平滑肌 $\alpha_1$ 受体以及躯体运动神经元,增加尿道阻力。

②常用药物:米多君、甲氧明。米多君的不良反应较甲氧明更小。2000 年美国 FDA 禁止将苯丙醇胺(去甲麻黄碱)用于压力性尿失禁治疗。

③疗效:有效,尤其合并使用雌激素或盆底肌训练等方法时疗效较好。

④治疗风险:可能出现高血压、心悸、头痛和肢端发冷,严重者可发作脑卒中等不良反应。

(2)可选

①丙米嗪

原理:抑制肾上腺素能神经末梢的去甲肾上腺素和 5-羟色胺再吸收,增加尿道平滑肌的收缩力;并可以从脊髓水平影响尿道骨骼肌的收缩功能;抑制膀胱平滑肌收缩,缓解急迫性尿失禁。

用法:50~150mg/d。

疗效:尽管有数个开放性临床试验显示它可以缓解压力性尿失禁症状以及增加尿道闭合压,其疗效仍需随机对照临床试验(RCT)研究加以证实。

治疗风险:可能出现口干、视物模糊、便秘、尿潴留和直立性低血压等胆碱能受体阻断症状;镇静、昏迷等组胺 $H_1$ 受体阻断症状;心律失常、心肌收缩力减弱;有成瘾性;过量可致死。

②β 肾上腺素受体拮抗药

原理:阻断尿道 β 受体;增强去甲肾上腺素对 α 受体的作用。

疗效:开放队列研究证实有显著疗效,但目前尚无任何相关 RCT 研究。

治疗风险:可能出现直立性低血压;心功能失代偿。

③β 肾上腺素受体激动药

原理:一般认为兴奋 β 肾上腺素受体将导致尿道压力减低,但研究表明它可以增加尿道张力。主要机制可能是通过释放神经肌肉接头间的乙酰胆碱来加强尿道骨骼肌的收缩能力,还可在储尿期抑制膀胱平滑肌收缩。

用法:克仑特罗 20mg,2/d,服用 1 个月。

疗效:一项 RCT 证实 $\beta_2$ 肾上腺素受体激动药克仑特罗可以有效治疗压力性尿失禁,且效果优于盆底肌肉锻炼。但仍需大样本、设计良好的 RCT 研究。

治疗风险:可能出现房颤、心动过速或头痛。

④雌激素

原理:促进尿道黏膜、黏膜下血管丛及结缔组织增生;增加 α 肾上腺素能受体的数量和敏感性。通过作用于上皮、血管、结缔组织和肌肉 4 层组织中的雌激素敏感受体来维持尿道的主动张力。

用法：口服或经阴道黏膜外用。

疗效：雌激素曾经广泛应用于压力性尿失禁的治疗，可以缓解尿频尿急症状，但不能减少尿失禁，且有诱发和加重尿失禁的风险。

治疗风险：增加子宫内膜癌、乳腺癌和心血管病的风险。

3.手术治疗　手术治疗的主要适应证包括以下几种。非手术治疗效果不佳或不能坚持，不能耐受，预期效果不佳的患者。中重度压力性尿失禁，严重影响生活质量的患者。生活质量要求较高的患者。伴有盆腔脏器脱垂等盆底功能病变需行盆底重建者，应同时行抗压力性尿失禁手术。

行手术治疗前应注意：征询患者及家属的意愿，在充分沟通的基础上做出选择；注意评估膀胱尿道功能，必要时应行尿动力学检查；根据患者的具体情况选择术式，要考虑手术的疗效、并发症及手术费用，并尽量选择创伤小的术式；尽量考虑到尿失禁的分类及分型；对特殊病例应相应处理，如多次手术或尿外渗导致的盆腔固定患者，在行抗尿失禁手术前应对膀胱颈和后尿道行充分的松解；对尿道无显著移动的Ⅲ型ISD患者，术式选择首推为经尿道注射，次为人工尿道括约肌及尿道中段吊带。

(1)高度推荐：无张力尿道中段吊带术。

原理：DeLancey于1994年提出尿道中段吊床理论这一全新假说，认为腹压增加时，伴随腹压增加引起的尿道中段闭合压上升，是控尿的主要机制之一。据此，Ulmsten(1996)等应用无张力经阴道尿道中段吊带术(TVT)治疗压力性尿失禁，为压力性尿失禁的治疗带来了全新的革命。

疗效：无张力尿道中段吊带术与其他类似吊带手术的比较显示治愈率无明显区别，短期疗效均在90%以上。最大优势在于疗效稳定、损伤小、并发症少。

主要方法：目前我国较常用为TVT和TVT-O，其他还有IVS、TOT等。

①TVT

疗效：长期随访结果显示其治愈率在80%以上。TVT治疗复发性尿失禁时治愈率与原发性尿失禁相似。治疗混合性尿失禁的有效率为85%。对固有括约肌缺陷患者有效率达74%。

治疗风险

膀胱穿孔：易发生在初学者或以往施行过手术的患者。术中反复膀胱镜检查是必不可少的步骤。如果术中出现膀胱穿孔，应重新穿刺安装，并保留尿管1～3d；如术后发现，则应取出TVT，留置尿管1周，待二期再安置TVT。

出血：出血及耻骨后血肿并不罕见，多因穿刺过于靠近耻骨后或存在瘢痕组织。当出现耻骨后间隙出血时，可将膀胱充盈2h，同时在下腹部加压，阴道内填塞子宫纱条，严密观察，多能自行吸收。

排尿困难：多因悬吊过紧所致。另有部分患者可能与术前膀胱逼尿肌收缩力受损/膀胱出口梗阻有关，此类患者进一步行尿动力学检查有所帮助。对术后早期出现的排尿困难，可作间歇性导尿。1%～2.8%患者术后出现尿潴留而需切断吊带，可在局麻下经阴道松解或切断

TVT 吊带,术后排尿困难多立刻消失,而吊带所产生的粘连对压力性尿失禁仍有治疗效果。

其他并发症:包括对置入吊带的异物反应或切口延迟愈合、吊带侵蚀入尿道或阴道、肠穿孔和感染等,最严重的是髂血管损伤。

②TVT-O

疗效:近期有效率为 84%～90%,与 TVT 基本相当,但远期疗效仍有待进一步观察。

治疗风险:TVT-O 和 TOT 的手术原理与 TVT 相同,但穿刺路径为经闭孔而非经耻骨后,基本排除了损伤膀胱或髂血管的可能性,但有可能增加阴道损伤的风险。有专家认为由于穿刺进针方向不同,TVT-O 式式安全性高于 TOT。少见的严重并发症主要有吊带阴道侵蚀和闭孔血肿、脓肿形成等。

尿道中段吊带术疗效稳定,并发症较少,高度推荐作为尿失禁初次和再次手术术式,其中 TVT-O 或 TOT 因创伤小,住院时间短,并发症少而优势更加明显。

(2)推荐

①Burch 阴道壁悬吊术

原理:经耻骨后将膀胱底、膀胱颈及近端尿道两侧之阴道壁缝合悬吊于 Cooper 韧带,以上提膀胱颈及近端尿道,从而减少膀胱颈的活动度。还有学者认为该术式对盆底支托组织位置亦有影响(MRI 检查发现肛提肌与膀胱颈距离的缩短程度与手术的成功率显著相关)。

方法:分为开放手术和腹腔镜手术 2 种术式。

疗效:初次手术时,治愈率在 80%以上。2 次手术时治愈率与初次手术基本相同。长期随访显示其控尿效果持久。Burch 手术同时行子宫切除时疗效不受影响,亦不增加合并症的发生率。本术式与经皮穿刺悬吊术和原理基本类似,但疗效更为确切,主要原因一是缝合于 Cooper 韧带上,锚定更牢固;二是脂肪组织充分游离后形成更广泛的粘连。

治疗风险:排尿困难(9%～12.5%,处理方法有间歇导尿,尿道扩张等)、逼尿肌过度活动(6.6%～10%)、子宫阴道脱垂(22.1%,其中约 5%需要进一步重建手术)、肠疝等。

腹腔镜与开放 Burch 比较如下,

疗效:多项 Meta 分析显示两者疗效有争议。一些研究随访 6～18 个月时两组间主观治愈率没有差别,而另一些研究显示腹腔镜 Burch 手术的疗效要比开放手术差,有效率为 64%～89%。

优缺点:腹腔镜比开放手术视野差、缝扎欠牢靠,可能是其疗效差的原因。腹腔镜较之开放手术出血少,损伤小,耐受好,恢复快。但手术操作时间长,技术要求高,费用高。

Burch 手术与 TVT 比较如下。

疗效:两者都是目前疗效最为稳定的术式,随机对照研究显示控尿率基本相似,多在 90%以上,近期 TVT 治疗压力性尿失禁的临床应用报道显著多于 Burch 手术。

优缺点:TVT 比 Burch 手术时间和住院时间短,创伤小,恢复快。TVT 手术时间、患者疼痛、不适等症状以及住院时间明显短于腹腔镜 Burch 手术。Burch 手术疗效稳定,并发症较少,但创伤较大。

②膀胱颈吊带(Sling)术

原理:自膀胱颈及近端尿道下方将膀胱颈向耻骨上方向悬吊并锚定,固定于腹直肌前鞘,以改变膀胱尿道角度,固定膀胱颈和近端尿道,并对尿道产生轻微的压迫作用。吊带材料主要为自身材料,也可为同种移植物,异体或异种移植物以及合成材料。

疗效:较肯定。初次手术平均控尿率82%~85%,Meta分析显示客观尿控率为83%~85%,主观尿控率为82%~84%;用于再次手术患者时,成功率64%~100%,平均治愈率86%。长期随访10年时与1年时控尿率并无明显不同。可适用于各型压力性尿失禁患者,尤其是Ⅱ型和Ⅲ型压力性尿失禁疗效较好。

治疗风险如下。

排尿困难:发生率2.2%~16%,大多数患者经留置尿管、尿道扩张后于1周内自行排尿,仍不能缓解者应行吊带松解,1.5%~7%的患者经上述处理,排尿困难仍持续存在,需行长期自身间歇性导尿。

逼尿肌过度活动:发生率3%~23%,是否与术前潜在的逼尿肌过度活动或是手术引起的去神经,对膀胱颈的刺激等因素有关尚不清楚。这类患者中常可发现最大尿道闭合压的升高。

其他并发症如出血(3%)、尿路感染(5%)、尿道坏死、尿道阴道瘘和异体移植物感染传染病(如肝炎、HIV)等。

注意事项:与无张力尿道中段吊带术不同,如何调整吊带对尿道的松紧程度,以在获得尿控的同时减少排尿困难的发生,是手术的关键环节。术中在膀胱完全充盈时嘱患者咳嗽有利于判断吊带松紧度。本术式疗效较好,但并发症发生率较高。

(3)可选

①Marshall-Marchetti-Krantz(MMK)手术:将膀胱底、膀胱颈、尿道及尿道两侧的阴道前壁缝合于耻骨联合骨膜上,以使膀胱颈及近端尿道恢复正常位置,减少膀胱尿道的活动度,恢复膀胱尿道角。该术式可开放完成,也可在腹腔镜下完成。

治疗风险:疗效低于Burch手术及尿道中段吊带术;并发症多。总的并发症发生率为22%,耻骨骨髓炎的发生率可超过5%。

②针刺悬吊术:腹壁耻骨上做小切口,以细针紧贴耻骨后穿刺进入阴道,用悬吊线将膀胱颈侧之阴道前壁提起,悬吊固定于腹直肌或耻骨上,以将阴道前壁拉向腹壁,使膀胱颈及近端尿道抬高、固定,纠正膀胱尿道角,减少膀胱颈及近端尿道活动度。手术方式较多,包括Pereyra术、Stamey术等。

主要优点在于操作简单,创伤小,患者耐受好。

治疗风险:远期疗效欠佳。穿刺悬吊术的有效率为43%~86%,但远期疗效较差,1年随访主观成功率为74%,2年半的资料显示,有效率仅为17%,引起尿失禁再发的主要原因包括尿道活动过度(88%),尿道固有括约肌功能缺陷(ISD,6%),以及逼尿肌过度活动(6%)等。穿刺悬吊术疗效等于或略优于阴道前壁修补术,但要显著低于Burch阴道壁悬吊术。并发症较多。Glazener和Cooper进行的随机或半随机试验的Meta分析显示,围术期并发症发生率48%。悬吊固定于耻骨的术式还有引起耻骨骨髓炎的风险。不适宜于伴有膀胱膨出者。本术式操作简单,损伤小,但短期和远期疗效差,并发症较多,因而应用受限。

③注射疗法:在内镜直视下,将填充剂注射于尿道内口黏膜下,使尿道腔变窄、拉长以提高尿道阻力,延长功能性尿道长度,增加尿道内口的闭合,达到控尿目的。与前述治疗方法不同,

注射治疗不是通过改变膀胱尿道角度和位置,而主要通过增加尿道封闭能力产生治疗作用。

常用注射材料有硅胶粒、聚四氟乙烯和碳包裹的锆珠等,其他可用注射材料有鱼肝油酸钠、戊二醛交连的牛胶原、自体脂肪或软骨、透明质酸/聚糖酐和肌源性干细胞等。

优点是创伤小,严重并发症发生率低。

治疗风险:疗效有限,近期疗效 30%~50%,远期疗效差。双盲随机对照临床研究证实,注射自体脂肪疗效与安慰剂之间的差异没有显著性。有一定并发症,如短期排空障碍、感染、尿潴留、血尿、个别材料可能过敏和颗粒的迁移等,严重并发症为尿道阴道瘘。因疗效,尤其是远期疗效较差,可选择性用于膀胱颈部移动度较小的 I 型和 III 型压力性尿失禁患者,尤其是伴严重合并症不能耐受麻醉和开放手术者。

④人工尿道括约肌:将人工尿道括约肌的袖带置于近端尿道,从而产生对尿道的环行压迫。在女性压力性尿失禁治疗应用报道比较少,主要用于 III 型压力性尿失禁患者。盆腔纤维化明显,如多次手术、尿外渗、盆腔放疗的患者不适宜本术式。

优点在于对 III 型压力性尿失禁有确切疗效,并可获得长期控尿。

治疗风险:主要不足是费用昂贵,且并发症发生率较高,常见并发症有机械故障、感染、尿道侵蚀、尿潴留、尿失禁复发等,必要时需取出人工尿道括约肌。

⑤阴道前壁修补术:是指修补阴道前壁,以增强膀胱底和近端尿道的支托组织,使膀胱和尿道复位,并减少其活动。

主要优点有:可同时治疗盆腔脏器脱垂和进行阴道重建,对伴有明显阴道膨出的压力性尿失禁患者可供选择;并发症发生率较低,逼尿肌过度活动发生率<6%,与阴道壁悬吊术相比住院时间和出血要少,无明显远期排尿障碍。

治疗风险:远期疗效差,近期控尿率 60%~70%,5 年有效率约 37%,另一中心研究显示 10 年有效率为 38%;容易导致神经损伤,解剖学和组织学研究显示,支配膀胱颈和近端尿道的自主神经(盆神经)紧贴膀胱下血管丛,靠近阴道前外侧壁 4 点和 8 点位置进入尿道括约肌。本手术因阴道前壁的广泛分离而可能导致尿道括约肌的去神经。

## 【合并疾病的处理】

1.合并膀胱过度活动症　2005 年 ICI 指南建议:对混合性尿失禁患者应首先采取膀胱行为治疗、盆底肌训练和抗胆碱能制剂等相应措施控制急迫性尿失禁症状。待急迫性尿失禁控制满意后,再对压力性尿失禁诊断、尿失禁严重程度,以及对患者生活质量的影响进行重新评判,并据此采取相应处理。2006 年中华医学会泌尿外科学分会(CUA)发布的 OAB 诊治指南观点与此基本相同,即先处理急迫性尿失禁,待稳定后再行压力性尿失禁处理。

2.合并盆腔脏器脱垂　盆腔脏器脱垂的诊治涉及到泌尿、妇产及肛肠。单纯的子宫脱垂或阴道后壁膨出常无排尿症状,而阴道前壁膨出时即可能出现压力性尿失禁症状。在严重的阴道前壁膨出时,因下垂的膀胱尿道与相对固定于耻骨后的尿道形成成角畸形,从而还可产生排尿困难。阴道前壁膨出常与其他盆腔脏器脱垂同时存在,建议的处理原则如下。

(1)有压力性尿失禁症状,但盆腔脏器脱垂无需手术治疗者,压力性尿失禁部分可按压力性尿失禁处理,建议向患者说明有进一步手术处理之可能。

(2)有压力性尿失禁症状,且盆腔脏器脱垂部分需要手术治疗者,在修补盆腔脏器脱垂的同时,行抗压力性尿失禁手术治疗,治愈率可达 85%～95%。

(3)无尿失禁症状而仅有盆腔脏器脱垂者,治疗尚存在争议。因盆腔脏器脱垂有可能合并隐性压力性尿失禁,脱垂校正后出现尿失禁症状,因而许多学者推荐盆腔重建时同时进行抗尿失禁手术以预防术后压力性尿失禁的发生,但采取何种术式预防潜在的压力性尿失禁尚无一致意见。

3.合并逼尿肌收缩力受损 尿流率较低($<10cmH_2O$),考虑逼尿肌收缩力受损时,如受损较轻,最大逼尿肌收缩压$>15cmH_2O$、无明显剩余尿量、平时无明显腹压排尿状态时,可先行非手术治疗和药物治疗处理压力性尿失禁,无效时考虑行抗压力性尿失禁手术,但术前应告知自家间歇导尿的可能性。

逼尿肌受损严重,最大逼尿肌收缩压$\leqslant15cmH_2O$,或有大量剩余尿量或平时为明显腹压排尿,应注意有其他尿失禁的可能,此类患者不建议抗尿失禁手术,可试用抗尿失禁药物治疗,如出现排尿困难加重应及时停药。

4.合并膀胱出口梗阻(BOO) 应先解除 BOO,待稳定后再评估和处理压力性尿失禁。对于冷冻尿道及尿道狭窄等患者,可同期行解除 BOO 和尿失禁治疗。如尿道松解、同期行尿道中段悬吊术。

【随访】

1.盆底肌肉训练(PFMT)的随访

(1)时间:训练后 2～6 个月。

(2)内容和指标:主要随访 PFMT 治疗后的疗效,包括主观评价和客观证据。

①主观自我评价:推荐使用国际上公认的问卷,如 ICI-Q 评估尿失禁次数和量;对生活质量的影响。

②客观证据:高度推荐使用排尿日记和尿垫试验;可选尿动力学检查或盆底肌收缩强度测试。

(3)疗效判定:完全干燥为治愈;尿失禁减轻为改善;两者合称有效。尿失禁不减轻甚至加重为无效。

2.药物治疗的随访

(1)时间:多为 3～6 个月。

(2)内容和指标

①主观疗效:使用问卷进行自我评价,指标包括尿失禁次数和量、生活质量评分等。

②客观疗效:高度推荐排尿日记、尿垫试验,可选尿动力学检查。

③不良反应:如 α 受体激动药常见时的血压升高、头痛、睡眠障碍、震颤和心悸、肢端发凉和立毛等不良反应;雌激素有可能增加乳腺癌、子宫内膜癌和心血管疾病的危险;Duloxetine 有恶心等不良反应。

3.手术治疗的随访

(1)时间:推荐术后 6 周内至少进行 1 次随访,主要了解近期并发症。6 周以后主要了解远期并发症及手术疗效。

(2)内容和指标:手术疗效评价与随访。

①主观指标:即患者使用问卷进行的自我评价,指标包括尿失禁次数、量和生活质量评分等。

②客观指标:高度推荐排尿日记及尿垫试验;可选尿动力学,尤其是无创检查,如尿流率及B超测定剩余尿量。

③并发症随访:对压力性尿失禁的术后随访中必须观察和记录近期和远期并发症。

压力性尿失禁术后近期并发症常见有:出血、血肿形成、感染、膀胱尿道损伤、尿生殖道瘘、神经损伤和排空障碍等。

远期并发症有:新发尿急、继发泌尿生殖器官脱垂、耻骨上疼痛、性交痛、尿失禁复发、慢性尿潴留及吊带的侵蚀等。

【预防】

1.普及教育　压力性尿失禁是女性高发病,首先应提高公众意识,增加该病的了解和认识,早期发现,早期处理,将其对患者生活质量的影响降到最低限度。医务人员则应进一步提高对该病的认识,广泛宣传并提高诊治水平。

对于压力性尿失禁患者,还应注意心理辅导,向患者及家属说明本病的发病情况及主要危害,解除其心理压力。

2.避免危险因素　根据尿失禁的常见危险因素,采取相应的预防措施。对于家族中有尿失禁发生史、肥胖、吸烟、高强度体力运动以及多次生育史者,如出现尿失禁,应评估生活习惯与尿失禁发生的可能相关关系,并据此减少对易感因素的接触机会。产后及妊娠期间的盆底肌训练(PFMT)如下。

(1)意义:产后及妊娠期间行盆底肌训练,可有效降低压力性尿失禁的发生率和严重程度。

(2)时机:妊娠 20 周起至产后 6 个月间。

(3)方法:每天进行≥28 次盆底肌收缩,训练最好在医生的督促指导下进行。每次包括(2~6)s收缩/(2~6)s 舒张×(10~15)次。

3.选择性剖宫产　选择性剖宫产可作为预防尿失禁方法之一,可一定程度上预防和减少压力性尿失禁的发生。但选择性剖宫产时,还应考虑到社会、心理及经济等诸多因素。

## 四、女性尿道肿瘤

原发性女性尿道肿瘤几乎都是恶性的,较少见,但其发病率比男性高 4~5 倍,中老年多发,分为女性远段尿道癌和女性近段尿道癌。远段尿道癌指尿道口至尿道前 1/3 部。

【临床表现】

较早出现的是以尿道刺激症状为主,表现为尿频、尿痛、尿道口硬结或溃疡,伴有血性分泌物或尿后滴血。肿瘤大者会形成梗阻可表现为排尿费力、排尿困难乃至尿潴留。远段尿道癌的肿块突出尿道口,触之易出血,有的形成癌性溃疡或继发感染,有臭味分泌物。近段尿道癌的肿块不一定突出尿道口外,但可在阴道前壁摸到变硬的尿道或肿块。晚期尿道癌,尿道与阴道壁完全固定,两侧腹股沟可扪及肿大的转移淋巴结或形成尿道阴道瘘。

**【诊断方法】**

50岁以上的老年女性,如有尿道出血和(或)尿道肿块者应警惕本病的存在。行肿块活组织检查以确诊和了解肿瘤病理类型和细胞分级。近段尿道肿瘤可借尿道造影、尿道镜和活组织等确定诊断。做CT及MRI检查有助于了解淋巴结转移情况。

**【治疗措施】**

以手术治疗为主,配合化疗和放疗。

1.手术治疗　根据临床分期,0期或A期尿道癌可以做经尿道电切除术;B期远端尿道癌可考虑尿道部分切除术和腹股沟淋巴结清除术,近端尿道癌无转移,或远端尿道癌已累及尿道1/3以上者则行尿道全切除术;对有周围组织转移者应行根治性膀胱全切除术和尿流改道。晚期尿道癌已有远处转移,或周围脏器浸润不可切除者,或同时有尿潴留的患者可行耻骨上膀胱造瘘以解决排尿问题。

2.放射治疗　可以配合手术,行术前、术后的辅助治疗,也可用于不能手术的晚期远端尿道癌的姑息性治疗。

3.化学治疗　目前尚无定论,但多柔比星、顺铂、甲氨蝶呤等化疗药物,有一定疗效。

## 五、尿道肉阜

目前对尿道肉阜的病因还不甚了解,一般认为可能与局部损伤和慢性炎症的长期刺激有关。尿道肉阜通常都不很大,为0.5~1cm,多数长在尿道口内,少数可突出尿道口外,亦可累及尿道外口的四周。

**【诊断方法】**

1.尿道口疼痛　可出现烧灼样痛,在排尿、活动、衣裤摩擦、性交时疼痛加重。有时可引起尿频和排尿分散。

2.接触性出血　接触、摩擦损伤后易出血,但很少发生大量出血。

3.体格检查　可见尿道外口后壁上有暗红色或鲜红色的脆性肿瘤样组织,表面光滑,触之柔软而疼痛,易出血。一般为0.5~1.0cm,带蒂或基底部较宽,有的呈环状围绕尿道口。本病根据临床表现即可诊断。

**【治疗措施】**

1.药物治疗　无症状者,不需治疗。有症状者可用雌激素软膏外用,效果良好。合并老年性阴道炎者,可用雌激素阴道栓,每晚1次,持续10~20d。以后每隔1~2周1次至完全治愈。

2.手术治疗　长期不愈者,可电灼、冷冻、激光或手术切除。手术切除应包括基底并将切口缝合。

## 六、女性尿瘘

尿瘘是指泌尿系统与其他系统或器官之间有异常通道,主要为泌尿生殖瘘。

## 【病因】

1.先天性发育异常。

2.后天性尿瘘可能与损伤、感染或肿瘤有关。

## 【分类】

按解剖位置可分为尿道阴道瘘、膀胱阴道瘘、膀胱尿道阴道瘘、膀胱宫颈阴道瘘、输尿管阴道瘘及尿瘘合并直肠损伤。

## 【诊断】

### (一)临床表现

1.漏尿:尿液不断经阴道流出。

2.尿性湿疹:由于尿液长期浸渍而使会阴部及肛周皮肤红肿、增厚,有时有丘疹或浅表溃疡,外阴瘙痒和灼痛。

3.月经失调:10%～15%的患者有长期闭经或月经稀少。

4.有的病人可并发阴道结石。

### (二)特殊检查

1.妇科检查:阴道内镜、双合诊和三合诊检查,了解阴道、宫颈情况,子宫大小、位置及活动度。同时注意瘘孔大小、位置和周围瘢痕的程度,有无炎症。用金属导尿管或子宫探针探查尿道,了解尿道长度,有无闭锁、狭窄、断裂等。

2.亚甲蓝注入膀胱试验,可以鉴别膀胱阴道瘘还是输尿管阴道瘘以及寻找极小的膀胱阴道瘘。

3.由静脉注射靛胭脂 5ml,5～7 分钟后见蓝色液体由瘘孔溢出,适用于先天性输尿管口异位或输尿管瘘者。

4.膀胱镜检查可了解膀胱容量,有无炎症、结石、憩室等,可了解瘘孔数目、大小、位置,瘘孔与输尿管口、尿道内口的关系。

5.静脉肾盂造影及放射性核素肾图可了解上尿路情况,确定输尿管瘘的位置及了解肾功能。

## 【鉴别诊断】

应与压力性尿失禁、充盈性尿失禁及结核性膀胱挛缩相鉴别。

## 【治疗】

原则上尽可能将瘘孔修补,达到解剖和生理功能的恢复。术前要明确诊断,排除结核、肿瘤等禁忌证。手术途径以阴道为主,防止感染,争取手术一次成功。不要轻易选择尿路改道手术。损伤引起者,应于损伤 3 个月后进行修补术。一般手术选择是根据尿瘘发生的原因、大小、位置以及阴道的情况,有单纯尿瘘修补术、尿道对端吻合术、膀胱颈尿道阴道瘘修补术和尿道重建术等。

(杜英林)

# 第九节　泌尿系统结石

## 一、上尿路结石

### (一)临床表现

上尿路结石包括肾结石和输尿管结石,是尿石症的主要组成部分。绝大多数上尿路结石是在肾脏内形成的,当其下降到输尿管后即成为输尿管结石。只有一小部分上尿路结石是在输尿管内形成的。据统计,肾结石的发病率最高,达 47.4%;输尿管结石占 32.6%。绝大部分输尿管结石是在肾脏内形成后下降到输尿管的。输尿管的三个狭窄段(肾盂输尿管交界部、与髂血管交界处和输尿管壁段)是结石最常停留的部位。

上尿路结石常表现为腰部或腹部疼痛。轻则感腰部酸胀或不适,重则呈严重的绞痛症状。绞痛常突然发作,多数发生在夜间或早晨。疼痛可向下腹部、腹股沟、股内侧放射,女性则放射至阴唇部位。输尿管中段结石时疼痛常放射到侧腰部和腹部;接近膀胱时,则出现尿频、尿急症状。这种放射性疼痛可能与精索和睾丸血供或卵巢血供受影响有关。肾绞痛发作时可出现恶心、呕吐症状,肾绞痛发作时,患者常表情异常痛苦,双手紧压腹部和腰部,甚至在床上翻滚,呻吟不已,大汗淋漓。发作常持续数小时,但亦可数分钟即自行缓解。当结石向下移到输尿管中段时,疼痛常常可放射到外侧胁腹部和腹部。同时伴有血尿,有时为全程肉眼血尿,尿液呈鲜红色、茶叶水色或洗肉水色,也可为镜下血尿,还可合并感染。当输尿管结石接近膀胱时,由于自主神经系统传导内脏疼痛,患者常分不清疼痛来源的情况而主诉出现尿频和尿急症状。腹腔神经节负责肾脏和胃的神经传导;因此肾绞痛时,恶心、呕吐等症状比较常见。另外,因局部刺激作用引起的肠梗阻,肠蠕动停滞,或腹泻等症状也并不少见。这些由肾绞痛引起的,与胃肠道疾病症状相似的症状,使得肾绞痛容易与包括胃肠炎症、急性阑尾炎、结肠炎和输卵管炎在内的腹部疾病相混淆。如为双侧输尿管同时完全梗阻、独肾或对侧肾脏无功能时并发输尿管结石完全梗阻,可出现无尿。肾、输尿管结石可引起局部黏膜的机械性损害,使黏膜上皮细胞脱落、引起输尿管息肉、肾组织溃疡及纤维增生,甚至出现肾钙化。如结石长期(超过一个半月)停留在输尿管的某一部位,会使输尿管黏膜发生炎症、水肿,甚至形成息肉(包括炎症性息肉和纤维性息肉),导致尿路黏膜的恶性变(包括移行细胞癌、鳞状细胞癌等)。如与局部输尿管壁发生粘连,会阻碍结石的排出,造成上尿路不同程度的梗阻。长期使用利尿药物排石治疗可增加结石近段输尿管及肾脏内的压力,而导致肾积水并损害肾功能。有的结石可因无明显临床症状而被忽视,逐渐形成巨大肾积水,而使肾功能完全丧失。一旦合并感染又处理不及时,还会发展为肾积脓。

感染形成的结石大多数为铸型结石,可以占据整个肾集合系统。其成分多为磷酸镁铵结石。感染急性发作时可出现发热、腰痛、排尿困难、尿频、血尿,而被误诊为急腹症。偶尔可形成黄色肉芽肿性肾盂肾炎,出现发热、寒战、腰痛、排尿困难、尿频、尿急、脓尿等症状。严重者可致肾衰竭，个别患者可导致自发性瘘（通向体表或腹腔）。大多数感染结石是不透 X 线的。由于磷酸镁铵结石的晶体间隙内可停留细菌，抗菌药物并不能完全渗入结石内，故尿内可存在持续感染。Lingeman 等认为纯磷酸镁铵结石一般不合并有代谢性疾病，但在草酸钙与磷酸镁铵混合的结石中则可有代谢性疾病。女性更倾向于形成感染结石。异物及神经源性膀胱也可导致感染结石。磷酸镁铵结石可形成铸型结石。尿培养可检出致病菌，但培养阴性不能排除结石内部的细菌。

事实上，尿石症是一种多因素的疾病。例如，在高草酸尿的患者中，48％有高钙尿；38％有高尿酸尿；21％有低枸橼酸尿。只有 12％的患者高草酸尿是唯一的异常。3/4 的高草酸尿患者有合并的代谢异常。Pak 等分析了 3473 例结石患者的尿标本，41％有高钙尿；其中 23％有高草酸尿、17％有低枸橼酸尿。

## （二）诊断

对任何尿石患者的诊断都应包括：有没有结石、结石的数量、结石的部位、结石可能的成分、有无合并症及结石形成的原因。只有弄清了上述这些问题之后，才算得到了一个完整的诊断。

1.病史　由于尿石症是多因素的疾病，故应详细询问病史。具体包括：

（1）饮食和水摄入情况：如肉类、奶制品的摄入等。

（2）药物服用史：主要了解服用可引起高钙尿、高草酸尿、高尿酸尿等代谢异常的药物。

（3）尿路感染史：尿路感染，特别是产生尿素酶的细菌的感染可导致磷酸镁铵结石的形成。

（4）活动情况：长期固定可导致骨质脱钙和高钙尿。

（5）全身性疾病：原发性甲状旁腺机能亢进、RTA、痛风、肉状瘤病等都可以引起尿石症。

（6）遗传史：如 RTA、胱氨酸尿、吸收性高钙尿等都有家族史。

（7）泌尿系统解剖结构情况：先天性（肾盂输尿管交界处梗阻、马蹄肾）和后天性（前列腺增生症、尿道狭窄）的尿路梗阻都可以引起尿石症。髓质海绵肾是含钙结石患者中最常见的肾结构畸形。

（8）既前的手术史：肠管的切除手术可引起腹泻，并引起高草酸尿和低枸橼酸尿。

即便首次发生结石的患者，也应该进行代谢检查。而如复发发作，特别是患病理性骨折、骨质疏松症、尿路感染、痛风患者更应该做详细的代谢检查。对胱氨酸结石、尿酸结石及感染结石患者，必须作详细的代谢检查。

代谢检查的指征是：复发结石、家族史、肠道疾病（慢性腹泻）、病理性骨折、骨质疏松症、感染结石史、痛风病史、孤立肾、解剖畸形、肾功能不全、对胱氨酸结石、尿酸结石及感染结石患者。

2.上尿路结石的体征　肾绞痛发作时，患者躯体屈曲，腹肌紧张，肋脊角有压痛或叩痛。肾绞痛缓解后，也可有患侧脊肋角叩击痛。肾积水明显者在腹肌放松时可触及增大的肾脏。输尿管结石的患者有时在患侧输尿管行程有压痛，直肠指诊可能触及输尿管下端结石。

3.实验室检查

（1）尿化验：尿化验可分为一般检查和特殊检查。

1）一般检查主要为尿常规，它包括 pH、比重、红细胞、脓细胞、蛋白、糖、晶体等。尿石患者的尿中可以发现血尿、晶体尿和脓细胞等。尿 pH 的高低常提示结石可能的成分:磷酸钙、碳酸磷灰石结石患者的尿 pH 常高于 7.0;而尿酸、胱氨酸和草酸钙结石患者的尿 pH 常小于 5.5。可见镜下血尿或肉眼血尿。但 15% 的患者没有血尿。在非感染性结石,可有轻度的脓尿。

2)特殊检查

①尿结晶检查:应留取新鲜尿液。如看见苯样胱氨酸结晶提示可能有胱氨酸结石;如尿中发现尿酸结晶,常提示尿酸结石可能;发现信封样的晶体就可能是二水草酸钙结石;棺材盖样晶体则为磷酸镁铵晶体;在疑有磺胺类药物结石的患者的尿中会发现磺胺结晶。

②尿细菌培养:对怀疑有感染结石或有尿路感染症状的患者,应作尿细菌培养。菌落>$10^5$/ml 者为阳性。尿培养如为产生尿素的细菌,则有感染结石存在的可能。药敏试验则可了解最有效的抗生素。

③24 小时尿的化验:须正确收集 24 小时的尿液,尿量的记录要准确。化验的内容包括:24 小时尿钙、磷、镁、枸橼酸、尿酸、草酸、胱氨酸等。

(2)血生化检查:

1)正常成人血清钙为 8.5～10.4mg/dl,无机磷为 2.7～4,5mg/dl。原发性甲状旁腺功能亢进的患者血清钙高于正常值,常在 11mg/dl 以上,且同时伴有血清无机磷降低。

2)正常成人男性血清尿酸不超过 7mg/dl,女性则不超过 6.5mg/dl。当超过此值时为高尿酸血症。痛风的患者血尿酸增高。

3)肾结石伴有肾功能障碍时常有酸中毒,此时血清电解质改变,血清钠和二氧化碳结合力降低,血钾不同程度的升高。肾小管酸中毒时可出现低钾和高氯血性酸中毒。

4)尿素氮和肌酐的测定可了解患者的肾功能,当肾功能受到损害时血中的尿素氮、肌酐可有不同程度的增高。

总之,尿石患者的血液和尿液化验有助于了解尿石患者的肾功能、有无并发感染、结石可能的类型及结石成因、并对指导结石的治疗及预防起作用。

4.影像学检查　影像学检查是诊断尿路结石最重要的方法。包括腹部平片、排泄性尿路造影、逆行肾盂造影,或作经皮肾穿刺造影、B 超、CT 等。

(1)腹部平片:腹部 X 线平片是诊断尿路结石最重要的方法。根据肾、输尿管、膀胱、尿道区的不透 X 线阴影,可以初步得出有无结石的诊断。结石中的含钙量不同,对 X 线的透过程度也不同。根据在 X 线平片上显示的致密影可以判断结石的成分,草酸钙结石最不透 X 线;磷酸镁铵次之;尿酸结石是最常见的可透 X 线结石;胱氨酸结石因含硫而略不透 X 线。肾钙化常见于髓质海绵肾(接近沉积在扩张的集合管)。也可与腰椎横突的密度进行比较,并作出诊断。还有 10% 的不含钙结石不易被 X 线平片所发现。

腹部的钙化阴影可与尿路结石相混淆。这些钙化的阴影主要有:①肠道内的污物及气体;②肠系膜淋巴结钙化阴影;③骨骼部分的骨岛形成(如骶髂关节区域)、第 11、12 肋软骨钙化;④骨盆区域的静脉钙化所形成的"静脉石"阴影;⑤体外的异物干扰(如纽扣、裤带上打的结等);⑥消化道钡剂检查后没有排净的钡剂。

(2)排泄性尿路造影:排泄性尿路造影除了可以进一步确认在 X 线平片上不透 X 线阴影

与尿路的关系外,还可见患侧上尿路显影延迟;肾影增大;肾盂及梗阻上方的输尿管扩张、迂曲等改变,并据此了解肾脏的功能情况。必要时需延长造影的时间以求患侧尿路满意显影。对较小的输尿管壁段的结石,充盈的膀胱影可掩盖结石的影像,此时可嘱患者排尿后再摄片。可透 X 线的结石在 IVP 片上可表现为充盈缺损,通过 IVP 片还可以了解肾脏的形态、有无畸形等情况。

(3)急性肾绞痛时的排泄性尿路造影:对经常规检查还无法明确诊断的患者,如急诊肾图表现为梗阻型肾图,可立即进行排泄性尿路造影检查。只要作好必要的准备(如给患者缓解疼痛)并适当延长造影的时间,是完全可以得到明确的诊断的。其主要表现为:患侧肾脏显影时间延迟(一般于 120～240 分钟时可达到目的)、肾脏体积增大,造影剂在结石的部位排泄受阻。据此,可以明确结石的诊断。急诊泌尿系造影能够明确诊断的机制为:①一侧上尿路急性梗阻时,健侧肾脏的代偿功能不能很快出现,使造影剂能在血液内滞留较长的时间;②输尿管急性梗阻后,患侧肾脏内有回流发生。一方面降低了患侧上尿路的压力,改善肾皮质的血液循环,较长时间地维持肾单位的功能;另一方面使梗阻部位以上滞留的尿液不断更新,并从血液中得到造影剂,经过一段时间后终于使梗阻以上部位清晰地显影。

(4)逆行造影:在下列情况下需要行逆行造影以协助诊断:①因种种原因所致排泄性尿路造影不满意时;②排泄性尿路造影发现肾、输尿管的病变,需要进一步明确病变的部位、范围和性质时;③怀疑肾、输尿管内有阴性结石、息肉时;④为明确平片上与输尿管导管重叠的可疑不透光阴影应摄双曝光片;⑤某些肾鹿角型结石手术前,逆行造影可帮助了解结石与肾盂、肾盏的关系。造影剂可为泛影葡胺,也可为空气。

(5)肾穿刺造影:在逆行造影失败时,可进行肾穿刺造影。因可能会引起一些合并症,故现已很少使用。

(6)肾图:肾图是诊断尿路梗阻的一种安全可靠、简便无痛苦的方法,可了解分肾功能和各侧上尿路通畅的情况,作为了解病情发展及观察疗效的指标。其灵敏度远较排泄性尿路造影高。利尿肾图则可以对功能性梗阻及机械性梗阻进行鉴别。急性肾绞痛时如经常规检查尚不能明确诊断,可行急诊肾图检查,以期及时作出诊断。

(7)超声检查:B 超检查可对肾、输尿管、膀胱内有无结石及有无其他合并病变作出诊断,确定肾脏有无积水。尤其能发现可透 X 线的尿路结石,还能对结石造成的肾损害和某些结石的病因提供证据。它能发现肾脏、膀胱内较大的结石,对输尿管结石的检出率也可达 87.8%。但 B 超也有一定的局限性,它不能鉴别肾脏的钙化与结石、不能区分输尿管结石与肠内容物、不能直观地了解结石与肾、输尿管之间的关系、也不能看出结石对肾、输尿管的具体影响,更重要的是 B 超不能对如何治疗结石提供足够的依据。因此,B 超只能作为尿石症的一种辅助或筛选检查。在 B 超发现有结石或"结晶"后,还应作进一步检查,如排泄性尿路造影等。

(8)CT 检查:对 X 线不显影的阴性结石以及一些通过常规检查无法确定诊断进而影响手术方法选择的尿石患者,可进行 CT 检查。CT 检查可以显示肾脏大小、轮廓、肾结石、肾积水、肾实质病变及肾皮质的厚度,还能鉴别肾囊肿或肾积水;可以辨认因尿路以外病变(如腹膜后肿瘤、盆腔肿瘤等)造成的尿路梗阻病变;增强造影可了解肾脏的功能;对因结石引起的急性肾功能衰竭,CT 能有助于诊断的确立。

CT 诊断的准确率可达到 100％，成为诊断的金标准。CT 不仅是非侵入性的检查，可显示整个尿路且能快速的、准确的、客观的确定结石的大小、位置及性质，还能估计梗阻的存在、肾积水的程度及诊断的选择。

应用螺旋 CT 扫描对泌尿系统作三维重建能发现 KUB 不能明确诊断的急性肾绞痛患者，已成为对急诊肾绞痛患者的常规检查方法。它的另一个优点是能探测到非泌尿系病变，如易与肾绞痛混淆的急性阑尾炎、卵巢囊肿、腹膜后肿瘤转移灶压迫输尿管等，并可鉴别输尿管结石及位于盆腔的静脉石等。CT 作为尿石症的诊断方法，CT 不仅能够确定结石的性质、大小、位置，而且能确定梗阻的存在，并对腰部及腹股沟区的疼痛明确诊断。有效的辐射剂量为2.5mSv，是很低的。对无症状的患者，尿石症的诊断率为 7.8％，大部分为 3.0mm。对有症状而怀疑有尿石症者，能快速、准确、无创地诊断，且能发现梗阻、肾积水、肾周改变及肾水肿。其他影像学检查对尿石症的诊断则缺乏敏感性及特异性。CT 平扫还可以意外发现泌尿系统外的疾患。可以了解到无症状的尿石症真正的发病率。

### （三）治疗概述

#### 1.急性肾绞痛的治疗

（1）对绞痛不严重的患者，可以给予吲哚美辛（消炎痛栓）100mg，肛门内给药。输尿管急性梗阻时肾盂内压力升高，刺激肾髓质合成前列腺素 $E_2$。前列腺素 $E_2$ 可使肾血流量增加并抑制抗利尿激素，产生利尿作用，进一步增加肾盂内的压力，使输尿管结石在排出的过程中可引起剧烈的绞痛。吲哚美辛是一种非激素类抗炎药物。静脉注射吲哚美辛后，一方面通过改善结石附近输尿管的尿流而降低压力；另一方面，它又是前列腺素合成的强有力的抑制剂，能抑制前列腺素 $E_2$ 的合成以及前列腺素 $E_2$ 的作用，75％的患者在用药后约 20 分钟内肾绞痛完全缓解。吲哚美辛口服后经肝脏处理，其抑制前列腺素 $E_2$ 合成的作用大大减弱。由于正常人直肠齿状线以下黏膜的静脉是直接回流进入下腔静脉的，而齿状线以上黏膜的静脉是通过肠系膜下静脉回流进入门静脉的。吲哚美辛栓在直肠内溶化并经黏膜吸收后直接进入体循环，即能发挥缓解肾绞痛的作用。

也可口服黄体酮、硝苯地平（心痛定）等药物。黄体酮具有显著的持久止痛作用，一般用药后 30 分钟大多数肾绞痛缓解，继续用药并能预防肾绞痛发作，或明显减轻疼痛。口服硝苯地平 5～10mg，每日 3 次，可使肾绞痛得到缓解。舌下含服作用较口服迅速，绞痛发作时立即舌下含服，5 分钟后即能够缓解疼痛。硝苯地平用后不良反应一般较轻，初服者常见面部潮红、心悸、窦性心动过速。孕妇忌用。还可直肠内应用双氯芬酸胶浆。

α-受体阻滞剂坦索罗辛能减少输尿管的收缩，缓解肾绞痛，对促进碎石术后结石碎片的排出也有作用。

（2）绞痛较重时，可给予肌内注射阿托品 0.5mg 和（或）哌替啶 50mg。可用哌替啶（50～100mg）或吗啡（10～15mg）肌内注射。然而，即便是静脉注射吗啡，在 30 分钟时也只有 36％的患者有效。

（3）输液利尿：一般可给输 1000～1500ml 液体，必要时还可以加用利尿药物（肌内注射呋塞米 20mg 或静脉输入甘露醇 250ml）。

（4）还可采用针灸（肾俞、膀胱俞、足三里、阿是穴等）和局部封闭（肾囊或患侧腹股沟皮下环封闭)的方法。

(5)对绞痛严重、药物治疗没有明显好转而诊断明确的输尿管结石患者,可急诊行体外冲击波碎石或输尿管镜下的钬激光碎石术。

对口服药物后症状不能得到控制、结石引起无尿(一般见于独肾)或合并感染、直径大于6mm的结石自行排出的可能性极小,应采取积极的方法治疗。

**2.非手术治疗**

尿石症的治疗方法很多,应根据患者的全身情况、结石部位、结石大小、结石成分、有无梗阻、感染、积水、肾实质损害程度以及结石复发趋势等来制定治疗方案。在结石比较小、没有肾积水及其他合并症、估计结石可以自行排出的情况下,常先进行中西医结合治疗。大部分患者经中西医结合治疗后,结石会自行排出。

影响结石自行排出的因素主要有:结石的大小、位置、结构、平滑肌痉挛、黏膜下水肿及解剖。α-受体阻滞剂、钙通道阻滞剂、前列腺素合成酶抑制剂等的应用对输尿管结石的排出有作用。

对经过一段时间治疗,结石仍未排出的患者,应采取其他治疗(如体外冲击波碎石)或及时进行手术治疗,以保护肾功能。对各种原因引起的代谢性结石应当根据具体情况选择相应的药物治疗(如用药物降低血、尿中的钙、磷、尿酸、草酸、胱氨酸等)。

非手术治疗的主题是大量饮水,使24小时尿量超过2L。一方面预防结石的形成;另一方面降低尿石成分的过饱和度。但患者往往难以承受。

**3.多发结石的治疗原则**

(1)对双侧肾结石,先处理肾功能较好的一侧结石;如两侧肾功能相似,则先处理容易手术的一侧肾结石。

(2)当同时有肾结石和输尿管结石时(同侧或双侧),一般先处理输尿管结石,然后再处理肾结石。

(3)上尿路和下尿路结石同时存在时,如下尿路结石并未造成梗阻,则先处理上尿路结石;如上尿路结石还没有影响肾功能,则可先处理下尿路结石。

**4.总攻疗法**

"总攻疗法"是指在短时间里采用一系列的中西医结合手段,增加尿流量、扩张输尿管、增强输尿管蠕动,促使肾、输尿管结石排出的方法。适用于直径小于4mm的肾结石或输尿管结石。"总攻疗法"的优点是便于推广,缺点是一般要花费比较多的时间,患者需耐受排石的痛苦,有的患者排石的时间会比较长。它主要包括以下内容:①每日口服排石药物。②快速饮水2000～3000ml或静脉内快速滴注10％葡萄糖液1000～2000ml,以增加体内的水分。③饮水或补液后立即肌内注射呋塞米20mg或静脉注射甘露醇250ml,以增加尿量。④同时肌内注射阿托品0.5mg,以使输尿管平滑肌松弛、输尿管扩张。⑤针刺三阴交、肾俞、膀胱俞、曲骨、中极、关元、阿是等穴位,也可贴耳穴。通过穴位刺激,增强输尿管蠕动,促使结石排出。⑥输液结束后即嘱患者多活动,如跳绳、跑步、跳楼梯等,促使结石排出。⑦以上方法每3～5天为一个疗程。

5.高钙尿的治疗

(1)多饮水,以增加尿量,降低形成结石成分的尿饱和度。

(2)调整饮食结构,主要是减少奶及奶制品、动物蛋白的摄入,多摄入富含植物纤维素多的食物。

(3)噻嗪类利尿剂:噻嗪类利尿剂直接刺激远曲小管对钙的重吸收,促进钠的排泄,可用于治疗高钙尿,被广泛地用于复发性草酸钙结石患者。可使结石的形成降低90%。氢氯噻嗪的剂量为25~50mg,每日2次。也可用三氯钾噻嗪(2mg,每日2次)或苄氟噻嗪(2.5mg,每日2~3次)。30%~35%的患者中有副作用,其中大部分患者会因此而终止治疗。长期的噻嗪类利尿剂治疗可导致体液减少、细胞外液减少、近曲小管对钠和钙的重吸收。噻嗪类利尿剂也促进甲状旁腺素对增加肾钙重吸收的作用。噻嗪类利尿剂不减少肠道内钙的吸收,故对吸收性高钙尿无效,而在肾性高钙尿患者则减少。噻嗪类药可增加尿镁和锌的排泄,但这种反应不是持续性的。由于噻嗪类利尿剂治疗造成钾的丢失可以引起低钾血症及细胞内酸中毒。

治疗期间,尿钙明显减少而尿草酸没有改变。尿pH及枸橼酸明显增加,草酸钙的饱和度明显减少46%。尿石形成率从2.94/年降至0.05/年。腰椎的骨密度增加5.7%。因此认为限制饮食中的钙和草酸、应用噻嗪类药及枸橼酸钾可以满意的控制高钙尿、能阻止磷酸纤维素钠治疗的常见合并症。

副作用轻微,见于30%~35%的病例。多见于治疗的初期,持续治疗后消失。疲乏和嗜睡是最常见的症状,发生在没有低钾血症时。特别是对明显缺钾者、洋地黄治疗者及低枸橼酸尿者,应考虑补钾。偶尔可引起原发性甲状旁腺功能亢进。部分患者中,可引起性欲降低及性功能障碍。

噻嗪类药也可用于治疗肾性高钙尿。它能通过增加远曲小管钙的重吸收、减少细胞外容量及刺激近曲小管钙的重吸收纠正肾钙漏。物理化学方面,噻嗪类药治疗可使钙排泄减少,使尿的环境对草酸钙和磷酸钙不饱和。尿的抑制剂活性增加。可口服氢氯噻嗪(25mg,2次/日),氯噻酮(25~50mg/d)和吲达帕胺(2.5mg/d)。应补充枸橼酸钾(40~60mmol/d)。三氯噻嗪也有用4mg/d。阿米洛利联合噻嗪类药(Moduretic)可能比单独应用噻嗪类药能更有效降低尿钙排泄。但它不能增加枸橼酸的排泄。由于阿米洛利是保钾的,故不必要补钾。

(4)磷酸纤维素钠:口服后能在肠道内与钙结合而降低肠钙的吸收。应该仅用于严重的、对噻嗪类药治疗无效的Ⅰ型吸收性高钙尿。它能抑制吸收性高钙尿及复发性肾结石患者钙在肠道内的吸收(85%),减少尿钙排泄50%~70%,但它不能纠正钙转换的基本失衡。对于吸收性高尿钙症,可联合应用磷酸纤维素钠、补充镁及限制饮食中的草酸等方法,以减少尿钙、减少钙盐的结晶,又能保持骨密度及临床的疗效。口服磷酸纤维素钠10~15g/d可减少尿钙及钙盐的饱和度,结石的复发减少78%。它可能有三个合并症:①在肠道钙正常吸收的患者或肾性高钙尿及重吸收性高钙尿患者中可以引起钙的负平衡;②可以引起镁的减少;③可以引起继发性高草酸尿。这些合并症可以通过来解决:①葡萄糖酸镁1.0~1.5g,每日2次(仅限于Ⅰ型吸收性高钙尿及补充镁);②适当限制饮食中的草酸。还可以有明显的胃肠道副作用。但是,磷酸纤维素钠或噻嗪类药都不能解决吸收性高钙尿的基本病理改变。

(5)枸橼酸盐:尿枸橼酸盐升高可使草酸钙饱和度下降,减少钙盐结晶和结石的形成;如果噻嗪类药失去了其低钙尿作用(长期应用后),如初期服用噻嗪类药,降尿钙作用消失,可停药一段时间。此时,可推荐枸橼酸钾及饮食限制。

(6)正磷酸盐:正磷酸盐(含 0.5g 磷的钠或钾的中性或碱性的盐,3~4 次/日)能在肠道内与钙结合并减少其吸收。正磷酸盐能减少 $1,25-(OH)_2 D_3$ 的产生而不影响甲状旁腺的功能。在用正磷酸盐治疗的复发性结石患者中,缓解率为 75%~91%。在用中性或碱性磷酸盐治疗时,尿磷的排泄明显增加,增加尿中抑制作用。从物理化学的角度看,正磷酸盐降低了尿中草酸钙的饱和度,但增加了磷酸氢钙,故它禁用于磷酸镁铵结石患者。正磷酸盐还可引起胃肠道功能失调和腹泻。磷酸钾(UroPhos-K)缓释的正磷酸盐能控制肠道内的钙释放。UroPhos-K含有钾的磷盐而不含钠。这个药用于 pH=7 的时候,避免了磷酸钙在尿中的结晶形成。UroPhos-K 没有明显的胃肠道副作用,也不明显增加空腹血钾及血磷。它可以明显降低尿钙但不改变尿草酸排泄。草酸钙的饱和度降低但对磷酸氢钙没有影响。

(7)治疗高钙尿的原因,如对原发性甲状旁腺功能亢进进行手术治疗;对肾小管性酸中毒者的治疗原则是纠正酸中毒、及时补钾和对症处理以减少并发症;长期卧床的患者则需适当增加活动、保持尿液引流通畅、控制尿路感染。

(8)饮食钙的作用:新的观点认为,对含钙结石患者应给予适当的钙的摄入。以往限制饮食中钙的摄入导致肠道内可利用的草酸增加及草酸的吸收增加,使草酸钙的过饱和度上升。这样做可以减少一半尿石症患者。对绝经期妇女的研究发现,补充钙的摄入并没有对尿钙、尿草酸及尿枸橼酸水平造成有害的影响。在大多数绝经期骨质疏松的患者进食时补钙或补钙加雌激素都不会增加草酸钙结石形成的危险。

尿钙增加而尿草酸减少,使尿中钙/草酸的比例增加而不增加草酸钙的产生,理论上也就减少了尿石形成的危险。

饮食麸糠:米糠可以与肠道内的钙结合并增加尿中的磷,减少结石的复发率。饭后口服麸糠 10g,每日 2 次,可用于预防结石的发生。每天 40g 未加工的米糠,夏天再加双氢克尿噻,随访 2 年后 3/4 的患者无结石复发。但可引起软组织钙化及甲状旁腺刺激。特别适用于Ⅲ型吸收性高钙尿。但忌用于感染结石患者。

6.草酸钙结石的治疗

除多饮水、低草酸低脂肪饮食等外,还可选择以下药物治疗:

(1)枸橼酸盐:枸橼酸盐是预防复发性草酸钙结石的一种新的、有希望的方法,能显著增加尿枸橼酸盐的排泄,从而降低复发性结石发生率。它主要有两种制剂:枸橼酸钠钾(多用于欧洲)和枸橼酸钾(多用于美国)。一般认为,口服枸橼酸钾的剂量为 20mmol,每日 3 次。近年的研究发现,枸橼酸钾能有效地治疗合并有低枸橼酸尿的含钙结石,其作用明显优于枸橼酸合剂,并在临床中取代了枸橼酸合剂。大量饮水使尿酸浓度降低。应用枸橼酸钾(30~60mmol/d)可使尿草酸及尿尿酸都明显降低。枸橼酸钾在轻度~中度高草酸尿(<800mg/d)特别有效。特别是在低枸橼酸尿者。

(2)镁制剂:适用于低镁尿性草酸钙肾结石,对缺镁的结石患者补充氧化镁或枸橼酸镁可以增加尿镁和枸橼酸盐的排泄,达到理想的镁钙比例,降低尿草酸钙的超饱和状态,降低复发结石的发生率。也可与磷酸纤维素钠合用治疗Ⅰ型吸收性高钙尿。口服氧化镁 300mg 及维生素 B$_6$ 可以完全阻止结石的形成。其他制剂有氢氧化镁（400～500mg），其主要的副作用是胃肠道不适。

（3）磷酸盐：口服磷酸盐可增加尿磷酸盐的排出，通过降低维生素 D 而抑制肠道对钙的吸收，从而降低尿钙排出，并且增加草酸钙结晶抑制剂焦磷酸盐的排出，治疗含钙结石和高尿钙。

（4）磷酸纤维素钠：磷酸纤维素钠是一种离子交换剂。在大约 85％ 的吸收性高钙尿和复发性肾结石患者中磷酸纤维素钠能降低钙在胃肠道内的吸收。磷酸纤维素钠在一些患者中可引起恶心和腹泻，也会减少镁的吸收。通过限制肠道内草酸钙的形成增加草酸盐的吸收，这也就增加了尿草酸的排泄。在肠道钙吸收正常的患者中，可引起钙的负平衡并刺激甲状旁腺。

（5）乙酰半胱氨酸：乙酰半胱氨酸能抑制 TH 黏蛋白的聚合、减少草酸钙晶体含量、预防肾结石的形成。口服乙酰半胱氨酸后最明显的变化是尿中的大晶体团块减少，降低了尿石形成的危险。剂量为每日 3g，分 4 次服用。乙酰半胱氨酸的副作用很小。

（6）别嘌呤醇：用以治疗高尿酸性草酸钙肾结石，剂量为 300mg/d。可降低血尿酸及尿尿酸。由于亚稳区的升高，推迟了草酸钙的自发成核。其他药物还有考来烯胺（消胆胺）、牛磺酸、胆绿醇、葡萄糖酸镁等。对饮食草酸盐及其前体过量的患者，应需避免摄入富含草酸及其前体的食物和药物。维生素 B$_6$ 缺乏时，人体内的乙醛酸不能转变为甘氨酸，而经氧化转变成草酸。对由此引起的高草酸尿，可给予小剂量维生素 B$_6$（10mg/d）。

（7）肠源性高草酸尿的治疗：肠源性高草酸尿的治疗包括直接治疗以纠正异常的生理。口服大量的钙（0.25～1.0g，4 次/日）或镁控制肠道疾病引起的含钙肾结石，但会引起高钙尿。有机胶华可明显降低尿草酸，同时肠功能也有改善，结石复发也明显减少。考来烯胺也可用于治疗肠源性高草酸尿。它能结合肠道内的胆盐，减少对结肠黏膜的刺激及对草酸的高吸收。用中链甘油三酯替换饮食脂肪对吸收不良的患者有帮助。患者也可以显示由于肠道镁吸收障碍引起的低镁尿。低镁尿可增加尿中草酸钙的饱和度。口服镁可以纠正低镁尿，但可以引起腹泻。葡萄糖酸镁（0.5～1.0g，3 次/日）。用枸橼酸钾（60～120mmol/d）可以纠正低钾血症和代谢性酸中毒，也可以使尿枸橼酸正常。枸橼酸钾溶液可加快肠道的转运。

大量液体摄入可增加尿量。必要时要加服止泻药。枸橼酸钙在理论上可以治疗肠源性高草酸尿。它可以在肠道内与草酸结合。枸橼酸钙还可增尿枸橼酸及升高尿 pH。它还可以纠正钙的异常吸收及对骨骼的副作用。

7. 尿酸结石的治疗　尿酸结石占所有肾结石的 5％～10％。75％～80％ 的尿酸结石是纯结石；其余的结石含草酸钙。男女发病率相等。

治疗的目的是降低尿中尿酸的浓度。主要的措施有：

（1）增加液体摄入：大量饮水以增加尿量，保证 24 小时尿量超过 1500～2000ml。

（2）控制饮食：限制饮食中的嘌呤。主要限制红色肉类、动物内脏、海产品、禽类和鱼的摄入。

（3）碱化尿液：服用碱性药物以碱化尿液致尿 pH 在 6.5～7.0，可增加尿酸的溶解度。首选枸橼酸钾，每日 3g（30～60mEq/d），其次是枸橼酸合剂（每日 60ml）和碳酸氢钠（每日 6g）。也可用 5％ 碳酸氢钠或 1.9％ 乳酸钠溶液静脉滴注，后者应用较多，效果满意。可以每 6～8 小时应用碳酸氢钠 650mg 或每天 3～4 次平衡枸橼酸溶液 15～30ml。碳酸氢钠的副作用有胃肠气胀。

(4)别嘌呤醇:别嘌呤醇能抑制黄嘌呤氧化酶,阻止次黄嘌呤和黄嘌呤转化为尿酸。如果患者有高尿酸血症或尿尿酸排泄大于 1200mg/d,可给予别嘌呤醇 300～600mg/d。别嘌呤醇的副作用有皮疹、药物热或肝功异常。经过碳酸氢钠或别嘌呤醇治疗可使尿酸结石部分或完全溶解。

**8.感染结石的治疗**

感染结石占所有结石的 2%～20%。它可分为两种:一种是由尿路感染而形成的结石,其成分主要是磷酸镁铵及尿酸铵,也可混合有碳酸钙。一种是因原有的结石继发感染而逐渐增大的结石,其核心的成分多为尿酸及草酸钙,结石的外层则为磷酸镁铵及尿酸铵。

感染结石的治疗原则是彻底清除结石和根治尿路感染。对感染性结石的药物治疗主要包括以下几个方面:

(1)治疗感染:首先应根据细菌培养及药物敏感试验选择合适的抗生素。由于停留在晶体表面或晶体之间的细菌在停用抗菌药物后还有可能再感染。因感染结石而行手术治疗的患者中,40%以上术后存在持续尿路感染,故应长期用药。应用抗菌药物治疗后,尿中细菌的菌落如从 $10^7$ 降至 $10^5$,可使尿素酶的活性降低 99%。

(2)使用尿素酶的抑制剂:应用尿素酶的抑制剂可以阻止尿素的分解,从根本上防止感染结石的形成。乙酰氧肟酸是尿素酶的有力的不可逆的竞争性抑制剂,能预防磷酸镁铵和碳酸磷灰石结晶的形成。剂量为 0.5～1.5g/d。口服后能很快被胃肠道吸收,一小时后达到最高浓度。副作用为深静脉血栓(15%)、震颤、头痛、心悸、水肿、恶心、呕吐、味觉丢失、幻觉、皮疹、脱发、腹痛和贫血。乙酰氧肟酸妊娠妇女禁用。对感染结石而禁忌手术的患者,Griffith 推荐同时应用乙酰氧肟酸与抗生素。尿素酶其他抑制剂包括羟基脲、丙异羟肟酸、chlorobenzamidoacetohydroxamic acid、nicotinohydroxamic acid、氟法胺等。

(3)溶石治疗:溶石治疗是通过各种管道(如输尿管导管、经皮肾造瘘管、术后留置的肾造瘘管等)向肾盂、输尿管内注入溶石药物来达到溶石的目的。进行溶石治疗前应尽可能彻底清除结石碎片,以减少溶石的困难。

(4)酸化尿液:酸化尿液可以增加磷酸镁铵和碳酸磷灰石的溶解度,从而使磷酸镁铵结石部分或完全溶解。同时还能增加抗生素的作用。主要的药物有维生素 C 和氯化铵。

对感染结石的手术治疗应该首选微创手术,即经皮肾镜治疗,特别是对复杂的铸型结石。必须完整地清除结石碎片以避免复发结石的形成。对有漏斗部狭窄或肾内解剖畸形的患者可行防萎缩的肾切开取石术。体外冲击波碎石(ESWL)比经皮肾取石术损伤小。据统计,对大的铸型结石,结合应用经皮肾取石和 ESWL 是最有效的方法。但 50%以上的患者在随访 10 年以上时有复发。如用开放手术加药物溶石,则平均随访 7 年,仅个别患者复发。

感染结石的治疗应着眼于预防复发,包括改善膀胱功能、尿液引流通畅和应用抗生素。在有残余结石时,上述措施难以奏效。因为在结石的裂隙有细菌及内毒素。应根据培养及药物敏感试验选择抗生素。

**9.胱氨酸结石的治疗** 治疗的目的是使尿中胱氨酸的浓度低于 200mg/L。对胱氨酸结石的治疗可以采取下列措施:

（1）减少含胱氨酸食物的摄入：胱氨酸是由必需氨基酸蛋氨酸代谢而来的，应限制富含蛋氨酸的食物（如肉、家禽、鱼、奶制品），以减少胱氨酸的排泄。由于胱氨酸是一种必需氨基酸，对生长期的儿童不宜过于限制，以免对大脑以及生长造成一定的影响。严格限制钠的摄入也有利于降低胱氨酸的尿中浓度。

（2）增加液体的摄入：1L 尿大约能溶解 250mg 胱氨酸，应均匀地饮水以达到整天均匀地排尿（尤其夜间要有足够量的尿），并使 24 小时尿达到 3L。

（3）口服碱性的药物：碱化尿液至尿 pH 大于 8.4，是一个非常重要的措施。同时增加液体摄入，可以增加胱氨酸在尿中的溶解度，不仅能预防新的结石形成，而且能使已经形成的结石溶解。碳酸氢钠（15～25g/d）和枸橼酸钾（15～20mmol，每日 2～3 次）最常用于碱化尿液。乙酰唑胺（250mg，每日 3 次）能通过抑制碳酸酐酶而增加碳酸氢盐的排泄。

（4）口服降低胱氨酸排泄的药物：如 D-青霉胺（每增加 D-青霉胺剂量 250mg/d，可降低尿胱氨酸浓度 75～100mg/d）、N-乙酰 D-L-青霉胺、乙酰半胱氨酸、α-巯丙酰甘氨酸等，这些药物能与胱氨酸中的巯基(-SH)结合而增加其溶解度。也可口服谷酰胺（2g/d，分 3 次服用）降低胱氨酸的浓度。α-巯丙酰甘氨酸（MPG）能与胱氨酸结合形成可溶性复合物，使尿胱氨酸浓度低于 200mg/L。但它的毒性比 D-青霉胺低。卡托普利通过形成卡托普利-胱氨酸的二硫键复合物使溶解度增加 200 倍。应当指出的是，这些药物都有一定的副作用，服用时如出现副作用，应及时停药并作相应处理。

（5）大剂量维生素 C：其作用是使胱氨酸转变为溶解度较大的半胱氨酸。剂量为每天 5g。其副作用是会增加草酸的形成而出现高草酸尿。

由于胱氨酸结石是一种遗传性疾病，必须坚持长期治疗。如上述措施无效而结石引起肾功能损害，应及时进行手术治疗。必要时可在手术的同时放置肾造瘘管以供今后溶石治疗时用。可用于溶石的药物有碳酸氢钠、N-乙酰半胱氨酸、氨丁三醇、D-青霉胺。

对胱氨酸结石用超声碎石和体外冲击波碎石治疗的效果不佳。这是因为胱氨酸是有机物质，晶体间结合牢固，对超声和体外冲击波都不敏感的缘故。另一方面，胱氨酸结石一般体积比较大，常为多发结石和铸型结石，勉强不仅碎石费时，排石也费时。碎石不彻底或排石不完全都有可能在肾脏内遗留结石碎片，并成为复发结石的核心。因此，对胱氨酸结石，应采用多种方法综合治疗。

10.祖国医学在尿石症治疗方面的作用

（1）清热利湿行气：常用的清热利湿药有：金钱草、车前子、海金砂、滑石、泽泻、木通、通草、地肤子、石苇等；淡渗利湿药有：猪苓、茯苓、赤小豆、薏苡仁。行气解郁药有：木香、乌药、厚扑、青皮、香附、枳实、莱菔子等。主要用于无嵌顿、直径小于 0.8cm 的小结石，能提高自然排石率，减少手术率，改善肾功能。

（2）气滞行瘀：以化淤行气软坚药三棱、莪术、桃仁、枳壳等组方，它可使磷酸盐部分脱失，草酸颗粒晶变圆钝，结构破碎。金钱草、石苇、茯苓、玉米须等组成的中成药还能减少上尿路含钙结石患者尿中的大晶体的比例，提高尿液对草酸钙晶体生长和聚集的抑制活性，具有防止含钙结石形成、降低尿石复发的作用。

（3）破血破气加益气药促使结石移动排出，解除梗阻。缓解结石梗阻性肾输尿管积水，减少手术率。对中度肾积水,只要无严重感染和进行性加重,可应用以中药为主的非手术方法积极治疗。排石后用补肾、活血、益气药有助于肾功能的恢复。此外,在碎石前后应用清热利湿、化淤行气、清热解毒、补肾益气等中医方法治疗。

### (四)手术治疗

1.尿石症手术治疗的适应证

(1)较大的肾盂、肾盏结石(如直径大于 3cm 的结石或鹿角型结石)。这些结石现在多采用腔内泌尿外科手术(经皮肾镜碎石或取石)的方法,以前应用较多的开放手术取石已经留置输尿管内双 J 管后体外冲击波碎石的治疗方法现在已较少应用,但具体治疗方法的选择应根据当地的医疗水平决定。

(2)肾盂、肾盏内的多发结石。开放手术对一次性取尽结石比较有把握。

(3)已有梗阻并造成肾功能损害的肾盂、输尿管结石(如肾盏颈部有狭窄的肾盏结石、有肾盂输尿管交界处狭窄肾盂结石、有高位输尿管插入畸形的肾盂结石等)。对结石梗阻所致的无尿,应及时手术解除梗阻、挽救肾功能。

(4)直径大于 2cm 或表面粗糙的输尿管结石以及在某一部位停留时间过长估计已经形成粘连、嵌顿的结石。

(5)输尿管或膀胱憩室内的结石。必须在手术取出结石的同时切除憩室,否则结石会复发。

(6)对肾脏有严重合并症、全身情况不佳的患者,应选择手术治疗,以缩短治疗周期。

(7)一些多次体外冲击波碎石治疗未获成功或采用其他取石方法失败的患者。

2.主要的手术方法 对有适应证的患者,应根据结石所在的部位;结石的大小、形态、数量;肾脏、输尿管的局部条件来决定手术治疗的方法:

(1)肾盂切开取石术:适用于较大的肾盂结石或肾盂内的多发结石。

(2)肾实质切开取石术:适用于鹿角形肾盂肾盏结石或肾盏内的多发结石、经肾盂无法取出或不易取净的结石。为了减少出血,一般选择在肾实质最薄的部位或离结石最近的部位切开肾实质。必要时还要采取暂时阻断肾脏血流、局部降温的方法来减少出血。

(3)肾部分切除术:对于局限于肾上盏或肾下盏的多发结石、特别是肾盏颈部有狭窄时,采用肾切开取石或肾盂切开取石都不能顺利取出结石时,可行肾部分切除术,将肾上极或肾下极连同结石一并切除。

(4)肾切除术:对一侧肾或输尿管结石梗阻引起的严重肾积水,肾皮质菲薄;合并感染并导致肾积脓,肾功能完全丧失者,如果对侧肾功能正常,可施行肾切除手术。

(5)输尿管切开取石术:直径大于 1cm 的输尿管结石、输尿管结石合并肾脏和输尿管积水或感染且非手术治疗效果不佳时,可施行输尿管切开取石术。应根据结石在输尿管的具体位置来选择切口的位置。输尿管结石手术的当天,患者进手术室前应摄一张腹部平片,最后核实结石的部位,以避免不必要的手术。

(6)甲状旁腺切除术:对原发性甲状旁腺功能亢进引起的结石,如是由腺瘤或腺癌引起的,就应行手术完整地切除;如果是由甲状旁腺增生引起的,就应切除 4 个甲状旁腺中的 3 个或 3.5 个腺体。

3.腔内泌尿外科手术及体外冲击波碎石术

(1)经皮肾镜碎石术:经皮肾镜碎石术适用于体积较大的肾盂肾盏结石、铸形结石、肾下盏结石、有远段尿路梗阻的结石以及其他治疗方法(特别是体外冲击波碎石)失败后的结石。最适合经皮肾镜取石的是身体健康、较瘦、直径小于1cm的单发结石;位于轻度积水的肾盂中或扩张的肾盂内的结石。对大的鹿角型结石采用经皮肾镜取石和体外冲击波碎石联合治疗,效果也很满意。

患者需在全麻、连续硬膜外麻醉或静脉麻醉下施行手术。先在腰部皮肤上做一个小切口,在X线或B超的引导下,通过切口将穿刺针插入肾盂,并通过穿刺针置放入导丝,再循导丝用扩张器扩大通道。随后,通过此通道放入肾镜及各种操作器械,在直视下进行各种检查和治疗。例如用取石钳直接取出一些较小的结石或体外冲击波碎石治疗后形成的碎石块;用碎石器(如液电碎石器或超声碎石器)先将体积较大的结石粉碎并同时将小的结石碎片吸出体外,再用取石钳取出较大的碎片。

超声碎石是利用超声换能器的压电效应将电能转换成声能(机械能),再沿着硬性探条传导至顶端,引起顶端震动,当探条顶端接触到结石时,超声波的高频震动能把结石碾磨成粉末状小碎片,或将结石震裂。超声碎石的探头一般是中空的,在碎石过程中可以同时用负压将已粉碎的结石碎片吸出来,使操作更方便,效果更好。且对膀胱、输尿管及膀胱壁等软组织不会造成损害。

通过进行超声碎石可以治疗相应部位的结石及体外冲击波碎石术后在输尿管内形成的"石街"。对超声碎石过程中形成的较大的结石碎片可用异物钳取出,以缩短手术的时间。

液电碎石是通过放置在水中的电极将储存在电容器中的高压电能在瞬间释放出来,使电能转变为力能,直接将结石击碎。液电的冲击力很强,碎石效果好。进行液电碎石时必须通过内腔镜(经皮肾镜、输尿管镜、膀胱镜等)在窥视下将电极放入体内,直接对准结石。可用于治疗肾结石和输尿管结石,也可用于治疗膀胱结石。对于尿道结石,一般需先将结石推入膀胱内,然后再用电极进行碎石,以免损伤尿道。

如因尿道狭窄、前列腺增生而不能置入膀胱镜时,就不能进行液电碎石治疗。另一方面,如结石数量较多、结石的质地特别硬或结石较大,就会延长操作时间,出现并发症,也不宜进行液电碎石。此外,对有急性泌尿系感染的患者,必须在感染控制后才能进行液电碎石治疗。

液电碎石操作简便、并发症少,对患者的损伤小、术后恢复也很快。它的主要并发症是穿孔。由于碎石过程中液电对尿路黏膜的损伤,术后偶有轻度的血尿,一般不需要治疗,会自行消失的。如果术后出现尿路感染,可以进行抗生素治疗。

此外,还可以进行气压弹道碎石术等手术。腹腔镜手术是近年来发展起来的一种先进技术,目前还只是用来治疗输尿管结石。

经皮肾镜碎石成功率高,治疗肾结石可达98.3%,输尿管结石可达82%,并有痛苦小、创伤小、适应范围广、患者恢复快等优点。它的主要并发症有术中及术后出血、肾盂穿孔、邻近脏器损伤、感染、肾周积尿等。

经皮肾镜碎石术的禁忌证包括:全身出血性倾向、缺血性心脏疾患、呼吸机能严重不全的患者、过度肥胖、腰肾距离超过20cm、不便建立经皮肾通道者,高位肾脏伴有脾大或肝大者,肾结核、未纠正的糖尿病、高血压、肾内或肾周急性感染者、小的肾内型或分枝型肾盂、严重脊柱后凸畸形等患者均不能作经皮肾镜取石，孤立肾患者不宜进行经皮肾镜碎石。另外，安装心脏起搏器的患者不能用液电碎石。

(2)经尿道输尿管肾镜碎石术：经尿道输尿管镜碎石也是一种经内腔镜治疗上尿路结石的非开放性手术方法。具体方法是先经尿道将膀胱镜插入膀胱，窥视下向输尿管内插入导丝，沿导丝用扩张器逐步扩张输尿管口，然后再沿导丝将输尿管镜经输尿管口向上插入输尿管，最后进入肾盂。可在窥视下进行各种治疗(如用套石篮套石、用超声或液电碎石、用异物钳直接取石等)。取石后，一般要留置输尿管导管(或双J导管)2～5天，以预防术后输尿管黏膜水肿、血块堵塞而造成的梗阻或疼痛。

经尿道输尿管镜碎石术是治疗输尿管结石的一种重要手段，尤其是对输尿管中下段结石，成功率很高。此外，对于体外冲击波碎石定位困难或治疗失败者，以及冲击波碎石后形成"石街"者.也有很高的成功率。

下列情况不宜经尿道输尿管镜碎石，如：有出血性疾病者、有前列腺增生症或尿道狭窄、各种原因造成的输尿管口狭窄及输尿管狭窄、输尿管扭曲等，因直接妨碍输尿管镜的置入而不能进行经尿道输尿管镜碎石。因此，术前要进行排泄性尿路造影(IVP)或B超检查，以确认没有上述异常情况。另外，有膀胱挛缩病变或急性泌尿系感染时也不能做。有泌尿系感染者，需待感染控制后再进行经尿道输尿管镜碎石术。

经尿道输尿管镜碎石术是一种安全、有效的方法，可以使患者免除开放手术所带来的痛苦，较开放性手术恢复快，住院时间短，并发症少。它的主要并发症是急性肾盂肾炎和输尿管损伤。

对输尿管上段的结石，还可通过肾脏顺行置入输尿管镜，进行碎石及其他治疗。

4.化学溶石疗法 化学溶石疗法包括两个方面，一是通过口服药物的方法来溶解结石；二是通过各种途径将导管放到结石近段的尿路(主要是肾盂和膀胱)，经过导管注入溶解结石的药物，使药物与结石直接接触来达到溶石的目的。临床上主要用于治疗尿酸结石和胱氨酸结石。

经过导管注入溶解结石的药物主要有 Renacidin、碳酸氢钠、EDTA 等。应根据不同结石的理化性质来选择相应的药物，如 Renacidin 是酸性溶液(pH3.9)可与结石中的钙结合形成枸橼酸钙复合物，主要用于治疗感染性结石；碳酸氢钠和 EDTA 均为碱性药物，用于治疗尿酸结石和胱氨酸结石。

进行溶石治疗必须具备以下条件：①尿液应是无菌的，必须在尿路感染得到完全控制后才能应用灌洗溶液，以免在溶石过程中大量细菌释放出来而引起尿路感染；②溶石液体的流入及流出应当通畅；③肾盂内压力维持在 30cmH2O；④没有液体外渗。如有液体漏出，则应停止灌洗；⑤要监测血清中镁的水平，避免发生高镁血症。等渗的枸橼酸液在 pH4.0 时能溶解磷酸钙和磷酸镁铵，形成可溶性的枸橼酸钙复合物。Hemiacidrin 可供应用，但毒性大，甚至可引起死亡。肾盂首先用无菌生理盐水以 120ml/h 的速度，如灌洗 24 小时后，如无异常，才可开始进行溶石治疗。应仔细观察患者，如出现发热、腰痛、血肌酐、血镁、血磷升高等情况，即应停止灌洗。

5.体外冲击波碎石 体外冲击波碎石(ESWL)是 20 世纪 80 年代的新技术,被誉为"肾结石治疗上的革命"。随着碎石机的更新换代和碎石经验的积累,肾、输尿管和膀胱结石均可进行体外冲击波碎石。

此外,体积特别大的肾结石由于形成的时间比较长,往往同时有各种合并症(特别是合并感染等),单独采用上述的任何一种治疗方法都不能解决问题。即使采用开放手术也不一定能将结石取净,有时还有可能因严重出血而不得不切除肾脏。最近,国外提出一种所谓的"三明治"治疗方法。即先采用经皮肾镜超声碎石术将结石的主体粉碎,尽可能把结石碎片冲洗干净,但仍保留手术时使用的隧道;接着用体外冲击波碎石将剩余的结石碎片击碎,待其自然排出;最后再通过隧道把不能排除的碎片用经皮肾镜取出。

坦索罗辛 0.2mg 可以有助于 ESWL 后结石碎片的排出、缩短结石碎片排出的时间、缓解排石时疼痛的症状。

## (五)其他结石

1.妊娠时的尿石症 一般说来,妊娠妇女患尿石症的并不多,发病率约为 1:1500,与非妊娠者相同。右侧似比左侧多。复发率则与一般人相同。多见于妊娠的中后期。虽然妊娠本身不会导致尿石症,但增大子宫压迫引起的输尿管生理性扩张、使结石容易移动而导致肾绞痛和血尿。

妊娠期影响尿石症的危险的代谢因素是高钙尿、高尿酸尿和低枸橼酸尿。此外,机械因素和激素因素也是妊娠期结石形成的危险因素。

70%以上的结石的主要成分是磷酸钙或混合的草酸钙,占育龄妇女中 30%的育龄期非妊娠的妇女有轻度增加的尿 pH 及恒定的高钙尿,pH 增高有利于磷酸钙结石的形成。先前存在的结石的主要成分是草酸钙,在妊娠期则主要是磷酸钙。值得注意的是妊娠期观察到的结石中草酸钙的比例明显减少。由于特殊的成石过程,从 Randall 斑发展为结石需要数月,而形成临床上有症状的结石则需要数年。因此,在妊娠后期形成的结石草酸钙结石的低发病率说明其另有机制。这些机制包括先前存在的特发性高钙尿、甲状旁腺功能亢进、过度补钙、尿 pH 偏高、呕吐及缺钾。但是,妊娠期的一些生理改变影响了尿石症的发病率。在妊娠的头三个月,肾脏及输尿管开始扩张,可引起尿液的滞留,有利于结石的形成。妊娠期,肾血流量增加、肾小球滤过率增加 30%~50%、增加钙、钠和尿酸的滤过。由于胃肠道钙的吸收增加,钙的排泄可增加一倍。大多数孕妇由于胎盘产生 $1,25\text{-}(OH)_2\text{-}D_3$ 升高增加肠道钙的吸收、PTH 的分泌受抑制而容易产生高钙尿,饮食中补充钙更进一步增加了尿钙的排泄。尽管妊娠期间处于高钙尿的状态,尿石的发病率没有明显的升高,这主要是由于妊娠期尿中抑制剂(如枸橼酸、镁和糖蛋白)的排泄也增加,抵消了结石形成的危险因素。由于妊娠早期体内孕激素水平上升,使输尿管的平滑肌松弛以及蠕动减弱的缘故,到妊娠后期还与增大的子宫压迫输尿管有关。90%的孕妇在妊娠第 6~10 周时会出现生理性的肾积水,一直到分娩后一个月内才得以恢复。这些都可导致肾盂、输尿管扩张并增加感染的危险,同时也就增加了结石形成的危险。

妊娠期,随着子宫逐渐增大,腹腔内脏器的位置也随之发生变化,给尿石症的诊断带来一定的困难。例如由于阑尾向上移位,使与胆囊炎、憩室炎、右侧肾盂肾炎、阑尾炎难以鉴别。妊娠掩盖了肾绞痛的症状和体征,而表现为含糊的腹痛。不可解释的发热、不缓解的细菌尿、镜下血尿也会导致误诊。在诊断方面,由于 X 线照射会对胎儿产生许多不利的影响(尤以妊娠的头三个月最重要),应力求避免进行 X 线检查,而尽量采用 B 超和超声多普勒检查。但 B 超不能区分是结石引起的肾积水还是妊娠引起的生理性肾积水,采用彩色多普勒超声检查可以提高诊断的准确率。对输尿管下段结石的诊断,还可以作经阴道的超声检查。但超声检查有可能对胎儿听觉器官的发育造成潜在的影响,应避免反复多次进行。但是,如上述检查不能确定诊断,而延误诊断会对孕妇及胎儿带来更为不利的影响时,还是应该做 X 线检查的。这时可以采取一些措施来减少 X 线对胎儿的影响,如:可以只对患侧进行检查;对孕妇的骨盆进行屏蔽;减少摄片的数量等。磁共振(特别是应用快速成像技术)虽然可以得到准确的结果而对胎儿没有影响,但由于 MRI 对胎儿的潜在影响目前仍不清楚,故在胎儿高危期(特别是妊娠头三周)内最好不要作 MRI 检查。因此,该项检查仅限于解决疑难病例的诊断。

在治疗方面,对大多数孕妇来说,首选的是非手术治疗。可采用多饮水、卧床休息、服用止痛药等比较温和的方法,尽可能不用如总攻疗法等强有力的治疗。50%～80%的结石可以自行排出。但在妊娠的头三个月,应避免使用一些可能对胎儿有影响的止痛药,如可待因、美沙酮、非甾体抗炎药物(如吲哚美辛栓)等。对于有严重腰痛或腹痛者,多数情况下麻醉止痛是安全的,既可口服,亦可胃肠外使用麻醉剂,常用的哌替啶和吗啡未发现引起胎儿致畸的报道。对严重腰痛或腹痛但不合并有恶心、呕吐者、还可使用连续硬膜外麻醉以缓解输尿管痉挛及绞痛,促使一些上尿路结石排入下尿路甚至体外。如果一定要进行体外冲击波碎石,最好使用 B 超定位的碎石机。如症状没有改善,则可选用经皮肾取石术。输尿管镜检查有一定的危险性。可在局麻下行超声引导下的经皮肾造瘘术。只有在特殊情况下(如持续疼痛、败血症、反复梗阻),才在严密的监视下行经皮肾取石术。对明确由于梗阻引起的感染,必须及时处理,以免引起自发性流产。必要时可放置输尿管内支架,通过术中 B 超确定支架的位置。只有 20%～30%的患者需要在妊娠期间进行药物治疗。通常用来预防结石形成的药物,如噻嗪类药物(对含钙结石)、黄嘌呤氧化酶的抑制剂(对尿酸结石)、青霉胺(对胱氨酸结石),对胎儿都有一定的不利影响,也应避免使用。对于严重腰痛或腹痛合并泌尿系感染或全身感染者,应选择安全、适当的抗生素予以抗感染治疗。对需要进行体外冲击波碎石者,最好使用 B 超定位的碎石机,以避免对孕妇和胎儿产生不利影响。

妇产科医生必须明白结石的预防,特别是既往有尿石症病史者,要作全面的血尿评价。对妊娠期形成的结石要进行成分分析以提供关于病理生理方面准确的信息,以提出详尽的预防措施。

**2.儿童尿石症**

(1)未成熟婴儿的结石病:出生时体重小于 1500g 的婴儿患肾钙化的概率较大。30%～90%的用呋塞米治疗的婴儿在超声检查时可发现肾钙化。早期,结石形成肯定与呋塞米引起的高钙尿有关;但也可发生在没有用过呋塞米的患者。其他于尿石形成有关的因素有:饮食钠、钙和维生素 D 的补充或应用肠道外营养液。应用激素或茶碱可引起高钙尿。很多未成熟婴儿有代谢性或呼吸性酸中毒而导致低枸橼酸尿。

在接受肠道外营养的这些婴儿中,尿草酸排泄增加。这可能与维生素 C 和甘氨酸转变为草酸有关。还包括异常的脂肪吸收、维生素 C 摄入增加、草酸代谢的其他旁路。对这些婴儿,应少用呋塞米或改用噻嗪类药物。

（2）儿童及青春期的肾结石：儿童肾结石的平均年龄为 8～10 岁。男女比例为 1.5：1。随着经济的发展，人们的生活水平和生活质量发生了显著的改变，小儿泌尿系结石的构成也发生了变化，膀胱结石已明显减少，而上尿路结石则相对增加。在发展中国家，儿童尿石症的发病率为 5%～15%，膀胱结石约占 30% 以上；而在发达国家仅为 1%～5%。男女比例约为 3：1。肾结石的发病年龄主要在 10～14 岁；而膀胱结石则在 2～6 岁。

儿童肾结石相对少见，大多数儿童尿石症都是草酸钙结石。儿童肾结石少的原因：①儿童尿中草酸钙的亚稳区较高，导致结石核心形成的频率降低；②抑制剂（如枸橼酸和镁）的浓度在儿童比成人高；③儿童的 UMMs 抑制草酸钙晶体生长、聚集及黏附到肾小管上皮细胞的能力大于成人；④儿童的 UMMs 包括高浓度的 GAGs，它是草酸钙晶体聚集及晶体细胞黏附的强烈的抑制剂。

发生在儿童和青春期的肾结石中，10%～40% 的患者有解剖畸形，其中最常见的畸形是肾盂输尿管交界处狭窄。其中 75% 合并有泌尿系感染。有时很难确定究竟是感染引起结石（磷酸镁铵结石）还是结石引起感染（一般为草酸钙结石）。脊髓脊膜突出和神经性膀胱是磷酸镁铵结石的主要原因。在没有解剖畸形的儿童，结石的类型与成人一样。63%～86% 的患者有代谢异常。与小儿泌尿系结石形成有关的原因大致可归纳为：遗传、感染、地理、营养、代谢、解剖及特发性因素等七个方面。

在无感染和无解剖畸形的肾结石患者中，高钙尿是最常见的代谢异常。在大多数情况下，高钙尿占代谢原因的 75%～80%。肾性高钙尿比成人高。20%～25% 的患者尿酸排泄增高。在进行代谢检查时，大约 90% 的无解剖畸形的患者有原发性代谢异常。

在儿童尿石症中，由遗传及解剖原因引起的居重要地位。如肾小管性酸中毒、胱氨酸结石、肾盂输尿管连接部梗阻、输尿管狭窄、巨输尿管畸形、重复肾盂输尿管畸形、直肠膀胱瘘、脊髓脊膜膨出及神经源性膀胱等；此外，脊髓灰质炎、骨折、截瘫等长期卧床、活动较少等情况也是引起尿液淤滞、产生泌尿系结石的重要因素。

儿童尿石的成分都含有酸性尿酸胺，主要与尿 pH 低、饮水不够、尿酸的过饱和有关。它还会导致草酸钙的沉淀。在肾结石和膀胱结石中，70% 的结石同时含有这两种成分。因感染所致的泌尿系结石占儿童肾结石的 30%～40%。变形杆菌是最常见的致病微生物，它能分解尿素产生氨从而碱化尿液，并导致感染结石的形成。

儿童肾结石很少有典型的输尿管绞痛。大约 70% 的患者是因泌尿系感染就诊时被诊断的。可有血尿、腹痛，仅不到 15% 的患者有典型的输尿管绞痛。有些患不可解释的血尿和高钙尿的患者在随访时发现有肾结石。代谢性尿石症的分布与成年人相似。草酸钙和磷酸钙最常见，尿酸结石占 5%～10%，胱氨酸尿和原发性高草酸尿见于 1%～2% 的患者。远曲小管性酸中毒常合并 I 型糖原储存病是儿童肾结石的罕见原因。

儿童的 X 线检查有一定的特殊性，即在 IVP 时，肾影密度不增加。因为 80% 的患儿有泌尿系感染，输尿管扩张、肾盏积水及其他结石梗阻引起的典型 X 线改变较常见。3%～10% 的结石是可透 X 线的。有些医师建议对儿童不要进行 IVP 检查，以减少 X 线的暴露。可行 B 超检查。

由于儿童的尿石症比成人的危险性更大,且复发的可能性也大。因此,对儿童尿石症应进行详细的代谢检查。2/3 的患者需要正规的治疗亦取出结石。手术治疗后,复发率一般较低。一般应劝告患者多饮水。原发性高草酸尿或高钙尿可限制饮食中的草酸和钙,而不一定用中性正磷酸盐。高钙尿的儿童可用噻嗪类药治疗。治疗后 2 周,尿钙可以达到最低水平,3 个月后可保持较低的水平。

### (六)预防

尿路结石(尿石)治疗后,形成结石的因素并未得到解决,如仍有代谢异常,则会有结石复发。有 25%～75% 的尿石症患者在随访 10～20 年的过程中有结石复发,复发率为每年 5%～7%,并有 50% 的患者在 10 年内有复发。因此,应当十分注意尿石症的预防工作。任何治疗如不能使结石的治愈率大于 70%(在三年内),就应该认为是无效的。

预防尿石症复发的措施主要有:

1.根据尿石成分分析的结果及平片上结石的形态来判断结石的成分,有的放矢地制定预防的措施。

结石标本应作分析以确定其成分。尿酸或胱氨酸说明痛风素质或胱氨酸尿。磷酸镁铵、碳酸磷灰石说明感染结石。羟磷灰石为主说明肾小管性酸中毒或原发性甲状旁腺功能亢进。纯草酸钙或草酸钙及羟磷灰石则有好几种情况,包括吸收性及肾性高钙尿、高尿酸的含钙结石、肠源性高草酸尿、低枸橼酸性含钙结石及低尿量。结石成分有助于指导代谢研究。对混合结石,其主要成分有指导价值。Pak 等对 1400 例有结石成分分析及完整代谢评价的患者进行分析,发现钙磷灰石和混合草酸钙及钙磷灰石结石都有肾小管性酸中毒及原发性甲状旁腺功能亢进的诊断,但没有慢性腹泻综合征。当磷的含量在草酸钙结石-草酸钙及钙磷灰石混合结石钙磷灰石结石肾小管性酸中毒患者从 5% 增加到 39%,原发性甲状旁腺素甲状旁腺功能亢进从 2% 增加到 10%。纯的或混合性的尿酸结石强烈合并痛风体质,磷酸氢钙结石则合并肾小管性酸中毒,感染与感染结石之间及胱氨酸尿与胱氨酸结石之间都有密切的关系。

2.对小儿膀胱结石来说,主要的问题是增加营养(奶制品)。这里我们特别强调母乳喂养的重要性。

3.大量饮水:饮水对预防尿石复发是十分有效的。多饮水可以增加尿量(应保持每日尿量在 2000～3000ml),显著降低尿石成分(特别是草酸钙)的饱和度。据统计,增加 50% 的尿量可以使尿石的发病率下降 86%。餐后 3 小时是排泄的高峰,更要保持足够的尿量。临睡前饮水,使夜间尿比重低于 1.015。多饮水可在结石的近段尿路产生一定的压力,促使小结石排出;可以稀释排泄物以及一些与结石形成有关的物质(如 TH 蛋白)。但有人认为,大量饮水同时也稀释了尿液中抑制剂的浓度,对预防结石形成不利。实际上,在尿石形成的影响中,尿液的过饱和居于十分重要的地位;相比之下,大量饮水对抑制剂浓度降低的影响要小得多。

一般的推荐是大量饮水、低钠及低动物蛋白饮食、减肥,以获得最佳的 24 小时尿指标。碳酸饮料能增加尿枸橼酸水平,有助于增加对抵抗结石复发的保护作用。

安全的策略的采用改良的 DASH 饮食,即推荐新鲜的蔬菜及水果、低脂奶制品。这些食品是低钠、低能量、低草酸。

4.推荐饮食:饮食习惯对尿石症的发生有重要的作用。饮食改变及体力活动能明显减少复发性肾结石的发病率。

流行病学研究证明肾结石患者消耗大量的动物蛋白。动物蛋白摄入会增加肾结石的发病率。富人的蛋白摄入多,肾结石也多。蛋白摄入增加尿钙、草酸和尿酸,即便是正常人也增加尿石形成的可能性。限制蛋白摄入导致尿尿酸减少和尿枸橼酸增加。

钠的限制是预防复发性肾结石的重要内容。钠摄入增加可导致肾结石的发生。

研究证明高钠饮食(250mmol 氯化钠/日)明显增加尿钠(从 34～267mmol/d)、尿钙(2.73～3.93mmol/d)及尿 pH(5.79～6.15),明显减少尿枸橼酸(3.14～2.52mmol/d)。最终结果是增加了钙盐在尿中的结晶形成。

Borghi 等认为应限制钠的摄入至 50mmol 氯化钠/日,加上限制动物蛋白及适度的钙摄入限制钠的摄入可加上尿石症患者大约 50%。

结石患者应根据热量的需要限制超额的营养,保持每日摄入蛋白的量为 75～90g,以保持能量的平衡,降低尿石发生的危险。对有家族性高尿酸尿或有痛风的患者,应限制蛋白的摄入量为 1g/kg。控制精制糖的摄入。忌食菠菜、动物内脏等食物。

5.磁化水:有一定的防石作用。一般的水通过一个磁场强度很大的磁场后即成为磁化水。1973 年曾有人发现将结石置于盛有磁化水的容器中会出现溶解现象。通过研究,发现水经过磁化后,水中的各种离子所带的电荷会发生变化,形成晶体的倾向明显降低,可以对尿石形成起预防作用。

6.治疗造成结石形成的疾病,如原发性甲状旁腺功能亢进、尿路梗阻、尿路感染等。

7.药物:可以根据体内代谢异常的情况,适当口服一些药物,如噻嗪类药物、别嘌呤醇、正磷酸盐等。对复发性草酸钙结石患者应避免摄入过量的维生素 C。

8.定期复查:尿石患者在结石排出后必须定期进行复查。这主要是因为:①对绝大多数结石患者来说,排出结石后,造成结石形成的因素并未解决,结石还可能复发。②除了在手术时明确结石已经取净外,无论采用什么方法碎石,体内都可能残留一些大小不等的结石碎片,这些结石碎片就可能成为以后结石复发的核心。

## 二、下尿路结石

下尿路结石包括膀胱结石和尿道结石。绝大多数膀胱结石是在膀胱内形成的,也有一部分在是从上尿路形成后再排到膀胱的。膀胱结石下降到尿道即成为尿道结石。只有一小部分尿道结石是在尿道内形成的。膀胱结石仅占所有结石的 16.2%;尿道结石占 3.8%。

### (一)膀胱结石

1.膀胱结石的形成原因　膀胱结石可以是在膀胱内原发形成的,也可以是从上尿路下降到膀胱的。前列腺增生症、尿道狭窄、膀胱颈部梗阻等可以引起尿路梗阻的疾病都可以成为膀胱结石形成的原因。

2.膀胱结石的成分和结构　膀胱结石的成分主要是尿酸或磷酸镁铵(感染结石)。这主要与患者饮水少、膀胱内产生酸性尿有关。从上尿路排入膀胱内的结石则常常是草酸钙和胱氨酸。绝大部分膀胱结石都具有鲕状结构或复合结构。

3.**膀胱结石的临床表现** 膀胱结石的典型症状是间歇性、有疼痛的排尿、终末血尿；耻骨上区不适，可以是钝痛、胀痛，这些症状可在排尿的终末加剧。因为排尿时膀胱内的结石会随尿液的流动而移至膀胱颈口，堵住尿流通道，可引起排尿中断，患者必须改变体位后才能继续排尿。此时会出现剧痛，并放射至阴茎、阴茎头和会阴部，甚至发生急性尿潴留。小儿膀胱结石患者，当结石嵌顿时，常疼痛难忍，大汗淋漓，大声哭叫，用手牵拉或搓揉阴茎或用手抓会阴部，并变换各种体位以减轻痛苦。但在前列腺增生症合并膀胱结石的患者，不一定出现排尿中断的症状，结石常常是意外发现的。膀胱结石通常是单发的，但有尿路梗阻时，可形成多发结石。

由于排尿时结石对膀胱颈口的反复撞击，会导致局部黏膜损伤、炎症和恶变。结石和感染的长期刺激还可能使膀胱上皮增生而形成囊性或腺性膀胱炎，部分增生上皮向黏膜下结缔组织延伸而成 Brunn 细胞巢，可能在此基础上演变为腺癌。有资料表明，膀胱结石与尿路鳞状上皮细胞癌之间的关系密切。

4.**膀胱结石的诊断** 较大的膀胱结石可经下腹部和经直肠（男性）、经阴道（女性）的双合诊摸到。对尿道结石，男性的前尿道结石在阴茎或会阴部可摸到，后尿道结石则可经直肠摸到。女性患者经阴道可摸到结石及憩室。

X 线检查及 B 超检查在膀胱结石的诊断中十分重要。在腹部平片上，可见结石的阴影。亦可用 B 超检查。膀胱镜检查是检查膀胱结石最有效的方法。对 50 岁以上并伴有膀胱出口梗阻的男性患者的膀胱结石，还应考虑其他与引起尿滞留有关的因素，如尿道狭窄、前列腺增生症、膀胱憩室、神经性膀胱等。

5.**膀胱结石的治疗** 膀胱结石的治疗主要为手术治疗，药物治疗一般无效。手术的方法主要为：

（1）膀胱切开取石术：对膀胱内的多发结石、大结石；围绕异物形成的膀胱结石；合并有前列腺增生症、膀胱肿瘤、神经源性膀胱及尿道狭窄的结石等，都应该进行手术治疗，并在取出结石的同时治疗合并的疾病。

（2）经膀胱镜机械碎石：一般适用于直径小于 2cm 的膀胱结石。如结石体积较大（直径大于碎石钳最大钳叶间距 2.6cm）、质地过硬、膀胱内有严重出血、膀胱容量过小、前列腺增生症合并膀胱结石、有尿道狭窄而无法插入膀胱镜时就不宜采用这种方法。另外，急性膀胱炎及儿童也不宜进行碎石术。经膀胱镜用碎石钳碎石的优点是操作简便、费用低、损伤小，但因为与碎石钳相匹配的膀胱镜的直径比较大，对尿道相对比较狭窄的患者来说，会对尿道造成一定的损伤。还可通过膀胱镜采用液电碎石、超声碎石、气压弹道碎石等方法。

（3）溶石治疗：Renacidin 可用于溶解磷酸镁铵或磷酸盐结石。冲洗耻骨上膀胱造瘘管或导尿管以预防结石形成。0.25%～0.5%的醋酸溶液灌洗每日两次或三次对长期留置导管的患者可防止磷酸镁铵结石复发。尿酸结石可用碱性溶液灌洗来溶解。

## （二）尿道结石

尿道结石仅占所有尿路结石的 1%以下。大多数男性尿道结石是从膀胱下移到尿道的。故其成分与膀胱结石或上尿路结石相同。合并感染时原发的尿道结石含磷酸镁铵。因尿道狭窄等疾病时引起的原发的尿道结石罕见，尿道憩室内也可形成结石。在发展中国家，由于膀胱结石多见,故尿道结石也多见,通常为单发结石。女性尿道结石更少,这可能与女性尿道短且膀胱结石少有关,女性尿道结石常见于尿道憩室。

1.症状　尿道结石常表现为排尿困难,常有排尿滴沥和排尿中断的症状,因不能排空膀胱而出现尿潴留。排尿时有明显的疼痛,疼痛可相当剧烈并放射到阴茎头。前尿道结石时,疼痛可局限于局部。可在阴茎表面触及一个疼痛性的肿块,并逐渐增大、变硬。后尿道结石有会阴和阴囊部疼痛,疼痛可放射到会阴或直肠。阴茎部结石可在疼痛部位摸到肿块,用力排尿有时可将结石排出。并发感染者尿道有脓性分泌物。男性尿道中结石除尿道有分泌物及尿痛外,在阴茎的下方可出现一逐渐增大且较硬的肿块,有明显压痛但无排尿梗阻症状。女性尿道结石的症状主要为下尿路感染,还可有性交痛。

尿道憩室内的结石可以没有症状。在憩室合并感染时,可有尿道溢液。通常对尿流无明显影响。女性尿道憩室结石,常有尿频、尿急、尿痛、脓性和血尿;在阴道壁可触及质硬的肿块。性交痛为突出的症状。偶尔可有尿道溢液或溢脓,随后症状可得到缓解。

2.治疗　应根据结石的大小、形态、位置以及尿道的情况来决定治疗的方式。前尿道的结石可用器械将其取出,也可经尿道镜进行碎石后再取出结石。有尿道狭窄者可先行尿道内切开术。在尿道内停留较长时间的大结石,可行尿道切开取石。停留在舟状窝的结石可行尿道外口切开并取出结石。对近期停留在后尿道的结石一般可先将其推回膀胱,然后按膀胱结石处理。对于体积较大的尿道结石无法将结石推回膀胱或造成排尿困难时,可行尿道切开取石术或经会阴部切口或耻骨上切口取出结石。憩室(包括女性尿道憩室)内的结石,可行憩室切开术取出结石,然后进行憩室修补术。

### (三)前列腺和精囊结石

前列腺结石是由在前列腺腺体或腺泡内的淀粉样小体钙化而形成的。淀粉样小体由层状结构、含有卵磷脂及白蛋白的含氮物质围绕脱落的上皮细胞而形成。无机盐(磷酸钙和碳酸钙)浸透淀粉样小体并使之转变为结石。因此,它的主要成分是磷酸钙和碳酸钙,其余20%为有机物(其中蛋白占8%左右、胆固醇占3.7%～10.6%、枸橼酸)。前列腺结石的体积很小,一般为2～5mm、圆形或卵圆形的小体,但数量可以很多(有时可多达几百个)。感染也可能与某些前列腺结石的形成有关。

前列腺结石常见于50岁以上的男性,并随年龄增高而增加。常常伴随有前列腺炎和前列腺增生症。前列腺结石一般不产生尿路的梗阻,也没有明显的临床症状。合并感染时可出现会阴部不适、阴茎部疼痛、性功能紊乱等与前列腺炎相类似的表现。可有终末血尿。感染严重时,可形成现前列腺脓肿,出现会阴深部及阴囊部疼痛、并伴有发热及全身症状。体格检查一般无阳性发现。

前列腺结石常在行X线检查或经直肠B超检查时偶尔发现。在X线片上可以看到前列腺的区域内有弥漫分布的致密阴影或呈马蹄形或环形的阴影。阴影围绕一个透亮的中心,也可为单发的大结石。B超检查也可以诊断前列腺结石,很多前列腺结石就是在因前列腺增生症或前列腺炎进行B超检查时被发现的。膀胱镜检查可发现前列腺增大,偶可看到前列腺表面有小的深褐色的结石颗粒。明显的前列腺结石在膀胱镜通过时可有摩擦的感觉,有时会突出并梗阻尿道。

无症状的前列腺结石无需治疗。合并前列腺炎时应治疗炎症。有明显症状者,可行经尿道前列腺电切汽化术或经耻骨上前列腺切除术。对多发结石和合并难治的感染者可行前列腺全切术和双侧精囊切除术。

精囊内的结石极其罕见。其核心常由上皮细胞和黏液样物质组成,沉淀一些含钙物质。结石表面光滑,质硬,直径为1~10mm。

精囊结石也可无明显症状。有些患者可有血精、勃起时有疼痛、射精时会阴部不适。

### (四)其他结石

1.黄嘌呤结石　黄嘌呤尿是一种遗传性疾病而造成黄嘌呤氧化酶缺乏,阻断了次黄嘌呤氧化为黄嘌呤,再氧化为尿酸的过程。尿中次黄嘌呤和黄嘌呤的水平均高,而尿酸水平低。由于黄嘌呤的溶解度比次黄嘌呤低,故形成黄嘌呤结石。偶尔因服用别嘌呤醇治疗尿酸结石而抑制了黄嘌呤氧化酶,也可引起黄嘌呤结石。

治疗主要是大量饮水。

2.硅酸盐结石

硅酸盐结石在人类极其罕见。仅见于服用大量含硅的抗酸药物(三硅酸镁)时。正常人24小时尿中硅的含量小于10mg/d,而服用三硅酸镁者可高达500mg/d。三硅酸盐经胃酸处理后转化为二氧化硅,硅酸盐结石可透X线,治疗为停止硅酸盐治疗。

3.基质结石　基质结石主要见于由能产生尿素酶的细菌感染的患者中。变形杆菌感染最可能形成基质结石。由于可透X线,故可与尿酸结石相混淆。基质结石主要见于碱性环境,而尿酸结石则在酸性环境。由于基质结石不能被溶解,故只能用手术治疗。

4.尿酸铵结石　有三种情况可以引起尿酸铵结石:①分解尿素的细菌感染时;②尿磷不足时;③发展中国家的儿童中饮水量低。治疗目的为根治尿路感染、取出感染结石、恢复正常的磷代谢。

(韩宏勇)

# 第十节　泌尿系统梗阻性疾病

## 一、特发性肾积水

特发性肾积水是指由于肾盂输尿管连接部的梗阻引起的肾积水。

### 【病因】

梗阻的部位在肾盂输尿管连接部,与先天发育有关,儿童多见。常见原因有:①连接部位肌肉结构异常,中断了正常蠕动的传送;②异位血管或纤维索带压迫;③管腔内膜性粘连;④高位肾盂输尿管开口;⑤连接部狭窄。

## 【病理】

电子显微镜可发现连接部肌肉结构的异常,表现为肌细胞间大量胶原组织增生、沉积及纤维组织浸润,使细胞相互分离,细胞间的连续传导遭到破坏,从而影响了肌肉的正常收缩功能。

## 【诊断】

1.临床表现　特发性肾积水本身症状并不明显,大多直到出现腹部肿块或体检时发现。多无疼痛症状,但在急性发作时可出现肾绞痛。积水肾过度膨胀时,可有腹部钝痛。少数病人在偶然情况下,如外伤后出现血尿,或其他合并症如感染时被发现。在晚期双肾积水时可有肾功能衰竭的表现。

2.检查与诊断　诊断时除询问病史,全面体检外,可首选 B 超检查。此方法简单方便,无损伤,对积水量、肾脏皮质厚度的探测均较准确。可用于估计肾功能,并能初步与肾囊肿、肾肿瘤相鉴别。另外,静脉肾盂造影在积水严重者可能显影不佳,此时可采用逆行造影或穿刺造影以明确梗阻部位。利尿性肾图是近几年来较受重视的方法,对判断肾功能损害程度,是否需要手术治疗,均有帮助。

3.鉴别诊断　在鉴别诊断中除排除其他引起肾积水的疾病外,应主要与多囊肾相鉴别。二者皆呈多囊腔,B 超鉴别较困难。静脉肾盂造影、逆行造影或肾穿刺造影对鉴别很有帮助。

## 【治疗】

如诊断明确,对成年人的肾积水应早期手术,合理地应用整形手术,纠正肾盂输尿管连接部异常,争取肾功能恢复。肾积水严重,功能破坏大,而对侧肾功能正常者,可行肾切除。

对小儿手术时机选择很重要。曾有人在出生不到 2 个月行手术治疗,效果良好。但目前一般认为肾盂输尿管连接处的功能于出生后 3~6 个月才趋于成熟,故主张在 3~6 个月后再进行手术,2 岁以上手术的患儿肾功能很难完全恢复。

肾盂输尿管连接处整形手术的原则是应将所有遭到破坏的肌细胞切除,手术效果与肌细胞的切除是否彻底有关。术中应注意保护血液循环,成形术后肾盂应成漏斗形,输尿管开口于肾盂的下端。

手术方式除传统的开放手术外,近年来腹腔镜下肾盂成形术发展很快,有可能取代开放手术成为新的金标准。

## 【预后】

预后与手术时机有关。出生后 6 个月内手术者肾功能恢复良好,1 岁手术者亦可较好恢复,2 岁以上者肾功能很难完全恢复。成年人术后肾功能只能维持术前状况,不可能恢复。

# 二、前列腺增生

前列腺增生症是老年男性的常见病,其发病率随年龄递增。国外一组尸检结果 40 岁以上的男性中 80%有前列腺增生;80 岁以上者 95.5%有前列腺增生。国内尚无大宗尸检的资料,但根据前列腺增生病人占泌尿外科住院病人的比例,可以看出,随着我国人均寿命的延长,前列腺增生症的发病数也明显增加。

## 【病因及发病机制】

有关前列腺增生症的发病机制的研究很多,但病因至今尚不完全明确。

由于功能性睾丸的存在是前列腺增生症发病的必要条件,故其发病应与雄性激素有关。双氢睾酮学说即是建立在此基础上的最受重视的假说。研究发现增生的前列腺中双氢睾酮含量比正常前列腺中高3～4倍,去势家犬给予双氢睾酮后可引起前列腺增生。此学说认为睾酮并不直接作用于前列腺,而是在前列腺细胞中经过5α还原酶的作用转化为双氢睾酮,与特殊受体连接形成复合物而进入细胞核,再与核受体连接并与染色质结合而影响RNA和DNA的产生,从而引起前列腺增生。但近年的一些研究并不完全支持这种学说,表明前列腺增生的发病原因可能是多方面的。

另有研究发现,联合应用雄激素与雌激素的犬前列腺增生的速度及发病率远高于单用雄激素组,且前列腺中雄激素受体的量也远高于单用雄激素组,表明雌激素可能与雄激素有协同作用。

催乳素也可能与前列腺增生有关。试验表明催乳素可促进大鼠前列腺细胞吸收并利用雄激素,从而协同刺激前列腺的增生。

近年来由前列腺细胞中分离出一种前列腺生长因子,可引起前列腺纤维基质结节增生,这可能为前列腺增生病因的研究提供新的线索。

## 【病理】

McNeal将前列腺分为周边区、中央区与移行区。前列腺增生主要发生于移行区与尿管周围区域,将腺体其余部分压迫形成所谓外科包膜。肉眼观增生结节切面苍白,其间有小梁交织,镜下可见增生结节内的腺泡由表层分泌细胞和基底层细胞覆盖,并可见新的或陈旧性梗死病变。有时有经腺管上行感染的蜂窝织炎、腺管阻塞引起的分泌物潴留,局灶性非典型增生、上皮化生等。超微结构则与正常前列腺无显著差别。

前列腺增生后引起膀胱出口梗阻,导致一系列的病理改变。先是膀胱受累,输尿管间嵴向两侧延伸,三角区后方及后外方出现小梁、小室。膀胱逼尿肌先为代偿性肥厚,如梗阻长期未能解除,逼尿肌失代偿,膀胱壁变薄,无张力而扩大,输尿管壁段可能缩短而出现反流,致肾积水及肾功能损害。

## 【临床表现】

1.尿频 尿频为最早期表现,先表现为夜间尿频,随之出现白天也尿频。而在后期膀胱逼尿肌失代偿后残余尿增多,有效容量减少,使尿频更为严重。

2.排尿困难 渐进性排尿困难为此病最显著的特点。表现为排尿起始延缓,尿线细,射程不远,尿流中断,尿后滴沥等。此症状并不完全取决于前列腺体积的大小.也与增生部位有明显关系。除此之外,还有包膜与膀胱颈、腺体内平滑肌收缩与张力增加的动力性因素。

3.血尿 前列腺黏膜上毛细血管充血及小血管扩张,并受到增大腺体的牵拉,膀胱收缩时可破裂出血。

4.泌尿系感染 下尿路梗阻易致感染,尤其是长期尿潴留感染机会更大。

5.肾功能损害 这是较晚期的症状。

**【检查与诊断】**

1.直肠指诊　直肠指诊是简单而重要的诊断方法。检查时应注意前列腺的大小、质地,表面是否光滑,有无结节,有无压痛,中央沟是否消失等。临床可按以下标准初步分度。

Ⅰ°增生:腺体达正常 2 倍,估重 20～25g。

Ⅱ°增生:腺体为正常 2～3 倍,中央沟可能消失,估重 25～50g。

Ⅲ°增生:腺体为正常 3～4 倍,指诊刚能触及前列腺底部,中央沟消失,估重 50～75g。

Ⅳ°增生:腺体超过正常 4 倍,手指不能触及前列腺底部,估重为 75g 以上。

但对以中叶增生为主者可能诊断不准确。

2.超声波检查　有经直肠与经腹部超声两种方法,其中又以经直肠超声最准确,测出前列腺的三径线后,可按以下公式计算前列腺重量:

前列腺体积($cm^3$)＝0.52×[三径线($cm$)之乘积]

将体积乘以比重 1.05($g/cm^3$),即为前列腺重量($g$)。

B 超除测定大小外,还可测定残余尿并根据声像图排除前列腺癌等可能。

3.尿流动力学检查及残余尿测定　主要测定指标为最大尿流率、平均尿流率、排尿时间与尿量。其中最大尿流率为最重要的诊断指标,对 50 岁以上男性来说,最大尿流率为 15ml/s 即为正常。残余尿量达 50～60ml 即提示膀胱逼尿肌已处于早期失代偿状态。

4.膀胱镜检查　对有血尿者或指诊前列腺大小与症状不符者适用于此检查。可明确出血部位,明确有否中叶增生,并了解膀胱内是否合并其他病变。

5.X 线泌尿系造影　单纯前列腺增生病人此检查价值不大,多用来排除上尿路梗阻及有无膀胱输尿管反流。

6.CT 与磁共振检查　对前列腺增生症的诊断无特殊价值。

**【鉴别诊断】**

此病在诊断中应与膀胱颈梗阻及神经源性膀胱功能障碍相鉴别。前列腺指诊、尿流动力学检查、膀胱镜检查有助于鉴别。

1.膀胱颈孪缩　指诊前列腺增生不明显,而症状较重,膀胱镜可见膀胱颈后唇抬高,后尿道与膀胱三角区收缩变短。此病可合并前列腺增生,治疗时应同时处理。

2.神经源性膀胱功能障碍　本病患者亦可有类似的症状,但指诊前列腺可不大,有神经系统疾病病史,如脑、脊髓及周围神经病变或有糖尿病史等。神经科有关检查可提供诊断的线索,有条件者可行尿流动力学检查及尿道括约肌功能检测。

另外,还需与前列腺癌、前列腺结核等疾病相鉴别。

**【治疗】**

**(一)药物治疗**

1.α 受体阻滞剂　增生的前列腺体、包膜和膀胱颈部富含 $\alpha_1$ 受体而几无 $\alpha_2$ 受体和 β 受体,交感神经兴奋可使上述组织中的平滑肌收缩,压迫尿道,引起梗阻。目前认为前列腺增生所致膀胱出口梗阻由两个因素组成,即前列腺肥大的机械性因素和平滑肌张力增加的动力性因素,故 α 受体对改善前列腺增生引起的排尿困难确有一定作用。

(1)酚苄明:此为非选择性 α 受体阻滞剂,临床应用效果明显,但有晕眩、直立性低血压等副作用。常用剂量为每日 5～10mg,多的可用至 10mg,每日 2 次。

(2)哌唑嗪:此为选择性 α 受体阻滞性,副作用少,常用剂量为 2mg,每日 2 次口服。

(3)特拉唑嗪(高特灵):亦为选择性 α₁ 受体阻滞剂,副作用小,见效快。常用剂量为 1～2mg,睡前服用。根据病情亦可;加大剂量。

2.抗雄激素药物

(1)孕酮类药物:用药期间可使前列腺体积缩小,改善症状,但停药后可再度增生,长期应用有性欲减退、女性化等副作用。常用的有:①甲基氯地孕酮,50mg,每日 1 次;②甲羟孕酮.20mg,每日 2 次。

(2)5α 还原酶抑制剂:通过抑制 5α 还原酶使双氢睾酮水平下降,从而引起前列腺体积缩小。目前常用的是保列治,5mg,每日 1 次口服。需长期用药,停药后前列腺又可增大。由于不影响睾酮水平,副作用少。

(3)其他:如促性腺激素释放激素类似物及缓退瘤等亦有一定治疗效果,但因副作用如性欲减退、女性化等较严重,现已少用。

**(二)手术治疗**

手术仍是目前治疗前列腺增生症的重要方法。一般可将手术适应证归纳为:①虽经药物治疗病情继续发展,尿流动力学无明显改善或残余尿在 60ml 以上;②症状较重,影响日常生活和工作;③多次发作急性尿潴留,尿路感染,肉眼血尿或并发膀胱结石;④已引起上尿路梗阻和肾功能损害。

术前应先改善肾功能,控制尿路感染。

常用的手术方法有耻骨上经膀胱前列腺切除术、耻骨后前列腺切除术、经会阴前列腺切除术以及经尿道前列腺切除术(TURP),各有优、缺点及适应证,可根据病人情况选择合适的手术方法。其中经尿道前列腺切除术(TURP)对病人打击小,恢复快,是目前应用最为广泛的方法。尤其是近年来,经尿道前列腺激光切除和汽化术创伤小,恢复更快,更容易掌握,是以后的发展趋势。

对感染明显、肾功能损害严重以及心肺功能障碍、凝血机制差、不能耐受麻醉手术的病人,可行暂时性或永久性耻骨上膀胱造瘘。

**(三)其他治疗**

1.前列腺扩张疗法　常用的有气囊扩张及机械扩张法。操作简单、损伤小,近期有一定效果,但远期效果不明显,现已少用。

2.前列腺支架　目前常用的支架有钛镍记忆合金支架和不锈钢支架。可在 X 线监视、B 超引导或内镜直视下将其置入前列腺部尿道,适用于高龄不能耐受手术的病人。

3.射频治疗和微波治疗　此方法是利用射频和微波的热效应,使局部前列腺坏死、脱落,并破坏膀胱颈、前列腺包膜内的 α 受体,从而达到改善梗阻症状的目的。可经直肠或经尿道进行。

## 三、腹膜后纤维化

腹膜后纤维化指由于不同病因引起的腹膜后的炎性反应与纤维化,可压迫腹膜后的脏器如输尿管、腔静脉等而引起相应症状。

**【病因】**

腹膜后纤维化可分为原发性与继发性两种,大多数原因不明,可能的病因有:

1.药物:本病与长期服用麦角衍生物如麦角酸二乙胺等有关,发生率约1%。甲基多巴、安非他明等亦可引起。

2.许多疾病可引起腹膜后炎性反应与纤维化,如多次腹部手术、伴有出血的过敏性紫癜,伴上行淋巴管炎的下肢炎性疾病、淋病、结核病等。

3.其他:如放射治疗等。

**【病理】**

肉眼所见为扁平、坚实的灰白色纤维斑块与腹膜后致密粘连,输尿管、腹主动脉下段、下腔静脉均被纤维组织包绕。镜下见其表现为一种亚急性、非特异性、具有不同程度的纤维、脂肪组织炎症反应,以纤维组织为主要成分,伴多核白细胞、淋巴细胞、单核细胞浸润。某些部位纤维组织内有特别致密的胶原纤维束。

**【诊断】**

本病男略多于女,好发年龄为50～60岁。

1.症状　本病症状与病程有密切关系。约90%的病人早期有典型疼痛,表现为两侧下腹部钝痛,有时可放射至外阴部。病变后期纤维细胞收缩,压迫腹膜后血管和其他器官,引起相应症状。如输尿管受压引起梗阻,可导致肾积水、肾功能损害。下腔静脉受压则有下肢水肿、静脉曲张等表现。

2.体征　体检时下腹部及腰部常有压痛,腹膜后纤维斑块一般不易摸到。可伴有高血压。

3.实验室检查　无特异性改变,可有血流加快、贫血、白细胞计数升高等。肾功能受损时,血尿素氮及血肌酐可升高。

4.诊断要点及鉴别诊断　腹膜后纤维化的诊断主要依靠病史及X线检查,尤其是静脉肾盂造影。典型的静脉肾盂造影有三大征象:①不同程度的肾盂输尿管积水及输尿管扭曲,通常为双侧性;②外来性输尿管压迫征象,输尿管变细呈棱状,直至成僵直性狭窄,一般长3～6cm,位置在第3或4腰椎,狭窄段管壁仍光滑;③该段输尿管向正中移位。如为肿瘤压迫所致,输尿管一般向外或内侧移位。如静脉肾盂造影不能显影,应行逆行造影。

膀胱镜检查膀胱内无病变,一般5F或6F输尿管导管插管并无困难,仅少数病例不能通过梗阻处。

B超与CT对诊断亦有帮助,并可与淋巴瘤、腹膜后转移癌等相鉴别。

如有血管受累表现,可行腔静脉造影或腹主动脉造影。

## 【治疗】

腹膜后纤维化最重要的并发症是输尿管梗阻与肾功能损害,治疗方案应根据肾功能状况决定。

如病人正在服用麦角衍生物,应立即停药,皮质激素对治疗有一定帮助。上尿路引流(输尿管导管、双 J 管)有利于术前改善肾功能,纠正水、电解质平衡紊乱。

手术探查、输尿管松解是本病的主要治疗方法,手术目的是解除梗阻,改善肾功能。由于本病多系双侧病变,故即使单侧肾功能损害很严重也不能贸然行肾切除。输尿管松解后为防止再压迫可采用以下两种方法:①转移到腹腔内,使输尿管腹膜化;②将输尿管向侧方移位,在输尿管与纤维组织之间填入腹膜后脂肪或用大网膜脂肪将其包裹。如输尿管本身亦有狭窄,可考虑松解后切除狭窄段行吻合术,如狭窄段严重而广泛,可行回肠代输尿管或自体肾移植术。手术可开放进行,也可在腹腔镜下进行。

# 四、膀胱颈梗阻

膀胱颈梗阻是指由于机械性或功能性原因,导致膀胱颈口缩窄或开放受限,从而发生排尿困难等梗阻症状。

## 【病因】

本病病因可分为先天性与后天性两类。

1.先天性    据研究可能是由于胚胎时期发育障碍导致膀胱颈部括约肌增生肥厚;另有研究认为,除上述因素外,尚有神经支配失调即排尿时颈部括约肌不松弛从而产生功能性梗阻。

2.后天性    ①由于长期慢性炎症,使膀胱颈部增生肥厚,妨碍颈部平滑肌的收缩与舒张;②由于长期慢性炎症导致膀胱颈部纤维样变,引起膀胱颈挛缩;③中老年女性由于激素平衡失调而引起尿道周围腺体增生,导致膀胱颈梗阻;④继发于前列腺切除术或经尿道前列腺电切术后。

## 【病理】

膀胱颈梗阻的病理改变有以下几种:

1.肌纤维增生肥大。

2.膀胱颈部平滑肌组织被弹性纤维组织所代替,即发生纤维样变。

3.部分病例镜下表现为腺体增生。

4.膀胱颈部黏膜下炎性浸润、水肿、增厚,并有较大比例的鳞状上皮化生。

## 【诊断】

1.临床表现    膀胱颈梗阻的主要症状是渐进性排尿困难,早期表现为排尿延迟、尿流变细、尿频、夜尿增多。后期出现残余尿、尿潴留、充溢性尿失禁等。晚期可导致膀胱输尿管反流、肾积水、肾功能不全等。

2.检查与诊断要点

(1)膀胱镜检查:膀胱镜检查是最主要和最直观的诊断方法。主要表现有:①膀胱颈部突起,后唇升高隆起:呈环状狭窄,将膀胱与尿道明显分开;③膀胱颈收缩,开放运动减弱或消失;

④膀胱内可见小梁、陷窝、输尿管间嵴隆起等慢性尿道梗阻性病变。

（2）排尿期膀胱尿道造影：可见膀胱颈开放迟缓或开放不全，颈口狭窄及膀胱小梁、憩室等表现。

（3）B超：主要用于测定残余尿并了解有无肾积水等，对病变本身无诊断价值。

（4）尿流动力学检查：在梗阻早期，逼尿肌代偿性肥厚，膀胱内压高于正常。失代偿期膀胱内压则降至正常或低于正常，最大尿流率及平均尿流率均降低。

3.鉴别诊断　本病应与引起排尿困难的其他疾病如前列腺增生症、尿道狭窄、后尿道瓣膜、先天性精阜肥大、神经源性膀胱等相鉴别。根据体检、尿道膀胱镜检、膀胱尿道造影以及尿流动力学检查多能明确诊断。

**【治疗】**

1.一般治疗：对合并尿路感染者，应在充分引流尿液的同时，选用有效抗生素控制感染。有肾功能损害者也应进一步治疗待肾功能恢复或稳定后再进一步治疗。

2.尿道扩张术：梗阻程度轻，无合并症的患者可行尿道扩张术。

3.膀胱颈楔形切除术或 Y-V 成形术。

4.经尿道膀胱颈部电切术：切断环形括约肌缩窄环，使梗阻得以解除，术后效果较好。

## 五、上尿路梗阻

上尿路梗阻是指从肾盂输尿管到膀胱输尿管交界部位所出现的梗阻。引起梗阻的原因有先天性的和获得性的。由于梗阻的发生往往不是突然的，因此对梗阻的及时诊断比较困难。随着科学技术的发展，目前已经明显地改变了对上尿路梗阻的诊断和处理。

上尿路梗阻的治疗有很多方法，从微创的经输尿管镜放置支架管、微创的整形手术到复杂的外科开放手术。必须指出，上尿路梗阻的处理需要多方面的配合，而且，各种治疗方法的选择需要对其适应证和并发症有明确的了解。

### （一）肾盂输尿管交界处梗阻

肾盂输尿管交界处（UPJ）梗阻是表明肾盂输尿管连接部的功能受损。尽管大多数的病例都是先天性的，但是疾病的诊断往往都是在出生以后。而获得性的 UPJ 梗阻情况则有肾盂输尿管连接部的结石、局部术后或炎症引起的结构改变，以及尿路上皮肿瘤等。

1.UPJ 梗阻的发病机制　UPJ 梗阻大多数起源于内在的疾病，其中最常见的是局部存在一段无蠕动的输尿管上皮，这种缺陷也可见于原发的梗阻性巨输尿管中。组织病理学研究表明，原来正常存在的螺旋肌肉组织已经被异常的纵行肌束或纤维组织取代，导致该段输尿管不能产生正常的蠕动波把从肾盂来的尿液推动到输尿管的远端，而在外科手术的时候肉眼看上去却很没有异常。另一种 UPJ 梗阻的较常见的内在原因是输尿管真性狭窄，这样的先天性的输尿管狭窄在电子显微镜上可以见到有大量的胶原位于狭窄处。至于迷走血管在 UPJ 梗阻发病中的地位一直存在争议。大约有 30％UPJ 梗阻的患者中可以发现有一支小动脉直接进入肾下极，这比正常人群要高，这支下极血管分支常来自肾动脉的分支或者直接来源于主动脉，在临床上称为迷走血管。通常这是一种变异，但是单纯的血管因素不可能造成 UPJ 梗阻。

而且,除了血管因素外在 UPJ 和近段输尿管很可能还存在有内在的损伤使得肾盂扩张。

儿童的膀胱输尿管反流可以导致上尿路的扩张以及随后的输尿管的延长、扭曲和扭折。在一些患者中,这些变化貌似影像学发现的 UPJ 梗阻。然而,真正的 UPJ 梗阻可能和膀胱输尿管反流共存,尽管很难确定异常是两个因素共同引起的还是上尿路梗阻源自于反流。

UPJ 梗阻的其他获得性的原因有良性的肿瘤,如纤维上皮的息肉,以及泌尿道上皮的恶性肿瘤,结石,还有炎症后或者手术后的瘢痕形成或者局部缺血等。

2.UPJ 梗阻的症状和诊断　如前所说,常见的 UPJ 梗阻是由于先天性的原因引起的,它可以存在于从产前到老年的任何一个时期。约 25％的患者在 1 岁内发现。以往,对婴儿最常见的描述是在腰肋部可触及包块。现在,随着对母体超声波检查的广泛使用,诊断为肾积水的新生儿的数量较过去有大幅度增长,其中许多人后来被发现是 UPJ 梗阻,而仅少数患者可能首先发现的是氮质血症,然后通过进一步检查才被确诊,这些患者多数存在双侧梗阻或者是由于先天性独肾。UPJ 梗阻多见于男性,男女发病比例为 2∶1,其中 2/3 发生在左侧,10％～40％是双侧的。在较大的孩子和成人中有时可以出现间歇性的腰腹部疼痛伴恶心呕吐等症状。偶发血尿或者镜下血尿、脓尿以及泌尿道感染症状,而引起临床的注意。

(1)超声波和 CT:超声和 CT 在诊断中有重要的作用。当患者的肾功能不允许做静脉尿路造影时,超声是一个很有价值的方法。对于那些行静脉尿路造影收集系统未显影的病例,超声波检查对于鉴别输尿管梗阻引起的收集系统未显影和还是由于其他原因所引起,是一个很好的方法。当然,在多数患者的检查中 CT 扫描完全可以代替超声波检查,目前,CT 也已成为必不可少的检查手段。超声检查和 CT 扫描在区分梗阻的获得性原因时都有重要的作用,如阴性结石或者泌尿道上皮肿瘤等。

婴幼儿的 UPJ 梗阻的诊断一般是通过常规的超声检查或者左右侧的上腹部发现包块。任何一个可疑病例,首先行超声检查,它可以发现集合系统的扩张,鉴别 UPJ 梗阻和多囊肾,可以确定梗阻的位置。UPJ 梗阻患者的超声表现为一个大的中间超声透过的区域被周围扩张的肾盏而形成的较小的透超声的结构环绕。有时,扩张的肾盏与肾盂形成漏斗状。偶尔,固态的肾皮质能被看到环绕透超声区域或者分割扩张的肾盏。与之对照的多囊肾的囊是散在的大小不一的透超声区域,尽管囊可以融合,但是在超声图中很少见。比较少见的是,一个中央的大囊会干扰诊断。这种情况下,需要行放射性核素肾显像。

(2)排泄性尿路造影:排泄性尿路造影常被用来诊断解剖性或者功能性的梗阻,它除了能显示泌尿系统结石外,还可显示病变侧的显像和排泄功能延迟,以及伴随有扩张的肾盂和肾盏。如果输尿管可以显像,那么输尿管的粗细情况可以在一定程度上有助于了解梗阻的部位。

(3)放射性核素显像:通常采用的放射性核素肾显像是锝-99($^{99m}$Tc-DTPA),放射性核素显像扫描可以鉴别 UPJ 梗阻和多囊肾这两种疾病。多囊肾很少浓聚这种放射性核素。当摄取后,功能组织分泌,通常显影是均匀的,而依然是冷区。与之对照的 UPJ 梗阻一般出现放射性核素的聚集。而且,对梗阻患者的皮质行放射性核素相对强度测量发现,放射性核素的摄取将出现在周围皮质,这一点有别于多囊肾。核素扫描对那些行静脉尿路造影尿路未显影者评估肾脏的功能是否可恢复性是很有价值的。$^{99m}$Tc-DTPA 扫描能预测功能的可恢复性,因为随着梗阻的解除,原则上所有的肾在这种扫描中功能都将提高。$^{99m}$Tc-DTPA 扫描对鉴别扩张也是有价值的,对那些功能性梗阻患者结合肾图和利尿肾图(静脉注射呋塞米 0.5mg/kg)可以作出诊断。在那些标准研究模棱两可的部位,这一研究将可量化梗阻的程度,将有助于区分梗阻水平。

UPJ 梗阻的诊断很大程度上依靠临床表现和相关的一种或几种非侵犯性的检查。然而,在治疗前如有条件先行逆行肾盂造影,这对于诊断的确立、明确显示狭窄的具体位置以及梗阻的性质,依然有着很重要的价值。在多数患者中,这一检查通常希望在准备手术的时候进行,以避免因为梗阻所引起感染的风险。然而,当 UPJ 梗阻需要急性减压时,如感染或者肾功能不全,这时进行逆行肾盂造影是非常危险的。对于这些患者,可以采用放置输尿管导管来减低集合系统的压力,以尽早改善肾功能,创造条件为后期的重建做准备。

当膀胱镜逆行操作不成功或者不合适的情况下,行经皮肾造口放置支架管也是可以选择的方法。这一方法可以顺行了解梗阻的确切解剖位置及性质。同时也给感染或者损伤的肾的集合系统进行减压,有助于恢复肾功能。

3.UPJ 梗阻的治疗　上尿路梗阻的治疗指征包括:①有明确的梗阻症状;②梗阻已经引起双肾功能损伤;③进展性单侧肾功能损伤;④进展并加重的结石和感染;⑤少见的高血压。这些病例的基本处理原则是减轻梗阻,缓解症状,保护或者改善肾功能。一般而言,治疗的目标是通过有效的措施使得尿流无阻碍地从肾盂流到膀胱。然而,对 UPJ 梗阻所致的功能梗阻和肾积水需要行肾盂成形术的时间选择存在着争议,这主要是由于很难确定这些肾在功能梗阻下的进展程度和确切风险。只有在明确上尿路梗阻病变出现进展,行重建手术才能使患者改善肾功能时,应该及时进行手术治疗。

当前的治疗方法有开放的肾盂输尿管成形术、腔内泌尿外科手术和腹腔镜手术方法三种。原则上只要有条件,首选的应该是创伤更小的腔内泌尿外科和腹腔镜方法作为手术治疗方法,而且长期的随访结果已经得到很满意的效果。这些手术的成功率基本上达到了开放手术的水平,但是必须经过严格的患者选择。在一项对 283 例使用内切开的研究中,成功率达 73%,然而发现交叉血管的存在将明显影响结果,有交叉血管的成功率是 42% 而没有交叉血管的是86%。对梗阻严重的患者行内切口的成功率是 60%,而较轻的梗阻是 81%。当患者既有交叉血管又梗阻严重时,这类患者的成功率可达 95%,这与开放的肾盂成形术的成功率是一致的。

目前,开放手术与腔内泌尿外科或者腹腔镜手术处理 UPJ 梗阻的适应证仍还没有统一的标准,但是,无论采用哪种方法,在手术前必须要了解每个具体患者的解剖及功能情况。通常,对于复发的 UPJ 梗阻,当患者第一次是用腔内泌尿外科的方法处理,那么最好推荐采用开放手术或者腹腔镜治疗;如果第一次是使用开放手术或者腹腔镜的方法,那么建议推荐腔内泌尿外科的方法比较恰当。结果表明,在这两种情况下采用腔内泌尿外科的方法进行治疗是可行的。

当对侧肾脏功能正常时,对于少数上尿路梗阻的病例,肾切除也是一种可取的治疗方法。肾切除的适应证是患肾无功能,确诊必须由影像学及放射性核素检查证实肾的无功能。在这些患者中,超声检查或者 CT 扫描将看到缩小的肾影或者已经变得很薄的肾皮质。当肾脏的潜在恢复功能还不清楚的情况下,可以探索性的放置输尿管支架或者经皮肾造瘘,暂时缓解梗阻,然后复查肾功能。

(1)腔内泌尿外科的处理:开放手术对 UPJ 梗阻的治疗非常成功,其手术成功率可以超过95%。目前有几种可以代替开放手术的微创手术方式可供选择。这些新方法的优点包括明显缩短住院时间及术后恢复。鉴于开放手术可以处理任何解剖变异的 UPJ 梗阻,则任何一种微创手术都要考虑每个具体患者的解剖变异,以及肾积水的程度,了解双侧和单侧肾功能,还应明确包括交叉血管的存在或者是否伴发结石等。

腔内泌尿外科处理 UPJ 梗阻最先由 Ramsay 和他的同事在 1984 介绍,以后 Badlani 和他的同事在美国广泛采用,并创造了"endopylotomy"这一新名词。腔内泌尿外科处理 UPJ 梗阻的基本概念是,病变部位输尿管全层切开至肾盂及输尿管旁脂肪组织,并越过梗阻的近段输尿管,而后在输尿管内置管直至愈合。当今应用相当广泛的逆行进路在理论上具有与经皮进路相同的有效性,经皮进路是在透视下切开 UPJ,而经输尿管镜操作则在输尿管镜直视下切开 UPJ。

1)经皮肾盂内切开术:最初,经皮进路治疗 UPJ 梗阻仅仅应用于取除伴发的结石或者适用于以往开放性肾盂成形术失败的患者。随着经验的积累和治疗效果的得到认可,经皮肾盂内切开术已经作为 UPJ 梗阻患者的首选治疗,即便是现在有多种微创方法可供选择时,因为可以同时去除结石,经皮进路仍然是治疗伴发肾盂肾盏结石患者的优先方法。

经皮肾盂内切开术的禁忌证与任何腔内泌尿外科手术相似,包括:梗阻段较长,超过 2cm,没有得到有效控制的感染或未经治疗的凝血功能障碍。至于交叉血管的影响则存在争议,交叉血管的存在其本身并不是肾盂内切开术的禁忌证,但交叉血管所致 UPJ 显著成角改变时,常可导致腔内手术失败。

进行经皮肾盂内切开术的患者均应行术前评估,并做好开放手术和可能全身麻醉的准备。任何尿路感染均应予治疗,术前必须确保尿液无菌。如果上尿路感染由于梗阻存在不能完全清除,则应采取输尿管置管或经皮肾造瘘术以达到治疗的基本条件。

技术操作:患者取俯卧位,穿刺点的选取以使肾镜能到达 UPJ 为准。通常选取中后盏或上侧盏,偶尔也可利用下侧盏穿刺。一旦通道建立后,则扩张并置入肾镜,经皮通道建立完成后,随即可进行肾盂内切开操作。肾盂内切开术时必须在直视下切开,自管腔至输尿管或肾盂外脂肪全层切开输尿管。切口可适当延长几毫米直至正常输尿管。一旦切开完成即可进行放置内支架术,使用 14F 支架管顺行通过 UPJ。某些既往未施行内支架术的患者,可能难以通过较粗的管子,对于这些患者可以采用 10F 甚至是 8F 支架管,它不会影响最终效果。经透视确定支架管定位良好后即可退出安全导丝。24~48 小时后,经肾造瘘管造影明确支架管良好到位后予以拔除造瘘管,拔除前需做夹管试验。

另外,一种改良式肾盂内切开术也得到了临床的认可。如同上法建立经皮通道,导丝顺行通过 UPJ、输尿管膀胱交界处进入膀胱。先置入支架再切开有一定优势:第一,相对于切开后再放置支架管而言,先置入支架可以避免撕裂 UPJ。第二,切开前放置支架可以更好地定位 UPJ 所在,有利于更精确地切开。

如果存在高位插入式的 UPJ 时,应在直视下延长切口至所属肾盏,将输尿管侧壁及肾盂正中壁之间切开,直至输尿管及肾盂周围脂肪。当使用电极切开时,支架管可以使其余输尿管壁免受损伤。当然,仍然必须小心确保所用安全导丝绝缘,否则电极接触导丝时后者可传导电流。完成切开后导丝亦已到位,手术结束,留置肾造瘘管24~48小时。

2)经皮同步肾取石及肾盂内切开术:经皮手术对UPJ梗阻伴发上尿路结石患者是理想的术式,因为可以同时处理结石。对于这类患者同样借助通过UPJ的导丝建立经皮通路。原则上应先取结石,再作肾盂内切开以避免结石碎片残留至肾盂输尿管周围组织。

术后处理:患者术后8~10天避免体力活动。术后支架管留置的最佳时间以4周为宜。支架管留置期间预防性应用抗菌药物是必要的。患者拔除支架管1个月后应门诊随访并行放射学评估,通常包括静脉肾盂造影和利尿性肾图。如果患者无症状且肾盏扩张程度较术前减轻,或者利尿性肾图曲线提示无梗阻,可于6个月后再次评估,而后每12个月检查一次,最少持续2~3年。

经皮肾盂内切开术后近期及远期疗效均证明良好。显然,在术后疼痛、住院时间及恢复至入院前状态方面,经皮肾盂内切开术均优于传统开放肾盂成形术。如果经皮肾盂内切开失败,可以选择逆行肾盂内切开、重复经皮肾盂内切开、腹腔镜术或开放手术。虽然重复经皮肾盂内切开也可选择,但其效果显然不如一期手术。因此,对于腔内手术失败的患者通常推荐采用开放手术或腹腔镜手术。

经皮肾盂内切开并发症的防治:①经皮肾盂内切开术的并发症类似于经皮肾盂碎石术,出血是任何经皮肾手术的危险并发症,经皮肾盂内切开术也不例外。然而由于UPJ梗阻患者的肾实质较正常薄且收集系统扩张,对这类患者实施经皮肾手术较单纯结石患者相对安全。对出血的处理首先应采取,卧床休息、补液、必要时输血。肾造瘘管早期不应灌注冲洗。如果采取上述保守治疗措施后仍继续出血,则第二步应采取选择性血管造影栓塞术,通常都可获成功。应尽量避免选择开放手术探查,因为开放探查通常会导致肾切除。②感染是任何泌尿道手术的又一个可能的并发症,为此,要求经皮肾盂内切开术,术前应采取措施保证尿液无菌化。如果术前不能保证尿液无菌,则倾向于选择预防性应用抗菌药物。肾盂内切开术后支架留置期间亦应考虑预防性应用抗菌药物,尤其是女性患者,因为其更易发生尿路感染。③由于有支架管留置,持续梗阻在术后早期不常见,偶尔支架管可因凝血块堵塞而导致梗阻,但肾造瘘管引流数日即可因凝血块的溶解吸收而自发缓解。极少数情况下如果梗阻持续存在,应当顺行或逆行经导丝更换支架管,此时应小心操作保证通过UPJ的通道。

(2)开放肾盂成形术:一般手术原则:开放肾盂切开术可以有多种手术切口选择。①前方腹膜外入路被一些学者认为是首选切口,因为在这种手术方式下肾盂和近端输尿管松解、移动的幅度最小,被认为是原位方法。②前方经腹入路也可以采用,尤其是胁腹部本来已存在切口的情况下,或者两侧都有病变的患者。③当然,后腰部切口入路可以直接暴露UPJ,需要分离周围组织也较少。前路腹膜外切口最好用于相对偏瘦,同侧没有手术瘢痕的患者。对于绝大多数初次手术患者,比较多的是采用经胁腹部腹膜外切口。这切口可以是肋骨下方,虽然在成年患者中,往往会碰到第12肋或者要将第12肋前缘切除。这个切口的优点在于对所有泌尿外科医生都熟悉以及不管如何体型的患者,手术暴露相当好。如果合并有其他的肾脏疾病,诸如马蹄肾或者骨盆异位肾,那可能要做第二切口,因为输尿管和肾盂一般会扭转在前方。此时,除了腹腔镜外,前方腹膜外切口或许更好。

术前UPJ梗阻的引流仅在一些特殊情况下被推荐使用。比如患者是因为梗阻而继发感染或者孤立肾或双侧泌尿系病变而出现氮质血症。无论是哪种,前期的引流可以促进愈合,减少并发症。引流的主要方法是输尿管内支架管或者放置经皮肾造瘘管。

术后一般在输尿管内放置软性、不易移位的支架管,它可以在术后 4～6 周拔除。常规应用输尿管支架管有几个优点,尤其在术后早期。最重要的是它似乎减少了尿外渗的概率和时间,从而降低了纤维化的风险。降低外渗也缩短了外部引流,一般都会缩短住院时间。常规放置支架管也可防止术后输尿管扭曲和狭窄。而对那些不复杂的肾盂成形术,无论放置肾造瘘管还是输尿管支架,似乎都没有优势。因为这可能会延长住院时间,增加感染机会。

肾盂整形术后,重建的 UPJ 应该在肾盂和输尿管间形成漏斗形,这是体位引流法的核心。目前,许多泌尿科医生倾向采用多瓣肾盂成形术,因为这种方法是修补 UPJ 的最普遍的方法。特别是这种方法基本可以不考虑输尿管的插入位置。在一些必要的地方,它也容许对多余的肾盂进行修补,或者对一段冗长及扭曲的近段输尿管进行修补。此外,对于那些梗阻是由迷走的下极血管引起的,可以同时切断迷走血管或向前或者向后移动 UPJ 而完成。

暴露 UPJ 首先要在腹膜后找到近端输尿管。然后沿输尿管切开至肾盂,注意保留输尿管周围组织以维持输尿管的血供。然后在梗阻水平的下面输尿管的两侧缝标志线,以利于后面的修补。以相似的方式,肾盂的中间和两侧也用线标志。UPJ 切断后,近段输尿管两侧固定形成竹叶状。外侧竹叶状的输尿管的尖端和肾盂的下端缝合,同时输尿管的中间和肾盂的上端缝合。吻合由可吸收线行间断或者连续缝合。

(3)输尿管切开置管术:当 UPJ 梗阻合并很长的或多发的输尿管狭窄时,输尿管切开置管术可能是有效的。但现在已很少使用。它的主要作用是修复较长和多发的输尿管狭窄。如果这些狭窄合并 UPJ 狭窄,输尿管切开置管术可结合任何标准肾盂成形术。可是,在原则上输尿管切开置管术最好与螺旋活瓣相结合。螺旋活瓣允许连接更长的狭窄段,留下更短的区域要二次扩张来修复。事实上,在这一特殊处理中,至少在保护血供和后面的修复方面,任何活瓣技术比分段修复更好。

(4)输尿管肾盏吻合术:采用近端输尿管直接与较低位的肾盏系统吻合已经是肾盂成形术失败后广为接受的补救技术。一些学者认为,当 UPJ 合并转位异常比如马蹄肾时可用此方法。在这些情况下,这种方法可能具有的特殊价值,是因为它可以有力地进行体位引流。

输尿管在腹膜后分离出来后,在近端切开,尽可能远离输尿管周围组织。因为广泛的瘢痕可能会影响对肾盂的识别和手术。如果需要,肾可以尽可能移向下极。这里特别要强调的技术要点是覆盖在肾盏上的肾实质必须切除,而要切除的肾实质的大小取决于皮质萎缩的程度。这里,一个简单的肾盏切开术是不够的,这样可能导致再次狭窄。近端输尿管推向外侧,在留置内部支架后实施吻合。缝合处可以用肾周脂肪、腹膜或大网膜覆盖保护。1 个月后可取出支架,并做尿路造影检查。

常规的随访是在术后大约 4 周或所有的支架和引流管拔除后 4 周行尿路摄片或肾图检查。

(5)腹腔镜肾盂成形术:对经验丰富的外科医生,腹腔镜肾盂成形术可以像开放的肾盂成形术那样实现解剖上的修复。和开放手术相比,腔镜手术患者的住院时间和恢复期则可以明显缩短。

　　腹腔镜修复的适应证和腔内泌尿外科及开放手术的适应证相似。基本上,患者要存在明确的功能性阻塞,有明显的症状,如同侧上尿路感染以及肾功能进行性障碍等。但是当存在一长段的输尿管阻塞时,影响正常管径的输尿管无张力地拉向肾盂做吻合,则难以在腹腔镜下进行肾盂成形术。

　　目前,肾盂成形术已成为腹腔镜下手术的主要选择,腹腔镜肾盂成形术前须行膀胱镜检查和逆行肾盂造影以证实诊断并完全明确解剖状况。放置内支架,患者45°侧卧位,手术在腹膜外识别输尿管,输尿管从近侧分离直到肾盂 UPJ 的水平。如果肾盂特别多,此时可行缩减肾盂成形术,和在开放手术中描述的那样简单地切掉多余的肾盂组织。

　　术后第一天就可以给予流质饮食,如果患者可以自行排尿,气囊导尿管于术后第二天拔出,输尿管支架于1个月后拔除,以后定期随访肾盂成形术的效果。腹腔镜肾盂成形术的并发症类同其他腹腔镜手术并发症,包括结肠损伤、暂时性的肠梗阻、血栓和漏尿等。

### (二)腔静脉后输尿管

　　腔静脉后输尿管是一种罕见的先天性畸形,它起因于胚胎发育时期后主静脉的残存。它导致了后位输尿管向中间背离。最初由 Baba 等于1994年描述,其最常见的形式是所谓环腔静脉输尿管,它从背侧上方向腹中下方环绕下腔静脉。原则上,在静脉肾盂造影或逆行肾盂造影上发现典型的 S 形畸形可考虑此诊断,而现在可通过利用无创性的三维 CT 确诊。明显的功能性梗阻是手术的指征。

　　标准的手术修补是输尿管-输尿管或肾盂吻合术。在该过程中,扩张的肾盂被横断,输尿管被移位至正常的位于腔静脉前方的解剖位。最近,腹腔镜被用于完成该术式。

### (三)输尿管狭窄

　　1.输尿管狭窄的病因学　　通常,导致输尿管狭窄形成与下列因素有关:缺血、创伤、输尿管周围狭窄或者恶性肿瘤(表7-1)。对输尿管狭窄的仔细评估和治疗对保留肾功能和排除恶性病变是必要的。虽然输尿管移行细胞癌在 X 线片上的典型表现为可透光的腔内充盈缺损及标志性的酒杯征,但它可能表现为类似良性病变的狭窄。另外,Lao 等于1998年提出,来源于宫颈、前列腺、卵巢和结肠等肿瘤的转移灶也可能表现为输尿管狭窄。

表 7-1　输尿管狭窄的病因学

| |
|---|
| 恶性病变(如移行细胞癌、宫颈癌) |
| 输尿管结石 |
| 放疗 |
| 由于手术切除导致的缺血/创伤 |
| 由于腹主动脉瘤或子宫内膜异位症导致的输尿管周围纤维化 |
| 内镜操作 |
| 感染(结核) |
| 特发性 |

　　目前,输尿管狭窄的发病率还不清楚。但可以肯定的是,输尿管结石及相关的碎石治疗是危险因素。当输尿管结石嵌顿超过2个月,会有24%的概率发生输尿管狭窄。其次是,任何

对输尿管的操作也可能导致输尿管狭窄的发生。输尿管技术的进步提供了更小、弹性更好、视野更佳的器械,这些腔镜操作创伤更小,相对的狭窄并发症发生率低于1%。其他导致良性输尿管狭窄的病因还包括输尿管周围放疗、腹主动脉瘤、输尿管感染(如结核及血吸虫病等);子宫内膜异位症;以及创伤,包括由原先腹腔或盆腔手术导致的医源性损伤。持续的特发性输尿管狭窄还必须被仔细评估以排除恶性病变的存在。

2.输尿管狭窄的诊断　静脉肾盂造影和逆行肾盂造影可以确定输尿管狭窄的位置和长度。对于任何狭窄原因不明的患者,必须行经输尿管镜检查,发现可疑处需行活检排除恶性病变。而利尿性肾图能帮助了解肾功能和评估肾单位的功能性梗阻。

3.输尿管狭窄治疗的选择

(1)球囊扩张:输尿管狭窄的逆行扩张很早就已经成为泌尿外科治疗的一部分。过去,这个操作是在输尿管导管的引导下完成。但是该技术的效果并不理想,通常需要定期在原基础上行反复的扩张。在20世纪80年代早期,血管造影和血管球囊扩张技术被引入泌尿系统操作中,带有临时内置导管的球囊扩张技术成为一种可以被接受的治疗模式。

对于任何输尿管狭窄的患者,必须要明确是否存在功能性梗阻,这是进行治疗的指征。当存在活动性感染或者梗阻的节段特别长,至少超过2cm,这是不能作球囊扩张治疗的禁忌证,因为在这种情况下,单纯扩张很少会取得成功。

当经尿道逆行途径可以轻易跨越狭窄段时,就提示有可能采用球囊扩张治疗。往往这一操作先要进行逆行肾盂造影,并在荧光镜的控制下以精确地描绘狭窄的位置和长度。尖部松软的导丝逆行穿过狭窄段并向近端绕进肾盂肾盏系统。即便对于较紧的狭窄,只要导丝能通过,表明球囊导管就有可能通过。在荧光屏的控制下,观察球囊尖部的放射斑块标记被置入越过狭窄区域的恰当位置。随即开始球囊膨胀。通常狭窄区域在腰部可见并会随着球囊膨胀而消失。球囊抽气并退出。导丝依旧在原位,它被用于引入放置用来引流2～4周的导管。

影像学随访包括静脉肾盂造影,或利尿肾图,上述检查通常在拔出引流管大约1个月后进行,以后每间隔6～12个月复查。

有时,当狭窄段很紧时,仅仅靠荧光屏控制很难穿过有关区域。在这些情况下,输尿管镜直视能够帮助导丝最初的穿行,随后继续如前所述的操作。作为另一种选择,一根低剖面的球囊能穿过输尿管镜从而能在直视下扩张狭窄。

Banner和Pollack等于1984年、Mitty等于1983年提出当遇到逆行通过狭窄区域不可行的情况时,可在荧光屏控制下使用顺行途径通过,这时可借助顺行输尿管镜的直视,建立经皮肾造瘘引流,在狭窄与感染或肾功能不全有关的情况下,单纯经皮引流还用来控制感染,或者改善肾功能。造瘘一旦完成后,经皮通道被作为荧光屏或输尿管镜的导引通道。随后过程与逆行途径相似。在荧光屏导引下,行顺行造影检查以确定狭窄的位置和长度。软头导线或导丝顺行通过梗阻平面,球囊导管紧随其后,球囊逐渐膨胀直至腰部消失。球囊导管顺着导丝退出并替之以内置导管,造瘘管也被保留用于引流。在24～48小时内行肾造瘘造影随访以保证功能性内置导管位置恰当,肾造瘘管到那时可被移除。

球囊扩张对狭窄相对较短的患者更易成功。另外,良好的血供对手术成功也是至关重要的。对于那些长段输尿管狭窄和血供不良的病例,腔镜下输尿管切开后留置内支架的方式相对球囊扩张而言是更合理的选择。

(2)输尿管内切开:输尿管内切开后留置内支架是球囊扩张微创治疗输尿管狭窄的衍生。对于球囊扩张而言,可通过逆行或顺行途径到达并穿越狭窄区域。虽然逆行途径由于更微创,在任何可行的情况下被优先使用。该操作可在输尿管镜的直视控制下操作,或在荧光屏的引导下完成。

在经输尿管镜途径操作进行前,先行逆行检查。输尿管腔内切开的位置视所累及输尿管平面的功能而定。通常,低位的输尿管梗阻在中前方切开,注意避开髂血管。相对而言,中上段输尿管梗阻在外侧或后外侧处切开,同样要避开大血管。输尿管切开本身可使用冷刀、电刀或钬激光完成,在所有情况下,全层切开从输尿管腔向内外至输尿管外脂肪。近端或远端输尿管内切开应该包括2~3mm的正常输尿管组织。一旦输尿管内切开完成,需留置内支架。通常使用能通过的最大支架,因为支架越大,效果越好,虽然差别可能无统计学意义。

当在输尿管镜直视下经逆行途径无法通过狭窄段时,则可采取经顺行通路,完成内切开操作后留置肾造瘘管引流,这有利于控制相关感染和缓解肾功能不全。

输尿管狭窄伴部分输尿管完全闭塞致导丝无法通过行进一步球囊扩张或输尿管镜下输尿管内切开十分罕见。在这种情况下,可以通过逆行/顺行联合途径,同时行顺行和逆行肾盂造影以通过放射显像确定梗阻区域。输尿管镜同时以顺行和逆行的方式进入,两个相对的输尿管末端在荧光屏导引下定位。随后工作导丝在荧光屏和直视控制下经输尿管一端穿入另一侧管腔。将一侧输尿管镜的光源关闭。随即利用从对侧输尿管镜来的光线协助修复尿路的连续性。随后使用导丝的坚硬末端,小电刀或钬激光将导管插入狭窄段。一旦导丝贯通,将支架置入并保留8~10周。总之,泌尿微创途径治疗输尿管狭窄,成功率与狭窄长度呈反比。对于完全性节段闭塞,虽然永久性地在不依赖导管的情况下维持输尿管通畅多数不可能。然而对于一些高危患者,即便依赖"永久"支架管维持内部尿流通畅也有提高生活质量的好处。

(3)开放手术修补:采用输尿管端端吻合术,在准备为输尿管狭窄患者行开放修补时,必须仔细评估狭窄位置和长度(表7-2)。输尿管吻合术作为最简单的输尿管重建术式,它的成功取决于严格的病例选择和精湛的手术技术。最适合于累及输尿管上段或中段的短缺损——诸如良性狭窄或术中损伤或刺伤的后遗症。Smith等和Galmes Belmonte等都认为,先天性畸形诸如腔静脉后位输尿管或重复肾伴肾下极输尿管异位开口同样适用输尿管端端吻合术。其他还包括肾移植术后移植输尿管狭窄,以及伴有肾功能不全或独肾的输尿管中段癌。经输尿管吻合术重建后均有可能恢复正常。

表 7-2　各种输尿管重建手术技术通常能够连接的输尿管缺损长度

| 术式 | 输尿管缺损长度(cm) |
| --- | --- |
| 输尿管端端吻合 | 2~3 |
| 输尿管膀胱吻合术 | 4~5 |
| 伴腰大肌悬吊的输尿管膀胱吻合 | 6~10 |
| 膀胱瓣输尿管吻合术 | 12~15 |
| 肾下移 | 5~8 |

　　既然吻合口张力几乎总会导致狭窄形成,只有较短的缺损可行输尿管端端吻合术。判定是否有足够活动度行输尿管端端吻合通常只能在术中完成。低位的输尿管狭窄最好行输尿管膀胱吻合术,可兼带或不带腰大肌悬吊或膀胱瓣管。术后评估包括有指征的静脉肾盂造影及逆行肾盂造影。诸如评价肾功能的核素肾显像、输尿管镜、输尿管灌洗或冲刷肿瘤细胞以排除输尿管癌的远期评估必须个体化。

　　输尿管的游离程度取决于临床需要。通常,足够的活动度用于避免在病变输尿管切除后产生张力。对于枪伤,失活组织和一段外表正常的输尿管必须被切除以防止缺血。儿童重复肾行输尿管端端吻合时应尽可能少游离所保留的输尿管当以维持其血供,尽可能地少用血管钳夹输尿管。

　　输尿管切开吻合的开始要放置输尿管导管,将梗阻狭窄的输尿管部分完全离断,在导管处进行端端吻合。腹腔镜下输尿管端端吻合术目前成为此类手术的金标准,并适合于绝大多数梗阻狭窄患者。输尿管膀胱吻合术除用于治疗膀胱输尿管反流外,末端输尿管 3～4cm 梗阻或损伤时(如挤压伤、穿透伤、或手术损伤)可行无需腰大肌牵拉或膀胱活瓣的膀胱输尿管吻合术,术后需放置 Foley 导管。

　　与单纯的膀胱输尿管吻合相比,腰大肌牵引可多出 5cm 长度。其优于膀胱活瓣的地方体现在,更简单、更好的血管供应、减少内镜检查次数、减少排尿困难发生。腰大肌牵引后输尿管重建成功率超过 85%。最常见并发症是尿瘘及输尿管梗阻。

　　膀胱活瓣可以为 10～15cm 长度输尿管损伤提供舒适的空间。但是,术前应了解是否存在膀胱出口梗阻和神经源性膀胱,当膀胱容积过小也会给手术带来困难。

(杜英林)

# 第十一节　肾功能衰竭

## 一、急性肾功能衰竭

　　肾排泄功能在数小时至数周内迅速减退,血尿素氮以及血肌酐持续升高,肌酐清除率下降低于正常的一半时,引起水、电解质失调以及氮质血症,称为急性肾功能衰竭(ARF)。尿量突然减少是 ARF 出现的一个信号。成人 24 小时尿总量少于 400ml,称为少尿。成人 24 小时尿总量少于 100ml,称为无尿(尿闭)。在某些病例,24 小时尿总量超过 800ml,而血尿素氮、肌酐呈进行性升高,称为非少尿型 ARF。ARF 的病理改变是肾小管急性坏死。

【病因】

（一）肾前性

常见的病因有大出血、休克、脱水等。

（二）肾后性

常见的病因有双侧输尿管结石、孤独肾输尿管结石、双侧输尿管损伤、晚期盆腔肿瘤压迫双侧输尿管等,解除梗阻后肾功能可恢复。临床上,双侧输尿管结石、双侧输尿管损伤是形成无尿的主要原因。

### (三)肾性

1.肾缺血的病症 大出血所致的出血性休克、感染性休克、血清过敏反应等。

2.肾中毒的物质

(1)药品:氨基苷类抗菌药物,庆大霉素、卡那霉素等。此外,X线造影剂过敏反应、磺胺等。

(2)化学物质:四氯化碳、砷。

(3)某些重金属盐类:铋、汞、铅等。

(4)生物性霉素:蛇毒和蕈素等。

3.肾缺血和肾中毒 广泛烧伤、挤压综合征、感染性休克、误输异型血所致的溶血反应等,既有肾缺血的因素,同时也常常伴有毒性代谢产物损害肾小管的因素。

临床所见,约60%的ARF患者的发病与创伤和外科手术有关,40%由内科疾病引起,1%~2%发生于产妇。

### 【发病机制】

#### (一)少尿或无尿期

1.肾小球滤过率降低 肾缺血后肾小球毛细血管内皮渗透性能力减退,因此,当收缩压下降到8kPa(60mmHg)以下,肾小球滤过基本停止,在血压恢复正常后仍然无尿。同时,体液中的代谢介质如儿茶酚胺、5-羟色胺、血管紧张素等,使肾血管反应性收缩,导致入球小动脉痉挛,造成肾小球滤过率降低。

肾缺血或肾中毒导致肾小管损害,管袢和远曲小管因缺氧,对钠的重吸收减少,致密斑附近的远曲小管内钠浓度增高而产生钠潴留,刺激肾小球旁结构释放肾素,血管紧张素浓度增高,通过血管紧张素系统的作用,使入球小动脉痉挛。

2.肾再灌注后氧自由基引起的肾损害 肾缺血再灌注后,可以产生大量超氧阴离子。肾缺血时,催化还原酶Ⅱ与再灌注后的氧反应而产生的超氧阴离子再转化为氧自由基,如过氧化氢($H_2O_2$)、氢氧根离子($OH^-$),使肾小管上皮细胞内膜发生脂质过氧化,导致细胞功能障碍,甚至细胞死亡。肾再灌注后氧自由基引起的肾损害多见于缺血性以及肾毒性ARF。

3.肾细胞损伤后代谢障碍性钙内流 肾缺血后细胞缺氧,导致细胞膜的供能障碍,转运功能紊乱,引起细胞内钙离子不断增加,钙离子大量蓄积,其结果导致细胞死亡。

4.肾小管机械性梗阻 误输异型血溶血后产生的血红蛋白,挤压伤后产生的肌红蛋白,形成色素管型,并可引起弥散性血管内凝血(DIC),纤维蛋白溶解,导致肾小管堵塞。

#### (二)多尿期

如果能渡过少尿或多尿阶段,病因去除后,损害的肾小管上皮细胞可以修复和再生。尿量可以逐渐恢复,24小时尿总量可超过1000ml;尿量多者,每24小时尿总量可达3000~4000ml或更多,说明患者已进入ARF的多尿阶段。

在多尿期应注意纠正水、电解质平衡紊乱,否则又会发生水和电解质失调,引起缺水、低钠、低钾、低镁和低钙血症。

## 【临床表现】

### (一)少尿或无尿期

1.水、电解质和酸碱平衡失调

(1)水中毒:少尿或无尿期,如果不严格限制水、钠的摄入,再加上体内本身能量代谢产物产生的内生水,一般每 24 小时为 300ml。在上述情况下,可能超过 450～500ml,致使体内水分大量蓄积,从而导致水中毒,引起脑水肿、肺水肿、心力衰竭,出现与此相关的临床表现。

(2)高钾血症:正常情况下,90％的 $K^+$ 是经肾脏从尿液中排泄。少尿或无尿后,$K^+$ 的排泄受阻,血钾可迅速高达危险水平。高钾血症是少尿或无尿期主要的电解质紊乱,是危险性较大的生化改变,可在起病后 1～2 天内出现,是 ARF 少尿期、无尿期早期的主要死亡原因。

高钾血症的临床症状有时不明显,定时测定血钾以及做心电图检查。如果不及时纠正高钾血症,可出现心律失常甚至心搏骤停而突然死亡。因此,必须提高警惕。一般,当血钾升高至 6～6.5mmol/L,即可出现心跳缓慢,如果不做紧急处理,则有心跳骤停的可能。

(3)高镁血症:ARF 时,血钾与血镁呈平行改变。因此,高钾血症必然伴有高镁血症。当血镁升高至 3mmol/L,心电图表现为 QT 间期延长;临床表现为神经症状,如肌张力减弱、昏迷等。

(4)高磷血症、低钙血症:代谢过程中产生的磷,因 ARF 使原来 60％～80％自尿液排出的磷,在体内蓄积、增高,而使大量磷向肠道排泄。若与钙结合成不溶解的磷酸钙,将影响钙的吸收,从而出现低钙血症。血钙过低可产生低钙性肌抽搐,可加重高血钾对心肌的毒性作用。

(5)低钠血症和低氯血症:低钠血症常常伴有低氯血症。

(6)代谢性酸中毒:临床出现代谢性酸中毒的症状,严重者血压下降、心律失常甚至心搏骤停。

2.代谢产物积聚　蛋白质的代谢产物不能经肾脏排泄,含氮物质积聚在血中,称为氮质血症。在氮质血症发展的同时,血内酚、胍等毒性物质亦增加,形成尿毒症。临床上出现恶心、呕吐、头痛、烦躁、倦怠无力,严重者可出现意识模糊甚至昏迷等尿毒症的症状。

3.出血倾向　常常表现为皮下、口腔黏膜、齿龈以及消化道出血,可同时伴有 DIC 的病理改变。出血的结果,尤其是消化道出血,可使血钾和非蛋白氮进一步升高。

### (二)多尿期

每日尿量可超过 1000ml 或每日尿量增加速度为原尿量的 50％～100％,尿量多者,每 24 小时尿总量可达 3000～4000ml 或更多,说明患者已进入 ARF 的多尿期阶段。多尿期历时约数日至 2 周。

一般,多尿期分为两个阶段,早期多尿阶段和后期多尿阶段:①早期多尿阶段在多尿期开始的 1 周内,仍属少尿期的继续,尿毒症的症状并未改善,甚至有进一步恶化的可能,此为早期多尿阶段;②当血尿素氮开始下降时,病情好转,表明进入后期多尿阶段。

需要强调的是,多尿期阶段,由于肾功能未完全恢复,仍有一定的危险性,不能掉以轻心。不能忽视的问题,概括起来有两点:①患者仍然处于氮质血症以及水、电解质紊乱状态;②患者全身虚弱,容易并发感染。

临床所见,大约 25％的病例死亡于多尿期处理不当。

多尿期后,一般患者需要数月才能够恢复正常。

【诊断】

(一)病史和体格检查

1.有无各种引起急性肾小管坏死的原因,例如严重烧伤、创伤性休克、感染性休克、误输异型血等。

2.有无肾前性因素,例如体液或血容量降低、充血性心力衰竭、严重肝病等。

3.有无肾后性因素,例如盆腔内肿块、盆腔手术史、有无排石史。

(二)尿液检查

1.尿量:留置导尿管,严格地准确记录 24 小时尿量或每小时尿量,记录 24 小时出入水量。

2.尿呈酸性,尿比重稳定在 1.010～1.014。

(三)肾功能指标

1.尿液中尿素值下降　常常少于 180mmol/24h。

2.尿钠升高　ARF,尿钠升高,尿钠的含量在 175～350mmol/24h。

3.尿渗透压　ARF,尿渗透压常＜400mmol/L,肾前性 ARF 或肾小球肾炎,常＞500mmol/L。

4.血尿素氮、肌酐升高

(1)血尿素氮每日升高 3.8～9.4mmol/L,表明有进行性 ARF 或高分解现象。

(2)进一步测定血肌酐、尿肌酐比率(Pcr/Ucr),ARF＜20。

(3)肾衰指数(RFI):ARF 时,RFI＞1;肾前性因素＜1。

(四)电解质检测

测定血清钾、钠、氯、钙等电解质的水平,分析电解质失调的情况,并测定二氧化碳结合力或 pH。

(五)其他检查

1.鉴别肾后性肾功能衰竭的存在,可用 B 超探测有无肾积水;KUB、逆行性尿路造影,可了解肾影是否增大,有无钙化影、结石阴影以及有无梗阻性病变。

2.必要时做肾穿刺活组织检查,有利于了解肾脏病变的性质和严重程度,并可与其他病理变化引起的 ARF 进行鉴别。

3.补液试验:有助于对 ARF 少尿期与血容量不足引起的少尿进行鉴别,有心、肺功能不全者不宜进行补液试验。应用 5％葡萄糖盐水 250～500ml,根据患者的全身情况,于 30～60 分钟内静脉滴入,然后观察患者的尿量以及实验室各项检查。

【预防】

(一)预防肾缺血

1.任何严重创伤、休克、输血反应、大出血的患者都应警惕 ARF 的发生。

2.有肾缺血因素,例如缺水、低血压、创伤的患者,有少尿的表现时,不应限制补液。可先做补液试验,在有条件的医院,必要时测定中心静脉压以估计血容量,作为制定输液量和速度的依据。

因此,对有肾前性因素,有少尿表现时,应及时纠正血从量的不足,防止肾脏由功能性损害转变为器质性损害。例如,输血防止出血性休克,补液纠正严重脱水,有效的抗生素控制感染等。一定要根据不同的因素所致的不同病理生理变化,采取不同的措施,这是预防 ARF 的首要任务。

**(二)创伤或大手术前充分纠正水、电解质失调**

术前扩充血容量,一般于术前 2～3 天每日补充氯化钠 10g,尤其是嗜铬细胞瘤术前准备。术中及时补充失血。术后出现少尿的患者,静脉应用呋塞米(速尿)20～80mg,以保护肾功能。

**(三)误输异型血后的措施**

1.纠正低血压。

2.保持肾小管通畅,静脉应用 20％甘露醇 100ml。

3.碱化尿液,防止血红蛋白在肾小管内形成管型,静脉应用 5％碳酸氢钠。

**(四)休克所致的 ARF**

1.不宜应用收缩肾血管的升压药,如去甲肾上腺素等。

2.应使用扩张血管的升压药,如多巴胺。

3.出现弥散性血管内凝血,应及时应用肝素治疗。

**【治疗】**

**(一)少尿、无尿期的治疗**

1.控制入水量

(1)严格记录 24 小时出入水量。

(2)每日测定血电解质。

(3)计算补液量,原则是"量出为人,宁少勿多"。补液多,可引起肺水肿、脑水肿。当日的补液量按照出入平衡的原则汁算:每日补液＝显性失水＋非显性失水－内生水。

2.营养 低蛋白、高热量、高维生素饮食或液体补充,每日撼量至少 1200～1500kcal。

3.应用蛋白合成激素 目的在于减少蛋白分解,应用苯丙酸诺龙或丙酸睾酮 25mg,每日肌内注射。

4.抗感染 ARF 患者除了原有的感染灶外,有可能并发肺部感染以及尿路感染。ARF 时,抗生素的半衰期延长数倍至 10 多倍,容易对肾脏产生毒性反应。因此,应合理使用抗生素,选择高效或对肾脏损害较小的抗生素,如青霉素、氨苄西林、头孢呋辛等,其用量为常用量的 1/2～1/3,避免应用含钾制剂。

5.电解质失调的处理

(1)高钾血症:①体表有创面者,应彻底清创,减少创面坏死组织和感染所造成的高血钾;②禁止摄入含钾食物,禁用含钾类药物,不输库血;③对高钾血症患者,应密切观察血钾上升的情况。如果血钾超过 5.5mmol/L,应迅速纠正。

处理高钾血症的措施包括:①给予 5％碳酸氢钠 100～200ml/次,纠正酸中毒,静脉注射或静脉滴注,用阳离子钠拮抗阳离子钾;②应用葡萄糖和胰岛素,使 $K^+$ 进入细胞内而降低血钾:20％葡萄糖 200ml＋胰岛素(3～5g:1U),缓慢静脉滴注;③应用葡萄糖酸钙:20％葡萄糖 40ml＋10％葡萄糖酸钙 20ml,缓慢静脉注射;④血液透析可快速降低血钾,是最有效的措施。

(2)低钠血症:给予 5％碳酸氢钠。

（3）代谢性酸中毒：二氧化碳结合力降至 30％ 容积时，按公式计算静脉给予 5‰ 碳酸氢钠。

（4）低钙血症：20％ 葡萄糖 40ml＋10％ 葡萄糖酸钙 20ml，缓慢静脉注射，每日 2～3 次。

**（二）多尿期的治疗**

1.纠正水、电解质紊乱：补液量相当于每天排出量的 1/3～1/2 为宜，切勿补液过多，以免影响积存体内的水分回收。补充电解质按照每天的电解质测定结果来确定补给量。一般每天补给氯化钠 5～10g，氯化钾 3～6g。

2.控制感染。

3.增进营养。

4.预防合并症，例如防治肺部感染、尿路感染和消化道血等。

5.必要时继续做血液透析。

# 二、慢性肾功能衰竭

慢性肾功能衰竭（CRF）是指各种原发性或继发性慢性肾脏疾病所致进行性肾功能损害所出现的一系列症状或代谢紊乱组成的临床综合征。近年来慢性肾脏疾病（CKD）尤其是终末期肾功能衰竭（ESRD）患者的发病率、住院率均有明显升高，严重威胁着人类的健康与生命。据国际肾脏病协会统计，本症自然人群年发病率为 98～198/100 万人口，其中，经济发达国家发病率明显增加。1980 年美国 ESRD 的发病率和患病率分别为 84 例/100 万人口和 283/100万人口，而 2003 年已分别增加至 337.6 例/百万人口和 1496 例/百万人口。我国近年的流行病学调查资料显示，慢性肾脏疾病的年发病率为 2‰～3‰，每年每百万人口中约有 300 多人死于肾功能衰竭。近年来，CRF 的原发病有所变化，在西方国家继发性因素已占主要原因，已经公认糖尿病和高血压是 CRF 的两大首位因素，约占 50％。在我国目前仍以 IgA 肾病为主的原发性肾小球肾炎最为多见，其次为糖尿病肾病、高血压肾病、狼疮性肾炎、梗阻性肾病以及多囊肾等。但近年来随着人口的老龄化、糖尿病和高血压的发病率在我国有明显上升的趋势，因此糖尿病肾病、高血压肾病的发病率也较前有明显的升高。另外，乙肝相关性肾炎导致的CRF 最近也为国内外学者所关注。

1999 年美国肾脏病基金会（NKF）制定的肾脏病生存质量指导 K/DOQI 指南提出了 CKD的定义。CKD 是指：①肾脏损伤（肾脏结构或功能异常）≥3 个月，可以有或无肾小球滤过率（GFR）下降，临床上表现为病理学检查异常或肾损伤（包括血、尿成分异常或影像学检查异常）；②GFR＜60ml/（min·1.73m²）≥3 个月，有或无肾脏损伤证据。此外，该指南还根据GFR 水平将 CKD 分为 1～5 期，其中 1 期为肾功能正常，GFR≥90ml/（min·1.73m²），2 期为肾功能轻度下降，GFR 60～89ml/（min·1.73m²），3 期为肾功能中度下降，GFR 30～59ml/（min·1.73m²），4 期为肾功能重度下降，GFR 15～29ml/（min·1.73m²），5 期为肾衰竭，GFR＜15ml/（min·1.73m²）。由此可见，任何能破坏肾脏正常结构和功能的疾病均可导致慢性肾功能衰竭。目前我国也采用此种分期方法。

1.发病机制　　目前认为慢性肾衰竭的进展除各种肾脏疾病特异性的病理生理改变之外，还存在一系列病理生理进展的共同机制，其中包括"肾小球高滤过学说"、"矫枉失衡学说"、"肾小管高代谢学说"、"脂质代谢紊乱学说"、"尿毒症毒素学说"等。但没有一种学说能完整地解释其全部的发病过程。近 20 年来,随着分子生物学的飞速发展及其在肾脏病领域的应用,加深了人们对 CRF 发生机制的认识,特别是逐渐认识了各种生长因子和血管活性物质在 CRF 进展中的作用。因此相继提出了"尿蛋白学说"、"慢性酸中毒学说",以及高蛋白饮食、肾内低氧对肾功能的影响。近年来,随着研究的进展,逐渐认识到多种生长因子和细胞介质在慢性肾脏损伤中也起着重要的作用。这些对于了解肾小球疾病如何引起肾小管-间质损害,肾小管-间质损害又如何加重肾小球疾病的认识具有重要意义。

(1)肾小球高滤过学说:20 世纪 80 年代初,Brenner 等在 5/6 肾切除大鼠,应用微穿刺研究证实残余肾的单个肾单位肾小球滤过率(SNGFR)增高(高滤过)、血浆流量增高(高灌注)和毛细血管跨膜压增高(高压力)即著名的"三高学说"或"肾小球高滤过学说"。其产生的机理主要是残余肾单位入球小动脉较出球小动脉扩张更加显著所致。一般认为是因为入球小动脉扩张与扩血管物质前列腺素分泌过多,以及对血管紧张素 Ⅱ(Ang Ⅱ)不敏感有关,而出球小动脉扩张相对较少则与该动脉对 Ang Ⅱ 的敏感性增加有关;另外,入球小动脉对 Ang Ⅱ 的敏感性低与局部内皮细胞来源血管舒张因子(EDRF,现认为主要是 NO)分泌增多有关。

当处于高压力、高灌注、高滤过的血流动力学状态下,肾小球可显著扩展,进而牵拉系膜细胞。周期性机械性牵拉系膜细胞,可以使细胞外基质(ECM)增加,肾小球肥大在某种程度内得到缓冲并减轻了肾小球压力、增加肾小球顺应性。然而,大量 ECM 积聚,加以高血流动力学引起肾小球细胞形态和功能的异常,又会使肾小球进行性损伤,最终发展为不可逆的病理改变即肾小球硬化。

(2)矫枉失衡学说:这一学说认为,CRF 时体内某些物质的积聚,并非全部由于肾脏清除减少所致,而是机体为了纠正代谢失调的一种平衡适应,其结果又导致新的不平衡,如此周而复始,造成了进行性损害,成为 CRF 患者病情进展的重要原因之一。

CRF 时,甲状旁腺激素(PTH)升高造成的危害是最好的说明。随着肾小球滤过率(GFR)降低,尿磷排泄量减少,引起高磷血症,由于血清中钙磷乘积的升高,一方面使无机盐在各器官(包括肾脏)沉积,出现软组织钙化;另一方面,低钙血症又刺激了 PTH 的合成和分泌,以促进尿磷排泄,并升高血钙,但对甲状旁腺的持续性刺激可导致甲状旁腺的增生及继发性甲状旁腺功能亢进(SHP),从而累及骨骼、心血管及造血系统等。

(3)肾小管高代谢学说:在慢性肾衰进展过程中,肾小管直接参与了肾功能持续减低的发展过程。其中,肾小管高代谢已为动物实验所证实,当大鼠切除 5/6 肾后,其残余肾单位氧耗量相当于正常大鼠的 3 倍。其机制可能是多方面的,如可能与残余肾单位生长因子增加、溶质滤过负荷增加、脂质过氧化作用增强、多种酶活性增加、$Na^+$-$H^+$ 反向转运亢进和细胞内 $Na^+$ 流量增多有关。

肾小管的高代谢可引起剩余肾单位内氧自由基生成增多,自由基清除剂(如谷胱甘肽)生成减少,进一步引起脂质过氧化作用增强,进而导致细胞和组织的损伤,使肾单位进一步丧失。此外,间质淋巴单核细胞的浸润并释放某些细胞因子和生长因子,亦可导致小管间质损伤,并刺激间质成纤维细胞,加快间质纤维化的过程。

(4)蛋白尿学说:蛋白尿是肾小球疾病最常见的临床表现之一。近年来的研究表明,由肾小球滤过的蛋白质可引起肾小管上皮细胞的损伤,并与小管间质纤维化的发生和发展密切相关。前瞻性的临床研究也证实各种肾病中蛋白尿的水平与慢性肾衰进展的速度紧密相关。因此蛋白尿不仅反映肾小球损伤,而且是一个独立的导致肾脏病变进展的主要因素。但尿蛋白如何加重肾功能损伤的机制尚未真正阐明,可归纳为以下几个方面:

1)尿蛋白对肾小球系膜细胞与足细胞的毒性作用:多数进行性肾功能衰竭动物模型都可观察到大量蛋白在系膜区的积聚。研究也证实当大分子蛋白在系膜细胞中穿行时可激活一系列的信号反应,而使系膜细胞增生并产生 ECM,从而导致肾小球硬化。滤过的各类大分子物质中低密度脂蛋白(LDL)对系膜的损伤作用最为显著。体外研究证明,LDL 与系膜细胞相应受体结合后刺激系膜细胞原癌基因 c-fos 和 c-jun 表达,从而导致细胞增生;同时诱导单核细胞趋化蛋白-1(MCP-1)、血小板源性生长因子(PDGF)以及细胞外基质(ECM)的产生,加重肾小球的炎性反应和硬化过程。此外,LDL 可被系膜细胞或巨噬细胞作用生成氧化 LDL,这种修饰后脂蛋白对系膜细胞的毒性更强。另外,从肾小球基底膜滤过的蛋白尤其是大分子量的蛋白质分子在进入 Baumann 囊腔后可对肾小球脏层上皮细胞,即足细胞产生直接的损害。目前认为足细胞的损害也是发生肾小球硬化的关键之一。

2)尿蛋白对近端肾小管细胞的直接毒性作用:正常情况下大分子蛋白质不能进入肾小管,部分白蛋白可通过基膜到达包曼囊,而分子质量小于 40kDa 的蛋白质则可进入肾小管。其中由肾小球滤过的白蛋白能够被近端小管上皮细胞重吸收,这是由于肾小管上皮细胞的表面存在白蛋白受体,白蛋白与受体的结合介导了细胞摄入作用,之后在溶酶体进行分解。但大量蛋白质进入肾小管超过肾小管重吸收能力时,可以引起肾小管的损害。过度的尿蛋白可以增加溶酶体的负荷,引起溶酶体肿胀、破裂,大量溶酶体中蛋白酶释放入血中,引起肾小管刷状缘脱落,直接损害了小管上皮细胞结构的完整性。有学者认为,近端肾小管的损伤介导了肾小球滤过功能的逐渐丧失。

3)尿蛋白可以改变肾小管细胞生物活性:尿蛋白可以调节肾小管细胞功能,改变它们的生长特性和细胞因子及基质蛋白的表型,导致肾小管-间质损害。

(5)脂质代谢紊乱学说:进行性肾功能损害常表现有脂质代谢紊乱,如血浆三酰甘油、胆固醇(TCh)、极低密度脂蛋白(VLDL)、低密度脂蛋白(LDL)、饱和脂肪酸增多,尤其是富含载脂蛋白(apo-B)的脂蛋白增多,而高密度脂蛋白和不饱和脂肪酸降低。这些高脂血症对肾脏的损伤主要是通过以下可能的机制而起作用:①脂蛋白沉积于肾小球系膜区,刺激系膜细胞的增殖和细胞外基质的产生导致肾小球硬化;②脂蛋白,尤其是 LDL,可刺激系膜细胞表达单核巨噬细胞趋化蛋白-1(MCP-1)引起单核巨噬细胞浸润,释放炎性介质加重肾小球损伤;③使肾小球基底膜通透性增加,并通过产生具有细胞毒性的过氧化亚硝酸盐而导致细胞凋亡引起肾脏损害。

(6)酸中毒矫枉失衡学说:肾脏是机体调节酸-碱平衡最重要的器官之一,慢性肾脏疾病由于多种途径异常导致肾脏对酸负荷调节能力下降,然而,对整个肾脏而言,部分健存的肾单位必然会通过多种机制加速酸性物质的产生,在一定的时间内,往往会维持相对正常的酸碱平衡,但是这要付出一定的代价,甚至会促进肾脏病进展。同矫枉失衡学说一样,有学者亦把因酸中毒代偿引起的肾脏损害称之为酸中毒矫枉失衡学说。氨产生过多及酸中毒可以通过促生长作用、激活补体的旁路途径、促进继发性甲旁亢、促进肾脏囊肿的形成、增加尿钙排出等多种机制促进肾脏病进展。由于酸中毒时骨缓冲系统被动员,骨钙丢失增加,促进了 CRF 骨病的发展。CRF 时的酸中毒可使骨骼肌分解增加,白蛋白合成减少,导致患者干体重下降及肌无力。

(7)蛋白质饮食与肾功能进展:高蛋白饮食可引起跨肾小球毛细血管压升高,增加近端肾小管 $Na^+/H^+$ 逆向转运蛋白活性和氨的产生,激活具有促硬化作用的肾素-血管紧张素系统(RAS),增加尿毒症毒素的产生,从而加速肾脏硬化的过程。研究已经证实,低蛋白饮食能减少蛋白质代谢产物的产生和蓄积,缓解由此而产生的肾脏损害;此外,低蛋白饮食还可以减少蛋白尿的产生,促进细胞外基质蛋白降解酶活性并降低其抑制物活性,从而延缓肾功能的进展。

(8)肾内低氧与慢性肾脏病进展:由肾小球损害引起的肾内低氧的原因主要是继发于肾小球损害所导致的肾内血流动力学紊乱。一方面,残存的肾小球往往处于高滤过状态,入球小动脉和出球小动脉常代偿性扩张,加上原来的系统性高血压,结果肾小球毛细血管网向肾小管间质毛细血管发生压力性传递,从而引起球后毛细血管内皮细胞损伤;另一方面,对于增生性肾小球疾病,会引起肾小球毛细血管网阻塞,也会间接地影响肾小管间质毛细血管网。此外,由于继发于肾小球损害引起的蛋白尿,肾小管细胞重吸收尿蛋白增加,会相应地增加肾小管间质耗氧量,从而加重肾内低氧血症。低氧可以诱导各种损伤介质,包括血管内皮细胞生长因子(VEGF)、PDGF、胎盘生长因子(PGF)、TGF-$\beta_1$,白介素-1、6、8(IL-1、6、8)等。

(9)尿毒症毒素学说:尿毒症毒素分为以下 3 类:①小分子物质:分子质量<0.5kDa,包括无机物质中的无机磷、氢离子、某些酸根(如 $SO_4^{2-}$)和有机物质中的尿素、肌酐、尿酸、胍类、酚类和胺类等。尿素的神经毒性与其代谢产生氰酸盐有关,后者可干扰高级神经中枢的整合功能。肌酐在达到一定浓度时,能引起细胞寿命缩短,溶血,还可以引起嗜睡、乏力等神经肌肉系统的功能异常。尿酸主要是引起痛风,最近尚认为与 CRF 时的 1,25-$(OH)_2D_3$ 代谢异常有关。胍类毒素在积聚到一定量时可引起各器官系统损害,症状包括厌食、恶心、呕吐、腹泻、消化性溃疡和出血、皮肤瘙痒、贫血、抽搐和意识障碍以及糖耐量异常,还会引起肺水肿、肺淤血、肺泡出血和心肌变性、心室传导阻滞、心功能不全。酚类包括甲酚、4-羟基苯甲酸、4-羧基苯甲酸、二羧苯甲酸和酚酸。其中,酚酸是芳香族氨基酸(苯甲氨酸、酪氨酸)经脱氨基、脱羧基和氧化作用生成,是假性神经递质,主要引起中枢神经系统的抑制作用。另外,高浓度酚类还可引起体内酶如 $Na^+$-$K^+$-ATP 酶、$Mg^{2+}$-ATP 酶、$Ca^{2+}$-ATP 酶活性抑制。胺类包括脂肪族胺、芳香族胺和多胺。脂肪族胺来源于肌酐和胆酸代谢产物,可引起肌阵挛、扑翼样震颤及溶血作用,还可抑制某些酶的活性。芳香族胺为苯丙胺酸、酪氨酸的代谢产物,主要引起脑组织抑制作用。多胺来源于鸟氨酸和赖氨酸代谢产物,可引起厌食、恶心、呕吐、蛋白尿,并对促红细胞生成素、$Na^+$-$K^+$-ATP 酶、$Mg^{2+}$-ATP 酶有抑制作用,据报道多胺物质还能增加微循环的通透性而被认为与尿毒症肺水肿、腹水、脑水肿形成有关。②中分子物质:分子质量 0.5~5kDa,主要是一些多肽类物质,可引起周围神经病变、尿毒症脑病、糖耐量异常,还对细胞生成、白细胞吞噬、淋巴细胞与纤维细胞增生有明显的抑制作用。由于人腹膜对中分子物质有较好的通透性,而传统血液透析所用的滤过膜主要是滤过小分子物质,因此对于中分子物质很高的人群,

可选择腹膜透析。改进血液透析的透析膜如合成膜，或改用血液滤过、血液灌流及血浆免疫吸附等方法，亦可较好地清除中分子物质。③大分子物质：分子质量＞5kD。正常人肾（主要是近曲小管）具有降解清除多种肽和小分子蛋白（分子质量＜50kD）的作用，尿毒症时，肾脏清除这些物质能力降低，因而体液中浓度增加。目前认为这些物质主要是一些内分泌激素，如生长激素、甲状旁腺激素（PTH）、促肾上腺皮质激素、胰高血糖素、胃泌素及胰岛素等，其中以PTH 和胰岛素作用更为突出。

PTH 过高可引起肾性骨营养不良、无菌性骨坏死、转移性钙化、皮肤瘙痒、透析痴呆、周围神经病变、肾小管损害，还能抑制促红细胞生成素产生并降低其活性，同尿毒症贫血有一定的关系。此外，PTH 亦能抑制肝脏脂酶活性，下调其 mRNA 表达以及抑制脂蛋白脂酶的活性，从而加重尿毒症脂质代谢异常。

高胰岛素血症可引起红细胞膜 $Na^+-K^+-ATP$ 酶、$Mg^{2+}-ATP$ 酶活性下降，抑制肾小管 $Na^+-H^+$ 交换、$Na^+-K^+$ 交换，同尿毒症水钠潴留有一定关系。还可引起脂肪和肝细胞胰岛素受体信号传导途径异常，加重尿毒症糖代谢紊乱。

此外，还有若干种低分子量蛋白质如核糖核酸酶、$\beta_2$-微球蛋白、溶菌酶、$\beta_2$ 糖蛋白等，当这些物质在体内浓度升高，均可能有毒性作用。其中 $\beta_2$-微球蛋白引起全身性淀粉样病变已为人们所熟知。

(10)各种细胞介质、生长因子与肾脏病进展

1)促炎症分子：促炎症分子最初的作用是增加局部炎症反应，既可以通过激活补体，亦可以通过刺激或增加局部淋巴细胞和血小板聚集。例如许多肾小球疾病由于局部免疫复合物沉积或形成可激活补体，这些补体大部分来源于血循环，少部分可以由局部合成，激活的补体成分如 C5b-9 功能上可看做一种"细胞介质"，刺激肾小球细胞增生、生长因子释放、氧自由基产生和类花生四烯酸形成。其他细胞介质如 IL-1、TNF-α 与 IFN-γ 等则可通过增加淋巴细胞趋化、黏附和释放氧自由基来上调炎症反应损害肾小球。

2)血管活性物质：缩血管物质有 Ang Ⅱ、内皮素 ET-1 和血栓素。Ang Ⅱ 对于肾脏疾病作为缩血管物质主要是优先收缩肾小球出球小动脉，增加肾小球跨毛细血管压而损害肾小球、促进肾小球硬化。Ang Ⅱ 亦能收缩球后毛细血管床，导致局部缺血，促进肾小管-间质损害。此外 Ang Ⅱ 可以作为一种生长和基质促进因子加重肾小球损害，此并不依赖于其血流动力学效应。ET-1 是另一种主要的缩血管物质，可以引起肾脏血液灌注不全，降低 GFR，加重多种肾脏病进展。扩血管物质主要是起肾脏保护作用，如前列腺素和 NO，研究证实应用非甾体抗炎药（NSAIDs）可以加重肾功能不全，而给予 $PGE_2$ 则可以改善肾功能，减轻局部细胞介质和基质产生。在环孢素肾病模型中同样证实肾组织 NO 能明显减轻肾小管-间质损害，然而 NO 亦可不依赖其血流动力学效应而损害肾小球，如 NO 能刺激肾小管系膜细胞释放多种细胞介质。

3)生长因子/基质促进物质：生长因子/基质促进物质主要介导肾组织损伤以后的过度修复。如前所说，一旦某种肾脏损伤发生之后，尽管其进展速度有可能不同，归根到底总是要发展为进行性肾组织纤维化，肾功能丧失，其根本原因就是由于各种损伤后会激活各种生长因子/基质促进物质，致肾组织过度修复，如 TGF-β、PDGF、bFGF 和 IGF-1 等均能直接刺激肾小

球系膜细胞增生,分泌 ECM 等。

此外,除了以上一系列生长因子能促进肾组织纤维的积聚外,近年来大量的研究表明 Ang Ⅱ和 ET-1 不仅能作为一种血管活性因子促进肾小球损伤,亦可作为一种基质促进物质加重肾组织纤维化,即所谓的非血流动力学效应。Ang Ⅱ既能影响 ECM 合成又能抑制其降解,Ang Ⅱ促进 ECM 积聚主要是通过 TGF-β 的介导,部分作用可能是通过刺激 PDGF 介导。Ang Ⅱ抑制 ECM 降解则部分是通过 TGF-β,部分是 Ang Ⅱ本身就可促进 PAI-1 的合成。此外,Ang Ⅱ还可通过其他多种机制促进肾组织损伤后纤维化,如 Ang Ⅱ刺激近端肾小管细胞产氨增加,氨即通过激活补体 C5b-9 发挥作用,Ang Ⅱ亦能促进大分子物质进入系膜间质,诱导肾组织纤维化。最后,Ang Ⅱ能刺激残余肾组织单核-巨噬细胞过度增加并分泌 TGF-β 促进肾组织损害。ET-1 是另一种基质促进物质,它不仅能介导 Ang Ⅱ、PDGF 等的促有丝分裂效应,本身亦能通过 ETA 受体激活一系列细胞内信号促进 ECM 合成。ET-1 亦能介导系膜细胞与基质相互作用,如它能诱导系膜表达 TGF-β、PDGF、EGF。此外,ET-1 可激活局部黏附激酶和黏蛋白介导细胞与基质黏附及基质沉积。

4)ECM 与蛋白酶:虽然上面提到多种生长因子和基质促进物质能促进 ECM 进行性积聚,导致肾组织纤维化,CRF 时亦涉及 ECM 降解不足。正常情况下肾组织细胞内蛋白和 ECM 处在一个合成和降解的动态平衡的状态下,在肾小球和肾小管-间质纤维化过程中,这种平衡往往被打破,即蛋白合成增加、各种蛋白酶活性下调。降解 ECM 蛋白的蛋白酶主要有三类即半胱氨酸蛋白酶、基质金属蛋白酶(MMPs)和丝氨酸蛋白酶。丝氨酸蛋白酶包括纤溶酶、白细胞弹性蛋白酶和组织蛋白酶。MMPs 包括:①间质蛋白酶,如 MMP-1、MMP-8;②Ⅳ型胶原酶,如 MMP-2、MMP-9;③基质溶解酶。每一种蛋白酶均有其特异性作用底物,其中纤溶酶原激活因子 PA/MMP-2 蛋白酶系统在 ECM 降解过程中起着关键的作用。此外,这些蛋白酶亦有其特异性抑制物如 TIMPs 和 PAI-1,众多的体外研究表明,多种肾脏病发展过程中存在多种蛋白酶活性下降,其抑制物的水平增加,其机制部分是通过 TGF-β 介导,部分由 Ang Ⅱ介导。

2.临床表现　慢性肾功能衰竭患者起病隐匿,早期常常无明显的临床症状,而仅表现为基础疾病的症状,如夜尿增多、尿渗透压降低等。当发展到残余肾单位不能适应机体最低要求时,才会出现临床症状。尿毒症时由于机体多个系统的功能均出现失调而表现为多脏器功能受损的症状。

(1)水、电解质、酸碱平衡紊乱:当正常的肾功能丧失约 70% 时,一般只会出现部分水、电解质、酸碱平衡紊乱,只有当肾功能进一步下降,以及摄入或体内产生过多的水、电解质、酸性或碱性物质才会出现明显的临床表现。

1)水钠代谢紊乱:CRF 时既可以出现水潴留,又可出现脱水。尿液稀释功能障碍、不加区别地过量饮水及病变晚期大量肾单位萎缩会导致水潴留的出现;而后者特别在尿液浓缩功能严重下降时可出现脱水,临床表现为多尿、夜尿。当然,当患者伴有其他急性疾病或精神障碍至饮水量下降或水需求增加,如发热或不显性失水以及呕吐、腹泻亦会引起脱水,出现血容量不足,GFR 下降,肾功能进一步恶化,后者又促进更多失水,加重尿毒症,形成恶性循环,但若补水过多过快,又会出现水潴留。

随着肾单位毁损,肾小球滤过钠减少,致体钠暂时性增多可使细胞外液容量过多,心血管负荷因而增加,通过心输出量增加促使滤过钠盐代偿性增加。临床上,CRF时钠代谢异常所引起的各种表现早期主要归为这些适应性过程。例如,随着细胞内钠和液体增加,细胞易呈去极化状态,特别会引起神经肌肉功能失调,如肌痉挛和肌无力。各种利钠物质增多亦会引起细胞功能失调,如循环中哇巴因样物质还会引起细胞钙增多,产生高血压。因而,随着肾功能进展,必须严格控制饮食摄入量以降低这些适应性过程,但因肾脏病变对钠摄入量过多或不足调节的敏感性下降,对饮食钠摄入必须慎重,突然增加钠负荷会引起容量过多,发生高血压和充血性心功能衰竭;相反,突然减少钠摄入,特别是肾脏已产生适应性过程时可引起钠不足。

2)钾代谢紊乱:部分CRF患者,即使肾功能损害尚不太严重,但在临床上可出现顽固性高钾血症,即所谓钾分泌障碍,其原因是这些患者往往存在盐皮质激素产生不足或功能障碍。如CRF合并原发性或继发性肾上腺功能不全,或医源性因素如应用NSAID、ACEI或肝素致在不同水平抑制肾素-血管紧张素-醛固酮系统(RAAS)。这些患者临床上可表现为高钾血症伴轻度Ⅳ型肾小管酸中毒。

实际上,尽管随着肾功能进展肾脏排钾下降,但各种适应性改变足以维持体钾平衡,除非肾功能发生突然恶化、饮食钾摄入量剧增。若GFR在10%以上,每日肾脏排钾量仍可达50～100mmol。然而,在存在高分解代谢如发热、感染、溶血、消化道出血、组织损害、血肿、烧伤和手术等情况,肾前性GFR下降如血容量不足或充血性心力衰竭,服用各种能降低钾排泄的药物如保钾利尿剂、ACEI、β肾上腺能阻滞剂、肝素、非甾体抗炎药和抗菌药甲氧苄啶等时,即使肾功能损害不太严重,亦会引起高钾血症,当然,若肾功能严重下降低于10ml/min以下,即使不存在以上诱因,亦会引起高钾血症。

部分CRF患者亦可表现为血钾过低,主要因为摄入不足、大量使用利尿剂等,部分合并远端肾小管酸中毒的患者血钾亦可过低。但严重肾衰时若合并低钾,虽然应该补钾,也必须特别小心,以防发生突然性血钾过高。

3)钙磷代谢紊乱:磷代谢紊乱所引起的一系列表现主要由高磷血症和继发性甲旁亢引起。高磷本身可诱发转移性钙化和组织损害,皮肤和皮下组织转移性钙化表现为瘙痒,角膜钙化则引起带状角膜瘤,结合膜下钙化则表现为急性刺激症状和"病眼",关节周围钙化则导致肌腱炎和关节炎,血管壁钙化可引起永久性缺血,其他如在心脏、肺脏、脑部钙化则引起心脏传导障碍、二尖瓣下狭窄、限制性和纤维性肺病以及"器质性脑病",肾组织钙化可引起肾脏损害并成为肾脏病进展机制之一。其他少见的转移性钙化则表现为软组织坏死、肿瘤钙质沉积病等。

继发性甲状旁腺功能亢进则主要引起骨营养不良,临床上表现为近端肌病、软组织钙化和骨病。骨病可表现有骨软化、纤维性骨炎、纤维囊性骨炎。

CRF时主要表现为低钙,其机制十分复杂,如磷潴留、PTH作用、尿毒症毒素的毒性作用,肾体积减少及$1,25-(OH)_2D_3$产生不足或活性下降等。临床上,低钙血症会引起神经肌肉应激性增加,是CRF患者手足搐搦等的常见原因。然而,由于钙在酸性溶液中溶解度较高,因此,虽然酸中毒时总体血钙可能偏低,但游离钙水平尚正常,低钙血症症状可不出现。

少数CRF时亦可发生高钙血症,原因如骨髓瘤、原发性甲旁亢、维生素D中毒、肿瘤组织异位产生PTH、牛奶碱综合征、肉样瘤病等,其他如CRF患者长期卧床及铝中毒等均可引起高钙血症。

4)镁代谢紊乱:主要是高镁,由肾小球滤过减少引起,但在 GFR 下降至 30ml/min 之前,各种肾内外适应性改变可暂时性维持镁的平衡。少数 CRF 时亦可表现为缺镁,主要见于肾小管-间质性疾病,特别是顺铂、氨基糖苷类抗生素及戊胺治疗的肾毒性。近年研究还发现长期饮酒者可导致可逆性肾小管镁丢失过多。

当 GFR 低于 30ml/min 时各种适应性改变不足以对抗体内镁的潴留,特别在进食高镁饮食时,可出现高镁血症,但一般临床上无明显表现。当血清镁浓度$>1.64mmol/L(4mg/dl)$时可引起嗜睡、言语障碍、食欲不振;当$>2.05mmol/L(5mg/dl)$时可明显抑制神经肌肉功能,出现昏睡、血压下降、腱反射减弱和肌无力;随着血清镁浓度进一步升高,可出现心动过缓、房室传导或心室传导阻滞,严重者可致心跳骤停。

5)代谢性酸中毒:CRF 早期机体酸中毒并不明显,主要由一系列肾内外代偿性改变维持体液正常 pH 值。CRF 时的酸中毒多为阴离子间隙增高型,但有些糖尿病患者此时的阴离子间隙可维持在正常范围,其原因不明。急性酸中毒最主要的危害是心血管系统和中枢神经系统功能障碍,可产生致死性室性心律失常、心肌收缩力降低以及对儿茶酚胺反应性降低。心律失常的发生主要与酸中毒引起的细胞外 $K^+$ 增加有关。酸中毒时血管系统对儿茶酚胺的反应性低下主要以毛细血管前括约肌最为明显,而小静脉变化不大,致血压轻度下降。酸中毒对中枢神经系统主要是功能抑制,严重者可致嗜睡、昏迷。在呼吸系统主要引起呼吸储备不足,临床表现为呼吸加深加快。此外,酸中毒可致组织氧离曲线左移,而组织氧供下降,其原因是由于酸中毒可抑制红细胞内 2,3-DPG 的产生。当严重酸中毒如 pH$<$7.00 时,还会引起胆碱酯酶活性下降,从而引起神经肌肉应激性改变。

(2)糖、脂肪、蛋白质和氨基酸代谢障碍:CRF 糖代谢紊乱机制几乎牵涉糖代谢的每一方面,主要包括胰岛素抵抗、肝脏葡萄糖输出增加、胰岛素分泌异常和肾脏对胰岛素清除率下降。临床主要表现为糖耐量减低和低血糖两种情况。CRF 时发生自发性低血糖,主要见于外周组织对胰岛素抵抗不太明显,而肾脏对胰岛素清除已明显下降的病例,当然,CRF 时长期进食不足,严重营养不良时低血糖亦可出现。

CRF 患者常有高三酰甘油血症、高胆固醇血症,在一些动物模型及临床研究中发现用他汀类药物(HMG CoA 还原酶抑制剂)控制高脂血症也能延缓肾功能衰竭的进展,并且此类药物对肾脏的保护作用有部分是不依赖于其降脂的作用,此可能与胆固醇代谢过程中的某些旁路途径有关。CRF 时高脂血症的产生与脂解酶活力的下降、LDL 清除减慢、载脂蛋白分布谱改变有关。

CRF 患者可表现有蛋白质、氨基酸合成下降,分解代谢增加及负氮平衡,若不及时纠正,在儿童可出现生长发育迟缓,成人则表现为蛋白质营养不良。除了厌食和长期低蛋白饮食可引起蛋白质代谢障碍外,CRF 发病过程本身固有的病理生理改变也是引起或加重蛋白质代谢障碍的重要因素,主要有代谢性酸中毒、胰岛素抵抗、继发性甲状旁腺功能亢进、类固醇水平增加、尿毒症毒素及 IGF-1 抵抗和一些细胞介质等。

(3)各系统功能障碍

1)消化系统:消化系统症状是 CRF 最早和最突出的表现。早期表现为食欲减退,随着肾功能进展,可出现恶心、呕吐、腹泻,严重者可致水、电解质和酸碱平衡紊乱。口腔炎、口腔黏膜溃疡在尿毒症时亦不少见,患者可有口臭、呼出气体中有尿味和金属味。大部分患者还可出现胃或十二指肠溃疡症状,经内镜证实溃疡病发生率可达60%以上。上消化道出血在尿毒症人群中十分常见,可出现呕血、黑粪,严重者可致大出血,约占尿毒症死亡总数之5%,其原因除了与胃肠浅表黏膜病变,消化性溃疡,胃和十二指肠血管发育不良有关外,可能与幽门螺杆菌感染、胃泌素分泌过多等因素相关。CRF时血小板功能障碍,血管壁硬化及凝血机制异常亦会或多或少地引起和加重上消化道出血倾向。

2)心血管系统:心血管系统疾患是CRF患者最常见的并发症和死亡原因。CRF心血管合并症与并发症包括高血压、动脉粥样硬化、心肌病、心包炎和心功能不全,其原因主要是由CRF本身发展过程代谢异常引起,加上肾脏替代治疗的伴发症以及引起CRF之前心血管系统基础病变。

A.高血压:CRF患者高血压发生率达80%以上,需要肾脏替代治疗的患者则几乎均有高血压,其中75%的患者用低盐饮食和透析除去体内过剩的细胞外液后,即能控制高血压。CRF患者高血压表现为夜间生理性血压下降趋势丧失,部分可为单纯性收缩期高血压。CRF高血压的发病机制主要有:①钠平衡失调,致水钠潴留、细胞外液总量增加,使心排血量增加,继而外周阻力增加,是CRF高血压的首要因素,通过控制水、钠摄入,利尿和透析可望有好转;②内源性洋地黄类因子增加是机体对钠潴留的一种代偿反应,可抑制肾小管上皮细胞$Na^+$-$K^+$-$ATP$酶,减少肾脏钠重吸收,然而该物质亦抑制了血管平滑肌细胞$Na^+$-$K^+$-$ATP$酶活性,细胞内钠水平增加,抑制$Na^+Ca^{2+}$交换,细胞内钙外流减少,血管平滑肌细胞钙水平增加,导致血管平滑肌张力增加,并提高其对缩血管物质的敏感性;③肾素-血管紧张素-醛固酮系统(RAAS)调节紊乱,仅占肾衰患者5%~10%,使用ACEI或双肾切除,血压可获控制;④肾分泌的抗高血压物质减少如$PGE_2$、$PGI_2$、激肽和肾髓质降压脂质等不仅能扩张血管、利钠排水,还能对抗RAAS作用。长期高血压不仅能促进动脉硬化,损害心脏,亦是CRF患者脑血管意外的重要因素。

B.动脉粥样硬化:CRF动脉粥样硬化发生原因包括:①机械因素,主要有高血压和切应力改变,可增加血管壁张力、促进巨噬细胞向血管内膜迁移、并直接激活压力依赖性离子通道,还会引起血管缺血和出血;②代谢和体液性因素,包括脂肪和糖代谢紊乱、高同型半胱氨酸血症和吸烟等,脂肪代谢紊乱除了本身能促进动脉粥样硬化以外,同时被修饰的脂蛋白能与血管内皮细胞AGE受体(RAGE)结合诱导血管黏附因子-1(VCAM-1)表达、促进循环中单核细胞在血管内膜聚集,高血糖和高胰岛素血症除了能引起脂代谢紊乱外亦可通过蛋白质非酶糖化和自身氧化产生氧自由基引起损害,高同型半胱氨酸血症与叶酸缺乏有关,它可促进LDL自身氧化、血管内血栓形成,还可增加血管内膜细胞周期蛋白A(cyclin A)表达,刺激血管内膜细胞增生;③其他促进动脉粥样硬化因素,如钙、磷代谢紊乱不仅能引起动脉粥样斑块钙化亦能诱导主动脉瓣钙化,维生素E缺乏可促使LDL自身氧化、增加血小板和单核细胞在血管内膜黏附和聚集,以及使血管平滑肌细胞增生并抑制单核细胞产生氧自由基和IL-1β,血管内皮细胞和血小板产生的缩血管物质和扩血管物质如ET-1/NO、$TXB_2$/$PGI_2$之间平衡失调亦可促进动脉粥样硬化发生。

动脉粥样硬化的结果一方面会引起动脉结构的重塑,包括弥漫性扩张、肥大和大中小动脉僵硬,另一方面可引起心脏结构的改变,心肌供血不足,如左心室肥大和心内膜下心肌血流量下降。

C.心肌病:是指尿毒症毒素所致的特异性心肌功能障碍,病理上特征性变化是心肌间质纤维化,发生原因有尿毒症毒素、脂代谢障碍,肉毒碱缺乏,局部 Ang Ⅱ作用及透析相关性淀粉样变,尤其近年来尿毒症毒素中 PTH 被认为是尿毒症性心肌病的重要因素。临床上最突出的表现为左室肥厚和左室舒张功能下降,还包括充血性心力衰竭、心律失常和缺血性心脏病。

D.心包炎:可分为尿毒症性心包炎和透析相关性心包炎,前者主要发生于透析前或透析刚开始时,由尿毒症本身代谢异常引起,包括尿毒症毒素、水、电解质代谢障碍、继发性甲旁亢、感染等;后者可能与透析不充分,使体液及某些毒素特别是中分子物质和 PTH 等蓄积有关,其他如透析过程中细胞或病毒感染、肝素应用、血小板功能低下亦有关。患者常有胸痛,卧位及深呼吸时加剧,心前区可闻及粗糙的心包摩擦音或扪及摩擦感,可有不同程度的心包积液体征,重症者可发生心脏压塞。患者还可有不同程度的房性心律失常。心电图及 X 线检查可有特征性改变,但超声探测更有价值。血压突然降低或透析过程中出现低血压,是极为重要的诊断线索。尿毒症性心包炎对加强透析治疗有良好反应。

E.心功能不全:是 CRF 患者死亡的重要原因,容量负荷过多是最常见因素,其他如高血压、心肌病和心律失常、严重贫血、电解质代谢紊乱及严重代谢性酸中毒等亦是重要因素。另外,严重感染、动-静脉瘘等亦会促进心功能不全。心功能不全常表现为心悸、气促、端坐呼吸、颈静脉怒张、肝肿大及浮肿。严重者出现急性肺水肿。透析治疗常有良效。改善心脏前,后负荷药物有时能达到缓解症状的作用。

3)呼吸系统:CRF 早期常可出现肺活量减低,限制性通气障碍和氧弥散能力下降,当伴有代谢性酸中毒时可出现气促,甚至发生 Kussmaul 呼吸,进入尿毒症期,则可出现尿毒症肺、尿毒症性胸膜炎及肺钙化,并且肺部感染发生率明显增加。

尿毒症性肺是指尿毒症时胸部 X 线片上呈现以肺门为中心向两侧放射的对称性蝴蝶状阴影。病理上主要是以肺水肿为主,肺泡上有富含纤维蛋白的透明质膜形成,主要是由于 CRF 时体液过多、低蛋白血症、充血性心功能不全和尿毒症毒素潴留引起,特别是一些尿毒症毒素可明显引起肺毛细血管通透性增加。一般多见于尿毒症晚期。临床上常表现为咳嗽、血痰、呼吸困难,血气分析与成人呼吸窘迫综合征极相似,其诊断必须优先排除肺炎、结核等。

近年来 CRF 患者肺结核发生率比一般人群增高,常伴有肺外结核如淋巴结、肝脏、骨骼及血行播散性粟粒性肺结核。临床上常缺乏典型结核症状,可出现对一般抗生素无反应的高热、体重减轻、食欲不振等,外周血白细胞可增加,血沉可达 100mm/h 以上。CRF 合并肺结核时 X 线胸片上常无典型结核征象,痰涂片或培养检出率亦不高,临床上常难以诊断,据国内学者报道应用痰结核菌 PCR 检查和测定血结核菌素纯蛋白衍生物(PPD)可明显提高诊断率。

4)神经系统:CRF 神经系统异常可分为中枢神经系统病变和周围神经系统病变。中枢神经系统早期表现为疲乏、注意力不集中、失眠,之后会出现行为异常、抑郁、记忆力减退,判断力、定向力和计算力障碍,同时可伴发神经肌肉兴奋症状,如肌肉颤动或痉挛、呃逆、抽搐,晚期则表现为抑郁或躁狂、精神错乱、幻觉等,可出现肌阵挛、震颤和舞蹈病,甚至昏迷。其发生机制可能与尿毒症毒素如胍类和 PTH 等相关。

周围神经病变常见下肢疼痛、灼痛和痛觉过敏，运动后消失，故患者常活动腿，现称之为下肢不安综合征，发生率达 45%，进一步发展则有肢体无力、步态不稳、深腱反射减弱，最后则出现运动障碍。部分病者尚有自主神经功能障碍，出现直立性低血压、发汗障碍、神经源性膀胱和早泄。

5) 血液系统：可表现为贫血、出血倾向及血栓倾向。贫血可出现在所有 CRF 患者，但因原发病不同而程度有所差异，如多囊肾、高血压、肾硬化引起的贫血相对较轻。贫血表现为不同程度的正细胞正色素性的贫血，且随着肾功能的减退贫血会逐渐加重。引起贫血的因素很多，主要有：肾脏产生 EPO 不足、循环中存在抑制 EPO 生成的物质、铁缺乏或叶酸不足和营养不良、胃肠道慢性失血、甲状旁腺功能亢进、慢性感染等。临床上贫血的症状取决于贫血的程度和速度，可表现有心率加快、心排血量和心搏增加、心肌前负荷和收缩力增加，长期可致心肌增厚和血管扩张。出血倾向是 CRF 患者常见合并症，主要表现为鼻出血、皮肤瘀斑、月经量增多、术后伤口出血和牙龈出血。重者亦可出现出血性心包炎、腹膜后、胃肠道甚至颅内出血。

6) 运动系统：尿毒症晚期常有肌病，表现为严重肌无力，以近心端肌肉受累为主。可有举臂或起立困难，企鹅样步态等表现。电生理发现肌细胞静息电位降低，动作电位时程缩短，与细胞内离子浓度变化有关。其原因主要为 $1,25-(OH)_2D_3$ 不足、PTH 水平增加、铝负荷过多和营养不良等。患者可有骨痛、自发性骨折、关节炎和关节周围炎以及肌腱断裂等改变。儿童常有生长发育迟缓及佝偻病表现，成人亦可发生腰椎侧突或脊柱后突等骨骼畸形。肾性骨营养不良极常见，除了钙磷代谢紊乱，继发性甲旁亢是主要因素之外，还与铝负荷过多和慢性代谢性酸中毒有关。

7) 皮肤变化：皮肤瘙痒是最常见的并发症，治疗也相对困难，其发生原因与继发性甲状旁腺功能亢进有关，还可能与高浓度尿素在皮肤形成尿素霜有关。此外，尿毒症患者可因贫血出现面色苍白或呈黄褐色，这种肤色改变一度认为是尿色素增加之故，现已证明主要是由黑色素引起，成为尿毒症患者特有的面容。

8) 免疫系统：CRF 患者存在机体免疫功能异常，防御机制低下，其原因除了白细胞特别是多形核白细胞 (PMN) 功能障碍外，还存在淋巴细胞和单核细胞功能缺陷。PMN 是机体防御细胞感染的最主要的细胞，可通过黏附、消化、氧化暴发和释放多种蛋白酶杀灭细菌，大多数研究发现：部分患者表现为白细胞数量的减少，或白细胞趋化、吞噬功能的减弱。

CRF 时，循环中介导机体免疫反应的淋巴细胞计数常减少，并有 T 细胞功能障碍，此常与尿毒症毒素如 PTH、胍类衍生物特别是甲基胍、LDL、$PGE_2$、铁负荷增多有关。尽管尿毒症时血浆 IgG、IgM 和 IgA 等水平尚正常，但 B 细胞对 T 细胞刺激产生的抗体反应明显低下，主要与甲旁亢、铁负荷过多、循环中可溶性抗原和 Fc 受体增多有关。

9) 内分泌系统：除肾脏产生的内分泌激素发生障碍外，性激素也时常紊乱，性功能常有障碍。女性患者可出现闭经、不育；男性患者常有阳痿、精子生成减少或活力下降等表现，血浆睾酮、雌激素和孕激素水平常降低，催乳素和黄体生成激素常增多，甲状腺功能可有低下致基础代谢率下降。此外，CRF 患者常有体温调节紊乱，与中枢神经系统 $Na^+-K^+-ATP$ 酶活性下降有关，患者表现为正常体温曲线下调至 35.5℃，因此临床上 CRF 患者若体温大于 37.5℃ 以上提示存在严重感染,需要积极治疗。

3.CRF 的诊断与鉴别诊断　慢性肾功能衰竭的典型病例诊断并不困难,主要依据病史、实验室检查结果、肾脏影像学检查来明确,其中肾小球滤过率降低是主要诊断指标。但由于 CRF 常常起病隐匿,轻度症状往往不易引起人们的注意,因而就诊时不少患者已进入晚期,所以临床上对于不明原因的恶心、呕吐、表情淡漠、嗜睡、高血压及视力障碍、贫血、肤色萎黄、呼吸深快,或有高血压和肾脏病家族史者应警惕本症的存在。应进行常规尿检查,血肌酐、尿素氮分析,及必要的肾脏影像学检查。

既往有慢性肾脏病病史,伴贫血、钙磷代谢紊乱、GFR 下降、双侧肾脏体积缩小等支持慢性肾功能衰竭的诊断。但对于无肾脏病病史的患者,需要与急性肾功能衰竭相鉴别。后者贫血常不明显或轻微,心脏、眼底病变少。部分发生急性肾功能衰竭的患者可出现不同程度的贫血,如淋巴瘤、溶血尿毒综合征、白血病等,但肾脏体积不会发生缩小。仔细询问病史颇有帮助。

慢性肾功能衰竭的诊断应注意下面几个问题:

(1)基础疾病的诊断:虽然某些类型的肾脏病目前尚无有效的治疗手段,但不正规的治疗反而会促进肾功能恶化。而对于大多数的肾脏疾病,如狼疮性肾炎、结节性多动脉炎、恶性高血压、慢性肾盂肾炎、肾结核、近期出现的尿路梗阻、镇痛剂肾病、高钙血症及糖尿病肾病等,经积极治疗后可望逆转。CRF 基础疾病的诊断可通过病史询问、体检及实验室检查而确定,某些特殊检查如 B 型超声、X 线造影、MRI 及 CT 等对确定 CRF 原发病甚有帮助。基础疾病的诊断在肾功能衰竭的早期相对容易,必要时可行肾穿刺活检以明确,但如果发展到晚期,由于肾脏已经缩小,肾穿刺活检危险性增大,故明确原发病相对很困难。

(2)尽可能寻找引起肾功能恶化的可逆因素:目的是纠正可逆因素以利于肾脏功能的恢复。CRF 加重的常见诱发因素有:①血容量不足,包括绝对血容量不足和有效血容量不足,可由过分钠水限制伴强效利尿剂治疗,消化道丢失如恶心、呕吐、腹泻等引起,尿电解质分析有助于诊断;②肾毒性药物的使用,最常见为氨基戊类抗生素、X 线造影剂和前列腺素合成抑制剂,特别在容量不足情况下更易发生;③梗阻包括肾内梗阻和肾外梗阻,前者主要有尿酸结晶和大量本周蛋白沉积阻塞肾小管,另外,近年来严重肾病综合征导致肾小管-间质水肿压迫肾小管特别引起重视,是肾病综合征合并 ARF 重要的原因之一,肾外梗阻主要有尿路结石、前列腺肥大或增生,糖尿病患者常可因肾乳头坏死而引起尿路梗阻;④感染,CRF 常易伴发感染,包括全身感染和尿路感染,后者常为医源性,感染往往会加重机体额外负荷,促进肾功能恶化;⑤严重高血压,包括原发性和继发性高血压,可引起肾小动脉尤其是入球小动脉痉挛,造成肾血流量下降,高血压还可引起心力衰竭,进一步引起肾血流量下降,此外长期高血压的肾血管处于适应性状态,血压下降过快,亦会引起肾功能恶化;⑥水、电解质、酸碱平衡失调,失水或水过多,高钠或低钠血症,高钾或低钾均可促进肾功能进一步恶化,特别是酸中毒,即使处于代偿期亦会加速肾功能恶化;⑦过度蛋白饮食和大量蛋白尿,已列为肾脏病进展的因素之一;⑧充血性心力衰竭或心脏压塞可引起肾脏有效循环血容量不足和肾淤血;⑨严重的甲状旁腺功能亢进,特别在高磷饮食更易发生,它不仅能引起全身广泛的软组织钙化,亦是促进肾脏病进展的重要因素;⑩高分解代谢状态,如手术、消化道出血、大剂量激素冲击治疗、发热等。

(3)明确慢性肾衰竭的程度,以给予不同的治疗计划。目前主张使用 K/Dool 推荐的肾功能分期标准。其中 GFR 的估算可以利用 MDRD 公式和(或)Cockcroft-Gault 公式获得。

4.CRF 的治疗　慢性肾功能衰竭的治疗应注意两个方面,首先要重视循证医学在肾脏疾病领域中的应用,重视对原发疾病和加重因素的治疗,这是控制和阻止慢性肾衰竭进展、保护肾脏功能的关键。其次要给予慢性肾功能衰竭患者一体化治疗,以进一步延缓肾功能的进展,减少并发症,提高患者生活质量,其中包括饮食治疗、并发症的治疗和肾脏替代治疗。

(1)原发病和诱因的治疗:对于初次诊断的 CRF 患者,必须积极重视原发病的诊断,对慢性肾炎、狼疮性肾炎、紫癜性肾炎、IgA 肾病、糖尿病肾病等,都需要保持长期治疗,同时,也应积极寻找 CRF 的各种诱发因素,合理纠正这些诱因有可能会使病变减轻或趋于稳定。

(2)一体化治疗:对于 CRF 患者进行一体化治疗目的就在于延缓肾功能的进一步恶化,减少患者的临床并发症,提高患者的生存率和生活质量。它的内容主要包括两个方面,一方面是由肾脏科医师主导的将 CRF 从早期预防、延缓肾功能恶化到后期的肾脏替代治疗进行系统的规范的防治;另一方面,一体化治疗是由多学科、多级别医师共同完成的对患者进行长期监测、指导和治疗的系列过程,包括心理、社会和生物医学等的综合防治。CRF 的治疗主要根据不同阶段进行不同的治疗策略,具体见表 7-3。

表 7-3　慢性肾脏疾病的分期和治疗策略

| 分期 | GFR[ml/(min·1.73m$^2$)] | 诊疗策略 |
|---|---|---|
| 1 | ≥90 | 病因的诊断和治疗 |
| | | 合并症的治疗 |
| | | 延缓疾病的进展 |
| 2 | 60～89 | 延缓肾功能的进展 |
| 3 | 30～59 | 并发症的评估和治疗 |
| 4 | 15～29 | 肾脏替代治疗的准备 |
| 5 | <15 或透析 | 肾脏替代 |

(3)饮食疗法:饮食疗法被认为是 CRF 基本的治疗措施。一般主张应用低蛋白饮食,蛋白摄入量为 0.6～0.8g/(kg·d),但长期低蛋白饮食会影响患者的营养状况,研究表明慢性肾功能衰竭营养不良发生率高达 20%～50%,严重营养不良现在认为是 CRF 独立的危险因素,直接同患病率与死亡率呈正相关,因此,目前的饮食疗法更倾向于给患者制订更合理的营养治疗方案。制订营养治疗方案时,应首先保证患者蛋白质氨基酸的充分摄入,同时兼顾维生素、矿物质等营养素。由于高蛋白饮食可通过增加肾小球内压力、增强肾小管高代谢、增加蛋白尿而促进慢性肾脏病的进展,因此,对于透析前 CRF 患者应控制饮食蛋白摄入(DPI)量,并根据肾功能损害程度而有所变化,一般在 Ccr 20～40ml/min(Scr 176.8～353.6μmol/L),DPI 为 0.7～0.8g/(kg·d),Ccr 10～20ml/min(Scr 353.6～707.2μmol/L),DPI 为 0.6～0.7g/(kg·d),Ccr<10ml/min(Scr≥707.2μmol/L),DPI 为 0.6g/(kg·d)。在控制 DPI 的同时应注意摄入的蛋白质的质量,应给予高生物利用度的即必需氨基酸(EAA)含量较高的食物。对于透析治疗患者蛋白质摄入应保持 1.0～1.2g/(kg·d)。

补充必需氨基酸或 α-酮酸对慢性肾衰患者有其独特的疗效,因为中晚期 CRF 患者均有明显的必需氨基酸缺乏,而普通饮食蛋白必需氨基酸含量均低于 50％,难以满足患者需要。EAA 的补充可由口服和静脉滴注两种途径进行,后者对食欲不振患者更适合。口服常用量为每日 4 次,每次 14.5g,静脉滴注为每日 200～250ml 或 0.2～0.3g/(kg・d)。α-酮酸(α-KA)是氨基酸前体,通过转氨基或氨基化的作用,在体内可转变为相应的氨基酸,其疗效与 EAA 相似。目前临床上多主张低蛋白饮食与 EAA 或 α-KA 等合用,此方案不仅适用于透析前期患者,也适用于透析患者。

CRF 患者的热量摄入量一般应为 30～35kcal/(kg・d),其中糖类应占热卡摄入的 70％左右;脂肪摄入应注意多价不饱和脂肪酸(PUFA)与饱和脂肪酸(SFA)比值≥1。增加 PUFA 的摄入,可改善患者脂代谢,减轻动脉硬化的程度。注意补充水溶性维生素,尤其是维生素 $B_6$ 和叶酸。

(4)控制系统性高血压及肾小球内高压:严格控制血压是干预慢性肾脏病进展的最重要措施。因此,正确的选择降压药、严格控制高血压是治疗的关键。目前研究表明,血管紧张素转换酶抑制剂(ACEI)、血管紧张素 $AT_1$ 受体阻滞剂(ARB)、利尿剂、钙通道阻滞剂(CCB)及 β 受体阻滞剂均可以作为一线降血压药物使用。在应用上述药仍不能有效控制高血压时,还应配合应用其他降压药物(如 α 受体阻滞剂、血管扩张药及中枢降压药等)。根据 2007 年欧洲高血压学会及欧洲心脏病学会(ESH/ESC)制订的"高血压治疗指南"规定,高血压患者未合并糖尿病且无心、脑、肾并发症时,血压至少应降达 140/90mmHg,能耐受者还能降得更低;而合并糖尿病或出现高血压心、脑、肾并发症时,血压还需降得更低,至少应达 130/80mmHg。对于合并蛋白尿的慢性肾脏病患者的血压,WHO 以及 JNC 7 报告中推荐,尿蛋白≥1.0g/d 者,血压＜125/75mmHg;尿蛋白＜1.0g/d 者,血压＜130/80mmHg。

对 CRF 患者进行降压治疗,既要考虑药物的降压作用,又要考虑药物对肾脏的影响,争取达到不仅控制其系统性高血压并且能够控制肾小球内高压力的目的。降血压时应注意采取不同的对策。对于持续性的长期难以控制的高血压,应逐渐降低血压,防止过快、过猛,以避免肾灌注压突然下降,肾功能急剧恶化;对于近期血压突然升高,肾功能急剧恶化的患者,应给予强有力的药物治疗,使血压迅速恢复正常,保护肾功能严重损害或使受损的肾功能得以逆转。另外,对年龄较大的患者,将血压降得过低,容易出现脑供血不足现象。

1)ACEI 和 ARB:ACEI 和 ARB 在临床应用已有多年,已积累了丰富的动物和临床实验资料,证实对慢性肾功能衰竭具有肯定的疗效,能够延缓肾功能的下降趋势。这种作用主要通过血压依赖性肾小球血流动力学效应、非血压依赖性肾小球血流动力学效应、和非血压依赖性非肾小球血流动力学效应而起作用。血压依赖性肾小球血流动力学效应是通过降低系统高血压而间接降低肾小球内"三高"。ACEI 有确切的降血压作用,这主要是通过以下几个环节而起作用:①抑制血管紧张素Ⅱ(AngⅡ)的产生;②能够降低交感神经的兴奋性,抑制去甲肾上腺素的释放;③抑制缓激肽的降解,增加前列腺素的合成。ARB 选择性强,能够完全阻断 AngⅡ通过 AT1 受体发挥的作用。与 ACEI 相比,ARB 在阻断 AT1 受体的同时,血中 AngⅡ水平增加,使 AT2 受体发挥其正反馈作用;此外,ARB 还可阻断非 ACE 途径的 AngⅡ效应,且无增加缓激肽生成的作用。因此,ACEI 和 ARB 都具有良好的降压疗效。非血压依赖性肾小球血流动力学效应是由于 ACEI/ARB 具有扩张出球小动脉强于入球小动脉的特点,而直接降低肾小球内"三高"。ACEI 和 ARB 除了降血压之外,还具有非血压依赖性非肾小球血流动力学效应的肾脏保护作用。这些作用包括:①抑制系膜细胞增生,减少细胞外基质的产生和沉积,延缓肾小球硬化。②扩张出球小动脉和入球小动脉,改善肾脏血流动力学,降低肾小球毛细血管跨膜压,减少蛋白尿的产生。③改善肾小球滤过屏障的通透性,减少大分子物质的排出,从而减轻蛋白尿而防止蛋白尿所引起的肾脏损害。④增加胰岛素敏感性,改善患者的胰岛素抵抗现象和糖代谢异常,改善脂代谢异常,防止因血脂、血糖代谢紊乱引起的肾脏损害。⑤降低肾脏氨的产生,防止氨本身及激活补体所引起的损害。⑥促进 ECM 蛋白酶活性并降低其抑制物的活性,促进基质降解。⑦抑制肾组织 TGFβ、PDGF 及单核细胞趋化蛋白-1(MCP-1)表达。⑧抑制肾小管间质单核-巨噬细胞及成纤维细胞积聚。⑨改善血脂、血糖代谢,防止因血脂、血糖代谢紊乱引起的肾脏损害。⑩抑制血浆醛固酮水平,而目前醛固酮在肾脏疾病进展中的作用也日益受到重视。

临床应用 ACEI 和(或)ARB 时要注意以下几点:①应用初期应严密监测肾功能的变化。ACEI 与 ARB 在应用过程中部分肾脏病患者可以出现肾小球滤过率下降以致血肌酐上升,少数甚至出现急性肾功能不全。其原因主要是其优先扩张肾小球出球小动脉。但是,在一般情况下这种减少并不十分明显,在 30%~50%,这是因为他们对入球小动脉仍有一定程度扩张作用,此外,由于滤过减少后,滤过液对致密斑的刺激减少,抑制了小管-小球反馈功能,从而不同程度地代偿了肾小球滤过率下降。如果用药后 1~2 周内血清肌酐上升和(或)内生肌酐清除率下降小于 30%,可在严密监测下继续应用;如果血清肌酐上升和(或)内生肌酐清除率下降大于 50%,应立即停药。②ACEI 的主要副作用包括咳嗽、皮疹、味觉异常及粒细胞减少,这主要与此类药物引起的一些激肽类和 P 物质增加有关。如果应用后出现难以耐受的副作用应立即停药。ARB 副作用与 ACEI 相似,但一般较少出现咳嗽症状。因此,ACEI 应用过程中出现的咳嗽必要时可更换成 ARB。③在严重肾衰竭患者中可引起高钾血症,故应定期复查电解质。一般血钾平均升高 0.4mmol/L,升高达 6~8mmol/L 以上则罕见,但在使用 ACEI 过程中仍应注意血钾升高,当血钾水平>5mmol/L 时应避免使用。④ACEI 和 ARB 联合应用比单独应用对慢性肾脏疾病具有更为有利的作用,其降低血压和减少微量白蛋白尿的效果优于单独应用其中任何一种药物的效果。但在下列情况下尽量避免使用 ACEI 和 ARB:①双侧肾动脉狭窄。②临床存在明显的血容量不足情况。③使用非类固醇类消炎药时。④对于血肌酐水平大于 3mg/dl 的患者一般不主张使用 ACEI。

2)钙通道阻滞剂(CCB):CCB 主要通过抑制细胞膜 L-通道的细胞外钙离子内流,致使外周动脉血管扩张从而降压;此外,CCB 还能通过减弱内皮素的缩血管效应而降压。但是,不同种类的 CCB 对肾小球血流动力学的影响有所不同。维拉帕米等非双氢吡啶 CCB 扩张出、入球小动脉相等,对肾小球血流动力学无不良影响;而硝苯地平等双氢吡啶 CCB 扩张入球小动脉强于扩张出球小动脉,为此曾有学者认为它们可增加肾小球内"三高",而不宜用于慢性肾脏病高血压治疗。目前证实只要能将系统高血压降达目标值,系统高血压下降导致的肾小球内"三高"降低,可以抵消上述作用。所以,双氢吡啶 CCB 同样能用于慢性肾脏病高血压治疗,发挥保护肾脏效应。目前许多临床实验和动物研究表明使用 CCB 后可以使肾钠排泄增加,对延缓肾功能进展有一定疗效,但远不比 ACEI 及 ARB 明显。CCB 保护肾功能机制为:①抗氧化作用,减轻氧自由基引起的肾损害;②对抗去甲肾上腺素、血管紧张素 II 等缩血管作用;③减少肾组织钙盐沉积;④抑制血小板的活化和聚集,抑制血小板活化因子、$TXA_2$ 的合成,从而减轻肾功能损害。⑤通过抑制系膜细胞对大分子物质的捕获,减少大分子物质在肾小球系膜区的沉积。⑥抑制系膜细胞增殖及基质增加来延缓肾小球硬化,保护肾功能。

应用 CCB 时也应注意药物不良反应,如非双氢吡啶 CCB 导致的心动过缓;双氢吡啶 CCB 导致的水肿(多发生于踝部,与扩张毛细血管前小动脉,而不扩张小静脉相关)和反射性心动过速等。

3)β受体阻滞剂:研究证明,β受体阻滞剂治疗高血压合并心力衰竭能够显著改善患者生活质量,延长患者寿命;治疗高血压合并心肌梗死能够减慢心率、抑制心肌收缩力、降低心肌氧耗、缩小梗死面积.从而保护缺血心肌,提高室颤阈值,降低死亡率。

大多数β受体阻滞剂需应用至 4~8 周,降压效果才能达到理想水平,提示它的起效作用较慢。应用β受体阻滞剂不要突然停药,以免导致血压反跳。同时要根据β受体阻滞剂药理学特点,给予个体化治疗,通常药物从小剂量开始。值得一提的是,在 CRF 患者,由于β受体阻滞剂可以使钾离子由细胞内向细胞外重分布的作用,故对终末期肾脏病患者应慎用,以免血钾骤升而致心肌抑制、心跳骤停。β-受体阻滞剂的禁忌证包括哮喘,伴有支气管痉挛的慢性阻塞性肺病,严重窦性心动过缓,病态窦房结综合征,二度或三度房室传导阻滞,IV 级心力衰竭等。

为有效控制慢性肾脏病患者的高血压常常需要数种降压药物的联合治疗,且往往用药剂量要显著高于原发性的高血压患者。最多见的联合用药是 ACEI 和(或)ARB＋CCB＋利尿剂,有不少患者常常还需要合并应用肼屈嗪或哌唑嗪。应用利尿剂时应注意:①当 GFR＜30ml/min 时,噻嗪类利尿剂治疗反应差,应更换为袢利尿剂。②袢利尿剂容易导致低钾血症,故应用时要注意血电解质的变化。③保钾利尿剂容易出现高钾血症,肾功能不全患者应慎用。

(5)纠正水、电解质紊乱和酸碱平衡失调:对有明显失水患者,若无严重高血压和心力衰竭,可视病情需要补液,不宜过多过快。以口服补液为最佳选择,不能口服的患者,静脉输液时一定要严密观察其血压、心功能状态,以避免水潴留的发生。每日补水量以每日排水量加非显性失水量之和为度,并应限制钠摄入量,同时可给予利尿剂,一般多选用袢利尿剂,以呋塞米和丁脲胺为主。慢性肾功能不全应用利尿剂时还应注意即使应用后尿量没有增加,也会在一定程度上纠正水钠潴留,缓解高血压,因为利尿剂还具有肾外排钠作用,主要是通过肠道排钠。当然,对严重水潴留患者还是宜尽早行透析治疗。

多尿者可有缺钾,宜谨慎地补充钾盐。有钾潴留或高钾血症者,应限制钾摄入,并按"钾代谢紊乱"处理。库血、青霉素钾盐含钾量甚高,使用时应注意。

酸中毒现已被列为慢性肾脏病进展的一个重要因素,并且是 CRF 骨病和营养不良的重要机制之一,因此,应积极治疗酸中毒。轻度酸中毒可酌情给予碳酸氢钠 3~6g/d(0.04~0.1g/kg 体重)口服。若二氧化碳结合力低于 15mmol/L,可用碳酸氢钠或乳酸钠静脉滴注,但在治疗过程中要注意防止低钾和低钙,警惕发生高钠血症、高渗血症和诱发心力衰竭。提高透析液 $HCO_3^-$ 浓度至 24mEq/L 可有效预防维持性血液透析患者的透析前酸中毒,患者的耐受性往往良好,并且不大会产生透析后碱中毒。

(6)钙磷代谢紊乱和骨病:高磷血症应严格限制磷摄入和使用磷结合剂,目前常用碳酸钙、醋酸钙等。新型磷结合剂已在国外应用,临床效果明显,有望不久在国内上市。血钙过低可口服或静注葡萄糖酸钙,也可口服乳酸钙和碳酸钙。适时补充活性维生素 D,控制继发性甲旁亢。

(7)改善脂质代谢:CRF 患者的高脂血症常需要药物治疗。由于慢性肾功能不全的脂质代谢异常主要表现为三酰甘油代谢的紊乱,故贝特类药物为首选。但由于他汀类药物除有调脂作用外尚有抗硬化作用,因此在 CRF 中也应用较广。控制的目标值为血胆固醇维持在 6.5～7.8mmol/L,三酰甘油在 1.7～2.3mmol/L。

(8)控制感染:慢性肾功能衰竭患者极易并发感染,特别是肺部和尿路感染,应及时使用适合的抗生素,必要时按药敏试验选用药物,禁用或慎用肾毒性药物,必须使用时则按肾功能情况决定投药剂量及给药间期。

(9)清除肠道毒物:由于慢性肾衰患者肾脏对多种物质清除率显著下降,因而需寻找肾外途径来增加这些物质的清除,以缓解尿毒症症状。通过肠道清除毒物是一种传统的方法,但近年来它的意义不仅局限在缓解尿毒症症状上,同时还具有延缓肾脏病进展的作用。

口服氧化淀粉,它能吸附胃肠中氮代谢产物,并通过腹泻作用将毒性物质排出体外,长期服用可降低血尿素氮水平,目前临床上常用包醛氧化淀粉,用法为每日口服 15～30g。

口服胃肠透析液、结肠透析疗法及中药灌肠等方法因较繁琐,患者常不能耐受,随着透析治疗的普及特别是腹膜透析的家庭化,已逐渐被淘汰。

(10)其他处理

1)恶心呕吐:除限制蛋白质摄入和纠正酸中毒外,可应用甲氧氯普胺(胃复安)肌内注射或口服,每日 2～3 次;或用氯丙嗪 12.5～25mg 肌内注射或口服。注意口腔卫生,防止细菌和霉菌生长。保持排便畅通,亦有助减轻胃肠道症状。

2)贫血和出血:慢性肾功能不全患者常有明显出血倾向,应予重视,透析治疗常可改善血小板功能和血小板第 3 因子释放反应,有助于减少出血,但透析时使用肝素也有增加出血的潜在危险,必要时可改用低分子肝素(LMWH)。严重出血除输注鲜血或血小板悬液外,可酌情用抗纤溶止血剂,有时需要手术止血。对严重出血患者还可使用冷沉淀制剂及 1-去氨-8-D 精氨酸加压素(DDAVP)。

肾性贫血与肾衰患者的预后、不良事件的发生、生活质量下降等有密切关系,必须予以积极纠正。在治疗前要除外其他原因所致的贫血。肾性贫血的主要治疗手段是予促红细胞刺激因子(ESA),包括各种红细胞生成素(EPO)。血红蛋白达标标准为 110～120g/L,过高的血红蛋白可使患者的不良事件(特别是心脑血管事件)明显增加,治疗过程中要注意观察铁代谢,积极予以铁剂的补充。

3)心力衰竭、心律失常及心包炎:心力衰竭处理原则与非尿毒症引起的心力衰竭相似,如使用洋地黄宜选快速短效的制剂,以减少蓄积中毒。利尿剂不能奏效的高容量性心力衰竭应尽早透析治疗。心律失常多为电解质代谢和酸碱平衡紊乱所诱发或加剧,故应在纠正的基础上使用抗心律失常药物或起搏除颤治疗。心包炎的治疗应限制水钠摄入,强调早期透析治疗。

若透析过程中心包炎仍加重,应考虑是否透析充分,或有其他原因,如结核、细菌、病毒感染所致,当然也可能是由透析过程中使用肝素引起。

4)神经精神症状:纠正水盐代谢和酸碱平衡紊乱,可使大部分病人症状减轻。抽搐时可使用地西泮(安定)10mg 静脉或肌内注射,或用苯妥英钠或苯巴比妥等。严重烦躁不安可静脉滴注冬眠合剂,但应保持气道通畅及血压稳定。及时选择适合的血液净化治疗可使大部分病员症状改善,伴甲状旁腺功能亢进者可作甲状旁腺次全切除术。应用镇静剂要谨慎,勿使药物积蓄加重病情。有周围神经病变时应尽早充分透析,并可使用大剂量 B 族维生素。

(11)中医中药治疗:中医中药对肾脏病的治疗已积累了丰富的经验。黄芪、川芎、冬虫夏草、大黄等分别在一定范围内能起到调节免疫、调节水盐代谢、减少尿毒症毒素积聚的作用,并对延缓病情进展、改善患者预后等方面具有一定的意义。

(12)适时开始透析治疗:肾脏替代治疗的目的是延长寿命,提高尿毒症患者的生活质量,并促进康复与回归社会。维持性透析开始时患者的营养状况是透析患者重要的预后指标。研究认为维持性透析开始时血白蛋白水平低于 35g/L 的患者和血肌酐水平高于 10mg/dl(884μmol/L)的患者其死亡率较高。因此在适当的时候开始透析前准备,并适时开始常规透析治疗是改善尿毒症患者预后的重要措施。

慢性肾衰患者肌酐清除率(Ccr)在 20ml/min(此时 Ccr 值常常高于真正的 GFR)时即可开始透析前准备。当患者的 Ccr 在 15～20ml/min 时如果出现较难纠正的营养不良时即应开始透析。其他开始维持性透析的指征有:利尿剂难以纠正的容量负荷过多或肺水肿,加速性或顽固性高血压,心包炎,持续而明显的恶心与呕吐,持续进展的尿毒症性脑病或神经病变症状,持续性皮肤瘙痒等。无论血透还是腹透,对大多数慢性肾衰竭患者都适宜。

(杜英林)

# 第九章　外科创伤性损伤

## 第一节　颅脑损伤

颅脑损伤无论在平时还是战时都很常见，占全身各部位创伤的10%～20%，仅次于四肢创伤而居第二位。和平时期以交通事故伤占首位，其次是高处坠落、工伤事故、意外事故等。据统计，各种多发伤的总病死率约为20%，其中伴有颅脑伤者高达35%～40%，而不伴颅脑伤者仅为10%。由此可见，多发伤中的颅脑损伤是影响病死率的重要因素，已成为现代创伤急救中的重要课题。

### （一）头皮损伤

头皮损伤的形式多样，大体可以概括为闭合性和开放性两大类。主要是头皮挫伤、头皮血肿和头皮裂伤。

【临床表现】

1.擦伤　受伤局部头皮轻微疼痛，创面不规则，可有少量血清渗出和点状出血。

2.挫伤　钝物打击所致，伤后局部自觉疼痛。检查时可见皮下组织肿胀、淤血，扪之坚实，压痛明显。严重时，局部皮肤可因缺血而坏死。

3.裂伤和切割伤　可由钝器或锐器所致。依致伤物的性质和力度不同，伤口的大小和深度可有不同。钝器伤的创缘不规则，严重者尚有组织缺损。由于头皮血管丰富，破裂后血管开口又不易自行闭合，因此即使伤口不大，出血也较严重。帽状腱膜完整者伤口一般小而浅，全层裂伤的伤口可深达骨膜，常夹杂有毛发或泥土等异物。

4.撕脱伤　多因发辫受机械力牵拉，使大块头皮自帽状腱膜下层或连同颅骨骨膜被撕脱。伤员常因大量失血和伤口疼痛而发生休克。

5.血肿　多为钝器直接击伤所致，也可能是颅骨骨折的结果。按血肿出现于头皮内的具体层次，可分为皮下血肿、帽状腱膜下血肿和骨膜下血肿三种。

【治疗】

1.擦伤　局部清洗消毒，可不包扎。

2.挫伤　清洗消毒后做伤处包扎。

3.裂伤　彻底清创止血后做伤口全层缝合。

4.撕脱伤　未伤及骨膜，撕脱部分血供良好者，可于清创后原位缝合。如完全撕脱，可行血管吻合,原位植皮。对不能做血管吻合者,可将撕脱部分制成中厚或全厚皮片植回。连同骨膜一起撕脱者,可将颅骨外板切除或钻孔至板障,待肉芽形成后再植皮。

5.血肿　血肿不大者多能自行吸收。对出血较多的帽状腱膜下血肿,应在严格无菌技术下从低位穿刺抽吸,然后加压包扎。常需多次反复穿刺抽吸才能治愈。

【预后】

1.如遇较大的血肿经抽吸后在短期内又很快出现,则要考虑是否为较大的动脉破裂所致,必要时需结扎相关动脉(如颞浅动脉)。

2.陈旧性骨膜下血肿可以演变成骨囊肿。

3.头皮下血肿中央有波动,且有凹陷者,必须做 X 线摄片,确定是否合并有颅骨骨折。

### (二)颅骨损伤

通常是由直接或间接暴力作用于颅骨所致。根据骨折发生的部位不同,分为颅盖骨和颅底骨骨折。

【临床表现】

1.颅盖骨骨折　颅盖是指穹窿部,呈半球形,对脑组织有保护作用,只有在较大外力作用下才会发生颅盖骨骨折。

(1)线性骨折:可为单发或多发,后者可能为几条骨折线互不相关地发生于几处,或互相交错地集中于某处。可能伴有头皮挫伤和血肿,有时继发颅内血肿。X 线平片或 CT 扫描可帮助确诊。

(2)凹陷性骨折:颅骨全层或仅为内板向颅腔内凹陷,骨折片可为粉碎性,向内插入脑组织或血管而出现神经系统受损体征。X 线平片或 CT 扫描可确诊。

2.颅底骨骨折　颅底骨骨折多为线性骨折,合并脑实质伤、硬膜破裂和血管窦破裂的机会相对较多。X 线平片仅有 30%～50%能显示骨折线,故诊断主要依据临床症状。

【治疗】

1.单纯线性骨折　如不伴颅内高压及脑损伤症状者,可不作特殊处理。但应警惕跨血管区骨折线可能造成的血管损伤。

2.凹陷性骨折　如骨折片陷入较浅,且无脑受压症状者,可不手术。如陷入深度超过 1cm,或陷入重要功能区,均应及时手术,整复凹陷的骨片。

3.颅底骨骨折伴脑脊液漏　不能填塞或冲洗,保证鼻腔和耳道的清洁,多在 1 个月内自愈。对经久不愈者可考虑手术修补。如碎骨片压迫视神经或面神经者,应尽早去除碎骨片。

【预后】

1.各种类型的开放性骨折均须及时做头皮清创缝合,大量使用抗生素预防颅内感染。

2.颅底骨折多为开放性骨折,必须使用易透过血-脑脊液屏障的广谱抗生素,预防颅内感染。

3.颅后窝骨折可以出现吞咽困难、声音嘶哑和舌肌瘫痪等症状,必须注意诊断和处理。

### (三)原发性脑损伤

原发性脑损伤是指暴力作用于头部时立即发生的脑损伤,其症状和体征在受伤当时就会出现,一般不需紧急手术治疗。

**【临床表现】**

1.脑震荡　是脑损伤中最轻的一种,表现为一过性脑功能障碍,昏迷时间不超过半小时。伤员清醒后大多不能回忆受伤当时乃至伤前一段时间内的情况,称之为逆行性遗忘。较重者伤后可有短时间皮肤苍白、血压下降、脉搏弱缓、呼吸浅慢等症状。在此后的一段时间内伤员可能有头痛、头晕、恶心、呕吐等表现,而各项辅助检查均无异常发现。

2.脑挫裂伤　是脑实质挫伤和裂伤的统称,既可发生于受力部位,也可发生于对冲部位。临床特点是意识障碍明显,持续时间长,绝大多数在半小时以上。有明显的神经定位体征,如偏瘫、失语等。由于继发出血、水肿和血肿,可表现为头痛、恶心、呕吐和脑膜刺激征。脑皮质挫伤可引起癫痫发作,包括局限性发作和大发作。

根据头部外伤史和伤后表现可以做出初步诊断,脑脊液检查可见血液,含血量的多少与脑挫裂伤的程度相关。CT扫描可见脑组织水肿,脑实质内有散在或成片状低密度区,中间有高密度出血灶。脑室常受压变小,如一侧脑挫裂伤可引起中线结构移位。

3.原发性脑干损伤　脑干损伤分原发性和继发性两类。原发性脑干损伤是外力直接作用于脑干引起的损伤。单独的原发性脑干损伤较少见,常与其他部位的脑损伤并存。临床特点是受伤当时立即昏迷,多为持续时间长的深昏迷,四肢软瘫,腱反射消失。瞳孔变化多种多样或大小多变,对光反应无常。眼球位置不正,随受损部位不同而有多种变化。出现病理反射,肌张力增高和去皮质强直。累及延髓时,则出现严重的呼吸循环功能紊乱。

**【诊断依据】**

因为原发性脑干损伤多与其他部位的脑挫裂伤同时存在,所以单依靠体征很难做出定位诊断。CT和MRI有助于明确诊断,在肿胀的脑干内可见点片状密度增高区,四脑室有受压或闭塞。

**【治疗】**

1.非手术治疗　原发性脑损伤以非手术治疗为主。在对症处理的同时,注意观察病情变化,防止发生危及生命的颅内高压和脑疝。

(1)对于无明显器质性病变的脑震荡,可给予镇静止痛。恶心、呕吐严重,不能进食者,要适量补液。可用胞磷胆碱、ATP、维生素等药物治疗。

(2)昏迷患者要保持呼吸道通畅,通过鼻导管供氧。估计短时间内不能清醒者,要尽早行气管插管或气管切开,对呼吸减弱,潮气量不足者,要及早用呼吸机做辅助呼吸。长期昏迷患者要注意营养支持治疗。早期宜采用肠道外营养,待肠蠕动恢复后可通过鼻胃管向胃内灌注营养食物,如牛奶、蛋黄、糖等。凡需要长时间经肠道营养者可考虑做胃造口或空肠造口,定时滴入肠道营养液。

(3)脑损伤严重者都有不同程度的脑水肿和颅内高压,应及时给予脱水治疗。常用的脱水药有甘露醇、呋塞米、白蛋白。20%甘露醇和呋塞米联合应用,可增强疗效。肾上腺皮质激素可防治脑水肿,宜尽早短期使用,一般3d后停药。在脱水治疗的过程中,须适当补充液体与电解质,维持良好的周围循环和脑灌注压。

2.手术治疗　重度脑挫裂伤、脑水肿及出现脑疝危象时,要及时行手术治疗。手术原则是行内、外减压。内减压是清除血肿和失去生机的脑组织,解除脑受压;外减压是作大骨瓣去除,敞开硬脑膜。对病情严重的广泛脑挫裂伤,可考虑行两侧去骨瓣减压。

【预后】

1.GCS 评分　对于伤情轻重及预后的判断,目前国内外均采用格拉斯哥昏迷分级法(GCS)。

2.伴丘脑或脑干损伤　可能会发生应激性溃疡和上消化道大出血,也可能发生尿崩症和神经源性肺水肿,应给予及时诊断和处理。

### (四)继发性脑损伤

继发性脑损伤是指受伤一段时间后出现的脑损伤,主要有脑水肿和颅内血肿。其临床表现有进行性加重趋势,多需要开颅手术治疗。

【临床表现】

1.硬膜外血肿　硬膜外血肿为血液凝聚于颅骨与硬脑膜之间。多为头部一侧着力所致,95%合并有颅骨骨折,其骨折线跨越脑膜血管沟或静脉窦,血肿的部位往往与颅骨骨折部位相一致。临床上分为三种类型:①当时有昏迷,清醒一段时间后再次出现昏迷,中间清醒期为数分钟到24h,清醒期内仍有颅内压增高症状,如头痛、头晕、恶心、呕吐等;②原发性脑损伤重或血肿形成迅速,来不及清醒昏迷又加重;③原发性脑损伤轻,早期无昏迷,血肿形成后才出现昏迷。属于第一种类型者占50%~70%,容易做出初步诊断。X线平片对定位诊断有帮助。CT扫描是最有价值的诊断手段,表现为梭形高密度区,边界清楚,向内压迫脑组织和脑室,使中线向对侧移位。

2.硬膜下血肿　硬膜下血肿是指出血积聚于硬脑膜下腔,较常见,占颅内血肿的50%~60%,两个以上的多发性血肿约占30%。急性硬膜下血肿的出血源多为脑挫裂伤或脑内血肿的血液流到硬脑膜下,故症状较重。多数原发性昏迷与继发性昏迷相重叠,表现为昏迷进行性加深。脑水肿、颅内高压和脑疝的征象多在1~3d 内进行性加重,表现为恶心、呕吐、烦躁、血压增高、偏瘫、失语、瞳孔散大和去皮质强直等。确诊方法主要靠CT,在颅骨内板和脑表面间有新月形高密度区(急性)或等密度、低密度区(慢性)。血肿较大时,有脑室受压和中线结构移位。

3.脑内血肿　常合并有严重的脑挫裂伤或凹陷性颅骨骨折,是脑伤出血逐渐扩大而形成。临床表现以进行性昏迷加深为主,也有颅内高压和脑挫裂伤相同的症状。由凹陷性骨折所致者,可能有中间清醒期。仅根据症状和体征很难明确诊断。CT 检查见脑挫裂伤附近有高密度血肿区和血肿周围的低密度水肿区。

【治疗】

1.非手术治疗

(1)适应证:颅内血肿较小,中线结构不移位,或移位不明显。无昏迷或仅有嗜睡,无颅内压增高表现。亚急性或慢性血肿伴轻微神经症状者。年老体弱或有严重其他系统疾病,不宜行开颅手术者。在非手术治疗期间要密切观察病情变化,一旦病情恶化要及时行手术治疗。

(2)方法:同原发性颅脑损伤。主要是对症处理和控制颅内压,应用止血药防止血肿扩大。

2.手术治疗　对术前CT 检查已明确血肿部位者,可按 CT 提示的位置直接开颅,清除血肿,脑挫裂伤中的失活脑组织也要给予清除。破裂的脑血管可采用电凝、银夹夹闭或缝扎止血。已有明显脑疝症状或 CT 提示中线结构有明显移位者,应将硬脑膜敞开并去骨瓣减压,以减轻术后脑水肿引起的颅内压增高。对硬膜下血肿和脑组织内血肿,在血肿清除后仍有高颅压和脑组织膨隆者,要警惕有多发血肿,可在相应部位钻孔探查。血肿清除后要酌情置皮片或引流管引流。术后要常规使用脱水药、止血药和抗生素。

【预后】

伤后昏迷进行性加深或出现重度再昏迷,同时有其他体征证明脑疝已经形成者,这时已经没有时间去做 CT 检查,可在急诊手术室就地钻孔探颅。钻孔可选在瞳孔首先扩大的一侧,或肢体瘫痪的对侧。如果此时再去做辅助检查或者转科,将是很危险的。另外,在观察期间患者躁动不安,常为意识变化的先兆,提示有颅内血肿或脑水肿。必须寻找原因,做相应处理。这时如果轻率地使用镇静药也是很危险的。因为强行使患者镇静并不能阻止病情发展,反而会延误正确的诊断和处理。

### (五)开放性颅脑损伤

外力作用使头皮、颅骨和硬脑膜破裂,并伤及脑组织,使颅脑与外界相通,有脑脊液外流,甚至有脑组织外溢,称为开放性颅脑损伤。战时为火器伤,和平时期主要是由锐器砍伤和重钝器击伤。

【临床表现】

由锐器砍伤者,主要伤及颅脑的某一局部,很少引起脑震荡和弥漫性脑损伤,所以多无昏迷史。但钝器伤可引起脑挫裂伤和颅内血肿,可有不同程度昏迷。因有脑脊液外流和脑组织外露,脑水肿和颅内高压症状较轻。重要功能区的损伤可出现神经系统定位体征,如偏瘫、偏盲等。如果有颅内外大血管破裂,或者治疗不及时,可以发生失血性休克。

【诊断依据】

根据外伤史和体格检查就可以诊断开放性颅脑损伤。但必须与开放性颅骨骨折相鉴别。如果硬脑膜完整,就是开放性颅骨骨折。硬脑膜同时破裂,并有脑脊液外流或脑组织外露,就可确诊为开放性颅脑损伤。要想了解骨折范围和脑内有无异物存留,必须摄头颅部 X 线片。CT 扫描可显示创道的密度,了解有无脑内血肿及异物。

【治疗】

1.现场或急诊室救治　首先用敷料包扎伤口,然后行补液、输血等抗休克治疗。病情稳定后把伤员送到有条件的手术室,行彻底清创和止血。清创时间最好在 6h 以内,超过 6h 将会增加感染的机会。

2.清创处理　应扩大皮肤创口,在直视下逐层去除失去生机的碎骨片、血块和异物,对出血点进行彻底止血。如有失活的脑组织和脑内异物,也要给予取出,并做冲洗,争取一期缝合硬脑膜。如清创后仍有严重脑水肿和高颅内压,也可敞开硬脑膜。颅骨缺损不宜立即修补,头皮要严密缝合,皮下放置引流片。术后常规用抗生素预防感染。

【预后】

1.颅骨骨髓炎　由于污染严重或清创不彻底,术后可能引起颅骨骨髓炎。急性期有急性化脓性感染的表现,慢性期常有瘘管形成,经常从瘘管流脓。必须给予相应处理。

2.脑脓肿和脑内异物　如果异物残留于脑组织内,以后可能发生脑脓肿。患者有全身感染和颅内压增高症状。CT 可以帮助诊断。

(杨兆平)

# 第二节　颈部损伤

颈部是连接头颅和躯干的部分,又是人体的暴露部位。因此,无论是在平时还是战时,颈部损伤都较常见。颈部有咽、喉、气管和食管,这些器官损伤可引起气道阻塞和吞咽困难,严重者可立即致死。颈部还有重要的大血管和神经,大血管损伤后可引起大出血和失血性休克,重要的神经损伤可产生明显的功能障碍,影响生存质量。由此可见,颈部损伤的及时抢救与正确处理是非常重要的,必须高度重视。

## (一)颈部大血管伤

颈部的血管密集,动脉距心脏较近,有较高的血流压力,损伤后可产生猛烈的出血,甚至因大量失血而死亡。颈内静脉破裂后可发生空气栓塞,也会致伤员死亡。

**【临床表现】**

颈部血管主要有颈总动脉、颈内动脉、颈外动脉、颈外静脉、颈内静脉和椎动脉等。小动脉和静脉损伤时,虽有较多出血,但很少危及生命。大的动脉、静脉损伤,可发生大量出血、休克,甚至迅速死亡。如伤道狭窄(刺伤或弹伤),血液不能向外流出,在局部形成大血肿,压迫周围组织,表现为呼吸困难和吞咽困难。小的动脉性血肿只在颈部形成搏动性肿块,即假性动脉瘤。如同时损伤动、静脉,则会形成颈部动静脉瘘,瘘口近端的静脉内血流量增加,有搏动。而动脉内的血流量减少,组织灌注会减少。

颈部大静脉损伤时,虽也可引起严重的出血,但主要的危险是空气栓塞。因胸腔的负压作用,将空气吸入到近心端的静脉内,常可闻及吸吮声,伤员有呼吸急促,脉搏快而不规则,胸痛等症状。大量空气进入心脏内,心脏搏动立即停止,患者很快死亡。

颈部血管损伤伴有气管损伤时,可因误吸血凝块而发生呛咳和窒息,表现为呼吸困难和缺氧。颈部巨大血肿压迫或动脉血外流,导致伤侧脑供血不足,表现为偏瘫、偏侧不全麻痹、失语或单侧眼失明等。

**【诊断依据】**

对颈部血管损伤的诊断主要依据外伤史和体格检查。颈部前后位和侧位 X 线片可排除颈椎骨折、颈部游离气体和金属异物。X 线检查还可发现纵隔气肿。对外伤性动脉瘤和动静脉瘘的诊断要靠动脉造影。颈动脉造影还可以了解颈内动脉和颅内动脉的状况,以决定是否需要手术修补或结扎。多普勒超声检查可显示血管阻塞、管腔狭窄和颈部血肿情况,能精确地计算出血流量,对血管损伤的诊断有一定参考价值。

**【治疗】**

1.现场急救　颈部大动脉出血很凶猛,当时可用手指压迫止血。伤员仰卧,头转向健侧,术者用手在胸锁乳突肌前缘扪及颈总动脉搏动,然后垂直将其压迫到第 6 颈椎的横突上,以暂时阻断其血流。此法是应急措施,每次压迫时间不宜超过 10min。另一急救措施是用消毒纱布填塞到伤口内,紧紧压住出血的血管。然后将健侧上臂举起,作为支架,施行加压包扎。颈部伤口不宜做环绕颈部的加压包扎,以防压迫呼吸道。填塞物可在 3~5d 内取出,否则可引起感染。一般是在条件好的手术室内取出,接着进行损伤血管的处理。

2.受损伤血管的处理　颈外动脉、甲状腺上下动脉、椎动脉和颈总动脉的小分支损伤,都可以做血管结扎,结扎后不会引起组织缺血坏死。颈总动脉和颈内动脉不能结扎,且暂时阻断的时间不宜超过 5～6min,因为颈内动脉要保证脑部前 3/5 区域的血流供应。结扎后可引起脑部血液循环障碍,出现偏瘫、失语等严重并发症,甚至死亡。如果颈总动脉和颈内动脉损伤,要尽量做破口缝合修补,如直接缝合有困难,或者直接缝合后能引起明显狭窄时,可用自体血管或人造血管的修片进行修补。损伤范围小者可作修剪后对端吻合。在吻合的过程中,为了防止阻断血流的时间过久,影响大脑的血供,可采用内转流术。即在损伤动脉两端放入一根略小于血管腔的硅胶管,待血管吻合达周径的 3/4 时,再把硅胶管取出。如颈内动脉损伤严重,而颈外动脉未损伤时,可用颈外动脉代替颈内动脉。即切除损伤严重的颈内动脉段,结扎其近心端,在适当部位切断颈外动脉,结扎远心端。然后将颈外动脉的近心端与颈内动脉的远心端相吻合。当颈外动脉不能使用时,也可以做自体大隐静脉移植术,一般多选用大隐静脉上段。因静脉瓣膜向心开放,故移植时应将大隐静脉倒置。

颈部的静脉损伤,一般都可在损伤处做结扎。但在结扎颈内静脉后约有 3% 的患者死亡,原因是对侧颈内静脉发育不全。因此,颈内静脉损伤仍应以修补、对端吻合或血管移植为好。

【预后】

1.颈部外伤后伤口多有严重污染,如清创不彻底,术后会发生感染,可能引起修复后的血管再破裂,从而发生大出血,处理很棘手。

2.血栓形成是手术失败的重要原因之一,故血管修复术后要常规使用抗凝药。肝素作用迅速,每日 200～300mg 加入到 5% 葡萄糖液中持续静脉滴注。肝素的缺点是易发生出血,最好选用右旋糖酐-40,而且右旋糖酐-40 对休克患者有好处。常用量是 500～1000ml/d,一般不超过 1 周。

### (二)喉和气管伤

喉是呼吸道的一部分,又是发音器官,结构复杂,功能重要。气管分为颈部和胸部两部分,颈段长度约占全长的一半。闭合性喉和气管伤包括挫伤、挤压伤和扼伤,开放性损伤主要是火器伤和刀刺伤。

【临床表现】

1.闭合性喉和气管损伤　主要症状是呼吸困难、声音嘶哑和失声,还可出现咯血、吞咽困难、颈部疼痛和活动受限。伴有气管软骨骨折和黏膜破损者可发生皮下气肿,严重者气肿可扩散到全颈部,甚至达颏下、耳后、胸部和纵隔,这时可以使呼吸困难加重。

2.开放性气管损伤　常伴有血管损伤,主要表现为大出血、休克和呼吸困难。颈部伤口可见异常排气,出现血性泡沫。患者也可以出现声音嘶哑和失声。尖锐利器刺伤气管时也可出现皮下气肿,颈部皮下可扪及捻发音。

【诊断依据】

根据外伤史和临床表现,对喉及气管损伤的诊断多无困难。X 线摄片不仅可发现骨折,还能发现金属异物、皮下气种和气管横断(气管内空气柱中断)。如病情允许,应做气管镜检查,以求确诊。

【治疗】

1.对症处理　对于症状较轻的闭合性喉与气管损伤,只需对症处理,包括止痛、消炎和雾化吸入,严重者要限制发音,给鼻饲全流质饮食,以减少喉部活动。呼吸困难和皮下气肿严重者需做气管切开。有喉软骨骨折和移位者,要行喉软骨复位术。

2.清创处理　开放性喉与气管损伤要及时行清创术,清创前最好在甲状腺下方行正规的气管切开,以保证清创的彻底和安全。在清除掉伤口中的异物和血块后,进行彻底止血。然后对断裂的气管做缝合修补。对两个软骨环以内的失去活力的气管段,可做局部切除再吻合。大片气管缺损者,可用带肌蒂舌骨段做气管修补。术后常规用抗生素预防感染,皮下气肿可以自行吸收,无需特殊处理。

【预后】

喉与气管损伤行修复术后可能会发生瘢痕性狭窄,表现为呼吸困难、喘鸣、发声障碍、咳痰困难等。为了预防瘢痕狭窄,在行破口修复时应置入粗细合适的硅胶 T 形管作支撑,待伤口完全愈合后方能拔除 T 形支撑管。

### (三)咽和食管伤

咽可分为鼻咽、口咽和喉咽三部分,颈部损伤时常伤及喉咽段。食管颈段约占食管全长的1/5,位于气管的后方,气管切割伤时常伴有颈段食管损伤。误吞或有意吞服具有腐蚀性的强酸或强碱时,可以引起咽、食管和胃的化学性灼伤。

【临床表现】

单纯咽和食管外伤较少见,一般都发生于颈部严重损伤时,常合并有气管和大血管伤。小的食管破裂穿孔,早期无明显症状,容易漏诊。大的食管破裂多表现为胸骨后疼痛,呼吸和吞咽时疼痛加重。此外,尚有吞咽困难、恶心、呕吐等症状。食管破裂后易发生感染,并发食管周围炎、纵隔炎。表现为寒战、高热,颈部疼痛加重,局部有红肿和压痛。

吞服强酸的灼伤会使黏膜凝固性坏死,收缩,变脆,但很少深达肌层。吞服强碱的灼伤主要是使蛋白质变为胶冻状的碱性蛋白盐,从而使组织细胞溶解、液化,损伤往往穿透黏膜层和黏膜下层,深达肌层,甚至导致食管穿孔。吞服强酸或强碱后会立即出现口腔、胸骨、背部和上腹部灼烧痛,吞咽困难和口吐唾液。服用量较多时可发生恶心和呕吐,吐出物为黏液状,可混有血液。咽喉部有水肿和痉挛者可出现声音嘶哑、呼吸困难和窒息。全身反应有高热、脱水、电解质平衡紊乱和肝肾功能损害。强酸腐蚀剂还能引起酸中毒和血管内溶血。

【诊断依据】

根据病史和呕吐物的化学分析有助于诊断吞服过腐蚀性化学物质,查体时可见口腔和咽部黏膜覆盖有白膜,并有水疱和肿胀。

颈部有严重外伤时,根据受伤的部位和深度,要想到有咽和食管损伤的可能。确诊的办法如下。

1.口服亚甲蓝　对临床怀疑者,立即口服稀释的亚甲蓝液。如果食管有破口,亚甲蓝液会从破口处流到颈部伤口内。

2.食管造影　用水溶性造影剂泛影葡胺口服,在吞咽造影剂的同时行透视或摄片,观察造影剂有无外漏。

3.内镜检查 在病情允许的情况下做食管镜或胃镜检查,在直视下观察食管黏膜是否有破损。最常用的诊断方法是在处理颈部损伤时,要对可能受损的咽和食管做探查,在直视下寻找受损部位。

【治疗】

轻度黏膜损伤(非穿透伤)多不需特殊治疗。有明显症状但能进食者,可进流食或软食,并服用消炎、镇痛、抗酸药物等。对不能进食者,可暂时给予鼻饲高营养饮料或静脉输液,以利损伤食管黏膜的休息和恢复。

咽和食管破裂伤的早期(24h 内),在清创后可做缝合修补。黏膜层的缝合应尽量严密,以褥式缝合为好。黏膜下层和肌层也要妥善缝合,然后放置引流。如有较大缺损不能完全关闭时,可做部分伤口缝合,利用周围软组织修补缺损处,再以碘仿纱条疏松填塞,放置引流,皮肤伤口做二期缝合。术后给予鼻饲或胃造口维持营养。如已经形成食管周围感染,无法一期修补时,可做食管造口,另行胃或空肠造口维持营养。待全身情况好转,感染控制,3 个月后再行食管重建。

对于晚期胸内食管穿孔,不能采用缝合修补者,可开胸后除掉所有污染及坏死组织,通过食管穿孔在食管腔内放置 T 形管,并从胸壁引出,使食管内容物外流,在穿孔附近及胸腔内各放置一根闭式引流管。T 形管放置 3~4 周后拔出,改为开放引流。食管置管后可行胃造口减压,空肠造口饲食。

对吞服有腐蚀性化学物质者,在抢救时禁忌用催吐药和插胃管洗胃,因为此法可引发胃穿孔。强酸类中毒可口服氢氧化铝凝胶和 2.5%氧化镁溶液。如无上述药物时,可服石灰水或稀释的肥皂水。强碱类中毒者可口服食醋、3%醋酸或 5%稀盐酸,也可口服大量橘汁或柠檬汁。在病情稳定后再口服蛋清水或牛奶以保护食管和胃黏膜。全身应用皮质激素有助于解毒、消除水肿和抑制结缔组织生长。有呼吸困难者要及时行气管切开,接呼吸机做人工辅助呼吸。

【预后】

由于咽和食管损伤后早期未能正确处理,导致以后感染,从而形成食管瘢痕性狭窄。预防的办法是早期诊断,正确处理,使用广谱抗生素,食管破口修补时不做纵行缝合,以防以后食管狭窄。

如果已经发生了食管狭窄可做食管扩张术,对严重的食管狭窄可行食管重建。

(杨兆平)

# 第三节 胸部损伤

## (一)胸壁骨折

胸壁骨折包括胸骨骨折和肋骨骨折两类,前者很少见,约占 5%。肋骨骨折是最常见的胸部损伤。单纯肋骨骨折系指 1 根或几根肋骨一处骨折,且无合并肺损伤。连枷胸是指多根多处肋骨骨折或肋骨肋软骨关节脱位造成的胸壁软化,形成浮动胸壁和反常呼吸运动,即吸气时软化的胸壁内陷,呼气时向外突出。

**【临床表现】**

1.疼痛 常在骨折处出现局限性胸痛,在深呼吸、咳嗽、体位改变时加重。

2.压痛 骨折处压痛明显,可有骨擦感或骨擦音,有时伴有局部肿胀和胸壁畸形。间接压痛呈阳性,据此可与软组织挫伤鉴别。

3.皮下气肿、气胸、血胸等 骨折断端可刺破肋间血管、胸膜和肺组织等,引起皮下气肿、气胸、血胸等表现。

4.连枷胸 有反常呼吸运动,严重时,则有纵隔摆动、呼吸困难和循环障碍。

**【诊断依据】**

根据受伤史和临床表现多可作出肋骨骨折的诊断。胸部 X 线片检查可显示骨折情况及有无血胸或气胸等并发症。

**【急救措施】**

1.止痛 是治疗肋骨骨折的重要环节。给予足够的但对呼吸无抑制作用的镇痛药,能够缓解疼痛、利于排痰、改善患者的呼吸。肋间神经阻滞也有较好的止痛效果。

2.固定 在患者伤侧胸壁于呼气末用叠瓦式宽胶布固定,可以缓解伤处疼痛,利于骨折愈合。但该法可限制胸廓的呼吸运动幅度,增加肺部并发症和低氧血症的发生率,尤其是老年患者,故目前已不主张采用。

3.防治肺部感染 鼓励患者咳痰及适当深呼吸运动,早期下床活动,适量应用抗生素。

4.开放性肋骨骨折 应及时行清创缝合术,根据具体情况决定是否固定肋骨断端。

5.连枷胸 现场急救时应镇痛并局部加压包扎,消除反常呼吸运动。在医院尽早应用中钳重力牵引法或胸壁外固定架牵引法消除反常呼吸运动。如患者有呼吸衰竭表现,应做气管插管或气管切开实施机械辅助呼吸。近年来也有在胸腔镜下导入钢丝固定连枷胸者。

6.其他 合并气胸、血胸者,量少时无须特别处理,多可自行吸收;量多者则需行胸膜腔引流术。

**【预后】**

单纯肋骨骨折后一般无严重并发症,大多不需住院治疗,但应注意血胸或气胸等合并伤的诊治。下胸部肋骨骨折尚可伴肝、脾损伤,并常由其引起失血性休克,甚至死亡,诊治时需注意判别。连枷胸的病死率已由过去的 50% 降至目前的 5%～10%,但病情严重而需用机械辅助呼吸的病死率仍高达 30% 左右。

### (二)创伤性气胸

在胸部创伤中,气胸的发生率仅次于肋骨骨折。气胸系肺组织、支气管、食管破裂致空气进入胸膜腔,或胸腔开放性损伤时,外界空气经创口进入胸膜腔所形成。气胸形成后空气的通道随即封闭,胸膜腔不再与外界或呼吸道相通者,称为闭合性气胸。空气经胸膜腔与外界或呼吸道的裂口随呼吸而自由出入胸膜腔者,称为开放性气胸。肺或支气管破裂后,其裂口与胸膜腔相通且形成活瓣,吸气时空气可经裂口进入胸膜腔,呼气时活瓣则关闭,空气不能排出,使胸膜腔内积气不断增多,致胸膜腔内压力升高超过大气压者,称张力性气胸。

**【临床表现】**

1.胸痛 常可向同侧肩部放射。

2.胸闷和气促　肺萎陷30％以下的小量闭合性气胸可无此症状。开放性气胸由于纵隔扑动对呼吸和循环影响较大，患者胸闷、气促多较严重，甚至有呼吸困难、发绀或低血压、休克。张力性气胸患者可在伤后短时间内由胸闷、气促过渡到极度呼吸困难、明显发绀、烦躁或昏迷、休克，甚至死亡。

3.皮下及纵隔气肿　开放性气胸时，胸壁伤口有空气出入胸膜腔的声音。

4.其他　患侧胸廓饱满，肋间隙增宽，呼吸运动减弱，叩诊呈鼓音，呼吸音减弱或消失，气管、纵隔常向健侧移位。

【诊断依据】

根据外伤史和临床表现，创伤性气胸的诊断不难做出。经锁骨中线第2肋间做胸腔穿刺，抽出气体可进一步证实气胸的存在，并可测压以了解胸膜腔内压力，张力性气胸时，针头可被高压顶出。胸部X线检查可以明确气胸范围、肺萎陷程度、气管和纵隔向健侧移位情况以及有无肋骨骨折和胸腔积血等合并伤。

【急救措施】

1.闭合性气胸　胸腔少量积气且无明显胸闷、气促等不适症状者，一般无需特殊处理，1～2周后气体可自行吸收。胸腔积气较多时，则需做胸腔穿刺抽气或行胸腔闭式引流术。

2.开放性气胸　现场应做急救处理，迅速用尽可能清洁的敷料或布类封闭胸壁伤口并加压包扎，变开放性气胸为闭合性气胸；并立即在第2肋间锁骨中线做胸腔穿刺抽气减压。送至医院进行创口清创缝合并做闭式胸腔引流术。

3.张力性气胸　快速排气、降低胸腔内压是急救的关键措施。方法是于锁骨中线第2肋间向胸腔插入具有单向活瓣作用的胸腔穿刺针。也可向胸腔插入普通粗针头，将张力性气胸变为小口径的开放性气胸，既可解除胸膜腔内的高压，又不至于产生纵隔扑动。送至医院后行胸腔闭式引流。若患者症状仍不能改善，应尽早在气管内插管麻醉下做剖胸探查术，处理引起张力性气胸的破裂口。

4.其他治疗　不论哪种气胸，治疗时均应鼓励患者做深呼吸，帮助咳嗽排痰，使用抗生素和镇静、镇痛药，必要时吸氧。

【预后】

单纯创伤性气胸只要及时诊治，预后均较好。但创伤性气胸多合并有血胸、肋骨骨折等损伤，避免遗漏合并伤的诊治，是提高气胸患者治疗效果的重要措施。

## （三）创伤性血胸

胸部创伤引起胸膜腔积血，称为创伤性血胸，常与气胸同时存在。胸膜腔内血液有三种来源：①心脏及胸内大血管破裂，出血迅猛且量多，常在短时间内出现休克而死亡；②胸壁血管损伤，如肋间动脉、胸廓内动脉，出血多为持续性且不易自止；③肺组织裂伤出血，一般出血量少而缓慢，多能自行停止。由于心、肺和膈肌运动起着去纤维蛋白作用，胸膜腔内积血多不凝固。血胸发生后，可发生与气胸类似的呼吸和循环功能障碍。

【临床表现】

随出血速度、出血量、胸内脏器有无创伤及患者体质而有所差异。小量出血（500ml以下）多无明显症状，仅在X线下可见肋膈角消失。中量（500～1000ml）和大量（1000ml以上）血胸,可出现面色苍白、出冷汗、脉搏快弱、呼吸急促、血压下降等内出血征象和心肺受压征象。查体可见胸廓饱满、肋间隙增宽、呼吸运动减弱、叩诊呈浊音、呼吸音减弱或消失、气管和纵隔向健侧移位。由肺裂伤引起的血胸常有咯血表现。血胸并发感染时,可有发热等全身中毒表现。

【诊断依据】

根据胸部受伤史及上述临床表现即可诊断。胸腔穿刺抽出不凝固性血液可进一步确诊。X线检查可见肋膈角消失,下肺野不清晰;大量血胸时,伤侧有一片较密而均匀的积液阴影,纵隔向健侧移位;如合并气胸,则可见到液平面。B超可看到液平段,对积血量、穿刺部位的选择有帮助。积血涂片和细菌培养有助于鉴别是否合并感染。

【急救措施】

1.非手术治疗

(1)有休克者应首先进行输血、扩容等抗休克治疗。

(2)少量血胸不必穿刺抽吸,积血多可自行吸收。

(3)单纯血胸或血气胸量较大时,采用胸腔穿刺抽吸或胸腔闭式引流,以促进肺组织复张而改善呼吸功能。抽吸量每次不宜超过1000ml。

(4)鼓励患者咳痰、深呼吸、使用抗生素和止痛药,必要时吸氧。

2.手术治疗

(1)心脏或大血管损伤出血,除非在极短时间内获得手术,否则病死率很高。

(2)非手术治疗期间仍有活动性出血者(胸腔闭式引流量连续3h超过200ml/h),应及时剖胸探查,修补或部分切除破裂肺组织,胸壁血管出血者予以缝扎。

(3)非手术治疗不能使肺复张时,多主张尽早手术清除血块及附着于肺表面的纤维蛋白膜。血胸手术后常规放置胸腔闭式引流管,注意补液、输血、抗炎及营养支持治疗。

【预后】

血胸处理不当可发生脓胸而导致纤维胸,使患侧肺不能很好扩张,并会引起反复的呼吸道感染,若不及时做肺纤维板剥脱术,最终可引起支气管扩张症。

## (四)肺创伤

肺占据胸部的绝大部分,故胸部创伤时常累及肺组织。肺创伤可分为肺挫伤、肺裂伤、肺内血肿和肺内气囊肿四种类型。

【临床表现】

1.肺挫伤　较轻者,仅表现为胸痛、胸闷、泡沫样血性痰,常易被并发的胸部其他损伤所掩盖。肺严重挫伤患者可有烦躁不安、进行性呼吸困难、发绀、心慌甚至休克表现;体检时心率增快、肺部广泛湿啰音、局部叩诊实音、呼吸音减弱或消失。

2.肺裂伤　主要表现为血胸和气胸征象,并多有咯血。

3.肺内血肿或肺内气囊肿　较小者,可无明显症状和体征;较大者则可有咯血、咳嗽、低热等症状,但多不严重,且往往无阳性体征。

【诊断依据】

除外伤史和上述临床表现外,肺创伤的诊断多借助于辅助检查。

1.X 线检查　肺挫伤显示肺叶实变、片状或线状不规则浸润阴影。肺裂伤则表现为血胸和(或)气胸征象。肺内血肿呈局限性密度增高阴影。肺内气囊肿呈含气的空腔影。

2.胸腔穿刺　抽出不凝固血液或气体有助于肺裂伤诊断。

3.CT 检查　有助于肺创伤类型的确定。

**【急救措施】**

1.肺挫伤　引起的肺出血和水肿有自限性,轻度的单纯性肺挫伤无需特殊治疗,止痛、抗炎、鼓励排痰即可康复。伴有明显呼吸困难的较重肺挫伤,应清除呼吸道分泌物以保持呼吸道通畅,使用抗生素防治感染,吸氧,必要时给予机械通气,应用利尿药和肾上腺皮质激素有利于肺水肿的消退。

2.肺裂伤　治疗基本同血胸和气胸。

3.肺内血肿　经非手术治疗多能在 2 周至 3 个月内吸收消退。

4.肺内气囊肿　也多可非手术治愈,若继发感染、反复咯血及排脓痰者应予以手术切除。

**【预后】**

肺挫伤和肺裂伤多合并有胸部其他损伤,并成为影响其预后的重要因素,诊治时应给予足够的重视。目前肺挫伤和裂伤的病死率为 15%～40%。肺内血肿和肺内气囊肿的预后多较好。

## (五)创伤性窒息

创伤性窒息,又称挤压伤发绀综合征,常见于房屋倒塌、车辆突然挤压胸部所致的声门突然紧闭,气管和肺内空气不能排出,同时胸腔内压骤然升高,导致上腔静脉血液回流障碍而被强行挤压逆流入无瓣膜的头颈部静脉,造成头面部、颈部、肩部和上胸部毛细血管过度充盈和血液淤滞。

**【临床表现】**

多数患者伤后有短暂意识障碍,清醒后有头晕、头胀、烦躁不安、胸闷、呼吸急促和窒息感。少数患者可有外耳道、鼻孔和口腔黏膜出血,耳鸣和暂时性耳聋,视力障碍甚至失明。个别重患者可发生窒息,甚至死亡。查体可见面部、颈部、肩部、上胸部皮肤均有不同程度的瘀斑和出血点;眼结膜和口腔黏膜均可见淤血、水肿和出血斑点,有时伴鼓膜穿孔;但在有帽子、帽带或背带等受压部位皮肤却往往正常。

**【诊断依据】**

根据胸部突然受挤压病史和上述临床表现,创伤性窒息的诊断容易确定。

**【急救措施】**

窒息者现场即时进行心肺复苏。呼吸困难者给予吸氧,必要时行机械辅助呼吸。有脑水肿表现者进行利尿、脱水治疗。皮下瘀斑及出血点无需特殊处理,多在 1～2 周内自行消退。其他治疗包括卧床休息、镇静、止痛和抗生素应用等。

**【预后】**

单纯创伤性窒息预后良好。但创伤性窒息多有胸部合并伤,如心、肺挫伤、膈肌破裂、肋骨骨折、血气胸等,并成为影响预后的主要因素。

## (六)心脏损伤

近年来,由于交通事故的剧增和锐器戳伤事件的频发,心脏损伤的发生率有所增加。根据致伤原因可将心脏损伤分为穿透性和闭合性两类。

**【临床表现】**

1.闭合性心脏损伤　轻者可无症状,较重者有心前区疼痛或不适、心慌、心悸,甚至可出现心脏压塞或类似心肌梗死的表现,有烦躁不安、发绀、呼吸困难等心衰或休克表现。查体有心律失常或心脏压塞的 Beck 三联征(低血压、心音遥远、颈静脉怒张),偶可闻及心包摩擦音。

2.穿透性心脏损伤　临床表现可分为三种类型:心脏裂口较小者主要表现为心脏压塞;裂口较大时常表现为血胸和失血性休克,甚至迅速死亡;有时两种表现并存。

**【诊断依据】**

胸部受伤后若有上述临床表现,应高度怀疑心脏损伤。下列检查有助于诊断的确立。

1.心包穿刺　在怀疑心脏压塞时可施行。

2.超声心动图　不仅能发现心包积血,并可对心肌及心内结构损伤作出诊断。

3.X 线检查　以透视意义较大,轻度心脏压塞时即可见左心缘搏动减弱。胸部 X 线片在心包积血较多时方能显示。X 线检查还能显示有无血气胸、肋骨骨折和肺损伤等。

4.心电图和心肌酶谱检查　有重要意义,但无特异性。

**【急救措施】**

1.闭合性心脏损伤　轻度损伤的治疗措施类似心肌梗死治疗,传导阻滞严重时需安置起搏器,避免输液过量增加心脏负荷,酌情使用激素和利尿药。治疗期间密切观察、心电监护。如患者出现急性心脏压塞,应高度怀疑心肌破裂,须争分夺秒行剖胸探查做心脏修补缝合术。

2.穿透性心脏损伤　根据受伤史和临床表现做出诊断后,应立即剖胸探查,不应做过多辅助检查以免延误救治时机。手术最好在急救室就地施行,转送手术室往往会加重病情而失去救治机会。急诊手术通常不治疗心内结构损伤,术后有临床表现者,待进一步检查明确诊断后,择期再做体外循环手术。

**【预后】**

在闭合性外伤致死患者中,最易被忽略的就是心脏损伤,如在车祸死亡患者中,15%～75%伴有心脏损伤。故所有胸部闭合伤均应考虑有心脏损伤的可能。闭合性心脏损伤可发展为室壁瘤,室壁瘤明确诊断后应及时手术,以免发生致命的延迟破裂。

穿透性心脏损伤患者在送至医院前有50%～85%已死亡。如能幸存到达医院,积极有效的治疗可使刀刺伤患者存活率达80%～90%,但枪弹伤患者的存活率只有20%左右。

### (七)胸内大血管损伤

胸内大血管主要包括胸主动脉及其主要分支,上、下腔静脉和肺动、静脉。胸内大血管损伤根据病因分为闭合性和开放性,大多数患者在伤后立即或在运送去医院途中死亡,仅少数患者能活着到达医院。

**【临床表现】**

由于短时间内大量失血,伤员有失血性休克、心脏压塞和大量血胸表现。纵隔血肿压迫交感、喉返神经,尚可有霍纳综合征、声嘶等。部分患者因供血不足而发生少尿或无尿、截瘫。有时可在心前区或肩胛间或锁骨下区闻及收缩期杂音。

**【诊断依据】**

胸部受伤后出现上述临床表现者,应高度警惕胸内大血管损伤的可能,在条件允许的情况下,做下列检查有助于确诊。

1.X 线检查　主要表现为纵隔血肿,即上纵隔增宽;偏左者高度怀疑主动脉损伤,偏右者多为上腔静脉损伤。血肿破入胸膜腔者则有大量血胸征象。

2.主动脉造影　对于诊断胸内大血管损伤具有确定性意义。

**【急救措施】**

胸部创伤后有大量血胸伴休克或伤口大量涌血时,不必待辅助检查明确即应紧急剖胸探查,先用指压、侧方钳夹、阻断裂口远近端等方法控制出血,然后根据具体伤情进行侧壁缝合、静脉片贴补、对端吻合、自体或人造血管移植等手术修复血管,手术时间长或手术复杂者,需在体外循环下进行。

**【预后】**

胸内大血管损伤患者约 80% 在到达医院前死亡。到达医院后经手术治疗的病死率为 15% 左右,生存者的截瘫发生率为 5%～7%。

## (八)胸腹联合伤

下胸部开放性或闭合性损伤同时合并腹腔内脏器损伤和(或)膈肌破裂时,称为胸腹联合伤,约占胸部外伤的 10%。腹腔内脏损伤的临床表现在受伤初期有时并不明显,常被胸部外伤的症状和体征所掩盖,易造成漏诊而延误手术治疗时机,甚至威胁患者生命安全。因此,对所有下胸部外伤患者都要警惕胸腹联合伤的可能。

**【临床表现】**

同时有胸外伤和腹腔内脏损伤的表现,依损伤脏器、程度不同而表现不一。

**【诊断依据】**

根据胸腹部同时受伤史,患者有不同程度的胸痛、胸闷、呼吸困难或缺氧表现,同时伴腹部内出血和(或)腹膜炎表现,胸腹联合伤的诊断多不困难。诊断性胸、腹腔穿刺,胸、腹部 X 线检查以及 B 超或 CT 等检查有助于确诊。

**【急救措施】**

胸腹联合伤的治疗原则是先处理威胁患者生命的损伤。如胸腔内大血管或心脏损伤时,应先做剖胸探查止血,再切开膈肌探查腹腔。但大部分胸部损伤不需手术治疗,可放置胸腔闭式引流管引流胸腔积血、积气,改善呼吸和循环功能后,行剖腹探查重点处理腹腔内脏器损伤。胸、腹部损伤均严重时,则需同时手术。有些较轻的胸腹联合伤也可采用非手术治疗。

**【预后】**

胸腹联合伤的预后取决于损伤的程度、诊治的及时性和处理的顺序是否正确。

(杨兆平)

# 第四节 腹部损伤

## （一）肝脏损伤

肝脏是人体内最大的实质性脏器,血管丰富。由于体积大,质地脆弱,因而易受损伤而发生破裂。损伤后除引起出血外,另有胆汁流入腹腔而发生腹膜炎,病情多较凶险,如未能及时救治、妥善处理,病死率很高。

**【损伤类型与分级】**

1.损伤类型　根据致伤原因,肝损伤可分为两种类型。

(1)开放性损伤:多由刀、枪等锐性暴力贯穿胸腹壁而造成。

(2)闭合性损伤:由车祸、打击、坠落等钝性暴力所致,常伴右下胸部肋骨骨折。闭合性肝损伤又可分为包膜下破裂、真性破裂和中央破裂三种病理类型。

2.损伤分级　根据损伤的程度和范围,美国创伤外科协会(AAST)将肝损伤分为 6 级。

Ⅰ级:非扩散性包膜下血肿<10%肝表面积,或肝实质裂伤深度<1cm。

Ⅱ级:非扩散性包膜下血肿占肝表面积的 10%～50%,或非扩散性肝实质内血肿直径<10cm,或肝实质裂伤深度 1～3cm,长度<10cm。

Ⅲ级:扩散性包膜下血肿,或包膜下血肿>50%肝表面积,或肝实质内血肿直径>10cm,或肝实质裂伤深度>3cm。

Ⅳ级:肝中央血肿破裂伴活动性出血,或肝实质破裂累及 25%～75%的肝叶。

Ⅴ级:肝实质破裂累及 75%以上的肝叶,或伴近肝静脉(如肝后下腔静脉或肝主静脉)损伤。

Ⅵ级:肝撕脱。

以上分级如为多处肝损伤,则损伤程度增加 1 级。

**【临床表现】**

肝损伤的临床表现因不同的致伤原因、病理类型、损伤程度及有无合并伤而异,主要表现为腹腔内出血或休克和腹膜炎。

1.非扩散性包膜下破裂和中央破裂　多无休克表现,仅有右上腹或右季肋部疼痛,呼吸时加重,腹痛多不严重。

2.扩散性包膜下破裂和中央破裂　可发展为真性破裂。真性破裂表现为弥漫性腹痛,以右上腹或右季肋部最显著,可出现右肩背部放射痛,呼吸时加重;有失血表现,如口渴、眩晕、心悸、无力等,严重者出现血压下降,甚至休克;腹腔大量积血时,可引起明显腹胀、移动性浊音和直肠刺激征;血液和胆汁的刺激,可出现全腹压痛、肌紧张、反跳痛和肠鸣音的减弱或消失,但程度不如胃肠道破裂严重。当肝损伤合并颅脑损伤昏迷、合并脊柱损伤截瘫、阿片中毒等病情时,腹膜炎的症状和体征可能被掩盖,易造成误诊或漏诊。另一方面,在注意肝外伤的同时,也不可忽视其他合并伤的诊治。

**【诊断依据】**

开放性肝损伤较易作出诊断。闭合性肝损伤根据受伤部位、伤后有腹腔内出血和腹膜炎表现以及右下胸部肋骨骨折等,诊断一般也不困难。但损伤程度较轻的包膜下或中央破裂,或合并有严重多发伤的肝损伤患者,其诊断往往不易确定,需借助于下列辅助检查。

1.实验室检查　红细胞计数、血红蛋白及血细胞比容同时进行性下降说明有活动性出血。

2.腹腔穿刺　抽出不凝固血液提示腹腔内出血,阳性率达 90% 以上。但腹穿阴性也不能排除肝损伤,多部位反复穿刺可提高阳性率,必要时可行腹腔灌洗术。

3.B超　可显示肝损伤的部位、形态,探出腹腔内有无积液。亦可在 B 超引导下对疑有积血的部位进行穿刺,以便获得更高的阳性率。

4.X线检查　可显示肝脏阴影增大、膈肌抬高、肋骨骨折、液气胸等。

5.其他检查　必要时可做 CT 检查或肝动脉造影。

必须提醒的是,肝损伤的诊断要以受伤经过和临床表现为基础,不能完全依赖于辅助检查。必须做辅助检查时,首选不需搬动患者的检查项目,以免加重病情;搬动患者做检查的前提是患者的血流动力学稳定。

**【急救措施】**

1.非手术治疗

(1)适应证:①血流动力学稳定或经中等量扩容后保持稳定者;②B 超或 CT 确定为 Ⅰ～Ⅱ级肝损伤;③未发现其他需手术治疗的内脏合并伤;④无明显活动性出血征象。

(2)治疗方法:①绝对卧床休息不少于 2 周;②禁食,必要时置胃肠减压,72h 后若伤情稳定可开始进食;③纠正水、电解质紊乱,酌情输血,联合应用止血药物;④选择适当的抗生素防治感染,加强营养支持;⑤适量应用镇静药,避免腹内压增加;⑥严密观察血压、脉搏、腹部体征、血象及影像学变化;⑦伤后 3 个月内限制剧烈活动,半年内避免重体力劳动。只要病例选择适当,非手术治疗成功率可达 80% 以上。若非手术治疗期间出现血流动力学不稳定、腹胀进行性加重、B 超或 CT 提示伤情加重,即说明肝损伤加重,应及时中转手术治疗,决不能为了一味追求非手术治疗而任意加强输血、扩容治疗,否则会延误手术时机而威胁患者生命安全。

2.手术治疗

(1)基本原则:彻底、有效止血,清除一切失活组织及腹腔积血积液、消灭死腔、建立通畅引流,防止继发性出血、感染和胆瘘等并发症。开腹后在迅速吸除腹腔积血的同时,用纱布垫压迫肝创面暂时控制出血。术中常需阻断第 1 肝门,常温下每次阻断不宜超过 30min,有肝硬化者不宜超过 15min。

(2)手术方式:应根据伤情不同而异。

①缝合修补术:主要适用于 Ⅰ～Ⅱ级肝损伤患者。在充分游离肝周韧带后,直视下清除失活的肝组织、血块和异物,结扎或缝扎创面的血管及胆管,然后贯穿裂伤底部做间断缝合,缝合时要确保消灭死腔。对裂口深、清创后组织缺损较多致创面对合困难,或仍有少量静脉性渗血而又不宜做肝切除者,可用带蒂大网膜或吸收性明胶海绵填塞后再缝合修补。

②医用胶黏合术:适用于 Ⅰ～Ⅱ级肝损伤,常用 TH 或 ZT 胶。黏合伤口的前提是创面的彻底清创和止血。

③肝动脉结扎术:对复杂的肝损伤、枪弹贯通伤、肝中央破裂等,经清创缝扎创面血管仍不能控制出血,进行肝切除又存在困难时,若试行阻断第1肝门能减少出血,可行肝动脉结扎,且尽可能选择性结扎右或左肝动脉。

④肝部分切除术:包括肝段、肝叶或半肝的规则解剖切除和不规则清创性切除,多用于全肝段、肝叶或半肝的严重损伤无法缝合修补或其他止血措施无效者。肝损伤行规则解剖切除的病死率高达50%左右,因而绝大多数学者主张应严加控制该法的使用,而主张做不规则清创性肝切除,尽可能多地保留正常肝组织,以减少术后并发症及病死率。

⑤肝脏网片包裹术:对大面积肝实质呈星芒状裂伤,而裂伤处各碎块尚未失活,且与肝蒂相连者,可采用人工合成的可吸收网片松紧适宜地包裹受损的肝叶或全肝,达到压迫止血的作用。

⑥肝周填塞止血术:随着"控制损伤"这一创伤处理新概念的产生,肝周纱布填塞作为控制损伤的一种有效手段被重新列为治疗严重肝外伤的重要措施之一。其适应证包括:a.肝损伤严重、出血量大、伤员情况差,患者不能耐受较复杂的手术;b.出血部位难以显露,用其他方法不能控制出血;c.伤情严重,而血源或手术条件不允许做其他手术;d.大量输库血所致的凝血障碍;e.合并腹内多脏器严重损伤,伤情不允许或不宜立即处理肝损伤时。方法是将长纱布条、绷带或纱布垫填塞于肝周起到加压止血的作用,填塞物的另一端自腹壁切口引出体外。为预防或减少纱布黏附肝创面致拔除时继发性出血,可用消毒的塑料膜、橡皮手套或大网膜将纱布与肝脏隔开。术后1~2周分次逐渐取出填塞物。

⑦肝后下腔静脉或肝主静脉损伤的处理:肝后下腔静脉和主肝静脉损伤是肝外伤最危险、处理最困难的合并伤。病死率可高达80%以上。术中如见阻断入肝血流后仍有大量出血,常提示有肝后下腔静脉或肝主静脉损伤,应立即采用肝周纱布填塞止血。条件许可时,可在全肝血流阻断下缝合修补损伤的静脉血管。

传统观念认为肝静脉不能结扎。但肝静脉分支灌注造影证明肝静脉在肝内存在较丰富的侧支吻合。研究认为,只要保证一条肝静脉通畅和完整供血的肝动脉、门静脉,被结扎肝静脉的肝叶或肝段不会出现坏死,仍具有功能。提示肝静脉损伤时,在情况危急的情况下,肝静脉结扎术有一定的应用价值。

⑧肝移植术:若用尽所有措施都不能有效止血或者肝脏已经完全失去血供而无其他治疗良策,肝移植术是迫不得已情况下的唯一选择。国际上已有成功应用肝移植术治疗严重肝损伤的报道。

⑨腹腔镜手术:腹腔镜既可用于诊断,也可用于治疗。对血流动力学稳定且肝损伤破裂不很严重,特别是创口不很深、无胆瘘的病例,可选用经腹腔镜缝合修补止血。技术操作条件允许者,也可行肝部分切除术。

【预后】

肝损伤患者不论轻重均应住院治疗。预后与肝损伤的类型、程度、入院时情况及治疗早晚有关,总的病死率为10%~15%,严重肝损伤可达50%以上。另外,肝损伤易并发出血、感染、胆瘘甚至多脏器功能衰竭等,围术期应采取有效措施防治。

### (二)脾脏损伤

脾脏位于左上腹,尽管其外有第9~11肋及胸壁肌肉保护,但其组织比肝脏更为脆弱,且血管丰富,是腹部损伤中最易发生破裂出血的脏器。

【损伤类型与分级】

1.损伤类型　和肝损伤一样,按病因分为闭合性和开放性两种类型;病理类型也是包膜下破裂、真性破裂和中央破裂三种。

2.损伤分级　根据损伤程度和范围,美国创伤外科协会将脾损伤分为5级。

Ⅰ级:非扩散性包膜下血肿<10%脾表面积,或脾实质裂伤深度<1cm。

Ⅱ级:非扩散性包膜下血肿占脾表面积的10%~50%,或非扩散性脾实质内血肿直径<2cm,或脾实质裂伤深度1~3cm。

Ⅲ级:扩散性包膜下血肿;或包膜下血肿>50%脾表面积,或脾实质内血肿直径>2cm,或脾实质裂伤深度>3cm。

Ⅳ级:脾实质内血肿破裂伴活动性出血,或节段性或脾门血管损伤造成25%以上的脾组织缺血。

Ⅴ级:脾完全破裂粉碎,或脾蒂损伤导致脾脏丧失血供。

【临床表现】

脾损伤的临床表现和肝损伤极为相似,只是部位不同,腹膜炎也不如肝损伤明显。

【诊断依据】

根据左上腹或左下胸部外伤史、伤后的腹痛、内出血或休克以及腹膜炎表现,诊断多无困难。诊断不明时,再结合辅助检查即可确诊,检查项目同肝损伤。

【急救措施】

1.非手术治疗　脾损伤的非手术治疗适应证及方法与肝损伤相同。非手术治疗的成功率85%~95%。

2.手术治疗　手术切除脾脏是治疗脾损伤的传统方法。但近年来,随着人们对脾脏抗感染、抗肿瘤等免疫功能重要性的逐步深入了解,尽可能保留脾脏或部分脾组织的观念已被人们所普遍接受。然而,临床上所遇的伤脾是否能够保留,必须根据脾外伤的程度、患者的全身情况、有无严重合并伤以及医师的技术水平决定,总原则是"抢救生命第一、保留脾脏第二",保脾方法有非手术和手术两种,其中非手术疗法如上所述。手术进腹后应以轻柔的操作把脾脏游离并用手托至切口处,先捏住脾蒂以控制出血,然后视伤情决定具体术式,切忌在视野不清的血泊中盲目钳夹止血。

(1)脾修补术:适用于Ⅰ~Ⅱ级脾损伤患者,方法同肝损伤修补术。为防止缝合线割裂质脆的脾组织,打结时松紧应适度,并可在结扎线下放置吸收性明胶海绵或大网膜做加垫式结扎。修补后将脾脏放回腹腔,观察10min证明血供良好且无活动性出血方可。

(2)医用胶黏合术:同肝损伤。

(3)脾部分切除术:适用于Ⅲ~Ⅳ级脾损伤或修补失败的Ⅰ~Ⅱ级脾损伤患者。根据脾损伤的部位、范围、程度做规则或不规则脾部分切除,断面出血点予以结扎或缝扎,残面用带蒂大网膜覆盖或包裹。残面止血不可靠者,宁可改行脾切除术。

（4）脾切除术：适用于Ⅴ级脾损伤，或脾部分切除残面出血，或患者情况不允许做保脾手术者。如严重休克或合并腹内或腹外其他脏器损伤需迅速结束手术。

（5）脾动脉结扎术：此法常与修补术同时采用，以达到止血和保脾之目的。结扎部位应在脾动脉主干的近端，结扎后脾脏靠侧支循环维持血供。

（6）脾动脉栓塞术：采用放射介入方法插管至脾动脉应用吸收性明胶海绵、不锈钢圈等栓塞剂自脾动脉或其分支注入，造成全脾或部分脾栓塞，以控制出血，其适应证同非手术治疗适应证。

（7）脾移植术：脾切除后，若患者全身情况允许且无腹腔污染时，应争取行脾移植术。脾移植方法有自体脾片组织大网膜内移植和带血管的自体半脾异位移植两种，其中前者因简单、安全而常被采用。

【预后】

脾损伤均应住院治疗。脾损伤的常见并发症是出血和感染，另可引起血管栓塞、手术后胰腺炎、血小板增多症等。脾破裂的病死率取决于损伤的程度、有无合并伤、治疗的及时性和正确性等，一般为 5%～10%。

## （三）胰腺损伤

胰腺位于腹膜后，横跨第 1、2 腰椎椎体，前有胃和横结肠，故受伤机会较少，占腹部脏器损伤的 1%～2%。如同其他脏器损伤一样，按致伤原因分为开放性和闭合性胰腺损伤两种。

【临床表现】

由于胰腺位于腹膜后，位置深在，故胰腺损伤后，早期表现常不典型或不明显，甚至轻度损伤可无症状；当伴有其他脏器损伤时更易被其他脏器损伤的症状所掩盖。较严重的胰腺损伤表现为上腹或腰背部剧烈疼痛、恶心、呕吐、腹胀等症状，体征可有腹部压痛、肌紧张、反跳痛、肠鸣音减弱或消失。损伤严重者可出现休克，如伴周围脏器损伤，症状和体征则更加复杂。

【诊断依据】

对上腹部或下胸部的创伤，无论是开放性还是闭合性，都应考虑有胰腺损伤的可能，常需借助下列辅助检查。

1.红细胞和血红蛋白下降，白细胞和中性粒细胞增高。

2.血淀粉酶在伤后 4～6h 升高，尿淀粉酶于伤后 12～24h 才升高。但胃、十二指肠等腹腔脏器损伤时也有淀粉酶升高，而严重胰腺创伤淀粉酶亦可不升高。

3.腹腔穿刺液或灌洗液常呈血性，并有淀粉酶增高，其值可高于血淀粉酶。

4.B 超和 CT 检查能显示胰腺轮廓是否完整、密度是否均匀及其周围有无积血、积液。

5.X 线检查一般无特异征象，常用以排除脊柱损伤和空腔脏器的破裂。

【急救措施】

1.非手术治疗　无休克和典型腹膜炎表现的轻度胰腺损伤可试行非手术治疗，方法同肝损伤。治疗过程中如出现休克或腹膜刺激征，应及时中转手术治疗。

2.手术治疗　手术是胰腺损伤的主要治疗措施，原则是彻底清创止血、制止胰液外溢、处理合并伤和充分引流腹腔，手术方式依胰腺损伤的类型、部位、范围、胰腺有无断裂及患者的全身情况而决定。

（1）未伤及主胰管的胰腺挫伤或撕裂伤可行清创缝合引流术。

（2）伴主胰管损伤的胰腺断裂常采用的术式有：①近侧断面用丝线缝合，远侧断端胰腺切除术；②近侧断面缝合、远侧断端胰腺与空肠做 Roux-Y 吻合术；③远侧端胰腺切除、近侧断端胰腺与空肠做 Roux-Y 吻合术。切除远侧断端胰腺时是否同时切脾，应根据情况决定。

（3）合并十二指肠损伤时，首选十二指肠憩室化手术；胰十二指肠切除术并发症多、病死率高，应慎重选用。

**【预后】**

单纯性胰腺损伤很少见。胰腺损伤的并发症主要是出血、胰瘘、腹腔脓肿和假性胰腺囊肿。胰腺损伤的总病死率为 20% 左右，胰头部损伤的病死率高达 50% 以上，主要死亡原因是大出血、感染和多器官功能衰竭。

### （四）胃、十二指肠损伤

胃由于柔韧性较好，有肋弓保护且活动度大，故腹部闭合性损伤时胃损伤的机会很少，发生率为 1%；但下胸部或上腹部的开放性损伤时则常伤及胃，发生率约为 15%。十二指肠解剖位置深在，大部分位于腹膜后，因此很少受伤，约占腹内脏器损伤的 3%。根据胃或十二指肠壁是否全层破裂，其病理类型分为穿透性损伤和非穿透性损伤，两者的临床表现和治疗措施截然不同。

**【临床表现】**

1.非穿透性损伤　胃或十二指肠损伤的非穿透性损伤时仅有上腹的疼痛伴恶心、呕吐，无腹部压痛或很轻，经临床观察后逐渐好转；但较严重的十二指肠壁血肿可有上消化道梗阻表现。

2.穿透性损伤　穿透性胃或腹腔内十二指肠损伤，在伤后立即出现典型的急性弥漫性腹膜炎表现：上腹部剧痛并很快波及全腹，多伴腹胀，恶心呕吐，呕吐物可为血性；有些患者有腹腔内出血甚至休克的表现，早期出现的休克多为合并大血管或实质性脏器损伤引起的失血性休克，后期出现的休克则多为感染性；全腹压痛、反跳痛、腹肌紧张呈"木板样"强直；肠鸣音减弱或消失；肝浊音界缩小或消失；部分患者叩诊有移动性浊音，直肠前壁有压痛及波动感。但腹膜后部分十二指肠穿透性损伤早期常无典型腹膜炎表现，因消化液、血液和气体在腹膜后扩散可出现持续性右上腹及腰背部疼痛，常伴有右肩、右侧会阴及右大腿放射痛；直肠指检可在骶前触及捻发感；多数伴有呕吐及发热。腹膜后积液进入腹腔时才引起典型腹膜炎表现。

**【诊断依据】**

非穿透性损伤或腹膜后十二指肠穿透性损伤的诊断则多需借助于辅助检查，有些患者只是在手术探查时才得以确诊。

1.实验室检查可见白细胞总数及中性粒细胞增高，部分患者有红细胞和血红蛋白的下降以及血淀粉酶增高。

2.穿透性胃和腹腔内十二指肠破裂时，腹腔穿刺阳性率达 90% 以上。

3.X线检查发现膈下游离气体是胃和十二指肠损伤的确证，腹膜后积气出现花斑状阴影和右腰大肌阴影模糊提示腹膜后十二指肠损伤。

4.胃肠减压管常引流出血性液体。

5.B超和CT检查可发现腹腔内有积液及有无实质性脏器合并伤。

【急救措施】

1.非手术治疗 适用于非穿透性胃和十二指肠损伤、腹膜后十二指肠破裂早期诊断不明、无弥漫性腹膜炎和休克的患者。措施包括半卧位,胃肠减压,纠正水、电解质及酸碱失衡,加强抗感染及营养支持,严密观察生命体征及腹部体征变化。

2.手术治疗 非手术治疗失败或诊断明确的穿透性胃、十二指肠损伤均应及早手术探查,尤其注意对腹膜后十二指肠的探查,同时注意有无胰腺等脏器的合并伤。

(1)胃损伤:多可采用缝合修补术,注意幽门部损伤应做横向缝合,以防术后狭窄。损伤严重或广泛者,可行胃部分切除术。

(2)十二指肠损伤:手术方法取决于损伤部位、程度、有无胰腺损伤及损伤程度。若十二指肠的破裂口较小,血供好且无靠拢张力者,可做单纯缝合修补术。若损伤严重无法修补时,对十二指肠第1、3、4段的损伤,可行局部肠段切除对端吻合术;张力过大无法吻合或十二指肠第2段损伤,做十二指肠空肠 Roux-Y 吻合术,十二指肠与空肠做侧侧、端侧还是端端吻合则视伤情而定。十二指肠损伤合并胰头损伤者,宜采用十二指肠憩室化手术,慎重选择胰十二指肠切除术。不论采用何种手术,均应保证术后十二指肠减压引流通畅、充分地腹腔引流、空肠营养造口、必要时行胆道造口。

【预后】

胃损伤的常见并发症是腹腔脓肿、胃出血及胃瘘,单纯胃损伤的病死率仅为 0.5% 左右。十二指肠损伤的常见并发症是十二指肠瘘、十二指肠梗阻、腹腔脓肿及胰腺炎等,单纯十二指肠损伤的病死率为 15% 左右,有胰腺等脏器合并伤者病死率高达 50%。

### (五)小肠损伤

小肠在腹腔中分布最广,所占体积最大,位置相对表浅,又无骨骼保护,故受伤的机会较多。穿透性腹部损伤中,小肠损伤占 30%。闭合性腹部损伤中,小肠损伤发生率为5%~15%。

【临床表现】

小肠损伤的临床表现取决于其损伤的部位、严重程度、就诊的时间以及有无其他内脏合并伤。

1.小肠挫伤 仅有局部的轻度疼痛和压痛,无肌紧张和反跳痛。

2.小肠破裂伤 有典型腹膜炎表现,如持续性腹痛、恶心呕吐、腹胀、发热、全腹压痛、反跳痛、肌紧张、肠鸣音减弱或消失,部分患者有气腹征和移动性浊音,晚期可表现为感染性休克。小肠破裂口较小者,破裂口可被外翻的黏膜、食物残渣、大网膜及附近肠管堵塞或包裹。因此,小肠损伤后有气腹征和移动性浊音的患者较少,甚至部分患者可无弥漫性腹膜炎的表现。

3.小肠损伤合并肠系膜血管损伤 伤后早期即可因腹腔内出血而表现为低血压,甚至休克。

【诊断依据】

根据受伤史、伤后腹膜炎表现,小肠破裂的诊断多无困难。但小肠挫伤因无腹膜炎表现而常常难以确诊,大多是在剖腹探查时才明确诊断。下列辅助检查有助于小肠损伤的诊断。

1.白细胞总数及中性粒细胞升高。

2.腹腔穿刺抽出血性浑浊或粪汁样液体即可确诊,但腹穿阴性也不能排除诊断。

3.X线检查见膈下游离气体即可确诊。但小肠内气体较少,小肠破裂时的膈下游离气体发生率仅为 30%～60%,故阴性者不能排除诊断。

4.B超和CT检查可见腹腔内有液体,并可显示有无实质性脏器同时损伤。

【急救措施】

1.非手术治疗 适用于无腹膜炎及休克的小肠挫伤患者,措施同胃、十二指肠损伤的非手术治疗。

2.手术治疗 伤后即有或非手术治疗过程中出现腹膜炎和(或)休克表现者,不论小肠损伤诊断是否明确,都应在适当术前准备后进行剖腹探查手术,手术方式根据小肠损伤的程度决定。多数小肠损伤患者可采用简单缝合修补术,缝合方式宜间断横向二层缝合,以免修补后肠腔狭窄或肠瘘发生。但遇以下情况时,则需做小肠部分切除吻合术:①肠壁破裂口大于肠管周径 1/2;②肠管有多处破裂,裂口间距<10cm;③肠系膜血管损伤或肠壁较大面积(大于周径1/2)挫伤而影响肠管血液循环。术中应彻底冲洗腹腔并置有效腹腔引流物。

【预后】

小肠损伤术后并发症包括:切口感染或裂开、腹腔出血、吻合口或修补处肠瘘、腹腔脓肿、肠管狭窄和肠梗阻等。其中吻合口或修补处肠瘘的发生主要与清创不彻底、血供障碍、局部感染、缝合不当以及吻合或修补肠管狭窄有关,术中应注意消除这些影响因素,避免肠瘘的发生。

## (六)结、直肠损伤

在腹部创伤中,结肠损伤虽比小肠损伤少见,但仍占腹部脏器伤的 10%～20%,居第 4 位。直肠损伤发生率较低,占腹部创伤的 0.5%～5.0%。结、直肠损伤以开放性损伤多见,闭合性结、直肠损伤常合并其他脏器损伤。

【临床表现】

结、直肠损伤的临床表现主要取决于损伤的部位、程度、就诊时间及是否同时有其他脏器损伤。结、直肠属于空腔脏器,损伤后会引起腹膜炎表现,这与其他空腔脏器损伤之临床表现相一致。但结肠内容物中液体成分较少,损伤后肠内容物进入腹腔少且缓慢。结、直肠损伤可有便血或果酱样大便。腹膜后结肠损伤时,腹痛和腹膜炎表现往往不明显,常有腹膜后间隙感染的表现,患者出现腰部疼痛,有时可触及皮下气肿,严重者局部组织有红、肿、热和压痛。腹膜返折线以下直肠损伤无腹膜炎表现,而表现为直肠周围感染:会阴部疼痛、肛门流血、坠胀感和里急后重;时间较久,局部感染严重时,局部可出现红、肿、热、痛等软组织炎症表现。

【诊断依据】

开放性结、直肠损伤较常见,根据伤口的部位、方向、腹膜炎表现或伤口有粪样肠内容物流出,多能做出诊断。闭合性结、直肠损伤的诊断多较困难,除结合受伤史、伤后临床表现及演变过程外,常需做如下辅助检查。

1.白细胞总数和中性粒细胞升高。

2.腹腔穿刺阳性率达 90%左右,但腹穿阴性亦不能排除诊断。

3.X线检查发现膈下游离气体有助于诊断,但无膈下游离气体也不能排除诊断。腹膜后结肠损伤可出现腹膜后积气、伤侧腰大肌阴影模糊或消失。骨盆骨折时应想到直肠损伤的可能。

4.结、直肠镜检查可发现结、直肠损伤部位及程度。如果操作不当,会加重原有损伤,加之受伤后患者情况多难以耐受该项检查,故一般不主张做此项检查。

5.腹腔镜检查是近年来新兴的检查方法,对腹部外伤后不能确诊者,可选用此项检查,同时对小肠的损伤可行修补或止血术。

6.肛门指检若发现指套染有血迹时可以判定结、直肠损伤的存在,根据色泽可以帮助定位。

7.B超和CT检查可观察腹腔内有无液体,腹膜后血肿以及实质性脏器合并伤。

【急救措施】

1.非手术治疗　适用于无腹膜炎和休克的结、直肠挫伤患者。

2.手术治疗　由于结直肠壁薄、血供较差、细菌较多,故结、直肠破裂的治疗不同于小肠。手术方式的选择取决于损伤部位、程度、就诊时间、患者全身情况、腹部污染程度以及有无合并伤存在。

(1)单纯缝合修补术:适用于受伤距手术8h以内;术前无严重休克,术中无休克;腹腔污染不严重;无严重的其他脏器合并伤;破裂口小于肠管周径的1/4。只限于右半结肠损伤。

(2)缝合修补加近端结肠造口术:适应证类似于单纯缝合修补术,多用于左半结肠和腹膜内直肠损伤。

(3)肠切除吻合术:适应证类似单纯修补术,只是损伤严重不宜或不能缝合修补,只限于右半结肠损伤。

(4)结肠造口或外置术:适于病情严重、腹腔污染明显、伤后时间＞8h,有严重的其他脏器合并伤。方法是将损伤肠段外置或暂时性结肠造口,待3～4周后再二期手术将肠管修复后放回腹腔。多用于左半结肠损伤。

(5)腹膜外直肠损伤后应行乙状结肠单口造口转流粪便,彻底清理并冲洗直肠,充分引流骶前间隙,直肠破裂口大者需缝合修补,破口小者则可不修补,待其自行愈合。

【预后】

结、直肠损伤治疗后有1/3的患者会发生各种感染,其中腹腔脓肿的发生率为20%～60%。肠瘘的发生率为1%～20%。结、直肠损伤的病死率分别为10%和6%。

(王光新)

# 第五节　四肢血管损伤

四肢血管损伤多见于战争时期,但在和平时期也时有发生。血管损伤分为开放性和闭合性两类,开放性损伤包括血管部分破裂和完全断裂,闭合性损伤包括血管钝挫和挤压伤。不管何种情况,后果都很严重,如处理不当,轻者致伤员残疾,重者伤员很快死亡。所以,我们应该重视对这类损伤的及时诊断和正确处理。

四肢血管损伤的病因可分为三类:直接损伤、间接损伤和血管损伤后的并发症。①直接损伤为外力直接作用于血管所在部位而产生的血管损伤,如以锐器所造成的开放性穿通伤最常见,如枪击伤、刀刺伤、切割伤、骨折断端戳伤、医源性损伤(介入治疗时的动脉穿刺伤和深静脉置管的穿刺伤);又如撞击伤、挫伤和挤压伤等。②间接损伤为血管被过度牵拉延伸而致伤。如关节脱位、骨折处弯曲,对骨折手法复位时的牵拉等。③血管损伤后并发症,如创伤性动脉瘤、动静脉瘘、动脉栓塞及血栓形成等。

## (一)四肢动脉损伤

任何外来的直接或间接暴力作用,均可导致四肢动脉血管损伤。在直接暴力伤中,由锐器引起的开放性损伤较多见,临床上以出血症状为主。钝器性损伤较少见,一般无皮肤伤口,但受损范围大,涉及脏器多,而动脉血管本身外膜完整,不表现出血症状,极易被漏诊。间接暴力伤更少见,多由于过度伸展、严重扭曲或过度牵拉,使血管撕裂,后果相当严重。

**【临床表现】**

1.出血 在开放性损伤中,由于动脉血管破裂,使部分血液自伤口流出,可见到鲜红色血液呈喷射状从伤口射出。血管越粗,压力越大,射程越远。继之血管破口开始收缩,当动脉完全断裂时,血管收缩完全,加之血压的降低和局部血栓的堵塞,可暂时止血,或者出血量急剧减少。如果动脉破口为横行部分裂开,由于血管壁纵行纤维收缩,反而把破口拉大,出血不会自止。如无皮肤伤口或皮肤伤口较小时,血液全部或大部流入到组织间隙,局部呈进行性肿胀,由于张力的增大而有疼痛。

2.休克 由于创伤、疼痛和大出血,伤员常发生不同程度的创伤性或失血性休克。一般文献认为四肢动脉损伤后,休克的发生率为35%~38%。出现休克后,由于动脉压的降低,出血速度和出血量都会减少,这有利于血栓形成,甚至自行止血。如果长时间休克得不到治疗,伤员会很快死亡。

3.血肿 闭合性损伤或皮肤伤口小的开放性损伤,常会在动脉破口周围形成血肿。由于血肿与血管破口相通,所以常表现为膨胀性或搏动性肿块。局部形成血肿后,张力增大,可压迫周围神经,常引起局部或肢体疼痛。虽然血肿包围着血管,但血管中央的血流仍然畅通,一般不会出现远端肢体缺血症状。

4.远端肢体缺血 开放性损伤时,由于血管断裂后回缩,钝挫伤后血管内广泛血栓形成,或者动脉被挤压、扭曲等,远端肢体常发生明显的缺血现象。表现为伤处远端周围动脉搏动减弱或消失,皮肤颜色苍白,皮肤温度下降,肢体呈痉挛性疼痛,肢体远端出现麻木和运动功能障碍。如果长时间缺血,远端肢体将失去一切功能,最后因缺血而发生干性坏死。

5.创伤性动脉瘤 在闭合性四肢创伤时,可能有较大的动脉部分破裂,因周围有较厚的软组织包绕,当时只形成血肿。如血肿长时间未予治疗,待血肿机化后围绕血肿形成一个假性包囊,即创伤性动脉瘤,又称为假性动脉瘤。该动脉瘤随动脉血的充盈呈现搏动性,在瘤体上可闻及收缩期血管杂音。

6.创伤性动静脉瘘 动静脉瘘可在受伤后立即出现,称为急性动静脉瘘。多数病例是处在同一血管鞘内的动、静脉同时受损,形成鞘内血肿,动、静脉裂口间的血块被溶解后才出现动静脉瘘。形成动静脉瘘后高压的动脉血流向低压的静脉血管,瘘口远端的动脉搏动减弱或消失,静脉血管内压随之升高。表现为浅静脉曲张,瘘口近端皮肤温度升高,远端皮肤温度降低,在瘘口处可闻及血管杂音。

**【诊断依据】**

只要详细地询问病史和认真的体格检查,诊断四肢动脉损伤并不困难。锐器致伤的伤员入院时出血多已停止,或者被加压包扎而止血。只能靠询问目击者当时出血的颜色、速度、总量,是否为搏动性或喷射性等,从而推测动脉损伤的可能性。对伤肢的检查包括局部肿胀程度,有无搏动性肿块,局部皮肤温度和远端肢体皮肤温度,远端肢体的动脉搏动(桡动脉或足背动脉)是否减弱或消失,静脉充盈情况,肢体的感觉和运动功能等。多数病例通过以上检查能够明确诊断,少数病例尚需进行辅助检查。

1.超声波检查　当伤肢因肿胀不易触知远端动脉搏动时,可做多普勒超声血流检查。彩色多普勒图像不但可以观察到伤肢的血流情况,还能测量出血流压力,判断伤肢缺血程度。此项检查不增加伤员痛苦,应该作为首选。

2.X线　X线平片可以了解是否有与血管损伤有关的骨折、关节脱位和异物存留。动脉造影可以显示血管狭窄、缺损、中断或造影剂外溢等现象,从而明确血管损伤的部位和程度。但是,血管造影为创伤性检查,而且要搬动患者和耗费时间,所以不适用于急性动脉损伤。此项检查对假性动脉瘤和动静脉瘘的诊断价值较大,不但可以确定病变情况,对选择术式也很有帮助。

3.手术探查　凡疑有四肢大动脉损伤者,待休克纠正后都应尽早进行手术探查。术中对血管破裂或横断伤较容易发现,但要注意闭合性血管伤。挫伤时内膜损伤的范围常超过外膜所见的病变范围。凡血管壁色泽暗淡,失去弹性,或伴有血管壁血肿,外膜出现瘀斑等情况者,即使仍有搏动,也应视为严重血管损伤。

**【急救措施】**

1.现场急救　在事故现场进行急救的目的是及时止血,纠正休克,挽救生命。急救的止血方法以间接手压法最简单,即根据血管损伤的部位和出血的速度,用手指、手掌或拳头压迫出血部位近侧动脉干,以暂时控制出血,为采取其他止血措施争取时间。在搬运途中最好用加压包扎法或填塞包扎法止血。前者多用于较浅表的出血,用消毒厚敷料覆盖伤口后外加绷带加压包扎。后者多用于破裂血管深在,伤口外加压包扎无效时,可把消毒纱布填塞于伤口内,外用绷带加压包扎。当四肢大动脉出血用加压包扎法不能止血时,可以在近侧加用止血带止血,常用的止血带有多种,充气式止血带最好,能准确控制压力,一般不会产生不良反应。橡皮管止血带施压面窄,过紧会损伤血管和神经,过松达不到止血作用。要求在止血带下放置衬垫,准确记录上止血带时间,每小时放松 3～5min,应尽量缩短放置止血带的时间。

在现场和搬运途中,患者应取平卧位,不应抬高受伤的肢体,也不要对缺血的肢体采用加温或降温的措施。因为抬高伤肢会使远端肢体更加缺血,也不利于侧支循环的供血。对伤肢加温会增加组织的代谢过程,增加耗氧,加速已缺血、缺氧的远端组织坏死。从理论上讲,局部降温有利于降低组织代谢,但也会减少组织的侧支循环,促使血管收缩,对缺血的肢体不利。

2.损伤血管的处理　伤员到达医院后首先应进行抗休克治疗,待病情稳定后要积极地处理受损血管。四肢动脉损伤最好在 4～6h 内手术。恢复肢体血流的时间越晚,手术效果越差。

据统计,伤后 12h 恢复血流者,有 50％效果良好,而 24h 恢复血流者,仅有 20％效果良好。

(1)处理方法:血管结扎法只适用于非主干动脉,如上肢的尺或桡动脉,下肢的胫前或胫后动脉。主干动脉如被结扎,可能会发生远端肢体的缺血坏死。四肢主要动脉结扎后的肢体坏死率如下:腋动脉 10％,肱动脉 4％,髂总动脉 100％,髂外动脉 15％,股总动脉 20％,股浅动脉 10％,腘动脉 40％,胫前动脉 0～5％,胫后动脉 0～5％。

(2)常用的血管修复方法:①侧壁缝合法。适用于创缘整齐的切割伤。②补片移植法。适用于有血管壁缺损,直接缝合后可能造成管腔狭窄者。可取自体静脉或人工血管补片植入缺损处,进行缝合修补。③端端吻合术。适用于清创修剪后血管缺损在 2cm 以内者。④血管移植术。清创后如血管缺损较长,可植入自体静脉或人造血管,以恢复动脉血流。做自体大隐静脉移植时,要倒置后再吻合;用人造血管移植时,管径应＞6mm,否则会影响远期通畅率。

(3)防止术后血栓形成:应彻底剪除血管挫伤部分,特别要注意内膜挫伤而外膜尚正常的血管。术中要用肝素溶液(100ml 生理盐水内加 10mg 肝素)不断冲洗血管断端,或向远端血管内注入 20ml。缝合时务必使吻合口内膜光滑、整齐。术后 3～5d 要常规使用右旋糖酐-40,口服肠溶阿司匹林、双嘧达莫(潘生丁)等。选用抗菌力度较强的广谱抗生素。严密观察伤肢远端血供情况,如发现远端肢体有缺血现象,应及时手术探查,取出血栓,重新修复血管。

【并发症】

1.术后伤口感染　易引起血管痉挛、血栓形成和缝合口破裂出血,使修复手术失败。所以术中要彻底清创,血管修复后要埋于健康的软组织中,给予充分引流,常规使用抗生素预防感染。

2.伤肢筋膜间隙综合征　是血管修复术后另一严重问题,常危及肢体存活。如肢体缺血时间超过 6～8h,血管修复后发生肢体肿胀、剧痛、运动障碍者,要考虑到有筋膜间隙高压征,应立即进行深筋膜切开减压。

### (二)四肢静脉损伤

四肢静脉损伤并不少见。因肢体静脉损伤所引起的临床症状不如动脉损伤明显,所以没有引起广泛重视。肢体静脉损伤常与动脉损伤同时发生,往往在处理动脉损伤时才发现静脉损伤。据统计,82.7％的静脉损伤属开放性损伤。与动脉损伤相同,静脉损伤可有侧壁裂伤、断裂伤、管壁挫伤或内膜损伤等不同类型。

【临床表现】

肢体主干静脉破损后会有暗红色血液流出,其特点为非搏动性。由于压力不大,故为外涌状。静脉损伤后容易形成血栓,表现为外周阻力增加,导致急性静脉高压。长时间回流障碍,出现肢体肿胀,皮肤色泽变暗,甚至发绀,并有凹陷性水肿。当组织内压力超过动脉压时,则会使动脉血供受阻,远端肢体缺血坏死。即使肢体存活,在长期高压下深静脉和交通静脉瓣膜功能被破坏,会出现远端肢体水肿、浅静脉曲张、色素沉着和慢性溃疡,以致使伤肢失去正常功能。

【诊断依据】

四肢静脉损伤的诊断难度较大,主要是因临床症状不典型。对开放性静脉干损伤的诊断主要靠手术探查,即在清创时找到相关静脉,仔细探查有无破损。特别是骨折、软组织挤压伤及动脉损伤时,最有可能损伤静脉干,必须进行认真探查。对闭合性静脉损伤可用多普勒超声检查。另一可靠的诊断方法是静脉造影,自伤肢远端浅静脉穿刺,注入造影剂,做顺行方向深静脉造影,可以发现造影剂中断(栓塞)或外溢(破口)。此法不仅简单易行,且阳性率高达85%。

**【急救措施】**

静脉损伤的治疗原则与动脉损伤相同,近年来的研究发现主干静脉结扎后远端肢体常发生水肿和静脉益张。如腘静脉结扎后有50%伤员的小腿出现水肿,而修复后仅有13.2%出现小腿水肿。因而,无论是从血流动力学改变,还是从治疗后的结局来看,都应该尽量修复血管,恢复伤肢的正常静脉回流。

在做静脉修复之前,应游离损伤静脉的两端,用无创伤血管钳或血管夹控制出血。如果静脉内已形成血栓,可轻柔压迫损伤部位的两侧,挤出血栓。取出破口处的血栓后,远端的小血栓通常可被高压的血流冲出。取出血栓后酌情做缝合修补、对端吻合或自体静脉移植。如损伤静脉口径较大,为使移植静脉的口径与之相匹配,可将移植静脉纵行剪开,再沿斜轴螺旋形缝合,或横行缝合以扩大口径。对前臂或膝远侧的静脉损伤,尤其是单支静脉损伤,因侧支循环较多,可做单支损伤静脉结扎。

因静脉血流缓慢,血管修复后极易形成血栓,故术中和术后要采用抗凝治疗。术中可向远侧端注入肝素溶液,术后静滴右旋糖酐-40,口服肠溶阿司匹林。如术中已发现有明显的血栓,又无法完全取净时,术后可考虑做溶栓治疗,一般选用尿激酶。在伤肢能活动的情况下,尽早开始伤肢的活动,以主动收缩肌肉,迫使静脉回流。

**【预后】**

静脉损伤的预后要比动脉损伤好。只要术中仔细操作,术后用抗凝治疗,一般不会形成继发性血栓。即使有继发性血栓形成,依靠静脉系统广泛的侧支代偿,以后能逐渐使症状改善,仍能恢复伤肢的功能。

(王光新)

# 第六节　挤压伤

挤压综合征是肌肉肥厚的肢体或躯干受到重物长时间挤压,受压肌肉发生缺血改变,继而引起肌红蛋白血症、肌红蛋白尿、高血钾和急性肾衰竭表现的症候群。

**【病因】**

挤压综合征多发生在地震等灾难性事故时,由于房屋倒塌,四肢或肌肉肥厚的躯干被重物长时间挤压所致。此外,矿井、建筑工地的各种塌方事故,也易产生此征。神志不清或昏迷状态中的患者,由于长时间的被动体位也会发生自压,从而引发挤压综合征。

**【临床表现】**

1.局部表现　肌肉受到长时间挤压后,受压肌肉发生变性、缺血、坏死和血管通透性增加。当压力解除后,血液重新流入伤处,但由于局部小血管和毛细血管破裂,微血管通透性增强,使肌肉水肿,体积增大,必然造成筋膜间隙区内压上升。当间隙内压升到一定程度,肌肉组织的局部循环发生障碍,使静脉回流受阻和小动脉灌注压降低,造成血液和血浆渗入到肌肉内的组织间隙。导致受压部位高度肿胀,皮肤发硬,可见皮下淤血,受压皮肤周围有水疱形成。受压肢体麻木、运动障碍,甚至有肢体远端苍白、发凉、动脉搏动减弱或消失。但也有少数患者局部改变不重,也不能排除挤压综合征。要特别注意局部压痛、皮肤感觉障碍,肢体主动和被动活动时引起疼痛等体征。

2.全身表现　大部分伤员因强烈的神经刺激,大量血浆渗入到组织间隙,使有效循环血量减少,从而发生休克。由于休克使肾脏灌流血量减少,肾脏缺血时,近端肾小管功能受损,影响钠的再吸收,使远端肾小管内钠浓度增加,导致肾素释放增加。通过肾素-血管紧张素系统作用于肾小球的入球动脉和出球动脉而发生收缩,一方面使肾小球滤过率下降,同时又使肾脏缺血加重。加之坏死肌肉释放出大量有害物质和酸性代谢产物,从而引起肾脏功能障碍。大量肌红蛋白不能从受损的肾小管滤过,形成肌红蛋白血症和肌红蛋白尿,表现为茶褐色尿或血尿。其浓度在伤后 3～12h 达到高峰,1～2d 后逐渐转清。

挤压综合征时,因有大量肌肉坏死,向血中释放大量钾,加上肾功能障碍时的排钾困难,使患者在 24h 内血钾会升到致命的水平。伤员表现有严重的心律失常。在高血钾的同时还会有高血磷、高血镁及低血钙,这些电解质紊乱又会加重钾对心肌的抑制和毒性作用。

【临床分型】

肢体受压后伴有肌肉缺血坏死不一定都发生挤压综合征。临床上将挤压综合征分为三级。

1.Ⅰ级　肌红蛋白尿试验阳性,肌酸磷酸激酶(CPK)＞10000U(正常值为 130U),无肾衰竭的全身反应。此时若不立即行筋膜间隙切开减张,病情可能会迅速恶化。

2.Ⅱ级　肌红蛋白尿试验阳性,CPK＞20000U,血肌酐及尿素氮升高,因有明显的血浆渗入到组织间,有效血容量丢失,常出现低血压或休克,并有少尿。

3.Ⅲ级　肌红蛋白尿试验阳性,CPK 持续迅速上升,出现少尿或无尿、休克、代谢性酸中毒和高钾血症状明显。

由此看出,肌红蛋白尿和 CPK 的升高是诊断挤压综合征的重要依据。也有学者把Ⅰ级称筋膜间隙综合征,是挤压综合征的早期。此期如果处理正确,病人的预后是最好的。

【诊断依据】

这类患者都有肢体或肌肉肥厚的躯干长时间受压病史。加之典型的局部和全身表现,诊断挤压综合征并不困难。但是,对临床表现不典型者,必须进行辅助检查,以帮助确诊。伤口渗出液涂片可见革兰阳性染色粗短杆菌,X 线平片检查发现肌群内有积气阴影。

血液 pH 呈酸性,二氧化碳结合力下降,高血钾,肌酐、尿素氮和非蛋白氮升高。尿呈酸性,内含红细胞、血红蛋白、肌红蛋白、色素颗粒和管型。尿比重升高而尿量减少,并呈茶褐色。

出现肌红蛋白尿是确诊的重要依据,连续监测,若尿比重＜1.018 是急性肾衰竭的重要标志。谷草转氨酶和肌酸磷酸激酶的增高越快,反映肌肉缺血坏死越严重。

**【急救措施】**

1.现场急救　尽快把伤员从重压下解脱出来,然后使伤员平卧休息,将伤肢加以制动。禁忌抬高患肢、按摩和热敷。可使伤肢暴露于凉爽的空气中,或用凉水降低伤肢的温度,但应避免冻伤。有开放性伤口和活动性出血者应给予止血,但不能用止血带和加压包扎。伤肢处理后给伤员口服碱性饮料,在 1000~2000ml 水中加入 8g 碳酸氢钠,再加入适量糖和食盐。

2.伤肢处理　伤员入院后要在无菌手术室内行切开减压,彻底切开深筋膜。早期切开减压可减轻肌肉继续坏死,防止病情进一步恶化。清除掉失活的组织,减少有害物质进入血液循环,减轻中毒反应。若坏死肌肉广泛,1 次切除对机体损伤过大,可分期切除。伤口要在严格无菌条件下换药,全身病情好转后可行伤口二期缝合。伤肢肌肉严重广泛坏死,而且有早期肾衰和肌红蛋白尿者。或者伤肢合并有特异性感染者,可考虑做截肢术,以挽救伤员生命。

3.全身治疗

(1)早期补充血容量,液体包括等渗盐水、平衡盐液、血浆和右旋糖酐-40。输液量不宜过多,基本保持出入平衡。休克纠正后,每日总入量维持在 1000ml 左右。在早期补充血容量的同时应及时补充碱性药物,以碱化尿液,防止肌红蛋白在肾小管内沉积。休克纠正后就开始用 20%甘露醇利尿,每日用量为 1~2g/kg。快速滴入甘露醇可使肾血液量增加,促进肌红蛋白排泄,保护肾脏功能。亦可用呋塞米和利尿合剂利尿。另外,要及时纠正酸中毒和电解质紊乱,使用对肾脏无毒性作用的抗生素。首选青霉素或红霉素,一旦发生急性肾衰竭,要及时行透析疗法,此类肾衰竭多为可逆性,往往能使患者康复。

(2)对高血钾的处理要采取综合措施,包括不输库血,不摄入含钾食物(牛奶、水果),用 25%山梨醇悬液 200ml 保留灌肠。胰岛素 20U 加入高渗葡萄糖 60g 中静滴,有利于钾离子进入细胞内。10%葡萄糖酸钙 10~20ml 静注可拮抗高血钾对心肌的损害。一旦急性肾衰竭诊断成立,要早期行血液透析治疗。

**【预后】**

1.挤压综合征患者的伤口要在严格无菌条件下换药,而且要用对肾脏无毒性作用的抗生素预防感染。一旦伤口和全身发生感染,伤肢会发生湿性坏疽。后果将会很严重,甚至危及患者的生命。

2.挤压综合征引起急性肾衰竭时,血中尿素氮和钾离子浓度上升速度快。因此要加强对心脏功能的监护,防止引起心功能衰竭。

3.肢体持续缺血 6h 以上,肌肉变性坏死,纤维组织修复后出现挛缩,将影响肢体功能,恢复期可进行功能锻炼,半年至 1 年后功能仍不恢复者,可考虑手术治疗。可采用肌肉松解延长术或肌腱转移,重建肌肉功能。

(李同磊)

# 第七节　多发性创伤

多发伤是指同一致伤因素造成的两个或两个以上解剖部位或脏器的损伤,其中至少有一处是危及生命的。复合伤是指两种以上致伤因素同时或短时间内相继作用于人体所造成的损伤。如原子弹爆炸产生的物理、化学、放射等因素所引起的损伤就是一个典型的复合伤。而多处伤则是指同一解剖部位或脏器的多处损伤,与致伤因素多少无关。

多发伤不是各部位损伤的简单相加,而是一种对全身影响较大,病理生理变化较严重的损伤,故有人将多发伤称为外伤症候群。据统计,战时多发伤的发生率为 4.8%～18%,平时严重多发伤多因车祸、爆炸和高处坠落所致,在严重创伤中多发伤约占 65%,其中 66.4% 为车祸伤。所以有人把交通事故称为"马路战争"。

【临床特点】

1.伤情变化快,病死率高　严重多发伤都伴有复杂的全身反应,有严重的生理紊乱和一系列病理变化。而机体对这些紊乱的代偿能力很小,一旦病理紊乱超过机体的代偿能力,病情就会发生急骤变化,甚至很快死亡。严重多发伤的病死率高达 25%～70%,早期死亡者多伴有严重的颅脑损伤。一般情况下,损伤部位的多寡与病死率的高低密切相关。

2.休克发生率高　严重多发伤的损伤范围广,失血量大,休克发生率高。5.8%～16.6% 的严重多发伤患者直接死于失血性休克。若严重颅脑伤合并休克者病死率可高达 90%,胸腹部联合伤的病死率为 67%。休克的种类有创伤性休克、失血性休克和心源性休克,后者包括胸部创伤、心脏压塞、心肌挫伤和创伤性心肌梗死等。在救治时要注意监测和分析,一经确诊,要及时处理。

3.早期低氧血症发生率高　严重多发伤往往伴有大量失血和通气功能障碍,故早期低氧血症发生率高。$PaO_2$ 多低至 50～60mmHg。若是以颅脑损伤或胸部损伤为主的多发伤,且伴有休克者,$PaO_2$ 可低至 30～40mmHg。根据临床表现可分为两种类型:①显症型。表现为明显的呼吸困难和缺氧现象。②隐蔽型。缺氧体征不明显,仅有躁动、焦虑和烦躁不安,如未想到低氧血症而给予抑制呼吸的镇静药,常会导致呼吸停止。此型低氧血症多是由于循环障碍使全身供氧不足,由脑缺氧引起。随着休克的纠正,缺氧和 $PaO_2$ 过低会改善。

4.容易漏诊和误诊　多发伤的特点是受伤部位多,往往闭合伤与开放伤同时存在,明显伤与隐蔽伤同时存在。若接诊医师缺乏对多发伤的检诊经验,其注意力过分集中于某一专科或容易发现的损伤,只满足于某一部位伤的诊断而忽视了隐蔽性损伤,就会发生漏诊和误诊。一般漏诊率为 12%～15%,年轻医师的漏诊率更高。大量资料表明,以严重颅脑伤为主的多发伤漏诊率较高,这是因为严重颅脑伤患者常因意识障碍,不能诉说受伤史和伤情,也不能配合检查,故容易发生漏诊和误诊。

5.并发症多,感染发生率高　由于多发伤的伤情复杂,加上生理功能紊乱,机体抵抗力急剧低下,休克很难及时有效的纠正,所以并发症发生率高(约 23%)。另一个问题是感染发生率高,其原因多为伤情重、休克时间长、机体防御功能下降和广泛的软组织损伤、坏死、内脏破裂、伤口早期处理不当，以及监测和治疗的各种导管的应用等。创伤后由于严重感染造成后期死亡约占总死亡数的 78%。

6.容易发生多脏器功能衰竭　由于休克、感染和高代谢反应,使多发伤易并发多器官功能衰竭。器官衰竭的顺序依次是肺、肝、消化道和肾。衰竭的脏器越多,病死率就越高。据统计,1 个脏器衰竭的病死率为 25%,2 个脏器衰竭的病死率是 50%;3 个脏器衰竭的病死率为75%,4 个以上脏器衰竭无一生存。

## 【诊断】

多发伤伤员的任何部位都可能发生损伤。因此,应在不耽误抢救的前提下,以简便的方法进行诊断,在最短的时间内明确是否有致命性损伤。虽然近几年辅助检查设备不断更新,但在急诊情况下物理检查仍是判明伤情的主要手段。

1.诊断标准　多发伤是在同一致伤因素作用下所发生的两个或两个以上解剖部位或脏器的严重损伤,即使这些损伤单独存在,也属于较严重的损伤。一般认为凡具备下列伤情两条以上者可确定为多发伤。

(1)头颅伤:颅骨骨折,伴有昏迷的颅内血肿,脑挫伤,颌面部骨折。

(2)颈部伤:颈部大血管损伤,血肿,颈椎损伤。

(3)胸部伤:多发性肋骨骨折,血、气胸,肺挫伤,纵隔、心、大血管、气管破裂,膈疝。

(4)腹部伤:腹内脏器破裂或出血,腹膜后血肿。

(5)泌尿生殖系统损伤:肾破裂,膀胱破裂,子宫破裂,尿道断裂,阴道破裂。

(6)骨盆伤:复杂性骨盆骨折,或伴休克的骨盆骨折。

(7)脊椎:脊椎骨折伴有神经系统损伤。

(8)四肢:肩胛骨或长骨骨折。

(9)软组织:广泛的皮肤撕脱伤,广泛的挫伤。

2.诊断方法

(1)迅速判断有无威胁生命的征象:在抢救现场,首先对伤员进行快速而全面的粗略检查,包括神志、面色、呼吸、脉搏、血压、瞳孔和出血。对心搏呼吸骤停者,要立即进行心肺复苏。有呼吸道梗阻、休克、大出血等危急情况者也要立即给予相应处理。

(2)病史采集:在迅速处理好威胁生命的损伤后,或者排除掉有危及生命的损伤时,要力争较详尽地了解受伤史,包括伤因、受伤部位、力的方向、力度、受伤时所处的姿态、受伤后的主要症状,处理经过,有无昏迷史等。要尽可能地向患者或目击者询问,不要遗漏有诊断意义的细节。

(3)全面体格检查:因为受伤史常不能全面了解,所以在不影响急救的前提下应做较全面的体格检查,以免漏诊。首先要脱去患者的所有衣服,为了减轻对伤部的扰动和不增加患者的痛苦,必要时可剪开衣裤。只有完全暴露,才能缩短检查时间,便于详细检查。在进行全面检查之前要迅速了解有无呼吸道梗阻、张力性气胸、心脏压塞、出血和休克等致命性伤情。如无以上致命伤,再按一定程序进行检查。常用的检查程序是一看、二摸、三测、四穿刺。①看:面部表情,颈静脉有无怒张,口唇有无发绀,结膜下淤血,瞳孔大小,对光反射灵敏度,耳、鼻孔有无流血,胸式呼吸频率和幅度,有无反常呼吸和胸廓塌陷。腹部有无膨隆和肠型,腹式呼吸是否受限。四肢有无畸形,是否可以自主运动等。②摸:皮肤温度,皮肤出汗,气管位置,颈胸部皮下有无捻发音。胸廓压痛和挤压试验。腹部压痛、反跳痛和肌卫。受伤部位的压痛程度,有无骨摩擦音,颈动脉、股动脉和桡动脉的搏动强度、脉率等。③测:脉搏、呼吸、血压和尿量。④穿刺:对可疑有胸、腹腔内脏器损伤者可进行胸、腹腔穿刺。

为了不遗漏重要伤情,Freeland 等建议急诊医师要牢记 CRASH PLAN 这两个单词的每个字母所代表的需检查的内容:C＝cardiac(心脏),R＝respiration(呼吸),A＝abdomen(腹部),S＝spine(脊柱脊髓),H＝head(颅脑),P＝pelvis(骨盆),L＝limb(四肢),A＝arteries(血管),N＝nerves(神经)。如能熟记上述两个单词及每个字母所表示的内容,紧急情况下可在几分钟内完成较全面的检查。

(4)必要的辅助检查:多发伤患者一送到急诊室,在进行急救的同时要立即查血型和交叉配血,测血红蛋白含量,红细胞计数和比容,白细胞计数和分类,凝血功能,动脉血气分析,尿常规和尿比重,肝、肾功能,血电解质和血糖。如病情允许,可根据体格检查的发现,对可疑部位有选择地做 B 超、X 线、CT 或磁共振检查,以明确诊断。还应常规进行心电监测,注意有无心肌挫伤、外伤性心肌梗死及心脏压塞。常规留置导尿管,以便观察泌尿系损伤情况,也便于观察尿量和做尿液化验检查。

## 【急救措施】

多发伤早期正确处理是为了防止伤情恶化,保证患者生命,减少致残率。因此,要安排好各个损伤部位的处理顺序,使急需优先处理的创伤能得到及时处理。

### 1.现场处理

(1)保持呼吸道通畅:当发现口腔和咽喉部有血凝块、黏液、呕吐物和泥土等异物时,要迅速用手指予以清除。当患者处于昏迷状态时,要使头偏向一侧或取半俯卧位,以解除呼吸道阻塞并防止误吸。

(2)止血:及时止血可防止休克加重。凡有明显的外出血,均可用消毒敷料覆盖,加压包扎。四肢的大血管破裂出血可用止血带止血,但要记录放止血带的时间,1h 放松 1 次,每次3min,以免止血带长时间压迫使远端肢体缺血坏死。

(3)固定骨折:有骨折的伤员,要对骨折处做超关节固定,以防在搬运时骨折断端刺伤周围的血管和神经。有脊柱损伤者要用木板搬运以免引起脊髓损伤。严重的骨盆骨折伴盆腔大出血者最好用抗休克裤,它既能止血,又能固定骨折。

### 2.急诊抢救室处理

(1)供氧:伤员到达抢救室后要首先开放呼吸道,保证呼吸道通畅,再酌情供氧。有自主呼吸,且呼吸道通畅者,可用鼻导管供氧。昏迷患者放置口咽通气导管或行气管插管,再从导管内供氧。胸部创伤导致通气障碍者,要立即行气管切开或气管插管,接呼吸机做辅助呼吸。因液、气胸而影响肺扩张者要及时做胸腔闭式引流。

(2)输液输血:严重多发伤伤员处于明显休克状态,收缩压低于 12kPa(90mmHg)时,估计失血量＞1000ml。在排除心源性休克的情况下,应快速从外周静脉补液。一般在上肢或颈部建立 2～3 条静脉输液通道,在第一个半小时内输入平衡液 1500ml 及 500ml 右旋糖酐-70。如血压仍不回升,在十分紧急时,可输入 O 型血 300～600ml。对严重休克的伤员,应适量输入碳酸氢钠,以纠正酸中毒。有人提出高渗盐水可迅速改善休克,总量可按 4ml/kg 输入,速度为 30～40ml/min,浓度为 7.5％氯化钠或 7.5％氯化钠与右旋糖酐-70 混合液。但对有活动性出血者慎用高渗盐水复苏,因为它在升高血压的同时也会加速出血,加重休克。

近来有人认为在有活动性出血的情况下应进行限制性补液,使收缩压维持在 70mmHg 左右最合理。但是这一新观点并没有被普遍承认。所以,在未进行确定性止血手术之前,抗休克治疗的输液速度、输液量和所选液体的种类要根据每位伤员的具体情况而定。要把积极的手术止血看成是抗休克治疗的重要内容。

(3)控制出血:在多发伤抢救过程中,对有明显外出血者要在伤口处覆盖敷料,加压包扎。对疑有胸、腹腔内大出血者,可做胸、腹腔穿刺来证实。一旦明确诊断,应立即手术。

(4)监测:监护心脏功能,防止心源性休克。特别是伴有胸部外伤的多发伤,可因心肌挫伤、心脏压塞、心肌梗死等导致心泵衰竭。有时低血容量性休克与心源性休克同时存在,更应注意及时发现。这时除心电监护外还要测中心静脉压(CVP)和平均动脉压(MAP)。当伤员有休克表现,同时有颈静脉怒张、CVP升高和MAP下降者,可认为有心源性休克,要针对原因给予处理。有心脏压塞者做紧急心包穿刺和心脏止血手术。

【手术处理】

1.手术处理顺序　1例多发伤伤员可能有两个以上部位需要手术,这里就有一个手术顺序的问题。凡影响循环和呼吸的创伤必须优先给予处理。如两处伤均危及生命,应争分夺秒同时进行手术。

(1)严重颅脑伤伴其他脏器损伤:严重颅脑伤多为广泛的脑挫伤或颅内血肿,颅内压增高,常危及生命。这时要先行颅脑手术,待脑受压解除后再行其他伤的处理。如严重颅脑伤伴胸腹腔内大出血,在积极抗休克的同时应分组行颅脑手术和胸腹部手术。

(2)严重胸部伤伴其他脏器损伤:严重的胸部外伤往往有张力性气胸、开放性气胸、心脏压塞和胸内大血管损伤,这些损伤常危及生命,必须优先手术。其他部位的损伤可待胸部伤处理后再手术。如其他部位的损伤也危及生命,可同时安排另一组医师进行手术。

(3)严重腹部伤伴其他脏器损伤:严重的肝脾破裂大出血,则需优先安排手术,空腔脏器破裂可待危及生命的损伤处理后再行处理。

2.急诊科紧急手术　对严重多发伤的抢救,往往要分秒必争,不允许将患者再转送到专科病房和住院部手术室。因此,在急诊科开展急诊手术是急诊抢救工作的发展趋势,可以提高抢救成功率,减少病死率。一般认为有下列情况者可在急诊手术室就地手术。

(1)颅脑外伤出现一侧或双侧瞳孔散大。

(2)胸、腹腔内脏器损伤大出血,经抢救后血压不升或升后又下降者。

(3)心脏损伤,心脏压塞。

(4)粉碎性骨盆骨折,伴有其他部位损伤,重度休克,需紧急手术止血者。

(5)严重多发伤在抢救中突然心脏骤停,胸外按压无效,需开胸挤压者。

在急诊手术室就地紧急手术的原则是迅速果断,尽一切可能缩短手术时间,以最简单的手术方式完成手术,降低手术危险性。

3.损伤控制外科理论的临床应用　为了提高严重创伤患者的抢救成功率,最近有人提出了损伤控制外科(DCS)理论,并逐步建立了DCS三阶段原则:初始施行简化手术,损制伤情发展;转入ICU病房进行复苏治疗;病情稳定后再进行确定性手术。实践已经证明损伤控制外科的合理应用已经使严重创伤患者的病死率有了明显的降低。因此,DCS理论已经被普遍承认,并有所发展,由腹部创伤外科发展到整个外科系统的各科,从而使许多重伤员获得了新生。

(1)损伤控制外科的病理生理学基础:严重多发伤并发休克后常会发生严重的生理功能紊乱和代谢功能失调,患者容易出现低体温、酸中毒和凝血功能障碍三联征,使机体处于生理极限状态。这些是分子学、细胞学和血流动力学平衡失调的相对晚期表现。一旦出现上述情况,患者已经面临着死亡或有出现严重并发症的危险。因此,在低体温、酸中毒和凝血障碍三者恶性循环下,患者不能耐受长时间的确定性手术,只有使用DCS技术方能挽救患者的生命。

(2)损伤控制外科的适应证:大多数创伤患者可按常规手术方法处理,不需要采用DCS技术。只有在下列情况下,患者的生理功能临近或已达极限,就必须采取DCS技术处理。①严重的腹部伤:腹部损伤后出现低血压、心动过速或过缓,同时伴有35℃以下的低体温和凝血功能障碍。②腹部伤合并有其他部位的严重损伤:胸腹腔内脏伤合并有重要的大血管伤,多灶或多腔隙出血合并有内脏伤,需要优先处理的多区域损伤等。③其他重要因素:有严重的代谢性酸中毒,pH≤7.25,T≤35℃,复苏或手术时间>90min,输入红细胞悬液≥4000ml,或输入全血≥5000ml,或输液总量≥12000ml。休克时间>70min,PT≥19s,PTT≥60s。④在基层医院,因设备或技术条件所限,不能完成复杂的手术,而且又必须立即进行就地抢救者。

(3)腹部严重伤的损伤控制技术

①止血:腹腔填塞法可用于所有腹腔内的各种出血,包括动脉性出血、静脉性出血和广泛渗血。填塞材料分为可吸收和不可吸收两类。可吸收材料有敷料、粉剂和海绵;不可吸收材料有纱布、绷带和棉垫;自体材料是大网膜。可吸收材料和自体材料多用于实质性脏器内部填塞,无须再次手术取出。不可吸收的填塞材料,最好在72h内取出,否则会增加腹腔内感染的机会。

介入治疗在暂时性止血中常能起到重要作用,特别是填塞法不能止血时,要积极用介入法对相关动脉做栓塞止血。

②控制污染:空腔脏器破损后会有消化液和肠内容物流入腹腔,造成腹腔的严重污染,如不及时控制污染则会引起腹腔及全身感染,甚至会引发MODS。在病情危急时,十二指肠、胆道和胰腺的损伤可置管外引流,结肠破损可做腹壁外造口。另外,整个腹腔内要放置多根引流管做持续引流。

③暂时关闭腹腔:暂时关腹可防止体液和体内热量丢失,对抗休克治疗有利。关腹的方法有单纯皮肤缝合法和修复材料缝合法两种。前者简单、快捷,但必须是腹腔内没有张力时方能施行。后者主要用于腹腔内有张力的暂时关腹,常用真空袋(3L袋)作为关腹材料,其优点是能防止术后腹内高压症。

严重损伤暂时控制以后,要把患者转入ICU病房做进一步复苏治疗。目的是纠正致死性三联征,内容包括纠正血流动力学紊乱,使血压和脉搏稳定在正常范围内。通过呼吸机辅助呼吸或吸氧,纠正患者的低氧血症,使氧分压和二氧化碳分压稳定在正常范围以内。设法给伤员复温,纠正其低体温状态,使体温稳定在37℃左右。另外,还要通过用药和监测,逐步纠正伤员的酸中毒和凝血功能障碍。为了避免发生凝血功能障碍,需要大量输血时,可遵循等量红细胞悬液和新鲜冷冻血浆输入的原则。如已发生弥漫性渗血,PT 和 ATPP 在正常的 1.5 倍以上,需要按 15ml/kg 输入新鲜血浆。如仍有出血,且纤维蛋白<1g/L,应输入冷沉淀或纤维蛋白原制剂。如血小板<$50\times10^9$/L,应及时输入血小板,使患者的生理学状态逐渐恢复正常,以便能够耐受住下一步较长时间的确定性手术。所以,在 ICU 病房的复苏治疗有承上启下作用,是损伤控制外科理论的一部分。

施行确定性再手术,恢复各脏器功能,是治疗严重创伤的最终目的。一般认为在第 1 次手术后 24~48h 进行确定性再手术效果最好。虽然此时伤员的病情未达到最佳状态,而且脏器的水肿很严重,但是此时全身炎症反应综合征尚轻。如需施行血管吻合或人造血管植入,术后发生血管栓塞的可能性较小。一旦凝血障碍完全纠正,反而容易发生术后血管栓塞。另外,为了止血所填塞的不可吸收性材料也应在此时取出,如果超过 72h 仍不取出,则会增加感染的机会。此次手术的目的是重建消化道的连续性,如果在第 1 次手术时已将消化液妥善引流,又没有填塞不可吸收的止血材料,也可适当推迟再手术时间。

(杨兆平)

# 第十章　外科美容整形

## 第一节　头面部整形

### 一、头皮撕脱伤

因外力牵拉头发致头皮或头皮下组织全部或部分撕脱离体。

**【诊断标准】**

1.原因　因外力牵拉头发致头皮或头皮下组织全部或部分撕脱。

2.临床表现　头皮全层或从骨膜下撕脱,有时连同头部周围的肌肉、眉毛、上睑、外耳等一起撕脱,可与机体部分粘连,也可能完全离体。

**【治疗原则】**

1.早期急救

(1)抗休克:保护和加压包扎创面,如有活动性出血应立即结扎止血,并全身对症治疗,如镇痛、镇静等。

(2)注意检查是否有其他全身性损伤。

(3)注射破伤风抗毒素。

(4)无菌、密封、无水、低温下保存撕脱头皮。

2.外科治疗

(1)撕脱头皮未完全离体,尽可能保留其相连处的皮肤,常规清创后将尚有血运的撕脱头皮复位缝合。

(2)撕脱头皮完全离体或仅有少量组织相连,如组织和血管挫伤较轻,伤后时间较短,组织保护较好,应尽量可试行探查吻合动静脉,常吻合颞浅动静脉,撕脱头皮回植。

(3)因组织挫伤严重、撕脱头皮未保存好或受伤时间较久等致无法进行血管吻合术,可将撕脱头皮修剪成全厚皮片回植于创面,剩余创面需另取皮片移植。

(4)如骨膜缺损无法行游离植皮,可采用皮瓣或其他组织瓣移植修复,也可凿除暴露区颅骨外板或每隔1cm左右钻孔至颅骨板障,待肉芽生长后在游离植皮。

## 二、瘢痕性脱发

各种原因所致的创伤、感染、肿瘤及医源性等导致头皮瘢痕形成毛囊损伤所致毛发缺失。

**【诊断标准】**

1.原因　各种原因的创伤、感染、肿瘤及医源性等导致头皮毛囊损伤所致。

2.临床表现　全部或部分头皮区无毛发生长或毛发稀疏,无发区为瘢痕组织替代。

**【治疗原则】**

1.完全性脱发　建议佩戴假发。

2.部分脱发可采用的治疗方法有

(1)切除瘢痕或分次切除法。

(2)切除瘢痕局部皮瓣转移。

(3)皮肤扩张术。在残存头发的头皮组织下埋置合适的扩张器并持续注水,二期切除瘢痕,扩张皮瓣转移。

(4)毛发移植术。

## 三、面部老化

面部老化是人体老化的主要表现之一,包括面部皱纹、上下睑袋的形成(尤其是下睑袋)、鼻唇沟的加深以及双下颌的形成等,

**【诊断标准】**

1.原因　随年龄的增长,面部皮肤、皮下组织到骨性结构的退行性改变。

2.临床表现

(1)皮肤色泽、质地的改变:皮肤黯淡、出现色斑、质地粗糙。

(2)面部皮肤的皱纹及皱襞出现:额纹、眉间纹、鱼尾纹及口周皱纹等。

(3)皮肤松垂:鼻唇沟加深、眉眼下垂、颏部轮廓模糊等。

3.分度

(1)轻度:以额部、眼周皱纹表现为主,无皮肤的松弛。

(2)中度:额部、眼周的不可逆的皱纹,伴有面中部皮肤松弛,鼻唇沟加深。

(3)重度:全颜面皮肤的松弛,额部、眼周的不可逆的皱纹,鼻唇沟加深、火鸡颈等。

**【治疗原则】**

1.非手术治疗　皱纹为主,无皮肤松垂者,可行非手术治疗。如激光、射频紧肤、光子嫩肤、LPG 按摩、化学剥脱、A-肉毒毒素注射、填充剂注射等。

2.常用手术方法　面部除皱术,为常用的手术方法,对于皮肤松垂明显,可行皮下、SMAS 或骨膜下除皱术,进行深层组织的悬吊及皮肤的拉紧。

3.内窥镜下除皱。

## 四、面部痤疮瘢痕

面部痤疮瘢痕是由青春痘(痤疮)在恢复后所留下的瘢痕。

**【诊断标准】**

1.原因 青春期反复发作的痤疮,愈合后遗留的皮肤凹陷瘢痕。

2.临床表现 面部皮肤遗留大小不一、不规则的凹陷性瘢痕。

**【治疗原则】**

1.对于表浅的瘢痕,可行微晶磨削。

2.对于较深的瘢痕,可行砂轮磨削。

3.点阵激光剥脱:介于两者之间。

4.其他。

## 五、眼袋

眼袋是由于下睑皮肤松弛,眶隔脂肪堆积下垂、脱出,从而使下睑皮肤悬垂如袋。

**【诊断标准】**

1.多发生于40岁以上的中老年人,少数青年也有发生。

2.下睑皮肤松弛,眶隔脂肪堆积下垂、脱出,显出下睑皮肤悬垂如袋、臃肿。

重型眼袋则可见眶脂脱出和眼轮匝肌下垂均超过眶下缘,在眼睑下方、颧弓处,呈现新月形迹,眶下缘显现。

3.整个下睑组织膨隆,有时可见下睑缘睫毛微前翻,灰线微露。

**【治疗原则】**

1.下睑结膜切口眼袋整复术 主要适用于眶脂过多,无明显肌肉及皮肤松弛。这种手术切除过多的脂肪,无皮肤切口瘢痕,效果好。

2.皮肤切口皮下剥离法 适用于眶脂肪膨隆,伴有皮肤松弛者,经皮肤切口、切除部分眶脂肪,切除多余的皮肤与眼轮匝肌。

3.下睑皮肤-肌肉瓣法 适用于皮肤眼轮匝肌及眶隔松弛的重型眼袋及55岁以上中老年人。

## 六、腭裂

上腭部组织先天性裂开,可伴有唇裂的发生。腭裂患者有软组织的缺损还伴随有骨组织的畸形。功能障碍比较严重。可以单独发生,也可与唇裂同时发生。腭裂不仅有软组织的畸形,也可能有骨组织畸形。腭裂患者常伴有吸吮、进食、语音等生理功能障碍以及面中部凹陷、咬合关系紊乱等面部畸形。

**【诊断标准】**

1.临床表现

(1)腭部解剖形态异常:软硬腭完全或部分由后向前裂开,使腭垂一分为二。完全性腭裂患者可见牙槽突有不同程度的断裂或畸形。形态异常,软硬腭不同程度裂开。

(2)进食困难,食物易从口腔流入呼吸道,引起呛咳,严重影响进食。发音障碍,出现过度鼻音与鼻漏气,在发音时,说话不清楚,与别人交流困难。腭裂患者所具有的发音临床特点是:发元音时气流进入鼻腔,产生鼻腔共鸣,发出的元音很不响亮而带有浓重的鼻音(过度鼻音);发辅音时气流从鼻腔漏出,口腔内无法形成一定强度的气压,从而发出的辅音很不清晰而且软弱(鼻漏气)。这样的语音当然不能令人听清楚。

(3)口鼻腔相通,经常处于感染的状态中。鼻内分泌物可流入口腔,造成口腔卫生不良;同时进食时,食物往往反流到鼻腔和鼻咽腔,既不卫生,也易引起局部感染和溃疡。

(4)腭裂手术后,继发颌骨发育障碍,牙齿排列障碍。患侧牙槽骨向内塌陷,牙弓异常。同时,裂隙两侧牙萌出时缺乏应有的骨架支持而错位萌出,由此导致患者牙列紊乱,产生错颌。

(5)出现听力障碍,咽鼓管开放能力差,咽鼓管及中耳炎症反复发作。腭帆张肌和腭帆提肌附着异常,其活动量降低,使咽鼓管开放能力较差,影响中耳气流平衡,易患非化脓性中耳炎。

(6)体重不足:出生时,腭裂患儿的平均体重与正常儿基本相同。但在做腭裂修复手术之前,这类患儿的体重增长曲线明显低于正常儿童。

(7)上颌骨发育不足:有相当数量的腭裂患者常有上颌骨发育不足,随年龄增长而越来越明显,导致反颌或开颌及面中部凹陷畸形。

2.分类

(1)软腭裂:裂隙仅发生在软腭部,或者是悬雍垂裂。常伴有心脏畸形,小下颌、耳畸形等综合征出现。

(2)不完全性腭裂:裂隙累及软腭及部分硬腭,常同时伴有单侧不完全性唇裂发生。术后易出现腭咽闭合障碍。

(3)单侧完全性腭裂:裂隙自悬雍垂开始直抵切牙孔,与牙槽裂相连。一般伴有同侧完全性唇裂。

(4)双侧完全性腭裂:常与双侧完全性唇裂同时发生。裂隙在侧切牙部斜向外侧,与牙槽裂相连,鼻中隔孤立地游离在中央。

(5)悬雍垂裂:此类患者的病变虽在悬雍垂,可伴有软腭部隐裂,可伴有腭裂发音。

(6)黏膜下裂:也称腭隐裂。患者腭部表面上可无裂隙,但腭部肌肉组织有畸形,可有腭骨部分裂开,检查用手指可打出裂隙。此类患者的发音呈腭裂音。

(7)软硬腭交界处裂孔:患者发音不清,软硬腭交界处裂孔,肌肉可有畸形。

(8)隐裂:腭部肌肉未在中线部愈合,腭骨板分开,但腭部黏膜相连,悬雍垂部裂开,发音有障碍。

**【治疗原则】**

1.术前准备

(1)腭裂整复术较唇裂整复术复杂,操作较难,手术时间较长,创伤较大,失血较多,术后并发症也较严重,因此术前的周密准备是非常重要的。

(2)儿童腭裂修复手术均采用全身麻醉,以气管内插管为妥,保证血液和口内的分泌物不流入气管,保持呼吸道通畅和氧气吸入。腭裂手术的气管内插管经口腔插管。

(3)幼儿的喉头黏膜脆弱,气管内插管可能损伤喉头或气管而引起喉头水肿,造成严重并发症,故操作时应细致、轻柔、正确,必要时术后用激素,以防止喉头水肿。

2.手术方法

(1)腭成型术法。

(2)Veau-Wardili-Kilner 手术。

(3)两瓣术又称两瓣后推术。

(4)犁骨黏膜瓣手术。

(5)提肌重建手术。

(6)软腭逆向双"Z"形瓣移位术。

(7)岛状瓣手术。

(8)单瓣术亦称后推或半后推术,适用于软腭裂。

(9)Sommerlad 手术等。

## 七、小耳畸形

先天性小耳畸形:是胚胎发育期受多种因素的影响,使第一鳃弓和第二腮弓表面的 6 个丘状隆起异常融合,从而导致耳廓形成不完全。

【诊断标准】

1.原因 尚不明确,可能与妊娠期病毒性感染、先兆流产、精神刺激及辐射、有毒有害气体、化学制剂的接触等有关。

2.临床表现

(1)男女发病比例约为 2∶1,单侧多见,右侧与左侧比率约 2∶1,双侧发病率约 10%。

(2)外形常表现为耳廓先天性发育不良,常伴外耳道闭锁、中耳畸形和颌面部畸形。

(3)患者常合并其他畸形,如单侧颅面短小综合征,面神经额支或其他分支缺陷,尿道下裂,先天性唇、腭裂,蹼颈,眼-耳-脊柱发育异常,Goldenhar 综合征等。

(4)根据其发育不良的程度进行分类。常用分类法有 Marx 提出的四度分类法和 Nagata 根据不同再造的临床分类法,即耳垂型(仅残留腊肠或花生状耳垂)、耳甲腔型(残留耳甲腔、耳屏、对耳屏和耳屏间切迹、耳垂、外耳道有或无)、小耳甲腔型(残留小的耳甲腔和耳垂)。

【治疗原则】

1.非手术方法 用塑料或硅胶材料制成义耳,通过与眼镜相连佩戴。无感觉。

2.种植桩义耳 分两期手术。第一期:在患侧乳突区骨内种植 4 个左右种植钛钉,待钛钉与骨完成骨结合(约 3～6 个月);第二期:将已制作好的义耳与种植钛钉连接。

3.经典的全耳再造术 Tanzer-Brent 方法(四期法),基本步骤是:

(1)以健耳为基准,切取肋软骨,制作耳支架。

(2)在患侧相应部位的皮下埋支架。

(3)将移位的耳垂复位。

(4)掀起耳支架,移植皮片于其后面及乳突区创面。

(5)重建耳屏,加深耳甲腔。

(6)修正残存组织,整耳调整。

4.一期法全耳再造术　患侧乳突区掀起蒂在前的皮瓣,再在其深层掀起筋膜瓣;切取自体肋软骨和中厚皮片,雕刻肋软骨成耳软骨支架形态;将支架植于已备好的两瓣之间,用两瓣将其包裹,耳后面和乳突区遗留的创面植皮。

5.扩张法全耳再造术(三期法)　手术分三期。一期在乳突区皮下组织层内埋置扩张器,进行及皮肤扩张;二期手术(步骤基本类似一期全耳再造术):扩张器取出、扩张皮瓣转移、自体肋软骨支架移植、中厚植皮术;三期手术:再造耳修整、耳甲腔加深、中厚植皮术。

(朱华年)

# 第二节　胸部整形

## 一、胸壁广泛瘢痕挛缩畸形

胸壁广泛瘢痕挛缩畸形多由大面积烧烫伤引起,有时与颈肩部、腋部及腹部瘢痕相连,导致颈部和肩部活动障碍。由于瘢痕广泛,邻近部位常缺乏足够的正常皮肤组织用来修复,治疗常需多次并以恢复功能为首要目标。

【诊断标准】

1.原因　烧伤或外伤等。

2.临床表现

(1)胸壁大面积瘢痕,增生挛缩,常涉及颈、肩和腹部。

(2)双肩与颈部活动受限,严重者有脊柱前弯。

(3)女性乳房缺损畸形或发育受限。

【治疗原则】

1.局部改形术　单纯蹼状瘢痕可采用"Z"或"五瓣"成形手术治疗。

2.植皮术　广泛瘢痕且影响颈、肩、腹部、脊柱时可采用瘢痕松解,形成的创面可通过植皮覆盖。

3.皮肤扩张及皮瓣转移　瘢痕周围有足够健康皮肤组织可转移皮瓣或采用皮肤扩张后转移扩张皮瓣的方法。对于范围较大的瘢痕,通常需要多次连续扩张。

4.游离皮瓣修复　由于皮瓣面积有限,首选用于近颈部、肩部等功能和暴露部位。

5.乳房缺损或发育受限　可采用瘢痕松解植皮或乳房再造术,在选择胸部瘢痕治疗方案时,应充分考虑到乳房美学单元的完整性;对未发育成熟女性,应避免破坏乳腺组织,以免影响乳房发育。

## 二、乳房缺损

乳房缺损原因包括手术切除、外伤或先天性缺失。目前最常见的原因是乳腺癌术后。乳房缺损包括乳房体积缺损、皮肤缺损以及乳头、乳晕的缺损。对于乳癌切除后的乳房再造,可以根据肿瘤学情况选择即刻乳房再造、分期即刻乳房再造及二期乳房再造。先天性单侧乳房缺失(如 Poland 综合征)一般需等待青春发育期过后,健侧乳房大小形态基本稳定之后再行再造手术。

**【诊断标准】**

胸部平坦,一侧或双侧乳房组织全部或部分缺失。可同时伴有乳头、乳晕的缺如或发育不良,可伴有不同程度的皮肤缺损和胸壁瘢痕。

**【治疗原则】**

1.局部皮肤扩张　先采用皮肤软组织扩张术扩张皮肤,后期再采用其他方法完成再造。一般适用于皮肤缺损不大、皮肤弹性好、皮下组织有足够厚度的患者。扩张器通常被置于胸大肌深面。

2.乳房假体置入乳房再造　根据皮肤缺损程度及局部组织覆盖厚度可采用单纯假体置入或假体置入结合肌皮瓣转移覆盖的方法,对组织覆盖不足者可结合应用脱细胞异体真皮修补薄弱区域。

3.背阔肌肌皮瓣乳房再造　可结合乳房假体置入或采用扩大背阔肌肌皮瓣。

4.腹直肌皮瓣(TRAM)乳房再造　是目前应用最广泛的自体组织乳房再造方法之一,一般采用单侧腹直肌为蒂,所需组织量较大时需双侧为蒂。

5.游离皮瓣乳房再造　临床最为常用的是 DIEP 皮瓣,也可视患者条件选择臀上动脉穿支皮瓣、臀下动脉穿支皮瓣以及其他游离皮瓣。

## 三、乳房发育不良及乳房萎缩

各种原因引起的乳房体积不足通常被称为"小乳症",其中以乳房发育不良或乳房萎缩最为常见。原因可为:①发育不良;②分娩哺乳后;③减肥后等。

**【诊断标准】**

1.乳房发育不良　胸部平坦,皮肤张力较大,弹性较好。

2.乳房萎缩　乳房扁平或伴塌陷,可伴有轻度下垂。

**【治疗原则】**

1.人工乳房假体置入隆乳术　适合于绝大多数要求增大乳房的患者。

2.自体脂肪注射隆乳术　适合于有多余脂肪堆积的患者,常需多次注射。

## 四、乳房肥大

非妊娠、哺乳期的乳房肥大多数为发育性，也见于生理性肥胖以及病理性，如多乳腺间质肿瘤、多发乳腺纤维瘤、垂体肿瘤等。

**【诊断标准】**

1.多为双侧，乳房慢性增生，表现为乳房体积过大、下垂，可伴有乳晕增大。

2.严重者可有皮肤湿疹、乳房浅表静脉显露、颈肩部疼痛甚至伴有脊柱畸形，影响日常活动。

**【治疗原则】**

乳房缩小术，目前常用的主要术式包括：垂直切口法、双环切口法、倒"T"切口法等等。对于肥胖引起的乳房肥大可采用乳房吸脂术或与乳房缩小术结合行乳房吸脂术。

## 五、乳房下垂

女性乳房松弛下垂，常见于哺乳后及减肥后。乳房皮肤相对于乳房体积过剩。

**【诊断标准】**

乳房大小基本正常但皮肤松弛，乳头位置低于正常水平或乳房最低点低于乳房下皱襞水平。

**【治疗原则】**

乳房上提术：视下垂程度采用双环切口、垂直切口、倒"T"切口等。

## 六、男性乳房发育症

男性乳房发育症目前十分常见，可能与饮食、肥胖、激素水平异常有关。

**【诊断标准】**

1.男性在青春期后出现不同程度的类似女性乳房的形态，可伴有乳头肥大。

2.乳晕深面可触及乳腺腺体组织。

3.部分患者可伴有雌激素水平升高。

**【治疗原则】**

男性乳腺切除整形术：包括通过乳晕切口的乳腺切除和胸壁吸脂术，严重者需行多余皮肤切除（一般多采用环乳晕切口）。

## 七、腹部脂肪堆积

腹部是脂肪易于堆积的部位，女性更为多见，有时可伴有腹壁松弛和腹壁膨隆。

【诊断标准】

1.腹部向前膨隆。

2.膨隆区域皮下层脂肪组织较厚,可用手捏起。

【治疗原则】

1.腹部脂肪抽吸术。

2.伴腹壁松弛时可结合行腹壁整形术。

## 八、腹壁松弛

多见于中老年人、产后妇女及大幅度减肥者,因腹壁肌肉、皮下组织以及皮肤松弛所致。

【诊断标准】

1.腹部、尤其下腹部皮肤皮下组织明显松弛,甚至折叠成袋状。

2.可伴有腹部膨隆、腹部脂肪堆积、

【治疗原则】

腹壁整形术,伴腹壁膨隆时可重叠缝合腹直肌前鞘,或采用人工补片或其他材料以增加腹壁强度。

（朱华年）

# 第三节　四肢末梢整形

## 一、先天性并指畸形

出生后即存在的两个以上手指部分或全部组织相连,可伴有手功能缺失。

【诊断标准】

1.原因　两个以上手指部分或全部组织成分先天性病理相连,属先天性并指畸形,为先天性疾病。

2.临床表现

(1)相邻手指皮肤及软组织完全或不完全并联,亦或伴有骨质并联,可摄 X 线片确定。并指畸形往往存在皮肤短缺、骨骼畸形和血管、神经畸形。

①皮肤短缺:并指相邻两侧的皮肤及皮下组织较正常为少,以手指基底部的指蹼区皮肤短缺最为明显。

②骨骼畸形:轻型并指的指、掌骨及相应的关节均正常。复杂性并指的骨骼畸形分为原发性骨畸形及继发性骨畸形。原发性骨畸形:表现为多样性,有两个并指间的骨融合、指骨和(或)掌骨发育不良、指间关节融合或强直,或有三角形指骨存在,或有多指存在,或在两并指指

骨间或掌骨间有骨桥相连。继发性骨畸形：是由指骨或掌骨畸形，引起静力性或动力性的力量影响，使骨的生长受到限制。这种影响可以是骨融合畸形，造成指骨的生长迟缓或生长方向改变；或是软组织的牵拉造成指、掌骨长度不足、关节侧弯或屈曲畸形等。

③血管神经的畸形：血管、神经有时正常存在，有时畸形迷路分布或一侧缺如。

(2)各指均可受累，以中、环指并联多见，有时可见双手呈对称性发病。

(3)常伴有其他畸形，可有家族遗传史。

3.诊断分型

(1)按并连组织的结构分型

①单纯性并指：仅有相邻手指的皮肤、结缔组织相连，指间隙皮肤宽窄不一，X线片示并指间界限清楚，故又称为软组织性并指。

②复杂性并指：两指或多个手指间除有连续的皮肤软组织相连外，还有指骨间的融合，或神经血管及肌肉肌腱相连，故又称为骨性并指。

(2)按并连的程度分型

①完全性并指：从相邻手指的基底到指尖完全相连。

②不完全性并指：仅相邻手指的部分组织相连。

③复合性并指：即并指合并其他畸形，如尖头并指、短指并指、裂指并指、多指并指以及环形沟并指等。

(3)混合分型：单纯性完全并指、单纯性不完全并指、复杂性完全并指、复杂性不完全并指、复合性并指。

4.分级　所有的手部先天性畸形，均存在不同程度的外形及功能上的损害。畸形损害程度的分级包括三部分：指蹼粘连程度分级、骨结构畸形及活动范围分级、形态损害分级。其分级还应根据手功能评定的方法，测定手各部的主动活动范围及被动活动范围。这一分级方法，也可以作为手术效果的评定依据。

(1)指蹼粘连程度分级：测量较长的手指，取其手指完全伸直及外展位时，指蹼到掌骨头距离与掌骨头到指尖距离之比例。其标准如下。

Ⅰ度：正常，≤1/8掌骨头到指尖距离。

Ⅱ度：1/8～1/4掌骨头到指尖距离。

Ⅲ度：1/4～3/8掌骨头到指尖距离。

Ⅳ度：>3/8掌骨头到指尖距离。

(2)骨结构畸形及活动范围分级。

①主动外展范围的分级如下。

Ⅰ度：拇-示指外展≥60°，手指外展≥30°。

Ⅱ度：拇-示指外展45°～60°，手指外展20°～30°。

Ⅲ度：拇-示指外展30°～45°，手指外展10°～20°。

Ⅳ度：拇-示指外展<30°，手指外展<10°。

②主动伸指或屈指程度的分级：以伸指不足及屈指不足的厘米数来测量，拇指则以外展功能失去的厘米数测量。

Ⅰ度：指伸或指屈范围减少在 0.5cm 以下。

Ⅱ度：指伸或指屈范围为 0.5～1.0cm。

Ⅲ度：指伸或指屈范围为 1.0～2.0cm。

Ⅳ度：指伸或指屈范围＞2.0cm。

**【治疗原则】**

并指分离术：并指分离前,应明确所手术并指是否各自存在独立的伸屈指肌腱、独立的指间关节以及指动脉是否存在。如上述问题存在,则应给予相应治疗措施。如仅仅相邻手指皮肤及软组织并联,可切开相邻指间连接,遗留创面可游离植皮修复,若有骨质、肌腱暴露,可采取相邻指的邻指皮瓣或腹部皮瓣、腹股沟皮瓣等皮瓣转移结合游离植皮修复。术前应对血管畸形高度重视,在多手指并指时,不能一次分离多手指并指,应酌情分次手术治疗,以防血管畸形,造成分离手指的坏死。即使是单纯性并指,也可能有指血管畸形存在,会造成手指分离手术后手指末端指尖坏死。

## 二、先天性多指畸形

出生后即存在手部超出正常手指的赘生指,可伴有手功能缺失。

**【诊断标准】**

1.原因　先天性疾病。

2.临床表现

(1)多发生在拇指或小指,可为相对完整的手指,或仅为软组织赘生物,或为发育不全的手指。

(2)可摄 X 线片,了解骨和关节情况。

(3)常与并指畸形同存,也可伴有其他畸形,可有家族遗传史。

**【治疗原则】**

多指切除术：切除多生手指,创面多可直接缝合或以多指皮肤形成皮瓣转移覆盖。

## 三、手外伤软组织缺损

外伤导致的手部部分或全部软组织撕裂和丧失。

**【诊断标准】**

1.原因　外伤。

2.临床表现

(1)手指、手掌、手背甚至整个手部皮肤和软组织缺损。

(2)常伴有肌腱、神经、血管和骨、关节的损伤。

(3)X 线摄片检查,了解骨和关节有无损伤及损伤情况。

## 【治疗原则】

1.采取中厚断层皮肤或全厚皮肤游离植皮,创面基底血运不良或肌腱、神经、血管、关节及骨暴露者应以皮瓣覆盖创面,如邻指皮瓣、前臂带蒂皮瓣、腹部皮瓣、腹股沟皮瓣等。

2.修复肌腱、神经、血管、关节及骨的损伤。

3.防治感染。

# 四、先天性并趾、多趾

## (一)先天性并趾

相邻脚趾互相融合连为一体称为并趾,常与并指、多指(趾)、短指(趾)或前臂(小腿)缩窄环等畸形合并存在,并趾和多趾也可为某种综合征的表现。

### 【诊断标准】

1.原因　先天畸形。

2.临床表现

(1)相邻两个足趾或几个足趾相连,由指根部起,并向远端延伸但不到达趾端者,称为不完全并趾;直至趾端者称为完全并趾。仅以皮肤软组织相连者称为单纯性并指;末节趾骨趾甲相融合并连者称为复杂并趾。单纯并趾两趾间距离较远,皮肤软组织较薄弱者称为膜状并趾。仅限于趾端间的互相聚合并连者称为趾端并趾。

(2)部分病例趾骨有骨连接。

### 【治疗原则】

1.并趾分离术:切开分离邻趾间异常连接及分离骨性连接,游离植皮或皮瓣转移覆盖遗留创面。

2.一般以在3岁以后至学龄前的期间内进行手术为宜。

3.包括并趾分离、趾蹼形成、创面修复等主要步骤。避免纵向直线切口,趾蹼形成采用相邻两趾根部的背侧和掌侧各制备一等腰三角形皮瓣,或一个较大的矩形皮瓣。切开分离相邻的趾骨以局部皮瓣覆盖。

## (二)先天性多趾

先天性多趾是常见的先天畸形。多见于拇趾或小趾侧面。有些病例有家族倾向,可能是某些综合征的表现。

### 【诊断标准】

1.原因　先天畸形。

2.临床表现

(1)多见于拇趾趾侧和小趾趾侧。

(2)表现为单纯赘生物样,分叉状及并列状,有多趾骨和趾骨分叉表现。

### 【治疗原则】

赘生物样多趾,可于婴幼儿期行蒂部结扎以阻断血运令其脱落。简单的切除手术可在任何年龄施行。需行骨关节矫正术者,应待骨骺发育停止后进行。

多趾切除术,应保留较宽裕的皮肤,以免术后有张力;关节部位创口的缝合应位于侧中线上以免发生挛缩。拇趾多趾时应保证所保留的拇趾有完好的神经肌腱支配和充分的血运。趾骨分叉状畸形,可于骨骺发育成熟后行中央部的楔形切除,两侧趾骨用不锈钢丝结扎,趾甲和软组织互相缝合为一趾。

## 五、皮肤撕脱伤

下肢皮肤撕脱伤以暴力撞击或快速转动的机器碾压所致,早期正确的处理有利于下肢形态和功能的恢复。

【诊断标准】

1.原因　创伤、暴力牵扯,致使皮肤和深层筋膜间发生广泛的环绕肢体的撕离而呈脱套状。

2.临床表现

(1)下肢皮肤部分或完全性撕落,裂缘皮肤与深筋膜分离移位。

(2)皮肤碾、挫伤或坏死,伴深部组织挫裂伤。

(3)脱落的皮肤周围与深筋膜分离,但无移位,称为潜行分离。

(4)严重病例并发休克、骨折、神经、血管损伤合并内脏损伤等。

【治疗原则】

1.清创术。

2.根据皮瓣血液供应情况,处理未撕脱部分的皮瓣。

3.游离植皮术。

4.撕脱皮肤回植。

5.皮瓣移植。

（景长迁）

# 第四节　外生殖器、会阴整形

## 一、尿道下裂

尿道下裂是常见的先天性畸形之一。以尿道发育不全、外口开口于阴茎腹侧为其特征。绝大多数患者伴有阴茎向腹侧弯曲。主要发生于男婴,发生率报道极不一致,约为 $1/300 \sim 1/2000$。据遗传基因学研究,未发现尿道下裂患者有特殊的染色体缺陷,但临床发现不少病例是有家族性的。

**【诊断标准】**

1.阴茎短小,阴茎头、阴茎体发育不良,阴茎向腹侧弯曲。阴茎弯曲程度与尿道下裂的畸形程度有关。

2.尿道口不是位于阴茎头顶端,尿道部分缺失。

3.阴囊及睾丸可能有不同程度的发育不良,患儿常不能直立排尿。

4.分型:①阴茎头型;②阴茎型;③阴囊型;④会阴型。

**【治疗原则】**

1.分期修复法

(1)矫正阴茎弯曲畸形。

(2)切除纤维条索。

(3)覆盖创面。

(4)尿道重建术:①埋藏皮条重建尿道法。②局部皮瓣重建尿道法。③皮片移植重建尿道法。④膀胱黏膜片移植重建尿道法。

2.一期修复法

(1)尿道延伸一期修复尿道下裂法。

(2)阴囊纵隔血管丛轴型皮瓣重建尿道法。

(3)阴茎背侧皮管重建尿道法。

(4)包皮皮瓣转移重建尿道法。

# 二、尿道上裂

尿道上裂是一种罕见的先天性畸形。尿道上裂的发病率约为 1:30000,男与女之比为3:1。

**【诊断标准】**

尿道位于阴茎背侧,阴茎干本身并无弯曲。患者阴茎发育一般均较同龄儿童短小,并有龟缩现象,包皮堆积于阴茎腹侧,而背侧缺如。严重型的尿道上裂,常有尿失禁存在。

分型:①阴茎头型;②阴茎型;③完全型。

**【治疗原则】**

1.阴茎头型 尿道成形及复位。

2.阴茎型 自裂隙黏膜缘做切口,并环绕尿道开口的后缘。一侧切口向内侧循黏膜下延伸,使该侧黏膜与阴茎海绵体完全分离,继之切开阴茎海绵体间隔,达阴茎腹侧的皮下,并向两侧皮下略作分离。将裂隙黏膜的两侧切缘互相做黏膜下缝合形成尿道,此时,该尿道的底部与另一侧阴茎海绵体保持黏膜下蒂相连,从而保证再造尿道的血供。然后将两侧阴茎海绵体各自向内旋转180°,并缝合固定,使再造尿道自阴茎背侧转移到腹侧,完成尿道成形与复位。其远端开口,缝合于龟头的顶部。

3.完全型 尿道成形和复位手术和阴茎型相同。伴有尿失禁者,可同期行控尿功能重建。

成功关键在于形成较长而富有正常组织弹性的膀胱颈。

4.膀胱外翻　先在外翻的膀胱壁上寻得双侧输尿管开口,插入输尿管导管。在膀胱黏膜和腹壁皮肤交界处做切口,循膀胱浆膜面向深处分离,止于膀胱三角区,操作过程中应密切注意输尿管行径,以防误伤。膀胱壁充分游离后做内翻缝合,留置尿管,分流尿液,逐层关闭腹腔。

# 三、阴茎缺损

阴茎可因创伤、烧伤、战伤或阴茎癌根治手术等原因造成部分或全部缺损。新生儿的发生率为 1/10 万。

【诊断标准】

1.原因　外伤、肿瘤切除、先天性发育不全等。

2.临床表现

(1)阴茎部分缺损或完全缺损。

(2)缺损严重者蹲位排尿及性生活障碍。

【治疗原则】

1.阴茎再造术,主要包括三个部分,即阴茎体形成、尿道重建和支持组织的植入。

大腿皮管阴茎再造术:

(1)内翻皮管成形术(预制尿道)。

(2)皮管成形术。

(3)皮管转移。

(4)皮管蒂切断术。

(5)软骨移植术及尿道口吻合术。

2.腹部双皮管阴茎再造术

(1)皮管成形术。

(2)皮管转移术。

(3)皮管断蒂。

(4)软骨移植术。

3.吻合血管的游离皮瓣一次阴茎再造术

(1)切取肋软骨。

(2)皮瓣设计与形成。

(3)尿道与阴茎干之形成。

(4)阴茎体移植于受区。

4.腹壁双血管蒂筋膜皮瓣一次阴茎再造术:

(1)皮瓣设计与形成。

(2)尿道与阴茎干之形成。

(3)阴茎体移植于受区。

5.髂嵴腹股沟外侧复合皮瓣一次阴茎再造术：

(1)皮瓣设计与形成。

(2)尿道设计与形成。

(3)阴茎成形。

# 四、包皮过长

包皮过长是指包皮覆盖尿道口,但能上翻,露出尿道口和阴茎头局部皮肤组织有炎症。

**【诊断标准】**

青春发育阶段,勃起时包皮仍包着龟头不能露出,但用手上翻时能露出龟头者。

**【治疗原则】**

1.普通包皮环切术

(1)术前清洗会阴、备皮,如有包皮垢,应清洗干净。

(2)取平卧位,局部浸润麻醉或阻滞麻醉。

(3)可做阴茎包皮远端皮肤纵行剪开,并于距冠状沟约 0.5mm 处向两侧剪除多余的包皮,包皮系带处应予保留;也可用其他方法将多余包皮切除,如应用激光切除包皮。

(4)彻底止血,缝合创口。

(5)环形包扎。

(6)术后 7 日拆线。

(7)阴茎远端创面止血要彻底,以免术后出血。保护包皮系带不受损伤。

2.阴茎根部皮肤切除术

(1)术前清洗会阴、备皮。

(2)取平卧位,局部浸润麻醉。

(3)于阴茎根部做切口,将包皮向阴茎根部推拉翻转,使龟头露出。如有包茎,包皮不能向阴茎根部推拉翻转者,可于包皮远端环缩狭窄处做纵切横缝,以松解缩窄,使远端包皮能够后推。

(4)切除多余皮肤,缝合切口。

(5)环行包扎。

(6)术后 7 天拆线。

# 五、包皮过短

包皮过短使阴茎皮肤紧缩,勃起时因其牵引痛,影响性生活。可行游离植皮或局部皮瓣转移治疗。

**【诊断标准】**

1.原因　外伤、手术、烧伤、感染等原因所造成的包皮组织缺损。

2.临床表现

(1)阴茎皮肤过紧、勃起疼痛。

(2)影响正常性生活。

【治疗原则】

1.术前清洁术区皮肤。

2.取平卧位,局部麻醉。

3.常规消毒,铺无菌巾。

4.游离皮片移植:①距冠状沟0.5～1cm或原瘢痕处环形切开阴茎皮肤。②充分游离皮下,松解痉挛皮肤,使阴茎皮肤退缩。③形成的环状创面以全厚皮片移植修复,打包包扎。

5.阴囊皮瓣移植:①距冠状沟0.5～1cm或原瘢痕处环形切开阴茎皮肤。②充分游离皮下,松解痉挛皮肤,使阴茎皮肤退缩,形成环形创面。③于阴囊前壁相应部位做上下两条平行切口,形成水平双蒂皮瓣,宽度略大于冠状沟部环形创面。④将阴茎头从双蒂皮瓣下带过,以双蒂皮瓣覆盖阴茎背部创面缝合。⑤3周后离断双蒂皮瓣的蒂部。

# 六、先天性无阴道

先天性无阴道是一种先天性畸形,由于胚胎发育时期双侧副中肾管会合后,未向尾端伸展形成尿道,使直肠与膀胱、尿道紧贴无空隙,常合并先天性无子宫或痕迹子宫或实性子宫,但卵巢发育正常,第二性征良好,也偶有发育正常的子宫。

【诊断标准】

1.临床上视发育不同的情况,出现不同的临床表现,如在青春期后无月经初潮,或有初潮后出现周期性下腹部疼痛,或有婚后性交不成功史就医被发现。

2.尿道与直肠无空隙,两者之间仅有疏松组织。有些患者于阴道口仅有一浅凹,系泌尿生殖窦所演变的部分阴道。

3.多数无子宫,只有始基子宫,或仅有子宫残角。

4.卵巢发育正常,第二性征良好。

【治疗原则】

1.阴道腔穴成形术:即通过阴道再造腔壁衬里重建形成阴道,包括上皮组织自然长入、肠祥或腹膜做腔壁、皮片或羊膜植入作衬里、皮瓣移植作衬里。

2.皮片移植阴道成形术。

3.皮瓣移植阴道成形术:①阴唇皮瓣阴道成形术;②小阴唇皮瓣阴道成形术;③股薄肌皮瓣再造阴道术;④腹膜代阴道成形术;⑤简易阴道成形术。

# 七、假两性畸形

性别畸形的患者除非出生后就有外生殖器畸形,而在幼儿时就诊以外,很多患者都在青春

---



发育期因性器官发育受限，甚或异样者而就诊。一种外形看来似男性，但第二性征又欠完善，乳房欠发育，阴茎如幼儿，睾丸极小。有的外形看来似女性，但无月经无阴道，阴蒂肥大酷似阴茎，甚或在两侧大阴唇有两个对称性肿块等。

### （一）男性假两性畸形

男性假两性畸形首先它必定具有睾丸组织，性染色体为XY，性染色质为阴性。这类两性畸形，主要是有发育程度不等的女性内、外生殖器官。

**【诊断标准】**

1.临床表现：一般根据患者的外生殖器形态、阴囊的正常与异常、睾丸大小部位以及阴部的外观等分为三型：男性外生殖器型、外生殖器似男非男型、睾丸女性化症候群。

2.根据染色体，首先有男性的"定性"即性染色体为XY，有睾丸。所以为两性畸形者必定具备内或外生殖器如盲端阴道或输卵管、子宫等。这类患者雄激素分泌是正常的。对阴囊会阴型尿道下裂伴有隐睾的情况下，应该注意性腺，是否为两性畸形。

**【治疗原则】**

1.术前清洗术区皮肤，进流质饮食。

2.取平卧位，硬膜外麻醉或全身麻醉。

3.常规消毒，铺无菌巾。

4.皮瓣设计形成阴茎体、尿道。依据转移皮瓣方式不同可分为：局部带蒂皮瓣转移，如腹壁皮瓣、脐旁皮瓣、髂腰皮瓣、皮管；游离皮瓣转移，如肩胛皮瓣、前臂皮瓣等。

5.掀起皮瓣，解剖显露血管蒂。

6.受区准备。

7.皮瓣转移。

8.支撑组织植入，术区置引流。

9.术后留置导尿管。

### （二）女性假两性畸形

女性假两性畸形首先它必定具有卵巢组织，性染色体为XX，性染色质为阳性，之所以有两性畸形，主要是外生殖器表现有程度不等的男性化。

**【诊断标准】**

1.临床表现：这类患者有男性体征。如阴蒂轻度肥大到几乎与正常男性阴茎相似，体毛男性分布，肌肉发达，有喉结及声音嘶哑，皮肤粗糙，面部为男性，上唇有须，两耳前有鬓角等。也由于男性激素过多，可影响乳房及子宫的发育，无月经来潮，阴毛的分布又为女性，阴道口小，仅容一指通过，常因阴唇后联合过长而将阴道口遮盖，因此会阴部明显增宽等。

2.根据性染色体XX，阴蒂明显增大，阴唇后联合过长，会阴增宽及其他男性体征。

3.根据内分泌检查特点尿"17-酮"及孕三醇含量升高，"17-羟"偏低，血浆睾丸酮也明显增高，即可确诊。

**【治疗原则】**

1.阴道成形术

（1）按肠道手术前常规准备，术前流质饮食，手术前夜清洁灌肠。

(2)术前每日多次清洗会阴,术前日备皮。

(3)取截石位,硬膜外麻醉或全身麻醉。

(4)常规消毒,铺无菌巾。

(5)尿道与肛门之间切开分离形成腔隙。

(6)皮瓣、肠管、黏膜或皮片等形成阴道衬里。

(7)阴道内用碘仿及凡士林纱条填塞压迫。

(8)术后48小时内拔除引流条,术后10天拔除导尿管。

(9)术后10～12天拆线,抽除阴道内全部敷料,下地活动。阴道内放置模具。

2.阴蒂阴唇成形术

(1)术前多次清洗会阴,术前进流质饮食,术前一天备皮,手术前夜清洁灌肠。

(2)取截石位,硬膜外麻醉或全身麻醉。

(3)常规消毒,铺无菌巾。

(4)阴蒂背侧皮肤呈"工"字形切开,形成两瓣,自身折叠,缝合形成部分阴唇。

(5)游离阴蒂背侧神经血管束,形成带蒂阴蒂头,切除阴蒂干,缩小阴蒂头,缝合固定于阴蒂脚部。

(6)术后6～7天拆线。

## 八、阴道松弛

阴道与肛门由肛门括约肌、肛提肌和球海绵体肌呈"8"字环绕,这些肌肉可维持肛门及阴道的收缩作用。

【诊断标准】

由于分娩或外伤,可使这些肌肉撕裂或变薄,致使阴道收缩力下降,性快感减弱。

【治疗原则】

采用阴道紧缩术。

1.阴道紧缩术应侧重阴道外1/3的肌肉修复。

2.手术不应在妊娠期或月经期进行。

3.手术方法:取截石位,于6点处做一菱形切口,远端达阴道中段,切除一块菱形阴道黏膜和裂伤的部分会阴部瘢痕皮肤,分离出断裂的肛提肌、球海绵体肌。缝合撕裂的肌肉,恢复这些肌肉的收缩力,同时缝合阴道后壁的肌层组织。若肛门括约肌也见部分断裂,亦应重新拉紧缝合,同时缝合撕裂的会阴后联合,以增加阴道口的紧缚力。

4.术后用碘仿纱条填塞阴道。1周后取出纱条,并拆除缝线。保持会阴部清洁,禁止性生活2个月。

## 九、阴道狭窄

由于烧伤或外伤造成阴道轻度瘢痕挛缩或靠近阴道外口的环形或蹼状瘢痕。

## 【诊断标准】

1.原因　外伤或烧伤造成阴道口的狭窄。

2.临床表现　在阴道口可见环形或蹼状瘢痕。

## 【治疗原则】

1.术前清洁术区皮肤,剃除阴毛或免剃阴毛,清洁灌肠,阴道灌洗。

2.取截石位,局部麻醉或硬膜外麻醉。

3.常规消毒,铺无菌巾。

4.安放阴道窥器,显露术区。

5.充分切除松解瘢痕。

6.酌情选用皮片、局部黏膜瓣或皮瓣转移修复继发创面。

7.阴道内安置模具或用碘仿及凡士林纱条填塞压迫。

（景长迁）

# 第十一章　外科重症疾病的护理

## 第一节　急诊病人的护理

### 一、急诊处理原则

#### （一）脱离病源

比如将中暑病人移置于阴凉处；抢救一氧化碳中毒病人时将门窗打开；心绞痛病人立即给予亚硝酸异戊酯以减轻心脏负担；将黄磷烧伤病人脱去衣裤并清除皮肤上的磷屑以避免吸收中毒等。

#### （二）维持呼吸循环

解开颈部的纽扣，保持呼吸道通畅。在病人突然神志丧失、呼吸停止、颈动脉无搏动时紧急施行心肺复苏。对胸部受伤者，应该检查胸廓是否合并开放性气胸或反常呼吸，此时不宜进行普通的心肺复苏，应该协助医生及时进行特殊抢救处理。

#### （三）输液、给氧

对外伤有活动出血的患者应该当即包扎止血，首次输液用生理盐水或平衡盐溶液，在同型血未准备好之前先使用代血浆预防和治疗休克（严重多发伤使用抗休克裤）。在未排除糖尿病前不宜使用葡萄糖溶液。身体上部外伤选择下肢输液，身体下部外伤选择上肢输液。

#### （四）监护

定时观察神志、呼吸、脉搏、血压、尿量，对休克患者和心、肺、肾功能不全的病人记录出入水量。

#### （五）检查

在抢救的同时迅速施行全身性检查，以免漏诊而延误治疗。

#### （六）外伤患者以无菌敷料覆盖伤口

有骨折脱位或异物刺入体内者，应该将骨折脱位处或刺入体内的异物给予妥善固定。

#### （七）避免使用过敏药物

通过家属或病人清醒时了解病人是否对某些药物过敏，如果病人昏迷又无家属应该避免使用可能产生过敏的药物。

### （八）护理和抢救重危病人

如遇到困难应该及时寻求支援。

### （九）预防并发症

定时协助家属给病人翻身以避免褥疮,对角膜暴露的病人用眼膏或湿纱布敷盖以避免角膜损伤。

# 二、急救技术

## （一）人工呼吸

急救的首要任务是维持呼吸道通畅,当病人发生意外时,其呼吸可能会发生阻塞或停顿而造成窒息。必须立即去除阻塞的原因,采取人工呼吸或机械辅助呼吸法,使血液中氧分压恢复正常,一般脑部缺氧 3～5 分钟,将会造成永久性损伤或死亡。

1.定义　人工呼吸系指在自然呼吸停止时,以口对口或机械方法将空气导入,再由肺部排出的一种程序和技术。此种维持胸腔扩大及收缩的交替动作,可保持空气自口鼻进出肺部。

2.步骤

(1)摇动及呼唤病人,鉴别病人是嗜睡或意识丧失。

(2)检查呼吸道:采取仰头举颏法,使病人的口腔轴与咽喉轴形成直线,观察病人胸部是否有起伏。若无呼吸,则进行人工呼吸。

1)清除口腔内异物和粘液:仰卧位可采取抽吸的办法,俯卧位可将腹部垫高,以手掌拍击背部。如果是食物哽住咽喉引起的窒息,可采用哈姆立克急救法,如果用上法仍然不能解除喉梗阻,可采用粗针头进行环甲膜穿刺法。对于昏迷舌下坠无咽喉部梗阻的病人,可使用口咽导管以保持呼吸道通畅。

2)口对口或口对鼻人工呼吸:以一手抓住下颌部,向前向上拉,使病人将口张开,并使舌头往前伸,保持呼吸道通畅。以另一手紧捏病人鼻部使鼻前庭关闭,施救者深吸气后,双唇包绕封住病人的口外部,形成不透气的密闭状态,以中等力量以 1～1.5 秒的速度吹入气体,并观察病人的胸廓是否起伏,以确定是否产生了换气。吹气后,应将捏鼻的手放松,并移开口,使病人肺部的气体排出。病人呼气后,施救者抬头,侧过一边,再作一次深吸气,等待下一次吹气。连续吹气 3～5 次后,以手触摸颈动脉是否有脉搏。如果病人心搏存在,自主呼吸仍未恢复应继续吹气,每分钟 12～20 次,直到病人能自然呼吸为止。若 5～10 分钟后病人自主呼吸仍未恢复,则应准备气管插管使用呼吸机进行机械呼吸。

(3)呼吸机的参数设定

1)模式:病人无自主呼吸时选择控制(CONTROL)模式,自主呼吸恢复时可选择辅助(ASSISTANT)、同步间歇指令呼吸(SIMV)、持续正压呼吸(CPAP)模式。

2)潮气量:12～15ml/kg。

3)峰流值:40～60L/min。

4）呼吸频率：12～18 次/min。

5）每分通气量：8～14L/min。

6）吸/呼比：一般病人为 1：1.5～2.5。

7）呼吸末正压：6～12cmH$_2$O（即 PEEP）。

8）触发灵敏度：0～15cmH$_2$O。

9）压力支持：0～20cmH$_2$O。

10）高压报警：50cmH$_2$O。

11）低压报警：<PEEP 值。

12）低 PEEP 报警：<PEEP 值。

13）低潮气量报警：10ml/kg。

（4）上呼吸机后的一般监护

1）加强生命体征监护。

2）观察胸廓起伏的大小、呼吸频率及皮肤口唇是否发绀，注意听诊双肺呼吸音。

3）检查管道的接头、氧浓度（FiO$_2$）及气道压力，呼吸机运转是否正常。

4）定量气管内滴药和及时抽吸分泌物，定时检查管道是否漏气。

5）根据血气分析调节呼吸机的各项参数。

6）严格无菌操作，预防继发感染。

7）观察标准：

①满意：安静，不出汗，红润，肢暖，触发呼吸 10～16 次/分。双肺呼吸音正常，血压、呼吸平稳。

②不满意：烦躁，大汗淋漓，R＞30 次/分。双肺呼吸音低，区域性呼吸音消失或呈管状呼吸音。

③呼吸机和自主呼吸不协调：报警，病人躁动。①原因：通气不足；缺氧，氧流量未达到；颅高压，代谢性酸中毒，休克；通气障碍；恐惧。②处理：找原因；增加通气量；手法辅助；使用镇静剂，吗啡 1.5～10mg 肌注；肌松弛剂 3～4 小时一次。

（5）呼吸机的管理保持呼吸道通畅，及时吸痰，防止管道扭曲，防止脱管。通气量为 10～12L/min，通气压力增加时提示呼吸道阻力增加，通气压力降低说明脱管、漏气、肺泡或小支气管破裂。湿化器底部是一块锌板，只能加蒸馏水，不能用生理盐水。工作 7 小时清理一下静电板。加温湿化器，不然会流水，湿化器温度并不代表气道的温度。

（6）脱机方法

1）间断脱机：病人在适应呼吸机之后产生了依赖性，对于脱离呼吸机非常恐惧，我们可以采取停呼吸机、管道与呼吸机脱离一下，待病人觉得呼吸困难时又上一下呼吸机，如此逐渐增加脱离呼吸机的时间，最后达到脱离呼吸机的目的。

2）部分脱机：将 SIMV、PSV 参数往下调至 0，触发灵敏度参数往上调，达到 15cmH$_2$O 病人仍可自主呼吸即可脱机。

**（二）心肺脑复苏**

1.定义　心肺复苏术（CPR）是指对心跳呼吸停止的病人，用人工方法来维持其循环及呼吸。心肺复苏术的技术包括:体外心脏按摩和口对口、口对鼻或口对呼吸道的人工换气。

有两种情况不需要施行复苏术:病人患不能治愈的疾病,而且已经到了末期,另一种为呼吸及心跳已经停止6分钟以上的人。

如今心肺复苏已不局限于心肺,已经发展到心肺脑复苏的阶段(CPCR)。且心肺复苏技术已从医院扩展到社会,从专业医务人员扩展到其他行业人员,普及抢救技术,加强现场抢救,提高了CPR的成功率。

2.心搏呼吸骤停的判断

(1)心脏骤停的临床征象:病员突然意识丧失,颈动脉搏动消失,凭这两点即可肯定心脏骤停的诊断。此外还可有抽搐、发绀、瞳孔扩大、呼吸停止等征象。

(2)急救时要避免的事项:不要等待听清心音、测好血压,不要等待心电图检查,不要等待静脉或动脉输血。

3.心肺复苏术　对心搏、呼吸骤停的病人,应争分抢秒地施行CPR。

在常温下,心跳停止10秒钟即发生意识丧失;40秒钟左右出现抽搐;30~40秒钟后瞳孔散大;约60秒左右呼吸停止,大小便失禁;4~6分钟后脑细胞发生不可逆损害。因此,必须在4~5分钟内进行有效的CPR,以尽量减少脑细胞的死亡,以便心跳呼吸恢复后神志意识也能恢复。复苏开始越早,存活率越高,大量实践表明,4分钟内复苏者可能有一半人救活;4~6分钟开始进行复苏者,仅10%可以救活;超过6分钟者存活率仅为4%;10分钟以上开始复苏者,几乎无存活的可能。

因此,复苏成败的关键是争分抢秒地进行现场抢救,即施行及时、正确、有效的CPR,用人工方法重建呼吸和循环,恢复全身血液和氧气的供应。

CPR可分为三期:

第一期CPR——又称基本生命支持(BLS),即立即通畅气道,建立人工呼吸及人工循环,以保证最低限度的脑供血。

第二期CPR——又称进一步生命支持(ALS),即在第一期CPR的基础上使用器械和药物,如气管插管、电除颤、肾上腺素等药物的应用,以期恢复自动心搏和自主呼吸。

第三期CPCR——又称后期复苏,主要是防治脑水肿及治疗引起心搏呼吸骤停的原发病和并发症。

CPR的ABCD四步骤是指通畅呼吸道,恢复呼吸、循环,气管插管,除颤。现分述如下:

(1)A(airway)通畅气道:病人平卧在平地或硬板上,使用仰头举颏法,使病人的口腔轴与咽喉轴形成直线,既可防止舌根、会厌阻塞气道口,又方便气管插管。操作者一般站在病人右侧,用左手置于病人前额上,用力向后压,同时右手食指和中指放在下颌骨下缘,将颏部向上向前抬起,这样就能够保持气道的通畅。

(2)B(breathing)人工呼吸,当病人牙关紧闭不能张口、口腔有严重损伤时可改用口对鼻人工呼吸。抢救婴幼儿时,因其口鼻开口均较小,位置又很靠近,故可用口对口鼻人工呼吸,见人工呼吸。

在抢救开始后第一次向病人肺部吹气两口。每次吹入气体量约为800~1200ml。单人CPR时,每按压胸部15次,吹气两口,即15:2;双人CPR时,每按压胸部5次,吹气一口,即

5：1。有心搏无呼吸者,每 4～5 秒钟吹气一口,约 12～15 次/分。

(3)C(circulation)人工循环:即采用胸外心脏按压的方法,主要特点和手法如下:

1)患者仰卧于硬板床或地上,或在弹簧床上垫一硬板于患者背部。

2)按压部位在胸骨中 1/3 与下 1/3 交界处,定位方法是用触摸方法确定,在胸骨下切迹上两横指上方的胸骨正中部,即为按压区。

3)抢救者的姿势与手法:抢救者两臂必须伸直,利用其上半身体重和肩、臂部肌肉力量垂直向下用力按压,按压一次后,放松压力,但抢救者的手掌根部不应离开胸骨定位点,按压与放松的时间相等。①按压频率:80～100 次/分,婴幼儿为 $100^+$ 次/分;②按压与人工呼吸的比例:单人 CPR 为 15：2,双人 CPR 为 5：1;③按压深度:成人为 4～5 厘米,5～13 岁为 3 厘米,婴幼儿为 2 厘米。

(4)D(definitive treatment)确切的治疗:包括气管插管、除颤和药物应用等。

1)尽早进行气管内插管,接呼吸机机械通气。

2)直流电非同步除颤,因为心脏骤停中 80% 的病例是心室颤动,因此,立即除颤使其恢复窦性心律是挽救生命的重要手段。

3)除颤前先用溴卞胺 5～10mg/kg 静脉注射,以增加除颤的成功率。首次 200J,无效可加至 300J 甚至达 360J(最大电击量),小儿首次用 2J/kg,无效可加到 4J/kg。如室颤波为细颤,则应立即静脉注射肾上腺素 1mg,使其变为粗颤然后电击,方可收效。

4.脑复苏

心搏呼吸骤停病人虽经初期复苏成功,但神经学方面的病残率极高,其关键是以脑复苏为重点的后期复苏,重点在于防治脑缺氧和脑水肿。

(1)维持脑灌注压:一般应维持平均动脉压在 80～100mmHg 水平才可保证脑的灌注,因此,要改善循环功能并维持平均动脉压还需防治脑水肿,以降低颅内压。因为心脏骤停后脑缺氧,能源耗竭,脑血流的自主调节能力丧失而依赖脑灌注压来维持颅内的血液供应。为此,要预防低血压,扩充血容量。

(2)改善脑代谢

1)选择性头部降温:可降低脑代谢,减少脑耗氧,减慢缺氧时 ATP 的消耗率和乳酸血症的发展,有利于保护脑细胞,减轻缺氧性脑损害。此外低温可降低脑脊液的压力,减小脑容积,有利于改善脑水肿。要求:①及时:在不影响 CPR 下尽早利用有效降温措施;②够深:头部要求 28℃,肛温 30～32℃;③够久:坚持到皮层功能开始恢复、出现听觉为止。

2)补充能量:可用高渗葡萄糖、ATP、辅酶 A 等。有条件可用高压氧治疗,疗效亦令人满意。

5.复苏有效的指标

(1)瞳孔变化:由大变小、对光反应恢复都是好的表现。

(2)脑组织功能开始恢复的迹象:病人开始挣扎是脑组织活动恢复的早期表现;肌张力增加;吞咽动作出现;自主呼吸恢复。刺激眼睑会眨眼。

(3)心电图:示波屏上出现交界区、房性或窦性心律。即使是心房扑动或颤动,都是心脏恢复的表现。

(4)发绀消退。

6.终止 CPR 的指标

(1)复苏成功。

(2)脑死亡且心脏停搏,又经 30 分钟 CPR 抢救,心肌活动毫无反应,可考虑停止 CPR。

(3)注意事项

1)CPR 不能中断 5 秒钟以上。若二人施救、给予人工呼吸时,不要暂停体外心脏按摩。

2)每隔 4～5 分钟检查脉搏与呼吸。

7.特殊情况的处理

(1)婴幼儿徒手复苏的要点:1 岁以内为婴儿,1～3 岁为幼儿,其复苏基本原则同成年人,但有如下特殊之处:

1)意识判断:婴幼儿对语言无法正确反应,术者可用手拍击其足跟部或压眼眶,如有哭泣则为有意识。

2)人工呼吸:以仰头举颏法通畅呼吸道,口对口呼吸为主。可一手托颏,以保持气道平直。

3)检查肱动脉:婴幼儿颈部脂肪肥厚,颈动脉不易触及,可检查肱动脉。术者大拇指放在上臂外侧,食指和中指轻轻压在内侧即可感觉搏动与否。

4)胸外按压部位及方法:婴幼儿的按压部位应为两乳连线与胸骨正中线交界点下一横指处。多采用环抱(又称后托法)法,即双拇指重叠下压。

(2)溺水复苏:由于心脏骤停不是即刻发生,自然界的水温降低了组织氧耗量,复苏时间要延长 40 分钟,这类患者有假死状态。

(3)电击伤复苏:电击伤有假死存在,应于复苏同时加用降温措施,复苏时间也应适当延长,国内外均有超过 40 分钟而复苏成功的报道。

(4)外伤患者的复苏:创伤所致心脏停搏的存活率一般很差,有大量失血者应同时积极补充血容量;有开放伤口应局部止血;疑有颈椎骨折,应防止任何向前、向后、向一侧或转头的活动。如必须转动,头、颈、胸和躯体应予以支持并作为一个整体翻动。应使用托颏不仰头手法或抬颏而不仰头以开放气道,对贯穿性胸外伤、多发多段肋骨骨折患者,应立即作开胸术并进行开胸按压。

## (三)出血

1.定义　出血是指血液经过血管的裂口流出体外、组织内或体腔内。一般情况下,小出血不会引起全身性反应,而自动凝血。若出血不止,外伤后迅速出血达总血容量的 20% 以上时(>800ml),即出现明显的休克症状,失血量达总量的 40% 就有生命危险。锁骨下动脉与腹主动脉破裂时,1～2 分钟内即可死亡;腋动脉和腹主动脉破裂时可于 5 分钟内死亡。因此外伤出血应立即采取止血措施。

2.出血的分类

(1)依血管种类而分

1)动脉出血:血色鲜红,血液流出呈喷射状或搏动式冲出。因血液急速漏出,血管断端需结扎才能止血,危险性大。

2)静脉出血:血色暗红,血液持续缓慢流出,仅用压迫填塞即可止血。但深部大静脉也需结扎才能止血。

3)毛细血管出血:血色鲜红,血液从创面渗出,加压包扎或伤口缝合后出血即可停止。

(2)依出血部位而分

1)外出血:血液自伤口向体外流出。

2)内出血:血液由破裂的血管流入组织、脏器和体腔内。胃肠、肺、肾、膀胱等体腔与外界相通,可表现为呕血、咯血、血尿、便血。与外界不相通者,如腹腔内、骨盆、腹膜后主要表现为失血性休克,血红蛋白与红细胞比积持续降低。

3.迅速大出血的预防

如遇异物如竹竿子、刀、剑等插入体内,千万不可在现场拔出异物,比如钢筋从左前胸刺入经过心脏,现场应将伤口与钢筋一起包扎固定。如不便移动,可锯断超长部分,送到医院开胸探查,邻近伤口心肌做好荷包缝合后拔去异物,有可能保全生命,否则迅速的大出血或急性心包填塞均可致死,失去抢救机会。

(1)急救方法

1)指压法:通常是将中等或较大的动脉压向骨的浅面,如将颞浅动脉压向颞骨、将肱动脉压向肱骨干等。此法仅用于短时间控制血流,应接着运用其他方法彻底止血。

①颞浅动脉:若出血在眼睛以上,则用手指直接压迫耳前上方以止血。

②面动脉:若出血在下颌骨以上、眼睛以下时,则压迫下颌角前约 2.5cm 处,或以食指、中指对下颌骨加压以止血。

③颈动脉:若为颈部或咽部出血时,则将大拇指置于颈后部,其余四指压迫喉头旁边凹陷处之外的颈动脉或颈动脉以止血。

④锁骨下动脉:若为肩、腋及上臂出血时,则将大拇指或其他手指压迫于锁骨凹陷处,并向下面第一肋骨压迫以止血。

⑤腋动脉:若为前臂出血时,则将手掌握于腋窝和肘部中间,拇指握于手臂外侧,其他四指则正好压迫手臂内侧。

当一人施行压迫止血点止血的同时,最好由另一人于伤口上施以直接压迫伤口止血法以止血。压迫 5 分钟后,轻轻地放松压迫,观察伤口是否继续出血,若伤口上敷料仍继续有新鲜血液渗出,即表示出血仍在进行中,应再压迫止血。如此反复放松并观察,一直到止血为止。

2)加压包扎止血法:用于头颈部及躯干四肢的小伤口,用无菌纱布或棉垫覆盖伤口后加压包扎。如果包扎后敷料外很快有点状血染,说明其下可能有动脉破裂或较大的血管破裂。现场如果没有止血钳,应在血染处敷料表面填塞无菌敷料,再次加压包扎,使血染部位压力加大,减少出血量,尽快转送。

3)止血带法:用于四肢外伤广泛出血及动脉破裂大出血。未绑止血带之前,应先将患肢抬高 1~2 分钟,使静脉血先回流一部分。避免用绳索、电线等作止血带,最好选用充气止血带。其次是用 2cm 宽的帆布带或其他无弹性、结实的布带,以绞棒绞紧,使远端伤口停止渗血,动脉停止搏动,即可固定绞棒。止血带下应垫 2~3 层纱布。橡皮止血带容易过紧或过松,止血效果不肯定。记录上止血带的时间,每隔 0.5~1 小时放松 1~2 分钟。上臂止血带应缚扎在上 1/3 段,以免损伤桡神经。前臂和小腿由于存在骨间动脉,不适合运用止血带。

4)手术止血法：即结扎血管、修复血管或吻合血管等。效果最理想，但现场抢救难以做到，可先用止血钳夹住喷血的大血管，然后包扎固定，再送到有条件的地方行手术止血。

（黄翠贤）

# 第二节　头部外伤的护理

头部外伤是指头部遭受钝击、穿透、爆炸或下坠的间接伤害等所造成的颅脑损伤。这种损伤无论平时或战时的发生频率都较高，约占全身损伤的 15%～20%，仅次于四肢损伤。且致死率比其他任何一种器官损伤都高，加之可能出现的并发症和后遗症，故远较其他部位的损伤严重。

## 一、头部外伤的种类

头部外伤可分为头皮损伤、颅骨损伤和脑损伤，这三种损伤可单独发生，亦可合并存在。

### （一）头皮损伤

头皮平均厚度为 0.5～0.6cm，分为五层，即：①含大量毛发、皮脂腺及汗腺的厚而致密的表皮层；②有坚韧粗短的纤维束交织成网隔的皮下组织；③坚韧、富有张力的帽状腱膜层；④腱膜下层为纤细疏松的结缔组织；⑤紧贴颅骨外板的骨膜层。

头皮的血管丰富，由颈内、外动脉的分支供血，左右五支在颅顶汇集，且各分支间有广泛吻合，故若有开放性伤口则会发生大量出血，并且抗感染及愈合的能力较强。

1.头皮血肿　头皮血肿系暴力所致的闭合性损伤，依血肿部位的深浅可分为头皮下、帽状腱膜下及骨膜下血肿三种。

（1）皮下血肿：由于皮下的纤维束交织成网隔，故血肿局限，张力高，压痛明显，中心软，边缘硬，且经指压后逐渐消失。

（2）帽状腱膜下血肿：由于腱膜下层为纤细疏松的结缔组织，故血肿范围宽，波动感明显，犹如戴了一顶有波动的帽子。

（3）骨膜下血肿：多由相应部位的颅骨骨折引起，血肿周边以骨缝为界。

2.头皮裂伤　头皮裂伤可因锐器切、砍或钝器打击所致。头皮裂伤时出血较多，常常会引起伤员的紧张，现场急救应及时加压包扎。

3.头皮撕脱伤　头皮撕脱伤多系发辫被卷入转动的机器，导致大块头皮自帽状腱膜下层或骨膜层被撕脱。头皮撕脱伤会导致剧烈疼痛及大量出血，现场急救应加压包扎止血，防止休克，并妥善将被撕脱的头皮置于能隔水的袋中，然后再置于放有冰块的容器内，迅速随伤员一起送往医院，以便清创后头皮再植。

### （二）颅骨骨折

颅骨近似球体，分颅盖与颅底两大部分。颅盖坚实，外板较内板厚；颅底由前至后分为颅前窝、颅中窝和颅后窝。

依骨折形态可将头颅骨折分为线性骨折和凹陷性骨折。单纯性线性骨折无需特殊处理，只需卧床休息，对症止痛或镇静。凹陷性骨折如位于脑的重要功能区表面，造成脑受压或凹陷直径大于5cm、深度达到1cm者，需手术治疗。

依骨折部位可分为颅盖骨折和颅底骨折。颅盖骨折局部头皮可有肿胀、压痛，凹陷性骨折还可扪及局限性下陷区。颅底的硬脑膜与骨贴附很紧，骨折时常被撕裂而引起脑脊液耳鼻漏。颅前窝骨折表现为鼻漏、"熊猫眼"征，颅中窝骨折则表现为耳漏。

### （三）脑损伤

脑损伤是指脑膜、脑组织、脑血管及脑神经的损伤。根据脑损伤病理改变的先后发展，脑损伤可分为原发性和继发性脑损伤两种：原发性损伤如脑震荡和脑挫伤，继发性损伤如脑水肿和颅内血肿。

1.脑震荡　脑震荡是最常见的轻度原发性脑损伤，脑组织既无肉眼可见的组织结构方面的变化，也无神经功能废损。

2.脑挫伤　挫伤表示打伤或压碎。脑挫伤时软脑膜下有散在的点状或片状出血灶，当软脑膜裂伤时，多伴有脑组织和血管的破裂，故脑挫伤周围常有继发性脑水肿及大小不等的出血灶或血肿形成。外伤性脑水肿反应一般约3～7天，第3～4天为高峰期，脑水肿较轻者在高峰期后可逐渐消退，较重者常因颅内压升高而引发脑疝。

3.颅内血肿　颅内血肿是一种较为常见的、致命的却又是可逆的继发性病变。

根据血肿发展的速度颅内血肿可分为：①急性，伤后3天内出现症状；②亚急性，伤后3天至3周内出现症状；③慢性，伤后3周以上开始出现症状。根据血肿的部位又可分为：①硬脑膜外；②硬脑膜下；③脑内血肿。

(1)硬脑膜外血肿：多见于颅骨穹隆部线性骨折处，更多见于颞部。

(2)硬脑膜下血肿：多见于额颞前部，出血多来自挫伤的脑实质血管损伤。

(3)脑内血肿：出血来源为脑挫伤所致的脑实质血管损伤。

## 二、头部外伤的护理

### （一）护理评估

1.健康史　当病人被送到急诊室或病室救治时，护理人员应迅速收集下列资料：

(1)如何受伤，受伤的动力因素为何。

(2)原发脑损伤的程度。

(3)是否发生继发性病变，如血肿、感染及并发症。特别要了解有无原发性意识丧失，意识丧失后是否经过典型的中间清醒期，又再度出现意识障碍，并渐次加深，如有中间清醒期，应高度怀疑硬脑膜外血肿。

(4)重点式的全身检视，如呼吸、血压、脉搏、瞳孔大小、瞳孔对光反应，头面部有无外伤，耳鼻有无液体流出，有无身体其他部位的骨折及内出血。

(5)伤前的健康状况，特别要了解有无心血管方面的问题，因为脑血管栓塞引发脑卒中，可使病人意识丧失、跌倒造成头部外伤。

（6）是否采用了有效的支持疗法,有效的支持疗法有利于脑功能的恢复以及预防和治疗并发症。

2.身心状况　头部外伤所表现的症状和体征与颅脑损伤的程度有很大关系。轻者如头皮裂伤或颅骨的线性骨折,只要不伤及脑组织,可能除了外表可见的伤口和 X 线照片上可见的骨折线外,并不会出现全身性的反应。但如有脑损伤如脑挫伤或脑水肿和颅内血肿导致颅内压增高,则会出现威胁病人生命的征象。

意识是人体生命活动的外在表现,反映大脑皮质功能及脑损伤的程度。评估意识时,应根据病情采用相同种类、相同程度的语言和痛刺激。

（黄翠贤）

# 第三节　颅脑损伤的护理

## 一、颅骨骨折的护理

### （一）护理评估

1.了解受伤经过,包括暴力大小、方向,患者当时有无意识障碍,初步判断是单纯颅伤还是伴有脑伤。通过阅读病史及 X 线片,了解骨折线走向。对骨折线跨越脑膜中动脉骨管沟者,应十分警惕继发硬膜外血肿的可能性。

2.有时由于伤情的影响不宜立即作颅底位 X 线检查,故临床判断极为重要,尤其是伤后随即出现的口鼻出血、外耳道溢血,而局部又无暴力痕迹者,应估计有颅底骨折的可能。

3.后期早期耳、鼻有血性液溢出,应区别是鼻道或外耳道裂伤所致的出血还是混有 CSF,以判断是否有 CSF 外漏。

### （二）护理诊断

1.PC　颅内出血的危险

护理目标:出血停止。

护理措施:明确是否有 CSF 外漏。可将漏出液滴于吸水纸上,若在血迹外有较宽的淡黄色浸渍圈,且被 CSF 浸湿的手帕没有像被鼻涕或组织渗出液浸湿干后变硬的现象,即可确认有 CSF 外漏;或行 RBC 计数与周围血液比较是否被稀释以明确诊断。有时颅底骨折虽伤及颞骨岩部,且骨膜及脑膜均已破裂但鼓膜仍完整时,CSF 可经耳咽管流至咽部被伤员咽下,故应观察并询问伤员是否经常有腥味液体流至咽部引起吞咽。

2.PC　颅内感染的危险

护理目标:未发生感染。

护理措施:

（1）密切观察有无颅内继发性损害。颅骨骨折可伴有脑组织和血管的损伤,引发癫痫及颅内出血,故应密切观察意识、生命体征、瞳孔及肢体活动的情况。除了脑膜中动脉骨管沟及血管断裂所致的颞区硬膜外血肿外,亦有可能因粉碎性骨折片戳破硬脑膜静脉窦壁而导致出血;或在颅骨变形时硬膜自颅骨内板剥离,硬膜表面至颅骨的小供养血管被撕伤出血。倘若骨折片压迫静脉窦,则可使脑静脉回流受阻,出现颅内压增高征象。

(2)防止颅内感染。脑脊液外漏属隐性开放骨折,防止颅内感染至关重要。对 CSF 漏患者应每日两次清洁、消毒鼻前庭或外耳道口,切忌棉球过湿使液体逆流入颅。清洁消毒后应松置一干棉球于鼻前庭或外耳道口,随湿随换,记录 24h 浸湿的棉球数以估计漏出液是否逐日减少。严禁为 CSF 漏者从鼻腔吸痰或安插胃管,禁止作耳、鼻滴药及冲洗和填塞。根据医嘱,预防性应用抗生素及破伤风抗毒素(TAT)或破伤风类毒素。

(3)促进颅内外漏道尽早闭合。维持特定的体位,藉重力作用使脑组织移向颅底硬脑膜裂缝处,有助于使局部粘连而封闭瘘口。前颅窝骨折且神志清醒者给予半坐位,昏迷者抬高床头30°,患侧卧位;中、后颅窝骨折者卧于患侧。维持特定体位至停止漏液后 3 天。绝大部分伤员在伤后 1 周内瘘口常能自行愈合,极少数超过 2 周以上者需行手术修补漏孔。

(4)注意颅内低压综合征。大量脑脊液外流可引起剧烈头痛、眩晕、呕吐、厌食、反应迟钝、脉细弱、血压偏低等,患者常诉当抬高头部或端坐时头痛加重;补充大量水分后可缓解。

### (三)健康教育

1.防止气颅。劝告伤员勿挖耳、抠鼻,勿用力屏气排便、咳嗽、擤鼻或打喷嚏,以免鼻窦或乳突气房内的空气被压入或吸入颅内,导致气颅和感染。

2.指导伤员正确面对颅骨骨折,教导伤员不可因症状轻微而疏忽大意,也勿因颅骨骨折而忧心忡忡。颅骨的愈合多属纤维性愈合,线形骨折后,小儿约需 1 年,成人则需 2～5 年才可望达到骨性愈合。如有颅骨缺损,可在伤后半年左右作缺损处的颅骨成形术。

## 二、脑损伤的护理

由于脑损伤的程度不同,所采取的处理手段也不同,其中护理的质量对预后有很大影响。脑损伤后影响伤员康复的因素有:

1.原发的脑损伤程度。

2.是否发生继发性病变,如血肿、感染及并发症。

3.伤前健康状况。

4.是否采用有效的支持疗法。其中第二、四两项与护理有密切关系。护理的目的是为脑功能的恢复创造最优良的条件,预防以及治疗并发症,以保全生命,争取最理想的康复。要做好护理记录,通过询问现场目击者正确记录受伤经过、初期检查发现、急救处理经过及意识、瞳孔、生命体征、肢体活动等病情演变,以供进一步处理时作参考。

### (一)护理评估

颅脑损伤伤员往往伤情危重,要求迅速了解伤史和全面检查后尽快作出正确判断,以便及时给予有效的护理。及时有效地现场急救,不仅可使当时的某些致命性威胁得到缓解,如窒息、大出血、休克等,且为进一步的治疗创造有利条件,如预防或减少感染机会,提供确切受伤经过,并在病情改变时作进一步评估。

1.判断是颅伤还是脑伤　头皮挫伤、裂伤、撕脱伤及头皮下血肿的局部表现均较明显。颅盖骨折除开放性和凹陷性者可经临床检查加以识别外,主要靠颅骨平片确定。头皮上的轻微擦伤也常代表暴力作用部位,可借以推断致伤机制,不可忽略。是否伴有脑伤,可根据伤后有无意识障碍、有无逆行性遗忘、有无神经系统阳性病征、有无颅内压增高征象、有无脑脊液外漏等判定。

2.确定脑伤是开放性还是闭合性　刀斧砍伤、牛角戳伤或火器伤,均有显见的创口,大者可见脑组织外溢,并出现相应的神经功能定位病征。CT扫描可准确定位颅内金属异物、骨折碎片及伴发的血肿。凡有耳、鼻脑脊液漏者,可判断为隐性开放性脑伤。

3.区别脑伤是原发性或继发性

(1)伤后立即出现的意识障碍来源于原发性脑伤,进行性出现来源于继发性损害。

(2)伤后立即出现的一侧瞳孔散大均属原发性损伤。有三种情况:仅伴直接光反应消失者,为前颅窝骨折所致的视神经损伤;伴直接、间接光反应消失者,多系虹膜受伤后的外伤性散瞳;伴直接、间接光反应消失及眼外肌瘫痪,眼球固定于外下方者,为动眼神经损伤。伤后一段时间才出现的进行性一侧瞳孔散大、伴意识障碍加重、生命体征紊乱和对侧肢体瘫痪者,为小脑幕切迹疝的典型改变。

(3)伤后立即出现肢体弛缓性瘫痪和瘫痪程度相对固定者,为对侧脑组织原发性损伤;伤后一段时间渐次出现者,为对侧颅腔内有继发病变。

4.其他　观察有无脑干损伤所致的去大脑强直发作,有无下丘脑损伤所致的中枢性高热,有无癫痫发作,以及伤员是否躁动不安。

## (二)护理诊断

1.PC　意识障碍。

与脑损伤有关。

护理目标:恢复意识。

护理措施:颅脑损伤伤员的病情变化复杂,如较轻的脑伤可因病情变化未能及时发现而产生严重后果;相反,严重的脑伤也可因观察确切、处理恰当及长期精心护理得到较完全的恢复。动态的病情观察旨在提高警惕,及早发现脑疝。有时病情变化为时短暂,唯有护士在掌握受伤机制及伤情转归的基础上,通过细致的观察才能及时发现,赢得抢救时机。故无论伤情轻重,急救时均应建立观察记录单。观察及记录的间隔时间,根据病情每15～60min一次,稳定后可适当延长。

(1)观察意识:意识是人体生命活动的外在表现,反映大脑皮质功能及脑伤的轻重。目前临床对意识障碍的分级方法不一。传统方法根据患者对语言刺激反应、疼痛刺激反应、生理反应、大小便能否自理及能否配合检查分为清醒、模糊、浅昏迷、昏迷和深昏迷5级。

根据病情采用相同种类、相同程度的语言和痛刺激。记录时应作动态分析,判断意识状态是好转或恶化。例如,深昏迷伤员在口腔护理时出现吞咽反射,提示病情好转;清醒伤员突然遗尿,可能有意识障碍;躁动伤员突然安静、昏睡,应怀疑病情恶化。

(2)生命体征:伤后可出现持续的生命体征紊乱。伤后初期,由于组织创伤反应,出现中等程度的发热,若累及间脑或脑干,可导致体温调节紊乱,出现体温过低或中枢性高热。先测呼吸,次测脉搏,再测血压、心律。注意呼吸深浅,有无叹息呼吸、呼吸困难和呼吸暂停;注意脉搏是宏大有力还是细弱不整,注意脉压有无波动。单项指标有变化应寻找原因,如气道梗阻引起的呼吸困难、肢体强直引起的血压增高等。几项指标同时变化,须识别是否为颅内血肿引起的颅内压增高所致代偿性生命体征改变。脑脊液外漏推迟了颅内压增高症状的出现,但一旦出现,抢救更为困难,故必须按脑部损伤定时作观察记录,保持高度警惕。

暴力直接作用于枕部的伤员,须警惕后颅窝血肿,如脉搏缓慢、呼吸次数明显下降、强迫体位及呕吐频繁。伤后即有高热者,多系下视丘或脑干损伤,而伤后数日体温增高常提示有感染性合并症。闭合性颅脑损伤者的生命体征呈现休克征象时,应检查有无内脏出血,如迟发性脾破裂、应激性溃疡出血等。

(3)神经系统病征观察:神经系统病征有定位意义。须特别重视:①受伤后一段时间出现的症状;②除原有病征外出现的新症状;③逐步加重或发展的症状。这些常提示颅内继发性血肿的存在。

神经系统病征多种多样,以眼征和锥体束征为例:

瞳孔变化对颅脑损伤有重要临床意义。首先观察两侧睑裂大小是否相等,有无上睑下垂。伤后早期常因眼睑水肿,观察瞳孔时每使睑结合膜外翻引起伤员反感,并影响观察。防止的办法是用拇指轻压上睑缘再向上推送。注意对比两侧瞳孔的形状、大小及光反应。电筒光束应从外侧射向瞳孔。正常瞳孔等大、圆形,直径 2~6mm,直接、间接光反应灵敏。瞳孔及眼征涉及多对脑神经,其中第Ⅲ、Ⅳ、Ⅵ对脑神经在颅内行程较长容易累及。不同眼征提示颅内相应部位的病变。患者熟睡时双侧瞳孔缩小,光反应迟钝,如伴有中枢性高热、深昏迷则多为桥脑损伤的表现;双侧瞳孔散大。光反应消失、眼球固定伴深昏迷或去大脑强直者,多为原发性脑干损伤或临终前的表现;双侧瞳孔大小形状多变,光反应消失,伴随眼球分离或异位者,多为中脑损伤。观察有异常时需了解是否用过药物,如吗啡、氯丙嗪使瞳孔缩小,阿托品、麻黄碱使瞳孔散大;眼球不能外展,主诉复视者,为展神经受损;双眼同向凝视提示额中回后部损伤;眼球震颤可见于小脑或脑干损伤。伤后即出现的一侧瞳孔散大,光反应消失,有三种情况:①外伤性散瞳,常可在患侧眼眶找到暴力痕迹;②视神经损伤,伴有该侧间接光反应存在,视力下降;③动眼神经损伤,伴有患侧眼外肌瘫痪。需与继发性脑水肿或血肿致脑疝所出现的进行性一侧瞳孔散大相鉴别。

锥体束征亦是需要观察的重要神经系统病征。了解肢体的肌力、肌张力,结合有无感觉障碍及病理反射进行综合分析,对确诊病情有很重要的意义。颅脑损伤伴有四肢损伤者并非少见,单肢活动障碍应在排除骨折、脱臼或软组织损伤后,再考虑对侧大脑皮层运动区的损伤。伤后立即出现的一侧上下肢运动障碍,且相对稳定,多系对侧大脑皮层运动区广泛性原发脑损伤所致。脑干损伤常出现交叉性瘫痪,即一侧脑神经周围性瘫痪,对侧肢体中枢性偏瘫。如伤后一段时间才出现一侧肢体运动障碍者,先经过最初几小时的观察,对伤情有粗略认识后,再根据一般规律找出观察重点。入院早期常因伤情危急,仅作简单的神经系统检查,可于晨、晚间护理时全面观察伤情。注意有无其他部位骨折(尤其是锁骨骨折)以及内脏损伤。如尿色深应排除血尿,痰中带血须排除肺挫伤。对观察所得要进行分析,以得出较正确的判断,只有在认真负责并熟悉业务的医护人员的连续观察下,点滴病情改变才会在正确判断、及时处理的过程中起到巨大作用。对于这种定时的连续的观察,须征得家属的理解和谅解。

(4)躁动的护理:躁动不安是颅脑损伤急性期的一个常见表现。引起躁动不安有许多因素,首先要考虑的是脑水肿、肿胀或颅内血肿所致的颅内高压状态;其次是颅外因素,如呼吸道不通畅引起缺氧,尿潴留引起膀胱过度充盈,大便干结引起强烈的排便反射,呕吐物或大小便浸渍衣被,卧姿不适和瘫痪肢体受压以及冷、热、痛、痒、饥饿等。

当伤员突然由安静转入躁动,或自躁动转为安静深睡时,应提高警惕,观察是否有伤情恶化,并对躁动原因逐一加以解除。切勿轻率给予镇静剂,以防混淆观察。对躁动伤员不能强加约束,以免其过分挣扎使颅内压进一步增高并消耗能量,可加床档以防坠床,必要时专人守护;注射时需有人相助以防断针;勤剪指甲或戴手套以防抓伤;加强卫生处理,保持床被平整,以防皮肤擦伤。

(5)昏迷护理:中、重型颅脑损伤者均有不同程度的意识障碍。一方面,突然的暴力打击引起体内各系统的功能紊乱,机体抵抗力骤降;与此同时,颅内出血、脑疝、脑膜炎、支气管炎等继发病变及合并症将进一步威胁伤员生命,任何一种情况的出现,都可能使病情急转直下。具体的护理措施按 GCS 评分进行常规护理。

2.颅内高压　脑受伤后立即出现应激性的脑血管扩张,动脉血流量增加;出现脑肿胀,使脑的体积增大。随之,由于血管活性物质释放,微循环血管麻痹性扩张,血管内液外渗,从而出现脑水肿。前者对脱水剂及冬眠治疗反应甚小,后者则较为敏感。甘露醇、地塞米松、维生素C、维生素 E 等药物均具有清除体内过剩氧自由基的作用。麻醉清醒后,头部应抬高 15°～30°,以利于静脉回流,减轻脑水肿。

3.清理呼吸道无效　与毛细血管通透性增高、丧失正常的咳嗽反射有关。

护理目标:保持呼吸道通畅。

护理措施:脑组织需氧量极大,因此对缺氧的耐受性极差,会因短暂的严重缺氧导致不可逆损害。脑伤伤员既可因意识障碍、气道不通畅出现周围性呼吸障碍;亦可因病情危重,出现中枢性呼吸衰竭。呼吸道阻塞的后果:①引起胸腔内压力增高,致颅内静脉回流受阻;引起脑水肿,使颅内压增高后脑动脉供血不足,脑缺氧更为严重,脑水肿加剧。②因肺换气不足,血内二氧化碳含量增加导致脑血管扩张;毛细血管通透性增高,亦加重脑水肿,形成恶性循环。因此,保持呼吸道通畅,维持正常呼吸功能应居护理首位。

(1)防治窒息:颅脑损伤者常有不同程度的意识障碍;正常的咳嗽反射和吞咽功能丧失;呼吸道分泌物不能主动排除,血液、脑脊液及呕吐物可逆流进入呼吸道,下颌松弛、舌根后坠等,都可引起严重的呼吸道梗阻。因此,必须尽快掏出口腔和咽部的血块及呕吐物,将伤员侧卧或放置口咽通气道,若情况仍未见改善,可行气管插管。

(2)保持正确体位:抬高床头 20°,将伤员置于侧俯卧位;防止舌后坠阻塞气道,让口角处于稍低位,以使唾液自然引流。上面一侧的肢体需以枕垫支托,以免妨碍呼吸。枕头厚薄应合适,以保持头与脊柱的中枢在同一直线上。头部仰俯或侧屈均会影响呼吸道通畅及颈静脉回流,不利于降低颅压。

(3)保持呼吸道通畅:在患者意识状态逐渐转为清醒的过程中,特别是颅内压增高者,容易因舌根后坠而突然阻塞呼吸道。一旦发生这种情况,要立即抬起下颌,插入通气道,清除分泌物,必要时行气管插管或气管切开术。

对于伴有颌面部损伤、气道分泌物难以排除或伤后昏迷估计短期内难以清醒者,以及接受亚低温治疗者,常需作气管切开以维持正常的呼吸功能。气管切开后,便于清除呼吸道分泌物,解除呼吸道梗阻,减轻阻力,使胸内压、颅内压下降。由于减少了呼吸道死腔,增加了有效气体的交换量,使血中二氧化碳含量减少,降低了颅内压,便于气管内滴药或给氧。除气管切开护理常规外,需注意的是:

①要根据伤员年龄、体型选择合适的气管套管,及时吸痰,防止分泌物或痰栓堵塞管口。按照 Poisulle 定律:气体通过管道时,管道直径减半,阻力增加 16 倍。因此,套管细了或分泌物未及时清除,不但通气量不足,且呼吸阻力增加,影响呼吸困难的改善。有癫痫、抽搐的伤者,为防止抽搐时头部过仰,气管套管前端反复压迫气管前壁,引起局部溃疡、穿孔,甚至纵隔炎症,应选用硅胶套管。

②吸痰时,若吸痰管超过套管,可引起呛咳,虽有助于排痰,但剧咳可使颅压增高,宜谨慎对之。

③接受气管切开的伤员大多有意识障碍,吞咽咳嗽反应迟钝或消失,唾液容易流入呼吸道,且不能自行排出,因此要防止反流所致窒息。

④仰卧时气管分支与水平线成 17°～20°倾斜,分泌物以重力作用随呼吸进入各级支气管,造成下呼吸道阻塞,影响气体交换,因此不能平卧。

⑤有时虽然喉头痰鸣并不明显,也须定时抽痰,并每日数次诱发呛咳,以使下呼吸道分泌物能及时排出。为防止干扰正常呼吸功能和颅内压突然增高,每次吸痰不宜超过 15s,并避免剧咳。痰液黏稠者,给予雾化后 15min 吸痰效果较好。

⑥每日检查肺部情况,如局部痰鸣多,可将伤员翻向对侧,雾化吸入、拍背后平卧,深插吸痰管。右支气管短而粗与气管垂线所成夹角仅 30°,吸痰管容易进入。

⑦有意识障碍的患者没有自卫能力,也不能诉说疼痛与不适,所以要随时保持头颈与躯干在同一轴线上。

气管切开术在处理神经外科病员的呼吸问题上是一项较为重要的有效措施,但需防止因护理不周给病员增加的很多不安全因素,诸如肺部严重感染、套管脱出窒息等。

(4)根据血气分析给予氧疗。

4.PC 水、电解质失衡

与失血、休克、脱水剂应用有关。

护理目标:水、电解质平衡。

护理措施:

(1)抗休克。开放性头伤可出现失血性休克,闭合性头伤除小儿外一般不致有严重休克,所以凡出现休克征者,应协助医生查明有无颅外其他部位的合并伤,如多发性骨折、内脏破裂等。使伤员平卧、保暖、补充血容量,禁用吗啡,以防呼吸抑制或因瞳孔缩小影响观察。

(2)颅脑损伤患者常有呕吐、高热、大汗、强直抽搐等表现,容易引起代谢紊乱,加上早期限制水钠摄入、脱水利尿、激素治疗等干扰生理平衡的措施,患者常有不同程度的脱水。但静脉补液仍需谨慎,快速滴注可使颅内压增高。自主神经系统受损者容易引起急性肺水肿。

（3）按医嘱、按时按量准确给予脱水剂等药物，以减少脑组织中的水分，缩小脑体积，达到降低颅内压、改善脑供血供氧、防止并阻断脑水肿恶性循环的形成，但补液时须控制液量，注意滴速。

（4）妥善处理伤口。头皮撕裂伤或开放性颅脑损伤累及主要动脉或静脉窦时，均可发生严重失血，威胁伤员生命，并因之失去进一步手术的机会。单纯头皮出血可加压包扎止血，开放性颅脑损伤应剪短伤口周围头发，以酒精擦净。注意勿使酒精流入伤口，不冲洗、不用任何外用药，外露的脑组织周围可用纱布卷保护，以防受压，外加干纱布适当包扎。若伤情许可，宜将头部抬高以减少出血量。全身抗感染及破伤风预防注射应尽早进行。

5.吞咽障碍　与脑损伤有关。

护理目标：保证营养。

护理措施：

（1）营养支持。重型脑伤患者，代谢中枢也可能受损，所以机体的代谢改变较之其他部位损伤要严重而持久。高能量代谢一般持续 1 个月以上，虽然有利于蛋白质转换和组织修复，但大量消耗内源性能源；高分解代谢使重型脑伤患者每日丢失尿氮 15～25g，负氮平衡一般要持续 2～3 周；创伤后急性期的应激反应、血糖升高，在脑外伤者中也尤为明显，且与伤情密切相关，因血糖增高、乳酸堆积，可加重脑水肿。因此，必须正确补充热能以减轻机体损耗，合理补充蛋白质，同时运用胰岛素将血糖控制在 11mmol/L 以内。虽然肠内营养较肠外营养更有利于肠黏膜的完整，有利于降低细菌移位，发生感染的问题也远较肠外营养少，但一般伤后 10d 患者才能耐受全速、全量的胃内营养，故早期需辅以肠外营养。但无论哪种营养支持方式，都应在伤后 72h 内开始，才可望于 7d 内达到热能平衡。禁食 3d 后如果消化道功能趋于正常，可开始鼻饲。对鼻饲饮食的耐受性个体差异很大，开始可小量试喂，根据情况逐步增加，直至每日 6 餐，每餐 300～400ml。管喂内容亦逐步过渡到多种平衡配方。成人每日总热量为 8400kJ（2000kCal），每公斤体重 1～1.5g 蛋白质。切勿急于求成，一旦腹泻，得不偿失。高糖、高蛋白管喂可导致溶质性利尿，出现脱水或高渗性昏迷，故应补充水分。

（2）注意消化功能。当脂肪消化不良时，肠鸣增多，腹泻，粪便中可见脂肪颗粒；蛋白质消化不良时，粪便恶臭，呈碱性反应；糖类消化不良时，腹泻，排气多，粪便呈酸性反应。需根据情况随时调整，定时送检血、尿、粪，了解代谢情况，以判断饮食配方是否恰当。

当意识好转，有吞咽反射时，可耐心地从口试喂。由于吞咽肌组的协调功能尚未完全恢复，故开始时以藕粉、蒸蛋等流质为宜。护理人员离开前，务必检查患者口中饮食是否吞下，以防呛入气道。营养不足部分，仍需管喂补充。

6.躯体移动障碍　与肢体瘫痪有关。

护理目标：无废用性肌肉萎缩。

护理措施：

（1）对伤员作任何护理时，均应轻柔呼唤其姓名，提出配合治疗要求，语言简单扼要，注意其意识有无好转，也为以后的功能训练打下基础。瘫痪在床的患者，枕骨、肩胛部、髋部、骶尾部、足跟部等骨骼突出处易发生压疮，应用软枕或海绵垫保护骨隆突处，每 2～3h 翻身一次，避免拖拉、推等动作，床铺经常保持干燥清洁，定时温水擦澡按摩，以增进局部血液循环，改善局部营养状况。

（2）昏迷患者的挛缩畸形出现较早，尤其是小肌肉、小关节。应每日 2～3 次做四肢关节被动活动，维护关节功能，以免发生废用性肌肉萎缩。做好五官护理。眼睑闭合不全者，可给予眼膏保护；若无需随时观察瞳孔时，可用纱布卷压住上睑，甚至行眼睑缝合术，以防暴露性角膜炎。

（3）每日行四肢向心性按摩，每次 10～15min，以促进静脉血回流，防止深静脉血栓形成。一旦发现不明原因的发热、下肢肿痛，应迅速诊治。

（4）保持功能位：保持瘫痪肢体功能位是保证肢体功能顺利康复的前提。仰卧或侧卧位时，头抬高 15°～30°，下肢膝关节略屈曲，足与小腿保持 90°，脚尖向正上；上肢前臂呈半屈曲状态，手握一布卷或圆形物。

（5）功能锻炼每日 3～4 次，幅度、次数逐渐增加。

上肢功能锻炼：护理人员站在患者患侧，一手握住患肢手腕，另一手置肘关节略上方，将患肢行上、下、左、右、伸曲、旋转等关节全范围运动；护理人员一手握住患肢手腕，另一手做各指的运动。

下肢功能锻炼：护理人员一手握住患肢的踝关节，另一手握住膝关节略下方，使髋膝关节伸、屈、内外旋转、内收外展；护理人员一手握住患肢的足弓部，另一手做各趾的活动。

此外，每日定时帮助患者翻身拍背 4～6 次，每次拍背 10min 左右。

（6）昏迷患者常有排尿功能紊乱，短暂尿潴留后继以溺床。导尿，尤其是留置尿管极易导致尿路感染，尽量少用。留置过程中，应定时放尿，以保持膀胱贮尿功能，并在每次放尿时告诉患者，帮助其用手轻压膀胱区加速尿液排放，训练定时排尿功能。使用强力脱水剂期间，应缩短放尿间隔。晨、晚间护理时，注意清洗龟头及冠状沟或大小阴唇间的积垢。

7.健康教育　重症颅脑损伤患者，在意识逐渐恢复过程中，常出现遗尿、失语、失读、肢体活动障碍等，即患者在不同程度上丧失了独立生活的能力，影响其个人卫生、仪容仪态，有的甚至难以进行正常学习和工作。不能顺利回归社会，会给患者造成很大的心理负担，往往出现烦躁、焦虑、自卑乃至抗拒等心态。护士作为健康指导者，对患者废损功能的再训练应非常耐心，应教育和指导家属务必让患者随时感到被关怀、支持和鼓励对患者康复的重要性，通过暗示、例证及权威性疏导，增强患者的信心。

（1）不能翻身者，应协助翻身以防褥疮，同时防止碰伤、跌伤和烫伤等意外。

（2）对留置导尿者，定时开放夹管，并注意尿量及性状。对意识已恢复者及早作膀胱功能训练，拔除导尿管。鼓励患者多饮水，以达到清洁尿路的目的。并注意会阴部的清洁，预防交叉感染。如发现尿液混浊、发热，是泌尿系感染的征兆，应及早治疗。瘫痪患者多有便秘，有的可因为用力排便致使脑出血再次发生，因此，应定时定点给便器排便，必要时应用通便药物、灌肠。

（3）加强营养的摄入，注意饮食结构，多给患者吃低脂、高蛋白、高能量饮食及含粗纤维的蔬菜、水果等，并给予足够水分。

（4）注意口腔卫生及护理。

（5）鼓励患者自行功能锻炼的同时配合针灸、理疗、按摩，由完全照顾过渡到协助照顾，直至生活自理,如自行吃饭、穿衣、洗漱、如厕及做一些室外活动,加快康复。

(6)患者常有忧郁、沮丧、烦躁、易怒、悲观失望等情绪反应。因此,护理人员和家属应从心理上关心体贴患者,做好心理护理,多与患者交谈,安慰鼓励患者,创造良好的家庭气氛,耐心解释病情,消除患者的疑虑及悲观情绪,使之了解自己的病情,建立和巩固功能康复训练的信心和决心。

(黄翠贤)

# 第四节　脊髓损伤的护理

脊髓损伤(SCI)多因脊柱的骨折与脱臼所致。移位的椎体向后或骨片突入椎管均可压迫脊髓或马尾神经,产生不同程度的损伤。脊髓损伤常见的原因有车祸、枪伤、刀伤、自高处跌落或被从高处坠落的重物击中脊柱等。受伤平面以下的感觉、运动、反射完全消失,膀胱、肛门括约肌功能丧失者称完全性截瘫,部分丧失者称不完全性截瘫。颈段脊髓损伤后四肢瘫痪者,简称"四瘫"。

## 一、护理评估

### (一)健康史

脊髓损伤的程度往往与损伤机制有关。护士收集资料时,应了解受伤的过程,如受伤的时间、受伤的原因和部位、受伤的体位、急救的情况,以及受伤后病人是如何被搬运和运送至医院的。此外,还应了解病人受伤前是否有结核病史等。

### (二)身心状况

脊髓损伤的程度可因受伤部位、受伤原因的不同而表现出不同的体征。因此,脊髓损伤后应进行系统的神经检查,包括感觉、运动、反射、括约肌功能及自主神经功能检查。

瘫痪平面的升降可反映出脊髓损伤后的恢复情况。平面下降为恢复的表现,平面上升为椎管内有活动性出血的表现。颈椎部位的脊髓损伤表现为四瘫,第1至第3颈椎损伤可因膈肌及肋间肌同时麻痹而发生窒息,第4颈椎以下损伤因肋间肌瘫痪而致呼吸困难,出现腹式呼吸,呼吸道分泌物不易排出。胸椎部位的脊髓损伤表现为胸部、躯干、大肠、膀胱及下肢肌肉的功能完全丧失。腰椎部位的脊髓损伤则表现为下肢弛缓性瘫痪,丧失深部跟腱反射,尿潴留,大便失禁。

按脊髓损伤的程度可分为:

1.脊髓休克(又称脊髓震荡)　脊髓受到强烈震荡后的暂时性功能抑制和传导抑制。伤后表现为弛缓性瘫痪,损伤平面以下可出现完全性或不完全性的感觉、运动、反射及括约肌功能丧失,常在数小时或数日内逐渐恢复,最后可完全恢复。

2.脊髓损伤　脊髓受压常为骨折脱位的移位、小骨折片、突出的椎间盘及硬膜外血肿等所致,若及时解除压迫,脊髓功能可部分或全部恢复,若不能及时解除,脊髓可因血运障碍而发生软化和萎缩,瘫痪不能恢复。脊髓的挫裂或完全性横断将会造成脊髓的实质性破坏,损伤平面以下肢体的感觉(痛、温、触、位置觉)、运动和反射(深、浅反射)完全或部分丧失。

3.马尾损伤　第二腰椎以下的骨折脱位可引起马尾损伤,出现损伤平面以下的感觉、运动、反射消失,膀胱无张力。

脊髓损伤后常见的综合征有:

1.前侧脊髓综合征　大多发生在颈椎受屈曲性损伤之后,病人的颈脊髓前方受压严重,有时可出现四瘫,但下肢和会阴部仍保留位置觉和深感觉。

2.脊髓半横切损伤综合征　损伤平面以下同侧肢体的运动及深感觉消失,对侧肢体的痛觉和温度觉消失。

### (三)诊断检查

1.X 光照片　入院时应先做脊椎 X 光照片检查,以找出脊椎骨折或脱位的部位。

2.脊髓造影检查　检查时勿移动病人,将显影剂注入蛛网膜下腔,调整检查台的倾斜度,使显影剂经过骨折或脱位处,摄影检查显影剂的流动是否有阻断现象。

## 二、护理诊断

1.有窒息的危险　与膈肌及肋间肌同时麻痹有关。

2.清理呼吸道低效　与肋间肌瘫痪有关。

3.躯体移动障碍　与脊髓损伤有关。

4.体温调节无效　与自主神经系统功能紊乱有关。

5.排尿异常　与膀胱括约肌功能丧失有关。

6.有皮肤完整性受损的危险　与病人躯体移动障碍及皮肤失去感觉有关。

7.自我形象紊乱　与躯体移动障碍及大小便失控有关。

## 三、预期目标

1.病人保持良好的通气状态,未出现窒息。

2.病人无痰鸣音,血气正常。

3.病人能恢复最佳的活动能力,能够在一定的范围内进行活动,无肌肉萎缩、足下垂。

4.病人的体温控制在正常的范围。

5.病人的泌尿道未出现感染,膀胱反射或自律性收缩功能经训练后逐渐恢复到病人所能达到的最佳状态。

6.病人未出现皮肤破损。

7.病人能将因机体功能障碍所产生的感受讲出来,并能掌握和运用正确的应对机制。

## 四、护理措施

### （一）脊髓损伤后的急救与转运

1.急救　对怀疑有高位脊髓损伤的病人，应注意其呼吸道（airway，A）、呼吸（breathing，B）及循环（circulation，C）。第 3、4 颈椎平面的脊髓损伤可能会迅速死亡，第 4、5 颈椎平面的脊髓损伤会导致病人呼吸困难，因此对于上述两种情况均应协助病人换气。在协助颈椎骨折的病人换气时，不宜用平卧的姿势，因为平卧无法使呼吸道畅通，也不可用头颈后倾的姿势，因为这样会使颈椎弯曲，脊髓受到损伤。可采用推开下颚法，使其呼吸道能保持通畅，又不使颈椎受到弯曲。

2.转运　应采用够宽、够长的板子或特殊的担架以及足够的人来搬运病人。搬动前，在病人的骨突处要加衬垫，以防皮肤破损及局部受压。

### （二）床的选择及褥疮的预防

1.床的选择　脊髓损伤的病人不能睡弹簧软床，若无硬板床，则可在一般的床上面加上硬板，板子的长度要超过脊椎受损的范围。颈椎损伤的病人最好睡气垫床，这样可减少身体的重量集中压在某些局部。

2.定时翻身并给予合适的卧姿　脊髓损伤的病人至少应每隔 2 小时翻身一次。给病人翻身或搬运病人时，应有专人支持头颈受损的部位，并要注意维持病人的体位，使脊椎成一直线，若损伤部位在颈部，则应在颈部两旁放置沙袋以利颈部的固定。如颈部有牵引，则应调整好牵引的重量。

3.保持身体清洁及皮肤的完整　①每天擦澡一次，仔细检查全身皮肤状况，观察有无局部发红现象，如见异常应及时妥善地处理。②在脊髓损伤的初期，病人常常会大小便失禁，应妥善处理排泄物，维持会阴部及骶尾部等骨突处的干燥，床上用品随脏随换，保持床单平整。③经常检查骶尾部、膝部、足跟等最易受压的部位，并给予轻柔的按摩，以促进皮肤的血液循环。④病人使用胸部支架时，松紧应合适，过紧会影响胸部扩张或对皮肤造成压迫，过松则达不到预期的效果。

4.大小便失禁的处理及复健训练

（1）留置导尿管：受伤后病人往往无法自解小便，应留置导尿管，持续引流膀胱内的尿液。

（2）麻痹性肠梗阻或腹胀：应插肛管、热敷或灌肠，灌肠液以 200ml 为宜。

（3）大小便的训练：是复健的一个重要项目。

对神经性痉挛膀胱的训练：定时喝定量的水，使膀胱蓄尿，定时松开导尿管夹引流膀胱内尿液。还可定期刺激膀胱收缩以排出尿液，如轻敲病人的下腹部、拉阴毛、用手刺激外生殖器或大腿内侧。另外，适当辅以药物治疗如普鲁本辛，以减轻膀胱的痉挛。

对神经性松弛膀胱的训练：教病人定期用力收缩未麻痹的腹肌及横膈，或用双手握拳顺着输尿管方向压迫下腹部以压出小便。其次，可口服或皮下注射氯贝胆碱以增加逼尿肌张力及收缩力。

对大便失禁的病人，应先确定病人以前的排便习惯，并维持适当的高纤维饮食与水分的摄取,依病人习惯选择一天中的某一餐前给病人使用轻泻剂,饭后当病人有便意时,教导病人用腹压来引发排便。如上述方法无效,则可戴手套,用石蜡油润滑,伸入病人肛门口刺激排便。每天固定时间训练,避免使病人超过三天未解大便。

### (三)防治泌尿道感染和结石

因为病人的膀胱瘫痪、尿潴留,需长期留置导尿管,易发生泌尿道感染和结石。因此,对于此类长期留置导尿管的病人的护理应做到以下几个方面:

1.插导尿管及更换引流瓶或袋时要严格无菌操作。

2.每日冲洗膀胱 1～2 次。

3.训练膀胱,每 4～6 小时开放一次导尿管,以防泌尿系感染和膀胱萎缩,便于训练膀胱的自律性收缩。

4.鼓励病人多饮水,每天达到 3000ml 左右,以利冲出尿中沉渣。

5.一旦发生感染,应抬高床头便于体位引流,增加饮水或输液量,将尿管持续开放引流,使用抗生素。

### (四)呼吸的观察及呼吸道感染的防治

脊髓损伤后 48 小时应密切观察病人呼吸形态的变化,是否有呼吸困难的发生,病人是否使用呼吸辅助肌。特别是胸 1 至胸 4 受损的病人,横膈及肋间肌的活动均丧失,且无法深呼吸及咳嗽,为维持生命,应立即做气管切开手术,并使用呼吸辅助器。

### (五)观察循环功能

1.评估病人是否因迷走神经兴奋而心动过缓。

2.给病人翻身与吸痰后,应评估病人心率、脉搏、血压的反应,是否有直立性低血压的发生。

3.因病人肢体肌力瘫痪,势必引起下肢静脉回流受阻,可给病人穿弹性袜,以促进静脉回流。

### (六)观察神经功能

注意观察脊髓受压的体征,在伤后 24～36 小时以内,每隔几小时就要检查病人四肢的活动、肌力级别、触痛觉等,发现异常需立即通知医师,准备行手术减压。

### (七)体温失调的护理

颈脊髓损伤时,由于自主神经系统功能紊乱,对周围环境温度的变化丧失了调节和适应能力,病人常出现高热(40℃以上)或低温(35℃以下)。体温异常是病情危险的征兆,死亡率很高。这种高热药物降温无效,须采用物理降温,如冰敷、醇浴、冰水灌肠、调节室温等。同时,还要采用抗生素、输液等治疗并发症。

### (八)身体复健

1.早期进行被动或主动的关节全范围运动,以预防关节挛缩、肌力减退。

2.根据脊髓损伤的部位,对未麻痹肌肉可进行物理治疗,以增加其肌力。

3.训练日常生活活动能力,如病人自行穿脱衣服、进食、盥洗、大小便、沐浴及开关门窗、电灯、水龙头等,以增加病人的自我照顾能力。

4.颈椎以下受伤的病人,可穿下肢简易支架扶双拐练习行走。如无法行走则仍可每天定时穿下肢简易支架站在床边,这样可使骨骼负重,减少钙离子的游离,从而减少骨质疏松的发生。

5.当病人第一次坐起时,应在起身之前穿好弹性袜,以增加静脉回流。坐位的角度宜逐渐增加,以防直立性低血压发生,当病人可坐到90°并能保持此坐位半小时之后,半身瘫痪的病人便可坐到轮椅上了。

6.教导病人及家属如何把身体自床上移到轮椅上或床边的便器上。

### (九)维护病人的心理平衡

1.向病人简单解释所有的治疗过程。

2.预期并理解病人在开始接受治疗及适应其已改变的自我形象时会产生的暴发性气愤、敌意,以及随之而来的抑郁。

3.任何时候尽可能让病人独立,如让其参与训练治疗计划的制定,使其感到自己仍能控制环境。

4.鼓励家属参加复健治疗的活动,协助病人及家属制定切合实际的短期目标,并积极地朝目标迈进。

5.协助病人及家属寻找社会资源。

6.坦诚地与病人讨论性功能方面的问题,如本身缺乏这方面的经验,可请有经验的其他医务人员处理。

7.避免以同情心面对病人,应积极地去发现和强化病人的潜能,并鼓励病人使用潜能。

### (十)健康教育

1.向病人及家属宣传医学知识,介绍有关治疗、护理和康复的方法、意义及进展。

2.评价病人的自理能力,便于回归家庭和社会前作相应的康复指导。

3.指导家属改变家中的设备或用具,如降低床的高度使之与轮椅的高度一致,病人上下床不必抬起身体。又如加大卫生间的门,给马桶周围的墙上装上拉手,便于病人便后能自行移动到轮椅上。

4.帮助病人适应社会、职业、复学、就业及心理等各方面。

5.告知病人及家属可能发生的合并症及怎样预防。

6.告知病人定期(1～3月)返院检查。

## 五、评价

1.病人的呼吸和循环功能是否维持在正常的状态。

2.病人是否恢复了最佳的活动能力,能否在一定的范围内进行活动。是否有肌肉萎缩、足下垂。

3.病人的体温是否控制在正常的范围。

4.病人的泌尿道是否出现感染,膀胱反射或自律性收缩功能经训练是否逐渐恢复到病人所能达到的最佳状态。

5.病人的大便排泄功能是否得到必要的训练。

6.病人能否经常保持皮肤清洁,皮肤是否完整而无破损。

7.病人能否接受已发生的事实,将因机体功能障碍所产生的感受讲出来,并能掌握和运用正确的应对机制,以达到新的心理平衡。

(黄翠贤)

# 第五节　颅部手术护理

头部外伤、脑肿瘤及脑血管疾病的病人,经身体神经学方面及各种辅助性诊断检查后,如发现有无法消失的肿块、血块,即应把握时机给予紧急手术处理,以挽救病人的生命。

## 一、手术方式

1.开颅术　打开颅骨切除病灶的手术,用于颅内肿瘤、血肿的摘除。

2.去骨瓣减压术　是指切除一块颅骨,敞开硬膜,同时清除挫裂糜烂、血循环不良的脑组织、肿瘤等,作为内减压术。对于病情较重的广泛性脑挫裂伤或已有严重脑水肿存在者,可考虑行两侧支骨瓣减压术。适用于重度脑挫裂伤合并脑水肿且有手术指征者。

3.钻孔探查术　是指在瞳孔首先扩大的一侧钻孔,或根据神经系统体征、头皮伤痕、颅骨骨折的部位来选择钻孔位置。多数钻孔探查需在两侧多处进行。对于伤后意识障碍进行性加重或出现再昏迷等,因条件限制术前未能作 CT 检查,或就诊时脑疝十分明显已无时间作 CT 检查的病人,钻孔探查术是一种有效的诊断和抢救措施。

4.脑室引流术　脑室内出血或血肿如合并脑室扩大,则应行脑室引流术。当脑室内为未凝固的血液时,可行颅骨钻孔穿刺脑室置管引流;如主要为血凝块时,则行开颅术,切开皮质进入脑室清除血肿后置管引流。

5.脑血管手术

(1)颈动脉血栓内膜剥脱术:目的在于扩大及疏通狭窄与闭塞的颈部大动脉,重建脑部的血供。适用于颅外颈动脉狭窄或闭塞的病例。

(2)颅外颅内动脉吻合术:适用于颅内的动脉狭窄或闭塞。可选用颞浅动脉——大脑中动脉分支吻合,枕动脉与小脑后下动脉或枕动脉与大脑后动脉吻合。

(3)颅内动脉血栓内膜剥离术:此手术要求术者对颅内动脉血栓形成的部位了解得十分准确,操作要轻巧精细。

(4)大网膜颅内移植术:该手术的目的是利用大网膜上的丰富血管网建立脑缺血区的侧支供应。移植的大网膜可带蒂也可游离,如为后者则需作血管吻合。

## 二、护理评估

### (一)协助病人完成诊断性检查并确立病灶位置

如 X 线平片、脑血管造影、CT、MRI 及放射性核素检查结果等。注意不要忽视心、肺、肾、肝功能等的检查。

### (二)评估并记录病人在手术前的身体精神状况

以作为病人术后恢复的评价标准。

1.意识:按 Glasgow 昏迷评分法评估病人的睁眼、语言及运动三方面的反应。

2.瞳孔:测量瞳孔大小与对光反应。

3.观察病人的人格特征。

4.测量生命体征。

5.检查是否有脑脊液自鼻腔、口腔或耳道内流出。

6.检查病人是否有抽搐、麻痹、失语以及大小便失禁等现象。

7.进行神经系统功能的检查,包括脑神经、肌力与肌张力、感觉功能、深浅反射及病理反射等。

8.服用的药物中是否有影响手术效果的药物。

9.精神状况:病人对此手术有顾虑,如害怕失去肢体功能、怕痛、害怕死在手术台上等。病人及病人家属对手术治疗方法、目的和结果有无充分了解和思想准备。

10.评估病人的经济能力及职业状况:颅部手术病人除面临生存危机外,数目不小的医药费及病人因手术可能会丧失工作机会,常会令病人家庭经济陷于困境。

## 三、护理诊断

1.清理呼吸道无效　与意识障碍、无法自行将痰咳出有关。

2.脑组织灌注量改变　与颅内出血、脑水肿致颅内压升高有关。

3.有躯体移动障碍的危险　与活动减少、肢体虚弱/偏瘫、医源性限制有关。

4.语言沟通障碍　与神经系统功能障碍有关。

5.有受伤的危险　与癫痫发作及肢体活动能力受损有关。

6.知识缺乏　与不了解新的操作、治疗、手术效果及功能重建有关。

7.合并症

(1)出血。

(2)感染。

(3)尿崩症。

(4)中枢性高热。

(5)胃出血。

(6)顽固性呃逆。

(7)癫痫发作。

## 四、预期目标

1.维持呼吸道通畅。

2.病人脑组织灌注良好,表现为 GCS 评分＞13,无新的神经系统障碍。

3.病人能恢复最佳的活动能力,表现为各关节均能活动,无关节痉挛,无肌肉萎缩。

4.病人能用多种方式与他人沟通。

5.病人未受伤。

6.病人或家属能描述术后一般的恢复过程、康复时间、手术效果及功能重建的方法。

7.合并症得到有效的预防和处理。

## 五、护理措施

### (一)术前护理

1.完成一切例行检查,以评估重要脏器的功能。

2.鼓励病人及家属面对手术,注意交待:

(1)向病人及家属说明手术的程序。

(2)安排机会,使病人或家属在引导下说出所担忧的事或对手术所持的期望。

(3)向病人或家属说明手术后可能会有的改变,如头上会有很厚的敷料,可能会出现暂时性失语、意识不清或肢体麻木感。幕上开颅术后可能会有眼睑水肿、眼眶淤血,可予以冷敷,约3～4 天即可改善。

3.完成术前身体准备:①按医嘱限制食物及入水量以减轻脑水肿;②评估病人是否有便秘或便秘的危险,教导病人勿用力排便,灌肠亦应采取小量灌肠,以防颅内压升高;③开颅术前 1日应理发、洗头,术前 2 小时剃光全部头发,包括两鬓及枕后,颅前凹手术应将眉毛剃去;④术中需使用脱水剂者应在术日晨安放留置导尿管;⑤昏迷病人或已行气管切开者应吸净呼吸道分泌物,以防在推送手术室途中分泌物堵塞呼吸道。

### (二)术后护理

1.搬运　术毕应由 3～4 人协作将病人抬上推床送回病室。搬动过程中动作必须轻稳,需有专人稳托病人头部,防止头部过度扭曲或震动。

2.术后监护　病人在病床上安置好后术后监护立即开始,包括测血压、脉搏、呼吸、瞳孔、意识状态,观察肢体活动状况、气道是否通畅,连接颅外引流管,必要时安置颅内压监护仪及血氧饱和度测试仪。

3.体位　全麻未清醒的病人取侧卧位,以便于呼吸道护理。意识清醒、血压平稳后,宜抬高床头 15°～30°,以利于颅内静脉回流。幕上开颅术后应卧向健侧,避免切口受压,幕下开颅术后早期宜无枕侧卧或侧俯卧位。体积较大的肿瘤切除后,因颅内留有较大空隙,24 小时内手术区应保持在高位,以免突然翻动时发生脑和脑干移位,引起大脑上静脉撕裂、硬膜下出血或脑干功能衰竭。对于后组脑神经受损、吞咽功能障碍者只能取侧卧位,以免口咽部分泌物误入气管。

4.保持气道畅通　①术后吸氧,预防血氧过低而加重脑水肿;②抽吸痰液;③病人的主动咳嗽和吞咽反射未恢复前,不可由口进食,意识不清者可插胃管以保证营养的供给。④必要时进行动态血气分析,测定脑代谢率;⑤严防肺部感染。

5.止痛　脑手术后若病人诉头痛,应了解和分析头痛原因,然后对症处理。①切口疼痛:多发生在手术后 24 小时内,使用一般止痛剂当可奏效。②颅内压增高所引起的头痛:多发生在术后 2~4 日脑水肿的高峰期,常为搏动性头痛,严重时伴有呕吐,需依赖脱水、激素治疗降低颅内压才能缓解。因此,术后使用脱水剂和激素,应注意在 24 小时内合理分配,不可集中在白天。③对术后血性脑脊液刺激脑膜而引起的头痛,需于手术后早期行腰椎穿刺引流血性脑脊液,待脑脊液逐渐转清,头痛自然消失。脑手术后不论何种原因引起的头痛都不宜轻易使用吗啡和杜冷丁,因为这类药物有抑制呼吸的作用,不仅影响气体交换,而且有使瞳孔缩小的副作用,影响临床观察。

6.镇静　为防止颅内压增高及颅内再出血,术后应减少不必要的刺激,让病人保持安静是必要的,如果发现病人躁动不安,如非颅内压增高或膀胱充盈所引起的烦躁,则可按医嘱使用镇静剂,如氯丙嗪、异丙嗪、安定、10% 水合氯醛等。

7.切口脑脊液漏的处理　手术切口如有脑脊液漏,应让病人取半卧位抬高头部,即可减少漏液,另外,及时通知医生妥为处理。注意防止颅内感染,头部包扎应使用消毒绷带,枕上垫无菌治疗巾并经常更换,严防病人抓敷料。定时观察敷料有无浸湿情况,并在敷料上适当标记浸湿范围,估计渗出程度。

8.防止压疮　神经外科病人因卧床较久、大小便失禁、感觉运动障碍及营养不良,容易发生压疮。为预防压疮的发生,应每 2 小时翻身一次,局部按摩,早晚清洁皮肤,随时保持床褥平整、干燥,防止骨隆突处受压。

9.引流管的护理　颅脑手术后常用的引流有脑室引流、创腔引流、囊腔引流及硬脑膜下引流。

(1)脑室引流:是经颅骨钻孔穿刺侧脑室,放置的引流管可将脑脊液引流至体外。

其目的为:①抢救因脑脊液循环通路受阻所致的颅内高压危急状态,如枕骨大孔疝;②自引流管注入造影剂进行脑室系统的检查,以明确诊断和定位,注入抗生素控制感染;③脑室内手术后安放引流管引流血性脑脊液,减轻脑膜刺激症状、蛛网膜粘连和在术后早期起到控制颅内压的作用。

脑室引流管的护理要点:①病人回病室后,立即在严格的无菌条件下接上引流瓶,并将引流瓶悬挂于床头,引流管的开口需高出侧脑室平面 10~15cm,以维持正常的颅内压。②早期脑室引流切忌引流过快过多。因为处于颅内高压状态骤然减压会有危险,如对伴有脑积水的病人可致硬脑膜下或硬脑膜外血肿;对患有脑室系统肿瘤的病人可使肿瘤内出血(瘤卒中);对于颅后窝占位性病变者,幕下压力骤然降低,小脑中央叶可向上疝入小脑幕裂孔。③脑脊液由脑室内脉络膜丛分泌,每日分泌量为 400~500ml,因此,每日引流量以不超过 500ml 为宜。如患者有颅内感染,脑脊液分泌增多,则引流量可相应增加,但同时要注意水盐平衡。④正常脑脊液无色透明,无沉淀,术后 1~2 日脑脊液可略带血性,以后转为橙黄色。如果术后脑脊液中有大量鲜血或术后血性脑脊液的颜色逐渐加深,常提示有脑室内出血,需严密观察,如大量出血则需紧急手术止血。⑤脑室引流时间一般不宜超过5~7天,过久有可能发生颅内感染,感染后的脑脊液混浊,呈毛玻璃状或有絮状物。⑥引流管要保持通畅,不可受压、扭曲、成角、折叠。翻身及护理操作时,应避免牵拉引流管。术后病人头部的活动范围应适当限制。引流管如无脑脊液流出,则应查明原因。可能的原因有:颅内压低于12~15cmH$_2$O,可将引流瓶放低观察有无脑脊液流出,如确定系低颅内压所致,仍应将引流瓶放在正常高度;引流管放入脑室过深过长致引流管在脑室内盘曲成角;管口吸附于脑室壁,可将引流管轻轻旋转,使管口离开脑室壁;如怀疑引流管为挫碎的脑组织或小血凝块所堵塞,切不可高压注入生理盐水企图冲通,应用无菌注射器轻轻向外抽吸。⑦每日定时更换引流瓶,记录引流量,严格无菌操作,并夹闭引流管以免管内脑脊液逆流入脑室。⑧拔管前一日可试行抬高引流瓶或夹闭引流管,以便了解脑脊液循环是否通畅,颅内压是否有再次升高的情况。夹管后如病人出现头痛、呕吐等颅内压升高的症状,应立即开放夹闭的引流管并告知医师。

(2)创腔引流:指去除颅内占位性病变后,在颅内的创腔内放置引流物。其目的是为引流手术残腔的血性液体及气体,减少局部积液或形成假性囊肿的机会。

创腔引流的护理要点:①术后早期,引流瓶放在与头部创腔一致的位置上,通常放在头旁枕上或枕边。②术后48小时后,可将引流瓶略为放低,以期引流出创腔内残留的液体,使脑组织膨起,以减少局部残腔。③在血性脑脊液已转清时,应及时拔除引流管,以免形成脑脊液漏,一般在术后3~4日拔除。

(3)脓腔引流:对有包膜形成的脑脓肿,在病人发生脑疝或全身衰竭不能耐受开颅手术的情况下,为挽救生命常施行颅骨钻孔、脓肿穿刺抽脓术。术后引流管应低于脓腔至少30cm,同时病人的卧位必须适合体位引流的要求。术后24小时才能开始囊内冲洗,因此时创口周围已初步形成粘连,不致引起感染扩散。冲洗时,应缓慢注入冲洗液,再轻轻抽出,不可过分加压。脓腔闭合后即可拔管。

(4)硬脑膜下引流:对已形成完整包膜、包膜内血肿液化的硬脑膜下血肿或慢性硬脑膜下积液,临床上多采用颅骨钻孔、血肿冲洗引流术。术后安放引流管于包膜内继续引流。

硬脑膜下引流的护理要点为:①卧位:头低脚高位向患侧卧,注意体位引流。②引流瓶低于创腔。③术后不使用强力脱水剂,也不过分限制水分摄入,以免影响脑膨隆。④拔管时间通常在引流术后第3天。

10.术后并发症的护理

(1)出血:颅内术后出血是脑手术后最危险的并发症,术后出血多发生在术后24~48小时内。病人往往有意识改变,麻醉苏醒后又逐渐嗜睡、反应迟钝甚至陷入昏迷。术后出血与病人呼吸道不通畅、二氧化碳积蓄、躁动不安、用力挣扎、呕吐及护理不周等有关。凡能导致颅内压骤然增高的因素均应避免。要严密观察,一旦发现病人有出血征象,应立即通知医生,并做好再次手术止血的准备。

(2)感染:颅脑手术后常见的感染有切口感染、脑膜炎及肺部感染。

1)切口感染:多发生在术后3~5日,病人感切口处再次疼痛,局部有明显的水肿、皮下积液及压痛。

2)脑膜炎:常继发于开放性颅脑损伤,或因切口感染伴脑脊液外漏而导致颅内感染,其表现为术后3～4日外科热消退后再次体温升高,同时伴有头痛、呕吐、意识障碍,甚至抽搐,脑膜刺激征阳性。腰椎穿刺示白细胞增加。

3)肺部感染:一般多在术后一周左右,意识不清、全身情况较差的病人较易发生。如不能及时控制,可因高热及呼吸功能障碍致脑水肿加重。护理肺部感染的病人需注意隔离、降温,保持呼吸道通畅并加强营养。

(3)中枢性高热:系由下丘脑、脑干及上颈髓病变或损害所引起,中枢性高热多于术后48小时内出现,临床上以高热多见,偶有表现为体温过低者,甚至低于32℃以下,常同时伴有意识障碍、瞳孔缩小、脉速、呼吸急促等自主神经功能紊乱症状。高热的处理一般用物理降温效果不佳,需及时采用冬眠低温治疗。

(4)尿崩症:术后尿崩症主要发生在鞍上手术之后,如垂体腺瘤、颅咽管瘤术后。其表现为多饮、口渴,尿量多者可达1万毫升,比重低,在1.005以下。护理上应准确记录出入量,根据尿量的增减和血液电解质的含量调节用药剂量。

(5)胃出血:主要见于下丘脑、三脑室前份、四脑室和累及脑干的手术。其表现为呕吐大量咖啡色胃内容物,并伴有呃逆、腹胀及黑便等症状,出血量多时可发生休克。处理要点为:立即插胃管,抽净胃内容物后少量冰水洗胃,然后从胃管注入云南白药,同时全身使用止血剂并予以输血等治疗。

(6)顽固性呃逆:常发生在三脑室或四脑室或脑干手术后。其处理要点为:先检查上腹部,如有胃胀气或胃潴留,应插胃管抽空胃内容物。因膈肌受激惹所致的呃逆,可给予压迫眼球、压眶上神经、捏鼻、刺激病人咳嗽等遏制呃逆。上述方法效果不佳时可遵医嘱使用复方氯丙嗪50mg肌注。

(7)癫痫发作:多发生在术后脑水肿反应较重或由脑组织缺氧及皮层运动区受激惹所致。当脑水肿消退、脑血循环改善后,癫痫常可自愈。处理要点:注意预防,对皮层运动区及其附近的手术常规给药预防。要求病人卧床休息,保证充足的睡眠,避免情绪激动。病人癫痫发作时,要注意病人安全,保护病人勿受伤,观察发作的表现并记录之。发作后给予吸氧,并遵医嘱给药。

11.给予病人及家属心理支持  病人及其家属在整个病程中都可能会表现其心理适应危机,甚至会干扰医护活动,愤怒、不满等。这些心理反应大多起因于病人对手术过程、病程进展不清楚,而医护人员对此解释不清,无法满足病人及其家属的认知需要而产生的。因此,在做任何医疗、护理活动之前都应耐心地向他们说明,以免因病人及其家属在这方面的知识不足而延误治疗。

## 六、评价

1.病人呼吸道是否通畅。

2.病人脑组织灌注是否良好,表现为GCS评分＞13,无新的神经系统障碍。

3.病人是否恢复最佳的活动能力,表现为各关节均能活动,无关节痉挛,无肌肉萎缩。

4.病人能否用多种方式与他人沟通。

5.易躁动或意识不清的病人是否得到了足够的安全保护。

6.意识障碍或身体移动障碍的病人其皮肤的完整性是否得到了保持。若其皮肤已有破损,是否得到相应的皮肤护理。

7.病人或家属能否描述术后一般的恢复过程、康复时间、手术效果及功能重建的方法?

8.合并症是否得到有效的预防和处理。

（黄翠贤）

# 第六节　颅内肿瘤的护理

## 一、概述

颅内肿瘤有原发与继发之分,原发性颅内肿瘤可起源于颅内的各种组织,有良性也有恶性。常见者有以下几种:

### （一）来源于神经上皮的肿瘤

此类约占颅内肿瘤的 40%～45%。

1.髓母细胞瘤　恶性程度高,对放疗敏感。

2.多形性胶质母细胞瘤　恶性程度极高,对放疗、化疗均不敏感。

3.星形细胞瘤　恶性程度较低,生长缓慢,如能彻底切除,可根治。

4.室管膜瘤　有良、恶性之分,但良性手术后常复发。

### （二）来源于脑膜的肿瘤

脑膜瘤约占颅内肿瘤的 20%,良性居多,生长缓慢,如能全切,预后较好。

### （三）来源于腺垂体的肿瘤

垂体腺瘤约占颅内肿瘤的 10%,良性,生长缓慢。

### （四）来源于神经鞘膜的肿瘤

听神经瘤约占颅内肿瘤的 10%,良性,直径小于 3cm 者可用 γ 刀照射治疗。

### （五）先天性肿瘤

颅咽管瘤约占颅内肿瘤的 5%,良性,常为囊性,难以全切,容易复发。

### （六）转移瘤

由全身各脏器的原发性肿瘤转移而来,可单发亦可多发,有时脑部症状出现而原发病灶却未能定位。

## 二、护理评估

### （一）健康史

颅内肿瘤的病因目前尚无法确定,但存在一些高危因素,如:

1.年龄:髓母细胞瘤好发于 2～10 岁儿童,颅咽管瘤多见于儿童至少年,血管网状细胞瘤以 20～40 岁成人为多,脑膜瘤的高峰发病年龄为 30～50 岁。婴儿患病的预后比儿童差。

2.性别:患颅咽管瘤及血管网状细胞瘤者男性比女性多。

3.患肺癌或乳癌的病人,其癌细胞较易转移至脑部。

### (二)身心状况

颅内肿瘤引起的症状有两大类:颅内压增高的症状及局灶性症状。局灶性症状依其在颅内的不同位置可呈现出不同的症状。护士可对这些症状所引发的健康问题作出判断,从而为病人提供生理、心理及社会适应各个层面的护理。

常见的局灶性症状有以下几种:

1.全身性或部分性癫痫发作。

2.意识障碍。

3.进行性感觉障碍。

4.各脑神经的功能障碍。

5.小脑症状。

### (三)诊断检查

可参考头部外伤的诊断检查,电脑断层摄影术对诊断颅内肿瘤的准确率较高。

## 三、护理诊断

1.保护能力改变　与意识障碍、全身性或部分性癫痫发作及进行性感觉障碍有关。

2.适应力下降(颅内的)　与颅内肿瘤的逐渐增大有关。

3.躯体移动障碍　与进行性运动功能障碍有关,表现为一个或多个肢体的无力、瘫痪、肌张力增高、反射亢进等。

4.语言沟通障碍　与视、听觉减退或消失、声音嘶哑、舌肌运动障碍性萎缩等有关。

5.感知改变(视、听、嗅、昧、触、运动觉)　与肿瘤压迫或侵犯脑神经组织有关。

6.对死亡的焦虑　与经常发作的头痛、呕吐、肿瘤压迫或侵犯脑神经组织引起的局灶性症状所带来的不适,以及对颅内肿瘤的认识有关。

7.有皮肤完整性受损的危险　与躯体移动障碍有关。

8.合并症　颅内压增高。

## 四、预期目标

1.病人的安全得到保障。

2.减轻对死亡的焦虑。

3.合并症得以预防或早期发现。

4.颅内压增高引起的不适有所减轻。

5.皮肤完整性未受损。

6.病人的生活及治疗需要能够得到及时满足。

## 五、护理措施

### (一)术前护理

1.提高手术耐受力　①营养支持,教导病人如何摄取足够的营养;②凡因颅内高压频繁呕吐者,须纠正水、电解质和酸碱失衡。

2.维护病人的安全　①对意识障碍或后组脑神经受损致吞咽困难者,须防止进食时食物误入气道导致肺部感染或不慎咬伤舌头;②肢体无力或偏瘫者应防止褥疮、坠床或跌碰伤。

3.选择适当的沟通方式　有语言障碍的病人,常常会有沟通困难。如运动性失语的病人能理解他人的语言,但却因不能用语言准确地表达而显得烦躁不安,护士应耐心地忖度病人的需要,以询问方式去了解病人欲表达的心意;感觉性失语的病人无法理解别人的语意,虽能对答如流却答非所问,护士应反复地用手势、简单的文字或最常用的短语与病人沟通;对命名性失语的病人,护士要避免使用名词性语句,应以物件的属性和用途进行问答。

4.给予病人及其家属心理支持　颅内肿瘤的病人在得知其疾病的诊断后,往往心理冲击很大,加之进行性的颅内压增高所带来的不适以及对手术效果的不了解等因素,均会让病人产生无所适从、焦虑等心理反应。对精神压力大的病人及其家属,护士应给予相应的心理支持,使他们能够面对现实,提供病人所患疾病的有关信息,如现代科学对于诊断和治疗颅内肿瘤最新的有效方法,使他们能看到较高的生存质量的希望。对于那些失语而不能准确表达其需要的病人,应设法告知传呼系统的使用方法,使病人在心理上有安全感。

5.生活护理　面瘫病人在进食时,食物易残留在麻痹侧的口颊内,应注意该侧口颊的清洁。垂体腺瘤病人如经蝶窦手术后,护士应加强口、鼻腔的护理。对于肢体无力或偏瘫者,尤应加强生活照料。

### (二)手术前一日护理

1.颅脑手术病人应保持大便通畅。

2.理发,洗头。

### (三)手术日晨护理

1.手术前 2 小时剃光头发,如为颅前凹手术,还需将病人的眉毛剃去。

2.应为手术过程中需使用脱水剂的病人留置导尿管。

3.送昏迷或已行气管切开的病人去手术室之前,应抽吸干净其呼吸道的分泌物,以防在去手术室的途中呼吸道被分泌物堵塞。

4.已行脑室引流者应暂夹闭引流管,待病人卧在手术台上后再开放引流管。

### (四)手术后护理

1.搬运　将病人从手术台抬上推床及从推床上搬至病床上,均需有专人用双手稳定病人的头部,使病人的头部与颈部成一直线,以防头颈部过度扭屈或震动。

2.观察　密切观察病人的血压、脉搏、呼吸、瞳孔、意识状态、肢体活动情况、气道是否通畅,必要时动态观察病人的血气分析,测定脑氧代谢率。观察手术前后神经系统体征是否有变化。

3.体位　全麻未清醒的病人取侧卧位,意识清醒、血压平稳后,将床头抬高 10°～30°,以利颅内静脉回流。幕上开颅术后,应取健侧卧位.以免手术切口受压。切除体积较大的肿瘤后,术后 24 小时内手术区要保持在高位,以免突然翻动时脑和脑干移位,引起大脑上静脉的撕裂、硬膜下出血或脑干功能的衰竭。幕下开颅术后早期宜无枕侧卧或侧俯卧位。

4.饮食与输液　术后病人能很快清醒并且病情平稳者,术后第一天即可进流质饮食,第二天以后可从半流质逐渐过渡到普通饮食。较大的脑手术或术后有消化功能紊乱者,可禁食 1～2 日,其营养需要可从静脉补充。术后有吞咽困难、饮水呛咳者,应严格禁食,可采用鼻饲和静脉补充的方法来供给营养,待病人的吞咽功能恢复后再练习进食。

5.疼痛的处理　术后 24 小时内如出现手术切口疼痛,可给予一般止痛剂,即可奏效。术后 2～4 日为脑水肿的高峰期,此时的头痛多为颅内压增高所致,故常出现搏动性头痛等颅内压增高的一系列表现,需要给病人进行脱水、激素等治疗以降低颅内压,头痛才能缓解。血性脑脊液刺激脑膜也会引起头痛,这时需要手术后早期行腰椎穿刺引流出血性脑脊液,当脑脊液逐渐转清时,头痛自然消失。脑手术后不宜轻易使用吗啡及杜冷丁,因为这类药物有抑制呼吸和使瞳孔缩小的副作用,不仅影响气体交换,而且影响临床观察。

6.预防术后并发症的发生

(1)预防颅内压增高:术后 3 日内告知病人不可用力排便,必要时按医嘱给予轻泻剂,但禁止采用大量灌肠的方法通便。对有尿潴留及尿失禁的病人予以导尿。对于意识不清或有躁动的病人,为防止其坠床或将身上的引流管拔掉,不能仅靠约束,因为病人经约束后会更用力,将会引起颅内压增高。最好在床的两侧加床栏,并有专人留在病床旁。

(2)切口脑脊液漏的处理:病人取半坐卧位可减少漏出。头部用消毒绷带包扎,枕上垫无菌治疗巾,以防止颅内感染。

(3)颜面水肿的处理:予以冷敷可减轻不适。

(4)压疮的预防:昏迷病人容易发生压疮,应每 2 小时翻身一次,同时保持床褥平整、干燥,防止骨隆突处受压。

(5)预防吸入性肺炎:为保持气道通畅,鼓励病人做深呼吸及有效咳嗽以排出呼吸道的分泌物。有恶心、呕吐等消化功能紊乱者,应给予止吐剂,以防病人因呕吐而造成吸入性肺炎。

7.健康教育　对于那些虽经积极治疗仍遗留某些功能残缺的病人,护士应设法协助病人以正向的态度接受事实并面对问题。当病情稳定后可指导病人配合康复训练,如语言训练、游戏训练等,使病人在其身体条件许可的范围内最大限度地恢复生活及劳动能力,提高生存和生活质量。

## 六、评价

在为病人提供上述护理时,护士应进行随时和阶段性的评价,以确定病人是否达到预期目标。

1.病人的安全是否得到保障。

2.病人是否减轻了对死亡的焦虑,病人及其家属能否适应疾病带来的冲击和获得适当的精神支持。

3.合并症是否得以预防、早期发现并及时处理。

4.颅内压增高引起的不适是否有所减轻。

5.皮肤是否保持完整而无破损。

6.病人的生活及治疗需要能否得到及时满足。

7.病人及其家属能否以正向的态度接受事实并面对问题,他们是否了解术后功能锻炼的重要性,是否知道如何进行功能锻炼。

(黄翠贤)

# 第七节　呼吸功能失调的护理

## 一、胸外伤

胸外伤根据是否穿破壁层胸膜而造成胸膜腔与外界相通,分为闭合性和开放性两大类。闭合性胸外伤多由于暴力挤压、冲撞或钝器打击胸部所引起。轻者只有胸壁软组织损伤或(和)单纯肋骨骨折;重者有胸腔内器官或血管损伤,出现气胸、血胸,有时造成心脏挫伤、裂伤而产生心包腔内出血。十分强烈的暴力挤压胸部,传导到静脉系统,迫使静脉压骤然升高,以致头、颈、肩部毛细血管破裂,引起创伤性窒息。

开放性胸外伤由尖锐的穿刺物,如刀、剪、扁钻、碎片、子弹等贯穿胸壁,使胸膜腔与外界相通,穿刺物损伤胸腔内脏器而伴有血气胸,胸膜腔内正压渐增,造成肺萎缩且阻碍气体交换,影响呼吸和循环功能。

胸外伤的范围从单纯性肋骨骨折到胸壁、胸骨、食管、气管、肺脏、心脏及大血管的严重损伤。损伤程度由软组织的擦伤到严重的压碎伤和开放性损伤。压碎性胸外伤不仅使胸骨、肋骨骨折,也使肺与心脏遭受严重的压迫,断裂的肋骨撕裂肺与胸膜,造成血气胸。三根以上肋骨骨折时,胸壁因失去完整肋骨的支撑而软化,导致连枷胸,造成奇异性呼吸,严重影响气体交换。

### (一)护理评估

1.健康史

(1)肋骨骨折:多由暴力或胸廓受挤压而引起。老年人偶可因咳嗽或打喷嚏引起。有恶性肿瘤转移性病灶的肋骨易发生病理性骨折。

(2)连枷胸:当有连续三根以上肋骨骨折或胸骨骨折、且每根肋骨多半有两个受伤处时,胸壁稳定性丧失,形成浮动性胸壁,出现奇异性呼吸,即吸气时软化区的胸壁内陷,呼气时反而向外膨出。如果软化区的范围较广泛,由于呼吸时两侧胸膜腔的压力不平衡,使纵隔左右摆动,引起体内缺氧和二氧化碳潴留,影响静脉血液回流,严重时可发生呼吸和循环衰竭。

(3)气胸:空气经由胸壁伤口或肺、小支气管、食管裂伤等处进入胸膜腔,称为气胸。

常见原因有:胸腔手术(进入到胸膜腔);外伤(如肺撕裂伤、支气管破裂、胸壁穿透);胸腔穿刺(针头刺伤肺脏);呼吸机使用不当引起的气压性外伤;肺气肿性肺泡破裂。

根据伤口的大小和空气渗漏的速度,会产生以下临床状况:

1)闭合性气胸:胸膜腔内积气压迫肺裂口使之封闭,不再继续漏气。胸膜腔内负压消失,伤侧肺部分萎陷。小量气胸、肺萎陷在 30% 以下者,对呼吸和循环功能的影响小。大量气胸时,可使气管向健侧移位。

2)开放性气胸:由于锐器或子弹穿透胸壁形成一个吸吮性伤口,使空气在呼吸时经胸壁伤口自由进出胸膜腔,呼吸时能听到空气出入胸膜腔的响声。裂口小于气管口径时,空气出入量尚少,伤侧肺有部分呼吸功能;裂口大于气管口径时,空气出入量多,伤侧肺完全萎陷,丧失呼吸功能,甚至出现纵隔扑动。

吸气时空气由患侧进入胸膜腔,患侧胸膜腔为正压,同时,由于健侧胸膜腔负压增大,使两侧胸膜腔的压力差增大,纵隔移向健侧。

呼气时两侧胸膜腔的压力差减少,纵隔移回伤侧。

3)张力性气胸:常见于较大肺泡的破裂或较大较深的肺裂伤或支气管破裂,其裂口与胸膜腔相通且形成活瓣,吸气时空气从裂口进入胸膜腔,而呼气时活瓣关闭使空气不能排出,又称瓣膜性气胸。

(4)血胸:胸部损伤引起胸膜腔积血称血胸。血胸多由以下原因引起:

1)肺组织裂伤出血;

2)肋间血管或胸廓内血管破损出血;

3)心脏和大血管受损破裂。

(5)创伤性窒息:胸部在挤压瞬间受伤者的声门突然紧闭,气道和肺内空气不能外溢,而胸腔内压力骤升,迫使静脉血流挤回上身,引起头、肩部、上胸组织毛细血管破裂,血液外溢,造成点状出血。

(6)心脏挫伤:因前胸受重物、驾驶盘等撞击或从高处坠落,猛烈震荡心脏,暴力将心脏推压于胸骨和脊柱之间。右心室由于紧贴胸骨,最易挫伤。

(7)心脏破裂:多由尖刀、锐器、子弹、弹片等穿透胸壁伤及心脏所致。以右室破裂最常见,其次为左室和右房。

**2.身心状况**

(1)肋骨骨折:骨折处疼痛在深呼吸或咳嗽时加剧,常限制正常的咳嗽,极易造成肺不张。骨折处有压痛感和骨擦音,受伤处淤血,呼吸变浅以减少胸部活动。

(2)连枷胸:剧烈胸痛,深呼吸、咳嗽或改变体位时加剧。呼吸困难、发绀,伤侧胸壁可见奇异性呼吸运动。纵隔扑动,纵隔内器官随呼吸动作左右摆动,严重时可发生呼吸循环衰竭。

(3)气胸:突然的尖锐性胸痛。胸闷、气促、呼吸困难、焦虑、出汗、苍白、发绀。患侧听诊呼吸音减弱或消失,叩诊呈鼓音。胸膜腔压力增大时,患侧肺萎缩,纵隔移位,气管偏向健侧。

(4)血胸:病人的状况与出血量有关。小量血胸(成人<0.5L)无明显症状,中量血胸(0.5~1L)和大量血胸(1L 以上),尤其急性失血时可有如下症状:

1)低血容量性休克症状:脉搏快弱,血压下降,气促。

2)胸膜腔积液征象:肋间隙饱满,气管向健侧移位,伤侧胸部叩诊呈浊音,心界移向健侧,伤侧呼吸音减弱或消失。

3.诊断检查

(1)胸部 X 线:可发现肋骨、胸骨骨折的部位,胸腔积气、积液情况,肺萎缩情况及纵隔有无偏移。

(2)动脉血气分析:判断有无缺氧及酸碱中毒。

(3)血液检查:查红细胞、血红蛋白及血细胞容积,以估计失血量,定血型及交叉合血检查。

## (二)护理诊断

1.低效性呼吸型态　与下列因素有关:胸腔内积液积气造成肺萎缩阻碍肺部气体的交换;反常呼吸运动使得呼气与吸气时气体很少移动,换气无效;胸廓稳定性丧失,无法有效咳嗽,分泌物积聚,呼吸困难,气体交换障碍。

2.体液及电解质不平衡　与下列因素有关:胸外伤后换气不全引起缺氧、碳酸过多,导致呼吸性酸中毒;血钾过高,导致电解质不平衡;大量血胸可导致体液不足。

3.疼痛　与呼吸时胸廓的扩张与收缩运动导致骨折处疼痛、胸膜腔内压力突然增加,刺激胸膜壁层引起的突发性尖锐性胸痛等因素有关。

4.焦虑　与因胸部外伤致心肺功能遭受极大损害而产生极度窘迫感、因呼吸不畅而产生害怕和焦虑不安等因素有关。

## (三)护理目标

1.维持呼吸道通畅及正常的换气功能。

2.维持体液和电解质平衡。

3.减轻胸痛和不适。

4.减轻焦虑。

## (四)护理措施

1.维持呼吸道通畅及正常的换气功能

(1)一般措施:注意听双肺呼吸音,观察有无分泌物阻塞气道,必要时吸痰或插入人工气道、气管内插管,以维持呼吸道通畅。采取半坐卧位以利于呼吸。每1~2 小时协助病人咳嗽及深呼吸数次,吸氧。定时评价血气值及呼吸状态。

(2)气胸的处理:①闭合性气胸:于锁骨中线第二肋间行胸腔穿刺抽气或插放胸腔引流管,排出胸膜腔内气体而使肺再扩张。②张力性气胸:立即排气,降低胸腔内压力。其处理方法为:紧急时用12~18 号针头刺入胸膜腔或施行胸腔穿刺术以排出胸腔内积气。肺复张后采用密闭式胸腔引流。③开放性气胸:变开放性气胸为闭合性气胸。紧急时可用手帕、毛巾、衣服或手掌将胸壁伤口紧密盖住,有条件者用凡士林纱布盖住伤口,外面加盖干纱布,再用绷带加压包扎或用胸带包扎。密闭伤口后,观察病人有无张力性气胸的现象。若有呼吸困难,则需立即将敷料打开或尽快行胸腔闭式引流。

（3）血胸的处理：胸腔闭式引流。

一般放置两根胸腔引流管，一根置于锁骨中线第二肋间引流气体，一根置于腋中线 7～8 肋间引流血液，以利于肺扩张。

（4）连枷胸的处理：恢复并维持胸壁的稳定性。必要时行气管插管或气管切开，使用正压呼吸使肺扩张，减少反常呼吸动作。

2.观察生命体征

（1）观察呼吸特性、速率及有无呼吸困难现象。

（2）定时测血压和脉搏。

（3）观察病人的脸色及口唇，注意有无发绀现象。

（4）注意伤口出血的情形。

3.减轻疼痛不适

（1）固定胸壁，减少胸壁运动度。

肋骨骨折胸壁固定法：

1）胶布固定：病人取坐位，两壁向外伸展，于呼气终末将胶布贴于患侧胸壁上。胶布的两端要超过身体中线粘贴于健侧胸壁。粘贴时自肋缘起，逐条向上并互相重叠，直到腋窝为止。一般固定 3 周。

2）连枷胸胸壁固定法：外包扎固定法适用于现场或较小范围的胸壁软化。用厚敷料压盖于胸壁软化区，再粘贴胶布固定或用胸带包扎；牵引固定法适用于大块胸壁软化或包扎固定不能奏效者，在局部麻醉下消毒胸壁软化区，用无菌巾钳经胸壁夹住中央处游离段肋骨，再用绳带吊起，通过滑轮作重力牵引，使浮动胸壁复位，牵引重量为 2～ 3kg，固定时间为 1～2 周，此法不利于病人活动。另一种方法是在伤侧胸壁放置牵引支架，把巾钳固定在铁丝支架上，病人可起床活动；内固定法适用于错位较大、病情严重的病人。切开胸壁，在肋骨两断端分别钻洞，贯穿不锈钢丝固定。

（2）安排舒适而利于呼吸的体位，以减轻疼痛。

（3）咳嗽或咳痰时，用手固定患侧胸壁以减轻胸痛。

（4）必要时用止痛剂，但要防止抑制呼吸或咳嗽反射。

（5）给予精神鼓励，以转移其对疼痛的注意力。

4.评价

（1）病人呼吸道是否通畅，换气功能是否正常，血气值是否在正常范围。

（2）病人体液与电解质是否平衡。

（3）胸痛是否得到适当的处理。

（4）病人是否获得心理支持，焦虑有无减轻。

# 二、胸腔手术

## （一）手术前护理

1.护理评估

（1）健康史：评估活动后心肺耐力如何；评估病人的呼吸形态、胸痛、咳嗽、咯血、咳痰的情况;营养状态及特殊嗜好,如吸烟史;相关疾病情况,如糖尿病、高血压、心脏病等。

(2)身心状况:根据疾病种类及手术部位有所不同。

(3)诊断检查:胸部 X 线;呼吸功能检查;支气管纤维镜检查;ECG 检查;痰液的检查。

2.护理诊断

(1)焦虑:与原有疾病有关,如呼吸困难或肿瘤。与害怕手术、担心术后能否有效呼吸有关。

(2)营养——低于机体需要量:与咳嗽、咳痰等不适影响食欲和睡眠,导致体重减轻、贫血、低蛋白血症有关。与术前发热使消耗增加,如支气管扩张、肺脓疡等因素有关。

(3)气体交换受损:与肺部疾患或心脏疾患导致通气/血流失衡因素有关。

3.护理目标

(1)减轻或消除焦虑情绪。

(2)补充营养使之达到平衡。

(3)训练有效的咳嗽排痰,保持最佳活动水平,学会预防感染以保护肺功能。

4.护理措施

(1)减轻焦虑:给病人提问的机会,以减轻焦虑和对手术的恐惧。向病人详细说明手术情况及术后会有的各种医疗设备。鼓励病人将担心的问题提出来,给予精神上的支持。

(2)矫正营养及水分的不足:供给高热量、高蛋白、高维生素饮食。注意口腔卫生以促进食欲。必要时给予输液或少量输血。

(3)改善肺泡换气,预防术后感染:鼓励病人戒烟,最好在术前 2～3 周戒烟。呼吸道分泌物多时,应及时引流和排出,每日测痰量,分泌物减少时才可施行手术。注意口腔卫生,控制呼吸道感染,以免手术后发生肺合并症。指导有效咳痰、深呼吸及翻身方法。肺部有感染者应给予适当的抗生素。按医嘱给予支气管扩张剂和祛痰药物。

(4)手术前指导:指导病人练习腹式呼吸及有效咳嗽,以促进肺扩张。指导病人练习使用便器在床上大小便。指导病人进行腿部运动,以避免腓肠肌部分血栓的形成。指导病人进行手术侧的手臂与肩膀运动,以便术后进行关节运动,促进功能恢复。介绍胸腔引流管的作用及注意事项。

5.评估

(1)病人是否能充分表达其对手术的焦虑、不安。

(2)病人能否正确执行手术前的指导。

(3)病人的营养及水分摄取量能否维持在适当的状况,有无体液不足。

## (二)手术后护理

1.护理评估

(1)估计麻醉苏醒状况:观察意识程度及喉反射恢复情形;观察瞳孔对光反射。

(2)评估身心状况:开胸手术后病人常因气体交换受损、清理呼吸道无效、低效性呼吸形态、心排出量减少而出现呼吸增快、发绀、呼吸困难、收缩压降低、脉搏增快、烦躁不安等身心反应。

(3)评估伤口状况:经常检查伤口敷料,注意有无出血现象;保持敷料的完整、密封,防止敷料脱落;检查伤口附近的皮肤是否有皮下气肿的现象。

2.护理诊断

(1)焦虑:与手术前未将术中术后可能会作的处置介绍给病人、认为自己情况不好而感到害怕和伤口疼痛等因素有关。

(2)疼痛:与手术的创伤、胸腔引流管的刺激、手术中肋间神经被切断造成手术部位疼痛、麻木与沉重的感觉有关。

(3)清理呼吸道无效:与术后呼吸道分泌物增加或有呼吸道感染、术后乏力、伤口痛以致不能有效地咳出痰液有关。

(4)气体交换受损:与呼吸道分泌物潴留导致呼吸道阻塞、肺不张、伤口疼痛和胸腔引流管所致的不适及使病人呼吸变浅有关。

(5)肺组织受压迫:与气胸、血胸、腹胀或膈神经受损有关。

(6)心排出量不足:与血液或体液丧失而造成的低血容量、心因性疾病及神经性原因导致的低血压、心排出量不足时导致组织缺氧、酸中毒以及重要器官的缺血有关。

3.护理目标

(1)维持呼吸道通畅。

(2)减轻疼痛,增进舒适。

(3)促进残存的肺组织扩张。

(4)预防合并症的发生。

(5)提供支持性及复健性护理。

4.护理措施

(1)维持呼吸道通畅:及时清除呼吸道分泌物,防止呼吸道阻塞。观察呼吸情况,包括呼吸频率、节律及双侧胸廓运动是否对称。手术后可能会由于呼吸抑制、嗜睡及疼痛而降低病人的换气能力,吸氧可增加血氧含量。鼓励深呼吸及有效咳嗽,麻醉清醒后即需鼓励并协助其施行深呼吸及咳嗽。术后 24～48 小时,一般每 1～2 小时协助病人深呼吸及咳痰一次。

1)护士站在健侧,手指并拢,双手环抱在伤口部位,以支托固定胸部伤口。嘱病人深吸气,吸气时护士略施加压力将胸部按下,再嘱病人用力咳嗽。

2)另一方法为护士站在手术侧,一手放在手术侧肩膀上并向下压,另一手置于伤口下支托胸部,嘱病人深吸气数次后再咳嗽。

3)病人咳嗽时,护士要注意保护自己,头在病人身后,避免被咳出的分泌物溅到。

(2)维持生命体征平稳:手术后 2～3 小时,每 15 分钟测量生命体征一次。脉搏和血压稳定后,改为 30 分钟至 1 小时测量 1 次。术后 24～48 小时,血压常会有波动现象,需密切注意血压变化,若血压持续下降可能与出血、疼痛、组织缺氧、循环血量不足及心脏疾病有关。注意有无呼吸窘迫现象,如呼吸浅快、心率增快、烦躁不安、发绀、动脉血气分析 $PaO_2$ ↓ 或 $PaCO_2$ ↑。

(3)安排合适体位及翻身:麻醉清醒前采取仰卧位。清醒后血压平稳即改为半坐卧位,床头抬高 $30°～45°$。此体位既有利于胸腔引流,又可使膈肌下降促进肺扩张。每 2 小时协助翻身一次,移动病人时勿强拉其手术侧的手臂,也莫牵扯胸腔引流管。肺叶切除手术允许采取平躺或左右侧卧位;肺节切除术或楔形切除术者,最好躺向健侧,避免躺向手术侧,以利于患侧肺组织扩张;肺全切除术者,应避免过度侧卧,以预防纵隔移位与压迫健侧肺。

（4）减轻疼痛,增进舒适:疼痛影响病人的呼吸、咳嗽、翻身、运动、坐起与下床活动,剧烈疼痛可引发神经性低血压。

1）手术后 48～ 72 小时,应适当给予止痛剂,减轻病人疼痛,以利于深呼吸、有效咳嗽及其他活动。

2）止痛剂的使用以不抑制呼吸或咳嗽反射而能减轻疼痛为原则。

3）给予止痛剂后要密切注意病人的呼吸速率,观察是否有呼吸受抑制的现象。

4）深呼吸及咳嗽时要用手支托病人胸部,以减轻不适,增加病人的安全感。

5）移动、更换体位时,应避免牵扯引流管而造成疼痛不适。

6）安排舒适的体位,在头部、膝部放软枕,以增进舒适。

（5）维持体液的平衡:定时测量 CVP,以评估病人的心肺和循环功能。测量尿量、尿比重,以评估病人的水化状况。记录输入和排出量,并评估是否平衡。输液或输血速度应予以控制,切勿超过 40gtt/min,（除非有其他特殊需快速输液的情况）。因输液太快可能造成肺循环负荷过量而导致肺水肿。

（6）营养的补充:若病人清醒后无恶心、呕吐,即可少量饮水,给予流质饮食。肠蠕动恢复后,即可改一般饮食。注意口腔清洁卫生,以增进病人食欲。

（7）离床活动:当病人的生命体征稳定后即应鼓励其活动。胸腔引流设备不会影响病人下床、坐轮椅或四处走动。

（8）促进手臂和肩膀的运动:运动的目标是预防肺组织塌陷、肺扩张不全以及肺换气不良;预防骨骼和肌肉的运动障碍;预防手术侧肩关节粘连与僵硬及手臂的牵缩,维持正常的关节活动范围,以预防功能受限;维持身体的正确姿势,可使病人感觉情况较好。

运动时应注意的事项:

1）运动前根据病人的疼痛度给予适量止痛剂。

2）运动前先清除呼吸道分泌物,使活动时达到更有效的氧合作用。

3）运动时密切观察病人是否有气促、发绀和疲倦现象。

4）先躺着进行运动,然后改为坐姿、站姿。运动量由少渐多,当病人耐受力增加时再增加其运动量。

5）鼓励病人尽量利用手术侧的手执行日常生活的活动。

6）运动时护士要适当托住其手臂。手术后当晚即可施行被动运动,手术后第二天开始做主动运动。

运动的方法:

1）手术侧的手肘弯曲,手掌放在腹部,健侧手抓住手术侧手腕,抓离腹部划一个弧形,并上举超过头部,再回复到原来姿势。嘱患者抬高手臂时吸气,放下手臂时呼气。

2）手臂向外伸直、掌心向上,由旁往上划弧至头顶,然后回复到原来姿势。

3）手臂高举到肩膀的高度,手肘弯成 90°,再旋转肩膀而将手臂向前、向后划弧,使肩膀内、外旋转。

(9)伤口的护理:定期检查伤口敷料渗血的情况,若敷料渗湿,应通知医生及时更换。保持敷料干燥清洁,不可污染,以防伤口感染。

(10)维持胸腔引流的通畅:开胸手术后,由于胸膜腔内负压消失,使手术侧肺塌陷,因此必须置入胸腔引流管施行密闭式胸腔引流,以重建胸膜腔内负压。

1)胸腔闭式引流的目的:将胸膜腔的积气、积液和积血引流出体外,重建胸膜腔内正常的负压,使手术或损伤后的肺获得再扩张,预防空气和液体从引流装置逆流到胸膜腔。

2)胸腔引流管插入的位置:术后一般放置两根引流管。

①上前引流管:一般置于锁骨中线第 2 或第 3 肋间,主要作用是引流胸膜腔内积气。

②下后胸腔引流管:放置于腋中线第 8 或第 9 肋间,主要作用是引流胸膜腔内积液和积血。

3)胸腔引流瓶的种类及其装置:

①单瓶引流:单瓶引流装置包括无菌引流瓶一个,内装无菌蒸馏水,瓶盖上有两根中空的管子,短管作为空气通路(由胸膜腔引流出的气体浮出水面后经短路排出),长管一端埋入水面下 3～5cm,另一端与病人的胸腔引流管连接。

单瓶水封闭式引流系统不会造成抽吸力,而是借助重力引流。"水封"是指瓶内的水封绝了空气,空气不能穿透水面,因此只会将空气从胸膜腔内引出,而不会使空气由长管进入胸膜腔。

②双瓶引流:一个空瓶子收集引流液,另一个瓶子是水封瓶。空引流瓶介于病人与水封瓶之间,瓶塞上有两条中空的短管,一根与病人的胸腔引流管相连,另一根通过短的橡皮管连接到水封瓶的长管上。

双瓶引流较易观察胸腔引流液的量和性质,也较易控制引流系统内的压力,因此胸膜腔内的液体与空气较易排出。而单瓶引流装置当引流液逐渐增加时,埋在水下的管子愈来愈长,胸膜腔内的空气和液体排出就要克服越来越大的阻力。

③使用机械抽吸的双瓶引流装置:a.水封瓶兼收集瓶:瓶内装有无菌水,连接胸腔引流管的长空心管埋入水中 2～3cm,另一根短的空心管通过橡皮管与抽吸控制瓶的短空心管相连。b.抽吸控制瓶:瓶上的一根短空心管与收集瓶上的短空心管用橡胶管连接,另一根短管则连接于抽吸系统上,长管(负压控制管)的一端埋入水中 10～15cm(埋入水中的深度可决定所给的负压值,如果埋入水中的深度是 10cm,则给胸膜腔内的抽吸负压就是 $10cmH_2O$)。当抽吸器开动时,负压控制管内的液体便下降到底,以达到此负压。当引流系统内负压开始增加时,空气便由负压控制管进入,因此引流系统内的负压不可能高于抽吸控制管埋入水中的长度。

下列情况需使用机械抽吸引流装置:病人的咳嗽与深呼吸太弱,以致无法将胸膜腔内的空气与液体由胸腔引流管挤出时;空气进入胸膜腔的速度大于由引流系统流出的速度时。

4)影响胸腔引流的因素:常见的因素有以下几种。

①胸腔引流装置的位置:①引流瓶一定要放在低于病人胸腔的位置,一般为低于胸腔60cm。②引流瓶要安置好,以防意外踢倒或撞破。③搬运病人前要将胸腔引流管夹紧,再将引流瓶放在病床上以利搬运。在松开夹子前应先将引流瓶放在低于胸腔的位置。

②病人的体位:一般采取半坐卧位,病人侧卧时,注意防止引流管脱出或引流管受压。

③引流管的长度和固定：以病人坐起、翻身不牵扯引流管为宜，一般为 80cm 左右，不宜垂下绕圈以免引流液积聚阻碍引流。

④引流管的通畅情况：a.保持引流管通畅，防止引流管受压、扭曲或堵塞。b.挤压引流管，引流液多时，每 15～30 分钟挤压引流管 1 次。挤压引流管的方法是：用一只手固定引流管（避免挤压时牵扯引流管），另一只手握紧引流管朝向引流瓶的方向滑动；另一种挤压的方法是手握引流管，两手交替挤压，逐渐挤向引流瓶。c.若引流管通畅，可能会看到长玻璃管内的液体随着呼吸上下波动，病人吸气时，长玻璃管内的水会上升，呼气时会下降，且有气泡溢出。若波动停止，可能是引流管阻塞、受压或是肺已完全扩张。d.咳嗽或呼气时有少量气泡溢出是正常情况，若出现持续性气泡冒出，即吸气和呼气时皆有气泡产生，则表示有空气进入引流系统中。当引流管从插入处脱出或引流装置密封不严时，均可导致气体进入引流系统中。当出现大量冒气泡时，需立即通知医师。

5）胸腔引流期间的活动：病人生命体征稳定时，即可坐在床上或下地活动。下床活动时要防止引流管脱出。胸腔引流管留置期间，要鼓励病人咳嗽和做深呼吸运动，以促进肺扩张，促使胸膜腔内液体与气体排出。

6）胸腔引流液的观察和记录：引流瓶内倒入蒸馏水后，在瓶上贴一长条胶布，注明液面的高度、日期和时间。每次记录引流量后应在胶布上划一刻度，以便于下次观察记录。观察引流液的量和性质，当血性液量多时（每小时 100～200ml），应考虑有出血情形；若连续 3 小时引流血性液超过 3～5ml/kg·h，应考虑第二次开胸止血；若引流液突然减少，应考虑引流管是否通畅或脱出胸腔。引流液充满引流瓶后应及时更换，更换引流瓶时要用止血钳夹住引流管，以免进气。

7）胸腔引流管的拔除及注意事项：胸部 X 片确定肺已完全扩张时（一般在术后 48～72 小时）可拔除胸腔引流管。备齐用物如拆线用无菌剪刀、凡士林纱布、无菌纱布及胶布条等。病人坐在床缘或躺向健侧，嘱病人深吸气后屏气，于吸气末拔除引流管，拔管后立即盖好凡士林纱布，再盖上无菌纱布，并用胶布固定好。拔管后的最初 4 小时内，应注意伤口周围的组织有无皮下气肿和呼吸窘迫现象。拔管后的第 2 天应再拍胸部 X 片，以观察肺扩张的情形。

(11)预防胸腔手术合并症的发生：术后合并症包括出血、呼吸性酸中毒、呼吸衰竭、肺不张、肺炎、心律不齐、急性肺水肿、支气管胸膜瘘、脓胸、伤口感染等。要密切观察这些合并症的早期症状，以便及时通知医生处理。

(12)出院宣教：出院后 1 个月内仍要施行深呼吸运动及有效咳嗽。保持良好的口腔卫生，每日刷牙、漱口二次。避免出入公共场所或与上呼吸道感染者接近。注意居住环境卫生，戒烟。注意营养和休息，适当进行身体锻炼。若有伤口疼痛、剧咳及咯血症状时，应随时就诊。

5.评价

(1)呼吸功能是否正常，是否进行了深呼吸和有效咳嗽。

(2)胸腔引流装置是否正确，引流是否通畅。

(3)手术侧手臂功能恢复得怎样，有无活动受限情况。

(4)卧位姿势是否有利于呼吸和引流，有无自行翻身能力。

(5)病人的疼痛问题是否获得适当的处理。

(6)病人有无营养和体液平衡失调。

(7)病人是否了解手术后合并症的早期症状与征象。

### (三)肺切除术病人的护理

肺切除术即将一侧肺完全切除。

1.术前护理

(1)练习呼吸运动,如腹式呼吸、深呼吸等,以利于术后进行有效呼吸。

(2)练习手臂及肩关节运动,以便术后维持患侧肩部功能。

(3)强调有效咳嗽的重要性,并指导执行有效咳嗽。

(4)告诉病人术后会有伤口痛,当疼痛不能忍受时,可要求医护人员给予镇痛剂。

(5)向病人介绍手术的情况,以取得病人配合,消除恐惧心理。

2.术后护理

(1)维持呼吸道通畅,病人无力自行咳痰时,需给予负压吸痰。

(2)病人一般采取平卧位,必要时可采取健侧 1/4 侧卧位,应避免过度侧卧,以防纵隔移位压迫健侧肺而影响肺扩张。

(3)病人进行深呼吸和咳嗽时,要用手托住患侧胸部,以减轻伤口疼痛。

(4)病人伤口疼痛不能忍受时,要给予止痛剂,以免因伤口疼痛而影响呼吸运动。

(5)指导病人做关节运动,特别是肩关节运动,以维持此关节的正常功能。

(6)放置的胸腔引流管起调节两侧胸腔内压力平衡的作用,以预防纵隔移位,因此一般不开放引流,而是用一夹子夹闭,根据气管位置及 X 线的结果来确定是否开放引流。开放时一般每次缓慢引流出胸腔积液 100ml 左右,以防突然减压导致纵隔移位。

(7)术后常规吸氧 48～72 小时,流量为 3～4L/min。

(8)注意控制输液速度,以防止短时间内大量输液而加重心脏负担,甚至引起肺水肿。

(9)术后 6 小时麻醉完全清醒后,可开始饮水和进食少量流质,肠蠕动恢复后可进食普通饮食。

(10)协助病人下床活动,一般术后第二天即可开始下床活动,以促进肺扩张,预防术后合并症。

(黄翠贤)

# 第八节　肝胆外科危重病人的护理

## 一、手术后常规护理

### (一)接收病人前病房准备

1.护士接到通知后立即进行床单位的准备。①监护仪:根据患者具体情况调节好各项参数设置;②呼吸机:护士准备好呼吸机并调节好参数后由医生检查并确认;③药品:镇静药、镇痛药、止血药、血管活性药物等；④物品：负压吸引装置、约束带、引流袋固定架、各种输液装置（如微量泵、输液泵等）、复温设备、压力袋；⑤床：气垫、电动床。

2.准备完毕后通知手术室或相关科室。

## （二）接诊病人

①连接心电监护仪、呼吸机、测血氧饱和度、血压；②带各项参数显示平稳后将病人移至床上；③整理输液管路、引流管路；④同手术室护士进行床旁交接；⑤遵医嘱给予各种治疗消除病人的不适感；⑥病人体温低时给予复温毯升温；⑦安慰和鼓励病人，做好病人的心理护理。

## （三）病情观察

1.生命体征　了解病人麻醉方式和术中情况，术后回病房后严密观察病人生命体征变化，每小时记录一次生命体征，护士要密切观察生命体征的动态变化。

2.出血　观察病人手术切口有无渗血、渗液，特别是肝部分切除术、胰十二指肠根治术后随时有发生出血的可能，一旦发现出血，应观察其出血量、速度、血压、脉搏；如有休克征象，并及时报告医师，及时进行处理。除药物止血外，必要时准备手术止血。如需再次手术，配合做好手术准备。病人切口有渗血、渗液时，应立即更换敷料。

3.引流液　观察并记录引流液的性质和量，1次/d。如短时间内引流量异常增多，则为继发性出血的可能，结合患者血压和心率的情况，报告医生并配合进行对症处理。

4.准确记录每小时的出入量

5.体位　①进行呼吸机辅助呼吸的病人常规将病人床头摇高30°～45°；②已拔除气管插管的术后病人可将床头摇高，也可采取平卧位；③病人需更换体位时，嘱病人尽量采取患侧卧位，以利于渗血、渗液的引流，防止血肿、脓肿形成和切口感染。

6.引流管护理　①保持引流管通畅，防止引流管扭曲、受压或脱出。②引流不畅时，及时调整引流管的位置，在医生的指导下采取冲洗引流管或重新置管等处理。③更换引流袋时，应严格无菌操作；凡血性引流液均应更换引流袋1次/d；长期应用储尿袋者，更换引流袋2次/周。

7.术后不适的观察和护理

（1）疼痛：术后1～2d病人可出现不同程度的切口疼痛，表现为不愿主动翻身、活动、咳嗽、表情痛苦。护士应给予心理安慰，鼓励病人主动活动，在病人翻身、活动、咳嗽时，协助病人双手按压切口处以减轻疼痛。病人疼痛剧烈时，遵医嘱给予镇痛。

（2）恶心、呕吐：因手术中麻醉药物的副作用，多数病人术后会出现不同程度的恶心、呕吐，病人呕吐时，护士应协助病人头偏向一侧，并及时清除呕吐物。呕吐严重时，报告医生。

（3）腹胀：术后早期腹胀常是由于胃肠道蠕动受抑制，肠腔内积气无法排出所致。随着胃肠功能恢复、肛门排气后症状可缓解。若手术后数日仍无肛门排气、腹胀明显，应报告医生进行进一步处理。

8.基础护理　①做好晨晚间护理，包括：整理床单位、清洁面部和梳头、口腔护理、清洁足部等；②保持会阴部清洁，给予会阴护理1次/d，留置尿管护理2次/d；③遵医嘱给予雾化吸入3次/d；④病人肠蠕动恢复后，协助进食水。

## 二、有创管路的管理

### (一)中心静脉置管

中心静脉导管系指末端位于大的中心静脉的任何静脉导管,由于导管开口于中心静脉,邻近右心房,管口周围的血流量比末梢静脉大,液体容易输注,刺激性的药物对血管壁不会造成伤害,因而在临床得到了广泛的应用。

1.适应证 ①快速液体复苏,如严重创伤休克,急性循环衰竭,需大量快速补液;②循环功能的监测,如体外循环下各种心血管手术;③完全静脉内营养,如静脉高营养治疗;④给药,如需长期输对血管壁有刺激的药液,如某些抗生素,抗癌药物;⑤经静脉放置起搏器;⑥静脉空气栓塞的抽吸;⑦紧急透析;⑧缺乏外周静脉通道。

2.中心静脉置管的优点 ①为危重病人紧急抢救提供了快捷的输液通道;②减少多次外周穿刺的痛苦,一次置入可维持1周至1个月;③对躁动不安病人易固定,不易脱管;④避免外周输液局部外渗肿胀和高浓度药液引起的静脉炎;⑤失血、脱水时,外周静脉塌陷,不易穿刺成功,而中心静脉较容易。

3.中心静脉置管的缺点 ①穿刺置管技术要求比较高;②对护理要求高,需严密观察,防止各类并发症的发生;③费用较昂贵。

4.常见置管的部位 标准的中心静脉置管部位包括颈内静脉、锁骨下静脉、股静脉和贵要静脉。中心静脉置管部位的最安全选择取决于以下各种因素:如解剖学、机体重要系统或主要器官的功能以及有无严重的局部问题(水肿、皮肤破损或感染)。

(1)中心置管部位的比较。①颈内静脉置管:并发症较少,易护理,便于观察,可长期留管。但易被痰液、呕吐物污染,气管切开者不宜,形成血肿可压迫气管。②股静脉置管:管腔粗大,位置固定,走行直,周围无重要结构,较易穿刺成功,安全系数大,容易掌握,并发症少,为下肢静脉,远离心房,为正压静脉,穿刺时不会导致空气误入。但易为二便污染,长期置管有发生下肢静脉血栓形成可能,不便观察。③锁骨下静脉置管:便于观察,便于护理,头颈活动不受限。但穿刺要求高,有发生气胸的风险。

(2)中心静脉置管的深度:右侧颈内静脉,略小于身高的1/10,如身高1.8m,置管16cm,左侧比右侧多2cm;右锁骨下静脉比颈内静脉少2cm;股静脉可置管30~50cm。

5.并发症及预防 ①血栓形成或栓塞:长期置管、血液浓缩及高凝状态,在导管上形成微小血栓,栓子脱落进入微循环,造成微小动脉栓塞。②血管阻塞:输注高价营养时,脂类阳离子复合物遗留导管内所致。③导管脱落:与外接管衔接不紧。④血肿:反复穿刺损伤明显,误入动脉压力高,喷血不止;操作过程没有有效压迫,在颈内静脉置管时如果血肿不断增大,会压迫气管引起窒息,股静脉血肿可压迫下肢静脉回流,引起深静脉血栓。处理可进行局部有效压迫止血,必要时局部冰敷。⑤气胸、血胸:多见于锁骨下静脉置管。穿刺后护士应注意观察病人的呼吸和血氧饱和度,若出现不明原因的呼吸费力或血氧饱和度下降,要警惕张力性血气胸。⑥脱管:导管置入深度不够;固定不牢;接口旋口不紧;有意识障碍者自行拔出。⑦气栓:一般不易发生,但是在插管、拔管、脱管时,剧咳后深吸气时易发生大量气体进入血管,造成心腔气栓和肺动脉系统气栓。病人表现为呼吸困难、头晕、大汗、低血压、心动过速等。可置病人于左侧卧位和头低脚高位，使气泡升至心尖部以恢复肺循环；高浓度面罩吸氧并监测血气。⑧感染：皮肤消毒不彻底，以表皮葡萄球菌和念珠菌多见；使用多腔中心静脉导管；导管材料插入静脉时，人体抵抗异物，纤维蛋白包围导管形成鞘，细菌黏附于鞘上；病人免疫力低下；长期留管；护理未严格按操作规程做。表现为穿刺部位出现红、肿、热、痛或出现不明原因的发热，血象增高；应想到有导管相关性感染的可能，应立即做局部和导管内液细菌培养，并予以抗感染治疗。

预防：尽量减少多腔中心静脉导管的使用；插管前皮肤消毒要彻底，可先用肥皂水清洗，消毒皮肤至少两遍；严格按操作规程插管与护理；缩短中心静脉的留置时间；提高穿刺水平，减少组织损伤及血肿的发生，消灭细菌繁殖的场所。

6.中心静脉置管护理规范 ①严格交接：要求班班床头交接；中心静脉的插入长度；中心静脉固定情况；中心静脉是否管道通畅；中心静脉周围皮肤有无发红、肿胀、压痛；输注液体的性质、质量、浓度、速度。②多巡视。③防输空（脱管）：巡视病房重点检查管道衔接和液体滴注情况；病人更换体位、换床、下床注意管道的位置。④防堵管：液体匀速滴入，必要时使用输液泵；交接班时冲管 1～2min,病人血液浓缩时，增加冲管次数；先输注脂类液体，后输注非脂类液体；输注高渗/黏附性强液体/酸碱性药物之间用生理盐水冲管；封管前若输注黏附性强的液体时，先用 5ml 生理盐水冲管，再行肝素封管。⑤防感染：病房保持洁净环境，病人插管部位保持干燥整洁；须长期置管者少选股静脉；置管部位每日/双日换药一次，潮湿或污染随时换；输液管、三通管每日/双日更换，污染随时换；减少三通开关的使用和操作；每次推药或换管均要严格消毒；严禁重新插入不慎被拉出体外的部分导管；经常观察病人的体温、血象及插管部位情况，如有异常，及时留检和处理。

7.中心静脉导管的拔除原则 ①拔管前的护理：病人取仰卧位或垂头仰卧位；导管拔除时使病人屏住呼吸；当病人脱水时避免拔管。②拔管后的护理：夹闭导管腔，用手指压在拔管后的皮肤切口上；不要过度按压或用力摩擦颈动脉；拔管后外涂碘伏或抗生素软膏，密封切口；拔管后患者需静卧 30min。

### （二）动脉置管

直接动脉压监测法是指在外周动脉内置管进行动脉血压连续监测的一种方法。为有创血压测量，它不仅及时准确可靠持续的反应血压动态变化，有助于判断体内血容量，心肌收缩力，外周血管阻力及有无心脏堵塞，而且可通过动脉置管采集血标本，避免频繁穿刺给病人带来的痛苦及血管壁损伤，是 ICU 内对危重症病人进行循环监测的重要手段。

1.适应证 ①严重创伤和多脏器功能衰竭；②各类休克（低血容量、心源性和感染性休克等）；③心脏大血管手术；④大量出血病人手术；⑤严重高血压和重危病人；⑥低温麻醉或控制性降压；⑦急性呼吸衰竭需经常查血气分析者；⑧嗜铬细胞瘤手术；⑨心肌梗死和心力衰竭抢救时；⑩无法用无创法测量血压的病人。

2.置管部位 用于直接动脉压监测,置管动脉有桡动脉、股动脉、足背动脉,其中以左臂桡动脉为首选部位。

在桡动脉处置管有以下优点：桡动脉在腕部的位置浅血流丰富,易触及定位；易做 Allen 试验；周围无重要组织不会引起其他组织损伤；易固定；易于压迫止血；血流丰富避免置管后并发血栓栓塞而引起手部缺血性损伤。

3.置管方法　直接动脉压监测置管方法有经皮动脉穿刺和直视下动脉穿刺置管两种。

(1)经皮桡动脉穿刺置管法

①物品准备:动脉套管针(成年人 18~20 号,小儿 22 号),无菌注射器、无菌手套、无菌治疗巾、2%利多卡因、监护仪、压力传感器、袋装肝素生理盐水(500mlNS 中加肝素 10mg)并置入压力袋中,三通、无菌纱布、常规消毒盆、小夹板及胶布、小枕(垫)。

②病人准备:向病人解释操作目的和意义,以取得其配合。检查尺动脉侧方循环情况采用 Allen 试验进行。前臂与手部常规备皮、备皮范围约 20cm×10cm 应以桡动脉穿刺点为中心。

③穿刺与置管:具体操作方法见有创动脉血压监测部分桡动脉置管方法。

(2)直视下桡动脉穿刺置管法:在无菌操作下与桡骨茎突的上方做 1cm 长皮肤直切口,显露桡动脉,其下放置 2 根线,远端线作牵引用,近端线作穿刺出血时阻断血流用,用套管针进行穿刺置管,缝皮固定套管针。

4.压力监测方法　①使压力传感器内充满液体并排尽气体;压力传感器的位置与桡动脉测压点在同一水平线上;②准确校零;③病人体位和传感器的位置不变时,每 4 小时调试零点一次,体位变换时,应相应调整传感器的位置并及时校零;④测压前,无创测压应与有创测压作有效对比减少误差;⑤应用肝素生理盐水持续点滴,压力为 20~40kPa(150~300mmHg),流速为 2ml/h,防止血液凝固致管道堵塞,使之出现良好波形。

5.临床意义　动脉血压与心排血量(CO)和总外周血管阻力有直接关系,反映心脏后负荷心肌耗氧和做功及周围组织血流灌注,是判断循环功能的有用指标,但不是唯一指标,因组织器官灌注除取决于血压外,还决定于周围血管阻力。若周围血管收缩,阻力增高,虽血压不低,但组织血流仍不足。因此,不宜单纯追求较高血压。

(1)提供准确可靠和连续的动脉血压数据。

(2)异常动脉压波形:钝波波幅中等度降低,上升和下降支缓慢,顶峰圆钝,切迹不明显,见于心肌收缩功能下降或血容量不足;不规则波波幅大小不等,期前收缩波的压力低平,见于心律失常病人;高尖波波幅高耸上升支陡,舒张压低,脉压宽见于高血压及主动脉关闭不全。主动脉瓣狭窄者,下降缓慢及坡度较大,舒张压偏高。

6.并发症　①血栓形成与动脉栓塞;②空气栓塞;③渗血、出血和血肿;④局部或全身感染。

# 三、各种常见引流管路的维护

## (一)胃管

1.性质　胃液为胃内分泌物的总称。包括水、电解质、脂类、蛋白质和多肽激素。纯净胃液为无色透明液体,含黏蛋白而呈黏稠、乳白色,pH0.9~1.5,比重为 1.006~1.009,每日分泌量为 1.5~2.5L,含固体物 0.3%~0.5%,无机物主要为 $Na^+$、$K^+$、$H^+$ 和 $Cl^-$。经 12h 空腹后的胃液量正常时平均 50ml。近年来强调基础胃液量,是指留置胃管后应用电动负压吸引器(压力 30~50mmHg)抽取 1h 所得胃液量。

2.临床意义　①胃肠减压,减轻腹胀;②观察胃液的量、颜色及性状;③观察有无应激性溃疡;④为临床治疗提供途径。

3.护理　①胃管置入深度严格交接班。胃管插入 40～45cm 表示已达贲门,50～60cm 到达胃内,60～65cm 到达幽门。②保持引流通畅,每 4 小时冲洗胃管一次。③妥善固定,防止脱出、扭曲、打折、受压。④密切观察胃液的颜色、量及性状。⑤胃管注入药物后应用温开水冲洗胃管后夹闭 1h。⑥留置胃管者应做好口腔护理。⑦拔管指征:胃肠不适症状消失,腹胀缓解,肠蠕动恢复,或胃液＜400ml/d,胃液颜色清亮无胆汁反流,即可考虑拔管。

4.异常胃液

(1)基础胃液量＞100ml 为胃液增多,见于:①胃液分泌过多,如十二指肠溃疡、胃泌素瘤;②胃排空障碍,见于胃蠕动功能减退或幽门梗阻。胃液分泌量＜10ml 为胃液减少,见于:胃蠕动亢进及萎缩性胃炎。

(2)胃液中有胆汁反流呈黄色或黄绿色;少量红色血丝常因胃管擦伤咽部黏膜所致;咖啡样残渣提示有陈旧性出血,见于胃癌或糜烂性胃炎。胃内新鲜出血胃液呈鲜红色。

(3)正常胃液略带酸味,消化不良或有明显的胃内容物潴留,有机酸增多时,胃液有发酵味,晚期胃癌时可有恶臭味,小肠低位梗阻时可有粪臭味。

(4)慢性胃炎时胃黏液明显增多,胃液黏稠度加大;咽下的鼻咽部黏液或痰充满气泡浮于胃液表面,黏液一般呈碱性。

(5)12h 空腹后的胃液中应无食物残渣,如果有则提示胃动力不足,常见于胃扩张、胃下垂、胃轻瘫。

### (二)三腔两囊止血胃管

1.目的　通过对胃囊和食管囊注气加压,达到对胃底和食管静脉曲张破裂出血的压迫止血目的。

2.适用范围　肝门静脉高压并发上消化道出血病人。

3.操作步骤　①物品准备:三腔两囊止血胃管、纱布数块、棉签、50ml 注射器 1～2 支、止血钳 2 把、治疗碗 1 个、生理盐水 500ml、血压计 1 个、蝶形胶布 1 条、滑轮牵引架 1 个、线绳 1 根(长约 1m)、0.5kg 重物、液状石蜡 50ml。②检查三腔两囊止血胃管的质量:检查三个腔的标记是否清楚,气囊是否漏气,管腔是否通畅,注气量是否准确,气囊膨胀是否均匀,完毕后抽出注入的气体并将管的前端以液状石蜡润滑。③病人准备:向病人讲明治疗的目的、方法、注意事项及如何配合,并用棉签蘸水将准备为病人插管的鼻腔擦净。④协助医生为病人插管,嘱病人做吞咽和深呼吸动作,配合医生向气囊内注气,固定三腔管。

4.插管后护理　①记录三腔两囊止血胃管的深度和胃囊、食管囊注气量及压力。②用生理盐水冲洗胃管直至无新鲜血液。③每 2 小时抽胃液一次,严密观察胃管抽吸物的颜色、量及生命体征,判断有无出血。④观察三腔两囊止血胃管的刻度,判断有无移位,如有移位报告医生重新调整位置,防止三腔管滑出压迫气管造成窒息,若发生窒息立即抽空气囊拔出三腔管。⑤每 4 小时测气囊压力 1 次并抽胃液,一般胃囊注气量为 150～200ml,压力为 50～70kPa(510～710cmH_2O),食管囊注气量为 80～100ml,压力为 30～40kPa(300～400cmH_2O),每次测压后补充气体 5ml,以补充外溢之气体,如压力偏低,注气后仍不升,提示气囊已破,需重新更换。⑥每隔 12～24h 请示医生同意后给予放气或缓解牵引一次,以免发生压迫性溃疡,每次放气时间为 30min。⑦三腔两囊止血胃管压迫期一般不超过 72h。⑧拔管前口服液状石蜡 30ml 并抽空气囊,以免损伤黏膜。⑨插管期间为病人做口腔护理 2 次/d。⑩遵医嘱进行雾化吸入。

### （三）腹腔引流管

1.性质　腹膜腔是人体最大的体腔,是壁腹膜与脏腹膜之间的潜在腔隙。正常情况下腹膜腔内有量 75～100ml 黄色澄清液体,起润滑作用。在病变时,腹膜腔可容纳几千毫升的液体。

2.临床意义　①避免渗液、血液积聚而发生感染;②观察术后是否有出血和吻合口瘘;③为腹腔感染性疾病提供治疗途径;④为肿瘤病人术后化疗提供治疗途径。

3.并发症　①出血:腹腔引流液突然增多、颜色鲜红、每小时超过 100ml,此时触摸引流管时可感觉引流液温热感,考虑活动性出血;②感染:腹腔引流液颜色由清亮淡红或黄色变为黄褐或灰白色黏稠液体,体温超过 38.5℃,考虑为腹腔感染;③胆瘘:腹腔引流液颜色由清亮淡红或黄色变为黄褐色或灰绿色液体,进食后引流量增加,病人出现右上腹疼痛、发热和腹膜炎体征,引流液胆汁酸含量与血胆汁酸含量接近,考虑为胆瘘;④胰瘘:引流管流出液体量增加,不含胆汁,病人主诉腹痛、腹胀、发热,病人自切口流出清亮液体,腐蚀周围皮肤,引流管引出乳白色液体且有明显腹膜刺激征,考虑为胰瘘;⑤肠瘘:引流量相对较小,引出物较黏稠伴臭味。

### （四）胰液引流管

1.性质　胰液产生于胰腺中,是胰腺分泌的经胰导管输送至十二指肠的消化液。具有无色透明、可拉成丝和易于起泡沫的特性,呈碱性。成年人每日分泌 1～2L 胰液,渗透压与血浆相等。胰液中主要有胰淀粉酶、胰脂肪酶、胰蛋白酶原和糜蛋白酶原。

2.临床意义　①引流胰液,避免胰液外渗;②观察胰液的量、颜色及性状。

### （五）PTBD 引流管

1.目的　经皮肝穿刺胆道引流(PTBD)是在 B 超引导下经过局麻进行的一种微创手术。目的是解除胆道梗阻,缓解或治疗胆道的急性炎症,是晚期恶性梗阻性黄疸病人的辅助治疗手段。

2.护理　①穿刺当天病人应卧床休息,严密观察生命体征、意识、面色、腹部体征。②妥善固定引流管,引流管位置应低于引流口水平,防止逆行感染;避免引流管受压。③避免牵拉导致引流管在胆道内脱位。④密切观察引流液的颜色、量及性状。⑤密切观察病人黄疸是否减轻,肝功能是否好转。⑥定时挤压引流管防止引流管阻塞。

3.并发症　①出血:常见原因是经皮肝穿刺胆管时损伤血管所致,可引起肋间动脉出血、肝内动脉损伤出血、肝内门脉或肝门静脉损伤出血、肝外血管损伤出血、肿瘤组织出血等。梗阻性黄疸病人常出现维生素 K 吸收障碍、肝内合成凝血酶减少,造成凝血功能下降可加重出血。PTBD 穿刺胆道或肿瘤表面出血,表现为术中胆道造影显示胆管内充盈缺损,引流管内血性胆汁或全血,可有血凝块。部分病人出现呕吐咖啡色胃液、黑色柏油样大便。肝外血管损伤可能出现腹痛、血性腹水。②PTBD 管也可能置入过深而进入肠道,此时引流液与正常胆汁颜色不符,引流液清亮,颜色浅黄且引流液内无沉淀,可见引流液上层有泡沫产生。③无引流液流出:可能因病人活动 PTBD 管前端小勾脱出胆道,此时应与医生联系做出相应处理,防止胆汁性腹膜炎的发生。

### (六)T 形管

1.性质　胆汁味苦呈金黄色,在胆囊内浓缩而形成绿色。正常成年人每天分泌胆汁 600~1000ml。在非消化期间胆汁储存于胆囊内,在消化期间胆汁由肝及胆囊大量排入十二指肠内。

2.临床意义　①引流胆汁,避免胆汁排出受阻、胆总管内压力增高、胆汁外漏引起胆汁性腹膜炎、膈下脓肿等并发症;②经 T 形管引流残余结石,将肝内胆管残余结石排出体外;③经 T 形管胆道镜取石、造影;④支撑胆道,避免因胆道手术引起胆总管切口瘢痕狭窄、管腔变小、粘连狭窄等。

3.护理

(1)妥善固定。T 形管接引流袋后用胶布固定于腹壁皮肤,每天更换胶布,避免因翻身、活动、搬动时牵拉而导致管道脱出。

(2)保持有效引流。平卧位时引流管高度应低于腋中线,站立或活动时应低于腹部切口,以防引流液逆流。应经常挤压,防止 T 形管受压、扭曲或打折。定时变换体位,防止引流不畅。

(3)观察并记录引流液的量、颜色及性状。正常成年人每日分泌胆汁 600~1000ml,呈黄色,术后 24d 内引流量为 300~500ml,恢复饮食可增为 600~700ml,以后逐渐减少至每日200ml。术后 1~2d 胆汁呈混浊的淡红色或淡黄色,以后逐渐加深呈黄色。引流液为血性,考虑胆道出血;胆汁突然减少或无胆汁,可能为管道受压、扭曲、打折、阻塞或肝衰竭,引流过多可能为胆总管下端梗阻,胰液、肠液反流等原因引起。

(4)严格无菌操作,预防感染。每日更换引流袋;保持引流袋位置低于切口防止胆汁反流。

(5)并发症的观察。①黄疸:术后黄疸时间延长可能为引流不畅,也可能是肝功能受损、胆道狭窄或术中胆道损伤。应密切观察血清胆红素浓度;做好皮肤护理,保持皮肤清洁。②出血:术后早期出血多由于止血不彻底或结扎线脱落所致,后期出血可能为 T 形管压迫胆总管形成溃疡或局部炎症出血。应密切观察病人出血量,观察病人生命体征。③胆瘘:多因胆管损伤、胆总管下端梗阻、T 形管脱出所致。应注意观察腹腔引流,如果切口处有黄绿色胆汁样液体流出,提示胆瘘发生。

(6)拔管。①拔管指征:术后 2 周无腹痛、发热,黄疸消退,血象、血清胆红素正常;胆汁引流量减少,每日少于 200ml,色清亮;胆道造影显示胆管通畅;夹管试验阴性:饭前、饭后各夹管1h,逐渐增加至全天夹管,1~2d 无不适;同时满足以上条件可考虑拔管。②拔管后护理:拔管后局部伤口以凡士林纱布堵塞,1~2d 自行封闭。拔管 1 周内观察有无发热、黄疸及腹部症状,防止胆汁性腹膜炎的发生。

(李　会)

# 第九节 胆囊炎的护理

胆囊炎是胆道系统的常见病,好发于女性,尤其以肥胖者多见,可分为急性胆囊炎和慢性胆囊炎。急性胆囊炎按其病程可分为①急性单纯性胆囊炎:炎症局限于胆囊黏膜,囊壁充血水肿;②急性化脓性胆囊炎:炎症侵及胆囊壁全层,浆膜面有纤维性和脓性渗出,胆囊内积脓;③急性坏疽性胆囊炎:炎症发展,胆囊内压力增加,压迫胆囊壁,引起血液循环障碍,发生缺血、坏死,此期容易发生胆囊穿孔,导致胆汁性腹膜炎。慢性胆囊炎:胆囊壁反复炎症,纤维组织增生,黏膜萎缩,囊壁增厚,胆囊浓缩和排出胆汁的功能下降。胆囊炎症患者中90%～95%合并胆囊结石。

胆囊炎的手术治疗有传统的开腹胆囊切除和腹腔镜下胆囊切除术,后者近几年在临床上广泛使用,以不剖腹、痛苦轻、恢复快而在全世界迅速普及,2～3日可出院,深得患者欢迎。

## 一、护理评估

### (一)健康史

胆囊炎与胆囊结石互为因果,下面几个方面的因素均可引起胆囊炎。

1.胆囊梗阻 胆囊结石或胆囊颈结石或蛔虫等阻塞或嵌顿,造成胆汁滞留、浓缩,产生化学刺激损伤胆囊壁,同时,结石和蛔虫可直接引起机械性胆囊损伤。梗阻的胆囊内压力增高,引起胆囊壁黏膜缺血,又进一步加重胆囊壁的损伤。

2.细菌感染 细菌大多数可通过胆道逆行侵入胆囊,也可自血液经门静脉入肝后随胆汁顺行入胆囊。致病菌以大肠杆菌多见,其次有葡萄球菌、伤寒杆菌、绿脓杆菌、克雷伯氏杆菌、梭状芽胞杆菌等。

3.其他 严重创伤或大手术后、胰腺炎时胰液反流入胆囊等亦可引起急、慢性胆囊炎。

### (二)身心状态

1.腹痛 右上腹剧烈绞痛,系由于胆囊收缩试图克服胆囊管梗阻所致。常在进食油腻食物或饱餐后数小时发作。疼痛常常放射到右肩或后背部,持续性并阵发性加重。若炎症侵及浆膜、刺激腹膜,病人在深呼吸时疼痛亦加剧。

2.恶心、呕吐 约85%～90%合并恶心,但呕吐一般不常见。如结石经胆囊管进入胆总管,压迫并刺激Oddi括约肌、胆总管突然扩张时,可出现频繁和严重的呕吐。

3.寒战、发热 一般早期无寒战、发热,如合并有胆管炎或胆囊积脓、坏死穿孔和弥漫性腹膜炎时可出现。

4.右上腹局部压痛和肌紧张 胆囊周围有炎性渗出或脓肿形成时,压痛范围增大。

5.Murphy征阳性 检查者以左手掌平放于病人右肋下部,以拇指指腹置于右肋下胆囊区,嘱病人缓慢深吸气,此时因肝下移可引起胆囊区触痛,病人会突然屏住呼吸。

### （三）诊断检查

1.实验室检查

（1）白细胞计数和中性粒细胞计数升高,急性化脓性或坏疽性胆囊炎时白细胞计数可高达$(15\sim20)\times10^9$/L。

（2）SGOT、SGPT 可升高,甚至达到正常值的 2～4 倍。

（3）碱性磷酸酶和胆红素可有轻度升高,一般不超过 $34\mu mol$/L(2mg/dl),若$>85\mu mol$/L(5mg/dl),则应考虑胆总管继发结石成 Mirizzi 综合征的可能。

2.影像学检查

（1）B超检查:是临床上首选的检查,显示胆囊增大、囊壁增厚,甚至有双边征。如有结石,可见增强回声光团,并伴有声影。慢性炎症时,胆囊萎缩,囊壁增厚,排空功能障碍。

（2）口服胆囊造影和静脉胆道造影可显示结石阴影及其大小、数量、胆囊浓缩及收缩功能,但受肝功能的影响。

（3）X 线腹平片可显示 10％～15％的阳性结石。

## 二、护理诊断

1.焦虑　与疼痛、手术、担心住院费用及环境陌生等有关。

2.疼痛　与胆囊炎症或梗阻、手术损伤、胆瘘等有关。

3.睡眠形态的改变　与疼痛、呕吐、腹胀、焦虑、环境改变有关。

4.潜在并发症——体液不足　与呕吐、禁食、胃肠减压有关。

5.感染　与手术切口、引流管有关。

6.知识缺乏　与缺乏有关术后康复方面的知识信息来源有关。

## 三、预期目标

1.焦虑减轻　表现为能主动说出焦虑的原因和解除焦虑的方法,自觉焦虑减轻,注意力集中。

2.疼痛减轻　表现为表情放松,自动体位,感觉疼痛减轻或消失,生命体征平稳。

3.睡眠改善或恢复正常　表现为有效睡眠时间延长或正常,精力充沛,眼眶无黑袋。

4.体液平衡　表现为生命体征平稳,尿量正常,皮肤黏膜红润,毛细血管充盈时间正常。

5.未发生伤口感染　表现为伤口周围皮肤无红、肿、热、痛及异常分泌物或引流物;伤口如期愈合。

6.病人能说出术后康复的有关知识　如饮食、活动的原则。

## 四、护理措施

1.减轻焦虑　评估焦虑的程度,确定焦虑的原因,护士主动、热情介绍病室环境、主管医生与护士、同室的病友,与其建立信任的护患关系。认真倾听病人的情况,了解其焦虑的原因,予以同情和安慰。针对引起焦虑的因素,有的放矢地干预,如详细、准确地向病人解释疾病的过程、治疗方案、手术和麻醉的方式、手术的预后情况,以消除病人对这些问题的焦虑和压力。如果是疼痛引起,应告诉并向病人示范减轻疼痛的方法与技巧,必要时使用止痛剂。帮助病人解除或减轻身体不适,如呕吐、瘙痒,给予适当的药物。鼓励病人将焦虑说出来,将疑问提出来,并予及时、恰当的解释。鼓励与同室病友交流,增强自信心。加强与家属、朋友的联系,激发他们对病人身心、护理的责任感,多给病人关心照顾,提供安静舒适的环境。

2.减轻疼痛与促进舒适    评估疼痛的部位、性质、持续时间、有无放射痛及其诱因,观察腹部体征。严密观察生命体征、疼痛及腹部情况的变化。如果疼痛持续并阵发性加剧、腹膜刺激征明显、体温升高、脉搏增快,应警惕胆囊穿孔并作好紧急手术准备。禁食,胃肠减压,按医嘱给予适当的止痛剂,并观察和记录止痛药的疗效,禁用吗啡,阿托品可减轻 Oddi 括约肌收缩,减轻疼痛。指导病人减轻疼痛的方法:如翻身、移动或咳嗽时,用小枕头或手按压疼痛部位;术前采用胸膝卧位,术后可采用半坐卧位,减轻腹肌张力,缓解疼痛;听听音乐,与人交谈分散注意力等等。给予心理支持,减轻焦虑,消除心因性疼痛。

3.维持水电解质平衡    评估呕吐频率、量、性状并记录。评估胃肠减压、腹腔引流管引流液的量、色和性状并记录。严密观察生命体征变化。记录 24 小时出入水量,输液,补充适量电解质,急性期病人须迅速建立静脉输液途径,适量补充液体和电解质,以保持体液平衡。给予维生素 K 等止血药,防止术后出血。

4.预防感染    观察伤口敷料有无渗液,保持伤口皮肤的清洁、干燥,及时更换污染的敷料,严格无菌操作。保持腹腔引流管通畅,观察伤口引流物、分泌物的量、颜色和性状,并记录。加强营养,提高机体的抵抗力。术后胃肠功能恢复后,可予少量多餐,进低脂、高碳水化合物、高蛋白、易消化的饮食。适当使用抗生素。

5.术后康复指导    术前告诉病人及其家属术后早期离床活动的目的和意义,使其能理解并积极配合,并督促术后第二日下床活动,防止术后肠粘连。向病人示范和讲解有效咳嗽排痰的方法,并指导其有意识地咳嗽,预防术后肺部感染。向病人解释并示范减轻疼痛的方法与技巧。指导术后合理饮食:术后应少量多餐、进食低脂、高碳水化合物、高蛋白饮食。胆固醇结石患者尽量避免食用胆固醇含量高的食物,如蛋黄、鱼卵、家禽类及动物内脏。不吃油炸食品,避免食用花生、核仁类食物,以减少食油用量。如胆汁引流过多,应增加含钾食物。指导病人对异常现象的观察:胆囊切除术后常有大便次数增多现象,数周或数月后逐渐减少。若持续存在或有腹胀、恶心、呕吐、黄疸、白陶土样大便或出现茶色尿液,发生伤口红、肿、热、痛等应及时去医院检查。留置 T 形管出院者,按本章第九节胆结石 T 形管的护理给予指导。

# 五、评价

1.病人能否主动说出焦虑的感受、原因,以及是否掌握缓解焦虑的方法。精力是否集中,是否积极配合治疗和护理。

2.病人有效睡眠时间是否延长,精力是否充沛。

3.伤口皮肤颜色是否正常,有无肿胀、发热、疼痛,伤口有无异常分泌物和引流物,伤口是否如期愈合。

4.能否说出术后饮食的原则、注意事项、伤口护理及 T 形管的自我护理。

5.生命体征是否平稳,尿量是否正常,皮肤黏膜是否红润。

6.24 小时出入水量是否平衡。

(黄翠贤)

# 第十节　胰腺疾病的治疗与护理

## 一、治疗

1.禁食、胃肠减压　胰腺炎患者应禁食,因为食物中酸性食糜进入十二指肠促使胰腺的分泌,肠管内压力增高,加重胰腺的病变。因此在治疗本病过程中禁食和胃肠减压是相当重要的治疗手段。

2.使用抑制胰腺和胃酸分泌的药物

(1)生长抑素及其衍生物:是最强的抑制胰腺分泌的药物,同时能抑制胰酶的合成,降低 oddi 括约肌的基础压力,减少止痛剂用量,有效减少胰腺炎并发症的出现。

(2)$H_2$ 受体拮抗剂:进入十二指肠的胃酸可以刺激胰腺的分泌,抑制胃酸的分泌亦能间接地抑制胰腺和胃酸的分泌,同时可以减少消化道出血的发生。

(3)降钙素、胰高血糖素等:胰岛素可以促进胰腺分泌,而高血糖可以抑制胰腺分泌;钙离子可以促进胰腺分泌,而低钙血症抑制了促胰液素和胆囊收缩素的释放从而减少了胰腺的分泌。故临床上也有将其应用于较重的患者。

(4)抗胆碱能剂:可以抑制胃酸和胰腺的分泌,解痉和松弛 Oddi 括约肌。但对青光眼、前列腺肥大和肠麻痹患者慎用。

3.应用抑制胰酶活性药物　如加贝酯,为一种非肽类蛋白分解酶抑制剂,对胰蛋白酶、血管紧张素、磷脂酶 $A_2$ 等均有极强的抑制作用。另外对 Oddi 括约肌有松弛作用,可减少并发症发生。

4.抗生素应用　对于非胆源性轻症患者不推荐常规使用抗生素;对于胆源性胰腺炎应常规使用抗生素。抗生素应用应遵循以下原则:抗菌谱以革兰阴性菌和厌氧菌为主,脂溶性强,有效通过血脑屏障。疗程一般为 7～14 天。当临床上无法用细菌感染来解释发热等表现时,尤其应用一段时间的广谱抗生素后,应考虑到真菌感染的可能,可经验性应用抗真菌药物,同时进行血液或体液真菌培养。

5.解痉镇痛

(1)镇痛剂:反胺苯环醇(曲马多)、哌替啶和普鲁卡因等。

(2)抗胆碱能剂:阿托品等。现在有观点认为,抗胆碱能制剂可能会诱发或加重肠梗阻,临床上不推荐使用,青光眼、前列腺肥大患者慎用。

(3)非甾体类抗炎药:如吲哚美辛(消炎痛)栓剂等。非甾体类药物可以抑制胰腺内源性前列腺素的合成,减少胰腺微血管的通透性,延缓病情的发展,同时兼有退热效果,故临床上多有应用。

6.禁食期间静脉补液,维持水、电解质和酸碱平衡　临床实践表明,尽早地补足血容量,可以有效地避免呼吸功能不全、肾功能不全的出现。在积极的液体复苏中一定要注意电解质失衡的纠正和胶体的补充。首先可以快速输入生理盐水迅速补充血容量,然后根据得到的电解质化验结果补充其他电解质溶液。在补充晶体的同时需要补充胶体,血浆是最好的胶体,其他的还有白蛋白或血浆代用品等。

7.营养支持　急性胰腺炎轻症患者恢复较快,一般能在 4～5 天内进食,可不考虑提供特殊的营养支持。严重的病例,患者常一周内都不能正常进食,应给予胃肠外营养支持(TPN)。同时认真监测血糖,根据结果决定胰岛素输注的剂量,并尽可能使血糖稳定在 140～200mg/dl 左右。除了高脂血症性胰腺炎,应该在静脉中应用脂肪乳剂(MCT/LCT 更佳)。现有多数研究表明,肠内营养并不增加胰腺的分泌,对病程超过几周的病例,应考虑尽早通过胃肠途径(鼻饲管或空肠造口等)进行肠内营养。肠内营养可以作为肠外营养的补充,如果能通过其提供足量的热能和营养素,也可以作为唯一的营养支持途径。

# 二、并发症的治疗

急性间质水肿型胰腺炎绝大多数病情较轻,治疗效果好,一般很少有并发症。而急性出血坏死型胰腺炎患者病情较重,大多常有并发症发生。出血坏死型胰腺炎可影响全身器官,并发休克、成人呼吸窘迫综合征(ARDS)、急性肾功能衰竭、心功能不全、胰性脑病、上消化道出血、弥散性血管内凝血(DIC)、糖尿病、低钙血症、高脂血症、低蛋白血症、电解质紊乱和酸碱失衡、败血症、胰腺脓肿及胰腺假性囊肿等。抑制胰腺、胰酶分泌和阻断其活性,改善胰腺微循环障碍,改善患者的营养状态,纠正贫血、低蛋白血症和维持水电解质、酸碱平衡,全胃肠外营养支持治疗结合早期空肠内营养,预防腹腔和胰腺感染等是防治重症急性胰腺炎(SAP)各种并发症的关键手段。

1.应用脏器功能支持技术　急性出血坏死型胰腺炎可以影响到众多器官,如胰性脑病、心功能不全、肾功能不全、ARDS 等,此时应立即采取措施挽救各脏器功能,如吸氧、营养支持等,抑制全身炎症反应综合征,重建全身炎症反应综合征与代偿性抗炎反应综合征的平衡,可促进患者机体恢复,并有可能阻断过渡炎症反应的发展,从而达到防治 MODS 之目的。

2.腹腔灌洗疗法　对重症胰腺炎,为了清除腹腔内渗出物和各种活性酶、血管活性物质,减少细菌和毒素对腹膜的刺激及因这些物质进入血循环对全身器官的损害,早期应采用腹腔灌洗疗法。放置灌洗管时应严格无菌操作,护理人员应详细了解术后患者的每根导管放置的位置、作用,并做出标记;在灌洗时,如发现引流不畅或引流液混浊,应随时进行冲击式冲洗。定时做好护理工作,保持引流通畅,注意有无出血等并发症的发生。

3.内镜下治疗　内镜下 Oddi 括约肌切开术(EST)和鼻胆管、胰引流术等对胆源性胰腺炎已成为一种重要的非手术疗法,用于胆管紧急减压引流和去除机械性梗阻,既能缓解病情,又可去除病因。目前国内多数报告认为,急性胰腺炎,尤其是胆源性胰腺炎,行内镜下治疗是安全有效的。它较适用于老年人或不愿手术治疗患者。

4.外科手术治疗　　外科手术治疗的适应证是:①胆道梗阻,且病程<3天;②急性病程稳定,且水电解质及酸碱平衡基本正常;③胰腺脓肿或假囊肿;④诊断未定,疑有穿孔或肠坏死。

## 三、急性胰腺炎的重点护理

首先根据患者的临床表现、实验室检查结果对患者病情作出评估,除一般护理外,重点提出以下护理诊断。

1.疼痛　　与胰腺及其周围组织炎症、酶激活渗漏有关。

护理目标:减轻疼痛。

护理措施:

(1)明确患者疼痛位置,对其疼痛程度作出分级。

(2)根据医嘱使用镇痛剂时,注意一般不适用吗啡,因吗啡可引起 Oddi 括约肌痉挛,导致胆、胰液排泄不畅,同时吗啡具有止泻作用,可能会加重胰腺炎患者的腹胀。使用非甾体类抗炎药如吲哚美辛(栓),应观察消化道出血不良反应,另外在低血容量没有被纠正前使用,有一定的肾脏损害风险。应用抗胆碱能制剂可能会诱发或加重肠梗阻,应加强观察。注意用药后疼痛有无减轻,疼痛的性质和特点有无改变,若伴有高热、腹痛加剧,应考虑有无胰腺脓肿、腹膜炎等并发症发生。

(3)禁食和胃肠减压:通过禁食、胃肠减压可避免呕吐,同时也可避免食物和胃酸刺激十二指肠分泌大量肠激素而增加肠液的分泌,从而降低酶对胰腺的自溶作用,减轻腹胀。禁食应持续到腹痛消失、发热减退、血白细胞数和淀粉酶基本正常,方可拔去胃管,观察1～2天后可逐渐恢复饮食。饮食应从流质、半流质、软食到普食逐渐过渡,以清淡、低脂饮食为主,少量多餐。临床上,因为患者禁食时间过长,饥饿感明显,进食欲很强,故需特别做好患者和家属的解释工作,讲解饮食过渡的重要性,以取得患者的配合,防止胰腺炎复发。

(4)给予合适体位,使患者处于前倾体位或蜷曲体位可使疼痛缓解。

(5)卧床休息,以降低机体基础代谢率和减少胃泌素分泌。

(6)按照医嘱使用抑制胰腺和胃酸分泌的药物:使用生长抑素及其衍生物,临床上常用的有肽类激素生长抑素、14 肽生长抑素如斯他宁及人工合成 8 肽生长抑素如奥曲肽(善宁)。$H_2$ 受体拮抗剂目前临床上常用的有雷尼替丁或奥美拉唑等。注意观察药物的疗效和副作用。

2.营养改变　　低于机体需要量,与恶心呕吐、禁食和应激消耗有关。

护理目标:能摄取足够营养。

护理措施:

(1)评估患者健康营养状况,每天观察患者口腔、黏膜、舌、头发等营养状况,记录每天体重变化。

(2)观察呕吐物、胃肠减压和留置导尿管引流液的性状、量,准确记录出入量。

(3)持续监测心电、血压、血氧饱和度的变化,严密观察患者的精神状态、体温、血压、脉搏、呼吸,观察有无口干、皮肤弹性及外周静脉血充盈情况,记录 24h 出入水量,监测血电解质,注意水、电解质及酸碱平衡。尽早建立有效的静脉输液通道。快速输入生理盐水迅速补充血容量,补充晶体同时需要补充胶体,以免血浆胶体渗透压过低导致的不但有效容量未能补充,反而使肺水肿加重情况的出现。快速补液的后期要注意患者的心功能变化,尤其是老年或合并心血管系统基础疾病的患者。液体复苏成功的标志之一是尿量维持在＞30ml/h。

(4)营养支持疗法:根据医嘱给予肠外或肠内营养。

3.体温升高　与感染有关。

护理目标:使体温下降至正常。

护理措施:

(1)定时监测体温变化,可绘制体温变化曲线图,了解变化趋势。

(2)体温超过 39℃应采用物理降温,亦可酌情使用退热药物,并做好口腔及皮肤护理。

(3)定期监测血象、C-反应蛋白等指标,及时做血、尿、粪、痰的细菌、真菌培养。对各种置管,如深静脉置管、导尿管、胃肠减压管、空肠营养管等,做好消毒护理工作;拔管时应注意无菌操作,必要时拔管后可送细菌及真菌培养。

(4)正确使用抗生素。

4.潜在并发症　休克、成人呼吸窘迫综合征(ARDS)、急性肾功能衰竭、心功能不全、胰性脑病等。

(李　会)

# 第十一节　泌尿系统功能失调的护理

## 一、肾结石

尿路结石是泌尿道最常见的疾病之一,发生于肾脏者称肾结石,男性多于女性,多发生在青壮年,21 岁至 50 岁的患者占 83.2％,左右侧发病相似,双侧占 16％。在肾盂中的结石不活动而又无感染时,可长期无症状,只在腹部 B 超或摄腹部 X 线照片时偶尔发现,但大多数患者有或轻或重的临床表现。疼痛和血尿是肾结石的主要症状。

肾结石的病理特点是易引起尿路梗阻,造成感染和肾功能不全,长期、慢性尿石刺激可诱发癌变。

### (一)护理评估

1.健康史　病因不明,可能与下列因素有关:

(1)环境因素:自然条件直接或间接地对人体起作用,有明显的地区性,热带地区、亚热带地区结石的发病率高,我国尿石症的发生,在南方也明显高于北方。个体从事高温、出汗多、饮水少的职业,如地质工作者、马拉松运动员、手术医生等易发生尿石症。

(2)个体因素：①遗传因素：对尿石症的发生有一定的作用，某些与遗传因素有关的疾病，如痛风、胱氨酸尿症、原发性肾小管性酸中毒、原发性高草酸尿症等均可引起尿石症。②代谢因素：高钙血症、甲状旁腺功能亢进、甲状腺功能亢进、长期卧床、肿瘤、血液病、维生素 D 过多等，均可导致尿中钙排出过多而形成尿石症。尿中草酸排出过多也可引起尿石症，与摄取的食物有关。

(3)尿液酸碱度的变化：尿偏碱性易发生磷酸结石，尿为酸性者易发生尿酸结石、胱氨酸结石、黄嘌呤结石，尿路感染者的尿偏碱性，也易发生磷酸结石。

(4)尿流动力学改变：尿路梗阻性疾病如肾积水、输尿管或尿道狭窄、肿瘤、前列腺肥大、神经源性膀胱、巨大膀胱等都是结石的发病诱因，尿路阻塞时会引起尿液中形成的颗粒滞留，继续长大成结石。

2.身心状态　疼痛和血尿是肾结石的主要症状。

(1)疼痛：约 75％ 的肾结石患者有腰痛。结石较大、在肾盂中移动度较小时，疼痛多为钝痛或隐痛。结石小、在肾盂内移动度大时，容易引起肾盂输尿管连接部梗阻而出现肾绞痛。典型的肾绞痛是一种突然发生的严重疼痛，呈阵发性发作，从腰部开始，沿输尿管向下，女性放射至膀胱，男性放射至睾丸，一般持续数分钟，亦可长达数小时。当疼痛剧烈时，病人常伴有恶心、呕吐、面色苍白、大汗淋漓。

(2)血尿：一般较轻，肉眼难以看出。

(3)尿路感染：一部分患者并无上述的典型疼痛与血尿，只有感染的表现。

(4)尿潴留、排尿困难：结石阻塞膀胱和尿道间的开口所致。

(5)若输尿管长期阻塞，可能导致肾功能不全。

(6)尿中偶有结石或小沙粒排出。

3.实验室资料

(1)尿液分析尿常规检查：有无血尿、脓尿、细菌、白细胞；24 小时尿检查：可测出钙、磷、尿酸、草酸、胱氨酸、枸橼酸、镁、钠、氯化物、肌酐；尿培养：有泌尿道感染时，尿培养阳性；空腹时尿 pH 值测定及尿中有无结石或结晶物，如有，可留作分析。

(2)血清检查：可测钙、磷、尿酸、血浆蛋白、血 $CO_2$ 结合力、钾、钠、氯、肌酐。

(3)影像学检查 X 光检查：可描绘出人体器官的轮廓，显示其大小、形状及位置，如有显影剂，含钙及胱氨酸的结石可在 X 光片上显影。B 超扫描：可查出阻塞情形，并可辨认肾结石。

(4)静脉肾盂造影(IVP)：可发现透 X 线结石，并确认结石的大小和部位。

**(二)护理诊断**

1.疼痛：主要与结石的机械刺激有关。

2.肾组织灌注量改变。

3.有感染的危险：与局部组织受损、抵抗力下降有关。

4.潜在并发症：肾功能不全。

5.排尿障碍：与结石梗阻、嵌顿引起尿路梗阻有关。

6.焦虑。

### （三）预期目标

1.促进患者身心舒适,清除焦虑。

2.减轻疼痛。

3.控制感染。

4.保护肾脏,预防并发症及结石复发。

### （四）护理措施

1.疼痛的护理

(1)肾绞痛急性发作者须卧床休息;给予解痉止痛药物,如阿托品 0.5mg,杜冷丁 50～100mg,肌内注射。

(2)在局部配合应用热敷、针灸等。

(3)有恶心、呕吐者,给予止吐剂加以控制。

(4)安排适当的卧位。

2.促进自行排石

(1)鼓励病人多饮水,使溶质处于稀释状态,保持大量的尿液形成,有利于结石排出。

(2)水分摄取量每天至少需 3000～4000ml,尤其在流失量增加时,如天气炎热、发热等需增加液体的摄入量。

(3)在一天 24 小时之中适当均匀地摄取水分,注意夜间饮水。

(4)当病人出现呕吐、腹泻时,需静脉输液。

(5)任何成分的结石,只要直径小于 0.5cm,均可采用中药排石疗法,让其自行排出。

3.饮食护理　根据取出的结石或自行排出的结石及尿液分析结果,给予一定的饮食护理:

(1)吸收性高钙尿者,控制乳制品,减少动物蛋白和糖的摄取,多食粗粮,避免摄取含大量 VitD 的食物。

(2)草酸钙结石或高草酸尿者,禁食菠菜、浓茶、啤酒、大黄和巧克力,限制西红柿、豆类、豆腐及一些水果如柑橘类、苹果等的摄入。

(3)尿酸结石者应食低嘌呤饮食,限制动物蛋白,禁食动物内脏;可摄取碱性饮食,包括奶类、豆类、绿色蔬菜、水果(除了橘子、李子、干梅)以调节尿液 pH 值。

(4)胱氨酸结石者,应限制动物蛋白,摄取能碱化尿液的食物,如柑橘等。

(5)磷酸镁铵、碳酸磷灰石等感染性结石者,应摄取能酸化尿液的食物,如蛋类、肉类、家禽类、鱼类、谷类及一些水果(葡萄、梅子、西红柿、南瓜等)

4.适当活动

(1)长期卧床者,骨组织易脱钙而导致高钙尿症,因此对固定不动者,需经常给予翻身或做肢体被动运动,对四肢活动障碍者可协助病人改变为坐位,以避免尿液淤积。

(2)如患者无疼痛或呕吐等症状,可以做跳绳、跑步、上下台阶等运动,应量力而行,以不感到疲劳为宜。

5.协助医师插入输尿管导管以促进结石排出　当用药、饮水排石效果不佳时,通常都会经由膀胱镜放入一条或两条输尿管导管,通过结石而留在结石的上方。利用机械方法来处理。

(1)输尿导管留置时需注明左或右,记录引流量,且要注意固定,避免脱落。

(2)输尿管下 1/3 处的结石,可由膀胱镜插入各种附有环圈和可展开的特殊导管以套取结石。

6.手术的护理

(1)手术适应证

1)结石直径>1cm。

2)非手术治疗无效者。

3)阻塞性结石引起进行性肾损伤。

4)并发肾功能减退者。

(2)手术方式:依病人和结石的具体情况而定,有肾盂输尿管切开取石、肾部分切开取石、肾切除等。

(3)术前护理

1)协助医师完成各种检查。

2)有合并感染者,应待感染控制后再手术。

3)加强营养,维持良好的营养状况。

4)心理护理:对病人需做什么手术及其预后情况给予解释,消除顾虑,保持良好的心态。

5)皮肤准备:根据手术部位而定,肾手术范围前至前正中线,后至后正中线,上至肋弓缘,下至髂嵴。

6)其他术前指导:如手术种类和时间、麻醉的方法、减轻疼痛的方法,指导病人做深呼吸及有效咳嗽,女病人必要时给予会阴冲洗或阴道灌洗。

7)术前 X 线照片:明确结石位置,特别是对容易活动的结石更有必要。

(4)术后护理

1)指导病人做深呼吸运动,进行有效咳嗽及翻身,保持呼吸道通畅。

2)协助病人取舒适体位。

3)观察术后病情变化,密切注意血压、脉搏变化。观察尿液的颜色,术后 12 小时尿液大都带血色,若为鲜红色血尿,提示有出血征象;尿量应维持在 50ml/h 以上,观察尿量时应注意有无尿潴留、造瘘管的引出量及敷料有无渗湿等情况。

4)保持伤口的干燥与无菌,有尿液外渗者应及时更换敷料,并注意保护伤口周围皮肤,可涂擦氧化锌软膏、鞣酸软膏等。

5)保持床旁引流管通畅、无菌,避免滑落、扭曲,同时注意观察引流液的量、颜色及有无出血现象。护士应了解放置引流管的部位、目的、夹管指征及拔管时间。

肾盂造口管如引流不畅需要冲洗时,冲洗液量≤5ml/次,低压力,以病人不觉腰部胀痛为宜,要长时间放置(大于 10 天)。拔管应慎重,拔管前应夹管 2~3 天,无漏尿、腰痛、发热或经造瘘管造影证明肾盂至膀胱引流通畅时,方可拔除。拔管后,向健侧卧,以防漏尿。

7.体外冲击波碎石术(ESWL)的护理　原理是利用液电效应,通过一高电压、大电容,在水中瞬间放电产生高温,使水气化膨胀产生的冲击波,其能量经反射聚焦于第二焦点(即结石区),可增至 300 倍以上,局部压力值可达 1000 个大气压,结石因高能量的冲击而粉碎。震波必须通过水传播,必须有精确定位才能完成治疗。该治疗需麻醉或不需麻醉,有疗效高、无创伤性、可反复使用等特点。

(1)适应证:除结石以下有梗阻者外均可进行治疗。

(2)禁忌证:结石以下有梗阻者;有性疾患病人;结石部位有急性炎症者应先控制感染,体温正常 3～4 天后再进行;心脏病合并心力衰竭及严重心律不齐者;由于肾实质疾患引起的肾功能不全。

(3)副作用:①血尿:所有病人均会出现,可自愈;②绞痛:一般较轻;③感染:由于结石碎片堵塞尿路引起或原有感染未控制;④心脏合并症:是严重的合并症,宜及时发现及时处理。

(4)治疗后的护理:增加尿量,嘱病人多饮水或静脉输液,多活动,帮助碎石排出。体位排石:下盏结石取头低足高位,马蹄肾合并结石则取俯卧位,为避免结石短时间内在输尿管积聚,则可向患侧卧,以减慢排石速度,防止尿路堵塞。既往有明显感染史者,术后应注意观察体温的变化。观察尿液中结石排出的情况,并作分析。病人在排碎石过程中可能出现肾绞痛,应给予解释和心理支持,并给予对症处理。复查 KUB,术后 3 天、7 天拍片观察碎石排出的情况。碎石排出体外约需 4～6 周,少部分病人需 3 个月才能将碎石完全排出。长期随诊,注意检查肾功能及血压变化的情况。

8.预防并发症

(1)预防感染,因感染可增加肾脏负担,导致肾实质损伤。

(2)防止结石复发。

9.出院指导　目的是指导病人预防结石复发及让病人了解结石形成的原因。

(1)嘱病人多饮水,多运动,日饮水量达 3000～4000ml,避免脱水,鼓励病人夜间最好起床小便并饮水。

(2)预防尿路感染,告诉病人如有疼痛、排尿障碍等情况,可能是阻塞的早期征象,需及时就诊。

(3)教导病人调整饮食,并遵医嘱辅以药物治疗,防止结石复发。

(4)指导病人观察尿液性质及 pH 值变化,教会使用数层 4×8 纱布过滤小便,如有结石排出需保留并通知医生。

### (五)评价

1.病人身心舒适,焦虑消除。

2.病人疼痛减轻或消除。

3.病人能摄取足够的水分,能正确调整饮食。

4.感染控制。

## 二、前列腺肥大

前列腺是一球形腺体,约有 30～50 个小腺体,正常成年男性的前列腺直径约 5cm,重 15g,大小如栗子,位于骨盆腔内。前列腺包围住位于膀胱底下方的尿道,它的底端位于膀胱颈处、直肠前方,而尖端悬挂在泌尿生殖膈。

前列腺被一坚实的纤维囊所包围,尿道与射精管穿过其中。尿道穿过前列腺,一浅的正中沟将前列腺下半部分成左右两半叶,射精管穿过前列腺并开口于尿道。

正常前列腺分为内外两层,内层为围绕尿道的尿道黏膜及尿道黏膜下层,外层为前列腺。前列腺能分泌稍带碱性的液体,为精液的主要成分。当射精时,前列腺的纤维肌肉组织与输精管、精囊一同收缩,使精液排出。前列腺液可中和尿道及女性阴道内的酸性,从而增加精子的活动力及生殖力。

### (一)护理评估

前列腺肥大是尿道周围腺体的增生或腺瘤。其发病率随年龄的增长而增高,50 岁以上男子的 50% 以上有前列腺肥大,年过 70 岁者,发病率增至 75%。其病程进展的个体差异较大,并非都是进行性发展,很多病人不出现尿道阻塞的相关症状,大多数病人无须手术治疗。

前列腺肥大以排尿困难为主要临床特征,其主要改变是膀胱出口梗阻,最终导致肾积水及肾功能损害。

1.病史　评估病人的发病原因,真正的原因未明,大多数学者认为与性激素平衡失调有关。前列腺肥大患者体内双氢睾酮的浓度比正常人增高 3~4 倍。

2.身心状况　疾病早期,由于膀胱逼尿肌的代偿性肥厚,临床症状不明显。如出现梗阻,机体失代偿后则可出现一系列临床症状,症状轻重与腺体的增生程度不成比例。

(1)尿频:是前列腺肥大病人最早出现的症状,说明膀胱黏膜发生或已有残余尿,患者夜尿也增多。

(2)排尿困难:进行性排尿困难是前列腺肥大最主要的症状,表现为尿流变细、排尿费力、排尿乏力,排尿终末呈滴沥状,严重时可发生急性尿潴留。

(3)血尿:可能因膀胱太用力导致静脉破裂所致,常为一过性。

(4)其他:由于尿液滞留于极度扩张的膀胱及由此而引起的憩室内,可并发膀胱炎、结石。由于腹压长期增加,可形成脱肛、疝、内痔。

3.诊断资料

(1)直肠指诊:可了解前列腺的解剖界线、大小、质地,是最简易和必须进行的检查方法。

(2)影像学检查:超声检查可测知增生前列腺的形态、大小、内部组织结构,膀胱造影可了解膀胱充盈、缺损情况。

(3)膀胱镜检:可明了前列腺肥大的情形、程度及位置等,了解膀胱病变。

(4)尿流动力学检查:可判断是否存在下尿路梗阻及其程度。

### (二)护理诊断

1.排尿障碍　与肥大的前列腺压迫尿道及膀胱出口有关。

2.尿潴留　与膀胱肌无力有关。

3.焦虑　与病人长期排尿困难、尿潴留及担心手术有关。

4.潜在并发症　尿路感染、术后出血等。

### (三)护理目标

1.保持排尿通畅。

2.使患者身心舒适。

3.预防并发症。

### (四)护理措施

**1.一般护理**　指导病人不要在短时间内大量饮水及避免有利尿作用的饮料,防止膀胱急剧扩张。因前列腺肥大患者大都是老人,有夜尿增多的现象,应为病人安置舒适、安全的环境。嘱病人勿憋尿,对于急性尿路梗阻、尿潴留需留置导尿管或膀胱造瘘的病人,要保持引流管的通畅和无菌状态,并嘱病人多饮水。应对病人给予必要的心理支持,以消除焦虑。

**2.手术护理**

(1)手术适应证及手术方式:梗阻症状严重的前列腺增生应考虑手术治疗,主要方式有:①经尿道前列腺切除术。②耻骨上经膀胱前列腺切除术。③耻骨后前列腺切除术。

(2)术前护理:因前列腺肥大患者均为高龄,应对其心、肺、肾及全身营养状况予以评估,了解各种功能情况能否耐受手术,如有异常,应先纠正。每日观察病人的排尿情况,了解有无排尿困难、尿频、尿痛。术前带有造瘘管或留置导尿的病人需进行膀胱冲洗,冲洗时应掌握少量、低压、无菌、多次的原则,一般为每日一次,必要时 2 次/日,并注意观察体温变化,若出现寒战、发热等感染症状,应及时通知医生。行经尿道前列腺电切手术者,术前应协助医生探扩尿道,必要时需反复进行。要做好病人的心理护理,解除其恐惧情绪。

(3)术后护理:注意观察病人生命体征变化,尤其是血压、脉搏、呼吸的改变。因病人多为老龄,常伴有心肺疾患,加之麻醉、手术的刺激,易出现心肺功能的改变,因此应加强这方面的观察。促进尿液引流通畅,留置导尿管、造瘘管时,嘱病人多饮水,以减少阻塞和感染的机会。前列腺手术后导尿管的留置非常重要,除能保持尿液引流通畅外,还可减轻伤口张力,促进伤口愈合,三通导尿管还可控制出血及施行膀胱冲洗。①三通导尿管压迫止血的护理:将 30～50ml 生理盐水或蒸馏水注入球囊内,导尿管固定于大腿内侧,需稍作牵引,使球囊放置在前列腺窝的上方,嘱咐病人不可自行松动,需卧床休息。②三通管冲洗膀胱的护理:以生理盐水连续冲洗 5～7 天,防止血块阻塞。尿道冲洗时需记录尿管的出、入水量,注意观察引流液的颜色变化,以此调整冲洗速度,深则快冲,浅则慢冲。通常血尿颜色逐渐变浅,术后第四天变为洗肉水样,如逐渐加深则提示有活动性出血,应通知医生作相应处理。③拔除导尿管的护理:导尿管的留置时间视病情及耐受情况而定,一般为 3～7 天。拔管时应先将气囊中的水或气放掉,避免强行拔除损伤尿道。拔管后嘱病人卧床休息,减少活动,勤解小便,避免腹压增高的因素,如咳嗽、便秘等,防止继发出血。④拔除膀胱造瘘管的护理:拔管后,用油纱条填塞造瘘口,防止漏尿,促进愈合。如有尿液漏出,要勤换敷料,注意保护周围皮肤,并留置导尿管 3～5 天,待造瘘口愈合后再拔除。观察体温变化,预防感染的发生。腹部切口由于冲洗渗湿的机会较多,应及时更换敷料。会阴部切口需注意防止大便污染,排便后及时清洗外阴。尿道口用新洁尔灭擦拭,2 次/日,及早使用抗生素预防感染。术后 5 日内禁止灌肠或肛管排气、测肛温等,以免刺激前列腺手术部位。多食纤维素预防便秘,以免前列腺窝出血。加强营养和生活护理,预防并发症,促进病人早日康复。

### (五)出院指导

1.对于带管出院者,应教会病人护理的注意事项、出院拔管的时间及指征。

2.嘱病人 3 个月内避免腹压增加的各种因素,如咳嗽、便秘、久坐、提重,防止再次出血,

3.教会病人做提肛运动,促进尿道括约肌的功能。

4.指导病人多饮水,保持尿道通畅。

## (六)评价

1.患者尿路梗阻解除,小便通畅。

2.患者无焦虑、沮丧等心理异常。

3.无并发症的发生。

# 三、膀 胱 癌

膀胱癌是泌尿系最常见的肿瘤,多发生于 50 岁以上,男女比例为 2∶1,近年来发病有增加的趋势。

### (一)护理评估

1.健康史

(1)病因:与化学性致癌物质有关,长期从事皮革染料业、金属加工、橡胶业等的人,发生膀胱癌的危险性增加,膀胱癌的发生与内源性色氨酸代谢异常有关。另外吸烟者比不吸烟者发生率高,慢性炎症、结石刺激也可诱发癌变。

(2)病理及发病机制

1)98%的膀胱癌来自上皮组织,其中移行上皮性肿瘤占 95%,2%来自间叶组织。

2)好发部位在膀胱侧、后壁,其次为膀胱顶及膀胱三角区。

3)淋巴转移是最常见的一种途径,血行转移见于晚期病例。肿瘤细胞分化不良者容易发生浸润和转移。

(3)分级、分期、分类

1)按生长方式分为:原位癌、乳头状癌和浸润癌,不同的生长方式可单独或同时存在。原位癌局限在黏膜内,无乳头、无浸润,移行细胞癌多为乳头状,鳞癌和腺癌常有浸润。

2)按组织学分类分为:上皮性肿瘤和非上皮性肿瘤,前者占 98%,多为移行细胞乳头状肿瘤,后者罕见,多为肉瘤,好发于婴幼儿。

3)分化程度按肿瘤细胞的大小、形态、染色、核改变、分裂象等可分为三级:Ⅰ级肿瘤的细胞分化良好,属低度恶性,Ⅱ级分化程度次之,属中度恶性,Ⅲ级为不分化型,属高度恶性,一般分级与浸润性成正比。

4)分期是指膀胱肿瘤的浸润程度,可分为:原位癌 Tis,乳头状无浸润 $T_0$,限于固有层以内 $T_1$,浸润浅肌层 $T_2$,浸润深肌层或已穿透膀胱壁 $T_3$,浸润前列腺或膀胱邻近组织 $T_4$。

2.身心状况

(1)血尿是最早的症状,其中多数为无痛性血尿,少数为镜下血尿,早期血尿常常间歇出现而延迟就医。血尿的程度与肿瘤的大小、恶性程度并不一致,乳头状肿瘤可有严重血尿,浸润性癌的血尿反而可不严重。

(2)排尿困难、尿频、尿急、尿痛。

(3)晚期病人可出现下腹、会阴部痛、下腹肿块、贫血、浮肿。

(4)肿瘤压迫、阻塞输尿管口可引起肾积水。

3.诊断资料

(1)膀胱镜检:为首要手段,可初步鉴别良、恶性肿瘤,进行组织活检。

(2)泌尿系静脉造影:可同时了解上尿路有无肿瘤。

(3)影像学检查:CT是无创性、最准确的膀胱肿瘤分期手段,B超也是无创性检查方法,两者均可确定淋巴结的转移情况。

(4)脱落细胞检查:阳性率为80%,同时可作细胞分级。

## (二)护理诊断

1.排尿异常　与肿瘤压迫尿道或感染有关。

2.营养失调　与代谢异常增高有关。

3.潜在并发症　有复发的危险。

## (三)护理目标

1.促进身心舒适,减轻疼痛。

2.保持排尿正常或尿液引流通畅。

3.预防并发症。

4.教会病人自我照顾。

## (四)护理措施

1.术前护理

(1)观察尿液颜色、性状、尿量,有无排尿困难及尿潴留。

(2)有血尿的患者应观察血尿的程度,是全程血尿还是间歇性血尿,血尿的量,有时病人可有大量血尿甚至出现休克。

(3)观察有无尿频、尿急、尿痛等膀胱刺激症状,这些症状是肿瘤晚期征象或说明肿瘤瘤体较大或数量较多。

(4)观察有无压迫症状,如肿瘤位于输尿管口周围,则可引起该侧输尿管梗阻及腰部疼痛、肾盂扩张或积水。

(5)观察有无转移症状,晚期转移至耻骨上或髂部时能触及肿块,常伴有疼痛和下肢肿胀。

(6)行膀胱全切双侧输尿管皮肤造瘘术者,应选择光滑的皮肤处开口,并彻底清洁局部皮肤,预防感染。

(7)行膀胱全切回肠代膀胱术的病人,要做好常规肠道准备,术前进无渣饮食、清洁灌肠、服用抗生素。

(8)行膀胱部分切除术或膀胱造瘘术的病人,术前不排尿或夹闭导尿管,使膀胱充盈,便于术中识别。

(9)一般护理对于疼痛、改道、造瘘患者应给予心理支持,增加病人对疾病及手术的耐受。加强营养,纠正贫血,给予高蛋白、易消化饮食或静脉营养。加强患者的生活护理,预防并发症。

2.术后护理

(1)密切观察生命体征,注意贫血的变化情况。

(2)观察尿液颜色、数量变化并记录。

(3)饮食护理肛门排气前禁食禁饮,给予静脉补充营养。肛门排气后可逐渐给予流质、半流质或普食,鼓励病人多饮水,每天 2000～3000ml,达到冲洗尿道的作用。观察肠蠕动情况,避免产气食物,以防腹胀。

(4)T$_1$ 期原位癌多经尿道行电烙或切除,术后嘱病人平卧,防止压迫止血的气囊导尿管破裂,有的也可直接向膀胱内注入抗癌药物,注射后保留 2 小时,经常仰、俯、左右侧卧位更换,使药物充分与肿瘤接触。

(5)对膀胱部分切除者进行间断或持续膀胱冲洗,保持导尿管引流通畅,防止血块阻塞;对于行膀胱全切回肠代膀胱者,注意观察双侧输尿管支架管及回肠代膀胱引流管引出的尿量,并记录,同时观察肾功能及回肠代膀胱的功能。若病人全身情况不好,可作输尿管皮肤造口术,注意观察造瘘口处皮肤乳头的血运情况、有无颜色改变及回缩现象,若颜色变暗、出现回缩则表示出现血运障碍,应通知医生。

(6)因泌尿道各种引流管的刺激,病人抵抗力下降,极易发生泌尿系感染,应尽早使用抗生素,观察体温变化,保持引流通畅。预防身体其他部位感染,加强生活护理,预防口腔、皮肤及肺部感染。

(7)对于尿道改道的病人,应做好病人的心理护理,引导病人正视造瘘口,指导病人逐渐自我护理,消除焦虑、沮丧情绪。

(8)需要配合化疗、放疗及免疫疗法时,注意定期检查血象。嘱病人定期追踪检查,防止复发。

## (五)评价

1.病人及家属能否正视疾病,心理上能否接受改道手术。

2.病人术前术后能否缓解或消除身体不适的感受,保持身心舒适。

3.病人能否配合各种治疗。

4.病人有无感染等并发症。

5.病人能否保持尿液引流的密闭、通畅、无菌,能否自己护理改造后的尿液引流。

# 四、肾脏移植简介

## (一)名词解释

1.移植术　是指将机体的细胞、组织或器官用手术或其他方法,移植到自己体内或另一个体的某一部位的方法。现代国际上通用的移植这个名词就是指器官移植。

2.移植物　是指有生命的细胞、组织或器官以及无生命的人工弥补物,例如人工关节、人工瓣膜以及人造血管等。人工弥补物的应用不属于移植术的范畴,应属于生物医学工程的范畴。

3.供者　献出移植物的个体称供者或捐赠者。

4.受者　接受移植物的个体称受者或宿主。

## (二)器官移植的分类

1.依供者与受者的关系分类

(1)自体移植:供者与受者属同一个体,在自体移植时将移植物重新移植在原来的解剖位置,叫做再植术。

(2)异体移植:供者与受者不属同一个体。异体移植中,同卵双生子之间虽属异体,但抗原结构完全相同,叫做同质移植;如供者与受者异体,但属于同一种族,如人与人、猪与猪之间的移植,叫做同种异体移植。

(3)异种移植:供、受者之间不属于同一种属,如人与动物之间的移植。此种移植会产生强烈的排斥反应。

2.依器官植入的位置分类

(1)原位移植:将移植物移植到受者该器官原来的解剖位置,又称正位移植。

(2)异位移植:将移植物移植到另一位置,移植时不必将原来的器官切除,也叫辅助移植。

3.依移植技术分类

(1)吻合移植:器官移植时,将供者与受者的血管互相吻合,使移植器官得到充分的血液供应,如肝、肾移植。

(2)游离移植:移植物完全缺乏血管、神经、淋巴管与供体联系,至受体后重新建立血液循环,如游离皮片移植。

(3)带蒂移植:移植物从供体取下时,尚有一部分血管、神经等组织相连,待移植部位新建血液循环后再切断该蒂,如带蒂皮瓣移植,属自体移植。

(4)浸润或输注式移植:移植物直接植入或输注至受者的血管或体腔内,如输血、骨髓移植。

4.器官移植的特点　一般说来,器官移植有以下特点:

(1)移植器官在移植手术过程中必须始终保持活力。

(2)手术通过血管吻合术立即重建了血液循环。

(3)如为同种异体移植,术后一定会有排斥反应。

5.肾移植概况　肾移植是所有同种大器官移植中做的病例最多、成功率最高的一种,仅次于角膜移植,根据全球移植中心登记收录的资料统计,到 1992 年底,全世界有 506 个肾移植中心,移植 294292 例次,最长有功能存活时间为 29 年 11 个月,肾移植是尿毒症的有效治疗方法之一。

## (三)供者的选择

1.免疫学方面的选择　在器官移植后的排斥反应中起决定作用的是组织相容性抗原,即 ABO 血型抗原和白细胞抗原。为防止超急性排斥反应,移植前必须检查:

(1)血型:ABO 血型必须相同。血型不同的同种移植,尤其是肾移植,绝大多数会迅速引起超急性排斥反应。

(2)交叉配合与细胞毒性试验:交叉配合是指受者、供者间的血清与淋巴细胞的相互交叉配合;细胞毒性试验是指受者血清和供者淋巴细胞之间的配合,细胞毒性试验必须要做。淋巴细胞毒性试验一定要小于 10% 或阴性时,才能施行肾移植。

(3)混合淋巴细胞培养:是组织配型实验中最可靠的一种,是将供者与受者的淋巴细胞放在一起培养,观察其转化率,如转化率大于 20%～30%,说明供、受者的淋巴细胞抗原不同,不宜移植。观察结果需 5～6 天,因时间太长,实用价值不大。

(4)人类白细胞抗原(HLA 抗原)的血清学测定(HLA 配型):人类白细胞抗原是人体最复杂的抗原系统,其中人的白细胞抗原 A 系统与移植密切相关,简称 HLA。HLA 不是唯一的移植抗原,它有 HLA-A、HLA-B、HLA-C、HLA-D 及 HLA-DR。血清学方法是主要的检查方法,一般是直接测定供者与受者的 HLA-A、B 与 HLA-DR 位点。HLA 配型与亲属移植、骨髓移植的存活率有较密切的关系,与尸体肾移植的预后有很大关系。HLA-A、B 和 DR 完全相符时,一年移植肾存活率高达 93%;HLA-DR 相符而 HLA-A、B 有一位点不符时,一年移植肾存活率仍可达 89%;但如 HLA-A、B 均相符而 HLA-DR 位点不符时,一年移植肾存活率则只有 70%。目前认为 HLA-DR 和 D 抗原最为重要,HLA-B 和 A 抗原次之,C 抗原与移植的关系较小。

2.其他选择　供者年龄在 50 岁以下,无心、肝和肾疾病,无全身和局部感染,身材、体重及移植内容的体积要与受者相仿。

### (四)受者的选择

受者年龄在 50 岁以下,除需移植的器官有病外,其他各器官功能良好,无胃、十二指肠溃疡和全身性疾病,无恶性肿瘤,无感染性疾病。一般状况较好,能承受大手术。

### (五)移植器官的选择

1.移植器官的保存原则

(1)移植器官要求有活力。

(2)低温原则:因常温下器官耐受缺血的时间很短,超过 30 分钟(肾超过 60～90 分钟)器官便发生不可逆损害,失去活力。因此必须迅速使热缺血变为冷缺血。热缺血即在常温下缺血的状态,冷缺血即在低温下缺血的状态。

2.移植器官的保存方法　目前通用的方法是冷贮存法。将切去的脏器用一种特制的冷溶液(0～4℃)先作短暂冲洗,使其中心降温至 10℃ 以下,然后保存于 2～4℃,直至移植。1969 年 Collins 等人应用"仿细胞认型"溶液(是一种高钾、高镁而低钠的高渗溶液)作冷灌洗,临床上能安全地保存人肾 20～24 小时,移植后肾功能恢复良好。根据这个原理,国际上通用的保存液有 Collins C2 液、欧洲的 Collins 液、Ross 液和我国上海的 HC-A 液、武汉的 WMO-1 液,但这类液体对肝、胰等器官的冷保存时间不理想。1988 年美国研制出一种新的保存液 UW 液,可保存肾及胰腺达 72 小时,保存肝 20～24 小时,现在 UW 液及其改良的 UW 液已在国际上广泛应用,有替代 Collins 类型液的明显趋势。

## 五、肾移植的护理

### (一)护理评估

1.评估受者是否符合移植条件。

2.评估受者的身心状况是否适合接受移植手术。

3.评估供者是否符合捐肾条件。

4.根据免疫学检查评估受者对移植物是否发生排斥反应。

5.根据胃肠道情况评估有无应激性溃疡。

6.根据尿液分析肾排泄情况评估肾功能。

### (二)护理诊断

1.焦虑:与害怕不良后果及死亡的威胁有关。

2.知识缺乏:与缺乏特定的知识有关。

3.组织灌注量改变:与血液循环改变等因素有关。

4.体液失调与肾排泄功能有关。

5.潜在并发症:①应激性溃疡:与激素应用及大手术创伤有关;②感染:与免疫受抑制有关。

### (三)护理目标

1.减轻焦虑,维持身心舒适。

2.控制移植后的排斥反应。

3.预防并发症。

4.使病人了解移植的相关知识。

### (四)护理措施

1.术前准备与护理

(1)病人准备

1)心理护理:针对病人因长期患病对治疗缺乏信心、对移植本身及预后的恐惧心理,应鼓励病人,根据病人的文化层次介绍移植手术前后的注意事项,介绍曾经接受移植者的成功例子,争取病人的配合,增强病人战胜疾病的信心。

2)饮食护理:加强营养,供给高蛋白、高碳水化合物、高维生素、低盐饮食,必要时输全血,既可纠正贫血,又可提高移植肾的存活率,术前1天进少渣饮食,术晨禁食。

3)术前检查:除常规检查外,主要进行心、肺、肝、肾功能检查,钡餐检查,神经系统功能及免疫学检查。

4)积极预防和治疗感染:术前使用抗生素,术前1～2日对病人进行保护隔离。有肾衰竭的病人,必须通过透析改善和纠正病人的氮质血症、水电解质平衡紊乱、低蛋白血症。

5)抗排斥准备:术前服用免疫抑制剂,必要时加服制酸剂,以防止排斥反应和应激性溃疡的发生。

6)一般护理:观察生命体征变化,术前一日测体重一次并记录,做好皮肤准备,术前晚灌肠,保证病人足够睡眠等。

(2)病室的准备

1)消毒隔离房间:术前一日用0.5%过氧乙酸擦拭室内一切物品和墙窗,然后用甲醛或乳酸进行空气消毒,次日再用0.5%过氧乙酸擦拭,病室应朝阳,通风良好。

2)病室物品准备:铁床、软床垫、床头柜、椅、吸引器、氧气、血压表、听诊器、体温表、引流瓶数个、尿比重计、痰杯、紫外线灯、量杯等,病人物品应专用。

3)应有专用药柜:备齐所需免疫抑制剂、抗生素、抗排斥药物、肝素、止血药、降压药、白蛋白、速尿及抢救药品。

4)按消毒隔离原则准备衣、帽、鞋等物。

5)准备监护仪器。

(3)供者的准备

1)亲属供肾:亲属供肾常从兄弟姐妹或双亲获得,若组织相容性试验证明供肾有长期存活的可能,更远的亲属亦可。最好供受者是同胞(兄弟姐妹),含有全部相同的 HLA 抗原(HLA 同一性),这种病例移植肾的长期存活率大于 90%。

2)尸体供肾:尸体供肾必须满足下列条件:①年龄在 50 岁以下供者。②无全身或腹腔内化脓性感染病史者。③无可能累及肾的疾病,如高血压、糖尿病和红斑狼疮。④无恶性肿瘤病史。⑤各项生命指标正常,全身各脏器功能良好。⑥电解质平衡,无脱水,取肾前 3 日供者每日保证充足的营养和热量,并给予充足的水分。

2.术后护理

(1)生命体征监测

1)每 15 分钟测血压、脉搏、呼吸 1 次,稳定后改为每小时 1 次,连续测 3 天,以后根据病情酌减。

2)每小时测体温 1 次,以便及早发现感染及排斥反应的发生。

3)注意伤口有无渗血。

(2)尿液监测

1)术后 3 日内,每小时测尿量及尿比重,以观察移植肾的功能。移植肾在血管吻合后 90 分钟内即可排尿,最初 12 小时尿量最多,24 小时内尿量可达 5000~10000ml 以上,应注意钠、钾的补充。根据尿量补液,尿量<200ml/h,输入量为尿量的全量;尿量 200~500ml/h,输入量为尿量的 2/3~3/4;尿量>500ml/h,输入量为尿量的 1/2。静脉穿刺点原则上应避开术侧的下肢及行血液透析侧的肢体。

2)保持导尿管通畅,疑有血块阻塞时,可在无菌操作下用等渗盐水或 0.1% 雷夫奴尔液冲洗。引流袋应低于肾脏位置,在无菌操作下每日更换引流袋及引流装置,每日用 0.1% 新洁尔灭擦拭尿道口,预防泌尿道感染。

导尿管约留置 5 天左右,拔管后鼓励病人 1~2 小时排尿一次,避免膀胱胀满引起输尿管膨胀,影响吻合口的愈合。

(3)一般护理

1)患者取平卧位。肾移植侧下肢屈膝 15°~25°,以利于减轻切口疼痛和血管吻合处的张力。

2)饮食:术后待肛门排气后给予高热量、低蛋白、低钠、高维生素、易于消化的饮食。鼓励病人多饮水。

3)检查:早期每日或隔日查血、尿常规、血肌酐、尿素氮、血钾、钠、氯、钙,以便了解肾功能及水、电解质平衡情况。每天测体重 1 次。

4)行血透有动静脉瘘的肢体应避免使用血压计及止血带,保持静脉通路的循环,局部保持清洁,每日更换敷料。

(4)并发症的观察

1)预防感染:保持口腔清洁,经常用漱口液漱口,预防口腔感染;预防呼吸道感染,每2小时给予翻身拍背一次,鼓励病人咳痰、做深呼吸,痰液粘稠者给予雾化吸入;应用激素治疗时,易患皮疹、痤疮、脓疱疮,要保持皮肤清洁、干燥。

2)观察大便有无便血,及时发现应激性溃疡。

3)观察有无排斥反应的预兆,如有以下排斥反应征象时,立刻通知医师并认真记录。①全身表现:突然出现精神不振、少语乏力、头痛、关节酸痛、食欲减退、心悸气短、心力衰竭等;也可出现多汗、多语、恐惧、体温骤升、体重增加、心率加快、血压增高、尿量减少、两肺啰音及喘鸣音等。②局部表现:肾移植区闷胀感,肾增大、压痛、质硬,阴茎水肿等。

3.肾移植术后并发症的护理

(1)排斥反应排斥反应是受体对移植器官抗原的特异性免疫应答。排斥反应分三类,即超急性、急性和慢性排斥反应。

1)超急性排斥:在移植术后24小时内,甚至几分钟、几小时内出现,主要是因为ABO血型不合或者由于有过妊娠、曾经做过器官移植,受者血清内已有抗体形成。临床上,移植器官迅速衰竭,如移植肾终止排尿,出现无尿,一经确诊立即摘除移植肾。

2)急性排斥:发生在移植器官功能恢复后,可在术后几日、几周或术后一年内多次重复出现。临床表现为突然发生的寒战、高热、局部胀痛,一般情况变差和移植器官功能减退。

3)慢性排斥:发生在移植术后几年中,临床上表现为肾功能减退、蛋白尿和高血压。

(2)治疗与护理①治疗与预防:临床上常用免疫抑制剂,如硫唑嘌呤、肾上腺皮质激素类药、抗淋巴细胞球蛋白、环磷酰胺和环孢素A等。抗淋巴细胞球蛋白(ALG)经常有过敏反应,使用前需作皮肤过敏试验。为预防急性排斥反应,术前、术中和术后常规使用免疫抑制剂,并长期服用,直至"最小有效"量。②护理:术后3天密切观察病情变化,观察排斥反应的征兆,如细微的情绪变化、失眠、烦躁等。

(3)感染:由于长期使用免疫抑制剂,机体免疫功能下降,常容易合并细菌感染。长期大量使用抗生素,尤其是广谱抗生素后易并发真菌感染(二重感染),常见于伤口、口腔、尿路、肺部、皮肤等,均要做相应的护理。肺部的细菌感染和真菌感染也是常见的并发症,但由于用了少量的激素和免疫抑制药,病人自觉症状常不明显,故对呼吸急促者应及时作肺部X线检查。

(4)消化道应激性溃疡:主要是由于大量激素的应用,严重者引起出血、穿孔。为防止此并发症,移植前应作钡餐检查发现溃疡,积极治愈,移植后可用制酸药和保护胃黏膜药,已有出血者给予止血,严重者输血或手术治疗。

(5)其他并发症:用大量抗排斥药物后可出现精神症状,情绪、情感、行为的改变,要做好心理护理,并防止意外;尿路梗阻者,要立即解除梗阻原因;有尿瘘者,作负压吸引,保持伤口敷料干燥,促进自愈,不能自愈者,手术修补。

4.出院前指导　病人在移植成功之后,通常都要终身服用免疫抑制剂,即使出院,仍需门诊治疗,应指导病人用药和日常生活。

(1)服药指导:指导病人认识药名和作用、服药方法、剂量以及药物的副作用和注意事项等。

（2）饮食指导：给予高热量、蛋白质丰富饮食。因激素药物多会引起水钠潴留,应限制钠盐的摄取。一年以后,激素药物减量到维持量时,方可增加钠盐的摄入量。避免辛辣食物,避免咖啡、浓茶。水分摄取量在术后恢复初期应限制,等于尿量加上 500～800ml 的量,以后若肾功能良好,可不过分限制。

（3）休息与运动：鼓励适量运动,作息应有规律。

（4）预防感染：注意个人皮肤、口腔清洁卫生,尽量少去公共场所,避免接触上呼吸道感染者。

（5）家属指导：为患者营造清静、舒适的家居环境,协助病人生活护理,观察排斥反应的征兆,如有异常,及时送医院治疗。

### （五）评价

1.病人是否能正视移植手术。

2.肾移植之后,病人是否有排斥反应,若有是否得到适当的控制。

3.移植肾发挥功能如何。

4.是否有感染倾向,有无防护措施。

5.移植后病人的生活质量如何,能否遵照出院前指导与医务人员很好地配合。

（贾奋梅）

# 第十二节　肾盂肾炎的护理

肾盂肾炎是尿路感染中的一种重要类型,是由细菌(极少数为真菌、病毒、原虫等)直接引起的肾盂、肾盏和肾实质的感染性炎症。本病好发于女性,女:男约为 10：1,其中尤以婚育龄女性、女幼婴和老年妇女患病率更高。

临床上将本病分为急性和慢性两期,慢性肾盂肾炎是尿毒症的重要原因之一。

## 一、护理评估

### （一）健康史

1.致病菌　最常见的为革兰氏阴性杆菌,如大肠杆菌、副大肠杆菌、产碱杆菌、变形杆菌、产气杆菌、绿脓杆菌等。革兰氏阳性细菌中以葡萄球菌和链球菌较常见,偶见厌氧菌、真菌、病毒和原虫感染。

2.感染途径

（1）上行感染：为最常见的感染途径,病原体经尿道口逆行达肾盂可引起感染。

（2）血行感染：有全身性化脓性感染和炎症病灶时,可发生感染。

（3）淋巴感染：结肠炎和盆腔炎时,细菌可经淋巴管交通支进入尿路。

（4）直接感染：外伤或肾周器官发生感染时,该处的细菌偶可直接侵入肾而引起感染。

3.易感因素

(1)尿流不畅和尿路梗阻：如尿路结石、肿瘤、异物、狭窄等。

(2)尿路畸形或功能缺陷。

(3)机体免疫功能低下：如糖尿病、贫血、慢性肝病、慢性肾病、肿瘤及长期应用免疫抑制剂者。

(4)其他因素：如尿道内或尿道口附近有感染性病变，导尿和尿路器械检查也易促发尿路感染。

## (二)身心状况

1.急性肾盂肾炎　病人主要的临床表现如下：

(1)全身感染症状：多为急骤起病，常有寒战、高热(体温可达 39～40℃)、全身不适、疲乏无力、食欲减退、恶心、呕吐，甚至腹胀、腹痛或腹泻。

(2)肾脏和尿路局部表现：常有尿频、尿急、尿痛等尿路刺激症状。大多伴腰痛或肾区不适，肾区有压痛或叩击痛，腹部上输尿管点、中输尿管点和耻骨上膀胱区有压痛。

(3)尿液变化：尿液外观混浊，可见脓尿或血尿。

2.慢性肾盂肾炎　病人主要的临床表现如下：

(1)低度发热，有菌尿及脓尿。

(2)胃肠可能有隐约的不适感。

(3)贫血。

(4)高血压。

(5)急性发作时会出现肾痛及膀胱炎的症状。

## (三)辅助检查

1.尿液分析

(1)急性肾盂肾炎：①尿液外观混浊或带血丝，有臭味。②尿液中含有大量的细菌、脓细胞、少量红细胞、白细胞、管型，以及蛋白尿，但一般＜2g/d，多为小分子蛋白。尿沉渣白细胞增多(＞5 个/HP)。

(2)慢性肾盂肾炎：尿液中含有少量尿蛋白、白细胞、脓细胞或白细胞圆柱体。下列检查结果可显示出肾的浓缩功能异常，如夜尿量增多、晨尿渗透浓度降低、尿比重降低、晨尿 pH 增高。

2.尿液培养　尿液培养呈阳性反应(尿含菌数大于 100000/ml 为阳性)，可确认入侵的致病菌。

3.血液检查

(1)急性肾盂肾炎：①白细胞增高，尤其是中性粒细胞增高；②血沉增快。

(2)慢性肾盂肾炎：①贫血(红细胞计数和血红蛋白可轻度降低)；②血中尿素氮和肌酐增高。

4.静脉注射肾盂摄影术(IVP)　急性期不作，慢性期可发现单侧肾萎缩。

## 二、护理诊断

1.疼痛　与肾脏发炎有关。

2.排尿异常　与尿道及膀胱三角受炎症刺激有关。

3.体温过高　与细菌感染有关。

4.焦虑　与急性期未完全治愈导致慢性肾盂肾炎、需长期接受药物治疗及追踪检查、害怕导致肾衰竭有关。

## 三、护理目标

1.促进身心的休息,使症状有所缓解。

2.维持每日尿量至少在 1500ml。

3.预防疾病继续进行或复发。

## 四、护理措施

### (一)观察病情,减除身心不适

1.急性肾盂肾炎时应卧床休息,以使废物的产生减少,进而减轻肾脏负担。

2.协助病人建立专心养病的观念,减少会客次数。必要时应向病人说明病情,除去悲观的态度,以增加治愈的信心。

3.慢性期时维持适当的休息与运动。

4.发热时:①卧床休息;②体温在 38.5℃ 以上者可用物理降温或遵医嘱肌内注射柴胡等降温药,按医嘱服用碳酸氢钠可碱化小便,以减轻尿路刺激症状;③增加液体摄入量,记录每日出入水量;④出汗时应清洁身体并及时更换衣物。

### (二)注意出入液量

1.鼓励病人摄取水分,每天应为 2000～3000ml 以上,以增加尿量,保持每天尿量至少 1500ml。充分的液体摄入是解除排尿烧灼感的最快途径,且有助于发热的控制。

2.每 1～2 小时排尿一次,将细菌、废物冲洗出泌尿道,

### (三)遵医嘱使用抗生素,预防肾脏的进一步损伤

1.经由尿液培养和药敏试验,给予具有杀菌能力的药物。

2.正确有效地使用抗生素后 48～72 小时内,尿液呈无菌状态。第一次获得无菌尿后,仍需持续服用药物两周。

3.停用抗生素一周后应再作一次尿液培养,且于感染后一年内定期追踪检查。

4.积极防治全身性疾病:如糖尿病、重症肝病、慢性肾病、晚期肿瘤等;解除尿路梗阻,如尿道结石、肿瘤、尿路狭窄、前列腺肥大等易感因素。

### (四)预防感染与复发

1.密切观察病人的各种变化,以防合并症的发生。

2.急性肾盂肾炎用药第 3 天和停药时,均应作尿常规和细菌培养。停药观察期间,每周复查尿常规和细菌培养一次,共 2～3 周,停药后第 6 周再复查一次,以免导致慢性肾盂肾炎及肾衰竭。

3.施行各种检查和治疗时,应遵守无菌技术操作原则。

4.保持皮肤、口腔及会阴部清洁,特别要注意月经期、妊娠期的卫生。

5.指导病人每日应有适当的休息,避免剧烈或疲劳的运动。

6.多饮水、勤排尿是最简便而有效的预防措施;在行侵入性检查后应多饮水,并遵医嘱口服抗菌药,以预防感染的发生。

7.给予高热量、高蛋白、高维生素、易消化的饮食,不必限制钠盐。

8.遵医嘱服药,定期返院检查,若有异常症状发生时(例如少尿、脓尿),应立即就医。

## 五、评价

1.病人的主诉症状已减轻。

2.病人摄取液体足够并经常排尿。

3.病人能遵从医嘱每天定时服药。

4.病人知道如何预防再次感染。

(李　会)

# 第十三节　肛肠的术后护理

## 一、一般处理

当患者返回病房后,应保持病室安静,按时观察和记录生命体征的变化,接好各种管道,并保证其通畅,准确记录出入量及其性质。对于肛门部手术的患者应经常观察敷料情况,注意有无渗血。

## 二、体位

手术后病人的卧床姿势取决于麻醉方法、手术部位和方式,以及病人的全身情况。全麻未清醒之前,应平卧并将头转向一侧,以防呕吐物的误吸。硬膜外麻醉和腰麻手术后,应平卧 6 小时,可减少麻醉后并发症如头痛的发生。

## 三、饮食

一般肛肠手术后,饮食不需严格的限制。由于手术创伤的影响,麻醉和镇痛药物的作用,术后短时间内病人食欲有所减退。另外,腹部手术后胃肠道蠕动功能的恢复需要 $24\sim48$ 小时,病人已有正常排气和排便后,才能开始进食。口服饮食的原则是先从容易消化吸收的流质开始,逐步过渡到半流质,最后恢复到正常的普通饮食。

## 四、输液与输血

禁食期间,每日应由外周静脉补入一定数量的水、葡萄糖和电解质。术后有严重低蛋白血症者,可间断补入复方氨基酸、人血白蛋白和血浆,有利于手术创面的愈合。慢性失血伴贫血的病人,术后应继续给予输血,以保证手术的成功。由于结直肠、肛门部是需氧杆菌、厌氧杆菌的繁殖处,患者术后感染概率较其他部位多,故在较大手术(如直肠癌根治术等)和感染性手术(如肛门直肠周围脓肿切开引流术等),在术后早期大剂量应用抗生素是非常必要的。

## 五、术后早期活动

1.局部麻醉下的一般性手术,只要病情允许,术后应尽量早的开始活动。

2.重病人和大手术后的病人,次日即可在医护人员指导和帮助下,做深呼吸运动和四肢的伸屈运动,并逐步增加活动量和活动范围。无禁忌者,第 2 天即可逐渐坐起,并在搀扶下下离床走动,时间可慢慢延长。也可坐位时拍打病人背部,同时让病人咳嗽,有利于肺的膨胀,但同时要注意保护腹部切口,以防缝合口裂开。

早期活动可改善呼吸和循环,减少肺部并发症和下肢深静脉血栓形成的机会,也有利于胃肠道和膀胱功能的迅速恢复。

## 六、手术切口的处理

1.腹部切口一般一期缝合,应根据情况随时观察换药。

2.肛门手术切口注意保证局部清洁(如痔、裂、肛乳头肥大等)及引流通畅(如瘘、脓肿等)。

3.肛周脓肿切开引流术后放置引流条可导出切口处的脓性分泌物、坏死组织,防止切口早期闭合,脓液残留,出现局部感染。

4.肛周脓肿、肛瘘术后,一般在第 1 次排便后,开始每天换药 1 次,换药时更换引流条及切口敷料。

## 七、扩肛

1.术后如能恢复合理饮食并保持正常成形软便,一般无需扩肛处理。

2.对于瘢痕体质或排便不成形者,或者创面过大、过深,术后须特别注意,必要时进行手法扩肛,每日1次或隔日1次,直至切口愈合为止。

## 八、排便

术后粪便宜质软,且顺畅排出,粪便干难解或便稀次数增多,都有刺激切口出血或水肿的可能。

术后排便困难,原因可能是受肛门创面的影响,很多人惧怕疼痛,不愿排便,使粪便在肠道内潴留时间过长,水分被过多吸收;或饮食生活规律被打破,排便习惯也会随之改变。

处理:改善患者恐惧心理,调整饮食结构,增加膳食纤维及水量的摄入,也可试用膨松剂或渗透剂,使粪便变软,便于排出,或结合灌肠治疗。

## 九、坐浴

坐浴是一种方法简便且效果良好的方法,将臀部坐入盛有热水的盆内,水温以不烫为度,水深7～8cm,浸泡肛门局部切口。

坐浴可在取出切口敷料或排粪便后即开始,每次10～15分钟,每日1次或2次,亦可在热水内加入中药液。

## 十、各种管道的处理

由于治疗上的需要,手术后的病人常常带有各种管道,因放置管的目的不同,各管道拔出的时间不尽相同。因此,必须认真管理,既要发挥各管道的治疗作用,又要防止因管道所产生的并发症。

1.胃肠减压管 腹部手术前常规行胃肠减压,并需保留管道一段时间。

留管期间应保持该管的通畅,确实起到减压作用,同时每日准确记录引流物的总量,并观察其性质有无异常。

胃肠减压的目的是防止术后胃肠道过度膨胀,减少对呼吸的影响和有利于胃肠道吻合口愈合。

留管时间在3～7天不等,待病人能自行排气即可拔出。

2.留置导尿管 肛肠手术后排尿困难或腹部手术后,常留有导尿管,留管期间应记录每日尿量,定时更换外接管和引流袋,应防止尿管过早脱出。

留置时间较长的导尿管,应注意消毒会阴及冲洗膀胱,拔管前数日可先试夹管,每4小时开放 1 次,以促使膀胱功能的恢复。

3.体腔的引流管　手术后的腹部引流管、骶前引流管等在治疗上有重要意义。

术后应仔细观察引流物数量和性质方面的变化,定时更换外接管及引流袋,保持清洁,防止脱出。

引流管留置的时间差异较大,确实达到治疗目的后,才能考虑拔管。

4.深静脉营养管　严防硅胶管的脱出和阻塞,及时更换营养液,预防空气栓塞的发生。每晚更换输液附件、导管和输液针头连接处要用无菌纱布包好,减少污染。

导管的皮肤入口处定期消毒,涂以抗生素软膏。如穿刺部位出现明显的炎症迹象,或是导管已完全阻塞,应提前拔出导管。

# 十一、常见并发症的处理

1.疼痛　麻醉作用消失后,切口即开始疼痛,24 小时内达到高峰,持续 48～72 小时。

疼痛的程度与手术的大小、部位和病人的耐受性有关。会阴和肛门部的手术后疼痛较为剧烈,术后排便用力时,疼痛也会随之加重。

解除切口疼痛的方法很多,一般手术口服镇痛药无效,可肌内注射止痛药,但注射镇痛药不可频繁使用,一般选择 22:00 左右,有利于患者休息。

如手术后 4～5 天,切口疼痛逐渐加重时,应怀疑切口感染的可能性,立即处理。

2.恶心、呕吐　手术后的恶心、呕吐是麻醉恢复过程中常见的反应,也可能是吗啡一类镇痛药的不良反应。

随着麻醉药和镇痛药作用的消失,恶心和呕吐即可停止,不需要特殊的处理。但频繁的呕吐也可能是某些并发症的早期症状之一,呕吐有阵发性腹痛时,应怀疑机械性肠梗阻存在。处理上要有针对性,如果无特殊情况,可给予适当的镇静药或解痉药即可。

3.腹胀　腹部手术后胃肠道的蠕动功能暂时处于抑制状态,手术创伤愈大,持续时间愈长。胃肠道蠕动功能在术后 48～72 小时逐渐恢复,严重的胃肠胀气可压迫膈肌影响肺的膨胀,压迫下腔静脉使下肢血液回流受阻,增加了深静脉血栓形成的机会。同时,胃肠胀气也使肠道本身的吻合口局部张力增大,对愈合有一定的影响。

防治术后腹胀的主要措施是持续而有效的胃肠减压。肛肠术后出现腹胀,主要与麻醉及包扎创面敷料过多过紧,使肛门无法排气有关,可先用腹部热敷,也可予以肛管排气。

4.排尿困难

(1)肛肠术后排尿困难主要原因如下。①麻醉因素:全身麻醉或脊髓内麻醉,前者系由于切口疼痛反射性引起膀胱括约肌痉挛,后者是由于排尿反射受到抑制的结果;②尿道括约肌痉挛:术后肛门疼痛,使肛门括约肌痉挛,使得属同一神经支配的尿道括约肌也处于痉挛状态;③少数病人由于不习惯于卧床排尿,下腹膨胀有排尿感,但无法排出;④肛门局部或肠腔敷料填塞过多,压迫尿道。

(2)处理方法:①安慰患者,使其消除恐惧和紧张心理;②不宜大量饮水和输液;③局部热敷、按摩;④利用条件反射作用,如听流水声;⑤病情允许时,可协助病人改变姿势(或侧卧或立位)后排尿;⑥给予镇痛药或取出填塞物;⑦药物治疗,如新斯的明等;⑧一般措施无效时,应在无菌操作下予以导尿,并留置尿管 2～3 天后拔除。

**5.出血** 出血是术后严重的并发症,术后 24 小时内出血多为原发性出血,24 小时后出血多为继发性出血。

(1)原因有:①术中活动性出血点未结扎或结扎线脱落;②创面较大较深,压迫不实;③创面继发感染局部组织坏死;④全身性凝血障碍性疾病。

(2)处理:对于创面渗血或小的活动性出血可采用局部压迫或用凝血酶、云南白药外敷,如创面较深操作困难或较大动脉出血,压迫效果不佳,则须及时手术室骶麻或鞍麻下处理,其他情况则针对病原对症处理。

(李　会)

# 第十四节　肠梗阻护理

急性肠梗阻是一种常见的急腹症,其特点是肠内容物不能正常运行并顺利通过肠道。

## 一、临床表现

1.腹痛　腹痛呈阵发性绞痛,梗阻以上肠管剧烈痉挛。在痉挛的间隙期,腹痛缓解或消失。体征上可闻及肠鸣音亢进,当肠腔中有积气积液时,可有气过水声或高亢的金属音。病人自觉有气体在体内窜动,并受阻于某一部位。有时能见到胃肠型或蠕动波。麻痹性肠梗阻则与之相反,无肠管痉挛性蠕动,无阵发性腹痛或腹痛不明显,而仅有腹胀、肠鸣音减弱或消失。

2.呕吐　高位肠梗阻时呕吐较早出现并较频繁,呕吐物主要为胃十二指肠内容物。低位肠梗阻则呕吐较晚,初为胃内容物,间隙时间较长。随病情进展,呕吐物呈粪便样物,当出现棕褐色或血性呕吐物时,表明已出现肠管血运障碍。结肠梗阻时呕吐较晚出现,麻痹性肠梗阻呕吐呈溢出性。

3.腹胀　腹胀程度与梗阻部位有关。高位肠梗阻腹胀不明显;低位肠梗阻及麻痹性肠梗阻则腹胀显著。有些病人可见明显的胃肠型。结肠梗阻时,由于回盲瓣的作用,梗阻以上肠管可在回盲瓣之间形成闭襻,即所谓的"闭襻性肠梗阻"。腹部可及局限性、不对称性隆起。

4.停止自肛门排气排便　完全性肠梗阻,肠内容物完全不能通过肠管,临床上表现为停止自肛门排气排便。但在不完全性肠梗阻和完全性肠梗阻早期,梗阻部位以下残存的气体和粪便等肠内容物仍能排出,不能误认为可以排除肠梗阻。另外,在绞窄性肠梗阻,还可排出黏液血便。

5.体征　早期多无明显全身改变,严重者可有明显的脱水征,如唇干舌燥、眼窝内陷、皮肤弹性消失等。另外,部分病人可有脉搏细速、血压下降、面色苍白、四肢厥冷等全身中毒和休克症状。

局部体征有:腹部可见肠型和蠕动波,肠扭转时腹胀多不对称。麻痹性肠梗阻则腹胀对称均匀。触诊:在单纯性肠梗阻可有轻压痛,但无腹膜刺激征。绞窄性肠梗阻可有固定的压痛和腹膜刺激征,压痛的包块常为绞窄的肠襻。叩诊:绞窄性肠梗阻因有腹腔渗液,移动性浊音呈阳性。听诊:肠鸣音亢进,可闻及气过水声或金属音,为机械性肠梗阻。麻痹性肠梗阻及肠坏死时肠鸣音减弱。

6.辅助检查

(1)实验室检查。单纯性肠梗阻早期变化并不明显。随着病情的进展,由于脱水、血液浓缩,白细胞计数、血红蛋白、红细胞压积可增高;血钠、钾、氯离子可发生改变,部分病人合并酸碱失衡。在高位梗阻,呕吐出现早且频繁,胃酸及氯离子大量丢失,可导致代谢性碱中毒、低氯、低钾血症。低位肠梗阻时,由于碱性消化液的大量丢失,常导致电解质的丧失和代谢性酸中毒。肠梗阻病人进行血气分析是十分必要的。

(2)腹部平片。腹部平片对肠梗阻的诊断帮助较大,立位摄片可提示肠襻充气及单个或多个气液平。由于梗阻部位不同,X线表现也各有特点:空肠在充气时呈"鱼肋样",而回肠黏膜则无此表现,结肠可显示结肠袋,但在结肠极度扩张时可不明显。

(3)钡灌肠。当怀疑肠套叠、结肠肿瘤或乙状结肠扭转时可显示结肠梗阻的部位和性质,但高位梗阻时禁止钡灌肠。

## 二、诊断与鉴别诊断

1.诊断 根据病史、腹痛、腹胀、呕吐和停止自肛门排气及肠鸣音亢进、腹部肠型或蠕动波一般即可诊断。

2.鉴别诊断 在诊断为肠梗阻后,还要明确梗阻的原因。

(1)是什么原因引起的肠梗阻:应根据年龄、病史、体征、X线检查等几个方面综合分析。

粘连性肠梗阻临床上最为常见,多发生在有腹部手术史或腹部外伤、感染病史者。新生儿以肠道先天性畸形多见,2岁内儿童肠梗阻则以肠套叠多见。蛔虫性肠梗阻多发生于儿童。老年肠梗阻则以肿瘤与粪块多见。另外,嵌顿性肠疝也是引起急性肠梗阻的常见原因,因此对肠梗阻病人,都应检查疝气常见部位以排除嵌顿性肠疝。

(2)是机械性还是动力性:机械性肠梗阻常有上述典型表现,早期腹胀不明显。而麻痹性肠梗阻无阵发性绞痛,肠蠕动减弱或消失。

(3)是单纯性还是绞窄性:有下列表现者,应考虑绞窄性肠梗阻:①腹痛发作急剧,起始即为持续性剧烈疼痛,或在持续性疼痛后有阵发性加重,肠鸣音可不亢进,呕吐出现早且频繁;②病情发展迅速,早期出现休克,抗休克治疗后改善不明显;③有明显腹膜刺激征,体温上升、脉率增快、白细胞计数增高;④腹胀不对称,腹部有局限性隆起或触及有压痛的肿块;⑤呕吐物、胃肠减压抽出物或腹腔穿刺吸出物为血性液体;⑥腹部X线检查见孤立、突出胀大的肠襻不因时间而改变位置,或有假性肿瘤状阴影,或肠间隙增宽;⑦经积极非手术治疗而症状体征改善不明显者。

(4)是高位还是低位:高位肠梗阻的特点是呕吐早且频繁,腹胀不明显。而低位肠梗阻则呕吐出现晚而次数少,有时呕吐物呈粪渣样,腹胀明显。X线检查可见梗阻以上肠管征象,空肠呈"阶梯状"或"鱼肋样",结肠可见结肠袋,充气积液的肠管分布在腹腔周围。

(5)是完全性还是不完全性:完全性肠梗阻,呕吐频繁,完全停止自肛门排气排便。不完全性肠梗阻或完全性肠梗阻早期可有少量排气排便,X线所见肠襻充气扩张不明显。

## 三、救治与护理

肠梗阻的治疗原则是解除梗阻,纠正因肠梗阻造成的全身功能紊乱。根据肠梗阻的病因和病情轻重采取具体的治疗方案,主要包括非手术和手术治疗。

1.非手术治疗　非手术治疗主要适用于单纯性粘连性肠梗阻、动力性肠梗阻、肠套迭早期及蛔虫粪便引起的肠梗阻等。

(1)禁食和胃肠减压。对于肠梗阻病人应严格禁食禁水并胃肠减压。胃肠减压是治疗肠梗阻的一个重要措施。常用一般的鼻胃管,对于低位肠梗阻,则减压效果不佳。Miller-Abbott管为带气囊的双腔管,可随肠蠕动送至梗阻部位,对于低位肠梗阻减压效果较好,但操作困难。

(2)纠正水电解质紊乱和酸碱失衡。肠梗阻常合并水、电解质紊乱和酸碱失衡,如高位梗阻因频繁剧烈呕吐,常可导致缺钾和代谢性碱中毒。一般可给予平衡盐液、葡萄糖液等,除补充晶体液以外,还要补充全血、血浆和代血浆等胶体液。是否补充钾、钠、氯等电解质要根据监测结果。肠梗阻时间较长者应行血气分析,及时纠正酸碱平衡紊乱。

(3)防治感染。常用广谱的头孢类和氨基糖苷类抗生素,还要应用抗厌氧菌类如甲硝唑、替硝唑等。

(4)对症处理。常用解痉镇痛药,但应遵循急腹痛用药原则,在诊断未明确之前尽量少用。

(5)其他。包括中医中药、针刺、低压空气灌肠或钡灌肠等。

2.手术治疗　对于绞窄性肠梗阻、肿瘤引起的肠梗阻、先天性肠道畸形引起的肠梗阻以及积极非手术治疗无效的肠梗阻要采取手术治疗。具体手术方法应根据病因、梗阻部位、全身状况决定。常用手术方式有如下几种:

(1)单纯解除梗阻的手术。包括肠管间粘连带的松解、肠扭转恢复、肠道异物取出术等。

(2)肠切除吻合术。对于肠道已坏死、肠道肿瘤、炎性狭窄等可行肠切除吻合术。

(3)肠道短路手术。在梗阻无法解决时,如恶性肿瘤与周围重要脏器粘连等情况,可将梗阻近端与梗阻远端肠管吻合,形成短路,以便肠内容通过。

(4)肠造口术或肠外置术。因病人全身状况差或梗阻部位病变复杂而不能进行复杂手术时,可采用肠造口或肠外置术解除梗阻。结肠完全性梗阻时,因回盲瓣作用,可形成闭襻性梗阻,肠腔压力比普通肠梗阻为高,一期切除病变吻合容易造成吻合口漏,应先行肠造口术,再二期处理肠道病变。对已有肠坏死者,要采用坏死肠管切除,断端外置造口术。

(黄翠贤)

# 参 考 文 献

1.王瑞,张勇,杨冬山.外科急危重症.北京:军事医学科学出版社,2011

2.毕清泉,张玲娟.重症监护学.北京:第二军医大学出版社,2014

3.万远廉,严仲瑜,刘玉村,张璐璐.腹部外科手术学.北京:北京大学医学出版社,2010

4.张启瑜.钱礼腹部外科学.北京:人民卫生出版社,2006

5.方先业,刘爱国.腹部外科手术技巧(第3版).北京:人民军医出版社,2012

6.黄志强.腹部外科学理论与实践(第2版).北京:科学出版社,2011

7.李荣祥,张志伟.腹部外科手术技巧.北京:人民卫生出版社,2015

8.秦鸣放.腹部外科腹腔镜与内镜治疗学.北京:人民军医出版社,2010

9.方国恩.腹部外科手术并发症的预防与处理.北京:中国协和医科大学出版社,2012

10.张启瑜.腹部外科症状诊断与鉴别诊断学.北京:人民卫生出版社,2011

11.李桂民,薛明喜,李晓梅.急症腹部外科学.北京:人民军医出版社,2010

12.潘凯.腹部外科急症学.北京:人民卫生出版社,2013

13.赵玉沛,陈孝平.外科学.北京:人民卫生出版社,2015

14.胡盛寿,王俊.胸心外科分册.北京:人民卫生出版社,2015

15.刘美明.现代胸心外科学.北京:世界图书出版公司,2013

16.姜宗来.胸心外科临床解剖学.山东:山东科学技术出版社,2010

17.曹谊林,祁佐良,李战强.美容外科学(第2版).中国临床医生杂志,2014

18.俞美定,周仁菊,朱艳.神经外科患者术后颅内感染的护理.护士进修杂志,2013

19.孙春霞,葛东明,丁涟沭,王爱凤,王正梅,林征.预见性护理在神经外科重症监护病房安全管理中的应用.实用医学杂志,2013

20.景华.胸心血管外科学研究生的培养思路.医学研究生学报,2013

21.张丽清.腹部疾病患者外科护理体会.现代诊断与治疗,2014

22.周丽萍.外科护理在腹部疾病患者中的应用.科学中国人,2015

23.李红.腹部疾病患者在实施外科护理中的体会.中医临床研究,2015

24.桑宝珍,叶桂香,李钰燕,王欣.急诊-重症科一体化护理管理式对培养急危重症专科护士的效果观察.现代临床护理,2011

25.江鱼,江宏恩.泌尿外科学.中华老年医学杂志,1999

26.张霞,宋宁,王洪娜.神经外科重症患者的综合护理体会.世界最新医学信息文摘,2015

27.汤宗源.泌尿系统结石外科治疗研究进展.现代诊断与治疗,2014

28.潘琼,张雅丽.肛肠科良性疾病手术后便秘的护理进展.护理研究,2013

29.张东铭.肛肠外科解剖学的现代进展.中国实用外科杂志,2001

30.赵仕敏.肛肠外科术后早期护理干预对患者排尿排便的影响.首都食品与医药,2015

31.吕贤荣,刘春林,张少强,王翠.手术护皮膜在肛肠外科的应用.中外医学研究,2015

32.罗姗.浅析整形美容外科的常见问题.求医问药(下半月),2013

33.苗玲.外科护理学教学方法的探讨.科技创新导报,2014

34.于水仙,逯秀秀.重症监护室危重病人导管安全固定和护理.包头医学,2015

35.于学忠.急诊医学的发展与发展中的急诊医学.实用医院临床杂志,2012

36.江观玉.急诊医学的理论与实践.中华急诊医学杂志,2004

37.许韩美.整形美容外科技术原则在口腔颌面部创伤治疗中的用探讨中国医疗美容,2014

38.俞美定,周仁菊,朱艳.神经外科患者术后颅内感染的护理.护士进修杂志,2013

39.郭芳.神经外科常见的护理风险及应对措施.河南外科学杂志,2015